全国高级卫生专业技术资格考试指导

神经内科学

主　编　王拥军

副主编　赵性泉　樊东升　王佳伟　罗本燕

人民卫生出版社

·北　京·

图书在版编目（CIP）数据

神经内科学/王拥军主编. —北京：人民卫生出版社，2024.5

全国高级卫生专业技术资格考试指导

ISBN 978-7-117-33465-5

Ⅰ.①神… Ⅱ.①王… Ⅲ.①神经系统疾病-诊疗-资格考试-自学参考资料 Ⅳ.①R741

中国版本图书馆 CIP 数据核字（2022）第 155694 号

人卫智网	www.ipmph.com	医学教育、学术、考试、健康，购书智慧智能综合服务平台
人卫官网	www.pmph.com	人卫官方资讯发布平台

全国高级卫生专业技术资格考试指导

神经内科学

Quanguo Gaoji Weisheng Zhuanye Jishu Zige Kaoshi Zhidao

Shenjing Neikexue

主　　编：王拥军

出版发行：人民卫生出版社（中继线 010-59780011）

地　　址：北京市朝阳区潘家园南里 19 号

邮　　编：100021

E - mail：pmph @ pmph.com

购书热线：010-59787592　010-59787584　010-65264830

印　　刷：三河市宏达印刷有限公司

经　　销：新华书店

开　　本：889×1194　1/16　印张：39　插页：8

字　　数：1181 千字

版　　次：2024 年 5 月第 1 版

印　　次：2024 年 7 月第 1 次印刷

标准书号：ISBN 978-7-117-33465-5

定　　价：259.00 元

打击盗版举报电话：**010-59787491**　E-mail：**WQ @ pmph.com**

质量问题联系电话：**010-59787234**　E-mail：**zhiliang @ pmph.com**

数字融合服务电话：**4001118166**　E-mail：**zengzhi @ pmph.com**

编 者

(以姓氏笔画为序)

于生元　中国人民解放军总医院
马　宁　首都医科大学附属北京天坛医院
王　柠　福建医科大学附属第一医院
王　群　首都医科大学附属北京天坛医院
王永刚　首都医科大学附属北京天坛医院
王伊龙　首都医科大学附属北京天坛医院
王红星　首都医科大学宣武医院
王拥军　首都医科大学附属北京天坛医院
王佳伟　首都医科大学附属北京同仁医院
王春雪　首都医科大学附属北京天坛医院
王雅洁　首都医科大学附属北京天坛医院
尹琳琳　首都医科大学附属北京天坛医院
艾　林　首都医科大学附属北京天坛医院
卢德宏　首都医科大学宣武医院
叶钦勇　福建医科大学附属协和医院
冯　涛　首都医科大学附属北京天坛医院
宁　彬　首都医科大学附属北京天坛医院
朴月善　首都医科大学宣武医院
刘　军　上海交通大学医学院附属瑞金医院
刘　博　首都医科大学附属北京同仁医院
刘艺鸣　山东大学齐鲁医院
刘亚欧　首都医科大学附属北京天坛医院
刘丽萍　首都医科大学附属北京天坛医院
刘爱华　首都医科大学附属北京天坛医院
江　泓　中南大学湘雅医院
江汉秋　首都医科大学附属北京同仁医院
许予明　郑州大学第一附属医院脑血管病医院
李　伟　国家神经系统疾病临床医学研究中心

吴云成　上海交通大学附属第一人民医院
何　文　首都医科大学附属北京天坛医院
宋光荣　应急总医院
张　凯　首都医科大学附属北京天坛医院
张玉梅　首都医科大学附属北京天坛医院
张国军　首都医科大学附属北京天坛医院
张建国　首都医科大学附属北京天坛医院
张星虎　首都医科大学附属北京天坛医院
张在强　首都医科大学附属北京天坛医院
陆菁菁　首都医科大学附属北京天坛医院
陈　彪　首都医科大学宣武医院
陈　葵　首都医科大学附属北京友谊医院
陈向军　复旦大学附属华山医院
罗本燕　浙江大学医学院附属第一医院
周　东　四川大学华西医院
周　剑　首都医科大学附属北京天坛医院
郑光辉　首都医科大学附属北京天坛医院
赵性泉　首都医科大学附属北京天坛医院
胡　波　华中科技大学同济医学院附属协和医院
施　炯　首都医科大学附属北京天坛医院
施福东　天津医科大学总医院
袁　云　北京大学第一医院
莫大鹏　首都医科大学附属北京天坛医院
贾　杰　复旦大学附属华山医院
徐蔚海　中国医学科学院北京协和医院
高　枫　北京大学第一医院
高宝勤　首都医科大学附属北京天坛医院
郭燕军　首都医科大学附属北京同仁医院

龚浠平　首都医科大学附属北京天坛医院　　　缪中荣　首都医科大学附属北京天坛医院

曹学兵　华中科技大学同济医学院附属协和医院　樊东升　北京大学第三医院

崔丽英　中国医学科学院北京协和医院　　　　潘　华　首都医科大学附属北京天坛医院

董可辉　首都医科大学附属北京天坛医院　　　潘速跃　南方医科大学附属第一医院

蒋子栋　中国医学科学院北京协和医院　　　　冀瑞俊　首都医科大学附属北京天坛医院

靳令经　同济大学附属养志康复医院　　　　　鞠　奕　首都医科大学附属北京天坛医院

编写秘书

米东华　首都医科大学附属北京天坛医院　　　廖晓凌　首都医科大学附属北京天坛医院

秦海强　首都医科大学附属北京天坛医院　　　王文娟　首都医科大学附属北京天坛医院

序　一

"国以才立,政以才治,业以才兴。"人才是最活跃的先进生产力,是支撑发展的第一资源和核心要素。党的十九大报告把人才工作作为保证党和国家事业发展的重要举措,强调"人才是实现民族振兴、赢得国际竞争主动的战略资源"。卫生健康人才是国家人才队伍的重要组成部分,是推进健康中国建设的重要保障。

我国每年有数十万卫生专业技术人员需要晋升副高级和正高级职称,这部分专业技术人员是我国卫生健康事业发展的中坚力量,肩负承上启下的重任。为进一步深化卫生专业技术职称改革工作,不断完善职称聘任制,根据国家有关文件规定,我国卫生行业工作人员的高级专业技术资格采取考试和评审结合的办法取得。高级卫生专业技术资格考试有助于促进不同地区的同专业、同职称的医务人员职称与实践能力的同质化和均衡化,有助于推动提高专业技术人员的能力和水平。

为满足卫生行业专业技术人员应试需要,同时也为加强科学、客观、公正的社会化卫生人才评价体系建设,国家卫生健康委人才交流服务中心《中国卫生人才》杂志社与人民卫生出版社共同组织国内权威专家,编写了"全国高级卫生专业技术资格考试指导用书"。本套书的内容包括了卫生行业高年资专业技术人员应掌握的知识,反映了各学科国内外现状及发展趋势,不仅能帮助巩固和提高主治医师及以上职称专业技术人员综合分析疑难案例、开展先进技术应用与临床实践的能力,还可作为职称考试的参考依据之一。

相信本套书的出版不仅能帮助广大考生做好考前复习工作,还将凭借其不断更新的权威知识成为高年资专业技术人员的案头工具书,指导并提高其临床综合服务能力,推进我国卫生健康事业蓬勃发展。

国家卫生健康委人才交流服务中心

序　二

健康是每个国民的立身之本,也是一个国家的立国之基。人民健康是民族昌盛和国家富强的重要标志。习近平总书记在 2016 年全国卫生与健康大会上指出,健康是促进人的全面发展的必然要求,要把人民健康放在优先发展的战略地位,努力全方位全周期保障人民健康。健康中国建设离不开一支高素质、专业化的医药卫生人才队伍。2016 年 10 月中共中央、国务院印发《"健康中国 2030"规划纲要》,要求加强健康人力资源建设,推进健康中国建设,提高人民健康水平。

高层次卫生专业技术人才专业理论基础扎实、临床经验丰富,对医学发展和人类健康发挥了重要作用。根据《关于深化卫生事业单位人事制度改革的实施意见》《关于加强卫生专业技术职务评聘工作的通知》要求,高级专业技术资格采取考试与评审相结合的办法取得。国家卫生健康委人才交流服务中心组织开展高级卫生专业技术资格考试,全国每年考生有 25 万~30 万人。《医药卫生中长期人才发展规划(2011—2020 年)》中明确提出要改进卫生人才评价方式,对专业技术人员进行科学合理评价,使其更加符合高级卫生专业技术人才的工作特性和能力要求。

为探索建立适应行业特点的高级卫生人才评价模式,进一步推动高级卫生专业技术资格考试工作,帮助广大考生做好考前复习,国家卫生健康委人才交流服务中心《中国卫生人才》杂志社与人民卫生出版社共同组织行业权威专家编写出版了全国高级卫生专业技术资格考试指导及习题集丛书。丛书编委均为国内各学科的学术带头人、知名专家,以保证内容的权威性。考试指导的编写基于教材而又高于教材,保证本专业教材体系的连贯性、统一性和发展性;基于考试大纲而又高于考试大纲,内容既紧密结合临床工作实际,又体现专业的最新进展,保证内容的科学性和实用性;基于临床而又高于临床,凝聚了专家的临床思维和临床经验,有利于提升高级专业技术资格医师的临床诊疗水平和技能。

衷心希望本套丛书能够帮助我国广大医务工作者不断提升诊疗服务水平,增强人文素养,修炼过硬本领,进而推动我国高层次医学人才队伍建设,满足新时代、新形势下我国人民群众日益增长的健康服务需求,保障人民群众生命安全和健康权益,推进我国医药卫生事业改革与发展,为健康中国建设发挥更积极、更深远的作用。

中国工程院副院长
中国医学科学院北京协和医学院院校长
国家呼吸医学中心主任

人民卫生出版社有限公司
董事长、党委书记

出 版 说 明

根据《关于深化卫生事业单位人事制度改革的实施意见》(人发〔2000〕31号)、《关于加强卫生专业技术职务评聘工作的通知》(人发〔2000〕114号),高级卫生专业技术资格采取考试和评审结合的办法取得,国家卫生健康委人才交流服务中心组织开展高级卫生专业技术资格考试。目前高级卫生专业技术资格考试开考专业共计114个,全国每年参加考试人数近30万,并有逐年增长的趋势。

为进一步指导高级卫生人才评价工作,满足对医学创新理念、高精技术总结的需求,国家卫生健康委人才交流服务中心《中国卫生人才》杂志社与人民卫生出版社共同组织全国的权威专家,编写出版了本套"全国高级卫生专业技术资格考试指导用书"。本套指导用书在介绍基本理论知识和常用诊疗技术的基础上更注重常见病防治新方法、疑难病例综合分析、国内外学科前沿进展,不仅能指导拟晋升高级职称的应试者进行考前复习,还可以帮助医务工作者提高临床综合服务能力。

全国高级卫生专业技术资格考试指导用书由各专业知名专家编写,确保了内容的权威性、先进性、实用性和系统性。内容密切结合临床,既满足考生备考的需求,又能指导广大医务工作者提高临床思维能力和处理疑难病症的能力,以高质量的医疗服务助力健康中国建设。

考生在使用本套指导用书时如有任何问题和建议,欢迎将反馈意见发送至邮箱 zcks@pmph.com。

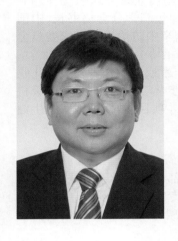

王拥军

教授、主任医师、博士生导师。现任首都医科大学附属北京天坛医院院长、党委副书记。兼任国家神经系统疾病医疗质量控制中心主任、国家神经系统疾病临床医学研究中心副主任、北京脑保护高精尖创新中心主任、中国卒中学会会长、中华医学会神经病学分会主任委员、*Stroke and Vascular Neurology* 期刊主编、"十二五"国家科技支撑计划脑血管病领域首席专家、"十三五"国家重点研发计划重点专项非传染性慢病领域首席专家、"重大新药创制"科技重大专项总体专家组成员。

以第一作者或通信作者在 *NEJM*、*JAMA*、*BMJ*、*Circulation* 等期刊发表论文220余篇。获国家科学技术进步奖二等奖2项、省部级科学技术进步奖一等奖2项,荣获首批全国创新争先奖章、谈家桢临床医学奖、世界卒中组织(WSO)最高成就奖"主席奖"、"全国杰出专业技术人才"称号等。

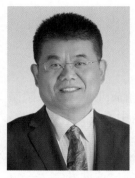

赵性泉

教授、主任医师、博士生导师。现任首都医科大学附属北京天坛医院神经病学中心主任、血管神经病学科主任。兼任中华医学会神经病学分会秘书长、中国卒中学会卒中与眩晕分会主任委员、国家卫生健康委脑卒中防治工程专家委员会出血性卒中内科专业委员会主任委员、北京脑血管病防治协会副会长等。

从事脑血管病诊治、教学、科研 30 余年。以第一作者或通信作者发表 SCI 收录论文累计影响因子 800 余分。荣获国家科学技术进步奖二等奖 2 项,省部级科学技术进步奖 8 项。入选国家"百千万人才工程"等人才项目,被授予国家卫生健康突出贡献中青年专家等荣誉称号。

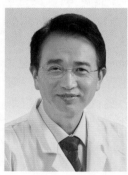

樊东升

教授、主任医师、博士生导师。现任北京大学医学部神经病学系主任、北京大学第三医院神经内科主任。兼任国家干细胞临床研究专家委员会委员、中华预防医学会自由基预防医学专业委员会主任委员、中国卒中学会遗传学分会副主任委员、《中华脑血管病杂志(电子版)》总编辑等。

从事教学、临床、科研工作 30 余年。负责的北京大学神经病学课程获评"国家级精品课程"。获得教育部高等学校科学研究优秀成果奖科学技术进步奖一等奖、高等学校科学研究优秀成果奖自然科学奖二等奖、北京大学教学成果奖一等奖等奖项。被授予国家卫生健康突出贡献中青年专家、北京市教育创新标兵等荣誉称号。

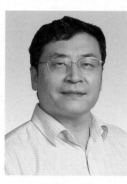

王佳伟

教授、主任医师、博士生导师。现任首都医科大学附属北京同仁医院神经内科主任。兼任中华医学会神经病学分会常务委员、中国医师协会神经内科医师分会神经感染性疾病专业委员会副主任委员、中国卒中学会理事及免疫分会常务委员、中国免疫学会神经免疫分会副主任委员、北京医学会神经病学分会副主任委员、首都医科大学神经生物学系副主任、首都医科大学卒中精准临床诊疗与研究中心副主任等。

从事脑血管病和感染免疫的临床研究 20 余年。在国内外核心期刊发表多篇学术论文。参与编写《神经病学》《神经病毒基础与临床》《缺血性卒中个体化治疗与管理》等教材与书籍多部。

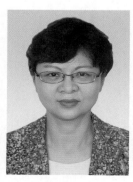

罗本燕

教授、主任医师、博士生导师。现任浙江大学医学院附属第一医院神经内科主任。兼任中国医师协会神经内科医师分会常务委员、中国卒中学会常务理事、中国神经科学学会理事、浙江省医师协会神经内科医师分会会长等。

从事教学、临床、科研工作 30 余年。以第一作者或通讯作者发表学术论文 160 余篇。主编"十二五"普通高等教育本科规划教材《神经病学》(第 4 版),副主编多部普通高等教育规划教材。承担国家自然科学基金项目等多项研究课题。获得"中国女医师协会五洲女子科技奖"等奖项。

前　言

　　神经内科学是医学中较为活跃的学科之一,随着医学影像学、分子生物学等相关学科的发展,神经内科学在疾病的机制探索、药物使用和介入治疗等多个领域取得了显著进展。例如:磁共振场强的升级和多个序列的研发提高了对病灶的诊断能力;基因诊断技术的发展与推广使得既往许多疑难病的诊断更加容易、准确;药物基因组学逐步进入临床使得治疗更为精准;缺血性卒中的取栓治疗已被多个临床试验验证,在急性期治疗中发挥着举足轻重的作用。

　　学科发展的关键是人才,其中高级专业技术人才是推动学科发展的中坚力量。为进一步深化卫生专业技术职称改革,促进高级卫生专业技术人才队伍建设,国家卫生健康委人才交流服务中心《中国卫生人才》杂志社与人民卫生出版社共同组织全国权威专家,编写了《全国高级卫生专业技术资格考试指导　神经内科学》及配套的《全国高级卫生专业技术资格考试习题集丛书　神经内科学习题集》。

　　《全国高级卫生专业技术资格考试指导　神经内科学》不仅包括神经内科学高级专业技术人员必须掌握的理论和技术,也汇总了神经内科学的最新进展,如大型临床试验结果和新指南中的推荐等,在帮助拟晋升高级专业技术资格的神经内科医师复习的同时,也拓展了医师的视野。此外,本书专门在"治疗神经系统疾病的新技术和新方法"一章中介绍了神经内科学的新理论、新技术和新实践,包括脑血管病的血管内治疗、功能神经外科技术、神经康复治疗技术、基因治疗技术。在编写过程中,尽可能选用国际上被广泛认可的理论知识,避免因过多介绍个人观点而引起偏差。

　　《全国高级卫生专业技术资格考试习题集丛书　神经内科学习题集》按照指导的章节顺序编写,题型与实际考试题型一致,题量丰富,针对性强。书末附有正高级和副高级专业技术资格考试模拟试卷,有助于应试人员熟悉考试内容与形式、巩固专业理论知识及进行考前自测。

　　这两本书的编者均为国内神经内科学领域知名专家,他们有深厚的临床研究基础,对学科现状及未来发展趋势理解深刻。编者们在繁忙的工作之余,仔细分析和总结国内外文献,编写这两本具有学科先进性和科学性的图书,在此向各位编者的辛勤付出表示感谢。

　　尽管编者们在编写过程中力求完美,但书中仍难免存在不足之处,敬请读者批评指正,并提出宝贵意见(联系邮箱 yongjunwang111@ aliyun. com)。

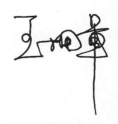

2024. 2

目　录

总　　论

各　　论

第一章　神经系统疾病的诊断技术

第一节　超 声 诊 断

颈动脉超声和经颅多普勒超声是密不可分的一对检查手段,具有显示颈动脉结构及分析血流动力学的功能,可以分别获得颅内外血管病变的诊断信息。

一、颈动脉超声

颈动脉超声(carotid ultrasound)具有操作简便、经济实用、可重复性强等优点,目前其和 TCD 一起成为临床医生首选的神经系统疾病检查手段。

(一)基本原理和检查方法

1. **基本原理**　分别应用线阵和凸阵探头探测颈部动脉及其主要分支,常规检测分为三步:首先看灰阶超声,判断有无斑块及斑块大小、位置、形态、回声,明确斑块表面有无破裂、血栓形成,管腔有无狭窄等;判断病变性质,如大动脉炎、动脉夹层、动脉瘤及颈动脉肌纤维发育不良、颈动脉蹼等。其次进行彩色多普勒超声检查,观察血流信号有无充盈缺损、紊乱;最后利用频谱多普勒测量血流速度,评价管腔狭窄程度,观察远段血管内血流有无流速减低,频谱多普勒同时可以反映血流阻力指数,提供病变上游或下游血流动力学变化信息。

2. **常规检查的动脉和部位**　颈总动脉(全程)、颈动脉分叉处、颈内动脉(尽量显示颅外段全程)、颈外动脉及其分支、椎动脉(颈段、椎间段、枕段)、无名动脉和锁骨下动脉。可以检测的动脉名称和英文缩写如下:颈总动脉(common carotid artery,CCA)、颈内动脉(internal carotid artery,ICA)、颈外动脉(external carotid artery,ECA)、椎动脉(vertebral artery,VA)、锁骨下动脉(subclavian artery,SCA)、无名动脉(innominate artery,INA)。

3. **常规检测内容**　检测管径、内中膜厚度、血流速度、频谱形态、血栓形成,检测斑块的位置、大小、形态、内部回声特征、表面有无破裂,检测管腔有无狭窄及狭窄位置、程度、累及长度,以及管腔有无闭塞,明确病变的性质和原因(有无少见病,如动脉夹层、颈动脉蹼等)。

4. **颈内动脉和颈外动脉的鉴别**　如表 1-1-1 所示。

(二)临床应用

1. **颈部动脉粥样硬化**

(1)内中膜厚度(IMT):IMT 是评价动脉粥样硬化内中膜损害的重要标志,通常 IMT<1.0mm。1.0mm≤IMT<1.5mm 称为内中膜增厚,IMT≥1.5mm 称为斑块形成。

(2)斑块声学和形态学特征的评价:颈动脉内膜面粗糙,管壁增厚,斑块形成。斑块多发生在颈动脉分叉部,其次为颈内动脉起始段、颈总动脉及锁骨下动脉起始部。

表 1-1-1　颈内动脉和颈外动脉的鉴别

鉴别点	颈内动脉	颈外动脉
内径	较粗	较细
解剖特征	无分支	多个分支
检测部位	后外侧	前内侧
频谱形态	低阻力型	高阻力型
颞浅动脉叩击试验	无变化或轻微变化	震颤传导波形

1）根据斑块声学特征评价,分为以下类型（图 1-1-1）。①均质回声斑块:分为低回声、等回声及强回声斑块。②不均质回声斑块:斑块内部包含强、等、低回声中的 2 种或 3 种。

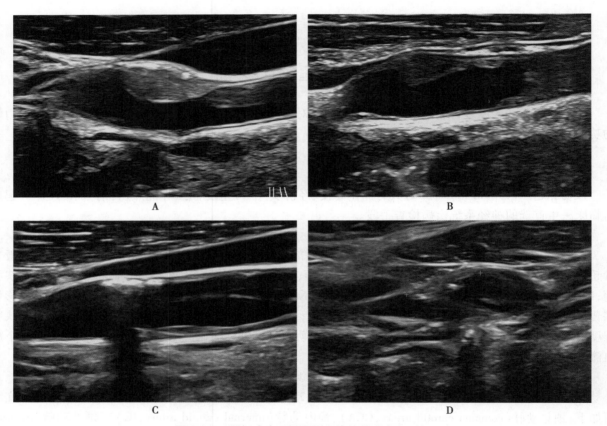

图 1-1-1　颈部动脉粥样硬化斑块的声学特征分类

A. 颈动脉分叉处前壁显示等回声斑块;B. 颈动脉分叉处前壁显示低回声斑块,且斑块表面平整,无凹陷及溃疡形成;C. 颈动脉分叉处前壁显示强回声斑块;D. 颈动脉分叉处前壁显示混合回声斑块(+为测量斑块长度的光标)。

2）根据形态学特征评价,分为以下类型（图 1-1-2,见文末彩图）。①规则型:扁平斑块,表面形态平整,内膜光滑完整,回声均匀,形态规则。②不规则型:表面不平整,局部可见凹陷、组织缺损,表面形成血栓或火山口样缺损。

（3）颈部动脉狭窄和程度判断:颈部动脉狭窄的测量方法在国际上并不统一,常用的有北美症状性颈动脉内膜剥脱术实验法（NASCET）、欧洲颈动脉外科实验法（ECST）、颈总动脉法（CC）和颈动脉指数测量法（CSI）。单纯血管内径测量时不仅不同方法之间有差距,而且不同操作者也有差异,所以不能仅依靠血管内径测量评估管腔狭窄率。目前根据直径测量所得的狭窄率、面积测量所得的狭窄率、狭窄部位的血流速度、狭窄远端的血流速度及频谱形态综合判断颈部动脉狭窄率。2003 年美国放射年会超声会议公布的颈动脉狭窄超声评价标准见表 1-1-2。

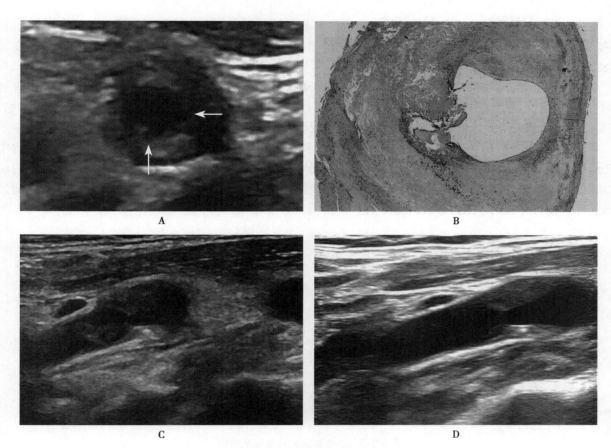

图 1-1-2　斑块表面不平整图

A. 斑块表面不平整,凹陷形成小溃疡;B. 术后经病理证实为小溃疡形成;C. 后壁斑块远心端破裂血栓形成,凸向管腔;D. 溶栓治疗 2 周后血栓消失。

表 1-1-2　2003 年美国放射年会超声会议公布的颈动脉狭窄超声评价标准

直径狭窄率	PSV/(cm·s⁻¹)	EDV/(cm·s⁻¹)	PSV_{ICA}/PSV_{CCA}
<50%	<125	<40	<2
50%~69%	>125<230	>40,<100	>2,<4
70%~99%	≥230	>100	>4
闭塞	血流信号消失	—	—

注:PSV,收缩期峰值流速;EDV,舒张末期流速;ICA,颈内动脉;CCA,颈总动脉。

　　超声检测对颅外段颈动脉有无形态学改变(斑块形成、狭窄、闭塞)和血流状态异常,以及判断狭窄程度有重要意义,对临床确定治疗方案、预防卒中及估计预后有指导作用。需要强调的是,颈动脉斑块表面破裂—血栓形成—栓子脱落所导致的脑卒中并不罕见,超声医师通过仔细扫查能够明确斑块表面有无血栓形成,并通过血栓的回声强弱判断血栓处于急性期、亚急性期或慢性期。这些对判断卒中病因及指导药物治疗有十分重要的意义,但是对操作者依赖性较强,对于高度怀疑本病的患者,应请高年资医生会诊以明确诊断。近年,应用颈动脉超声检查评价抗动脉粥样硬化药物的疗效也取得一定的进展,并对预测心血管意外的发生有实用价值。

　　(4) 颈动脉闭塞:颈部的大动脉都可出现闭塞,包括颈总动脉、颈内动脉、颈外动脉、椎动脉、锁骨下动脉。其中最常见的是颈内动脉闭塞,下面以颈内动脉闭塞为例阐述其声像图特征:①颈内动脉管腔内见低、等或混合回声充填;②彩色多普勒影像显示无血流信号;③多普勒频谱形态异常:颈总动脉血流阻力指数明显增高,呈高阻力改变;④颈外动脉扩张,血流速度增快,颈外动脉血流颈内化,血流阻力指数下降;⑤一侧或双侧椎动脉血流速度代偿性增快;⑥患侧颈总动脉管径小于健侧。

2. **大动脉炎**　大动脉炎是一种原因不明的主要累及主动脉弓及其分支的动脉炎,常累及动脉全层,主要为弥漫性纤维组织增生,管壁广泛而不规则的增厚或变硬,致使动脉管腔不同程度的狭窄或因血栓形成而闭塞。

(1) 大动脉炎的临床分类:分四型。Ⅰ型:头臂动脉型(上肢无脉型),累及主动脉及其分支,出现脑和上肢缺血症状;Ⅱ型:胸腹主动脉型,上下肢血压明显异常,出现高血压、头痛等症状;Ⅲ型:肾动脉型,病变位于肾动脉主干开口处或累及肾内小动脉,出现高血压等症状;Ⅳ型:混合型。

(2) 大动脉炎的超声表现(图 1-1-3):①动脉内膜均匀性增厚,血管壁明显增厚,呈向心性增厚,内中膜分界不清、融合,外膜回声明显增强,管壁僵硬,动脉内径缩小。②病变主要出现于颈总动脉,而颈内动脉通常不受累。③可观察到新生的供血小血管,超声造影可更加清晰地显示新生血管情况以评价疾病是否处于活动期,并可用于随访评价药物疗效。

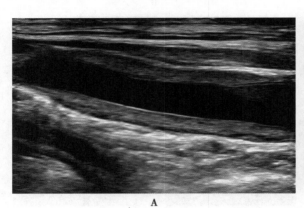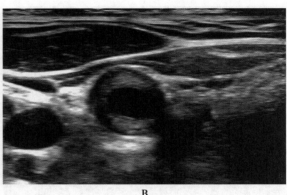

图 1-1-3　颈总动脉大动脉炎声像图
A. 颈总动脉大动脉炎长轴切面显示动脉壁全层增厚;B. 横切面管壁全层向心性增厚。

(3) 鉴别诊断:局部动脉炎超声表现为静脉管壁局限性增厚,回声减低,为自限性疾病,一般 2 周后消失,或激素治疗有效。与颈动脉斑块鉴别,颈动脉斑块为动脉壁一侧局部管壁节段增厚,呈低回声、等回声及混合回声,颈动脉管壁受累节段较短,不累及颈动脉外膜。

3. **动脉瘤**　颈动脉瘤是动脉管壁局部薄弱、结构破坏后所形成的永久性异常扩张或膨出。

(1) 分类:①真性动脉瘤,主要由动脉壁本身病变,如先天性动脉肌层组织薄弱、动脉硬化的内膜增厚或中膜弹性纤维退行性变导致的管壁肌层组织变薄,由于血流不断冲击,动脉壁薄弱部分逐渐扩大呈局限性梭形或囊状扩张,瘤壁结构完整。②假性动脉瘤,多由外伤或手术引起,动脉壁受伤破裂,血流溢出,在周围软组织内形成局限性血肿,借动脉壁破口与动脉管腔相通,瘤壁由周围软组织构成,无真正的动脉壁结构。

(2) 超声表现:真性动脉瘤表现为管腔局限性扩张,血管壁三层结构完整,彩色多普勒显示瘤腔内红蓝相间的涡流血流信号;假性动脉瘤表现为颈动脉旁的低回声肿块,可见动脉破口与血肿相通,起病初期瘤腔内亦可见红蓝相间的涡流血流信号,后期瘤壁周边可逐渐有血栓形成。破口处可探及收缩期进入瘤体的高速血流信号,舒张期为反向的中等流速的血流信号,频谱多普勒表现为往复型动脉频谱。

4. **动脉夹层**　动脉夹层是指各种原因引起动脉壁中膜结构发育不良、结构异常,血流冲击管壁,使内膜下无正常的肌层组织支撑而撕脱,血流进入内膜与中膜间,或中膜同时撕裂,使管壁内血流灌注出现假腔或血肿,从而导致真腔狭窄、真腔或假腔内血栓形成,严重者可导致管腔闭塞。如发生在颈总动脉或颈内动脉,则导致急性脑卒中。

超声表现(图 1-1-4,见文末彩图):动脉内膜分离,分离的内膜回声随心动周期来回摆动,将管腔分为真假两腔,真假腔血流方向相反,疾病后期假腔内可有血栓形成,导致真腔变窄,继而真腔内也可形成血栓,堵塞管腔,致管腔闭塞。

5. **锁骨下动脉盗血综合征**　目前超声检查是诊断锁骨下动脉盗血的首选方法,通过超声检查,医生

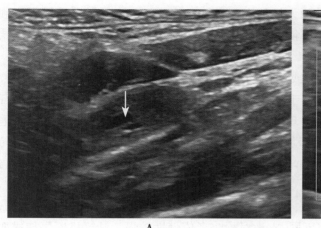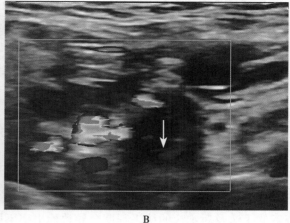

图 1-1-4 动脉夹层的超声表现
A. 长轴切面,真腔明显减小,假腔内血栓形成,箭头示撕脱的内膜;B. 横切面,假腔内大量血栓形成,真腔内血流速度明显减低,近闭塞(此患者就诊时间较晚),箭头示撕脱内膜。

可检测无名动脉或锁骨下动脉的狭窄位置,可根据狭窄处血流速度判断锁骨下动脉狭窄的程度,(也可根据椎动脉血流频谱变化判断盗血分期、观察同侧上肢动脉血流改变及对侧椎动脉的代偿等情况。

超声表现:PSV<250cm/s,则狭窄率<50%;PSV 为 250～350cm/s,则狭窄率为 50%～70%;PSV>350cm/s,狭窄率>70%。另外,可根据是否影响上肢远端血流及椎动脉血流频谱异常情况间接判断锁骨下动脉狭窄程度(图 1-1-5,见文末彩图)。

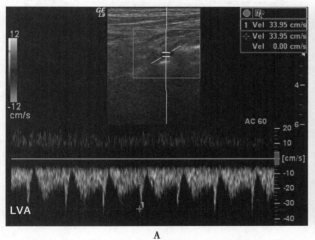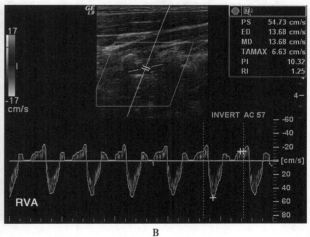

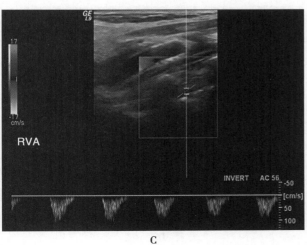

图 1-1-5 各期锁骨下动脉盗血综合征的超声表现
A. 锁骨下动脉盗血综合征 I 期,椎动脉血流频谱见收缩早期切迹;B. 锁骨下动脉盗血综合征 II 期,血流频谱可见收缩期反向,舒张期正向;C. 锁骨下动脉盗血综合征 III 期,血流频谱可见完全反向,逆流入锁骨下动脉远端。

6. 肌纤维发育不良 肌纤维发育不良是一种原发性的全身血管疾病,以中、小动脉非动脉粥样硬化性平滑肌弹性组织异常为特征。可引起多发的血管狭窄、血管壁扩张,超声上可见颈内动脉局限性狭窄和扩张交替,形成典型的串珠样改变。

7. 颈动脉蹼 颈动脉蹼是起自颈动脉分叉处或颈内动脉起始处侧后壁的膜样结构凸向管腔,可朝向或背离血流方向生长。颈动脉蹼基底部附着于颈动脉内膜或斑块表面,可以以任意角度起自内壁,导致其与管壁间呈空腔样结构,局部血流可呈现紊乱或涡流。如颈动脉蹼结构较长且近乎垂直于管壁伸入管腔,则可导致管腔明显狭窄及血流动力学改变,患者可有狭窄的临床表现,并且局部易形成涡流,进而导致血栓形成,从而引起脑卒中。目前认为颈动脉蹼是被低估的隐源性卒中病因之一。

本病的组织病理学为内膜肌纤维异常广泛增生,伴肌纤维黏液样变性。超声能够明确诊断该病,但检查者的手法及对本病的认识程度会导致检出率不同,本病对检查者依赖性较强。计算机断层扫描血管造影(CTA)目前仍被认为是该病诊断的金标准,但阅片者如不仔细观察或对本病认识不够,未进行多平面重建则极易漏诊,或发现颈动脉蹼的膜样或楔形充盈缺损,而误诊为斑块表面溃疡形成。本病治疗多采用颈动脉内膜剥脱术或颈动脉支架植入术。有文献报道,本病确诊后,经保守治疗(规律服用抗凝或抗血栓药物)仍有 30% 左右的患者发生卒中症状,此为手术干预的指征。

超声表现(图 1-1-6,见文末彩图):颈动脉蹼表现为自一侧管壁伸入到管腔的膜样结构,为较薄的实体结构(临床经病理证实的颈动脉蹼最薄的不足 0.4mm,较厚的可达 2~3mm),呈高回声、等回声或低回声。颈动脉蹼起自颈动脉内膜或斑块表面,并以较大面积附着于动脉内壁,病理为肌纤维增生及黏液样

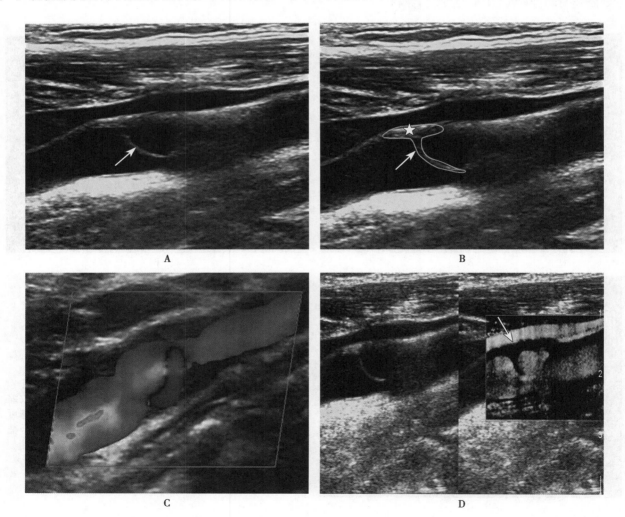

A   B

C   D

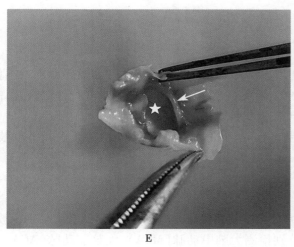

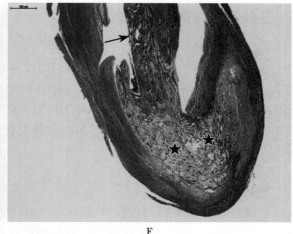

E

F

图 1-1-6　颈动脉蹼的超声表现及颈动脉内膜剥脱术后检查

A. 箭头示颈动脉蹼；B. 箭头示颈动脉蹼，星号示颈动脉蹼底部等回声斑块；C. 该处血流涡流紊乱；D. 超微血流成
像示膜样充盈缺损（箭头）；E、F. 术后病理证实为颈动脉蹼底部伴薄斑块形成，箭头示颈动脉蹼，星号示底部较薄
斑块。

变性，因此该结构与管壁夹角相对固定，不随血流冲击而变形或摆动，此点可与动脉夹层鉴别。颈动脉蹼
可导致下游血流动力学改变，局部呈现明显的涡流，因此，颈动脉蹼下游容易形成血栓，超声表现为凸向
管腔、随血流摆动的低回声或等回声团。超声可通过多切面、多角度仔细扫查发现颈动脉蹼并明确诊断，
同时能够明确颈动脉蹼结构周围有无活动性血栓。

8. 放疗导致的血管狭窄　放射治疗是治疗头颈部恶性肿瘤的主要手段之一，如淋巴瘤、鼻咽癌、喉癌
等。然而放疗会造成颈部动脉的损伤（射线导致血管内膜纤维性增厚和内皮增生，内膜出现泡沫细胞及
广泛的肌内膜细胞增殖），出现颈动脉狭窄甚至闭塞，导致卒中风险增加。放疗附近累及的动脉出现狭窄
和闭塞，临床上以颈内动脉和颈总动脉最为常见，其次为颈外动脉和椎动脉。

超声表现（图 1-1-7）：血管壁模糊，管壁三层结构分界不清，管腔内见回声各异的实性回声充填，可见
类似颈动脉斑块狭窄导致的颅内缺血性表现。

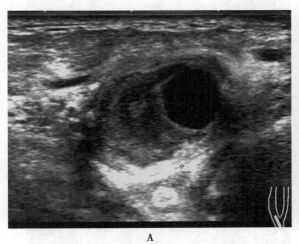

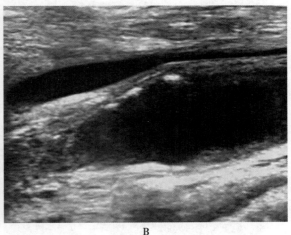

A

B

图 1-1-7　口腔癌放疗后颈动脉内膜受损斑块形成的声像图

A. 短轴显示颈动脉管腔明显增宽，内中外膜分界不清，内中膜明显增厚；B. 长轴显示颈内动脉闭塞。

二、经颅多普勒超声

(一)基本原理

经颅多普勒超声(transcranial Doppler,TCD)是利用人类颅骨自然薄弱的部位(如颞骨鳞部、枕骨大孔、眼眶)作为检测声窗,采用低频率(2.0MHz)的脉冲波探头对颅底动脉血流动力学变化提供客观评价的一种超声检查手段,也可通过4.0MHz连续波或脉冲波探头检测颈部大血管。

TCD具有无创性、可床旁操作、可实时监测的优势。但是,TCD诊断的准确性依赖于操作者的技术水平。

(二)检查方法

1.检测部位

(1)颞窗(图1-1-8A):分前、中、后三个声窗,通常后窗是检测大脑半球动脉的最佳选择,易于声波穿透颅骨及多普勒探头检测角度的调整。通过颞窗可分别检测大脑中动脉(MCA)、大脑前动脉(ACA)、大脑后动脉(PCA)和颈内动脉末段(TICA),并可通过压迫颈总动脉(CCA)判断前交通动脉(AcoA)和后交通动脉(PcoA)是否开放。如果一侧颞窗穿透不良,有时可以通过对侧颞窗检测双侧MCA和ACA。

(2)眼窗(图1-1-8B):探头置于闭合的眼睑上,声波发射功率降至5%~10%;通过眼窗可以检测眼动脉(OA)、颈内动脉虹吸部(CS)。在颞窗透声不良时可通过眼窗检测对侧ACA、MCA和TICA。

(3)枕窗或枕旁窗(图1-1-8C):探头置于枕骨粗隆下方,发际上1cm左右,枕骨大孔中央(枕窗)或枕骨大孔两侧(枕旁窗),通过枕窗或枕旁窗检测双侧椎动脉(VA)和基底动脉(BA)。

(4)内眦部(图1-1-8D):可以检测眼动脉的分支动脉,其中主要用于检测滑车上动脉,用于颈动脉严重狭窄/闭塞病变时的侧支循环评价。

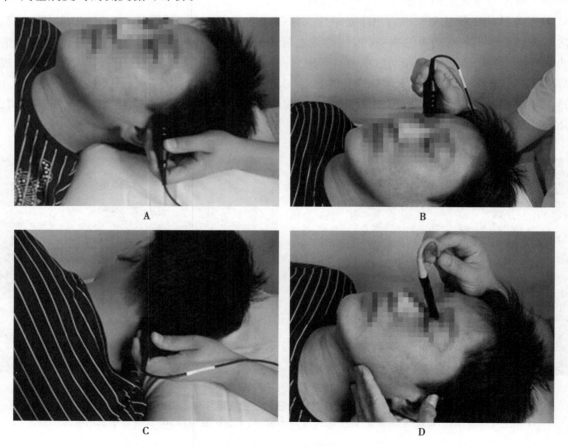

图1-1-8　TCD的检测部位
A.检测部位在颞窗;B.检测部位在眼窗;C.检测部位在枕窗或枕旁窗;D.检测部位在内眦部。

2. 简要操作方法

（1）MCA：经颞窗检测，取样容积深度为 30~65mm，主干位于 40~60mm，血流方向朝向探头，正向频谱。压迫同侧 CCA 时，血流速度明显减低但血流信号不消失。

（2）TICA：沿 MCA 主干连续加深检测深度为 60~70mm，调整声束角度使负向血流信号 ACA 接近消失；获得单纯的正向血流频谱为 TICA。压迫同侧的 CCA 时 TICA 血流消失并出现短暂尖小的负向血流信号即可确定 TICA。

（3）ACA：在 TICA 水平深度为 60~75mm 的负向血流频谱即为 ACA。深度为 75~85mm，可以检测到对侧半球的 ACA（正向血流频谱）。当 AcoA 发育正常时，同侧 CCA 压迫试验，ACA 血流频谱从负向逆转为正向，对侧 ACA 血流速度明显升高。

当颞窗透声不良时，可经眼窗检测，声束向内上方倾斜，与正中矢状面的夹角为 15°~30°，深度为 60~75mm，通过 CCA 压迫试验鉴别。眼窗探测到对侧 ACA 为正向血流频谱，MCA 为负向血流频谱。

（4）PCA：经颞窗检测深度为 55~70mm，以 MCA/ACA 为参考血流信号，将探头向枕部、下颌方向调整，当 MCA/ACA 血流信号消失，随后出现的相对低流速、音频低于同侧半球其他脑动脉的正向血流频谱为 PCA 的交通前段（P1 段），探头方向进一步向后外侧调整，可检测到负向血流频谱，为 PCA 交通后段（P2 段）。当 PCA 血供来自 BA，PcoA 发育正常时，压迫同侧 CCA 可使 P1、P2 段血流速度增加。若 PCA 血供来自 ICA，无 P1 段血流信号，仅获得负向的 P2 段血流频谱，压迫同侧 CCA 时，P2 段血流下降。

（5）OA：经眼窗，探头发射功率为 5%~10%，声束基本与眼球轴线垂直或稍向内倾斜 10°~15°，检测深度为 40~50mm，血流频谱多为正向。压迫同侧 CCA 时，OA 血流速度减低或消失。

（6）CS：经眼窗探测首先获得 OA 血流信号后增加取样容积深度至 55~75mm，声束向内下或内上，海绵窦段血流为正向，膝部为双向血流频谱，床突上段为负向血流频谱。

（7）VA、PICA 和 BA：取坐位或侧卧位均可，探头放置在枕骨大孔中央或旁枕骨大孔，选择深度为 55~90mm，通过调整检测角度，分别获得左右侧椎动脉负向血流频谱。检查者应以不间断的椎动脉血流信号为基准，逐渐增加检测深度，在 80~120mm 可以获得负向、相对 VA 流速升高的基底动脉血流频谱。

3. 正常脑动脉的评价　TCD 对脑动脉检测评价主要通过以下几方面完成，图 1-1-9 为正常 MCA（见文末彩图）。

（1）取样深度：深度是探头到检测血管之间的距离。双侧半球同名动脉检测取样深度基本对称。

（2）血流速度：通常血流速度的计量单位是 cm/s，包括峰值流速（peak velocity/systolic velocity，V_p/V_s）、平均血流速度（mean velocity，V_m）、舒张末期流速（end of diastolic velocity，V_d）。

（3）血流方向：血流方向是判断颅内动脉血流动力学正常与否的重要指标之一。朝向探头血流为正向，频谱位于基线上方；血流背离探头为负向，频谱位于基线下方；当多普勒取样容积位于血管的分支处或血管走向弯曲时，可以检测到双向血流频谱。

（4）血管搏动指数（PI）和血管阻力指数（RI）：PI 和 RI 是评价颅内动脉弹性和血管阻力及脑血流灌注状态高低的指标，$PI = V_p - V_d/V_m$，$RI = V_p - V_d/V_p$；常规 TCD 检测结果分析以 PI 更为准确，正常颅内动脉的 PI 值为 0.65~1.10。

（5）颈总动脉压迫试验：压迫颈总动脉的位置，应在锁骨上窝水平颈总动脉的近段，甲状软骨水平以下，气管外缘与胸锁乳突肌内缘之间，避免压迫颈动脉球部而引起不良反应。通过颈总动脉压迫试验鉴别所检查的动脉和颅内动脉侧支循环功能状态。

（6）下颌动脉和面动脉压迫试验：在内眦部探及眼动脉的分支滑车上动脉（STrA）血流信号后，用拇指压迫耳前的颌内动脉和/或颞浅动脉，中指和/或环指压迫面动脉。正常情况下 STrA 血流速度增快或不变。如果 STrA 血流速度下降，说明该 STrA 由颈外动脉供血，提示颈内动脉在发出眼动脉之前存在严重狭窄或闭塞。

（7）血流频谱形态分析：正常血流的 TCD 频谱周边显示为明亮色彩（如红色或粉黄色），中间接近基线水平为相对低流速状态，显示为蓝绿色或相对周边色减低形成"频窗"特征（图 1-1-9）。

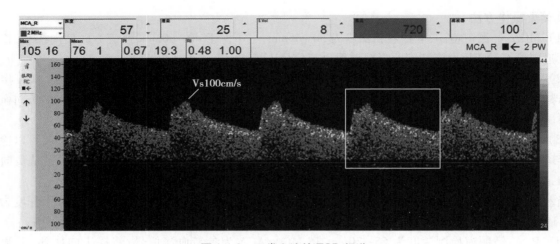

图 1-1-9　正常血流的 TCD 频谱

正常血流频谱呈周边明亮,中间亮度减低的"频窗"表现,如白框所示。

（三）临床应用

1. **颅内动脉狭窄或闭塞**

（1）血流速度的变化:典型血管狭窄的特点是节段性血流速度异常,狭窄段流速升高,狭窄近端流速正常或相对减低,狭窄远端流速减低（狭窄>50%）。狭窄程度的判断:根据血流速度,并结合狭窄后血流速度、频谱和音频的改变进行分析判断。

（2）血流频谱特征:随狭窄程度的增加频谱基线上下出现湍流及弧形或索条状对称分布的血管杂音所特有的高强度血流信号形成的特征性频谱。

（3）血流音频改变:随狭窄程度增加,音频出现低调或高调粗糙杂音及乐音性或机械样血流杂音形成的音频特征。

通过血流速度增快和典型的频谱改变,TCD 可以检测动脉狭窄或闭塞。图 1-1-10 为典型的动脉狭窄TCD 表现（见文末彩图）。

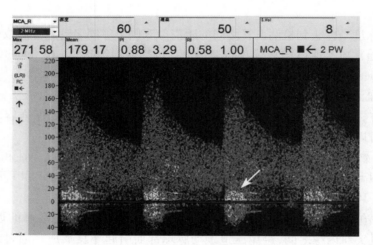

图 1-1-10　动脉狭窄处血流的 TCD 频谱

RMCA 狭窄,收缩期峰值血流速度为 200cm/s,伴涡流,箭头所示为涡流。

2. **脑动脉侧支循环的评价**　TCD 可以准确判断颈内动脉重度狭窄或闭塞后 Willis 环侧支代偿的情况。

颈内动脉重度狭窄或闭塞后前交通动脉、后交通动脉和眼动脉侧支开放（图 1-1-11、图 1-1-12、图 1-1-13,见文末彩图）,这三条侧支 TCD 都可以根据相应动脉的血流方向、血流速度和压迫颈动脉试验得以判断。

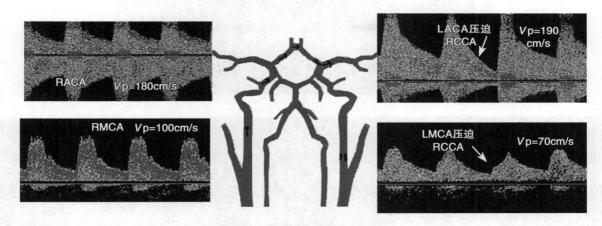

图 1-1-11　前交通动脉（AcoA）开放

LICAex 闭塞时，LMCA 血流低平，LACA 血流速度增快，血流反向，压迫 RCCA 时 LMCA、LACA 血流速度下降，提示 AcoA 开放。

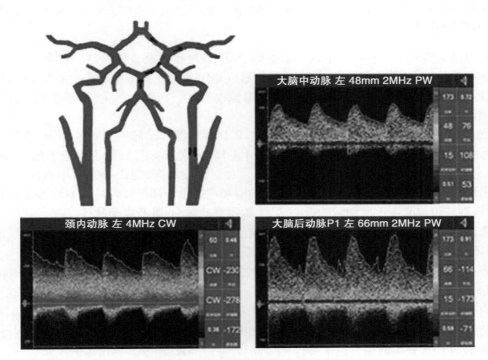

图 1-1-12　后交通动脉（PcoA）开放

LICAex 重度狭窄，LMCA 血流低平，LPCA-P1 段血流速度增快，提示 PcoA 开放。

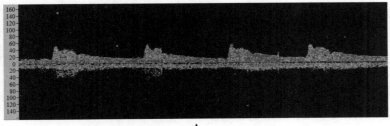

A

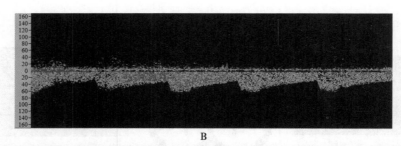

B

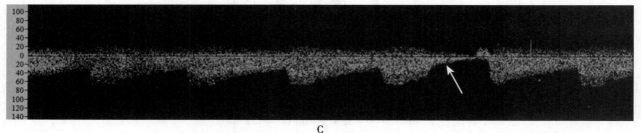

C

图 1-1-13　右侧颈内动脉颅外段重度狭窄患者的 OA 侧支循环

A. 左侧 OA 为正常眼动脉的颅外血流频谱；图 B. 右侧 OA 频谱呈颅内化血流改变；图 C. 右侧滑车上动脉在压迫右侧面动脉及颌内动脉后血流速度下降（图 C 中箭头），提示右侧颈内动脉颅外段存在狭窄/闭塞性病变且存在颈外动脉到颈内动脉经 OA 的侧支循环建立。

TCD 还可以准确判断是否有锁骨下动脉盗血综合征、盗血程度及盗血通路。右侧锁骨下动脉轻、中度狭窄后右侧椎动脉盗血Ⅰ期、Ⅱ期，左侧锁骨下动脉近端闭塞时左侧椎动脉盗血Ⅲ期的 TCD 频谱见图 1-1-14（见文末彩图）。盗血通路均为健侧椎动脉到患侧椎动脉。当盗血严重时，基底动脉甚至大脑后动脉也会参加供血，出现盗血样的频谱改变。

3. 脑血流微栓子监测　当血流中的颗粒流经过 TCD 所检测的动脉时可被检测到，表现为在低强度血流背景信号中出现的一个短暂的高强度信号（图 1-1-15，见文末彩图），称为微栓子信号（microembolic signal，MES）。微栓子信号的特点为短时程（<100ms）、相对强度增高，为 3~60dB，单方向出现在频谱内。微栓子随机出现在心动周期的任何部位，并有尖锐的噼啪声或乐音样声音。对于 TCD 在脑动脉检测到的微栓子信号，该颗粒可以来源于此动脉的近心端、上游供血动脉、心脏及主动脉弓。

现有的微栓子监测技术尚无法准确地区分固体栓子或气体栓子，亦不能辨别心源性栓子或动脉源性栓子，但对循环中微栓子信号的阳性发现，可辅助诊断卒中的病因及发病机制。

4. 右向左分流的筛查（TCD 发泡试验）　对比增强 TCD（contrast-enhanced transcranial Doppler sonography，eTCD）又称为 TCD 发泡试验（TCD bubble test）。简单原理：从肘静脉注射含有微小气栓的液体，利用 TCD 进行颅内微栓子检测，如果不存在肺循环到体循环的直接通路，那么 TCD 在一定时间内（10~40s）探测不到栓子信号。如果存在右向左分流，最常见的如卵圆孔未闭（PFO），则 TCD 可以检测到微栓子信号。右向左分流被 TCD 探测到需要满足以下条件：①右向左分流的存在；②右心房压力比左心房高，从而开放 PFO。TCD 发泡试验目前主要用于隐源性卒中的病因筛查。

5. 颅内压增高的辅助判定　颅内压增高的 TCD 改变是血流速度降低、血管搏动指数增高。目前主要是定性诊断，连续动态观察对诊断更有意义。

6. 脑死亡的辅助判定　2019 年《中国成人脑死亡判定标准与操作规范》中 TCD 对脑死亡的辅助判定标准如下：

（1）判定血管：前循环以双侧 MCA 为主要判定血管，双侧颈内动脉终末段或颈内动脉虹吸段为备选判定血管；后循环以 BA 为主要判定血管，双侧椎动脉颅内段为备选判定血管。

（2）判定血流频谱（图 1-1-16，见文末彩图）：①振荡波（reverberating flow），在一个心动周期内出现收缩期正向和舒张期反向血流信号，脑死亡血流指数（direction of flowing index，DFI）<0.8，$DFI = 1 - R/F$（R，反向血流速度；F，正向血流速度）；②收缩早期尖小收缩波（small systolic peaks in early systole），收缩早期单向性正向血流信号，持续时间<200ms，流速低于 50cm/s；③血流信号消失。

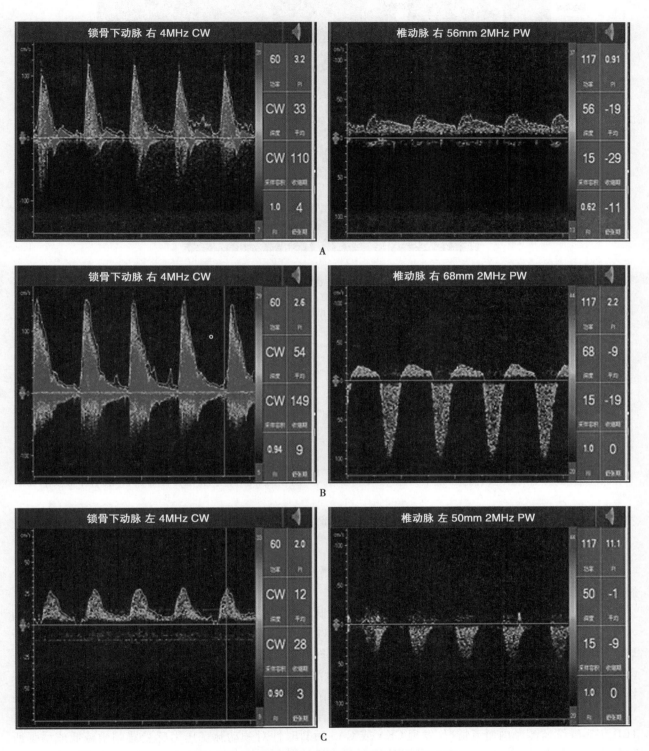

图 1-1-14　各期锁骨下动脉盗血综合征的 TCD 频谱

A.盗血综合征Ⅰ期;B.盗血综合征Ⅱ期;C.盗血综合征Ⅲ期。

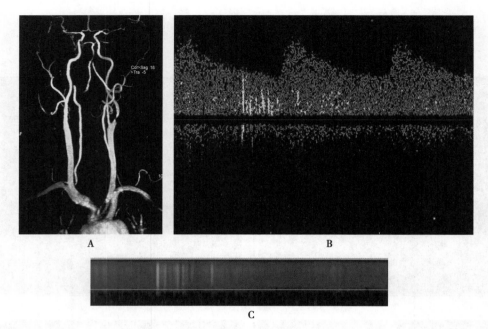

图 1-1-15　微栓子信号

A. CTA 所示左侧颈内动脉起始段重度狭窄；B. TCD 微栓子监测见左侧 MCA 多个微
栓子信号（频谱中高亮信号）；C. M 模所示微栓子轨迹

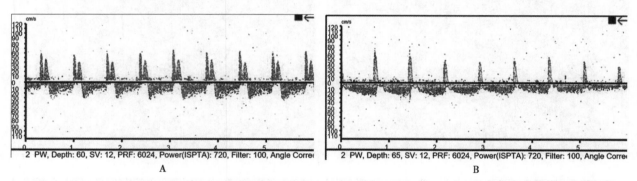

图 1-1-16　脑死亡的 TCD 表现

A. 左侧 MCA；B. 右侧 MCA。双侧 MCA 呈现振荡波频谱，提示脑死亡可能。

　　（3）判定次数：间隔 30min，检测 2 次。2 次检测颅内前循环和后循环均为上述任一血流频谱，符合脑死亡 TCD 的判定标准。

　　7. 颈动脉狭窄手术治疗中的应用　包括在颈动脉内膜剥脱术（CEA）或颈动脉支架植入术（CAS）围术期的应用。术前，TCD 可以评估颈动脉狭窄患者 Willis 环侧支代偿情况，也可以监测微栓子，帮助判断斑块的稳定性，有助于选择适宜手术的病例。术中（图 1-1-17，见文末彩图），TCD 可以实时监测颅内血流动力学变化，及时发现由于阻断颈动脉所致的颅内低灌注，指导使用转流管并判断转流管放置的效果，保证术中的安全；可监测血管重建后重新开放的血流情况，即刻判断血管重建的效果，并及时发现过度灌注；TCD 还能监测到微栓子信号的出现，预测由微栓子脱落所致的卒中。术后（图 1-1-18，见文末彩图），TCD 仍需继续监测颅内血流情况，发现 CEA 或 CAS 后暂时性对颈动脉窦压力感受器刺激减低或增强所致的高灌注及低灌注。TCD 监测中获得的信息可以使外科医生改进手术技术、加强术后管理，以减少围术期卒中并发症的发生。

　　8. 脑动脉痉挛的辅助评估　在蛛网膜下腔出血（SAH）、脑外伤或颅脑术后患者，TCD 血流速度增高的数值与 SPECT 所显示脑灌注降低的严重程度成正比。TCD 可以通过对血流速度和频谱形态的动态观察评价识别脑动脉痉挛的存在。

术侧　　　　　　　　　　　　　　　　　对侧

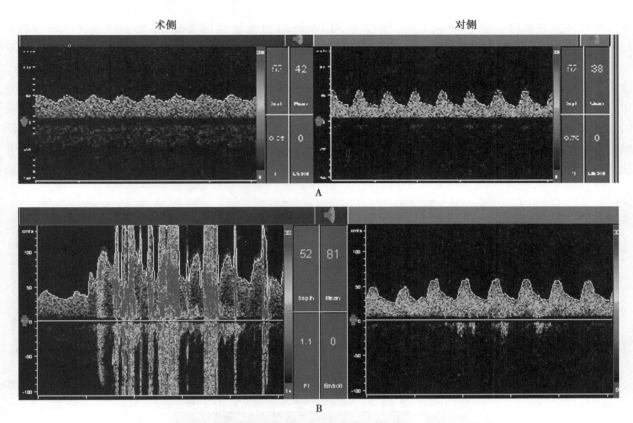

图 1-1-17　颈动脉内膜剥脱术（CEA）过程中 TCD 监测到的血流变化情况
A. 阻断 CCA 后术侧 MCA 血流速度减慢；B. 放开阻断钳时术侧 MCA 血流速度增快，出现微栓子信号。

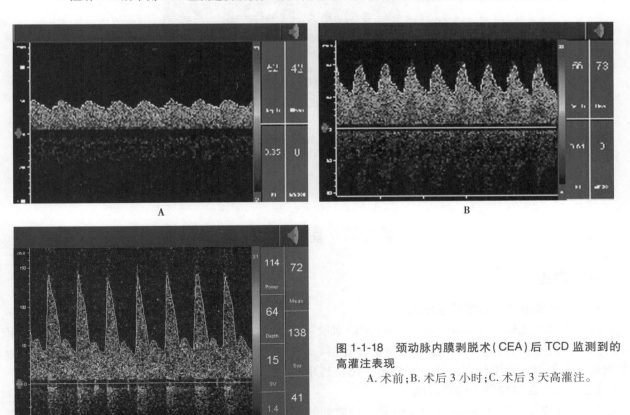

图 1-1-18　颈动脉内膜剥脱术（CEA）后 TCD 监测到的高灌注表现
A. 术前；B. 术后 3 小时；C. 术后 3 天高灌注。

前循环重点观察大脑中动脉主干（深度为 50~65mm）血流速度的变化，平均血流速度大于 120~150cm/s 时认为存在轻-中度血管痉挛；当平均血流速度大于 150cm/s 时通常提示重度血管痉挛。后循环动脉重点观察椎-基底动脉的血流变化，血管痉挛的诊断速度低限分别是平均流速为 80cm/s 和 95cm/s。在没有全脑充血的情况下，大脑中动脉平均血流速度每天增加 25~50cm/s 可视为异常（血管痉挛程度加重）。可计算 Lindegaard 指数（血管痉挛指数）来评价血管痉挛，即颅内大脑中动脉平均流速与颅外段颈内动脉平均流速比值，正常人为 1.7±0.4。Lindegaard 指数是辅助参考指标，常用来判断血流速度增快是脑血管痉挛还是全脑充血性血流动力学改变，当 Lindegaard 指数>3 时，常认为发生了血管痉挛，而≤3 则认为是全脑充血状态，血流动力学无改变（图 1-1-19，见文末彩图）。

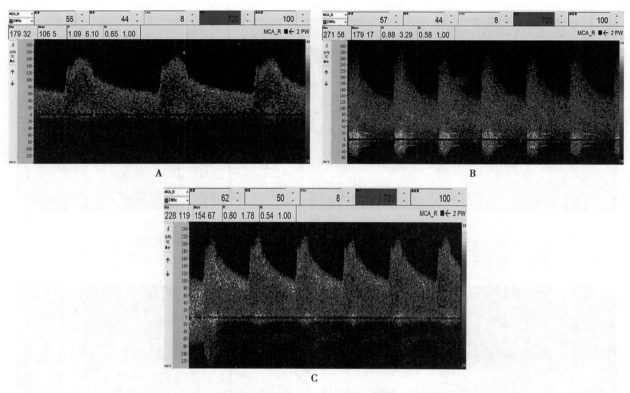

图 1-1-19　蛛网膜下腔出血（SAH）后 TCD 动态表现
A. SAH 后第 3 天；B. SAH 后第 6 天；C. SAH 后第 12 天。

（何　文　宁　彬　徐蔚海　龚浠平）

第二节　影像学诊断

一、概述

（一）计算机断层成像的诊断价值

计算机断层成像（computed tomograghy，CT）对脑肿瘤、颅脑外伤、颅内出血、缺血性脑血管疾病、脑积水、感染与寄生虫病和先天性畸形等颅内疾病有很好的诊断价值。虽然有时对小的脑动脉瘤、先天性血管畸形诊断仍有一定困难，但 CT 对于显示钙化及其并发症如出血有较大价值。

（二）CT 血管成像的诊断价值

CT 血管成像（CT angiograghy，CTA）是一种微创的血管显示技术，在扫描范围内进行低电压和低电流的轴位扫描，扫描层厚一般小于 1mm，螺旋扫描完成后进行 CTA 的后处理，目前已有 3 种 CTA 的显示方法：①遮蔽表面显示；②最强信号投影；③斜（曲）面合成。近年来，随着影像学的发展，磁共振血管成像

（MRA）和 CTA 因相对无创伤而成为临床评价血管疾病的方法之一,与 MRA 相比,CTA 可以从不同角度显示血管结构,成像速度快,不受或少受呼吸、心搏、吞咽、胃肠蠕动等因素的影响,并可以识别钙化斑块。

（三）CT 灌注成像的诊断价值

CT 灌注成像（CT perfusion,CTP）对颅内疾病特别是脑血管疾病的诊断有重要价值,可快速评价脑梗死和脑出血患者的病灶周围和全脑血流情况,从而指导脑卒中的治疗;可对脑血管畸形、脑动脉瘤术前与术后的脑组织血流灌注情况进行评价,以观察手术效果。此外,在脑肿瘤、炎症性疾病等方面也具有一定价值。

（四）磁共振成像的诊断价值

磁共振成像（magnetic resonance imaging,MRI）对脑肿瘤、颅内炎性病变、脑白质病变、脑血管病、先天畸形等的诊断比 CT 更为敏感,可发现早期的病变;此外,MRI 具有对软组织分辨率高的特点和任意角度扫描的优势,因此对病变的定位也更加准确。与 CT 相比较,MRI 由于没有颅底骨伪影的干扰,对颅底及脑干的病变显示得更清晰。

（五）磁共振血管成像的诊断价值

磁共振血管成像（magnetic resonance angiograghy,MRA）最重要的临床应用是评价颅内动脉狭窄的严重程度。可作为溶栓治疗急性动脉闭塞的非损伤性检查方法。

MRA 在血管畸形及动脉瘤方面也有其优越之处,如在显示动静脉畸形（AVM）血管团与其主要的供血及引流血管的空间位置关系方面很有价值。

（六）功能磁共振成像的诊断价值

功能磁共振成像（functional magnetic resonance imaging,fMRI）广义上指与脑功能检查有关的所有 MRI 序列,包括扩散成像、灌注加权成像、血氧水平依赖成像和磁共振波谱等;狭义上仅指血氧依赖水平成像。

1. 扩散加权成像（diffusion weighted imaging, DWI）

（1）在中枢神经系统中,DWI 最广泛的应用是缺血性脑卒中研究,如超急性期脑梗死的诊断、缺血半暗带的评估、不同时期脑梗死的鉴别等。DWI 诊断急性缺血性脑卒中的敏感度和特异度均高达 90% 以上。

（2）DWI 有助于颅内原发肿瘤的鉴别,如淋巴瘤常表现为 DWI 高信号。

（3）DWI 亦常用于颅内感染性疾病、脱髓鞘性疾病等脑病的诊断,如鉴别脑脓肿与肿瘤的坏死囊变、评估脑炎等。

2. 扩散张量成像（diffusion tensor imaging, DTI） DTI 利用近似于高斯分布的水分子在扩散时的各向异性、组织扩散不均匀性来显示白质纤维束的走行、方向、排列、髓鞘化情况,可间接评价大脑白质纤维的完整性。DTI 的主要参数包括各向异性（fractional anisotropy,FA）、平均扩散系数（mean diffusion,MD）、轴向扩散张量（axial diffusion,AD）和径向扩散张量（radial diffusion,RD）。DTI 可定量测量水分子扩散的方向和强度,反映神经纤维的数量、粗细和病理变化,间接反映髓鞘的发育情况和完整性。DTI 可用于判断肿瘤对纤维束的侵犯状况,指导手术方式。DTI 可清晰显示脑卒中患者白质纤维束的损伤程度,预测患者神经功能恢复情况;亚急性期、慢性期缺血性脑卒中患者皮质脊髓束的 FA 值减低,与卒中后上肢运动功能恢复不佳有关;急性期缺血性病灶周围皮质脊髓束的 FA 值亦减低,但与卒中后运动功能恢复没有相关性。

3. 扩散峰度成像（diffusion kurtosis imaging, DKI） DTI 只能反映近似于高斯分布的水分子扩散,然而生物组织成分的复杂性导致水分子扩散不符合高斯分布,DKI 旨在探讨非高斯分布的水分子扩散特性。作为 DTI 技术的延伸,DKI 不仅可提供 DTI 的参数,还可获得其他参数:①平均峰度值（mean kurtosis,MK）,用于反映组织结构的复杂程度;②峰度各向异性（kurtosis anisotropy,KA）,是测量组织不均匀度的各向异性指数。有研究发现,MK 在高级别胶质瘤中显著高于低级别胶质瘤,且能为胶质瘤的分级诊断提供较常规 DTI 更多的指标信息。与 ADC 相比,MK 显示急性期责任病灶的大小更接近亚急性期 T1WI 病灶大小,说明 MK 能更准确地界定梗死核心。DKI 亦可用于缺血性脑卒中后神经功能的评价。

4. 灌注加权成像（perfusion weighted imaging, PWI） MRI 脑血流灌注加权成像除了能早期发现脑缺血区外,还对脑梗死发生后再灌注、侧支循环的建立和开放敏感,可显示缺乏灌注（梗死区）和低灌注（半暗带）的脑实质,在急性脑缺血的诊断及治疗监测上具有重要作用。脑缺血区由中央的梗死区和周围的半暗带构成。半暗带由侧支循环供血,神经元电活动停止。由于侧支供血仅能维持膜稳定,长时间的低灌注终将导致脑梗死。中央梗死区在脑缺血后 3 分钟即可出现。因此,目前的内科治疗目的主要是恢复半暗带的血供。早期诊断和早期治疗对缺血脑组织及时、有效的再灌注尤为重要。

目前,MRI 脑血流灌注加权成像已经应用于临床脑缺血疾病的诊断,尤其是早期脑梗死的诊断。MRI 脑血流灌注加权成像可以比常规 MRI 更早地发现脑缺血病灶。此外,磁共振脑血流灌注加权成像还可用于监测脑梗死治疗后的恢复状况,并指导临床治疗方案的修正。目前 MRI 脑血流灌注加权成像主要有两种技术,即利用对比剂首过效应的动态磁敏感对比增强灌注成像与动脉自旋标记。

(1) 动态磁敏感对比增强灌注成像(dynamic susceptibility contrast-PWI,DSC-PWI):属于静脉团注外源性对比剂后首过动态增强成像的灌注检查方法,在高浓度对比剂通过血液时导致磁场不均匀并影响毛细血管外质子,对比剂位于血管当中将产生磁敏感梯度,周围组织局部也随之产生短暂性磁场变化,T1 和 T2 值缩短,通过 MRI 图像信号变化可以检测到这种磁场的变化;经 DSC 后处理图像中可获得脑血容量(cerebral blood volume,CBV)、脑血流量(cerebral blood flow,CBF)、平均通过时间(mean transit time,MTT)和达峰时间(time to peak,TTP)(图 1-2-1,见文末彩图)。但因其需注射外源性对比剂及扫描处理时间长的缺点,因此在急性脑卒中患者的急诊检查中受到很大限制。

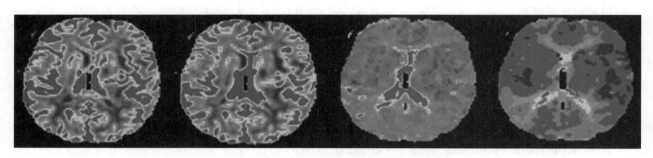

图 1-2-1　DSC-PWI 后处理伪彩图
从左向右依次为 CBF、CBV、MTT、TTP。

(2) 动脉自旋标记(arterial spin labeling,ASL):属于 MRI 灌注成像中的另一种常用的技术,具有无创、扫描速度快、无须注射外源性对比剂、可重复性高等优点,因此在临床上得到了广泛应用。ASL 基本原理是选择血液中水质子作示踪剂,用特定射频脉冲,对供血动脉进行标记,经过延迟时间,标记血流进入成像层面的图像则被采集。标记像是包含组织信号及部分流入组织的血液信号,因为大部分血液信号被饱和,没有恢复。对照像包括组织固有信号和流入组织的血流信息,为消除组织固有信号,用控制像减标记像可得灌注图像。ASL 依靠减影成像导致其信噪比低,为获得更高信噪比,通常使用单发射 3D 采集图像方式,或多次采集信号取平均值等。ASL 仅有 CBF 这一个灌注参数(图 1-2-2,见文末彩图)。

磁共振脑血流灌注加权成像除了对急性脑缺血疾病的早期诊断有明显应用价值以外,在脑血管异常性疾病、脑肿瘤及某些神经变性病的影像学研究中亦有重要的应用和研究价值。根据脑肿瘤组织、正常组

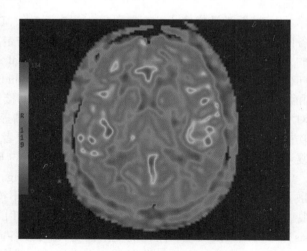

图 1-2-2　ASL 后处理 CBF 伪彩图

织及水肿组织微循环上的差异,可提供肿瘤实际范围的参数,为临床治疗提供重要参考依据。此外,在脑胶质瘤术后区分术区脑组织正常反应及肿瘤残存/复发上亦有明显应用价值。由于磁共振脑血流灌注加权成像提供了微循环的信息,因此为某些神经变性病(如阿尔茨海默病)的早期影像学诊断提供一种可行的方法。国外有学者利用吸入二氧化碳或静脉注射乙酰唑胺的方法观察脑血流动力学的应激变化情况,这对慢性脑血管病脑组织血流储备的研究有重要意义。

总之,磁共振脑血流灌注加权成像可提供直观定性信息,也可提供脑组织微循环血流动力学定量信息,提高了对一些疾病的诊断水平,是一种比较理想的同时反映形态和功能的检查方法。

5. **血氧水平依赖（blood oxygenation level dependent，BOLD）**　迄今为止，血氧水平依赖的功能 MRI（functional MRI，fMRI）的临床研究及应用已经取得很大的进展，主要包括以下内容：

（1）fMRI 与 PET 对比应用，研究视觉、听觉、运动和认知活动时脑皮质功能区，结果表明 fMRI 图像的空间分辨率比 PET 高两个数量级，两者的研究结果具有相关性。

（2）探索 fMRI 成像参数对图像质量的影响，如图像的体素大小、回波时间、磁场强度等因素与 fMRI 信号强度变化的关系。

（3）利用 fMRI 进行脑肿瘤、脑卒中、癫痫、阿尔茨海默病等疾病的研究。

（4）应用选择性化学位移快速梯度回波成像或者 EPI 与 MRS 相结合，研究在视觉、听觉、运动和感觉刺激与病变治疗前后脑皮质功能区代谢产物变化的关系，以揭示脑皮质功能区的代谢机制。

（5）术前确定大脑皮质功能区的位置及其与病灶的关系，以评价手术可切除范围、避免手术的副损伤，帮助神经外科医生制订手术计划和确定安全手术路径，尤其对微创手术（如质子刀治疗）具有重要作用。

6. **磁共振波谱（magnetic resonance spectroscopy，MRS）**　MRS 临床应用最多的领域是脑肿瘤的诊断和鉴别诊断（图 1-2-3），主要包括的参数有 N-乙酰天冬氨酸（NAA）、胆碱（Cho）、肌酸（Cr）。

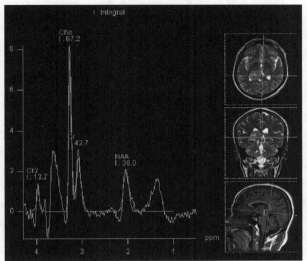

图 1-2-3　右侧丘脑胶质瘤的 MRS
显示病灶 Cho 峰明显高于 NAA 峰。

（七）数字减影血管造影的诊断价值

数字减影血管造影（digital subtraction angiograghy，DSA）是一种有创性血管检查技术，近年来，精细的非创伤性影像技术迅速发展，DSA 已经很少作为中枢神经系统的首选检查方法。但对于很多疾病的确诊及治疗，DSA 仍然是检查脑血管疾病的重要方法之一。

二、正常颅脑 CT、MRI 断层解剖

（一）CT 断层解剖

1. **半卵圆中心层面（图 1-2-4）**　本层面位于胼胝体上方，脑灰白质界线清楚，脑沟和脑回明显。"半卵圆中心"为影像学术语，由双侧大脑半球白质纤维束构成，两侧对称。CT 图像脑白质呈稍低密度，脑灰质呈等密度。大脑镰纵向贯穿层面，从前向后依次分布中央沟、顶下沟和顶枕沟。中央沟位于在大脑半球凸面的前 1/4 和后 3/4 交界处，与其他脑沟较难区别。此层面额叶范围缩小，顶叶所占比例扩大。

2. **侧脑室顶部层面**　胼胝体干位于层面中央，其前部纤维伸向额叶，称为额钳，后部纤维弯曲进入枕叶，称为枕钳。两侧脑室体部呈")("形，其外侧由内向外依次对称分布尾状核和放射冠；放射冠由内囊层面以上的投射纤维构成。胼胝体的后方是上、下矢状窦间的大脑镰。在中线后 1/3 处可见顶枕沟。在大脑半球凸面相当于侧脑室体前约 1/3 处有时可见中央沟。此层面可见到额叶、顶叶和枕叶（图 1-2-5）。

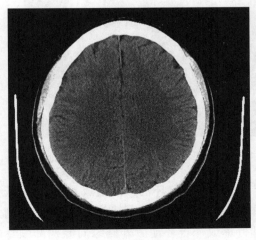

图 1-2-4　头部 CT 半卵圆中心层面

3. **侧脑室三角区层面（图 1-2-6）**　侧脑室呈两侧对

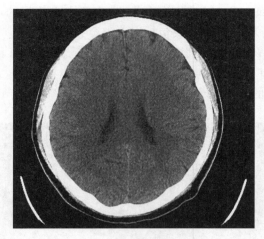

图 1-2-5 头部 CT 侧脑室顶部层面

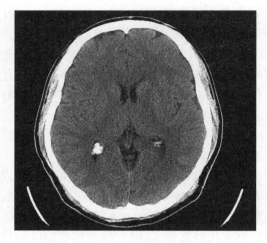

图 1-2-6 头部 CT 侧脑室三角区层面

称分布,前角位于胼胝体膝部、尾状核头和透明隔之间,向后延续为侧脑室三角区,伸入枕叶形成侧脑室后角。侧脑室三角区内可见到脉络丛球钙化。侧脑室三角区内前方为海马伞。屏状核为一薄层灰质,位于脑岛与壳之间,分隔外囊与最外囊。内囊呈"><"形,前肢位于尾状核头与豆状核之间,后肢位于豆状核和背侧丘脑之间,前后肢交汇于内囊膝。中央沟位于大脑半球凸面、两侧侧脑室体前端连线水平;此层是唯一出现额叶、颞叶、顶叶、枕叶 4 个叶的层面。

4. **第三脑室上部层面**(图 1-2-7) 第三脑室位于两背侧丘脑间,呈窄条形。前方为透明隔分隔的两侧脑室前角。后方为四叠体池,呈菱形;再向后为大脑大静脉池,同名静脉走行其中,16 岁以后常见松果体钙化斑。两侧脑室前角的前方是额叶,层面中部由外向内依次为颞叶、侧裂池、岛叶、最外囊、屏状核、外囊、豆状核和内囊。内囊前肢的内侧为尾状核头,后肢内侧是丘脑,内囊前后肢汇合为内囊膝部。层面的后部为枕叶。

5. **第三脑室下部、四叠体池层面**(图 1-2-8) 两侧脑室前角下部和第三脑室前下部呈"Y"形分布。侧脑室前角前方为额叶,外侧为尾状核头。岛叶位于外侧裂的深面,表面为脑盖,岛叶深面可见呈楔形的豆状核。侧裂池的外后方为颞叶。

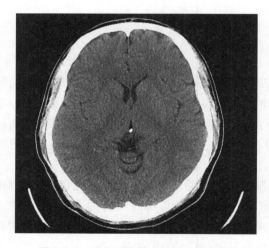

图 1-2-7 头部 CT 第三脑室上部层面

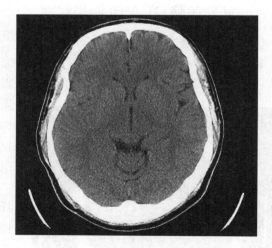

图 1-2-8 头部 CT 第三脑室下部、四叠体池层面

6. **鞍上池层面**(图 1-2-9) 鞍上池位于蝶鞍上方,由交叉池、脚间池、环池共同组成。CT 上呈低密度区,边界清楚。鞍上池内结构包括视交叉、视束、垂体柄、颈内动脉和基底动脉。其前方为额叶,两侧为颞叶钩回,后方是中脑大脑脚。中脑后方,小脑上池的外侧部分形成一自环池后外侧缘向颞枕部颅骨内板延伸的低密度影,分隔两侧颞叶和小脑半球上部,邻近斜行条状高密度影代表小脑天幕附着处。

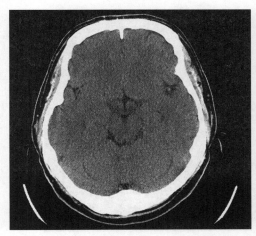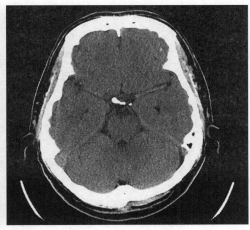

图 1-2-9　头部 CT 鞍上池层面

　　鞍上池依扫描角度不同,可表现为五角形或六角形,前方为大脑纵裂池,走行大脑前动脉;前外侧为外侧裂池,走行大脑中动脉;后外侧为环池,走行大脑后动脉、小脑上动脉;后方为脚间池。脑桥上部背侧,中线两旁各有一隆起为上丘。中脑两侧为颞叶。杏仁核位于颞叶钩回深面、侧脑室下脚前方。脑桥背侧上方为四叠体池,脑桥背侧中上部为两侧小脑上脚,后方为小脑齿状核,二者之间为四脑室上部,呈三角形。

　　7. 蝶鞍层面（图 1-2-10）　此层面颅底内侧面的颅前窝、颅中窝、颅后窝分界明显,颅前窝容纳大脑额叶底部。向后为鞍结节、前床突、鞍背和垂体,蝶鞍两侧为海绵窦。两侧颅中窝容纳颞叶海马。鞍背后方为桥前池,走行基底动脉。颞骨岩锥后面和枕骨围成颅后窝,容纳脑桥、小脑。第四脑室位于脑桥与小脑之间,呈倒置的马蹄状,其后外侧对称分布小脑齿状核。窦汇附着于枕内粗隆,在增强 CT 图像上明显强化。

　　8. 颅底层面（图 1-2-11）　前部中线处为鼻骨。向后为含低密度空气影的鼻腔、鼻旁窦和高密度的骨性结构枕骨斜坡。眼眶内可见部分眼球、眼肌及球后脂肪结构。斜坡后方为枕大孔。枕大孔内的前正中部为延髓,其后方两侧分别为小脑扁桃体。

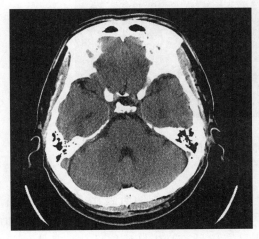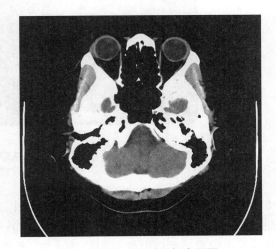

图 1-2-10　头部 CT 蝶鞍层面　　　　　　　　　　图 1-2-11　头部 CT 颅底层面

（二）MRI 横断面解剖

　　1. 中央旁小叶中部层面（图 1-2-12）　中部纵向走行的大脑镰将幕上脑组织分为左右对称的大脑半球。大脑镰周边为大脑纵裂池,其表面脑回从前向后依次为额内侧回、中央旁小叶、楔前叶。大脑凸面从前向后依次为额上回、额中回、中央前回、中央沟、中央后回和顶上小叶。

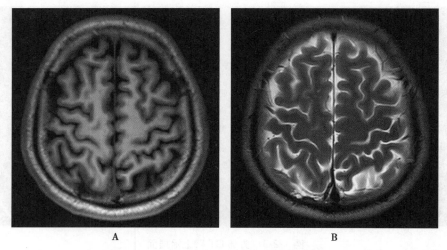

图 1-2-12　头部 MRI 中央旁小叶中部层面
A. T1WI；B. T2WI。

2. 半卵圆中心层面（图 1-2-13） 本层面位于胼胝体上方，脑灰白质界线清楚，脑沟和脑回明显。"半卵圆中心"为影像学术语，由双侧大脑半球白质纤维束构成，两侧对称，在 T1WI 上呈高信号。大脑镰纵向贯穿层面，从前向后依次分布中央沟、顶下沟和顶枕沟。中央沟位于在大脑半球凸面的前 1/4 和后 3/4 交界处，与其他脑沟较难区别。此层面额叶范围缩小，顶叶所占比例扩大。大脑凸面从前向后依次为额上回、额中回、额下回、中央前回、中央沟、中央后回和顶下小叶的缘上回和角回。大脑内侧面从前向后依次是额内侧回、扣带回、楔前叶。

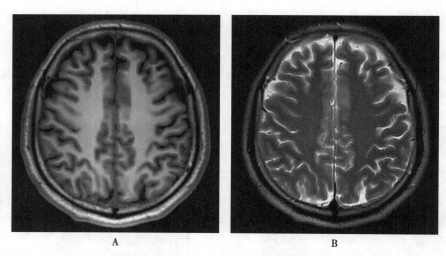

图 1-2-13　头部 MRI 半卵圆中心层面
A. T1WI；B. T2WI。

3. 侧脑室顶部层面（图 1-2-14） 胼胝体干位于层面中央，其前部纤维伸向额叶，称为额钳，后部纤维弯曲进入枕叶，称为枕钳。两侧脑室体部呈")("形，其外侧由内向外依次对称分布尾状核体部和放射冠；放射冠由内囊层面以上的投射纤维构成，表现为 T1WI 呈高信号，T2WI 呈低信号。胼胝体的后方是上、下矢状窦间的大脑镰。在中线后 1/3 处可见顶枕沟。在大脑半球凸面相当于侧脑室体前约 1/3 处有时可见中央沟。此层面可见到额叶，顶叶和枕叶。层面前部大脑半球内侧面从前向后依次为扣带沟和扣带回，大脑凸面从前向后依次为额上、中、下回。层面中部两侧脑室体部之间为透明隔，侧脑室壁外侧为尾状核体部，与脑灰质信号接近，呈等信号。大脑凸面可见中央前回、中央沟和中央后回。层面后部中线部位从前向后依次为扣带回、扣带沟、楔前叶、顶枕沟、楔叶。大脑凸面从前向后依次为缘上回、角回、枕

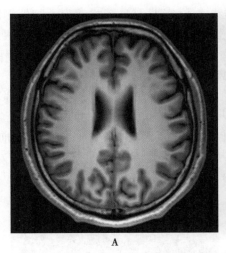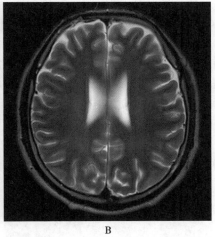

图 1-2-14　头部 MRI 侧脑室顶部层面
A. T1WI；B. T2WI。

回。在健康老年人 T2WI 上，侧脑室周围白质内有时可见单发或多发点状和斑片状高信号影。这可能属于老年性脑改变，也可能为脱髓鞘性改变或脑腔隙灶，其意义需结合临床慎重解释。正常成年人两侧脑室体部宽度与同层面颅脑最宽处比值应小于 4。

4. **侧脑室三角区层面（图 1-2-15）**　该层面侧脑室呈两侧对称分布，前角位于胼胝体膝部、尾状核头和透明隔、穹窿柱之间，40 岁以下正常成年人两侧脑室前角宽度小于 12mm，40 岁以上该宽度小于 15mm；正常成年人两侧脑室前角之间的距离应小于 45mm，两侧脑室前角间距离与头颅最大横径之比应<35%，2 岁以下的婴幼儿其比值应<29%。侧脑室前角顶部室管膜结构较疏松，常可见脑脊液外渗至周围间质中，呈片状 T1WI 稍低信号，T2WI 高信号。

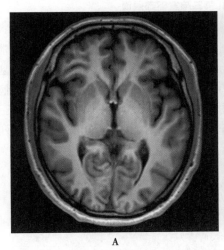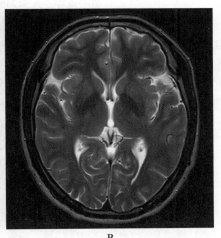

图 1-2-15　头部 MRI 侧脑室三角区层面
A. T1WI；B. T2WI。

侧脑室前角向后绕穹窿柱经室间孔连通第三脑室，第三脑室呈窄条形，宽度小于 6mm；继续向后延续为侧脑室三角区，伸入枕叶形成侧脑室后角。侧脑室三角区内可见脉络丛；侧脑室三角区内前方为海马伞。背侧丘脑于第三脑室两侧对称分布；侧脑室三角区前方和背侧丘脑后外侧之间为尾状核尾；内囊呈"><"形，前肢位于尾状核头与豆状核之间，后肢位于豆状核和背侧丘脑之间，前后肢交汇于内囊膝；内囊向外依次是苍白球、壳、外囊、屏状核、最外囊、脑岛和岛盖；正常成年人苍白球 T1WI 呈低信号，儿童从出生到青春期随着苍白球内铁含量增加，信号强度逐渐下降。

中央沟位于大脑半球凸面、两侧侧脑室体前端连线水平;脑岛与岛盖之间为大脑外侧窝池,其内走行大脑中动脉。视辐射自内囊后肢向后绕侧脑室三角区向后内侧投射到距状沟周围皮质;听辐射自内囊后肢向前外侧走行投射到颞横回。两侧侧脑室大小可不完全一致,透明隔向较小一侧的侧脑室偏移,脑沟无增宽,这种正常变异较多见,脑萎缩时也可出现侧脑室扩大,但伴有脑沟裂增宽加深。

5. **第三脑室下部层面**(图 1-2-16)　该层面外侧裂水平部前方为额叶,外侧裂垂直部后方为颞叶,外侧裂水平部与垂直部之间的灰质结构为脑岛。大脑纵裂两侧为扣带回、额上回和额下回。大脑纵裂后方为第三脑室;第三脑室两侧对称分布尾状核头、豆状核、外囊、屏状核、最外囊;第三脑室前方横向走行白质纤维束为前联合,T1WI 呈高信号。两侧脑室后角内下方为胼胝体压部,胼胝体压部后方"V"形结构为小脑幕,向后依次为直窦、大脑镰、上矢状窦,上矢状窦内 T1WI 呈低信号、T2WI 呈低信号。小脑幕后方为距状沟、舌回、楔叶及枕回。

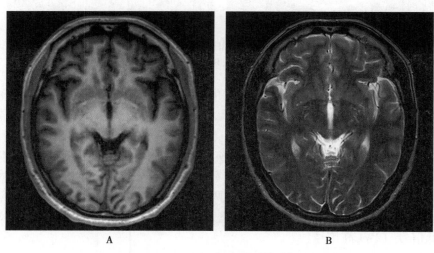

图 1-2-16　头部 MRI 第三脑室下部层面
A. T1WI;B. T2WI。

6. **四叠体池层面**(图 1-2-17)　该层面双侧外侧裂内可见低信号的大脑前动脉血管流空效应。外侧裂以前为额叶,包括中线两侧的直回和眼眶周围的眶回;中线部位大脑纵裂向后是第三脑室及脑室前方呈"八"字形的前联合,连于两侧颞叶。第三脑室后方中线结构由前向后依次是双侧大脑脚底、黑质、红核、中脑导水管及下丘;下丘后方及两侧为四叠体池。脑桥两侧、侧脑室颞角底壁上的凸起为海马,海马前方鸭嘴状的凸起为海马伞,海马后内侧突出的脑回为海马旁回,薄层 T2WI、FLAIR 序列较适合观察海

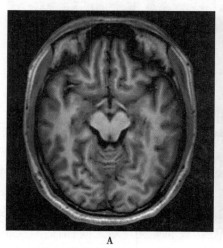 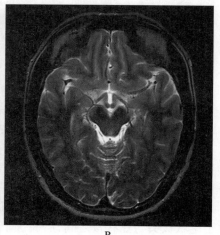

图 1-2-17　头部 MRI 四叠体池层面
A. T1WI;B. T2WI。

马及周围结构。四叠体池后方、两侧小脑幕间为小脑蚓部，再向后为依次为直窦、大脑镰和上矢状窦。

　　7. 鞍上池层面（图1-2-18）　鞍上池位于蝶鞍上方，由交叉池、脚间池、环池共同组成，内充满脑脊液，呈 T1WI 低信号、T2WI 高信号。鞍上池内结构包括视交叉、视束、垂体柄、颈内动脉和基底动脉。其前方为额叶直回和眶回，两侧额叶直回间低信号的骨性结构为鸡冠，眶回前方可现实部分 T1WI 低信号、T2WI 高信号的眼球，低信号的眼肌和高信号的球后脂肪结构；鞍上池两侧为颞叶钩回，杏仁核位于颞叶钩回深面、侧脑室下脚前方；鞍上池后方是中脑大脑脚。

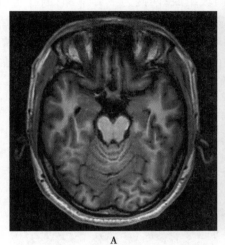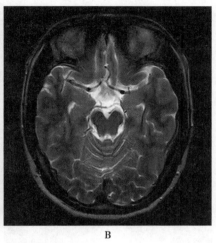

图 1-2-18　头部 MRI 鞍上池层面
A. T1WI；B. T2WI。

　　依据扫描角度不同，鞍上池可表现为五角形或六角形，前方为大脑纵裂池，走行大脑前动脉；前外侧为外侧裂池，走行大脑中动脉；后外侧为环池，走行大脑后动脉、小脑上动脉；后方为脚间池；交叉池内可见交叉走行的条状结构，呈 T1WI 高信号、T2WI 等信号；视交叉与脑桥基底部之间由前向后依次为漏斗、乳头体、鞍背、基底动脉尖端和动眼神经。

　　脑桥背侧中上部为两侧小脑上脚，后方为小脑蚓部，两者之间为第四脑室上部，呈三角形。其后方小脑蚓部范围较上一层面继续扩大，中线向后为大脑镰和上矢状窦；大脑镰两侧由后内向前外侧依次分布枕颞内侧回、枕颞沟和枕颞外侧回。

　　8. 蝶鞍层面（图1-2-19）　蝶鞍位于层面中心，从前向后依次为鞍结节、前床突、鞍背和垂体。蝶鞍前方为鼻腔和眶腔；鼻腔中部为鼻中隔，鼻中隔与两侧筛窦间狭长的含气结构为鼻道。蝶鞍两侧为海绵

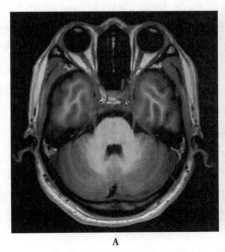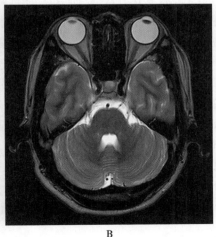

图 1-2-19　头部 MRI 蝶鞍层面
A. T1WI；B. T2WI。

窦；两侧颅中窝容纳颞叶海马。鞍背后方为桥前池，走行基底动脉，两侧见前后走行的三叉神经。颞骨岩锥后面和枕骨围成颅后窝，容纳脑桥、小脑。第四脑室位于两侧桥臂与小脑蚓部、小脑半球之间，呈倒置的马蹄状，其后外侧对称分布小脑齿状核，呈 T1WI 高信号、T2WI 稍低信号。窦汇附着于枕内粗隆，内部流空，T1WI、T2WI 均呈低信号。

9. **颅底层面**（图 1-2-20）　该层前部为鼻腔和眶腔；鼻腔中部为鼻中隔，鼻中隔与两侧三角形的上颌窦间狭长的含气结构为鼻道，内见前后走行的下鼻甲。晶状体呈凸镜状，T1WI 呈高信号，T2WI 呈低信号。层面中央骨性结构由前部的蝶骨和后方的枕骨斜坡组成；两侧为颞叶下部；颞叶与中央骨质结构间为双侧破裂孔，颈内动脉走行其中；颞叶后方为三叉神经半月节；颞叶外侧颅外结构包括颞肌和部分颧骨。枕骨斜坡后方为颅后窝，容纳脑桥和双侧小脑半球；颅后窝借颞骨岩部与颅中窝分隔，颞骨岩部内可见耳蜗、半规管及神经束结构；枕骨斜坡、脑桥间为桥前池，基底动脉走行其中；颞骨岩部后方与小脑半球间含脑脊液的腔隙为桥小脑角池，前庭神经、蜗神经和迷路动脉斜向前外侧进入内听道。

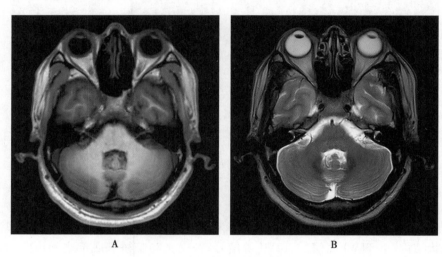

图 1-2-20　头部 MRI 颅底层面
A. T1WI；B. T2WI。

三、颅内肿瘤的影像学诊断

颅内肿瘤包括原发性和继发性肿瘤两大类，前者来自颅内各种组织结构，后者则为身体其他部位的肿瘤转移或直接侵入。颅内肿瘤约占全身肿瘤的 2%，可发生于任何年龄，部分肿瘤的发生与性别有关。颅内肿瘤的发病原因尚不十分清楚，有研究认为与病毒感染、物理、化学和遗传因素有关。颅内肿瘤生长常较缓慢，病程可自 1~2 个月至数年不等。有些病例可呈急性或亚急性发病，可能原因为肿瘤的恶性程度较高，进展迅速，或肿瘤发生出血、坏死、囊变等继发性改变所致。局灶性症状取决于颅内肿瘤的部位。

2016 年 WHO 中枢神经系统肿瘤分类打破了百年来完全依赖于显微镜的组织学诊断分类标准，在组织学特征的基础上增加分子参数，提出分子病理时代对 CNS 肿瘤的重新诊断和分类标准，共包括以下 17 大类，在指导治疗方案选择和预后评价中发挥重要作用。

（一）弥漫性星形细胞

1. **弥漫性星形细胞瘤**　WHO Ⅱ 级。多见于 20~45 岁的成年人，男性稍多于女性。好发部位：约 2/3 位于幕上，多位于额叶、颞叶；白质受累为主，可累及皮层；约 20% 可发生于深部灰质核团，如丘脑、基底节。病变常伴钙化，囊变、坏死少见，出血罕见。肿瘤生长缓慢，呈浸润性；一般无或伴有轻度瘤周水肿及占位效应。

（1）CT 表现：平扫呈等或低密度，边界不清楚；增强扫描病变无或有轻微强化，强化区提示局部恶变征象。

（2）MRI 表现：病变边界较清楚，表现为白质肿块，平扫 T1WI 呈低信号，T2WI 及 FLAIR 呈高信号，灰白质界限模糊；DWI/ADC 上一般无扩散受限；增强扫描病变无强化，如出现强化，提示肿瘤恶变；MRS 示 Cho 峰升高，NAA 峰减低，无特异性；灌注扫描：rCBF 明显减低，呈低灌注（图 1-2-21）。

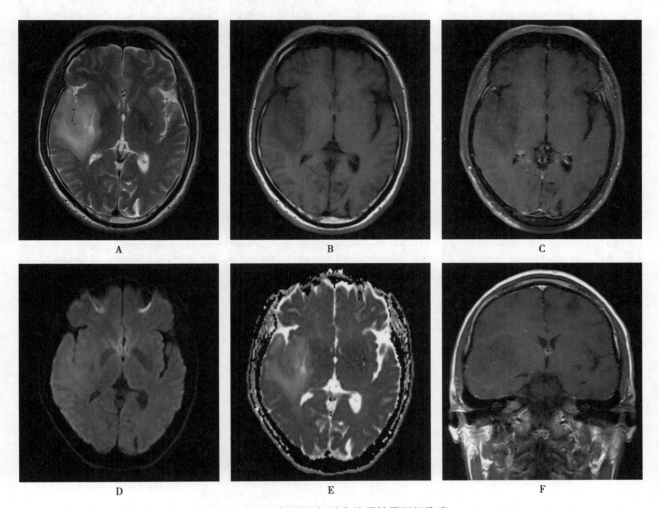

图 1-2-21　右侧颞叶、脑岛弥漫性星形细胞瘤
A. T2WI；B. T1WI；C. T1WI 增强横断位；D. DWI；E. ADC；F. T1WI 增强冠状位。病变边界较清楚，T1WI 呈低信号、T2WI 呈高信号，DWI/ADC 显示无扩散受限，增强扫描无强化。

（3）鉴别诊断

1）局灶性皮层发育不良（FCD）：好发于颞叶、额叶。表现为局部皮层增厚，灰白质界线不清；皮层及皮层下白质 T1WI 呈等或稍低信号，T2WI 及 FLAIR 呈异常高信号；增强扫描无强化。

2）间变星形细胞瘤：多见于中老年人。病变呈实性、浸润性生长，边界不清楚；部分病变 DWI/ADC 显示扩散受限；增强扫描无或不均匀、不规则强化。

3）少突胶质细胞瘤：常见钙化；多累及皮层；强化方式多样。

4）脑梗死：急性起病。按血管分布区，多呈楔形；DWI/ADC 显示在急性及亚急性早期，扩散明显受限。

2. 间变星形细胞瘤　WHO Ⅲ 级。发病高峰为 40~50 岁，男性多于女性；病变实性，多累及白质，呈浸润性生长，边界不清楚；出血、囊变及钙化较少见，常伴瘤周水肿和占位效应。

（1）CT 表现：平扫呈低密度，边界不清楚；增强扫描无或呈局灶性、结节样、斑片样不均匀强化。

（2）MRI 表现：平扫 T1WI 呈低或等信号，T2WI 及 FLAIR 呈不均匀高信号，DWI/ADC 显示病变内可有或无扩散受限；增强扫描无强化或表现为斑片、结节样中等度强化；如出现环状强化或出现明显血管流空影,提示进展为胶质母细胞瘤。室管膜和软脑膜的增厚并强化往往提示肿瘤随脑脊液循环播散(图 1-2-22)。

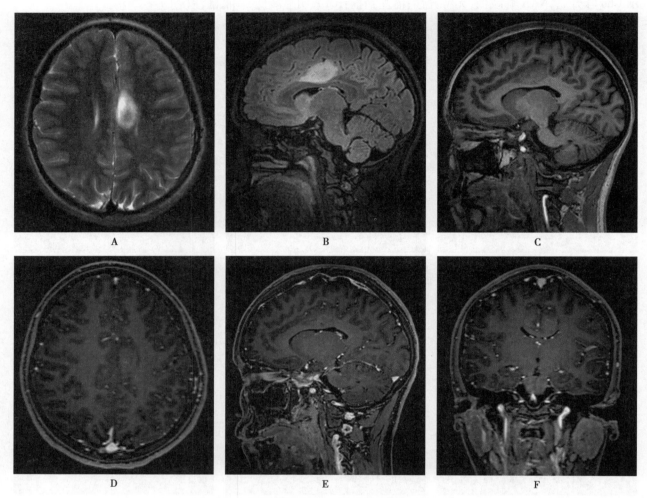

图 1-2-22　左侧额叶扣带回-胼胝体间变星形细胞瘤

A. T2WI 轴位;B. FLAIR 矢状位;C. T1WI 矢状位;D. T1WI 增强横断位;E. T1WI 增强矢状位;F. T1WI 增强冠状位。病变内可见小血管影,增强扫描仅轻微强化。

(3) 鉴别诊断

1) 弥漫性星形细胞瘤:病变信号较均匀,可伴钙化;增强扫描无或有轻微强化。

2) 胶质母细胞瘤:信号混杂,多囊变、坏死、出血;呈不均匀或花环样强化,较具特征性;瘤周水肿及占位效应明显。

3. 胶质母细胞瘤　WHO Ⅳ级。其是最常见的颅内原发恶性肿瘤,生长迅速;分为原发性和继发性;原发性发病率更高,多见于中老年;继发性多发见于中青年,男性稍多于女性。好发部位:幕上白质区域、脑干、小脑,也可发生于基底节、丘脑。肿瘤常单发,累及范围广,沿白质通道扩散,经胼胝体、前后联合跨中线浸润性生长,肿瘤边界多不清楚、形态不规则。病变呈囊实性,常伴出血、坏死、囊变,钙化罕见;周围水肿及占位效应明显。

(1) CT 表现:平扫为不规则等或低密度肿物,伴中心和/或周边低密度坏死、囊变区;增强扫描呈不规则厚壁花环状,明显强化。

(2) MRI 表现:平扫病变实性部分呈 T1WI 等或低信号,T2WI 等、稍低或稍高信号;病变内出血依出血时相不同可表现为高、低、混杂信号,SWI 序列对出血更敏感,呈不规则、结节样或条片状低信号;病变实性部分细胞排列密集,DWI/ADC 显示扩散明显受限;病变囊性部分 FLAIR 呈不均匀等或稍低信号,周围可见大片 T2WI 及 FLAIR 高信号水肿浸润区;亦可见肿瘤内新生血管流空信号。增强扫描病变呈不均匀厚壁或不规则花环样、片状、结节样强化伴中心坏死、囊变;病变累及周围脑膜,表现为脑膜局限性增厚并明显强化。MRS 显示 Cho 峰/NAA 峰升高,Lac 峰/Lip 峰升高(1.33ppm);灌注加权成像病变实性部分 rCBF 升高(图 1-2-23)。

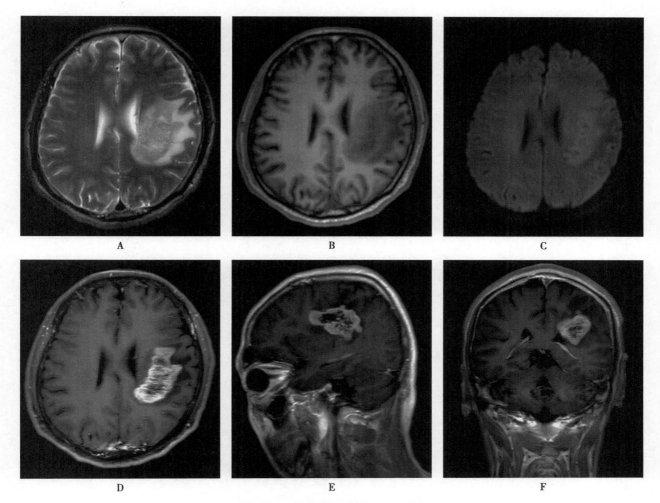

图 1-2-23 左侧额顶叶胶质母细胞瘤
A. T2WI 轴位;B. T1WI 轴位;C. DWI 轴位;D. T1WI 增强轴位;E. T1WI 增强矢状位;F. T1WI 增强冠状位。病变中心坏死囊变,呈不规则花环样强化。瘤周水肿及占位效应明显,左侧脑室受压变形。

(3)鉴别诊断

1)淋巴瘤:原发性淋巴瘤多为实性,AIDS 相关性淋巴瘤病变内坏死较常见。典型表现为 T1WI 稍低信号、T2WI 稍高信号,DWI/ADC 显示明显扩散受限;增强扫描病变多明显均匀强化,"棘征""脐凹征""蝶翼征""握拳征"等具特异性,灌注扫描呈低灌注。

2)转移瘤:多有原发肿瘤病史;多见于灰白质交界区。病灶常多发,呈实性或环状结节,周围水肿明显,呈现特征性的"小结节大水肿"。单发结节鉴别较困难。

3)脑脓肿:可表现为囊实性结节。脓肿壁强化较明显,与胶质母细胞瘤的瘤壁相比,脓肿较薄且均匀,脓液在 DWI/ADC 上呈现明显扩散受限。MRS 可见丁二酸盐和氨基酸峰。

4)肿瘤样脱髓鞘:多急性起病;常见于年轻人,脑室旁白质。增强扫描强化环多不完整,开口朝向皮层侧。

4. 弥漫性中线胶质瘤 WHO Ⅳ级。多见于 5~11 岁儿童。好发部位:中脑、脑桥、丘脑、脊髓等中线部位,既往被称为"脑干胶质瘤或弥漫性脑桥胶质瘤"。

（1）CT表现：病变为实性，浸润性生长，边界不清楚。平扫为等密度；增强扫描无强化或轻度强化。

（2）MRI表现：病变信号不均匀，可为实性或伴中心坏死区；占位效应明显，脑桥病变常包绕而非推移基底动脉；平扫呈T1WI低信号、T2WI及FLAIR稍高信号，DWI/ADC上可无或有不同程度扩散受限；MRS中Cho峰升高，NAA峰降低；增强扫描无强化或轻度强化；常发生局部浸润扩散或沿脑脊液播散（图1-2-24）。

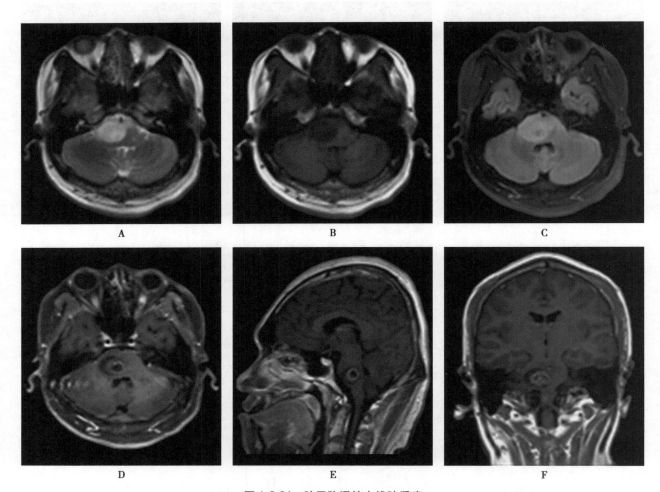

图1-2-24　脑干弥漫性中线胶质瘤

A. T2WI轴位；B. T1WI轴位；C. FLAIR轴位；D. T1WI增强轴位；E. T1WI增强矢状位；F. T1WI增强冠状位。MRI平扫T1WI呈低信号，T2WI及FLAIR呈稍高信号，增强扫描病变内多发多环形强化。

（3）鉴别诊断

1）脑干脑炎：常有前驱症状，急性或亚急性起病，单相病程且常有自限性，激素治疗有效。增强扫描无强化。

2）脑桥中央髓鞘溶解症：有慢性酒精中毒、低钠血管纠正后、肝移植及其他严重疾病史。"三叉戟征""蝙蝠翅征"具特异性，增强后病变常无强化。

3）淋巴瘤：增强后病变有"脐凹征""棘征""蝶翼征"等特征性表现。

4）基底动脉闭塞或Percheron动脉梗死、深静脉血栓形成：常有脑血管病的危险因素，急性起病，血管造影检查可明确诊断。

5. 间变少突胶质细胞瘤　WHO Ⅲ级。发病高峰30~40岁，男性多于女性。好发部位：幕上，额、顶、颞叶大脑皮层及皮层下白质区域。肿瘤多为实性，钙化常见，可有出血、坏死、囊变；瘤周水肿及占位效应较明显。

（1）CT表现：平扫呈低密度，边界模糊；病变内钙化可为结节样、斑块样及曲线样；增强扫描不规则、不均匀强化。

（2）MRI 表现：病变信号不均匀，以 T1WI 低信号、T2WI 及 FLAIR 高信号为主，钙化 T1WI 呈低或稍高信号、T2WI 呈低信号；SWI 序列可鉴别出血和钙化；MRS 呈 Cho 峰/Cr 峰升高，NAA 峰减低，可见 Lip 及 Lac 峰（1.33ppm）；增强扫描不规则强化（图 1-2-25）。

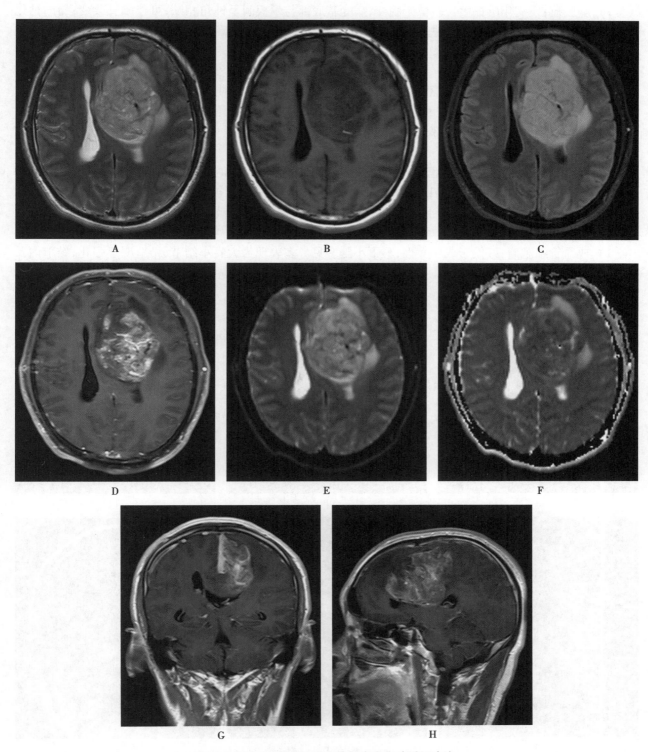

图 1-2-25　左侧额叶、胼胝体间变少突胶质细胞瘤

A. T2WI 轴位；B. T1WI 轴位；C. FLAIR 轴位；D. T1WI 增强横断位；E. DWI；F. ADC；G. T1WI 增强矢状位；H. T1WI 增强冠状位。表现为以 T1WI 低信号、T2WI 及 FLAIR 高信号为主的混杂信号，瘤内见血管流空，DWI/ADC 显示病变内部分扩散受限，增强扫描呈明显不均匀强化。瘤周可见水肿及占位效应，双侧脑室额角受压变形，上矢状窦、大脑镰受累及。

（3）鉴别诊断

1）胶质母细胞瘤：发病年龄更大。侵袭性生长；常伴出血、坏死、囊变，钙化少见；周围水肿及占位效应明显；增强扫描花环状强化较典型；灌注示 rCBF 明显升高。

2）间变性星形细胞瘤：病变边界不清；常伴出血钙化少见；无或有轻度强化。

3）脑膜瘤：发病年龄偏大。多位于脑外，病变基底部与颅板间呈钝角相贴，可伴颅骨改变；瘤内钙化多为斑块、大片或沙粒样；瘤周水肿多不明显。

（二）其他星形细胞瘤

1. 毛细胞星形细胞瘤　WHO Ⅰ级。多见于 20 岁以下儿童和青少年。好发部位：小脑及中线旁结构；病变较大可压迫周围脑室结构，引起梗阻性脑积水；病变位于鞍上时，可见视神经、视束和视交叉增粗。病变多类圆形或不规则形，边界清楚，无或伴轻度瘤周水肿；可为单纯囊肿型、附壁结节型和实性肿块型。

（1）CT 表现：平扫病变实性部分为等或稍低密度；增强扫描囊壁可轻度强化或不强化，壁结节及实性部分可明显强化。

（2）MRI 表现：病变囊性部分呈边界清楚的 T1WI 低信号、T2WI 高信号，FLAIR 信号略高于脑脊液；实性部分呈 T1WI 等或稍低信号、T2WI 及 FLAIR 稍高信号，DWI/ADC 上一般无扩散受限；可伴有片状出血，呈 T1WI 高信号；MRS 示 Cho 峰升高，NAA 峰下降，Lac 峰升高；增强扫描囊壁、壁结节及实性部分明显强化（图 1-2-26）。

（3）鉴别诊断

1）成血管细胞瘤：好发于成年女性，幕下小脑多见。多表现为大囊小结节，结节明显强化，结节内及

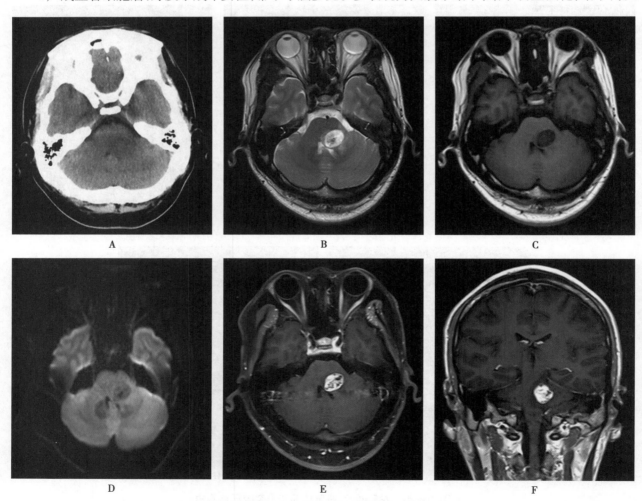

图 1-2-26　左侧桥臂毛细胞星形细胞瘤
A. CT；B. T2WI；C. T1WI；D. DWI；E. T1WI 增强；F. T1WI 增强冠状位。第四脑室左侧壁受压、变窄。CT 平扫呈等稍低密度；MRI 上表现为 T1WI 低信号、T2WI 高及低混杂信号，DWI/ADC 显示无扩散受限，增强扫描病变明显不均匀强化。

瘤周常见流空血管影。

2）髓母细胞瘤：儿童多见于幕下小脑蚓部。结节样及放射样强化较具特征性；DWI/ADC 呈现明显扩散受限。

3）室管膜瘤："塑形性"生长；常伴钙化、出血、坏死、囊变，信号混杂，强化方式多样。

2. 多形性黄色星形细胞瘤 WHO Ⅱ级。多见于儿童和青壮年。好发部位：幕上、大脑表浅部位，40%~50%位于颞叶。多表现为"大囊+壁结节型"或"实性肿块无/伴小囊型"；可伴钙化，出血、坏死、瘤周水肿较少见。

（1）CT 表现：病变边界清楚；平扫囊性部分呈低密度，实性部分呈等或稍低密度，钙化为高密度；增强扫描病变实性部分及囊壁可明显强化。

（2）MRI 表现：病变囊性部分呈边界清楚的 T1WI 低信号，T2WI 高信号，FLAIR 低信号；病变周围可见片状血管源性水肿，呈 FLAIR 信号；实性部分呈 T1WI 等或稍低信号、T2WI 及 FLAIR 稍高信号，DWI/ADC 可以表现为扩散受限或不受限；增强扫描囊壁、壁结节及实性部分明显强化，强化结节多靠近皮层；脑膜受累可出现局限性增厚并强化（图 1-2-27）。

（3）鉴别诊断

1）毛细胞星形细胞瘤：多见于儿童和青少年；好发于小脑半球、幕上以视路、丘脑多见。常表现为囊实性或实性病变，壁结节及实性部分明显强化。

2）神经节细胞胶质瘤：多见于儿童和青少年；好发于大脑半球表浅部位，颞叶最多见。常见钙化，无

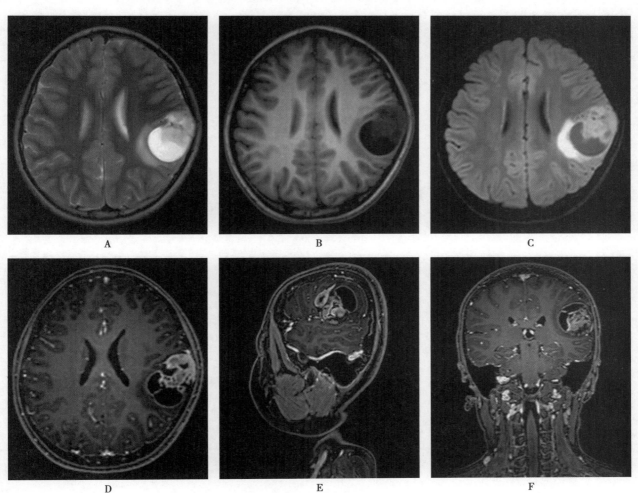

图 1-2-27 左侧额顶叶多形性黄色星形细胞瘤
A. T2WI 轴位；B. T1WI 轴位；C. FLAIR 轴位；D. T1WI 增强轴位；E. T1WI 增强矢状位；F. T1WI 增强冠状位。病变位置表浅，呈囊实性。实性部分靠近皮层，增强扫描明显强化。

或轻度瘤周水肿,占位效应轻。可表现为实性或"囊+壁结节",壁结节明显强化。

3）成血管细胞瘤:发病年龄较大,多为中青年;好发于颅后窝,常多发。多表现为实性或囊实性,典型的呈"大囊小结节",壁结节明显强化;常见多发迂曲小血管流空和瘤周水肿。

4）胚胎发育不良性神经上皮肿瘤（DNET）:多发生于幕上皮层,位置表浅。呈囊状或多囊泡样改变;增强扫描无或有轻度强化。

5）脑囊虫:任何年龄均可发病;常位于脑表浅部位,可随脑脊液播散。表现为薄壁囊腔和/或囊内小结节,增强扫描囊壁及囊内头节强化。

（三）室管膜肿瘤

1. 室管膜下瘤　WHO Ⅰ级。多见于中老年人,男性多于女性;肿瘤生长缓慢,多数无症状或表现为脑积水。好发部位:第四脑室和侧脑室。肿瘤多呈实性,分叶状;可伴囊变、钙化,病变内可有微囊变及微出血,病变周围无或有轻度血管源性水肿。病变较大阻塞脑脊液循环通路时,可引起脑积水及脑室扩大变形、透明隔等中线结构移位。

（1）CT 表现:脑室内肿物平扫呈等和/或低密度;增强扫描无或轻度强化。

（2）MRI 表现:平扫呈 T1WI 等或低信号、T2WI 及 FLAIR 稍高或不均匀高信号;DWI/ADC 显示无扩散受限;增强扫描无或仅轻度强化（图 1-2-28）。

（3）鉴别诊断

1）室管膜瘤:肿瘤常与周围脑实质粘连或有侵犯。囊变多见,增强扫描不均匀强化。

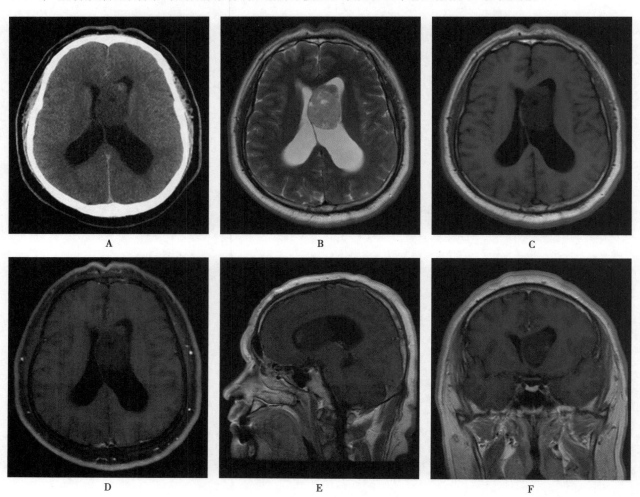

图 1-2-28　左侧脑室室管膜下瘤

A. CT;B. T2WI;C. T1WI;D. T1WI 增强横断位;E. T1WI 增强矢状位;F. T1WI 增强冠状位。CT 平扫可见病变内低密度的小囊变区及稍高密度的钙化成分;MRI 显示病变与侧脑室前上壁及透明隔关系密切,增强扫描少许强化。

2）中枢神经细胞瘤：起源于透明隔或脑室壁，呈"多皂泡"样，信号混杂，可不同程度强化。

3）脉络丛乳头状瘤：实性、常见钙化及出血；多呈乳头状或分叶状；增强扫描明显强化。因肿瘤分泌脑脊液，常引起交通性脑积水。

2. 室管膜瘤　起源于脑室与脊髓中央管的室管膜细胞或脑白质室管膜细胞巢及脑实质内室管膜组织胚胎残余。任何年龄均可发病，两个发病高峰分别为 1~5 岁和 45 岁左右；男性多于女性。好发部位：最常见于第四脑室，其次是侧脑室、第三脑室、脊髓和脑实质；幕上肿瘤多位于脑实质内；儿童室管膜瘤绝大多数位于幕下，脊髓室管膜瘤更多见于成人，可随脑脊液循环播散。

脑室内肿瘤与脑室壁关系密切，多沿脑室塑形生长，形成特征性的"熔蜡征"；肿瘤位于第四脑室时，常在病变后方和/或侧方见到脑脊液环绕；侧脑室肿瘤多发生于体部和三角区，以广基地与室壁相连；肿瘤较大，可阻塞脑脊液循环通路，引起梗阻性脑积水。幕上肿瘤多位于脑室周围。病变边界清楚，形态多不规则、分叶状；可为实性或囊实性，常见钙化、坏死、囊变、出血。

（1）CT 表现：分叶状肿物，平扫呈等或高低混杂密度，其中高密度可能为钙化、出血；增强扫描呈不规则强化，无特异性。

（2）MRI 表现：平扫 T1WI 呈等或低信号、T2WI 呈高或高低混杂信号；病变内囊变区可表现为 T1WI 低信号、T2WI 高信号，钙化表现为 T1WI 高或低信号、T2WI 低信号，出血可表现为 T1WI、T2WI 高信号，SWI 对出血更敏感，低信号提示局部含铁血黄素沉积。DWI/ADC 显示常见病变内部分区域扩散受限。MRS 示 Cho 峰升高、NAA 峰下降。增强扫描呈不均匀、不规则强化（图 1-2-29）。

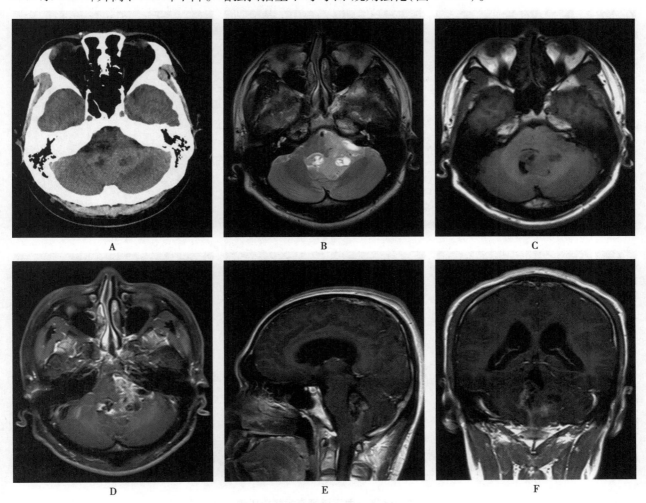

图 1-2-29　第四脑室室管膜瘤
A. CT；B. T2WI；C. T1WI；D. T1WI 增强横断位；E. T1WI 增强矢状位；F. T1WI 增强冠状位。呈"熔蜡样"生长，CT 平扫呈稍高密度，内可见低密度坏死囊变区；MRI 平扫病变信号混杂，增强扫描不均匀、不规则强化。

（3）鉴别诊断

1）髓母细胞瘤：同样多见于儿童和青少年。好发于小脑蚓部，第四脑室受压、变形并前移，造成肿瘤前方残留脑脊液信号。病变边界清楚，无脑室内铸形生长；出血、坏死、钙化少见，常见瘤周血管源性水肿和占位效应，放射样强化具特征性。

2）脉络丛乳头状瘤：儿童肿瘤多位于侧脑室三角区，成人肿瘤多位于第四脑室；常引起与肿瘤大小程度不相称的交通性脑积水。病变为实性、分叶状，可伴出血、囊变及钙化，瘤内及周围常见小血管流空影；强化明显，乳头状外观具特异性；常随脑脊液循环播散。

3）脑膜瘤：多为实性，信号及密度均匀，增强扫描呈明显均匀强化；占位效应明显，常引起梗阻性脑积水。

（四）其他胶质肿瘤

第三脑室脊索样胶质瘤，罕见，WHO Ⅱ级。多见于成年女性，35~60岁。好发部位：第三脑室。病变与第三脑室前壁或顶壁相连，边界清楚，圆形、类圆形或分叶状；多呈实性，可伴钙化，出血、坏死、囊变少见。病变较大，可引起梗阻性脑积水。

（1）CT表现：平扫呈等或稍高密度，钙化形态多样；增强扫描明显强化。

（2）MRI表现：平扫呈T1WI等信号、T2WI等及稍高信号；增强扫描明显强化（图1-2-30）。

（3）鉴别诊断

1）颅咽管瘤：常发生于鞍上；呈囊性，蛋壳样钙化较具特异性；增强扫描囊壁及实性部分明显强化。

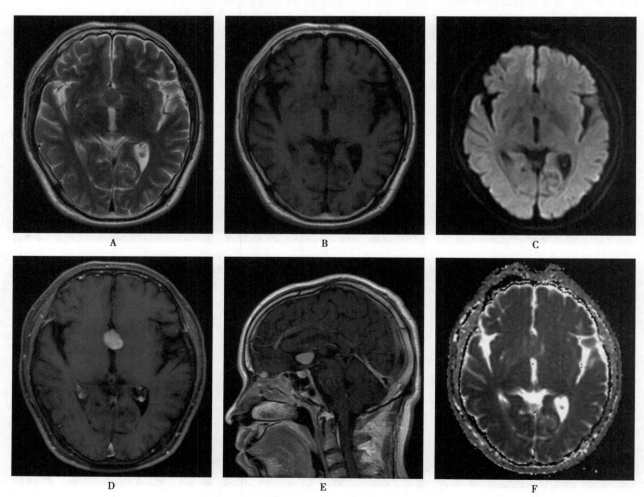

图 1-2-30　第三脑室脊索样胶质瘤

A. T2WI 轴位；B. T1WI 轴位；C. DWI；D. T1WI 增强轴位；E. T1WI 增强矢状位；F. ADC。病变呈实性。MRI 平扫 T1WI 呈等信号、T2WI 呈等信号，增强扫描明显强化。

2）毛细胞型星形细胞瘤：多见于儿童及青少年。好发部位：视束、丘脑及第三脑室底部。常表现为"囊+壁结节"，壁结节较大且明显强化。

3）生殖细胞瘤：多见于儿童及青少年。好发部位：鞍上、松果体区及垂体柄。肿瘤多质地均匀，细胞小而排列紧密；CT 平扫呈高密度，DWI/ADC 显示扩散受限，增强扫描呈明显均匀强化。

4）第三脑室胶样囊肿：位于第三脑室前上方、两侧穹窿柱之间。CT 平扫囊壁可钙化，囊液呈稍低密度；MRI 呈 T1WI 等或高信号、T2WI 等或低信号；无强化。常引起梗阻性脑积水。

（五）脉络丛肿瘤

脉络丛乳头状瘤 WHO Ⅰ级。多见于 5 岁以下儿童和 30 岁左右成人，男性多于女性。好发部位：成人多见于第四脑室，儿童多见于侧脑室。常引起与肿瘤大小程度不相称的交通性脑积水，其可能的病理生理机制包括肿瘤细胞具有分泌脑脊液的功能；肿瘤释放出的类纤维物质沉积于蛛网膜下腔或蛛网膜颗粒，增加脑脊液会吸收阻力；肿瘤细胞分泌的血管活性物质可改变脑脊液流动的通透性等。病变多为实性，呈特征性的乳头状或颗粒样外观，边缘分叶；可伴出血、囊变及钙化。

（1）CT 表现：病变边界清楚，呈等或稍高密度，内可见高密度钙化灶、稍高密度出血灶及低密度囊变区。

（2）MRI 表现：病变多呈 T1WI 等信号、T2WI 高或高低混杂信号，FLAIR 高亮信号；DWI/ADC 显示扩散不受限；因内部成分不同，增强扫描呈明显均匀或不均匀强化；MRS 示 NAA 峰缺失，Cho 峰轻度升高，如伴坏死，可见 Lac 峰。病变沿脑脊液循环播散，表现为脑室壁及椎管内多发结节样强化（图 1-2-31）。

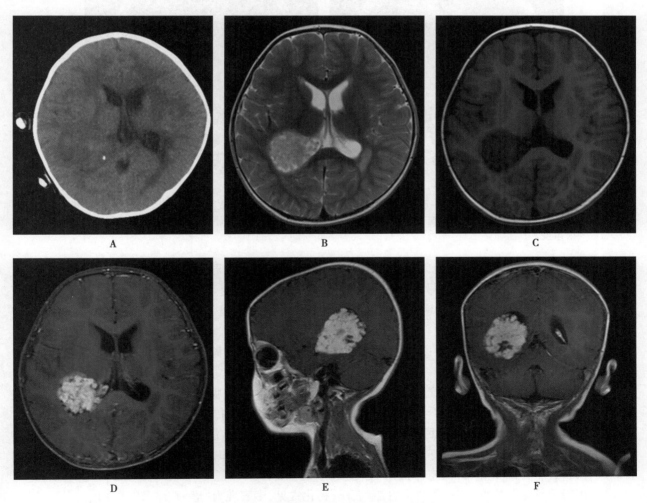

图 1-2-31　右侧脑室三角区脉络丛乳头状瘤
A. CT；B. T2WI；C. T1WI；D. T1WI 增强；E. T1WI 增强矢状位；F. T1WI 增强冠状位。病变呈典型的"颗粒状"外观。
CT 平扫显示病变内见钙化；MRI 平扫 T1WI 呈低信号、T2WI 呈高信号，增强扫描明显强化。

（3）鉴别诊断

1）室管膜瘤：好发年龄与脉络丛乳头状瘤相近，但好发部位不同，在儿童多见于第四脑室，成人多见于侧脑室。病变实性或囊实性，钙化、坏死、囊变多见，信号混杂；常跨越脑室壁侵犯周围脑组织，伴血管源性水肿。

2）脑室内脑膜瘤：成年女性多见；好发于侧脑室三角区。多呈均匀等信号，可有钙化，囊变罕见；增强扫描明显均匀强化；常不伴明显脑积水。

3）髓母细胞瘤：多见于儿童；好发于小脑蚓部，第四脑室受压变窄。可伴囊变、钙化、出血；DWI/ADC显示扩散受限；增强扫描呈不均匀强化。

（六）神经元及混合性神经元-胶质肿瘤

1. 胚胎发育不良性神经上皮肿瘤（DNET） 罕见，WHO Ⅰ级。多见于儿童和青少年，男性多于女性。好发部位：颞叶，多起自皮层，病变较大可累及皮层下白质；表现为楔形或椭圆形、多结节及囊泡样外观，尖端指向脑室；可伴有钙化及出血。

（1）CT表现：呈单囊或多囊样低密度；病变邻近颅骨，可引起颅板的压迫性吸收，呈"扇贝样"改变；增强扫描可无明确强化或强化不均匀（图1-2-32）。

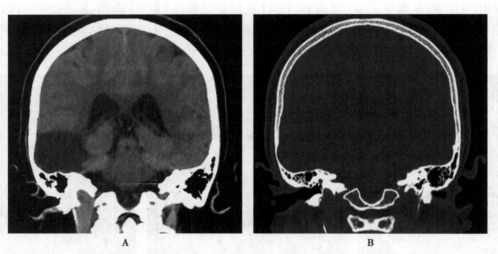

图1-2-32　右侧颞叶胚胎发育不良性神经上皮肿瘤
A.CT软组织窗；B.CT骨窗。CT平扫呈囊性低密度，边界清楚；邻近颅骨压迫吸收呈"扇贝样"改变。

（2）MRI表现：病变边界清楚，囊性或多囊泡样，可呈楔形或三角形，尖端指向侧脑室；瘤周水肿和占位效应较轻微；平扫T1WI呈低信号、T2WI呈高信号，FLAIR序列病变囊性区呈低信号、周边可见稍高信号环，DWI/ADC显示无扩散受限；增强扫描可不强化或不均匀强化，强化区形态不规则（图1-2-33）。

（3）鉴别诊断

1）局灶性皮层发育不良Ⅱ型：局灶性脑皮质增厚，灰白质界线模糊，T1WI呈低信号、T2WI及FLAIR呈高信号；无强化。

2）扩大的血管周围间隙：血管周围间隙又称为V-R间隙，由软脑膜随穿通动脉和引流静脉进入脑实质延续而成，内部充满组织间液，不与蛛网膜下腔沟通。信号特点：平扫T1WI呈低信号、T2WI呈高信号，FLAIR序列病变中心低信号，周边可见高信号环，DWI/ADC显示无扩散受限；增强扫描无强化。病变直径大于5mm，形态不规则，可单发或簇状分布；该腔隙具有特定的分布部位，包括：基底节、大脑半球的皮层下白质区域（半卵圆中心、胼胝体、侧脑室周围）和中脑、脑桥。

3）神经节细胞胶质瘤：多位于幕上，位置表浅；钙化常见，多表现为"囊+壁结节"样强化。

2. 神经节细胞胶质瘤 少见，多为WHO Ⅰ～Ⅱ级，WHO Ⅲ级少见，WHO Ⅳ级肿瘤罕见。常发生于儿童和青少年，发病高峰为10～20岁。好发部位：大脑皮层灰质及深部灰质核团，最常见于颞叶，可单发

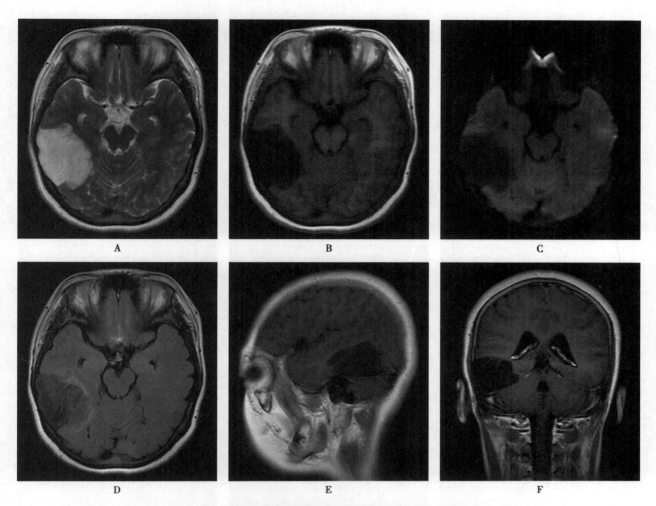

图 1-2-33 右侧颞叶胚胎发育不良性神经上皮肿瘤

A. T2WI；B. T1WI；C. DWI；D. FLAIR；E. T1WI 增强矢状位；F. T1WI 增强冠状位。病变呈多囊泡状。MRI 平扫 T1WI 呈低信号、T2WI 呈高信号，FLAIR 序列病变囊性区呈低信号，周边可见稍高信号环；DWI/ADC 显示无扩散受限，无强化。

或多发。病变多呈囊实性、囊性，少数为实性，常伴钙化，出血罕见；无或有轻度瘤周水肿。

（1）CT 表现：平扫呈较均匀等或稍低密度，增强扫描不强化或"囊壁+壁结节"强化。

（2）MRI 表现：病变实性部分多为 T1WI 等或低信号、T2WI 及 FLAIR 高信号，可见病变周围皮层萎缩；DWI/ADC 显示无扩散受限；SWI 钙化表现为低信号的"开花征"；增强扫描病变实性部分不强化或轻度不均匀强化，可为结节样、环形或局灶性强化（图 1-2-34）。

（3）鉴别诊断

1）胚胎发育不良性神经上皮肿瘤（DNET）：多见于儿童和青少年；多发生于幕上大脑表浅部位，常引起颅骨压迫性吸收，形成"扇贝征"，具一定特异性。病变常表现为囊状或多囊泡状，钙化、水肿少见；增强扫描无或仅轻微强化。

2）毛细胞星形细胞瘤：多见于 10 岁以下儿童；好发部位包括小脑、下丘脑、脑干及视路等。病变常囊变，钙化少见；多表现为"囊+壁结节"和实性肿块，增强扫描囊壁及结节明显强化。

3）多形性黄色星形细胞瘤：多为幕上，位置表浅，颞叶最多见。常表现为"囊+壁结节"，增强扫描囊壁及壁结节明显强化，可见"脑膜尾征"。

3. 中枢神经细胞瘤 WHO Ⅱ级。多见于 20~40 岁青年人，无性别差异。好发部位：侧脑室孟氏孔附近及第三脑室；可沿脑脊液循环播散。病变边界清楚，多呈分叶状，以宽基地与透明隔或脑室壁相连；多伴有钙化及不规则囊变区，出血少见。病变较大，阻塞脑脊液循环通路，可引起梗阻性脑积水。

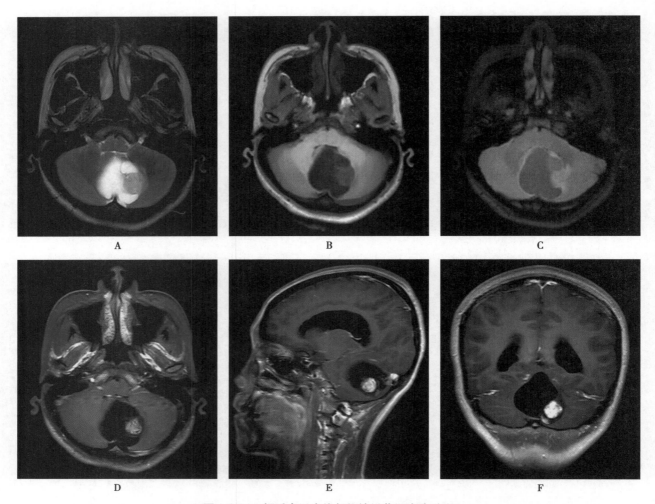

图 1-2-34　颅后窝近中线部位神经节细胞胶质瘤

A. T2WI 轴位；B. T1WI 轴位；C. FLAIR 轴位；D. T1WI 增强轴位；E. T1WI 增强矢状位；F. T1WI 增强冠状位。病变表现为"囊+壁结节"。壁结节 T1WI 呈等信号、T2WI 及 FLAIR 呈稍高信号，增强扫描明显强化。

（1）CT 表现：脑室内等密度肿物，病变内可见高密度钙化和低密度的多发囊变区；增强呈扫描不均匀强化。

（2）MRI 表现：病变呈 T1WI 等信号、T2WI 高信号；多发小囊变区形成特征性的"皂泡样"改变；DWI/ADC 显示病变实性部分扩散受限；瘤内常见流空血管影；增强扫描呈不同程度、不均匀强化；MRS 示在长 TE 时相可出现较特异的甘氨酸 Gly 峰（3.55ppm）升高。病变阻塞孟氏孔，可引起脑室扩张积水，常在侧脑室周围见到 FLAIR 高信号的间质性水肿；如病变侵犯邻近脑实质，也可引起血管源性水肿（图 1-2-35）。

（3）鉴别诊断

1）室管膜下巨细胞星形细胞瘤：多见于结节性硬化（TS）患者；病变常位于孟氏孔附近，贴于一侧室壁，同样可引起脑积水。病变内可见钙化，偶见出血，囊变相对较少；增强扫描呈明显强化。

2）脉络丛肿瘤：包括脉络丛乳头状瘤、不典型脉络丛乳头状瘤和脉络丛乳头状癌；多见于侧脑室、第四脑室和第三脑室，单发或多发；病变富血供，流空血管多见。增强扫描呈明显强化；可伴钙化、出血；因自身分泌脑脊液，常引起交通性脑积水。DWI/ADC 显示扩散不受限；MRS 示 Cho 峰升高，无 NAA/Cr 峰，还可见到 Lac 峰升高。

（七）松果体区肿瘤

松果体细胞瘤为 WHO Ⅱ~Ⅲ级。可发生于任何年龄，多见于 30 岁以上中老年人。肿瘤细胞微小一致，呈菊形团状排列；多呈实性，可囊变；病变直径常小于 3cm。

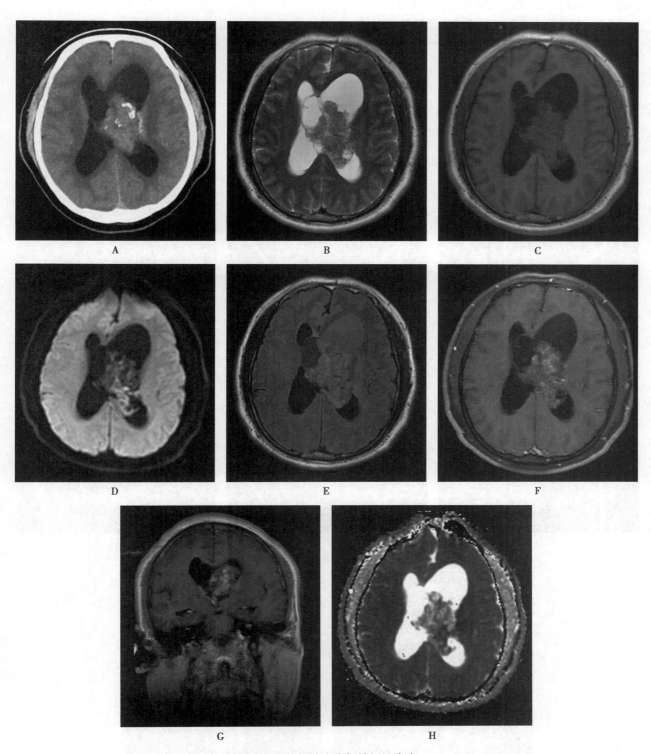

图 1-2-35　侧脑室中枢神经细胞瘤

A. CT；B. T2WI；C. T1WI；D. DWI；E. FLAIR；F. T1WI 增强；G. T1WI 增强冠状位；H. ADC。病变表现为实性伴多发大及小囊。CT 平扫病变实性部分呈高密度伴点状、条状钙化；MRI 平扫显示病变囊性部分呈 FLAIR 稍高信号，实性部分 DWI/ADC 显示部分扩散受限；增强扫描呈不均匀强化。

（1）CT 平扫：病变边界清楚，平扫呈等或高密度；囊变区呈低密度；松果体钙化斑向周围爆裂；增强扫描呈明显均匀强化或"囊+壁结节"强化。

（2）MRI 平扫：平扫呈 T1WI 低信号、T2WI 高信号；肿瘤卒中表现为瘤内液-液平面；DWI/ADC 显示病变实性部分扩散受限；增强扫描呈明显均匀强化或囊壁及实性部分强化（图 1-2-36）。

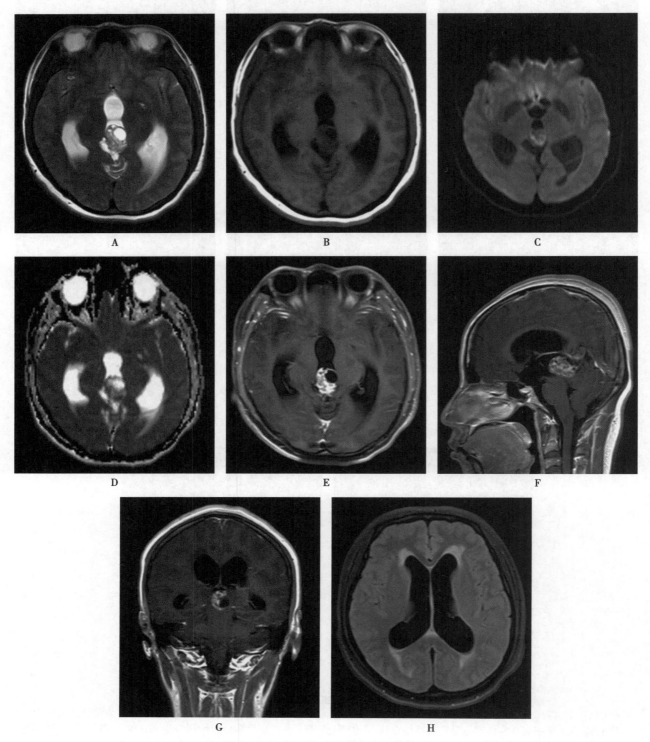

图 1-2-36　第三脑室后部松果体细胞瘤

A. T2WI 轴位；B. T1WI 轴位；C. DWI；D. ADC；E. T1WI 增强轴位；F. T1WI 增强矢状位；G. T1WI 增强冠状位；H. FLAIR 轴位。病变呈囊实性；阻塞脑脊液循环通路，导致梗阻性脑积水；第三脑室前下疝，双侧脑室扩张积水伴室周间质性水肿，呈片状 FLAIR 高信号。DWI/ADC 显示病变实性部分扩散受限，增强扫描呈明显不均匀强化。

（3）鉴别诊断

1）松果体囊肿：可发生于任何年龄，40～49 岁女性多见；病变大小一般为 2～15mm，通常无症状，病变超过 15mm 可引起头痛、视力改变等症状。囊肿可为单房或多房，囊内液体为蛋白质成分，也可伴出血。CT 为低密度，MRI 为 T1WI 低信号、T2WI 高信号，囊内蛋白成分在 FLAIR 序列上呈稍高信号；DWI/ADC 显示无扩散受限；增强扫描囊壁轻度强化。

2）畸胎瘤：内含脂肪、钙化、骨化、牙齿等成分，具特征性。

3）松果体母细胞瘤：高度恶性；好发于 10～20 岁。肿瘤多为实性，形态不规则、分叶状、边界清楚；可伴出血、坏死。病变较大可阻塞脑脊液循环通路引起梗阻性脑积水；常沿脑脊液循环播散。CT 可见松果体钙化斑向周围爆裂；MRI 信号混杂，DWI/ADC 显示扩散受限，增强扫描呈不均匀强化。

（八）胚胎性肿瘤

髓母细胞瘤为 WHO Ⅳ 级。多见于儿童，特别是 3 岁以下幼儿。好发部位：儿童多位于小脑中线部位、第四脑室，成人多位于中线旁；肿瘤常阻塞脑脊液循环通路，引起梗阻性脑积水，也可随脑脊液循环播散。病变多呈实性或囊实性，可见钙化，出血罕见。

（1）CT 表现：病变实性部分呈高密度；强化方式多样，可均匀强化或呈渐进性充填（图 1-2-37）。

（2）MRI 表现：病变实性部分 T1WI 呈等或稍低信号、T2WI 呈等高或高低混杂信号；因肿瘤细胞小且排列紧密，DWI/ADC 常显示明显扩散受限；强化方式多样，结节样强化、放射状强化较具特征性，也可片状、环状强化或不强化。MRS 示 Cho 峰升高，NAA 峰降低，Cr 峰/Cho 峰<0.75、ml/NAA<2.1、牛磺酸峰（Taurine 峰，3.4ppm）升高较具特异性（图 1-2-38）。

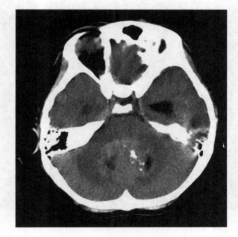

图 1-2-37　第四脑室髓母细胞瘤
病变呈实性，CT 平扫可见高密度钙化。

（3）鉴别诊断

1）非典型畸胎瘤样/横纹肌样瘤：多见于 5 岁以下儿童和婴幼儿；恶性程度高，侵袭性生长。影像表现不具特异性。

2）毛细胞型星形细胞瘤：多为小脑半球，表现为特征性的"囊+壁结节"强化。

3）室管膜瘤：与脑室壁关系密切，实性为主，可有出血、坏死、囊变、钙化，中度强化，"熔蜡征"具特异性。

4）脉络丛乳头状瘤：儿童多见于侧脑室；实性为主，呈乳头状外观。增强扫描呈明显较均匀强化；常见流空血管影和与肿瘤大小程度不相称的交通性脑积水。

（九）脑神经及椎旁神经肿瘤

在脑神经形成的肿瘤中，以神经鞘瘤最多见，起源于神经鞘施万细胞；其中听神经、三叉神经鞘瘤发病率最高；肿瘤常沿神经走行方向延伸，可经颅底孔道出颅，形成颅内外沟通性肿瘤。

颅内病变约 90% 发生于脑桥小脑角（CPA）区，多位于内听道开口处，与颅板呈锐角相接。肿瘤形态可呈圆形、类圆形、分叶状或不规则形，边界清楚。CPA 池内的听神经鞘瘤与增粗的听神经相连，二者共同组成"冰淇淋征"；三叉神经鞘瘤常跨越中、颅后窝，呈"哑铃样"改变，中部较窄处包绕颞骨岩尖。

病变多呈囊实性，可伴出血、囊变，偶见钙化；病变越大，内部囊变、坏死区越明显。多有占位效应，无或伴轻度瘤周水肿。病变较大时可压迫周围脑室系统，引起梗阻性脑积水；也可发生邻近颅骨的压迫性吸收和破坏；病变较小完全位于内听道内时，可无骨性内听道扩大。

（1）CT 表现：平扫呈等及低密度，钙化及出血表现为高密度；微小听神经瘤（直径<1cm）多呈等密度，平扫不易发现；骨窗可显示周围骨质结构改变；增强扫描囊壁环状强化或病变实性部分不均匀强化。

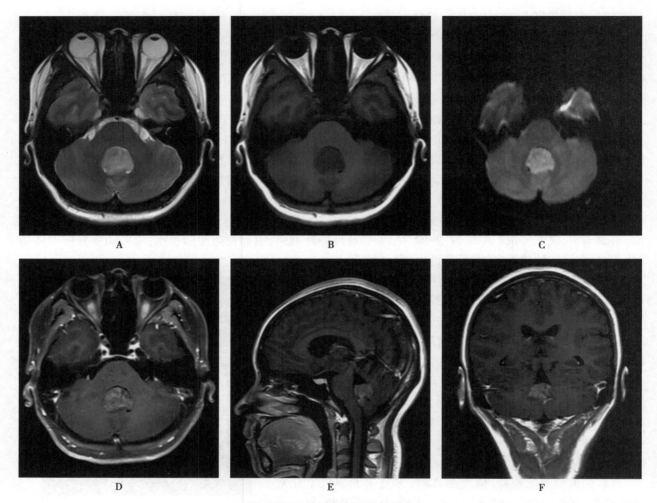

图 1-2-38 小脑蚓部髓母细胞瘤
A. T2WI；B. T1WI；C. DWI；D. T1WI 增强横断位；E. T1WI 增强矢状位；F. T1WI 增强冠状位。病变呈实性，突入第四脑室后下部，病变前方及两侧见薄层脑脊液环绕，提示第四脑室受压变形。DWI/ADC 显示病变明显扩散受限，增强扫描呈明显不均匀强化。

（2）MRI 表现：病变内存在囊变、坏死、出血和/或钙化，T1WI、T2WI 信号多混杂，DWI/ADC 显示扩散不受限；SWI 序列对病变内含铁血黄素沉积最敏感。增强扫描囊壁及实性部分不均匀强化；瘤周水肿较轻。病变位于 CPA 区时常可见到听神经增粗、骨性内听道扩大（图 1-2-39）。

（3）鉴别诊断

1）脑膜瘤：与硬膜以广基底相接，邻近骨质多增生硬化；肿瘤多呈实性，钙化常见；平扫呈 CT 高密度及 T1WI、T2WI 等信号，增强扫描明显均匀强化，"脑膜尾征"有提示诊断作用。

2）动脉瘤：多见于鞍旁及颅前窝底，呈类圆形；常伴血栓及钙化形成，可全部或部分填塞瘤腔；CT 平扫可见弧形钙化，增强扫描瘤腔内对比剂充盈，呈类圆形、梭形，如伴血栓形成，则形态不规则。MRI 平扫未闭塞的瘤腔呈流空信号，瘤周可见血管搏动伪影；依据血栓形成时间不同，信号多样。CTA 及 MRA 可显示瘤体与载瘤动脉的空间关系；DSA 是诊断的金标准。

（十）脑膜瘤

脑膜瘤起源于蛛网膜粒帽细胞，与硬脑膜相连；占颅内原发肿瘤的 15%～20%，为脑外肿瘤。病变多见于中老年人群，女性多于男性。好发部位与蛛网膜粒分布一致：矢状窦旁、大脑镰旁、大脑凸面、嗅沟、鞍结节、蝶骨嵴、海绵窦、小脑幕、CPA 区、枕骨斜坡和颅颈联合处等。病变形态多呈类圆形、分叶状、扁平形及不规则形；多实性，边界清楚；内可伴钙化及少许出血、坏死、囊变。占位效应明显，瘤周水肿较轻，病变位于上矢状窦旁，静脉窦受压、远侧静脉分支回流受阻，其分布区脑组织水肿明显，水肿最大径与肿瘤

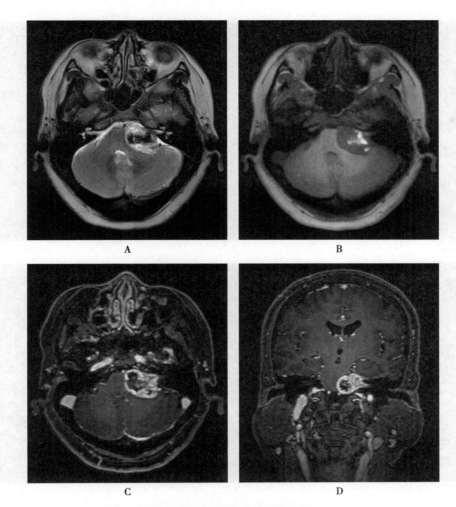

图 1-2-39 左侧 CPA 区神经鞘瘤
A. T2WI；B. T1WI；C. T1WI 增强横断位；D. T1WI 增强冠状位。病变呈囊实性，与
颅板呈锐角相接；同侧内听道扩大，听神经增粗。MRI 显示病变内出血呈 T1WI
高信号、T2WI 低信号，增强扫描囊壁环状强化。

最大径不在同一层面。邻近颅骨可表现为骨质增生、骨质压迫性吸收变薄或侵蚀破坏。

病变位于脑外的征象包括肿瘤与颅板呈宽基底相贴；"白质塌陷征"：肿瘤较大时，压迫周围脑组织，使脑灰质下方局部白质变薄并呈指状突出。脑室内脑膜瘤少见，多见于侧脑室三角区，瘤体与邻近脉络丛相连，较具特异性。病变可单发或多发；与神经鞘瘤、神经纤维瘤并发，常见于神经纤维瘤病。

（1）CT 平扫：平扫呈均匀高或高密度，少见低密度，钙化可为斑块样、沙粒样、条状及不规则形；增强扫描明显均匀强化，少数为环状强化。

（2）MRI 平扫：平扫多为 T1WI、T2WI 等信号，内部囊变、坏死、出血、钙化，信号常不均一；增强扫描病变多明显均匀强化，邻近脑膜受浸润增厚并明显强化，形成较具特征性的"脑膜尾征"；病变邻近脑回移位、脑沟变窄，病变边缘与周围脑实质间残留一薄层脑脊液信号，上述征象均提示肿瘤位于脑外；此外瘤内及周围可见血管流空影。DWI/ADC 显示多无扩散受限，恶性脑膜瘤可出现扩散受限；MRS 示 Cho 峰升高，NAA 及 Cr 峰缺乏或降低，出现 Ala 峰有提示诊断作用；灌注扫描呈低灌注（图 1-2-40）。

（3）鉴别诊断

1）脉络丛乳头状瘤：发病年龄较低；常见与肿瘤大小程度不相称的脑积水。增强扫描明显强化，呈特征性的乳头状或颗粒状外观。

2）室管膜瘤：好发人群呈双峰分布，最常见于第四脑室和侧脑室。病变匍匐性生长，呈特征性的"熔蜡样"改变；伴出血、坏死、囊变、钙化，信号混杂，强化不均匀。

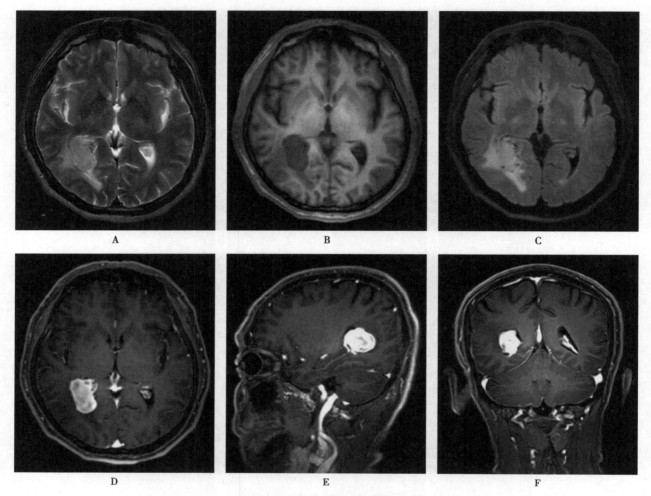

图 1-2-40 右侧脑室三角区脑膜瘤
A. T2WI；B. T1WI；C. FLAIR；D. T1WI 增强横断位；E. T1WI 增强矢状位；F. T1WI 增强冠状位。病变呈实性。MRI 平扫病变呈 T1WI、T2WI 等信号，增强扫描明显强化，病变与侧脑室脉络丛关系密切，可提示诊断。

3）淋巴瘤：特征性的强化方式"棘征""脐凹征""蝶翼征"和"握拳征"等可提示诊断；MRS 特征为倒置的 Lac 峰和高大的 Lip 峰；灌注扫描为低灌注。

（十一）间质、非脑（脊）膜上皮肿瘤

1. 孤立性纤维性肿瘤/血管外皮细胞瘤 起源于脑膜间质，为脑外肿瘤，发生部位与脑膜瘤相似：多位于大脑凸面、颅底、大脑镰、小脑幕及静脉窦旁，偶发于脑室内及鞍区。多见于中青年人。病变形态多不规则，可伴囊变、坏死，钙化少见；以宽基底与颅板相接，导致邻近颅骨骨质侵蚀性破坏，而无骨质增生。病变为富血供肿瘤，瘤内及周围可见迂曲流空血管，包含来自颈内、外动脉的双重血供。

（1）CT 表现：平扫呈等或高低混杂密度影，增强扫描明显均匀或不均匀强化。

（2）MRI 表现：病变边界清楚，形态不规则；平扫呈 T1WI 等及稍低信号、T2WI 稍高或高低混杂信号；DWI/ADC 显示无扩散受限或表现为混杂信号；肿瘤富血供，强化明显，脑膜尾征少见；瘤内见多发粗大迂曲走行的流空血管影。瘤周水肿及占位效应明显（图 1-2-41）。

（3）鉴别诊断

1）脑膜瘤：中老年女性多见。病变呈实性，形态较规则，信号较均匀；多见钙化，囊变、坏死少见。平扫多为高密度及等信号，明显均匀强化伴"脑膜尾征"具特异性，其强化程度不及孤立性纤维性肿瘤/血管外皮细胞瘤。

2）实性成血管细胞瘤：多见于幕下，可单发或多发。明显均匀强化伴迂曲流空血管影。

2. 成血管细胞瘤 WHO Ⅰ级。分为散发性和家族遗传性；多见于成年人；男性多于女性。散发型囊

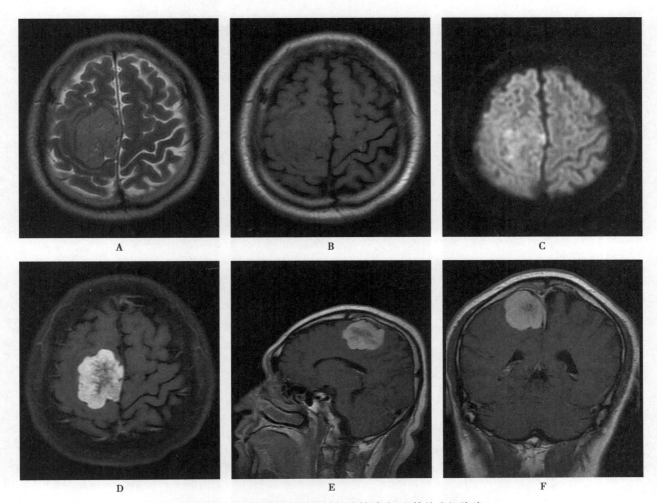

图 1-2-41　右侧额顶部孤立性纤维性肿瘤/血管外皮细胞瘤
A. T2WI；B. T1WI；C. DWI；D. T1WI 增强横断位；E. T1WI 增强矢状位；F. T1WI 增强冠状位。病变周围脑回受压移位，大脑镰左偏。MRI 平扫呈 T1WI 等信号、T2WI 等信号，DWI/ADC 显示无扩散受限，增强扫描病变明显强化，中心坏死区无强化。

性成血管细胞瘤多位于小脑半球；实性成血管细胞瘤多位于小脑蚓部、脑干及脊髓等中线部位。家族遗传性表现为 VHL 综合征（von Hippel-Lindau syndrome），为常染色体显性遗传病，特征为小脑及视网膜多发成血管细胞瘤，伴胰腺多发囊性病变、肾脏多发囊性病变、单侧/双侧肾透明细胞癌、嗜铬细胞瘤或附睾囊腺瘤。

病变血供丰富，壁结节周围常见迂曲血管走行；依病变成分分为三型：大囊小结节型、单纯囊肿型和实性肿块型。

（1）CT 表现：①大囊小结节型，平扫壁结节多位于远离中心的一侧，呈等或稍高密度，囊性部分呈低密度；边界清楚；增强扫描壁结节及病变实性部分明显均匀强化，囊壁无或轻度强化。②单纯囊肿型，呈囊性低密度，囊壁强化不明显；水肿及占位效应轻。③实性肿块型，平扫呈等密度，内可见低密度坏死、囊变区；增强扫描明显强化。

（2）MRI 表现：①大囊小结节型，平扫壁结节呈 T1WI 等或稍低信号、T2WI 等或稍高信号，囊性部分呈 T1WI 低信号、T2WI 高信号；DWI/ADC 显示无扩散受限；增强扫描壁结节及病变实性部分明显均匀强化，囊壁无或轻度强化。瘤内及周围可见血管流空信号，瘤周水肿及占位效应较轻。②单纯囊肿型，囊内 T1WI 呈低信号、T2WI 呈高信号，FLAIR 呈低信号；囊壁无扩散受限，强化不明显。③实性肿块型，平扫呈 T1WI 等信号、T2WI 高信号；壁结节周围常见迂曲血管流空影；增强扫描明显强化；瘤周水肿及占位效应轻（图 1-2-42）。

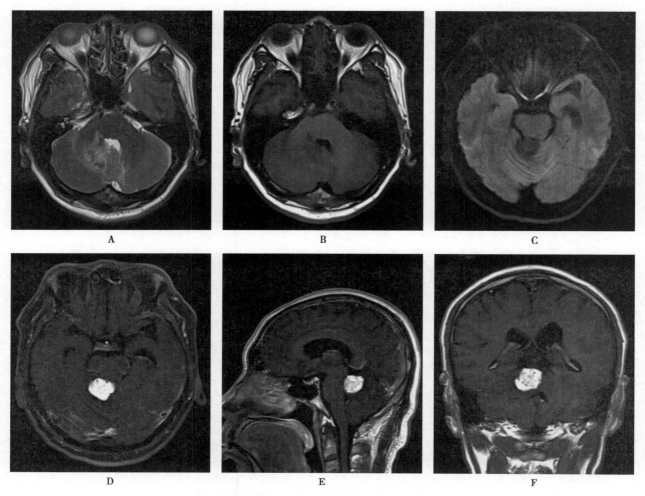

图 1-2-42　右侧小脑上蚓部成血管细胞瘤

A. T2WI 轴位；B. T1WI 轴位；C. DWI；D. T1WI 增强轴位；E. T1WI 增强矢状位；F. T1WI 增强冠状位。病变呈实性，瘤周水肿轻，第四脑室受压变窄，幕上脑室轻度扩张积水。SWI 序列可见肿瘤内迂曲走行小血管影，增强扫描呈明显强化。

（3）鉴别诊断

1）囊性转移瘤：中老年多见，多有原发肿瘤病史。"小结节大水肿"具特异性，增强扫描呈结节或环形强化，壁结节少见；强化幅度低于成血管细胞瘤。

2）室管膜瘤：信号混杂，强化方式多样；瘤内及瘤周一般无供血血管影。

3）胶质母细胞瘤：为成人幕上好发恶性肿瘤。强化特征为不规则厚壁或"花环样"强化。

4）毛细胞型星形细胞瘤：多见于 20 岁以下儿童和青少年。好发部位：小脑及中线旁结构；病变较大可压迫周围结构，引起梗阻性脑积水。病变多类圆形或不规则形，边界清楚；可为单纯囊肿型、附壁结节型和实性肿块型。囊性部分 FLAIR 呈稍高信号；囊壁多有强化，壁结节及实性部分的强化幅度一般低于成血管细胞瘤。

（十二）黑色素细胞瘤

黑色素细胞瘤来源于颈髓及颅底周围的软脑膜黑色素细胞；罕见，多发生于中老年男性；病理上可分为黑色素型和无黑色素型两类，病变内黑色素含量的不同，直接导致 MRI 信号强度的相应变化。

（1）CT 表现：病变多为实性，也可表现为"囊+壁结节"；可伴囊变、坏死，钙化少见；平扫呈高密度，增强扫描明显强化。

（2）MRI 表现：黑色素颗粒具有顺磁性，故黑色素型表现为经典的 T1WI 高信号、T2WI 低信号；非黑色素型表现为 T1WI 等或低信号、T2WI 等或高信号；如病变合并出血，则信号混杂，与出血时相有关。增强扫描为明显均匀或环状强化；DWI/ADC 显示病变内扩散受限；MRS 示 Cho 峰升高，NAA 峰降低，可见高大的 Lip 峰；灌注扫描呈高灌注。瘤周水肿及占位效应显著（图 1-2-43）。

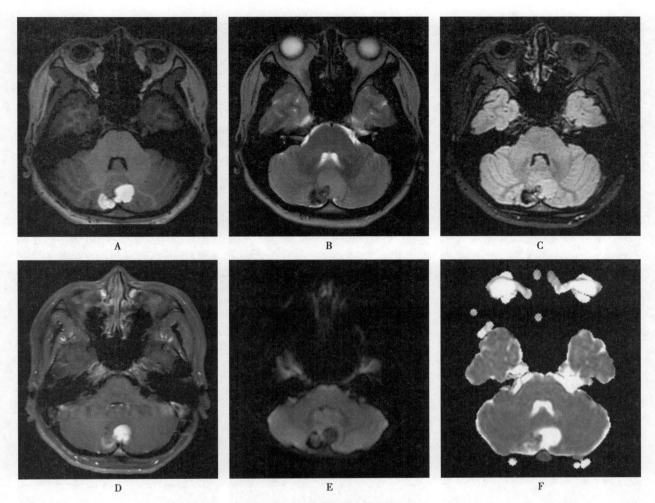

图 1-2-43 颅后窝黑色素细胞瘤
A. T2WI；B. T1WI；C. FLAIR；D. T1WI 增强；E. DWI；F. ADC。病变呈囊实性。实性部分呈经典的 T1WI 高信号、T2WI 低信号，增强扫描不规则强化；囊性部分呈 T1WI 高信号、T2WI 等信号，术后病理证实为大量出血。

（十三）淋巴瘤

原发性中枢神经系统淋巴瘤绝大多数是弥漫大 B 细胞淋巴瘤。好发部位：脑表面、中线两旁及脑室周围深部白质。病变多为实性，大小不一，囊变、坏死少见，钙化罕见，免疫功能低下者，病变多囊变；常沿白质纤维束扩散，跨中线分布；瘤周水肿和占位效应较轻。

（1）CT 表现：平扫呈等或稍高密度；增强明显强化。

（2）MRI 表现：平扫呈 T1WI 稍低信号、T2WI 稍高信号，囊变区域较小；DWI/ADC 多数表现为明显扩散受限，也可不受限；MRS 示 Cho 峰升高，NAA 峰降低，出现倒置的乳酸 Lac 峰和高大的 Lip 峰较具特征性；灌注扫描呈低灌注。增强扫描病变呈现多种特征性的强化方式，包括①"棘征"：强化团块边缘出现棘状突起；②"脐凹征"：强化团块边缘局限性向内凹陷；③"分叶征"：病变紧贴大脑镰或小脑幕生长，边缘多分叶，邻近硬膜明显强化；④"半月征"：病变位于大脑凸面表浅位置，病变边缘弧形或新月形强化，缺口朝向硬膜面；⑤"蝶翼征"：胼胝体膝或压部病变向两侧浸润，增强扫描明显强化，边缘强化更显著；⑥"握拳征"：病变呈握拳样强化（图 1-2-44）。

（3）鉴别诊断

1）脑膜瘤：病变多位于脑外，与颅板呈宽基底相接，常伴邻近颅骨及脑膜反应性增生。病变信号较均匀，钙化多见，明显均匀强化。

2）胶质母细胞瘤：出血常见；强化不均匀或花环样，病变沿胼胝体向对侧蔓延，呈"蝶翼样"改变。

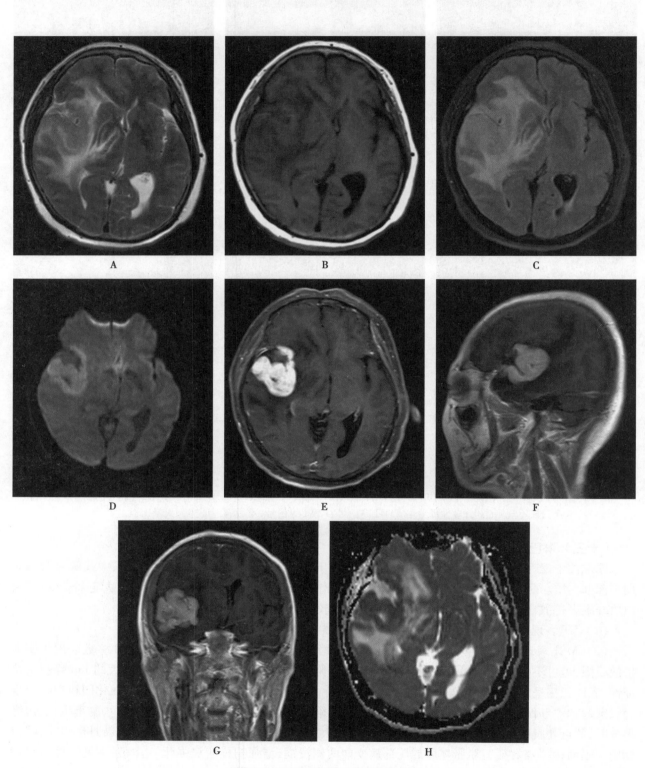

图 1-2-44　右侧颞叶、岛叶淋巴瘤
A. T2WI；B. T1WI；C. FLAIR；D. DWI；E. T1WI 增强横断位；F. T1WI 增强矢状位；G. T1WI 增强冠状位；H. ADC。病变呈实性，形态不规则，瘤周水肿和占位效应显著。DWI/ADC 显示病变明显扩散受限，增强扫描呈"握拳征"。

DWI/ADC 多显示扩散受限并局部高灌注。

3）转移瘤：患者多有恶性肿瘤病史。"小结节大水肿"较具特征性。

（十四）组织细胞肿瘤

朗格汉斯组织细胞增生症（LCH）原称组织细胞增生症 X，为朗格汉斯组织细胞异常增殖所致，病因不明，多见于小儿，男性多于女性。可累及全身多器官，包括骨骼系统（颅骨、中轴骨）、中枢神经系统（多见于下丘脑区域）、呼吸系统和皮肤。该组疾病包括"莱特雷尔-西韦病（Letterer-Siwe disease）""慢性特发性组织细胞增多症（Hand-Schuller-Christian disease，HSC）"和"骨嗜酸性肉芽肿"。其中累及颅骨和下丘脑区域的为"慢性特发性组织细胞增多症（HSC）"，好发年龄为 2~4 岁，表现为颅骨多发骨质缺损及继发功能障碍，如颌骨破坏导致牙齿松动；眶骨破坏导致眼球突出、眼睑下垂；垂体及下丘脑受侵可导致尿崩。仅累及颅骨无颅内改变的为骨嗜酸性肉芽肿，多见于成人；病变单发，最常累及颅骨和肺。

（1）CT 表现：骨窗观察颅骨最佳；呈溶骨性或穿凿样密度（图 1-2-45），病变中心有时可见纽扣样死骨；颌骨破坏，牙根松脱，显示"浮牙征"。

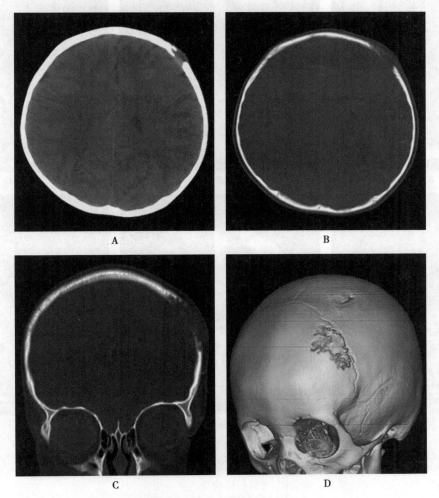

图 1-2-45 左侧额骨嗜酸性肉芽肿
A. CT 软组织窗；B. CT 骨窗；C. CT 骨窗冠状位；D. CT 骨算法重建。CT 骨算法重建显示颅骨呈溶骨性破坏。

（2）MRI 表现：有助于显示颅骨缺损处伴发软组织肿块；朗格汉斯组织细胞垂体炎表现垂体柄结节样增粗，增强扫描明显较均匀强化。

（3）鉴别诊断

1）颅骨转移瘤：多有原发肿瘤病史。常多发；呈溶骨性破坏伴软组织肿块。

2）鞍区生殖细胞瘤：病变常多发，鞍区、下丘脑、基底节、松果体区等可发现多处病灶，DWI/ADC 显示扩散受限，强化明显。

（十五）生殖细胞肿瘤

1. **生殖细胞瘤** 起源于生殖细胞。多见于青少年，发病高峰为 10~12 岁；男性多见。好发部位：中线区域，如鞍上区、下丘脑、基底节和松果体区，可以同时累及松果体区和鞍上；女性患者多见于鞍上区。鞍区病变可引起视力下降和尿崩症。

（1）CT 表现：病变多为实性，平扫呈高密度，松果体区病变内可见钙化。增强扫描明显强化。

（2）MRI 表现：平扫呈 T1WI 等或稍低信号、T2WI 等或稍高信号；因细胞排列密集，DWI/ADC 显示肿瘤扩散受限；SWI 可发现基底节病灶内异常铁沉积；增强扫描明显均匀或不均匀强化（图 1-2-46）。

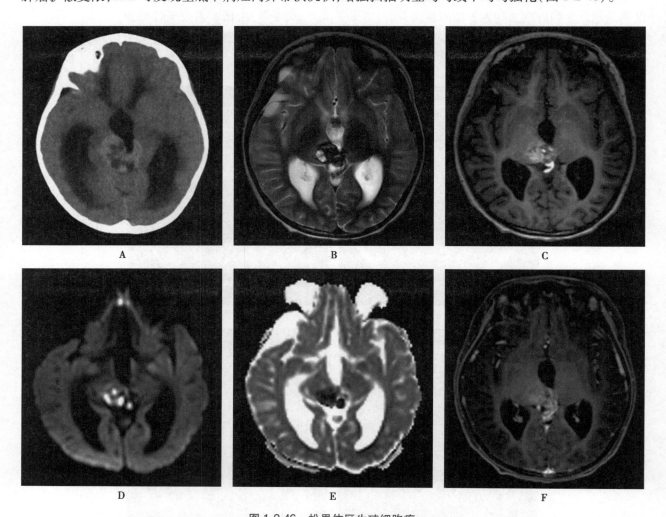

图 1-2-46 松果体区生殖细胞瘤

A. CT；B. T2WI；C. T1WI；D. DWI；E. ADC；F. T1WI 增强。病变呈囊实性，阻塞脑脊液循环通路，导致第三脑室及侧脑室扩张积水伴室周水肿；CT 平扫病变实性部分呈稍高密度；MRI 平扫病变信号混杂，出血灶呈 T1WI 高信号、T2WI 高及低信号，DWI/ADC 显示实性部分扩散受限，增强扫描病变内部分强化。

（3）鉴别诊断

1）朗格汉斯细胞组织细胞增生症（LCH）：多见于儿童；好发于下丘脑-垂体轴。表现为垂体柄增粗或下丘脑肿物，明显均匀强化；垂体后叶高信号消失；常伴骨质改变。

2）下丘脑-视交叉胶质瘤：多见于儿童。常伴视力减退和内分泌异常；病变多呈囊实性，T1WI 低信号、T2WI 高或高低混杂信号，实性部分明显强化。

2. **畸胎瘤** 含有 2 个及以上胚层结构，信号混杂。常发生于鞍上、松果体区等中线部位；位于松果体区、第三脑室、第四脑室者，易阻塞脑脊液循环通路，引起梗阻性脑积水。

（1）CT 表现：形态不规则，边界多清楚。平扫呈混杂密度影，内有低密度的脂肪、等密度的软组织和高密度的钙化影。如肿瘤破入脑室和蛛网膜下腔时，可见多发小脂滴影，脑室内可见脂质-脑脊液平面。增强扫描病变软组织部分可有强化。

（2）MRI 表现：畸胎瘤形态多不规整，边界清楚；信号混杂。钙化表现为 T1WI 低、等或高信号、T2WI 低信号；牙齿、骨皮质表现为 T1WI、T2WI 低信号；脂质脂肪表现为 T1WI、T2WI 高信号，压脂序列有助于鉴别。增强扫描病变实性部分多为中度或明显强化（图 1-2-47）。

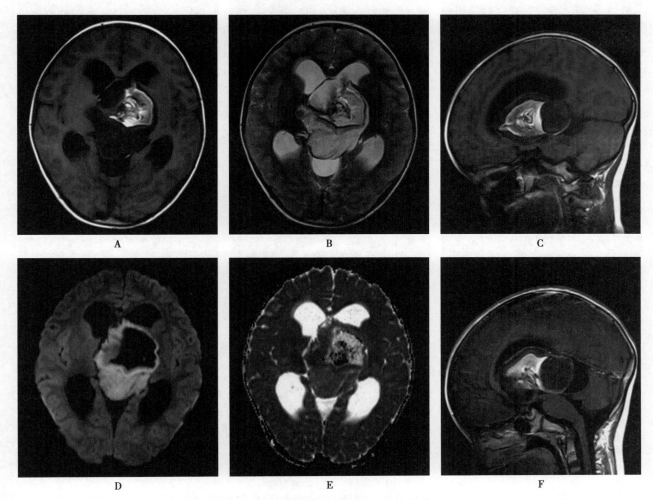

图 1-2-47 第三脑室-侧脑室体部畸胎瘤

A. CT；B. T2WI；C. T1WI；D. DWI；E. ADC；F. T1WI 增强。病变内信号混杂，阻塞脑脊液循环通路，导致双侧脑室梗阻性脑积水。MRI 显示病变内大块脂肪组织呈 T1WI 高信号、T2WI 高信号；DWI/ADC 显示病变实性部分扩散受限。

（3）鉴别诊断：CT 可快速准确判断病变内骨质、牙齿、钙化灶和成熟脂肪组织。MRI 的水脂分离技术和磁敏感序列可鉴别脂质、成熟脂肪及出血、钙化成分。

（十六）鞍区肿瘤

1. 颅咽管瘤 WHO Ⅰ级。来源于颅咽管残余上皮；有两个发病高峰：儿童、青少年和 50~60 岁成年人，性别分布无明显差异。依发病部位分四型：鞍内型、鞍上型、鞍内鞍上型和脑室内型；因占位效应，常引起下丘脑-垂体功能紊乱、视力及视野受损、梗阻性脑积水等。病变多表现为囊性和囊实性，少部分为实性。

（1）CT 表现：平扫病变囊性部分呈低密度，边界清楚，实性部分呈等或稍高密度；增强扫描囊壁及实性部分明显强化。瘤壁的"蛋壳"样钙化较具特征性，小儿病例多见，也可表现为大块钙化，对应组织学分型多为成釉质细胞型。

（2）MRI 表现：囊性病变多呈 T1WI 低或高信号、T2WI 高信号，因囊内成分及含量不同，信号有相应变化,以液体胆固醇和/或角蛋白为主时呈 T1WI 高信号、T2WI 高或低信号;含钙化、骨化或角质蛋白时呈 T1WI 低信号、T2WI 低信号。囊实性病变多数信号混杂,钙化可为 T1WI 高信号、T2WI 低信号;增强扫描囊壁及实性部分明显强化,提示该区域肿瘤增殖活性高及微血管丰富。病变较大时,形态常不规则,呈分叶状,边界清楚;当病变位于鞍内,可向后上方延伸,跨越鞍隔突入鞍上池内,呈现"束腰征";病变向下发展,填塞蝶鞍并压迫垂体、垂体柄移位,甚至造成鞍底骨质下陷、侵及蝶窦;两侧海绵窦一般不受累及(图 1-2-48)。

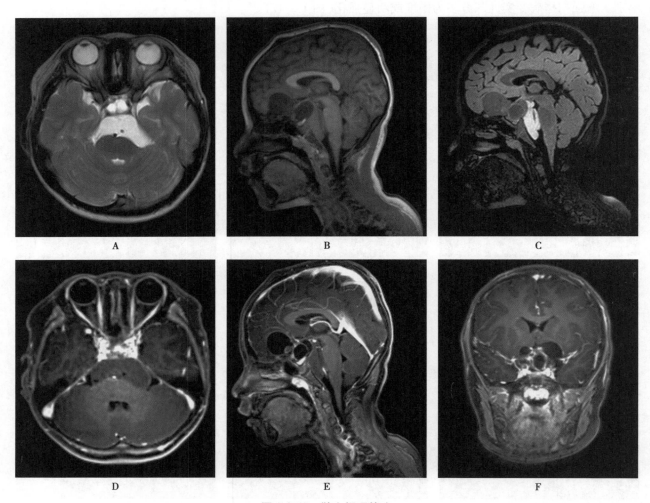

图 1-2-48　鞍上颅咽管瘤

A. T2WI 轴位;B. T1WI 矢状位;C. FLAIR 矢状位;D. T1WI 增强横断位;E. T1WI 增强矢状位;F. T1WI 增强冠状位。呈多囊分叶状,延伸至颅前窝底和桥前池。MRI 显示脑桥前方囊性部分呈 T1WI 等信号、T2WI 及 FLAIR 高信号,提示囊液多为高分子蛋白类物质;增强扫描囊壁、分隔及壁结节强化。

(3)鉴别诊断

1)囊性垂体瘤:病变位于鞍内及鞍上;呈 T1WI 低信号、T2WI 高信号;DWI/ADC 显示无扩散受限,增强扫描囊壁环形强化;如病变内合并出血,可见液-液平面。

2)Rathke 囊肿:位于垂体前、中部,可向鞍上延伸;病变边界清楚,囊性,囊壁菲薄;DWI/ADC 显示无扩散受限,增强扫描无强化;如合并感染,囊壁可弥漫增厚并强化。

3)表皮样囊肿:最常见于脑桥小脑角区,其次为鞍区,多偏中线分布;DWI/ADC 显示扩散受限而增强扫描无强化较具特征性。

4)皮样囊肿:常见于中线附近的脑桥小脑角区、鞍区等;内容物为外胚层结构,如皮肤结构、毛发等。CT 上呈低密度,MRI 因囊内容物复杂,呈混杂信号;增强扫描无强化。肿瘤常发生自发性破裂,进入蛛网膜下腔,广泛分布于脑室系统及脑沟裂池等部位,表现为多发小脂肪滴或脂质-脑脊液平面;也引起脑膜炎,表现为脑膜增厚及线样强化。

2. **垂体瘤**　常见的颅内肿瘤,多为垂体腺瘤;常发生于30~60岁,无明显性别差异。以病变上下径1cm为界,将肿瘤分为垂体大腺瘤和垂体微腺瘤。

垂体大腺瘤:可为实性、囊实性和囊性;边界清楚,圆形或分叶状;病变较大时常发生出血、坏死、囊变,钙化较少见。病变增大可导致鞍背骨质压迫性吸收,蝶鞍扩大,鞍底下陷;向上生长,可突破鞍隔,进入鞍上池、第三脑室甚至侧脑室体部,阻塞脑脊液循环通路,引起梗阻性脑积水;也可压迫垂体柄、视交叉、视束;病变向侧方生长,可侵犯海绵窦,包绕颈内动脉,累及多组脑神经;病变也可向后下侵蚀枕骨斜坡和颞骨岩尖骨质。

垂体微腺瘤:病变上下径小于1cm,位于垂体窝内,周围包绕正常垂体组织,垂体柄可无或伴向对侧偏移,鞍底一般无下陷或局部稍低呈现阶梯样改变。

(1) CT表现:平扫呈等或低密度肿物,边界清楚;微腺瘤多呈等密度,为正常垂体组织包绕,平扫很难发现;增强扫描肿瘤囊壁或实性部分轻中度强化。

(2) MRI表现:平扫时实性部分呈T1WI等或稍低信号、T2WI高信号,肿瘤受鞍隔阻挡,中部变窄,形成T2WI高信号的"雪人征";囊性部分呈T1WI低信号、T2WI高信号,如合并出血则信号变化随出血时相改变,常形成液-液平面,信号分层(图1-2-49);如囊内蛋白含量较高,则T1WI为高信号。正常垂体及垂体瘤无血脑屏障,增强扫描正常垂体强化要早于肿瘤组织,且强化幅度更高;而病变实性部分呈轻、中度延迟强化,囊性部分无强化,从而将肿瘤与周围组织区分开;动态增强扫描的第1~3分钟腺体与肿瘤之间的信号对比最明显,有助于发现微小病灶。正常海绵窦呈明显均匀强化,如受侵则表现为在明显强化

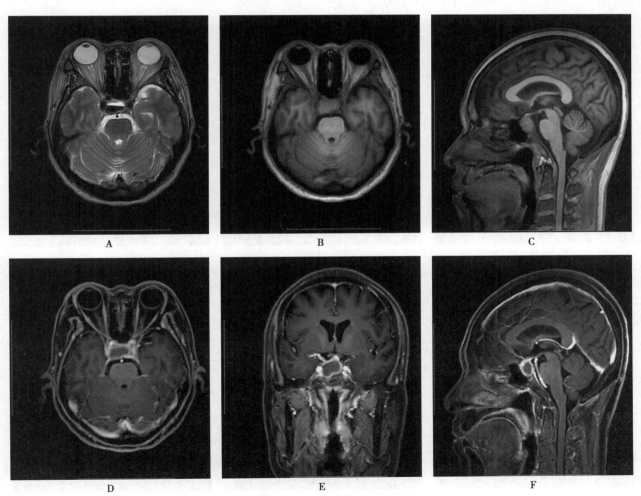

图1-2-49　鞍区囊性垂体瘤伴出血
A. T2WI;B. T1WI;C. T1WI矢状位;D. T1WI增强横断位;E. T1WI增强矢状位;F. T1WI增强冠状位。病变累及右侧海绵窦,视交叉向上移位。T2WI显示囊内出血与囊液间形成液-液平面;增强扫描囊壁明显强化。

的海绵窦内出现低信号影。斜坡及岩骨尖内骨髓组织呈高信号,以 MRI 平扫显示最佳,如伴肿瘤浸润,则骨髓高信号为 T1WI 等稍低信号、T2WI 高信号所替代。

（3）鉴别诊断

1）颅咽管瘤:多位于鞍上或鞍内-鞍上区,多向后上生长;垂体可正常或受压变形位于肿瘤下方。CT 平扫显示"蛋壳样"钙化较具特异性;成人颅咽管瘤可表现为"囊+壁结节",囊壁及壁结节明显强化。

2）鞍结节脑膜瘤:病变以宽基底与鞍结节相接,位于垂体前方。信号多均匀,可见钙化;增强扫描明显均匀强化,邻近脑膜增厚并强化,形成脑膜尾征。

（十七）转移瘤

颅内转移瘤多继发于肺癌、乳腺癌和黑色素细胞瘤等,经血行转移;可发生于任何年龄,中老年占绝大多数。可累及脑实质、脑膜、脑室系统和颅骨,以大脑半球皮层及皮层下区域最常见,常多发。病灶大小不一,形态较规则,可呈实性、囊性、囊实性,易出血、坏死、囊变,可有钙化;瘤周水肿和占位效应较明显,表现为"小结节大水肿"。

（1）CT 表现:平扫呈低密度或等密度伴周围大片低密度水肿,如瘤内有出血,则为不规则高密度;增强扫描呈结节样或环状强化。

（2）MRI 表现:平扫呈 T1WI 等或低信号、T2WI 高信号;如瘤内合并出血,可呈 T1WI 高信号、T2WI 低或高低混杂信号;黑色素细胞瘤常发生脑膜及脑内转移,依据转移灶内黑色素含量不同,信号伴随变化,经典的表现为 T1WI 高信号、T2WI 低信号。增强扫描脑内病变多结节样或环状强化,脑膜转移表现为脑膜增厚并线样、小结节样强化(图 1-2-50)。

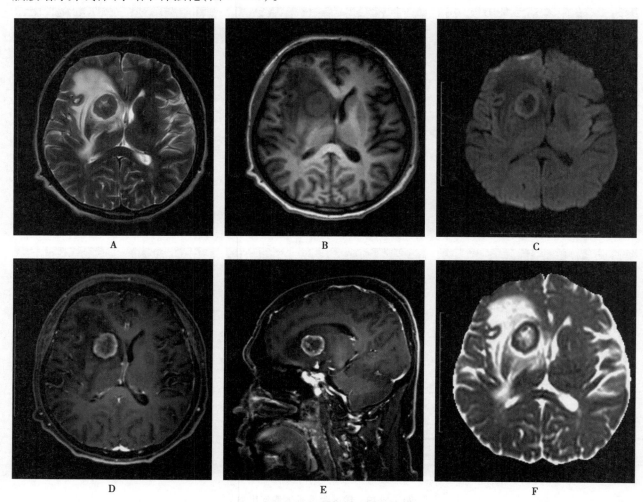

图 1-2-50　右侧脑室额角旁转移瘤

A. T2WI;B. T1WI;C. DWI;D. T1WI 增强横断位;E. T1WI 增强矢状位;F. ADC。瘤周水肿显著。MRI 平扫瘤壁呈 T1WI、T2WI 等信号,DWI/ADC 显示扩散受限,增强扫描为不规则环状强化。

（3）鉴别诊断

1）胶质母细胞瘤：增强扫描多为不规则形或花环样强化,较具特征性,且强化区域的 ADC 值要低于转移瘤;瘤周水肿较转移瘤轻,一般与肿瘤大小、级别相称;胶质母细胞瘤病变周围 T2WI 及 FLAIR 高信号区由血管源性水肿和肿瘤细胞浸润共同组成,其 MRS 表现为 Cho/Cr 明显升高,而转移瘤周围是单纯血管源性水肿,MRS 更接近于正常脑实质。灌注成像,二者相比,胶质母细胞瘤的 rCBF 更高。

2）淋巴瘤：原发性淋巴瘤多为实性;T1WI 稍低信号、T2WI 稍高信号,DWI/ADC 呈明显扩散受限;增强扫描病变多明显均匀强化,可见特征性的"棘征""蝶翼征"和"握拳征",灌注扫描呈低灌注。

（十八）脑肿瘤手术后与放疗后改变

脑肿瘤手术后可出现脑水肿、出血、梗死、感染和脑积水等继发改变,晚期可发生脑软化或肿瘤复发。术后正常脑组织的反应性增强最早可发生于术后 24 小时之内,持续时间一般为 3~6 个月,多表现为术区边缘均匀线状或环状强化,随诊观察病变有缩小趋势。肿瘤残存或复发多表现为结节样或不规则环状强化,追踪观察可长期存在并有增大趋势,MRS 和灌注有助于两者鉴别。

肿瘤放射治疗可破坏血脑屏障,引起放射性脑坏死,增强扫描表现为脑内异常强化,且这一反应可持续数月到数年,与肿瘤复发很难通过形态学及强化特征来鉴别。核医学、MRI 灌注和 MRS 等方法的应用价值还有待进一步研究。

四、脑血管疾病的影像学诊断

（一）脑缺血性血管病

1. CT

（1）急性期：24~48 小时,通常 12 小时内 CT 表现正常,首先,除外脑出血征象。CT 扫描对急性脑缺血的检出时间较晚,缺血发作后并不能立即显示相应的缺血改变,一般在 12 小时以后才可显示脑缺血引起的密度改变。灰质内神经细胞对脑缺血最敏感,缺血病变时 CT 扫描发现脑灰质密度改变也最早。

急性脑缺血的 CT 征象:①内囊结构模糊不清,基底节灰质结构密度降低,与内囊密度相似,使内囊结构显示不清。②岛叶皮质结构不清,也称岛带消失,为正常岛叶皮质、灰质密度下降。③大脑皮质与邻近白质的密度混淆在一起,从密度上不能区分两者。急性脑缺血引起形态学改变主要表现为皮质灰质肿胀,脑沟变窄消失。上述急性脑缺血的 CT 征象随着缺血时间延长而越来越明显（图 1-2-51）。

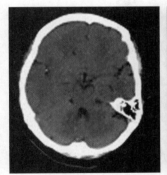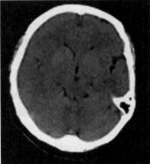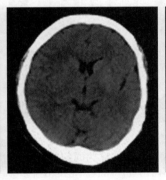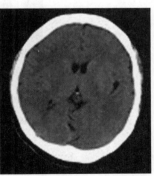

图 1-2-51　脑缺血性血管病急性期 CT 平扫
显示右侧大脑中动脉走行区密度增高,右侧基底节区密度稍减低,岛带消失。

高密度大脑中动脉征是大脑中动脉内血栓的直接征象,主要表现为大脑中动脉水平段密度增高,该征象可在缺血发作后立即出现,多见于累及皮质的大面积大脑中动脉分布区梗死,常提示患者预后较差。由于扫描层面和大脑中动脉内血栓位置及大小的差异,并不是所有的急性脑缺血都能够可靠地出现高密度大脑中动脉征。高密度大脑中动脉征的诊断标准:①大脑中动脉密度增高,高于对侧大脑中动脉和基底动脉。②没有使用对比剂。高密度大脑中动脉说明动脉闭塞,如果仍在脑缺血的治疗窗内则提示需要介入治疗。

（2）亚急性期：48~96 小时，脑缺血梗死范围呈低密度影，占位征象明显，与脑血管分布区相一致，呈楔形（图 1-2-52）。

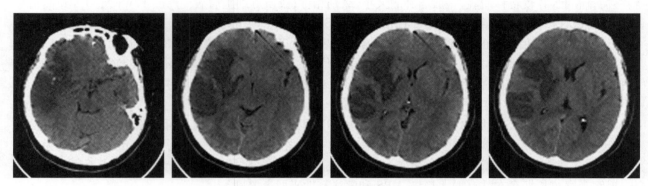

图 1-2-52　脑缺血性血管病慢性期 CT 平扫
与图 1-2-51 为同一患者，5 天后复查 CT 可见右侧额、颞、岛叶及基底节低密度梗死，边界较清。

由于局部血管支架脑组织梗死后，血管再通造成局部血管渗血，典型部位位于皮髓质交界区，其发生机制可能为：①栓子或血栓溶解破碎后，闭塞血管再通，血流通过已受损的血管而发生出血；②梗死后因侧支循环形成，在梗死灶的边缘血管已受损或新生血管通透性高，也可发生出血；③大面积梗死后水肿明显，周围小血管受压，血流淤滞引起血管壁受损，当水肿消退后，梗死边缘也可发生出血。病理发现出血性脑梗死的发生率为 18% ~42% 脑梗死病例，临床上可见 11% ~25% 的病例临床症状加重。CT 见低密度区内或边缘出现散在高密度影，结合脑梗死临床病史，诊断为出血性脑梗死，并可根据临床情况动态观察出血变化（图 1-2-53）。

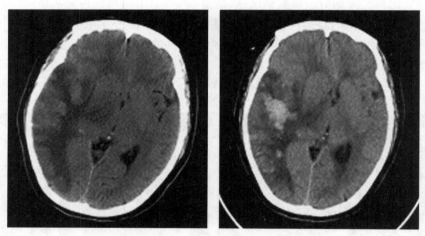

图 1-2-53　出血性脑梗死 CT
与图 1-2-51、图 1-2-52 为同一患者，距首次检查 8 天后复查，右颞叶、岛叶低密度
梗死范围内出现片团状高密度出血影。

（3）慢性期：4 天后，脑组织仍可见水肿，增强扫描可见脑回状强化，此增强可持续直到发病后 8 周。至 2~3 周，梗死灶内可出现小斑片状稍高密度影，病灶范围可见显示模糊，出现"模糊效应"的原因主要是梗死灶内大量吞噬细胞的聚集，以及毛细血管增生。随着时间的推移，脑组织密度进一步减低，占位征象减弱。

2. CT 检查对脑梗死诊断的进展情况

（1）近年来，多排探测器 CT 的不断进步及临床应用使 CT 对于脑缺血性疾病的检查、诊断有了非常大的进展。CTA 检查观察大血管成为现实，且真实、可靠。CT 灌注为临床观察脑缺血并指导临床治疗提供了客观依据。

（2）CTA（CT angiography）的临床应用：CTA 检查较 MRA 真实，更接近 DSA 检查，不仅可以观察血管内情况，还可同时观察血管外情况，为进一步临床治疗提供非常有意义的帮助，可根据血管狭窄部位指导血管内检查及治疗同时。CTA 检查与 CT 灌注（CT perfusion）结合可更准确估计脑组织潜在缺血情况，从而为脑梗死前治疗提供帮助（图 1-2-54，见文末彩图）。

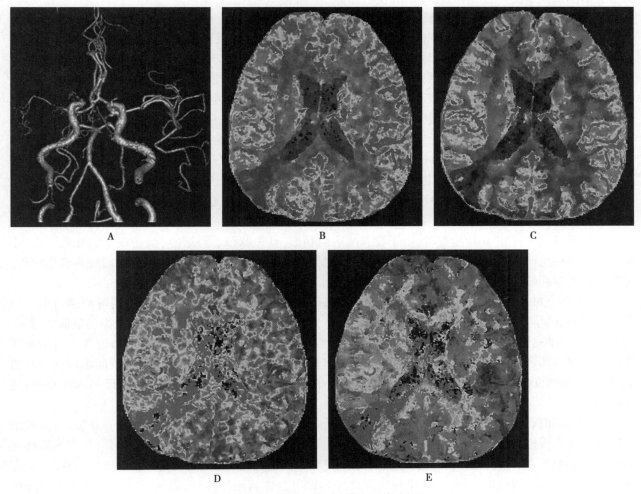

图 1-2-54　CTA 与 CTP 联合评估脑梗死
A. CTA；B. PWI-CBF；C. PWI-CBV；D. PWI-MTT；E. PWI-TTP。

（3）CT 灌注在脑缺血的临床应用：当脑灌注压增加，脑血管收缩，脑血流明显增加，相反，脑灌注压降低，脑血管舒张，脑血流降低，依次来调节脑血流动力平衡。脑血流动力平衡调节失败，脑血流减少，血氧供应减少，脑细胞有氧代谢功能丧失，细胞死亡。

（4）梗死前期脑局部低灌注的 CT 灌注表现及分期

1）脑梗死前期的概念：从脑血流量变化过程看，其下降到急性脑梗死经历了 3 个过程。首先是由于脑灌注压下降引起脑局部脑血流动力学改变；其次是脑循环储备力失代偿性所造成的神经元功能改变；最后是脑血流量下降超过脑代谢储备力发生不可逆的神经元形态学改变，即脑梗死。因此，可称前两个过程为梗死前期。

2）脑梗死前期的 CT 灌注表现：根据北京市神经外科研究所神经影像室高培毅研究，可将脑梗死前期分为 2 期 4 个亚型。1 期，脑血流发生异常变化，脑血流灌注压在一定范围内波动时，机体可以通过小动脉和毛细血管平滑肌的代偿性扩张或收缩来维持脑血流相对稳定。1a 期，脑血流速度发生变化，脑局部微血管尚无代偿性扩张。灌注成像见 TTP 延长，MTT，rCBV 和 rCBF 正常。1b 期，脑局部微循环代偿性扩张。灌注成像见 TTP 和 MTT 延长，rCBF 正常或轻度下降，rCBV 正常或升高。2 期，脑循环储备力失代偿,CBF 达到电衰竭阈值以下,神经元功能出现异常,机体通过脑代谢储备力来维持神经元代谢的稳定。2a 期,CBF 下降,由于缺血造成局部星形细胞足板肿胀,并开始压迫微循环血管。灌注成像见 TTP,MTT 延长,rCBF 下降,rCBV 基本正常或轻度下降。2b 期,星形细胞足板明显肿胀并造成脑局部微血管受压变窄或闭塞,局部微循环障碍。灌注成像见 TTP,MTT 延长,rCBV 和 rCBF 下降。此分期有利于临床医师了解患者的脑缺血情况,从而采取针对性治疗。

3. **MRI 表现**   用于脑梗死检查的不同 MRI 脉冲序列及表现

1)快速自旋回波 FSE(fast spin echo)T2 加权像:是检查急性脑梗死的最常见应用脉冲序列,但对超急性期 6 小时内检出率低,对亚急性期和稳定期脑梗死显示范围准确,呈长 T1、长 T2 异常信号表现,大范围梗死可见沿血管分部区呈楔形改变。对于亚急性期及稳定期病灶增强扫描可出现脑回状强化。由于急性脑出血和急性脑缺血的临床表现很相似,而两者的治疗方法则是完全不同,因此,除外脑内出血在急性脑缺血的影像学检查中至关重要。常规的 SE 脉冲序列对超急性脑内血肿缺乏敏感性。由于对急性脑出血可能造成假阴性结果,在评价急性卒中时,常规 MRI 并不是首选的影像检查。

2)梯度回波脉冲序列(gradient-recalled echo,GRE):对出血时产生的顺磁性代谢物质非常敏感,可对超早期出血取得与 CT 相同的诊断效果。MRI 诊断超早期出血的标准是与正常白质信号比较,T1 像出现高信号,T2 像和 GRE 像出现信号降低。在超急性期,出血信号的中心部分在一定程度上与脑脊液信号相似,但在 GRE 图像中出血的周围通常存在一个轻微的信号晕环。

小脑半球脑梗死在 MRI 检查时,由于没有颅后窝伪影,且矢状位、冠状位可清楚观察病灶的形态,小脑后下动脉供血区、小脑前下动脉供血区、小脑上动脉供血区病灶观察清楚。对于形态表现不典型病例,定期复查观察病灶变化,依此与脑内其他疾病相鉴别。

3)液体衰减反转恢复成像(fluid attenuated inversion recovery,FLAIR):此脉冲序列可抑制自由水信号,对脑梗死的早期诊断观察较 T2WI 显示清楚。由于脑脊液信号在 FLAIR 上可被完全抑制呈低信号影,因此,皮质及脑室旁缺血灶对比显示清楚,同时可观察到早期脑梗死脑动脉异常信号影表现。对于脑实质内新出现病灶观察清楚,对于陈旧性病灶在 FLAIR 上表现为低信号影。对于血管周围间隙同样表现为低信号影,对病变的诊断显示明确。对于常规 T2WI 因脑脊液干扰诊断困难的病灶,须行 FLAIR 检查,避免漏诊。

4)弥散加权像(diffusion weighted image,DWI):DWI 是进行水分子弥散测量的唯一方法,可反映细胞内外水分子转移与跨膜运动,并可通过施加 b 值计算出弥散系数 ADC 图显示弥散差异。可发现脑梗死 6 小时内病灶,明显早于常规 FSE 序列。此扫描序列对急性脑梗死病灶检查敏感,显示清楚,但同样会存在更多假阳性病灶的检出,因此不可单独应用此序列做出急性脑梗死诊断,避免误诊。DWI 发现病灶体积随时间变化,与病灶周围水肿增加及梗死灶范围本身增加都有关系(图 1-2-55)。

5)脑血流灌注加权成像(perfusion weighted image,PWI):DSC-PWI 利用 EPI 技术得到 T2* 加权图像,进一步根据信号强度-时间曲线得到对比剂浓度-时间曲线。具体图像分析和数据处理是将注射对比剂前 10 次的 PWI 图像平均,再与增强后 50 次的 PWI 图像相减,得到脑血流灌注图。患侧与健侧对比,计算出相对脑血容量 rCBV,脑血流平均通过时间 MTT,相对脑血流量 rCBF,达峰时间 TTP 等参数,推断早期脑梗死,同时,与 DWI 结合推断脑梗死预后情况。当急性脑梗死时,CBV 下降,CBF 下降,MTT 延长,解释为侧支循环建立造成局部血流路径延长,或血管狭窄血液流速减慢,自然会造成 TTP 延长。当 PWI 病灶体积>DWI 病灶体积时,脑梗死范围最终会明显增大。PWI 病灶体积>DWI 时,脑组织为血液灌注不足,尚未导致钠钾泵衰竭,提示"脑缺血半暗带"。PWI 病灶体积<DWI 病灶体积时,梗死范围相对较小。

6)磁共振波谱(magnetic resonance spectrum,MRS):与 MRI 结合进行感兴趣区脑组织的代谢和功能研究。脑质子波谱也可用于评价急性脑缺血,主要的评价指标是位于 1.33ppm 的乳酸 Lac(lactate)和 2.02ppm 的 N-乙酸天门冬氨酸(nitrogen acetyl-aspartate acid,NAA)。在正常脑组织中 MRS 不能检出乳酸峰,而 NAA 是神经元和轴索内特有的物质,可见于正常的 MRS 波谱中。

对于 T2WI 高信号区的 MRS 检查,Lac 峰可升高,但 NAA 可无明显下降。因此,说明 MRS 对急性脑梗死早期,T2WI 无变化时检查更敏感。

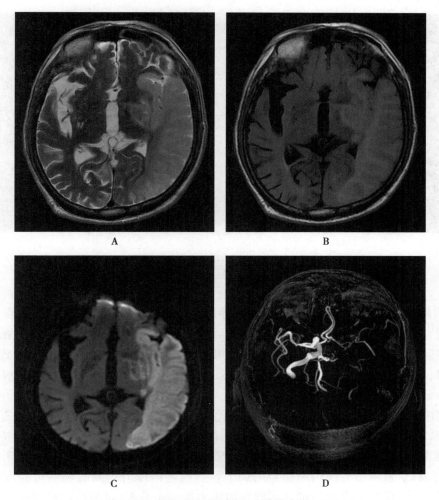

图 1-2-55　左侧大脑中动脉供血区急性脑梗死(MRI)
A. T2WI；B. FLAIR；C. DWI；D. TOF-MRA。

7）磁共振血管成像(magnetic resonance angiography, MRA)：通过无创性成像显示脑血管，增强 MRA 可显示小血管，有助于观察脑血管情况，帮助指导临床进一步检查和治疗并估计预后。

8）血氧水平依赖成像(blood oxygen image level dependent, BOLD)技术：是利用人体生理状态下血红蛋白氧合程度不同产生局部血管内磁感应性变化。脑中枢兴奋时，由于细胞需要能量，局部血液循环量增加，引起血管内血液的氧合血红蛋白增加，脱氧血红蛋白减少，后者具有顺磁性，使血液信号降低。氧合血红蛋白增加与周围使血液横向磁化的衰减变慢，被激发脑功能区的 T2WI 及 T2* 信号强度增加，与周围脑组织产生信号对比。这种方法可直接检查特定功能区，评定脑缺血。

4. 脑血管造影　脑血管造影检查通过观察血管管腔内造影剂充填情况变化来推断病变的部位及程度，不仅可以发现脑梗死动脉变细、僵直，同时还可发现闭塞动脉走行中断及远端分支不显影等直接征象，同时还可进行动脉溶栓治疗，狭窄大血管动脉支架治疗，并及时观察血管再通情况及狭窄动脉支架治疗后疗效观察。脑血管造影可以显示血管异常，观察动脉期、毛细血管期、静脉期、静脉窦期变化分析血液循环情况，还可显示侧支循环代偿情况，静脉引流代偿情况，观察循环时间变化，动态显示脑血流情况。

（二）脑静脉窦闭塞

1. CT　平扫显示，广泛脑水肿显示脑实质密度减低，脑沟、脑池受压变窄，脑室变小，闭塞静脉窦引流受影响区域脑实质可出现脑出血或脑缺血梗死样表现，脑静脉窦血栓显示相对密度增高影，具有相对特征，但出现比率不高。增强扫描可见闭塞静脉窦局部充盈缺损，且脑表面静脉增强血管由于吻合静脉的开放明显增多，可见脑梗死样脑增强表现(图 1-2-56)。

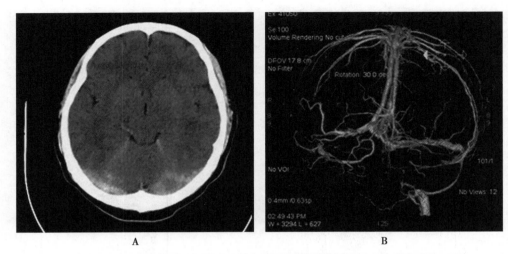

图1-2-56　脑静脉窦闭塞
A.CT平扫显示双侧乙状窦及横窦密度增高;B.CTV显示静脉窦狭窄闭塞。

2. MRI　脑静脉窦闭塞初期表现为硬膜窦或静脉流空影消失,T1WI表现脑肿胀或异常信号,T2WI信号无异常表现。此表现是由于脑静脉窦血栓形成后,脑内血容量增加,脑静脉系统扩张,静脉压无明显上升。由于脑静脉内无瓣膜、网织交错、静脉内血流可逆向流动,一般情况下,小静脉多数处于塌陷状态,当静脉压上升时,小静脉扩张。互相吻合引流使静脉内压力下降,颅内压稳定,无血脑屏障破坏,仅表现为脑肿胀。

进入静脉窦闭塞中期,脑肿胀伴脑室正常或脑室扩大,在T2WI上可见异常信号表现,可出现在双侧脑室旁、基底节区及丘脑等处。随着脑静脉窦闭塞进展,脑静脉系统扩张已经不足以维持脑静脉压稳定,静脉压升高驱使游离水经毛细血管床进入脑室系统内,此时脑室内压力较毛细血管床压力低,水分很容易进入脑室内,脑室系统参与颅内压稳定的调节。当脑室内压力增高时脑室可轻度扩大,从而减轻脑室内压力过快上升,维持颅内压稳定。当脑室内压力进一步升高,水分可通过室管膜进入脑间质内,出现室旁水肿。当脑室的缓冲作用不足以维持颅内压稳定时,出现颅内压升高,引起脑水肿发生,脑总容量进一步增加造成静脉及脑脊液回流障碍,渐进性地使脑室受压缩小,因此,脑室的大小取决于脑脊液压力与颅内压之间的压力差,当前者高于后者时脑室扩大,相反脑室缩小,两者相等时,脑室大小正常。

硬膜窦闭塞晚期颅内压很高,静脉回流严重受阻,引起脑水肿,脑动脉血流减慢,造成脑缺血、缺氧,脑组织梗死,血脑屏障破坏,小血管可破裂出血,并可形成血肿,MRI可发现缺血梗死及出血表现,增强扫描可见强化。

(三)出血性脑血管病

出血性脑血管病(hemorrhagic cerebrovascular disease,HCVD)占全部脑卒中病例的40%左右。常见脑出血病因:高血压症、烟雾病、动脉瘤、动静脉畸形、静脉畸形、血液病、海绵状血管瘤等。

高血压是引起脑出血的发病机制是由于长期高血压和动脉硬化,在小动脉壁上形成粟粒状动脉瘤,最终动脉瘤破裂出血。脑出血最常见发生部位依次为外囊、基底节、丘脑、脑干、小脑、脑室、蛛网膜下腔等。根据脑出血的时间又分为超急性期、急性期、亚急性期、慢性早期和慢性期。在急性期时主要是新鲜血液经破裂的血管破入到脑实质内,形成血肿,血肿最初为与全血相似的红细胞悬液,继之红细胞凝集,形成主要是血细胞和血小板以及血清等构成的血块,此时血块中95%~98%为氧合血红蛋白。继之血细胞中的营养成分耗尽,血块中水分下降,血块浓缩,周围脑组织受压,发生灶周水肿。进一步,血细胞发生明显脱水、萎缩,脱氧血红蛋白形成。到亚急性期时脱氧血红蛋白转变为正铁血红蛋白,继之血块周围血红蛋白氧化,血细胞皱缩、溶解,并将正铁血红蛋白释放到细胞外。血块灶周水肿和占位表现减轻。血肿、血管周围出现类似炎性的反应,并有巨噬细胞沉积。到慢性血肿早期时,血块周围水肿消失,炎性反应开始消退,血管增生,血肿缩小。灶周出现反应性星形细胞增生,还有细胞外正铁血红蛋白和巨噬细胞形成,巨噬细胞内含有铁蛋白和含铁血黄素。在慢性晚期血肿,即血肿囊变期,血肿边缘形成致密的胶原包膜,包括新生毛细血管、血管纤维基质、铁蛋白、含铁血黄素等。

1. **血管造影** 可见脑血管移位、拉直和血肿部位血管稀疏区。

2. **CT** 可反映脑内血肿形成、吸收、囊变的病理过程。平扫:急性期新鲜血肿表现为密度均匀一致高密度影,血肿呈圆形或卵圆形,边界清楚,CT 值为 50~80HU。脑室受压变形,中线结构移位。高血压脑出血常发生于基底节区,以壳核最常见,其次为丘脑、脑干等。出血破入脑室或蛛网膜下腔表现相应部位的高密度影。脑出血占位效应 3~7 天达到高峰,出血 16 天左右占位效应开始减轻。病程 3~7 天,血肿内血红蛋白发生破坏、纤维蛋白溶解。其病理演变过程从血肿周边向中心发展,形成所谓"牛眼征",表现为高密度血肿边缘模糊、密度减低、周围环形低密度影逐渐扩大,血肿高密度向心缩小。CT 值下降。在 15 天至 1 个月后血肿逐渐溶解、吸收,由高密度转变为等、低密度影。约 2 个月,血肿可完全吸收。血肿吸收后瘢痕组织修复,局部收缩,邻近脑室被牵拉扩大,脑池、脑沟增宽(图 1-2-57)。

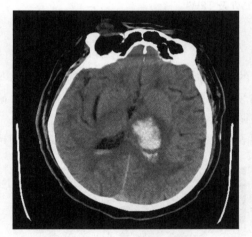

图 1-2-57 出血性脑血管病
CT 平扫显示左侧丘脑出血,破入脑室内。

3. **MRI**

(1)超急性期:血肿主要由完整红细胞内氧合血红蛋白(HBO_2)构成,氧合血红蛋白缺少不成对电子,具有抗磁性。在磁共振成像时既不影响 T1 和 T2 弛豫时间。此时血肿信号为等信号。由于短期内血块收缩和血浆中水分被吸收而致蛋白含量增加,又可造成 T1 弛豫时间缩短,此时血肿将表现为等或略高信号。这在低场强磁共振检查尤为明显,与低场强对蛋白质的作用较敏感有关。在质子密度和 T2WI 上,血肿为略高信号。氧合血红蛋白在出血后就开始逐渐转为脱氧血红蛋白,脱氧血红蛋白具有 T2 弛豫增强作用,造成 T2 缩短,可使血肿显示为等或混杂信号。在血肿早期其周围可无水肿信号,数小时后血肿周围出现水肿,T1WI 呈环状低信号,T2WI 呈高信号。

(2)急性期:血肿内红细胞为脱氧血红蛋白,脱氧血红蛋白含有 4 个不成对电子,呈高速自旋,具有很强的顺磁性作用。脱氧血红蛋白不引起质子和电子的偶极增强,因此不能缩短 T1,所以不论在细胞内或在细胞外的脱氧血红蛋白 T1WI 均呈等信号。相反,脱氧血红蛋白对 T2 的作用非常明显,能缩短 T2 时间。因此急性血肿在 T2WI 为低信号。脱氧血红蛋白的短 T2 作用是铁在细胞内外分布不均匀,造成局部磁场不均匀,从而引起质子去相位。脱氧血红蛋白的短 T2 作用是与 MRI 扫描机的磁场强度的平方成正比。在 PDWI 上血肿为略高信号。急性期血肿周围出现较明显水肿,水肿表现为 T1WI 低信号,T2WI 高信号。

(3)亚急性期:血肿内红细胞的脱氧血红蛋白继续氧化,形成正铁血红蛋白,正铁血红蛋白内含有 5 个不成对电子,为顺磁性物质,使 T1、T2 弛豫时间同时缩短。一般情况下脱氧血红蛋白氧化成正铁血红蛋白的过程是由血肿外层向中心推移;此外,在亚急性期血肿周围水肿带仍存在。血肿在 T1WI 中心为等信号,边缘为高信号,而周围水肿带为低信号。在 T2WI 血肿为低信号周围环绕高信号水肿带。在亚急性后期,血肿内红细胞溶解,正铁血红蛋白游离细胞外,T1 缩短,T2 延长。此时血肿在 T1WI 和 T2WI 上均为高信号。此外,含铁血黄素在血肿壁沉积成环,在 T2WI 上呈极低信号(图 1-2-58)。

(4)慢性期:血肿内红细胞已溶解,稀释的游离正铁血红蛋白引起 T1 弛豫时间缩短和 T2 弛豫时间延长,血肿在 T1WI 和 T2WI 均呈高信号。含铁血黄素环明显增加,在 T2WI 上表现为极低信号环。此后,血肿进一步演变,由于吞噬细胞的不断吞噬、分解和移除血肿内血红蛋白,在血红蛋白分解时同时产生大量含铁血黄素和铁蛋白,形成大量含铁血黄素和铁蛋白的囊腔,T1WI 和 T2WI 均为低信号。

鉴别诊断:CT 和 MRI 诊断脑出血并不困难,要明确出血的病因。明确是否为高血压脑出血、脑动脉瘤、颅内动静脉畸形切除术或血液病等所引起的脑出血。

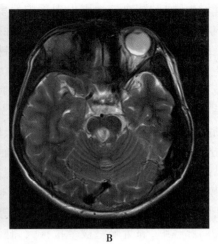

图 1-2-58 亚急性早期脑出血的 T1WI 及 T2WI
A. T1WI；B. T2WI。

（四）动脉瘤

1. 血管造影 脑血管造影是诊断颅内动脉瘤（aneurysm）的最准确的检查方法，检出率高于 MRA 与 CTA 等。脑血管造影正位、侧位及多个角度的斜位可见完整的颅内动脉瘤和动脉瘤形态的细节特征。确定动脉瘤是单发或多发，载瘤动脉是否痉挛；动脉瘤颈部；侧支循环状况；动脉瘤形态。

2. CT 平扫用于 SAH、动脉瘤、腔内血栓形成、壁钙化等表现。局限性出血有助于判断动脉瘤的部位。增强检查有助于鉴别动脉瘤内是否有血栓形成。CTA 可使用多种后处理技术，如多平面重建（multiple plane reconstruction，MPR）、最大密度投影（MIP）、表面遮盖（shaded surface delay，SSI）、容积再现（volume rendering，VR）及仿真内镜等技术，用于补充轴位图像的信息，在诊断>3mm 的颅内动脉瘤时准确率达到 90% 以上（图 1-2-59）。

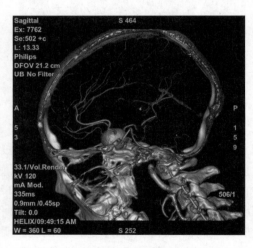

图 1-2-59 颈内动脉末端动脉瘤 VR 成像

3. MRI 囊状动脉瘤依据有无血栓可将其分为无血栓形成动脉瘤、部分血栓形成动脉瘤和完全血栓形成动脉瘤。3 种动脉瘤的 MRI 表现不同，无血栓形成的动脉瘤 T1WI 和 T2WI 中呈流空的低信号，周围有搏动伪影；完全血栓形成的动脉瘤可见层状血栓，血管壁血栓内可见含铁血黄素黑环；部分血栓形成的动脉瘤具有前两者表现。梭形动脉瘤和夹层动脉瘤表现为迂曲增粗流空血管，若血管内流速较低可显示为高信号。血管内血液流动成像主要使用两种扫描序列，即时间飞跃法（TOF）和相位对比法（PC）。颅内动脉瘤多使用 3D-TOF 扫描及多种后处理技术进行检查（图 1-2-60）。

（五）脑血管畸形

1. 动静脉畸形（arteriovenous malformation，AVM）

（1）X 线检查：AVM 患者在 20% 的 X 线片中可见钙化，颅骨血管沟增宽。一般无阳性发现。

（2）血管造影：动脉期可见迂曲畸形血管团，即增粗供血动脉和引流静脉。在静脉期 AVM 内极少有造影剂充盈。AVM 的血管巢为管径大小不等、走向不明或相互缠绕的对比剂通道，在动脉期显影最清楚。

（3）CT：平扫脑内 AVM 多发生于额颞顶枕皮质可见团块状迂曲略高密度血管影，多无占位效应，脑内 AVM 可见有增粗的深静脉大脑大静脉或增粗的浅静脉皮质静脉。AVM 病灶多伴有钙化影。若脑内 AVM 伴出血可见脑内不规则高密度影，边界清楚，脑室受压变形。增强扫描：脑内 AVM 可见明显迂曲增强

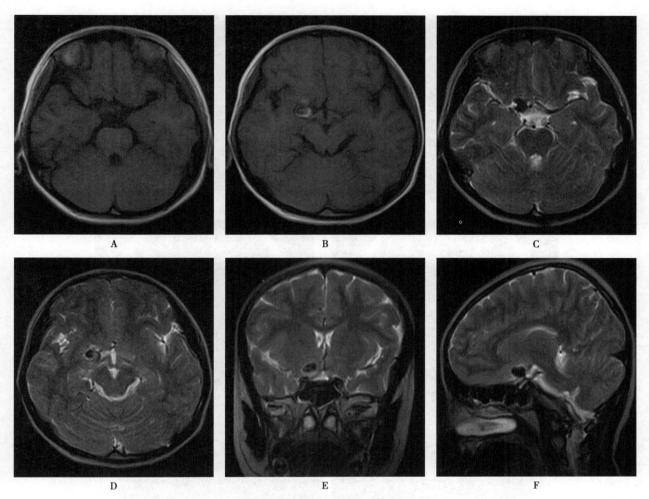

图 1-2-60　右侧颈内动脉末端动脉瘤
A、B. T1WI 横断位；C、D. T2WI 横断位；E. T2WI 冠状位；F. T2WI 矢状位。

化血管影，并可见增粗供血动脉。CT 扫描对出血范围、血肿大小、蛛网膜下腔出血及脑积水有很高的诊断价值（图 1-2-61）。

（4）MRI：MRI 对而管流空效应、血流呈黑色的脑血管性病变较敏感。AVM 有较大的血管巢。在 T1WI、T2WI 均呈低信号的畸形血管团，其内有血栓时 T1WI 表现为低信号的血管团内夹杂有等信号或高信号，T2WI 表现为低信号的血管内夹杂高信号灶。MRI 对供血动脉和引流静脉显示较好，一般可见粗大供血动脉及增粗的引流静脉血管流空影。增强扫描检查 AVM 血管团可强化，引流静脉和一些流速慢的供前动脉也可强化 AVM 平扫可确诊，无须强化。

MRA 及常规 MRI 检查通常即可明确诊断脑 AVM。MRA 检查价值在于进一步显示 AVM 的结构，为治疗提供有价值的信息。MRA 能够清楚地显示 AVM 血管团及其供血动脉和大的引流静脉（图 1-2-62）。

2. 脑静脉畸形（cerebral venous malformation，CVM）

（1）血管造影：典型表现在静脉期至静脉窦期可见白质内多条细小静脉扩张增粗汇集于一支粗大的静脉，基底部位于脑膜上，顶端直接伸向脑室，引流经正常的浅静脉或深静脉进入邻近静脉窦。典型的形状为"水母头"征（caput medusa），亦有学者称为"伞状""车轮状"或"星簇状"改变。静脉畸形的染色较正常静脉持续时间长。

CVM 的诊断要点：①正常的循环时间；②动脉期正常；③在动脉晚期至毛细血管早期，毛细血管扩张或静脉早显；④静脉期见许多细小扩张的静脉呈辐射状经扩张的引流静脉到达硬膜窦（浅表型）或经室管膜下静脉引流（深部型）；⑤无肿块占位效应。

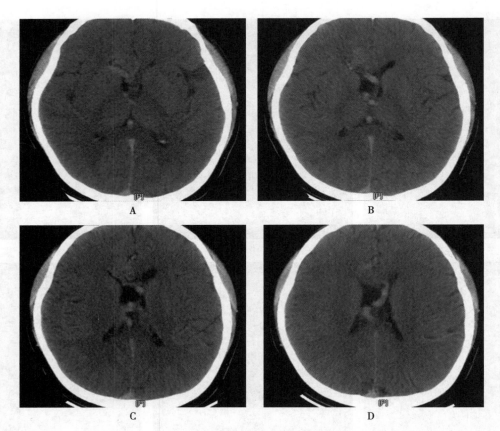

图 1-2-61　动静脉畸形 CT 平扫图像
CT 连续层面显示脑内迂曲走行的略高密度血管影,无占位效应。

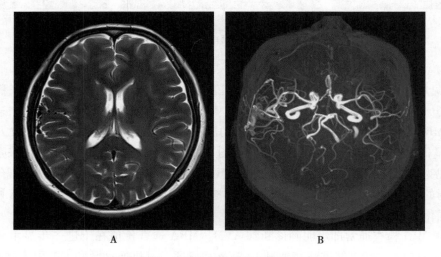

图 1-2-62　右侧大脑中动脉远端血管畸形
A. T2WI;B. TOF-MRA。

(2) CT:最常见为条状等密度影,周边无脑水肿。也可表现为条状稍高密度影,系扩张的髓静脉网或引流静脉。增强检查,阳性率为 87% ,有三种表现:①穿越脑的线形强化影,为引流静脉;②白质中圆形强化影,周围无水肿占位效应,系髓静脉网或引流静脉;③两者同时出现。

(3) MRI:典型表现为许多细小扩张的髓静脉呈放射状汇入一条或多条引流静脉。由于血管流空效应,引流静脉在 T1WI 均呈低信号,T2WI 多呈低信号,少数引流静脉 T2WI 呈高信号,可能与血流慢有关。增强扫描后引流静脉和髓静脉网均明显强化,可清晰显示 CVM"水母头"样表现(图 1-2-63)。

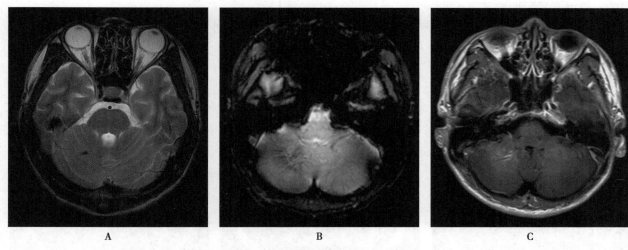

图 1-2-63　右侧小脑半球发育性静脉异常
A. T2WI；B. GRE；C. T1WI 增强。

3. 海绵状血管瘤（cavernous angioma）

（1）X 线：大多数患者正常，少数患者可见斑点状或小结节状钙化。

（2）血管造影：绝大多数患者造影正常，少数可见血管稀疏区。血管造影病灶不显影原因有：①病灶内血栓形成；②血流淤滞；③病变小；④没有明显供血动脉等。

（3）CT：平扫病灶表现为类圆形的高密度影，密度不均匀，30% 可见钙化，增强后病灶轻度强化。起源于硬膜的海绵状血管瘤酷似脑膜瘤，平扫呈等或稍高密度影，增强后病灶明显强化，边界清楚，病灶体积较大，亦称硬膜型海绵状血管瘤。

（4）MRI：平扫特点有：①脑实质型病灶表现为混杂信号，T1WI 及 T2WI 均可见病灶中央呈高信号，其周围见一环形低信号环绕，亦称"铁环征"。这种混杂信号的高信号由亚急性出血的产物正铁血红蛋白引起，而周围低信号则由慢性出血的代谢产物含铁血黄素沉积所致。②无异常血管流空。③一般无水肿占位效应（图 1-2-64）。

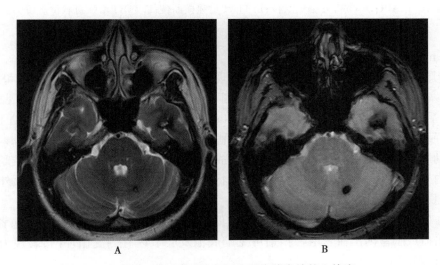

图 1-2-64　左侧颞叶及左侧小脑半球海绵状血管瘤
A. T2WI；B. GRE。

4. 毛细血管扩张症（capillary malformation）

（1）血管造影：毛细血管扩张症属于隐匿性血管畸形，血管造影不能显示病灶。

（2）CT：平扫多为正常，偶可见孤立小结，呈稍高密度，少数伴钙化。增强扫描病灶轻度强化，病变周围脑实质可有局限性脑萎缩。

（3）MRI：病灶<2mm，T1WI呈稍低信号，T2WI呈等或稍高信号。增强扫描病灶可见强化（图1-2-65）。

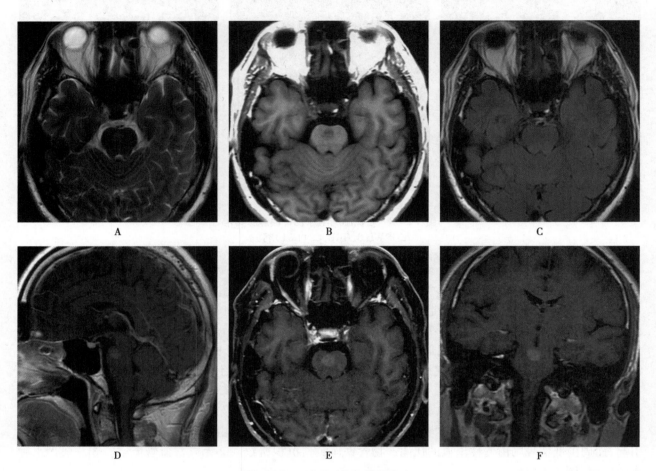

图1-2-65　脑干毛细血管扩张症

A. T2WI；B. T1WI；C. FLAIR；D. T1WI增强矢状位；E. T1WI增强横断位；F. T1WI增强冠状位。桥脑类圆形T1WI稍低、T2WI稍高信号，FLAIR未见异常信号，增强扫描病灶呈毛刷样较明显强化。

5. 烟雾病（moyamoya disease）

（1）血管造影：脑血管造影是主要确诊手段，表现为双侧或一侧颈内动脉床突上段和大脑前、中动脉近段有狭窄或闭塞，大脑后动脉近端也可受累。两侧可不对称，可先发生于一侧，后发展成两侧，先累及Willis环前半部，后累及发展至后半部，最终整个Willis环闭塞，造成双侧丘脑、基底节、脑干等多支穿越脑底动脉的闭塞。颅内外可见侧支循环建立代偿。其侧支循环通路分为三组：①颈内动脉虹吸部末端闭塞后，通过大脑后动脉与大脑前、中动脉终支间吻合形成侧支循环；②未受损的动脉环分支均参与基底节核团的供血，包括内外侧豆纹动脉、丘脑动脉及丘脑膝状体动脉、脉络膜前后动脉等；③颈外动脉的分支与大脑表面的软脑膜血管之间吻合成网。

（2）CT：平扫双侧底节区、皮质灰白质可见多发低密度影，同时伴有脑萎缩。部分患者表现为蛛网膜下腔出血、脑内出血或脑室内出血。增强扫描可见脑底池及底节区有侧支循环网，表现为不规则的扭曲成团的血管网强化影。

（3）CTA：可见颈内动脉、大脑前、中动脉、Willis环的狭窄和闭塞，以及脑底代偿血管网。

（4）MRI：单侧或双侧颈内动脉海绵窦段或床突上段、大脑前、中动脉近端狭窄或闭塞，导致血管流空效应减弱。患侧或双侧尾状核、豆状核、内囊以及下丘脑建立侧支循环，T2WI及T1WI呈无数点状或细线样流空的低信号影。双侧底节区、额叶、顶叶、颞叶均可见多发片状长T1长T2缺血信号。

MRA可直观显示颈内动脉、大脑前、中动脉及Willis环的狭窄或闭塞。MRS可显示脑代谢情况。

DWI 能显示早期脑缺血性改变,并能监视病情发展。

五、颅脑外伤的影像学诊断

颅脑外伤(traumatic brain injury,TBI)是世界范围内儿童和青少年致死、致残的首要原因。病理学上,TBI 可分为原发性脑损伤和继发性脑损伤;原发性损伤发生于损伤的即刻,包括颅骨骨折、硬膜下及硬膜外血肿、脑挫裂伤和轴索损伤;继发性损伤延迟发生,包括脑水肿、脑疝等。

多模态影像学检查方法联合应用可快速、准确诊断各型颅脑外伤并用于指导治疗。CT 平扫是急性颅脑外伤的首选检查方法;冠状位及矢状位骨算法重建,有助于显示细小及隐匿部位的骨折;如骨折线经过颈内动脉、硬膜静脉窦走行区或斜坡,推荐进一步行 CTA,以排查血管损伤情况。超急性及急性期出血在 CT 平扫上呈高密度,易于观察;而通过 CTA 所见"点征"可早期预测血肿再扩大风险。亚急性期出血在 CT 平扫上呈等密度及稍低密度,有时不易发现,而这一时期血肿在 MRI 的 T1WI 及 T2WI 上可呈现特征性的高信号;慢性期出血 CT 平扫呈近似脑脊液的低密度,表现无特异性,而 MRI 的 SWI 序列对含铁血黄素沉积最为敏感,表现为低信号,故亚急性期及慢性期出血推荐 MRI 检查。MRI 的 DWI/ADC 序列可识别 6 小时以内的超急性早期缺血性脑梗死,其敏感度接近 100%,是首选检查方法。对于 CT 平扫不易发现的小挫裂伤、蛛网膜下腔出血等,建议行 MRI 的 DWI/ADC 及 FLAIR、SWI 等序列扫描。近年来,DTI 和 fMRI 等功能成像手段越来越多地被用于意识障碍患者的脑损伤程度及预后评价,应用前景广阔。

1. 头皮血肿　头皮从外向内分为五层:真皮、皮下组织、帽状腱膜、帽状腱膜下结缔组织和颅骨外膜。各层下均可出血或肿胀,多数情况下不能分辨病变位于哪一层和鉴别出血或肿胀;其中帽状腱膜下结缔组织结构疏松,血液及水肿液易于在此处蔓延,CT 平扫表现为新月形或弧形等或低密度影。

2. 颅骨骨折　约 1/3 的外伤会伴发颅骨骨折(图 1-2-66),按骨折线形态分为线性骨折、凹陷骨折、颅骨分离、隆起骨折和生长性骨折;其中凹陷骨折凹陷深度超过 1cm,则需外科治疗;颅骨分离表现为颅缝增宽,常合并线性颅骨骨折;生长性骨折是指在骨折急性期难以观察到,由于骨折处硬脑膜疝入,脑脊液汇集、局部压力较高,骨折面压迫性吸收,局部骨质缺损越来越大,是一种非愈合性骨折。合并硬脑膜破裂的颅骨骨折为开放性骨折,常合并颅骨粉碎性骨折、脑内碎骨片或异物存留,并发气脑、脑脊液鼻漏和颅内感染等,属严重脑损伤。颅骨骨折应注意与颅缝、血管沟、蛛网膜颗粒压迹及缝间骨相鉴别。

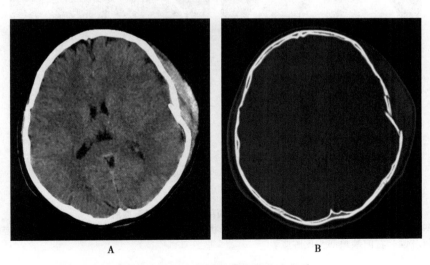

图 1-2-66　左侧颞骨骨折伴头皮血肿
A. CT 软组织窗;B. CT 骨窗。

3. 硬膜外血肿(epidural hematoma,EDH)　常见于青年人,多由暴力重击引起。血肿位于颅骨内板与硬脑膜间,病变范围局限,不跨越颅缝。血肿多位于着力部位;多由脑膜动脉损伤引起;多为单侧发生,最常见于颞叶脑膜中动脉损伤引起的出血。表现为边界清晰锐利的梭形或卵圆形;占位效应明显,周围脑实质受压移位(图 1-2-67)。依据出血时相不同,CT 可表现为高密度、等密度、混杂和低密度;出现

"逗点征"提示合并硬膜下血肿发生,其中逗点宽而局限的部分为硬膜外血肿,细而长的部分为硬膜下血肿,二者治疗方式不同,应注意鉴别。

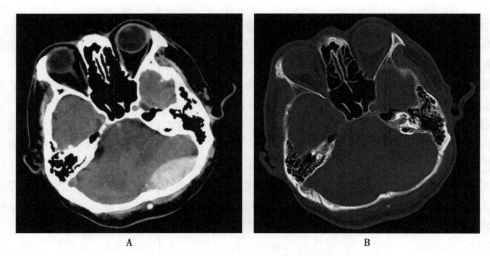

图 1-2-67　左侧枕部急性硬膜外血肿伴枕骨骨折
A. CT 软组织窗;B. CT 骨窗。血肿呈梭形、高密度。

4. **硬膜下血肿**(subdural hematoma,SDH)　血肿位于硬脑膜与蛛网膜之间,可沿大脑镰、小脑幕、颅前窝及颅中窝底扩展。由于不受骨缝限制,病变范围多较大,表现为弧形或新月形,边界清楚。急性期血肿 CT 平扫多表现为高密度(图 1-2-68),而对于贫血患者,由于血红蛋白浓度和血细胞比容较低,可表现为等密度,甚至低密度。青年人多见于外伤,儿童及老年人可发生自发性出血,呈亚急性起病,故就诊时血肿可表现为 CT 等密度,周围水肿及占位效应不明显,容易漏诊。

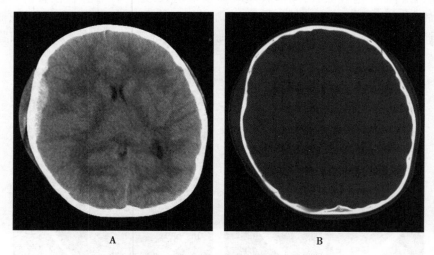

图 1-2-68　右侧颞顶部颅板下硬膜下血肿
A. CT 软组织窗;B. CT 骨窗。CT 平扫呈条状高密度影,右侧脑室受压变窄,中线结构
稍左偏。右侧颞顶部头皮肿胀。

5. **蛛网膜下腔出血**(subarachnoid hemorrhage,SAH)　多见于中老年人,典型临床表现为雷击样头痛、颈项强直等。首要发病原因为颅内动脉瘤破裂,其次为血管畸形和外伤。出血位于蛛网膜与软脑膜之间,可随软脑膜分布于脑表面。外伤性 SAH 多表现为局部脑沟内 CT 高或等密度影,可位于病变侧或对侧;而动脉瘤破裂引起的 SAH 病变范围多较广泛,填充鞍上池、侧裂池、环池、脚间池等。对于 CT 平扫不易发现的 SAH,建议 MRI 进一步检查。怀疑动脉瘤者,应进一步行 CTA 或 MRA 检查,以寻找病变血管(图 1-2-69)。

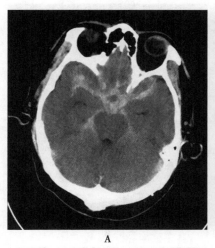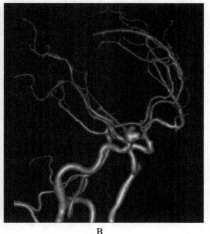

A　　　　　　　　　　　　　B

图 1-2-69　蛛网膜下腔出血

A. CT 软组织窗；B. CTA VR 三维重建图。CT 平扫显示脑沟、裂、池内高密度 SAH。
CTA 显示右侧颈内动脉眼段-交通段动脉瘤形成。

6. **脑挫裂伤（cerebral contusion）**　脑挫裂伤包括脑皮质和深层散在小的出血灶、脑水肿和脑肿胀。病变多位于颅板下的着力部位及对冲部位；呈多发、散在、小灶状高密度出血伴周围血管源性水肿带，边界不清（图 1-2-70）。占位征象一般比较明显。伤后一定时间内红细胞和血清会持续漏出，造成迟发性出血；由于存在血肿扩大风险，所有脑挫裂伤患者应严密监控、影像随诊。如 CTA 发现血肿内出现点状更高密度影，即"点征"，特别是动脉期出现点征，高度提示存在血肿再扩大风险。MRI 检查时依据出血时相不同，病灶呈现不同信号；水肿区表现为 T1WI 低信号、T2WI 及 FLAIR 高信号。

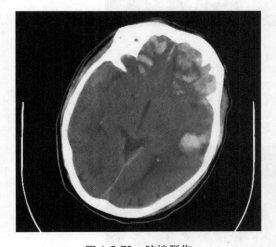

图 1-2-70　脑挫裂伤

双侧额叶、颞叶见多发斑片状高密度出血伴周围低密度水肿区。双侧额颞部脑沟、裂变窄，脑组织肿胀。

弥漫性轴索损伤（DAI）是指轴索的剪切伤或牵拉伤，是一种严重的原发性脑损伤。多由于头部成角或旋转、加（减）速引发，而不必由物体直接撞击或打击头部，较少合并颅骨骨折，常见于交通事故中。好发部位：脑灰白质交界区、胼胝体、脑干背外侧及内囊、基底节。DAI 的 CT 平扫多表现为上述部位多发、小灶性高及低密度灶；MRI 的 SWI 序列可发现更多微出血灶，表现为点状或沿小血管走行方向的条状低信号；DWI/ADC 对于早期发现非出血性小梗死灶最具优势（图 1-2-71）。患者临床症状一般较重，可表现为伤后即昏迷、去大脑僵直或持续植物状态等，而影像学表现较轻，甚至早期 CT 平扫可呈阴性。

7. **脑内血肿**　出血量>3ml 或出血较集中，称为脑内血肿，血肿密度及信号随着出血时相不同而不断变化；周围血管源性水肿及占位效应较明显。

8. **颅脑外伤并发症和后遗症**

（1）外伤性脑梗死：可能原因为外伤损伤动脉内膜，导致血栓形成。动脉损伤表现为按血管供血区分布的低密度影；如为静脉窦损伤，可表现为该静脉窦引流区脑水肿，常伴出血（图 1-2-72）。上述征象应出现于外伤后 24 小时，外伤当时出现者不应考虑梗死。

（2）脑积水：中脑导水管梗阻或粘连可导致幕上脑室的梗阻性积水，表现为梗阻点以上脑室扩大；而交通性脑积水多由蛛网膜颗粒粘连、脑脊液吸收障碍所致，表现为脑室系统对称，普遍扩大，中线结构居中。

（3）颈内动脉海绵窦瘘：临床表现为外伤后搏动性突眼。可见一侧海绵窦增宽并多发迂曲血管流空，同侧眼上静脉扩张。

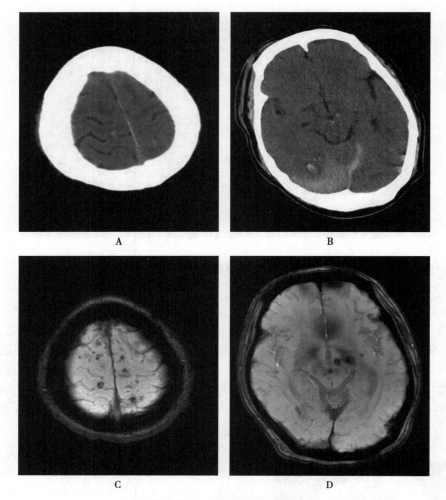

图 1-2-71　弥漫性轴索损伤

A、B. CT 软组织窗；C、D. SWI。CT 平扫显示右侧额叶、左侧顶叶、右侧颞枕交界区、左颞叶内侧皮层下及脑干多发高密度小出血灶。MRI SWI 序列可显示双侧额顶叶皮层下更多 CT 不能显示的小出血灶，呈低信号。大脑纵裂及小脑幕硬膜下少许积血表现为线样 CT 高密度，SWI 低信号。

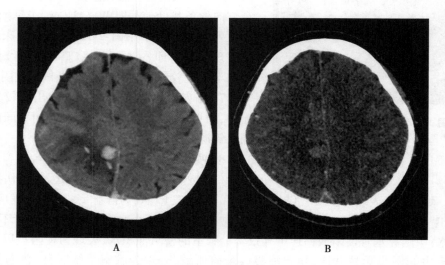

图 1-2-72　外伤性脑梗死

A. CT 平扫；B. CT 静脉造影。CT 平扫显示上矢状窦内高密度的血栓形成，CT 静脉造影示上矢状窦内无高密度对比剂充填，血栓呈低密度充盈缺损，称为空 Delta 征。右侧顶叶见点片状高密度出血伴周围脑组织肿胀及血管源性水肿。

六、颅内感染中毒、变性及脑白质病的影像学诊断

1. 化脓性脑炎和脑脓肿 是细菌性脑内感染过程的两个不同的发展阶段,大多由脑外原发感染灶经血行播散传播所致。脑脓肿的形成分为 4 个阶段:第 1 阶段为脑炎早期(1~3 天),第 2 阶段为脑炎晚期(4~9 天),第 3 阶段为脓肿壁形成期(10~13 天),第 4 阶段为脓肿壁形成晚期(14 天以上)。脑炎阶段病变区主要是多形核白细胞、淋巴细胞及浆细胞的浸润,第 3 天,病变中心出现细胞坏死,坏死区周围被炎性细胞、新生血管及增生的纤维细胞包绕。脑炎晚期出现细胞外水肿及星形细胞增生。第 10~13 天,胶原脓肿壁形成,至第 4 阶段,脓肿壁不断增厚。胶原沉积是一个重要的有益的病理过程,因为它能限制感染的扩散。皮质类固醇类可减弱脑炎阶段抗菌药物的功效,延缓胶原沉积,不利于脓肿壁的形成。

MRI 表现:由于 MRI 对组织水成分的改变较 CT 敏感,因此较 CT 更易显示脑炎早期的渗出浸润性病灶(图 1-2-73)。T2WI 呈边缘模糊的低信号区,T2WI 炎性灶及周围水肿区均呈高信号。脑炎晚期,坏死融合的病灶中心使 T1 和 T2 弛豫时间延长,分别表现为低信号和高信号。脓肿壁形成后,周围水肿减轻。脓肿壁表现为 T1WI 等信号,T2WI 呈等信号或相对低信号的环状边缘。脓肿腔内的信号强度依其所含成分的不同而异。液化充分的脓肿呈长 T1、长 T2 信号,凝胶状脓液趋于等信号强度。增强扫描以注射对比剂后 30~60 分钟增强效果最佳脑炎期表现为炎性区内弥漫性增强。脓肿早期脓肿壁呈环状增强,中心信号强度低于周围脑组织。脓肿晚期,增强扫描可以清楚区分脓肿腔、脓肿壁及其周围水肿。脓肿壁一般

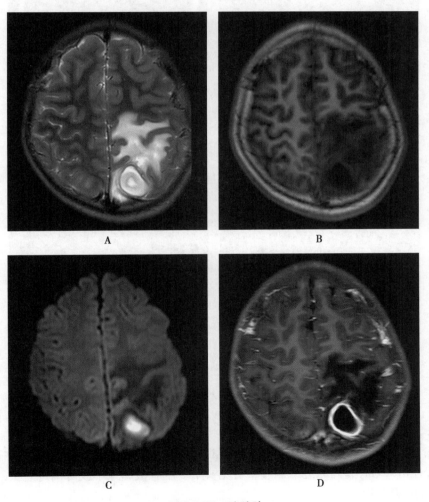

A   B

C   D

图 1-2-73 脑脓肿
A. T2WI;B. T1WI;C. DWI;D. T1WI 增强。左顶叶可见囊状 T1WI 低信号、T2WI 高信号,DWI 呈高信号,囊壁呈 T1WI、T2WI 等信号,增强扫描囊壁明显均匀强化,内部未见强化,病灶周围见大片水肿。

光滑,厚度均匀,呈形态规则的圆形或类圆形。若脓肿壁形态不规则,但仍保持其均匀的厚度。

　　2. **脑囊虫病**(cerebral cysticercosis)　是猪绦虫的囊尾蚴寄生于人体颅内所致的疾病,多见于我国北方。依据囊尾蚴进入颅内的时序及寄生部位的不同分为以下4型。

　　(1)急性脑炎性:多数囊尾蚴一次性进入脑内,引起弥漫性脑水肿、脑肿胀,甚至出现脑细胞坏死,出现颅内高压和脑膜炎表现,如精神异常、意识障碍、癫痫发作等。MRI图像与一般脑炎类似,以脑室周围白质最明显,在T1WI上呈对称性低信号,在T2WI上呈对称性高信号,增强扫描多无增强或不规则强化。

　　(2)慢性脑实质型:最为常见,约占脑囊虫的2/3,病程迁移,常有反复。主要表现为癫痫发作、颅内压增高、精神障碍、运动和感觉异常。MRI上可见散在分布于脑实质的皮质区,小圆形囊性病灶,囊比较薄,于囊壁内侧有一点状影为头节,也可呈大囊形。增强扫描多不强化或轻度强化(图1-2-74)。

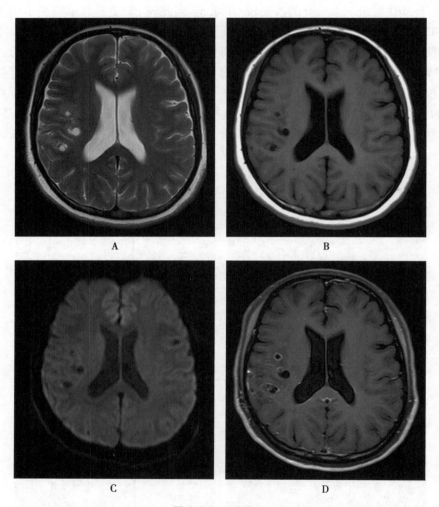

图 1-2-74　脑囊虫
A. T2WI;B. T1WI;C. DWI;D. T1WI增强。右侧额、颞叶可见多发小囊状病灶,
T1WI呈低信号,T2WI呈高信号,DWI部分病灶边缘略高信号。增强扫描部分病
灶呈环状强化,部分不强化。

　　(3)脑室型:以第四脑室最为常见,可阻塞脑脊液通路。平扫MRI表现为囊虫所在部位脑室呈不对称性增大,囊虫直径可>2cm,囊内靠近一侧囊壁可见头节。脑脊液影像不仅可确定囊虫的存在,还可了解囊虫对脑脊液循环的影响程度。

　　(4)混合型:为上述各型两种或两种以上类型同时存在。

　　3. **颅内结核**　颅内结核性感染有两种,即结核性脑膜炎和结核瘤。两种类型可以单独或合并存在,且均不易与其他原因引起的脑膜炎、脑脓肿相鉴别。结核性脑膜炎的平扫MRI无明显特征性表现,偶尔于基底池内可见 T1WI 略高信号、T2WI 略低信号。MRI 较 CT 更能清楚地显示发生于结核性脑膜炎早期的蛛网膜下腔扩张。Gd-DTPA 增强扫描显示基底池和/或脑沟内铸型状柔脑膜增强,以基底池脑膜增强最常见。MRI 不如 CT 容易显示脑膜钙化。如果出现交通性或梗阻性脑积水,T1WI 可显示脑室周围高信号强度的间质性水肿。

结核瘤可发生于脑实质、蛛网膜下腔、硬膜下腔和硬膜外。发生于脑实质者,瘤体常呈圆形,位于大、小脑的皮髓质交界区或脑室周围。发生于脑外者,瘤体常呈脑灰质信号强度,周围有轻度高信号边缘。在 T2WI 上信号强度不尽相同,一般与脑组织相比呈 T2WI 低信号,呈 T2WI 高信号表现的结核瘤则可能基于瘤体中心较多的液化坏死(图 1-2-75)。

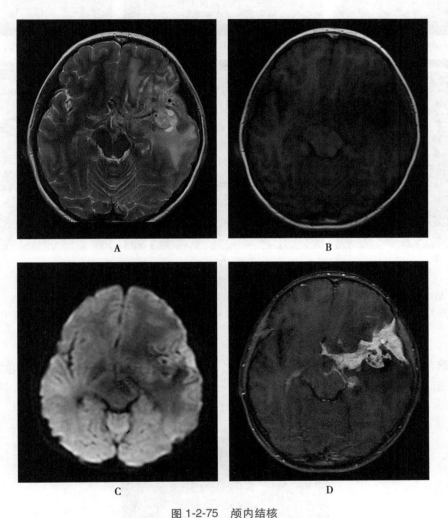

图 1-2-75 颅内结核

A. T2WI;B. T1WI;C. DWI;D. T1WI 增强。左额、颞叶可见团片状异常信号,T1WI 呈低信号,T2WI 呈略高信号,信号不均匀,DWI 未见明显高信号,增强扫描可见不规则形明显强化,局部脑膜强化,病变周围可见大片状水肿,中线结构局部右偏。

4. **多发性硬化(multiple sclerosis,MS)** 是脑内和脊髓多发脱髓鞘斑块、时间上慢性反复,临床上神经系统缺陷表现多样的一种中枢神经系统最常见的脱髓鞘疾病。MRI 可见大脑半球脑室旁白质区多发、散在椭圆形 T1WI 低信号、T2WI 高信号影,病灶大小为 3~5mm,病变边缘略显模糊。MS 椭圆形斑块的长轴有与侧脑室壁呈直角的倾向,胼胝体常受累,此两点可与脑缺血灶相鉴别。新旧病灶可同时存在,但静脉注入对比剂后仅见新鲜、活动期病灶增强。病程较长者胼胝体多见萎缩,脊髓 MS 病灶多见于颈段和上胸段,横断面见 MS 斑块常位于脊髓的侧后部,表现为 T1WI 低信号、T2WI 高信号影。不典型 MS 病灶可单发,形似肿瘤(图 1-2-76)。

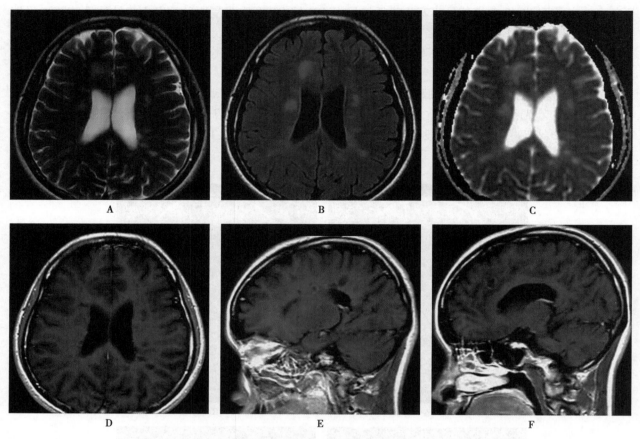

图 1-2-76　多发性硬化

A. T2WI；B. FLAIR；C. ADC；D. T1WI 增强横断位；E、F. T1WI 增强矢状位。右侧额叶皮层下弓形纤维、双侧侧脑室旁及胼胝体可见多发 T1WI 低、T2WI 高信号，FLAIR 高信号，ADC 呈略高信号，增强扫描多数病灶不强化，部分病灶呈环状强化。

5. **中毒性脑病**　一氧化碳中毒性脑病：一氧化碳在空气中浓度>30mg/m³ 时就能发生中毒。早期 MRI 检查见脑白质广泛性水肿，脑室系统变小；晚期常见双侧苍白球软化灶和脑萎缩表现（图 1-2-77）。

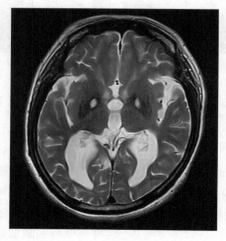

图 1-2-77　一氧化碳中毒后改变（MRI）

（刘亚欧　周　剑）

第三节　实验室诊断

一、脑血管疾病的实验室诊断

（一）动脉粥样硬化易损斑块的生物学标志物

动脉粥样硬化是血管炎症后损伤的一种表现,是内皮细胞功能紊乱后的炎症反应及在此基础上的损伤-修复过程。血管内皮细胞分泌各种炎症因子并在表面表达黏附分子,使白细胞黏附于内皮细胞表面并在内皮细胞间迁移。当白细胞进入内皮下后会分泌更多的炎症因子加剧整个炎症反应过程,并通过清道夫受体吞噬大量的脂质成为泡沫细胞。血管平滑肌细胞的增殖和炎症因子的分泌贯穿于动脉粥样硬化发生发展的整个过程中。最后含脂质成分多而平滑肌细胞较少的不稳定斑块的薄纤维帽破裂,即粥样斑块破裂,血小板及纤维蛋白原聚集于破损的斑块处形成血栓,最终导致临床上的血管事件。鉴于动脉粥样硬化是一种血管的炎症损伤反应的结果,存在动脉粥样硬化的人群长期处于低度炎症状态,因此对血清中的部分炎症因子的检测可能作为评估动脉粥样硬化的无创性检查方法。

1. **超敏 C 反应蛋白**　参考值为 0.0~3.0mg/L,C 反应蛋白是肝细胞合成的炎症标志物,属于穿透素蛋白家族成员,血管平滑肌细胞及粥样斑块内的巨噬细胞可合成超敏 C 反应蛋白,是易损斑块的血清标志物之一,可以反映易损斑块的炎症活动。许多动脉粥样硬化一级预防的前瞻性临床试验都提示超敏 C 反应蛋白与动脉粥样硬化相关,为卒中的独立危险因素。

2. **氧化型低密度脂蛋白**　氧化型低密度脂蛋白是低密度脂蛋白经超氧阴离子、金属离子或其他致氧化因子作用形成的,可促进动脉粥样硬化过程中炎性因子的释放。氧化型低密度脂蛋白能促进巨噬细胞介导的粥样斑块基质降解,使斑块易于破裂,其水平与动脉粥样硬化严重度呈显著正相关。

3. **分泌性磷脂酶 A_2**　磷脂酶 A_2 在动脉斑块的早期很难检测到,而在易损和破裂斑块核心和周围增生的平滑肌细胞和巨噬细胞出现强烈表达,提示其在促进斑块不稳定中的潜在作用。

4. **血清淀粉样相关蛋白**　正常人有低浓度的血清淀粉样相关蛋白 $[(0~0.78)×10^{-3}mg/L]$,在炎症反应时其浓度可上升 1 000 倍以上。血清淀粉样相关蛋白分泌入血后即与高密度脂蛋白和极低密度脂蛋白结合,它促进高密度脂蛋白与分化的巨噬细胞和内皮细胞结合,减弱了部分高密度脂蛋白促进巨噬细胞中的胆固醇溢出细胞外的作用,而游离的血清淀粉样相关蛋白亦可以促进单核细胞的趋附和黏附反应,其作为连接分子促使脂蛋白,包括高密度脂蛋白和极低密度脂蛋白,黏附于血管细胞外基质,导致胆固醇沉积于局部血管组织,引起动脉硬化,特别是停留于细胞外基质的高密度脂蛋白,由于丧失了清除斑块中胆固醇的能力,加重了导致动脉粥样硬化的作用。

5. **纤维蛋白原**　纤维蛋白原是糖蛋白,占血浆总蛋白的 2%~3%。纤维蛋白原可升高血中的血黏度水平,促进血小板聚集和血管平滑肌细胞的增生。纤维蛋白原还可刺激血管内皮细胞内表达黏附分子,引导白细胞黏附于血管内皮细胞表面,并释放炎症因子,使被黏附血管产生炎症反应,启动动脉粥样硬化的过程。

（二）动脉粥样硬化危险因素的评价

1. **血糖及其代谢产物的检测**

（1）空腹血糖(fasting plasma glucose,FPG)检测:是诊断糖代谢紊乱的最常用和最重要的指标。

（2）口服葡萄糖耐量试验(oral glucose tolerance test,OGTT):多采用 WHO 推荐的 75g 葡萄糖标准 OGTT,分别检测空腹血糖和口服葡萄糖后 30 分钟、1 小时、2 小时、3 小时的血糖和尿糖。

1）参考值:①FPG 3.9~6.1mmol/L(葡萄糖氧化酶法)或者 3.9~6.4mmol/L(邻甲苯胺法)。空腹血糖增高而未达到诊断糖尿病标准时称为空腹血糖过高(impaired fasting glucose,IFG);超过 7.0mmol/L 时称为高血糖症。②口服葡萄糖后 30 分钟至 1 小时,血糖达高峰(一般为 7.8~9.0mmol/L),正常人峰值<11.1mmol/L;③2 小时血糖<7.8mmol/L;④3 小时血糖恢复至空腹水平;⑤各检测时间点的尿糖均为阴性。

2）临床意义：①诊断糖尿病。临床上满足以下条件者即可诊断为糖尿病：a. 具有糖尿病症状，FPG>7.0mmol/L。b. OGTT 血糖峰值>11.1mmol/L，OGTT 2 小时血糖>11.1mmol/L。c. 具有糖尿病症状，随机血糖>11.1mmol/L，且尿糖阳性。②判断糖耐量异常：FPG<7.0mmol/L，OGTT 2 小时血糖 7.8~11.1mmol/L，且血糖到达高峰的时间延长至 1 小时后，血糖恢复正常的时间延长至 2~3 小时或以后，同时伴有尿糖阳性者。

（3）血清胰岛素检测和胰岛素释放试验：糖尿病是由于胰岛 B 细胞功能障碍和胰岛素生物学效应不足（胰岛素抵抗），而出现血糖增高和胰岛素降低的分离现象。在进行 OGTT 时，分别于空腹和口服葡萄糖后 30 分钟、1 小时、2 小时、3 小时检测血清胰岛素浓度的变化，称为胰岛素释放试验，以了解胰岛 B 细胞基础功能状态和储备功能状态。

1）参考值：①空腹胰岛素，10~20mU/L，胰岛素（pU/L）/血糖（mg/dl）<0.3；②释放试验，口服葡萄糖后胰岛素在 30 分钟至 1 小时出现高峰，峰值为空腹胰岛素的 5~10 倍。2 小时胰岛素<30mU/L，3 小时后达到空腹水平。

2）临床意义：①1 型糖尿病空腹胰岛素明显降低，口服葡萄糖后胰岛素释放曲线低平，胰岛素与血糖的比值明显降低。②2 型糖尿病空腹胰岛素可正常、稍高或减低，口服葡萄糖后胰岛素呈延迟释放反应，胰岛素与血糖的比值也降低。

（4）血清 C 肽检测：C 肽是胰岛素原在蛋白水解酶的作用下分裂而成的与胰岛素等分子的肽类物，不受肝脏和肾脏胰岛素酶的灭活，仅在肾脏中降解和代谢。C 肽与外源性胰岛素无抗原交叉，其生成量不受外源性胰岛素的影响，检测 C 肽也不受胰岛素抗体的干扰。因此，检测空腹 C 肽水平、C 肽释放试验可更好地评价胰岛 B 细胞分泌功能和储备功能。

1）参考值：①空腹 C 肽 0.3~1.3nmol/L；②C 肽释放试验，口服葡萄糖后 30 分钟至 1 小时出现高峰，其峰值为空腹 C 肽的 5~6 倍。

2）临床意义：①空腹血清 C 肽降低，见于糖尿病。②C 肽释放试验：口服葡萄糖后 1 小时血清 C 肽水平降低，提示胰岛 B 细胞储备功能不足。释放曲线低平提示 1 型糖尿病，释放曲线延迟或呈低水平见于 2 型糖尿病。③C 肽水平不升高，而胰岛素增高，提示为外源性高胰岛素血症，如胰岛素用量过多。

（5）糖化血红蛋白（glycosylated hemoglobin，GHb）检测：主要检测 HbA1c，GHb 水平取决于血糖水平及高血糖持续时间，其生成量与血糖浓度成正比。GHb 的代谢周期与红细胞寿命基本一致，故 GHb 水平反映最近 2~3 个月的平均血糖水平。

1）参考值：HbA1c 4%~6%，HbA1 5%~8%。

2）临床意义：①评价糖尿病控制程度，GHb 增高提示近 2~3 个月糖尿病控制不良。②美国糖尿病协会《2010 版糖尿病诊疗指南》提出 HbA1c≥6.5% 是糖尿病诊断标准之一。③研究显示 HbA1c 升高与颈动脉内中膜厚度（IMT）密切相关，是动脉粥样硬化的危险因素之一。

2. 血清脂质和脂蛋白检测

（1）甘油三酯（triglyceride，TG）：参考值为 0.50~1.70mmol/L，此指标受饮食影响极大，高甘油三酯血症与遗传、饮食习惯、肥胖、少动、饮酒等有关，高甘油三酯血症可能参与动脉粥样硬化病变早期；低甘油三酯血症可见于饥饿、营养不良、肝脏疾病等。

（2）总胆固醇（cholesterol，CHO）：参考值为 3.20~5.17mmol/L，是血液中所有脂蛋白所含胆固醇的总和，高胆固醇血症与动脉粥样硬化、静脉血栓形成、胆石症关系密切；低胆固醇血症可见于肝病、严重感染、营养不良、贫血、败血症、甲状腺功能亢进等疾病。

（3）高密度脂蛋白胆固醇（HDL-cholesterol，HDL-C）：参考值为 1.00~1.80mmol/L，其结合的胆固醇是逆向转运的内源性胆固醇酯，将其运入肝脏，再清除出血液。该指标升高见于原发性高 HDL 血症、接受刺激或某些药物如烟酸、维生素 E、肝素等治疗者；低 HDL 血症见于代谢综合征、脑血管病、冠心病、高甘油三酯血症、肝功能损害、糖尿病、吸烟、缺少运动等。

（4）低密度脂蛋白胆固醇（LDL-cholesterol，LDL-C）：参考值为 1.50~3.10mmol/L，在血管内皮损伤的病理状态下，巨噬细胞与 LDL-C 结合，转变成"泡沫"细胞，参与动脉粥样硬化斑块形成。研究显示高密度脂蛋白血症、低密度脂蛋白血症是心脑血管疾病的独立危险因素。

（5）载脂蛋白 A1（apolipoprotein A1，ApoA1）和载脂蛋白 B（apolipoprotein B，ApoB）：①ApoA1 参考值为 1.20~1.80g/L，主要由肝脏合成，是高密度脂蛋白胆固醇（HDL-C）的主要结构蛋白，占 HDL-C 总蛋白的 60%~70%，ApoA1 的测定可直接反映 HDL-C 的水平。动脉粥样硬化（尤指引起阻塞者）、糖尿病、高脂蛋白血症、肝功能不足均可导致载脂蛋白 A 的降低。②ApoB 参考值为 0.60~1.14g/L，由肝脏合成，是低密度脂蛋白胆固醇（LDL-C）的主要结构蛋白，约占 LDL-C 总蛋白含量的 97%，ApoB 的测定可直接反映 LDL-C 的水平。

ApoA1、ApoB 水平受性别、种族、年龄、体重指数、酒精摄入量、激素、吸烟等因素影响。研究显示 ApoA1 和 ApoB 及 ApoA1/ApoB 比值在预测动脉粥样硬化性心血管疾病和冠状动脉事件的危险性方面优于低密度脂蛋白胆固醇、总胆固醇、高甘油三酯血症和高密度脂蛋白胆固醇等。

3. 血清同型半胱氨酸（homocysteine，HCY）检测 同型半胱氨酸是甲硫氨酸代谢的中间产物，由肝脏合成，涉及亚甲基四氢叶酸还原酶、胱氨酸 β 合成酶和甲硫氨酸合成酶等多种代谢调节酶，以及多种辅助因子，如叶酸、维生素 B_1、维生素 B_2 等。HCY 与动脉粥样硬化和血栓性疾病密切相关。

（1）参考值：5.2~15.1μmol/L（高效液相层析法）。

（2）临床意义：高同型半胱氨酸血症是体内甲硫氨酸代谢障碍所致的疾病，可由遗传和环境两种因素导致，当体内参与氨基酸代谢的某些酶发生基因突变导致酶的缺乏，或环境因素造成代谢辅助因子如叶酸、维生素 B_1、维生素 B_2 缺乏，均可导致高同型半胱氨酸血症的发生。近年来，高同型半胱氨酸血症作为动脉粥样硬化新的独立危险因素而广受关注，临床常见高同型半胱氨酸血症患者早期继发生全身动脉粥样硬化和血栓形成。

4. 血尿酸（urine acid，UA）检测

（1）参考值：142~416μmol/L。

（2）临床意义：高尿酸血症又称痛风，是嘌呤代谢紊乱所致的疾病，研究显示高尿酸血症与高血压和代谢综合征关系密切，而后者是动脉粥样硬化的独立危险因素。

（三）凝血、纤溶相关指标的评价

1. 凝血象

（1）凝血酶原时间（prothrombin time，PT）：是指在缺乏血小板的血浆中加入足够量的组织因子和适量的钙离子，凝血酶原转化为凝血酶，导致血浆凝固所需的时间。

1）参考值：11.0~13.0 秒，测定值超过正常对照 3 秒以上者有临床意义。

2）临床意义：①凝血酶原时间延长，见于先天性或获得性凝血因子缺乏，如继发性/原发性纤维蛋白溶解功能亢进、严重肝病、使用肝素等；②凝血酶原时间缩短，见于妇女口服避孕药、血栓栓塞性疾病及高凝状态等。临床上此指标常用于肝脏疾病的检测手术前的检测、DIC 的协诊、抗凝药物治疗检测等。

（2）国际标准化比值（international normalized ratio，INR）：用凝血活酶所测得的参比血浆与正常血浆的 PT 比值和所用试剂标出的国际敏感度指数（ISI）值计算出 INR，使不同的凝血活酶试剂测得的结果具有可比性。

1）参考值：1.0±0.1。

2）临床意义：INR 是检测口服抗凝药效应的首选指标（WHO 推荐），口服抗凝药期间检测指标应控制在 2.0~3.0。

（3）活化部分凝血活酶时间（activated partial thromboplastin time，APTT）：APTT 是内源性凝血系统的一个较为敏感的筛选试验。

1）参考值：32~43 秒，较正常对照值延长 10 秒以上为异常。

2）临床意义：①APTT 延长，见于血友病 A、血友病 B 及凝血因子Ⅺ缺乏症、肝脏疾病、阻塞性黄疸、新生儿出血、肠道灭菌综合征、口服抗凝药及低纤维蛋白血症、纤维蛋白溶解活力增强（如继发性、原发性纤维蛋白溶解功能亢进）以及血液循环中有抗凝物质（如抗凝因子Ⅷ或抗凝因子Ⅹ抗体、狼疮抗凝物质等)等疾病。②APTT 缩短,见于高凝状态,如血栓性疾病、不稳定型心绞痛、脑血管病、糖尿病伴血管病变、肺梗死、深静脉血栓形成、妊娠高血压综合征和肾病综合征等。

（4）纤维蛋白原(fibrinogen,Fbg)：是由肝脏合成的具有凝血功能的蛋白质,在凝血酶的作用下可转变为纤维蛋白,参与体内正常的凝血途径。

1）参考值:2.00~4.00g/L。

2）临床意义:①纤维蛋白原升高,常见于急性炎症、急性心肌梗死、风湿热、恶性肿瘤、多发性骨髓瘤、糖尿病、缺血性脑血管病、尿毒症、弥散性血管内凝血(DIC)代偿期等。②纤维蛋白原降低,见于遗传性无纤维蛋白原血症、遗传性纤维蛋白异常症、重症肝炎、肝硬化、营养不良、DIC 等。

2. 纤维蛋白溶解检测

（1）血浆凝血酶时间(thrombin time,TT)：

1）参考值:16.0~18.0 秒,比正常对照延长 3 秒以上为异常。

2）临床意义:①TT 延长,见于 DIC 纤溶亢进期,肝素增多或类肝素抗凝物质存在,如系统性红斑狼疮、肝病、肾病、低(无)纤维蛋白原血症、异常纤维蛋白原血症、FDP 增多等。②TT 缩短,见于高凝状态、血栓性疾病等。

（2）血浆 D-二聚体测定:D-二聚体是纤维蛋白单体经活化因子交联后,再经纤溶酶水解所产生的一种特异性降解产物,为纤维蛋白降解产物中的最小片段,是反映凝血及纤溶活化的分子标志物。

1）参考值:<200μg/L(ELISA 法)。

2）临床意义:D-二聚体升高可见于肺栓塞、慢性阻塞性肺病、静脉血栓形成、急性脑梗死、DIC 等。

（四）血栓弹力图

血栓弹力图(thrombelastography,TEG)是一种新兴的检测抗血小板药物疗效的方法,操作简便。TEG 是向待测全血中加入不同的血小板激活药[氨基酸(AA)、腺苷二磷酸(ADP)],通过计算得到在不同血小板激活药作用下未被激活的血小板所占的比例,即相应激活药的抑制率,反映不同的抗血小板药物疗效(AA 抑制率反映阿司匹林疗效,ADP 抑制率反映氯吡格雷疗效)。一般将 AA 抑制率<20% 作为阿司匹林抵抗的判定标准,AA 抑制率 20%~50% 为阿司匹林半抵抗,AA 抑制率>50% 认为阿司匹林疗效敏感。有研究将浓度≥5nmol/L 的 ADP 诱导血小板聚集时血小板抑制率<10% 作为氯吡格雷抵抗的判定标准。

（五）易栓症的实验室诊断

易栓症是由遗传性或获得性原因导致机体容易发生血栓的一种病理生理过程,即由于抗凝蛋白、凝血因子、纤溶蛋白等的遗传性或获得性缺陷,或存在获得性危险因素而易发生血栓栓塞性疾病或状态(表1-3-1)。遗传性易栓症是由患者的基因缺陷导致相应蛋白减少和/或质量异常所致;获得性易栓症是指易引发血栓的一组疾病,如抗磷脂抗体综合征、肿瘤等,还有一些则是容易发生血栓的危险状态,如长期卧床、创伤、手术等(表 1-3-2)。

表 1-3-1 常见易栓症的分类

分类		疾病
遗传性易栓症	天然抗凝蛋白缺乏	遗传性抗凝血酶缺陷症
		遗传性蛋白 C 缺陷症
		遗传性蛋白 S 缺陷症
		遗传性肝素辅助因子-Ⅱ缺陷症
	凝血因子缺陷	遗传性抗活化的蛋白 C 症
		因子Ⅴ Leiden 等
		凝血酶原 *20210A* 基因突变
		异常纤维蛋白原血症
		凝血因子Ⅻ缺陷症

分类		疾病
遗传性易栓症	纤溶蛋白缺陷	异常纤维蛋白原血症
		组织型纤溶酶原活化物(tPA)缺乏
		纤溶酶原活化抑制物-1(PAI-1)增多
	代谢缺陷	高同型半胱氨酸血症
		富组氨酸糖蛋白增多症
获得性易栓症	易栓疾病	抗磷脂综合征
		恶性肿瘤
		获得性凝血因子水平升高
		获得性抗凝蛋白缺乏
		糖尿病
		骨髓增生性疾病
		肾病综合征
		阵发性睡眠性血红蛋白尿症
	易栓状态	年龄增长
		血栓形成既往史
		长时间制动
		创伤及围术期
		妊娠和产褥期
		口服避孕药及激素替代疗法

表 1-3-2　怀疑遗传性或获得性易栓症的实验室检查项目

分类	具体检查项目
凝血相关实验室检查	(1) 全血细胞计数及外周血涂片 (2) 凝血酶原时间 (3) 活化部分凝血活酶时间(APTT),凝血活酶在有狼疮抗凝物时相对灵敏 (4) 凝血酶时间和止血时间(检查肝素或直接凝血酶抑制药效应,筛查异常纤维蛋白原血症) (5) 狼疮抗凝物试验[包括至少 2 种磷脂依赖性凝固法为基础的检查,由至少 2 种内源性(敏感的 APTT、白陶土凝血时间)、外源性(稀释的凝血酶原时间)或共同凝血途径的实验联合其他证明凝血受抑的检查和确诊检查,来证实磷脂依赖的凝血受抑制] (6) 抗心磷脂抗体和抗 B2 糖蛋白-1 抗体(IgM 或 IgG) (7) 活化的蛋白 C 抵抗比率 (8) 纤维蛋白原、可溶性纤维蛋白单体复合物及可定量的血浆纤维蛋白 D-二聚体(筛查 DIC) (9) 凝血酶原 *G20210A* 突变分型(直接基因组 DNA 突变检查) (10) 血浆同型半胱氨酸(基础值)
特定性凝血相关实验室检查	(1) 因子 V Leiden 突变基因分型(如活化的蛋白 C 抵抗比率异常降低,直接行基因组 DNA 突变检查) (2) 对特发性或复发性静脉血栓栓塞的患者,血栓初发时较"年轻"、静脉血栓栓塞家族史、罕见血管部位血栓、新生儿暴发性紫癜或华法林诱发的皮肤坏死: 1) 抗凝血酶活性(如活性降低,再检查抗凝血酶抗原水平) 2) 蛋白 C 活性(如活性降低,再检查蛋白 C 抗原水平) 3) 蛋白 S 活性(如活性降低,再检查蛋白 S 抗原水平,游离蛋白 S 抗原水平降低时检查总蛋白 S 抗原水平或许有帮助) (3) 流式细胞仪检查阵发性睡眠性血红蛋白尿 (4) 肝素诱发的血小板减少检查(血浆抗 PF4/糖胺聚糖抗体,血小板 14C-5 羟色胺释放试验,肝素依赖的血小板聚集)

二、神经系统免疫介导性疾病的实验室诊断

（一）抗糖脂抗体与周围神经病

神经节苷脂是一组酸性糖鞘酯,包含有神经酰胺、葡萄糖、半乳糖以及一个或多个唾液酸残基。周围神经上至少有 12 种不同的神经节苷脂,如 GM1、GD1a、GD1b、GT1b、GQ1b 等。命名学上第一个字母 G 代表神经节苷脂(ganglioside,GA),第二个字母代表唾液酸残基的数目($M=1,D=2,T=3,Q=4$),其后的数字代表四糖链的数目,最后的小写字母(a 或 b)代表唾液酸残基的异构位置。神经节苷脂存在于细胞表面,可成为循环血液中免疫组分的潜在靶抗原。作用于神经节苷脂的抗体在许多急慢性周围神经病的病理机制中具有重要意义,通过酶联免疫吸附试验(ELISA)法和高效薄层层析技术(HPTLC)可检测抗糖脂抗体,为疾病的诊断和治疗提供客观依据(表 1-3-3)。

表 1-3-3　与特异性抗糖脂抗体相关的临床综合征

临床综合征	靶抗原	抗体类型
慢性感觉运动脱髓鞘性神经病	SGPG,SGLPG	IgM(单克隆)
慢性共济失调性神经病	GD1b,GD2,GD3,GT1b,GQ1b	IgM(单克隆)
多灶性运动神经病	GM1,GD1a,asialo-GM1	IgM(多克隆或单克隆)
急性运动轴索性神经病(如下运动神经元综合征)	GM1,GM1b,GD1a,GalNAc GD1a	IgG
Miller Fisher 综合征(如 Bickerstaff 脑干脑炎、急性眼外肌麻痹)	GQ1b,GT1a	IgG
咽-颈-臂丛型吉兰-巴雷综合征	GT1a(GQ1b)	IgG

（二）特异抗体与神经系统副肿瘤综合征

副肿瘤综合征(paraneoplastic syndrome)是指机体各系统的恶性肿瘤或潜在的恶性肿瘤,在非浸润、压迫或转移的情况下,产生"间接"或"远隔"效应而出现的各种临床综合征。患者血和脑脊液中存在抗体,选择性损害神经系统某种靶器官,同时和潜在肿瘤发生免疫反应。靶抗原为膜表面的糖蛋白、细胞内核蛋白,具有受体或离子通道功能。抗体通常为多克隆 IgG,通过酶联免疫吸附试验(ELISA)法和蛋白印迹技术(Western blotting)可检测这些蛋白(表 1-3-4)。

表 1-3-4　特异抗体、临床综合征和相关肿瘤的对应关系

特异抗体	临床综合征	相关肿瘤
抗 Hu(ANNA-1)抗体	副肿瘤脑脊髓炎(包括皮质、边缘叶、脑干脑炎)、副肿瘤小脑变性、脊髓炎、感觉神经元病	小细胞肺癌、其他肿瘤
抗 Yo(PCA-1)抗体	副肿瘤小脑变性	妇科肿瘤、乳腺癌
抗 Ri(ANNA-2)抗体	副肿瘤小脑变性、脑干脑炎、斜视性眼阵挛-肌阵挛	乳腺癌、妇科肿瘤、小细胞肺癌
抗 CV2/CRMP5 抗体	副肿瘤脑脊髓炎、副肿瘤小脑变性、舞蹈症、周围神经病	小细胞肺癌、胸腺瘤、其他肿瘤
抗 Ma 蛋白抗体	边缘性脑炎、下丘脑和脑干脑炎	睾丸生殖细胞瘤、其他实体瘤
抗 amphiphysin 抗体	僵人综合征、副肿瘤脑脊髓炎	乳腺癌
抗 Tr 抗体	副肿瘤小脑变性	霍奇金淋巴瘤
抗 mGluR1 抗体	副肿瘤小脑变性	霍奇金淋巴瘤
抗 VGCC 抗体	Lambert-Eaton 综合征、副肿瘤小脑变性	小细胞肺癌
抗 AChR 抗体	重症肌无力	胸腺瘤
抗 VGKC 抗体	神经性肌强直(Isaac 综合征)、边缘性脑炎、Morvan 综合征	胸腺瘤、小细胞肺癌、其他肿瘤
抗 nAChR 抗体	亚急性全自主神经功能障碍	小细胞肺癌、其他肿瘤
抗 NMDAR 抗体	抗 NMDA 受体脑炎	卵巢畸胎瘤

注:VGCC. 电压门控性钙通道;mGluR1. 代谢型谷氨酸受体 1;AChR. 乙酰胆碱受体;VGKC. 电压门控性钾通道;nAChR. 神经元(神经节)乙酰胆碱受体;NMDA. N-甲基-D-天冬氨酸受体。

（三）重症肌无力的特异性抗体检测

有 6 种抗体与免疫介导的重症肌无力（myasthenia gravis，MG）的发病有关，具有潜在的诊断价值，包括抗乙酰胆碱受体结合抗体（AChR binding antibodies）、抗乙酰胆碱受体调节抗体（AChR modulating antibodies）、抗乙酰胆碱受体封闭抗体（AChR blocking antibodies）、抗肌肉特异性酪氨酸激酶（muscle-specific tyrosine kinase，MuSK）抗体、抗横纹肌抗体、抗电压门控性钾通道亚单位 Kv1.4 抗体。临床通常检测抗乙酰胆碱受体结合抗体，单纯眼外肌型 MG 的敏感性可达到 70%~80%，全身型 MG 的敏感度超过 90%。73% 的胸腺瘤合并 MG 患者具有乙酰胆碱受体调节抗体。约半数的全身型 MG 患者具有乙酰胆碱受体封闭抗体，而不足 30% 的眼外肌型具有该抗体。MG 患者抗肌肉特异性酪氨酸激酶抗体与各种抗乙酰胆碱受体抗体无叠加反应，约 40% 的 MG 患者各种抗乙酰胆碱受体抗体检测结果阴性，而抗 MuSK 抗体阳性。抗 MuSK 抗体滴度与疾病严重性、是否应用免疫调节治疗密切相关。

（四）中枢神经系统炎性脱髓鞘疾病的实验室诊断

1. **水通道蛋白-4 抗体（aquaporin-4 antibodies，AQP4-Ab/NMO-IgG）**　60%~90% 的视神经脊髓炎（neuromyelitis optica，NMO）患者的血清中可检测到 AQP4-Ab，在部分孤立的视神经炎或横贯性脊髓炎同样可检测到 AQP4-Ab，预示将来可能转化为典型的视神经脊髓炎。多发性硬化患者 AQP4-Ab 检测阴性，提示 NMO 是一类病理生理机制与多发性硬化完全不同的疾病实体，是一种体液免疫介导的自身免疫疾病。综述 27 项研究发现，AQP4-Ab 具有 33%~91% 的敏感度（中位数 63%）和 85%~100% 的特异度（中位数 99%）。AQP4-Ab 滴度水平高低与 NMO 临床病变活动性密切相关。

检测方法有：①以组织或细胞为基础的检测，如免疫组织化学检测、免疫细胞学检测和流式细胞技术；②以细胞裂解液或纯化蛋白为基础的检测，如蛋白印迹技术（Western blotting）、放射免疫沉淀法（radio-immunoprecipitation assay，RIPA）、荧光免疫沉淀法（fluoroimmunoprecipitation assay，FIPA）和酶联免疫吸附法（ELISA）。

2. **IgG 鞘内合成率**　目前国内较多采用的是 Tourtellotte 合成率，其推算公式为：

$$IgG 合成率 = [(CSF\ IgG - 血清\ IgG/369) - (CSF\ 白蛋白 - 人血白蛋白/230) \times$$
$$血清\ IgG/人血白蛋白 \times 0.43] \times 5$$

正常人 IgG 鞘内合成率为 3.3mg/dl（95% 可信区间为 9.9~3.3mg/dl）。高于此值提示 IgG 鞘内合成率增加，支持神经系统免疫性疾病的诊断，是多发性硬化 Poser 标准的实验室支持诊断条件。

3. **寡克隆区带（oligoclonal bands，OB）**　是检测鞘内 IgG 合成的又一重要方法。正常脑脊液中不能检测到 OB，脑脊液 OB 见于多发性硬化、脑炎、神经梅毒、脑寄生虫病、疫苗接种等。OB 检测是多发性硬化诊断的重要参考指标。常用的检测方法包括琼脂糖等电聚焦电泳和免疫印迹技术。

4. **髓鞘碱性蛋白（myelin basic protein，MBP）**　是髓鞘的重要成分，具有较强的抗原性。中枢神经系统脱髓鞘时脑脊液的 MBP 增加，并可持续 2 周左右，因此脑脊液的 MBP 可作为多发性硬化活动期的监测指标。MBP 增高也可见于脑梗死、脑炎和代谢性脑病等。

三、神经系统感染常见病原体检测

1. **细菌感染**　细菌感染性疾病的诊断一般需要进行细菌学诊断以明确病因（表 1-3-5）。可以从三个方面着手：①检测细菌或其抗原，主要包括直接涂片显微镜检查、细菌培养、抗原检测和分析；②检测抗体；③检测细菌遗传物质，主要包括基因探针技术和 PCR 技术。其中细菌培养是最重要的确诊方法。

2. **病毒感染**　病毒是只能在易感细胞内以复制方式进行增殖的非细胞型微生物，其实验室检查包括病毒分离与鉴定、病毒核酸与抗原的直接检测，以及特异抗体的检测。

细胞培养是最常用的病毒分离方法。最初鉴定可根据临床症状、流行病学特点、标本来源、易感动物范围、细胞病变特征确定为何种病毒，再在此基础上对已分离的病毒和已知参考血清做中和试验、补体结合试验、血凝抑制试验做最后鉴定。光学显微镜检查组织或脱落细胞中的特征性病毒包涵体、电镜发现病毒颗粒均是早期诊断手段。

表 1-3-5　各种细菌性脑膜炎的易感人群及病原菌

易感人群	病原菌
新生儿和婴儿	大肠埃希菌、肺炎杆菌、单核细胞增多性李斯特菌属
儿童	流感嗜血杆菌、肺炎链球菌、脑膜炎双球菌
青年人	脑膜炎双球菌
成年人	肺炎链球菌、脑膜炎双球菌
老年人	肺炎链球菌、单核细胞增多性李斯特菌、脑膜炎双球菌
鼻窦炎和中耳炎	肺炎链球菌、流感嗜血杆菌、厌氧菌
颅骨骨折	流感嗜血杆菌、肺炎链球菌
头外伤或颅脑手术	表皮葡萄球菌、金黄色葡萄球菌、革兰氏阴性菌
脑脊液耳漏和鼻漏	肺炎链球菌、葡萄球菌、流感嗜血杆菌

利用核酸杂交技术和 PCR 技术检测标本中病毒核酸,或用免疫荧光标记技术检测组织细胞内病毒抗原是一种快速的早期诊断方法。

血清学试验对病毒感染的诊断和病毒类型的确定取决于宿主对某一病毒感染产生的抗体和抗体增长的情况。有意义的阳性结果必须是抗体增高 4 倍以上,发病前几天采集的标本所测得的抗体滴度只能作为基线对照值。发病 3~5 周或以后,再测定标本抗体滴度,若滴度明显高于基线对照值,说明为机体对现症感染产生抗体,若滴度不增高或增高不显著,只能说明曾经有过感染。

3. 真菌感染　真菌的检查方法主要包括直接检查、培养检查、免疫学试验、动物接种实验、核酸杂交技术及 PCR 技术。神经系统主要的真菌感染包括新型隐球菌、白念珠菌、曲霉菌、毛真菌等,由于各种不同真菌具有各自典型菌落形态和形态各异的孢子与菌丝,形态学检查是真菌检测的重要手段。真菌的抗原检测适合于检测血清和脑脊液中的隐球菌、念珠菌、荚膜组织胞浆菌。真菌血清学诊断适用于深部真菌感染。

4. 寄生虫感染神经系统寄生虫感染　主要包括脑囊虫感染、血吸虫感染、弓形虫感染、阿米巴感染等。诊断方法包括免疫学方法(如凝聚试验、沉淀试验、补体结合试验、酶联免疫吸附试验、免疫印迹试验)和核酸检测方法(如 DNA 探针技术和 PCR 技术)。

5. 梅毒螺旋体感染　一般用性病研究所实验室玻片试验(VDRL)或快速血浆反应素环状卡片试验(RPR)对梅毒患者进行过筛试验,出现阳性者再用荧光密螺旋体抗体吸附试验(FTA-ABS)或抗梅毒螺旋体微量血凝试验(MHATP)做确诊试验。

四、遗传代谢性疾病的实验室诊断

遗传代谢性疾病(IMD)是指由于染色体畸变和基因突变引起酶缺陷、细胞膜功能异常或受体缺陷,从而导致机体生化代谢紊乱,造成中间或旁路代谢产物蓄积或终末代谢产物缺乏,引起一系列临床症状的一组疾病。遗传代谢性疾病种类极多,截至 2010 年 6 月,已经注册的疾病种类超过 20 000 种,其中绝大多数为常染色体隐性遗传病,小部分为 X 连锁遗传病、Y 连锁遗传病及线粒体病。

遗传代谢性疾病的病理生理学机制如下:

(1) 主要细胞代谢途径发生障碍:①某种代谢物前体堆积;②经过旁路途径产生有害物质,引起毒性反应;③代谢最终产物缺乏;④因反馈机制障碍,中间物质大量蓄积。

(2) 膜转运功能障碍。

(3) 结构蛋白异常。

(4) 酶促反应中辅酶的生成与结合发生障碍:遗传性代谢疾病类型多,分类分型困难,一般根据酶蛋白等所在的细胞代谢系统中的作用分为以下几大类:①糖代谢异常疾病;②溶酶体病;③氨基酸代谢异常疾病；④核酸代谢异常疾病；⑤脂质代谢异常疾病；⑥金属代谢异常疾病；⑦过氧化物体病。

针对疑似遗传代谢性疾病，实验室检查可从3个层面进行：①生物化学层面，检测尿液和血液的特殊物质含量，如尿液有机酸、氨基酸、蝶呤，血液有氨基酸、肉碱、脂肪酸、总同型半胱氨酸、维生素 B_{12}、叶酸、生物素等。②酶学层面，测定血浆、白细胞、红细胞、皮肤成纤维细胞中某种酶的活性改变，如线粒体呼吸链酶复合物活性分析、溶酶体相关酶活性分析、生物素酶活性分析等。③基因层面，检测染色体畸变或基因的突变。

1. 生物化学检测

（1）液相色谱串联质谱法（LC-MS/MS）：血液氨基酸和脂肪酸代谢分析是诊断氨基酸类和脂肪酸类遗传代谢性疾病较为直接的诊断依据，以往应用的滤纸层析和薄层层析等定性和半定量检测氨基酸的方法现已甚少采用，目前氨基酸定量分析的主流方法为氨基酸自动分析仪及更为灵敏高效的液相色谱串联质谱法。LC-MS/MS 一次检测可得到氨基酸、游离肉碱及酰基肉碱总共40多项指标的定量值（表1-3-6，表1-3-7），可同时对30种遗传性代谢病进行筛查和诊断：①典型氨基酸、酯酰肉碱谱，可以确定某些疾病，如高苯丙氨酸血症、酪氨酸血症、瓜氨酸血症1型、精氨酸血症、异戊酸尿症等。②某些项目增高或降低，可能提示某种疾病，应在急性期进行复查，或者进行鉴别诊断，如丙酰肉碱（Cs）增高提示甲基丙二酸尿症，丙酸尿症可进一步做尿液有机酸分析，维生素 B_{12}、叶酸缺乏症可做血液维生素 B_{12}、叶酸测定，生物素缺乏症可做血液生物素、生物素酶测定。精氨酸水平降低提示高氨血症2型或营养障碍。游离肉碱降低提示原发性/继发性肉碱缺乏。③结果正常不能除外"代谢病"，很多疾病只在发作期出现异常，如高氨血症2型、戊二酸尿症2型、脂肪酸代谢。

表 1-3-6　氨基酸检测分析的参考范围

	检验项目	参考值下限/（μmol·L⁻¹）	参考值上限/（μmol·L⁻¹）
丙氨酸	Ala	60.00	300.00
精氨酸	Arg	5.00	40.00
天冬氨酸	Asp	20.00	120.00
瓜氨酸	Cit	5.00	40.00
半胱氨酸	Cys	0.50	10.00
谷氨酸	Glu	50.00	760.00
甘氨酸	Gly	110.00	600.00
组氨酸	His	60.00	400.00
亮氨酸/异亮氨酸	Leu/Ile	50.00	200.00
甲硫氨酸	Met	10.00	50.00
鸟氨酸	Orn	15.00	100.00
苯丙氨酸	Phe	20.00	120.00
脯氨酸	Pro	50.00	1 200.00
丝氨酸	Ser	50.00	400.00
苏氨酸	Thr	22.00	150.00
色氨酸	Trp	14.00	150.00
酪氨酸	Tyr	20.00	200.00
缬氨酸	Val	60.00	280.00

表 1-3-7 游离肉碱及酰基肉碱检测的参考范围

检验项目		参考值下限/(μmol·L⁻¹)	参考值上限/(μmol·L⁻¹)
游离肉碱	C0-1	20.00	60.00
乙酰肉碱	C2-1	6.00	30.00
丙酰肉碱	C3-1	1.00	5.00
丁酰肉碱	C4-1	0.10	0.90
羟丁酰肉碱	C4-OH-1	0.03	0.50
丁二酰肉碱	C4DC-1	0.30	2.50
异戊酰肉碱	C5-1	0.05	0.50
羟异戊酰肉碱	C5-OH-1	0.07	0.50
戊二酰肉碱	C5DC-1	0.02	0.20
戊烯酰肉碱	C5:1-1	0.03	0.30
己酰肉碱	C6-1	0.01	0.30
辛酰肉碱	C8-1	0.04	0.40
葵酰肉碱	C10-1	0.04	0.50
月桂酰肉碱	C12-1	0.04	0.30
肉豆蔻酰肉碱	C14-1	0.04	0.50
羟肉豆蔻酰肉碱	C14-OH-1	0.01	0.20
肉豆蔻二酰肉碱	C14DC-1	0.01	0.30
肉豆蔻烯酰肉碱	C14:1-1	0.03	0.50
棕榈酰肉碱	C16-1	0.45	4.50
羟棕榈酰肉碱	C16-OH-1	0.01	0.20
羟棕榈烯酰肉碱	C16:1-OH-1	0.03	0.25
十八碳酰肉碱	C18-1	0.29	2.00
二十碳酰肉碱	C20-1	0.01	0.20
二十二碳酰肉碱	C22-1	0.01	0.20
二十四酰肉碱	C24-1	0.01	0.20
二十六碳酰肉碱	C26-1	0.01	0.15

（2）气相色谱质谱仪（GCMS）尿液有机酸分析（表 1-3-8）：一次检测可得到尿中 100 多种有机酸的半定量值，这些有机酸多为特定遗传代谢性疾病的标志性化合物，因此可同时对 30 种遗传性代谢病进行筛查和诊断：①典型有机酸谱，可以确定某些有机酸尿症，如甲基丙二酸尿症、丙酸尿症、异戊酸尿症等；②不典型有机酸谱，应在急性期复查，或者采用其他方法鉴别诊断，如多种羧化酶缺乏症、枫糖尿病、高氨血症 2 型等；③尿液有机酸正常，不能除外代谢病，如溶酶体病、糖代谢异常（表 1-3-8）。

（3）毛细管气相色谱法：检测血、培养的成纤维细胞中极长链脂肪酸，在过氧化物体病时，血中极长链脂肪酸水平升高。检测血中植烷酸含量是诊断 Refsum 病的特异指标。

2. **酶学检测** 在遗传性代谢病中，许多单基因病是由于酶或蛋白质的质或量异常，因此酶或蛋白质的定性和定量分析是确诊单基因病的重要方法（表 1-3-9）。酶的检测方法有两类，一类是活性测定，多采用生物发光技术（荧光法、核素掺入法、电化学法、比色法和酶促法等）；另一类为含量测定，多采用免疫技术（放射免疫化学、免疫化学、酶联免疫吸附法等）。

表 1-3-8　尿液有机酸分析的参考范围

编号	化合物	参考值下限（μmol·L^{-1}）	参考值上限（μmol·L^{-1}）
1	乳酸-2	0	4.7
2	2-羟基异丁酸-2	0	0
3	己酸-1	0	0
4	乙醇酸-2	0	2.2
5	草酸-2	0	0
6	2-羟基丁酸-2	0	0
7	乙醛酸-OX-2	0	6.1
8	3-乳酸-2	0	1.1
9	丙酮酸-OX-2	0	24.1
10	丙戊酸-1	0	0
11	3-羟基丁酸-2	0	3.7
12	3-羟基异丁酸-2	0	9
⋮	⋮	⋮	⋮
129	尿酸-4	0	7.2
130	3,6-环氧十二烷二酸-2	0	5.2
131	3-羟基-十二烷二酸-3	0	1.4
132	3,6-环氧十四烷烯-2	0	3.9
133	内标-1（24烷酸）	0	0
134	内标-2（托品酸）	0	0

表 1-3-9　神经系统疾病的酶学检测

疾病		酶缺陷
溶酶体病	异染性脑白质营养不良	芳香硫脂酶 A
	球形细胞脑白质营养不良	β 半乳糖脑苷脂酶
	Fabry 病	α 半乳糖苷酶
	Farber 病（脂肪肉芽肿病）	酸性神经酰胺酶
	Niemann-Pick 病	鞘磷脂酶
	Gaucher 病	葡糖脑苷脂酶
	Tay-Sachs 病	β 己糖胺酶 A
糖原贮积症	1 型糖原贮积症	葡糖-6-磷酸酶
	2 型糖原贮积症（Pompe 病）	酸性麦芽糖酶
	3 型糖原贮积症	淀粉-1,6-葡糖苷转移酶
	4 型糖原贮积症	淀粉 1,4-1,6 葡糖苷转移酶
	5 型糖原贮积症（MeAridle 病）	肌磷酸化酶
	6 型糖原贮积症	肝磷酸化酶
	7 型糖原贮积症	肌磷酸果糖激酶
	8 型糖原贮积症	磷酸化激酶
	9 型糖原贮积症	磷酸甘油酸激酶
	10 型糖原贮积症	肌磷酸葡糖变位酶
线粒体疾病		呼吸链酶复合体活性
生物素缺乏症		生物素酶活性分析

五、阿尔茨海默病的实验室诊断

阿尔茨海默病（Alzheimer disease，AD）是一种由于神经细胞变性坏死引发的慢性进行性疾病,临床多表现为记忆力减退、认知障碍等多种神经系统各方面的退行性病理改变,严重影响着患者及家人的生活质量。AD 可导致患者的知识、技能逐渐减退,记忆障碍,失认、失用、失语,抽象思维、计算力损害,视空间能力损害及人格和行为改变等,使患者在生活、学习、工作等各方面均受到很大程度的影响,给家庭在经济和精神上增加了负担。

目前 AD 的病因及发病机制还未阐明,目前的研究发现其主要病变为 AD 患者体内的神经细胞淀粉样改变及神经元纤维间互相缠结所导致。对 AD 患者如果能够做到通过实验室的一系列检查进行早期诊断,及时治疗,对延缓 AD 患者病情的发展具有积极的作用。

1. **β 淀粉样蛋白（amyloid β-protein，Aβ）** 在阿尔茨海默病患者脑组织中会聚集有大量的 β 淀粉样蛋白,发展成为斑块,引起神经细胞变性坏死,这些神经细胞的变性坏死正是阿尔茨海默病发生的病理基础。其中在 β 蛋白多肽链 C 端含有 42 个氨基酸的蛋白被称为 Aβ42。相较其他蛋白,它具有更早地发生聚集且聚集迅速更快等特点,因此通常作为阿尔茨海默病诊断的生物学标志物。

检测方法:ELISA 法。

2. **同型半胱氨酸** 人血清中同型半胱氨酸的上升对中枢神经系统有一定的神经毒性作用。这种毒性作用可以导致神经细胞凋亡,并同时影响其修复功能,这在一定程度上将会引起神经系统认知功能的损伤。还有实验表明,AD 患者血清中同型半胱氨酸水平的升高的程度与认知功能障碍的严重程度呈正相关。人体内同型半胱氨酸浓度水平每升高 5μmol/L,人群中发生 AD 的概率就会提升 40% 左右,这也明确地告诉我们血液中同型半胱氨酸浓度水平的增高可能是 AD 患者的一个高危影响因素。

检测方法:化学发光法。

3. **S100B 蛋白** S100B 蛋白是由神经胶质细胞分泌合成的,该蛋白只作用于脑组织,它的主要功能为维持神经细胞的基本结构并负责神经细胞间及细胞内部信息的传递等。在生理情况下,低水平的 S100B 蛋白对神经细胞有保护作用,而在病理情况下,高水平的 S100B 蛋白通过激活炎性反应对神经细胞具有细胞毒性作用。研究表明,与健康对照组相比,AD 患者组血清中 S100B 蛋白浓度水平显著增加。AD 患者脑组织中存在炎性变性的神经细胞,该细胞分泌大量 S100B 蛋白,此时血液中 S100B 蛋白的浓度水平会显著增高。S100B 蛋白在体内浓度过高时会影响神经细胞的代谢,促进神经细胞凋亡等一系列病理进程。由此可以推断,体内高水平的 S100B 蛋白与 AD 的发生和发展互为因果关系。

检测方法:ELISA 法。

4. **tau 蛋白** tau 蛋白存在于脑组织中的轴突部位,它可以作用于微管与轴突的连接,控制轴突的长度,同时可以提高轴突的韧性并可以很好地稳定轴突。tau 蛋白的磷酸化会使其丧失上述功能,使神经系统受损,进而发展成为 AD。研究表明,经磷酸化的 tau 蛋白会促进 Aβ42 蛋白的分泌,此时,高水平的 Aβ42 蛋白将破坏微管及轴突的稳定性,损伤神经纤维,并使神经细胞变性坏死。有研究显示,AD 患者组脑脊液中 tau 蛋白的浓度水平可升高至健康对照组的 2~3 倍,且过度的磷酸化 tau 蛋白对早期 AD 具有较好的诊断价值。因此,同时检测患者脑脊液中 Aβ42 蛋白及 tau 蛋白的浓度水平对 AD 患者的早期诊断和及时地干预可能具有一定的临床意义。

检测方法:ELISA 法。

随着我国 AD 患者不断增多,人们对 AD 的认识也在不断加深。伴随着实验室技术的不断发展、完善,在人体的体液中还发现了很多与 AD 相关的生物学标志物,而每一种生物学标志物都有其自身的优势和局限性,在临床操作中,我们应该熟知各个指标的优缺点,充分考虑各种影响因素给临床诊断带来的干扰,并有效地避免这种影响,达到早期诊断、及时干预、精准诊疗的目的。

（张国军　郑光辉）

第四节 电生理诊断

一、肌电图

肌电图(electromyography,EMG)是研究肌肉安静状态下和不同程度随意收缩状态下,以及周围神经受刺激时各种特性电活动的一种技术。广义 EMG 包括常规肌电图、神经传导速度(nerve conduction velocity,NCV)、晚反应(F 波、H 反射)、瞬目反射、重复神经电刺激(repetitive nerve stimulation,RNS)、运动单位计数(MUNE)、单纤维肌电图(SFEMG)及巨肌电图(macro-EMG)等。肌电图是周围神经系统查体的延伸,是影像学、组织化学、生物化学及基因等检测仍不能取代的检测技术。目前广泛应用于神经科、康复科、骨科、职业病、运动医学、精神科及儿科等领域。以下主要介绍同心圆针肌电图或常规肌电图、神经传导速度(NCV)、重复神经电刺激(RNS)、晚反应(F 波,H 反射)和瞬目反射等。

(一) 同心圆针肌电图

1. **基本概念** 同心圆针电极肌电图是指将针电极插入肌肉记录其静息和随意收缩及周围神经受刺激时的各种电特性,也称为常规肌电图。

2. **临床意义**

(1) 发现临床病灶或易被忽略的病变:如运动神经元病的早期诊断;肥胖儿童深部肌肉萎缩和轻瘫等。

(2) 诊断和鉴别诊断:根据运动单位的大小等改变可以明确神经源性损害和肌源性损害;神经肌肉接头病变 EMG 通常正常,需要通过重复神经刺激或单纤维肌电图来进一步明确。

(3) 补充临床的定位:EMG 和 NCV 相结合,可以对病变的定位提供帮助。感觉神经传导速度的波幅降低通常提示后根节远端的病变。感觉和运动神经传导速度均正常,而 EMG 神经源性损害提示前角或前根病变。如果单侧或节段性分布则提示根性病变可能性大,如果广泛性损害提示前角病变。

(4) 辅助判断病情严重程度及治疗过程的监测:神经源性损害,如果有大量的自发电位提示进行性失神经;肌源性损害,特别是炎性肌病治疗过程中再次出现无力时,如果可见大量自发电位提示活性动病变,激素减量过快,如果无自发电位,提示类固醇肌病可能,激素使用时间过长,这为治疗的选择提供依据。

(5) 预后评价疗效判断的客观指标:电生理检查可用于治疗前后的对比测定更有意义,如判断是否有神经再支配的出现。

3. **适应证、禁忌证和注意事项**

(1) EMG 检查的适应证:脊髓前角细胞及前角细胞以下的病变,即下运动神经元病变。

(2) EMG 检查的禁忌证:有出血倾向、血友病、血小板小于 30 000/mm³ 者应慎重;乙型肝炎病毒、HIV 感染者和克雅病(CJD)等患者应使用一次性针电极。

(3) EMG 检查的注意事项:①操作者应熟悉解剖知识和进行详细的神经系统检查,通过进行神经系统检查,明确检测目的,选择检测项目,以及需要测定的神经和肌肉。②EMG 检测后的 24 小时内血清肌酸激酶(CK)水平增高,48 小时后可恢复正常。

4. **EMG 正常所见**

(1) 安静状态

1) 插入电位:针电极插入肌肉内由机械损伤导致的一阵短暂的电位发放,为成簇伴有清脆的声音、持续时间 300ms 左右的电活动;停止进针后,插入电位即刻消失。

2) 静息状态:除终板区外,无任何电位可见。终板区电位包括终板噪声和终板电位。终板噪声波幅 10~50μV,时限 1~2ms;终板电位波幅 100~200μV,时限 2~4ms。其起始相为负相,并伴有贝壳摩擦样的声音,借此可与纤颤电位鉴别。当针电极插到肌肉终板区时,患者会感到明显疼痛,电极移动后疼痛即刻减轻。

(2) 小力收缩运动单位动作电位(motor unit action potentials,MUAPs):肌肉在小力收缩时记录到的电活动,主要兴奋的是 I 型纤维,观察指标如下:

1) 时限(duration):为电位偏离基线到恢复至基线的时间,可以反映运动单位内肌纤维的活动。受针电极位置的影响较小。

2）波幅（amplitude）：采用峰-峰值计算,反映 1~1.5mm 直径范围内 5~12 根肌纤维的综合电位的波幅,受针电极位置的影响较大,变异大。

3）多相波:正常电位多为 3 相或 4 相波,反映同一个运动单位中肌纤维传导同步化的程度。一般肌肉多相波百分比不超过 20%,但部分肌肉如胫前肌可达 35%,三角肌可达 26%。

（3）大力收缩电位:肌肉大力收缩时多个运动单位同时兴奋的综合电位,既有Ⅰ型纤维,也有Ⅱ型纤维,正常为干扰相或混合相,扫描速度为 100ms/d 的条件下,难以区分出单个的运动单位电位,波幅通常在 2~4mV。

5. EMG 异常所见

（1）安静状态

1）插入电位:插入电位延长或增加,见于神经源性和肌源性损害,但应注意仔细寻找有无纤颤电位或正锐波。如果无纤颤电位或正锐波等自发电位,单纯插入电位延长意义不大;插入电位减少或消失,见于肌肉纤维化或肌肉为脂肪组织替代。

2）纤颤电位和正锐波（图 1-4-1）:一般在失神经支配 2 周后发生,为单个肌纤维兴奋性增高自发放电的表现。其主要特点为发放规则,起始为正相,声音如雨滴打在铁皮上。可见于神经轴索损害和肌病活动期。

3）复合重复放电（complex repetitive discharge,CRD）（图 1-4-2）:是一组肌纤维的同步放电,重复出现,且多相复杂的波形在放电过程中波幅和频率保持一致,突发骤停,其声音类似机关枪的响声。多见于慢性失神经或肌病的活动期。

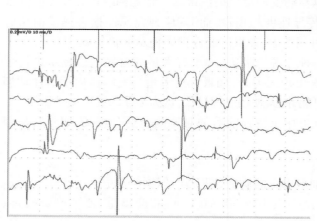

图 1-4-1　纤颤电位和正锐波

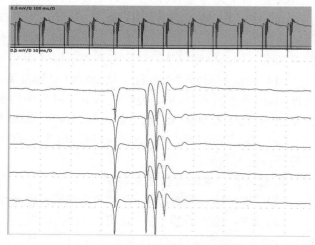

图 1-4-2　复合重复放电（CRD）

4）束颤电位（图 1-4-3）:为单个运动单位电位的不规则发放,根据针电极距离运动单位的距离,声音可以尖锐或低钝,只有保证肌肉完全放松时,才能判断束颤电位。束颤电位可见于前角细胞病变、神经根病或周围神经病,也可以见于 15% 的正常人群。

5）肌纤维颤搐（myokymia potentials）（图 1-4-4）:是一个或几个运动单位的重复放电,伴有皮下肌肉的蠕动。见于放射性臂丛神经病、周围神经病等,也可以见于多发性硬化、脑干胶质瘤所致面肌颤搐等。

（2）肌强直放电（图 1-4-5）:指肌肉在自主收缩后或受机械刺激后肌肉的不自主强直放电,属于诱发出的放电,波幅为 10μV 至 1mV,频率 250~100Hz,发放的过程中波幅逐渐降低,频率

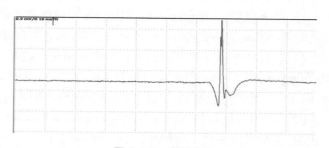

图 1-4-3　束颤电位

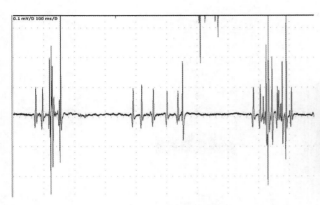

图 1-4-4　肌纤维颤搐

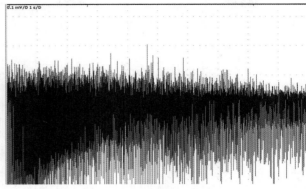

图 1-4-5　肌强直放电

逐渐减慢,声音似轰炸机俯冲的声音或摩托车减速时发出的声音。肌强直放电为肌膜自发持续去极化的结果,是强直性疾病的特异性表现,见于先天性肌强直、萎缩性肌强直、先天性副肌强直和高钾性周期性麻痹等,也见于糖原贮积症及少数线粒体肌病等临床无肌强直表现的疾病。

（3）小力收缩 MUAPs

1）宽时限、高波幅 MUAPs(图 1-4-6):一般于轴索损伤后几个月才会出现,与神经纤维对失神经支配的肌纤维进行再生支配,导致单个运动单位的范围增大有关,是神经源性损害的典型表现。此时大力收缩电位可呈现为单纯相。MUAPs 的时限较正常增宽 20% 以上,波幅较正常增高 70% 以上。

2）短时限、低波幅 MUAPs(图 1-4-7):是肌源性损害的典型表现。其时限短、波幅低的原因与肌纤维坏死后运动单位内有功能的肌纤维减少,运动单位变小有关。

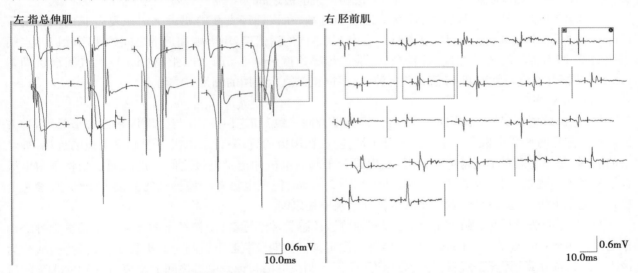

图 1-4-6　宽时限、高波幅 MUAPs

图 1-4-7　短时限、低波幅 MUAPs

3）多相电位:5 相或以上的 MUAPs 称为多相波或多相电位。多相波百分比增高伴有低时限和低波幅 MUAPs 提示肌源性损害;多相波伴高波幅、宽时限者为神经源性损害的表现。

（4）大力收缩电位(图 1-4-8)

1）单纯相:表现为单个清晰可辨的 MUAPs,可以识别出基线,类似于"篱笆样",见于下运动神经元损害,峰-峰值一般>4mV。

2）病理干扰相:相型为干扰相,但是峰-峰值<2mV,见于肌源性病变。

（二）神经传导速度

1. **基本概念**　神经传导检测(nerve conduction study,NCS)为在神经传导通路的某一点或某几点刺激神经,并记录此神经的电活动反应。临床中常规神经传导测定包括运动神经传导速度(motor conduction

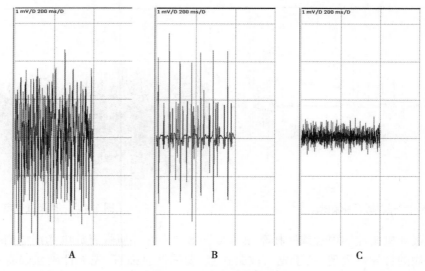

图 1-4-8 大力收缩电位
A. 干扰相(正常大力收缩);B. 单纯相;C. 病理干扰相。

velocity,MCV)和感觉神经传导速度(sensory conduction velocity,SCV)两部分。

2. 测定方法

(1) MCV 测定

1) 电极放置:刺激电极阴极置于神经远端,阳极置于神经近端,两者相隔 2~3cm;记录电极置于肌腹,参考电极置于相应肌腱;地线置于刺激电极和记录电极之间。

2) 测定方法及计算:超强刺激神经干远端和近端,在该神经支配的肌肉上记录复合肌肉动作电位(compound muscle action potentials,CMAPs),测定其不同的潜伏期,用远端和近端之间的距离除以两点间潜伏期差,即为神经的传导速度,计算公式:神经传导速度(m/s)= 两点间距离(mm)/两点间潜伏期差(ms)。波幅的测定通常取峰-峰值或负峰波幅,根据正常值所采用的测量方法而定。

(2) SCV 测定

1) 电极放置:SCV 包括顺向测定(与生理传导方向一致)和逆向测定(与生理传导方向相反)两种方法。顺向测定将刺激电极置于手指或脚趾末端,阴极在阳极的近端;记录电极置于刺激电极的近端、神经干的远端,参考电极置于记录电极的近端;地线置于刺激电极和记录电极之间。逆向测定则将刺激电极置于神经干的远端,阳极置于神经近端,两者相隔 2~3cm;记录电极置于该神经的远端表浅部位,参考电极置于记录电极的远端;地线置于刺激电极和记录电极之间。

2) 测定方法及计算:顺向测定法是以超强刺激该感觉神经远端,于神经干的近端记录其感觉神经动作电位(sensory nerve action potentials,SNAPs),测定其潜伏期及刺激电极与记录电极之间的距离,SCV 为该距离除以潜伏期,计算公式:神经传导速度(m/s)= 刺激电极与记录电极之间的距离(mm)/SNAPs 的潜伏期(ms)。逆向测定法是以较小的强度刺激该感觉神经,于其远端体表处记录 SNAPs,同样测定其潜伏期及刺激电极与记录电极之间的距离,SCV 计算同顺向刺激法。逆向法测定所得波幅高于顺向法,由于易受到邻近肌肉收缩的干扰,因此使用该方法检测时刺激量不易过大,避免运动伪迹的干扰。SNAPs 波幅的测定通常取峰-峰值。

3. 神经传导检查的临床意义

(1) 神经传导速度通常反映传导最快的有髓纤维的状况;不能反映无髓痛觉纤维或自主神经的病变。测定的结果应与不同方法学所检测的正常值比较,且需与性别和年龄相匹配。

(2) NCV 的测定用于判断周围神经损伤的分布形式:判断是单神经病、多发周围神经病,还是多发单神经病;并可结合 EMG 帮助鉴别前角细胞、神经根、神经丛及周围神经的损害等。

(3) 推断神经病变以脱髓鞘为主还是轴索损害为主。

（4）结合病史,协助各种周围神经病的病因诊断和鉴别诊断。

（5）预后评价及随访评估:运用面神经直接反应判断 Bell 麻痹的预后;可用于治疗前后的对比,判断髓鞘修复及轴索再生等。

4. 神经传导检查的注意事项和禁忌证

（1）神经传导检查时,地线应放置在记录电极与刺激电极之间。

（2）检测时皮肤温度至关重要,温度低会引起传导速度减慢,通常皮温维持在 32℃。

（3）装有心脏起搏器的患者禁忌行神经传导检查。

5. 神经传导检查的正常所见　SNAP 和 CMAP 的波形受时间离散的影响。SNAP 的波幅在较长距离节段显著下降,因而感觉神经很少做节段传导检查;而 CMAP 波幅正常传导情况下,变化很小,负波时限近端较远端增加不超过 15% ,负波波幅降低不超过 20% 。正常传导是指在实验室正常范围内的值。远端潜伏期、F 波潜伏期和传导速度受肢体长度、肢体温度和年龄的影响。

6. 神经传导检查的异常表现及临床意义

（1）MCV 和 SCV 的主要异常所见是传导速度减慢和波幅降低,前者主要反映髓鞘损害,后者主要为轴索损害。严重的髓鞘脱失也可继发轴索损害。当髓鞘脱失造成波形离散时,也会造成波幅降低。因此,当 CMAP 波幅降低时,应注意是波形离散还是轴索数量下降所致。

（2）运动神经传导检查中出现的异常波形离散（temporal dispersion,TD）（图 1-4-9）:提示获得性脱髓鞘改变,尽快治疗往往可好转。

（3）传导阻滞（conduction block,CB）:指在神经的某一特定部位存在的神经冲动传导障碍。可通过节段运动神经传导检查发现,分别刺激近端和远端,CMAP 负波波幅或面积（波形离散时）于近端刺激时较远端刺激时明显下降,上肢下降大于 50% ,下肢下降大于 60% 。上肢正中神经节段传导的刺激位点由远端向近端分别为

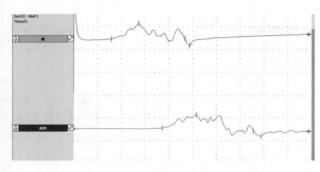

图 1-4-9　波形离散

掌-腕-肘-腋-Erb 点,尺神经为腕-肘下-肘上-腋-Erb 点;下肢胫神经为踝-腘窝,腓总神经为踝-腓骨小头下--腘窝。在吉兰-巴雷综合征（Guillain-Barre syndrome,GBS）的系列（大约间隔两周）电生理检查中,可见到典型的脱髓鞘 CB、可逆性传导衰竭（reversible conduction failure,RCF）和假性 CB 实为轴索损害。脱髓鞘 CB 具有明显的潜伏期延长、传导速度减慢和/或 TD 的特征（图 1-4-10）。RCF 又称轴索性 CB,是在系列

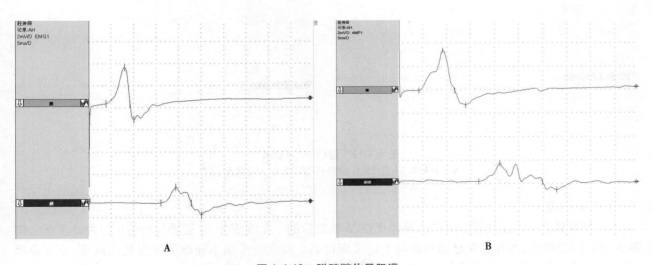

图 1-4-10　脱髓鞘传导阻滞

A. 2016 年 12 月 1 日检查;B. 2018 年 4 月 17 日检查,CMAP 波幅稍增高,但速度减慢,波形更离散。

的电生理检查中发现降低的波幅迅速恢复,且不伴有传导减慢或仅有轻度传导减慢,无 TD(图 1-4-11)。假性"CB"同样需要系列的电生理检查予以确认,其初次电生理检查时类似 CB 的表现在后续检查中消失,但不是由于近端降低的波幅升高恢复,而是由远端 CMAP 波幅的下降造成,其同样不伴有传导减慢及 TD(图 1-4-12),抑或当传导最快的神经纤维丢失时会伴有轻度传导减慢。尽管这些表现最初是在 GBS 的研究中发现,但其他周围神经病中也会出现类似的电生理改变,均需要连续的电生理观察。

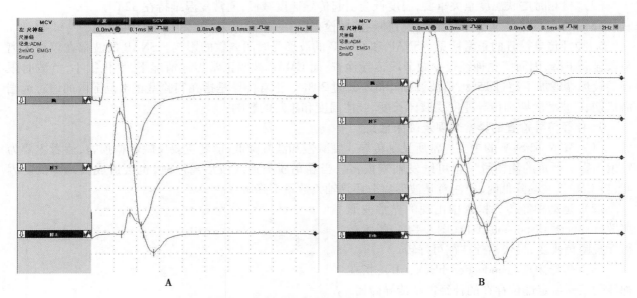

图 1-4-11　可逆性传导衰竭
A. 2015 年 9 月 2 日检查;B. 2015 年 10 月 10 日检查。

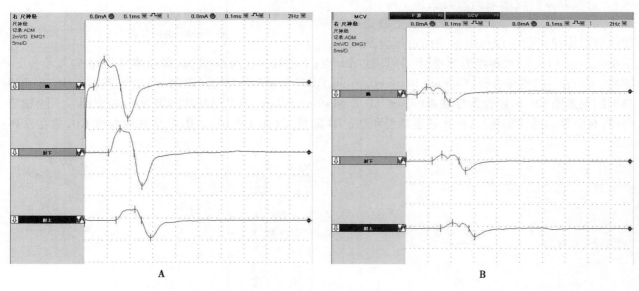

图 1-4-12　假性"传导阻滞"
A. 2014 年 12 月 19 日检查;B. 2015 年 1 月 7 日检查。

(三)F 波

1. 基本概念　F 波是超强电刺激神经干在 M 波之后的一个晚成分,是运动神经的逆行冲动使前角细胞兴奋的回返放电,因首先在足部小肌肉上记录而得名。特点是波幅不随刺激量变化而改变,重复刺激时 F 波的波形和潜伏期变异较大。可以反映整个神经传导通路病变,特别是近端运动神经功能状况,有助于神经根病变的诊断,是对常规运动神经传导检测的补充。

2. 测定方法

（1）电极放置：同 MCV 测定，不同的是阴极放在近端，但目前认为阴极放置远端，略偏斜亦可；潜伏期的测定：通常连续测定 10~20 个 F 波，然后计算其平均值，F 波的出现率为 80%~100%。

（2）F 波传导速度的计算：$Fv(m/s) = D×2(mm)/(F-M-1)(ms)$；其中 D 为距离，在上肢是由刺激点经锁骨中点到 C_7 棘突的距离，在下肢是由刺激点经股骨大转子到 T_{12} 棘突的距离，F 为 F 波潜伏期，M 为 M 波潜伏期。

3. F 波测定的临床意义

（1）诊断吉兰-巴雷综合征：F 波的异常可早于运动传导速度的改变。早期可表现 F 波出现率降低，F 波离散度增加，严重患者 F 波消失。随病情好转，F 波出现。

（2）诊断糖尿病性神经病（diabetic neuropathy，DN）：F 波的异常可早于临床症状，表现为 F 波潜伏期延长，是较敏感的早期诊断指标。

（3）诊断神经根或神经丛病变：均可表现为 F 波潜伏期延长或 F 波消失，而神经丛损害通常伴有感觉神经动作电位的波幅降低。

（四）重复神经电刺激

1. 重复神经电刺激的方法学 重复神经电刺激（repetitive nerve stimulation，RNS）是指以一定的频率超强重复刺激运动神经干，在其支配的肌肉记录 CMAP，然后观察波幅的变化程度，是诊断神经肌肉接头部位病变的特征性手段。实际应用中，选择易检测、易固定、易受累的神经肌肉进行检测，如面部和上肢近端。刺激电极置于运动神经处，记录电极的作用电极置于肌肉的肌腹，参考电极置于肌腱。根据刺激频率分为低频 RNS 和高频 RNS，临床上通常用强直后或活动后易化取代高频 RNS。

（1）低频 RNS：刺激频率≤5Hz；刺激时间通常是 3 秒；计算第 4 波或第 5 波比第 1 波负波波幅下降的百分比，目前使用的仪器可以自动测算。

（2）高频 RNS：刺激频率>5Hz，刺激时间为 3~20 秒，计算最后一个波较第一波负波波幅升高的百分比。

（3）刺激参数：刺激时限 0.2ms，刺激强度为超强刺激，带通 0.1~100Hz，扫描速度 5~10ms/D，灵敏度 0.1~5mV/D。

（4）正常值和异常的判断标准：低频刺激 RNS，国外正常值为第 4 波或第 5 波较第 1 波下降 8%~10%；中国医学科学院北京协和医院实验室的正常值为下降 15% 及其以上为波幅递减。高频刺激 RNS 波幅下降 30% 以上为波幅递减，波幅升高 100% 以上为波幅递增，波幅升高 56% 以上为异常。

2. RNS 测定的影响因素

（1）温度：在皮肤温度较低时，轻症患者低频刺激可不出现递减反应。在 RNS 检测时，将皮肤温度控制在 32~36℃。可用温水浸泡或使用红外线热灯。

（2）胆碱酯酶抑制药：对检测结果有直接的影响。一般在检测前 12~18 小时停用胆碱酯酶抑制药，具体情况具体对待。

（3）刺激的强度：刺激强度必须是超强刺激，否则影响结果的判断。

3. RNS 常用的检测神经

（1）面神经：刺激部位为耳前，记录电极 R_1 置于眼轮匝肌，R_2 置于对侧面部或鼻梁上，G_0 置于同侧颧骨最上端。低频刺激波幅降低 15% 以上为异常。

（2）副神经：刺激部位为胸锁乳突肌的后缘，记录电极 R_1 置于斜方肌，R_2 置于肌腱，地线 G_0 置于肩部，低频刺激波幅降低 15% 以上为异常。

（3）尺神经：刺激部位为腕部尺神经，记录电极 R_1 置于小指展肌肌腹，R_2 置于肌腱，地线 G_0 置于腕横纹处。低频刺激波幅降低 15% 以上为异常。该神经通常用于高频 RNS 的测定，升高 100% 以上为波幅递增，具有临床诊断意义。

（4）腋神经：刺激部位 Erb 点，记录电极 R_1 置于三角肌，R_2 置于肩峰，G_0 置于 Erb 点与三角肌之间。上臂内收，肘屈曲，手内收放在腹部，同时用对侧手自己固定。低频刺激波幅降低 15% 以上为异常。

4. RNS 测定的临床意义

（1）诊断重症肌无力（图 1-4-13）：重症肌无力是乙酰胆碱受体抗体介导，累及突触后膜的神经肌肉接头部位的病变，RNS 表现为低频和高频刺激波幅均递减，前者更明显。

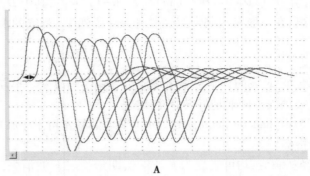

A

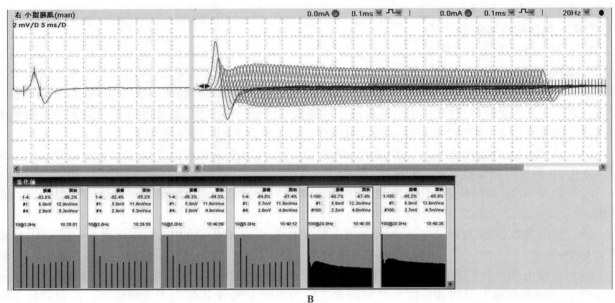

B

图 1-4-13　重症肌无力 RNS 表现
A. 低频递减；B. 低频递减，高频递减。

（2）诊断 Lambert-Eaton 综合征（图 1-4-14）：Lambert-Eaton 综合征是突触前膜病变，通常伴有小细胞肺癌或其他肿瘤，部分女性患者伴有结缔组织病，RNS 表现为低频刺激波幅递减，而高频刺激波幅明显递增。

（五）H 反射

1. 基本概念　H 反射是脊髓的单突触反射，反射弧的传入部分起自于肌梭的 I_A 类纤维，冲动到达脊髓的前角细胞经突触联系后，其传出部分由 α 运动神经纤维组成，在从阈下刺激到次强刺激这一强度范围内，H 反射的波幅逐渐增高。当电流进一步加大时，H 波的波幅逐渐减小而 M 波逐渐增大。当刺激强度达到可以诱发出最大 M 波时，H 反射消失，为 F 波所取代。故诱发 H 反射的最佳条件应该是最大程度地兴奋 I_A 类纤维，而又没有足以兴奋全部运动纤维出现典型的 M 波。

2. 测定方法

（1）记录小腿腓肠肌的 H 反射时，患者取俯卧位，踝部以软垫支托以使膝关节屈曲成 110°~120°。刺激电极阴极置于腘窝中部以兴奋胫神经，阳极置于远端。记录电极置于腓肠肌，参考电极置于比目鱼肌，此时 H 反射的波形为双相波；如果参考电极置于肌腱，H 反射多为三相波。记录上肢桡侧腕屈肌的 H 反射时，在肘窝刺激正中神经，记录电极置于内上髁与桡骨茎突连线 1/3 处。上肢 H 反射的出现率较低，

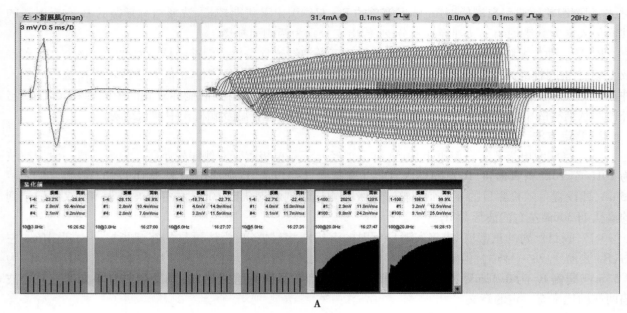

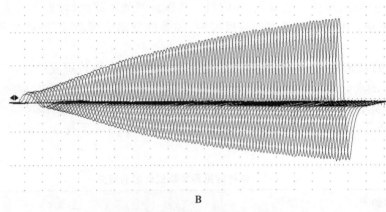

图 1-4-14　Lambert-Eaton 综合征 RNS 表现
A. 低频递减,高频递增;B. 高频递增。

临床上并非常规检测。

（2）H 反射正常值:腓肠肌 H 反射潜伏期的正常值上限为 30~35ms,潜伏期间差一般在 1.5ms 以内。

（3）H 反射异常的判断标准:①H 反射潜伏期延长>均值+2.58SD;②两侧差值>均值+2.58SD;③H 反射未引出。

3. **H 反射的临床意义**

（1）早期诊断多发性周围神经病:H 反射的异常可能是 GBS 早期唯一所见。在糖尿病性、酒精性、尿毒症性和其他各种原因导致的多发性神经病中,H 反射表现为潜伏期延长。

（2）诊断神经根病变:小腿腓肠肌 H 反射是 S_1 神经根病变的一个敏感指标。H 反射的潜伏期延长或波形缺失,提示 S_1 神经根病变。其结论还须结合临床表现及肌电图的改变考虑。颈神经根病变 C_6 或 C_7 受累时,桡侧腕屈肌的 H 反射可表现异常。

（3）诊断中枢神经系统损害:H 反射的异常可以表现其分布的异常,即在上述两块肌肉以外的其他部位(特别是胫前肌)引出 H 反射,可以间接提示上运动神经元病变的存在。

4. **注意事项**　H 反射消失并非一定是异常,随着年龄增长,H 反射引不出的比例逐渐增加,检测中应注意双侧对比,上肢 H 反射的出现率较低,应注意两侧对照。

（六）瞬目反射

1. **基本概念**　瞬目反射(blink reflex,BR)是一种脑干反射,近似于角膜反射,指刺激一侧三叉神经时,在同侧眼轮匝肌引出潜伏期短,波形简单的 R_1,双侧引出潜伏期较长,波形相对复杂的 R_2。反射弧的共同传入支为刺激侧的三叉神经眶上分支,传出支分别为两侧面神经。

R_1 是一种少突触反射,其通路为三叉神经→三叉神经感觉主核→面神经核→面神经。整个过程仅涉及 1~3 个中间神经元的短链回路。R_2 为一多突触性的反射活动,且广泛分布于延髓外侧和脑桥。传入冲动经三叉神经进入脑桥后,沿三叉神经脊束核下行到延髓,在投射到同侧和对侧的中间神经元之前,与外侧网状结构的中间神经元进行多突触联系,甚至可能涉及上丘脑及脑桥正中网状结构。

2. 测定方法

(1)将刺激电极置于一侧眶上切迹(眶上神经),记录电极置于双侧眼轮匝肌。参数设置一般为滤波为 20Hz 至 10kHz,灵敏度 100~500μV/D,扫描速度 5~10ms/D,脉冲电流时限 0.1~0.2ms,强度 15~25mA,此设置可随检测目的不同而调整。刺激同侧记录到的潜伏期 10ms 左右的波形为 R_1,双侧记录到的潜伏期 30ms 左右的波形为 R_2。

(2)瞬目反射的正常值:成年人瞬目反射的潜伏期相对恒定,为一可靠的客观指标。R_1 为 10ms 左右,R_2 波动于 28~34ms。但波幅的绝对值差异较大,波幅的平均值在直接反应时为 1.221mV,R_1 为 0.53mV,同侧 R_2 为 0.38mV,对侧 R_2 为 0.49mV。R_1 潜伏期测间差通常<1.2ms,R_2<5.0ms。一般认为波幅两侧的比率有一定的意义。

(3)检测时的注意事项:嘱受试者放松,轻闭目。每侧重复测定数次,计算平均潜伏期和波幅。刺激间隔至少 5~10 秒或更长。电刺激所诱发的瞬目反射,如果反复给予刺激,其晚成分将逐渐减小至消失,此称为"适应"。

3. 瞬目反射测定的临床意义　瞬目反射的早成分 R_1 反应恒定,而且重复性好,反映少突触反射弧通路的传导情况。而 R_2 的潜伏期反映的是多突触反射通路的传导情况,包括中间神经元的兴奋性及突触传递的延搁时间等,因此,波形和潜伏期变异较大,易受多种生理及心理因素的影响。

瞬目反射异常可见于任何影响其传导环路的病变,特别是累及三叉神经、面神经和脑干的病变(表 1-4-1)。

表 1-4-1　各种常见异常瞬目反射的意义

刺激侧 R_1	刺激侧 R_2	对侧 R_2	意义
−	+	+	刺激同侧或双侧脑干受损,可能累及对侧面神经及核
−	−	+	刺激对侧脑干中间神经元和面神经及核受损
−	+	−	刺激同侧脑干中间神经元受损
+	+	−	刺激同侧脑干受损,可能累及同侧面神经或核
+	−	−	传入型损害,刺激侧三叉神经损害

二、脑诱发电位

脑诱发电位(cerebral evoked potentials,Eps)是中枢神经系统在感受体内外各种特异性刺激所产生的生物电活动,其检测技术可以了解脑的功能状态。包括躯体感觉诱发电位、脑干听觉诱发电位、视觉诱发电位和磁刺激运动诱发电位等。

(一)躯体感觉诱发电位

躯体感觉诱发电位(somatosensory evoked potentials,SEPs)指刺激肢体末端粗大感觉纤维,在躯体感觉上行通路不同部位记录的电位,主要反映周围神经,脊髓后束和有关神经核、脑干、丘脑、丘脑放射及皮质感觉区的功能。SEP 可测定感觉输入神经的全长,除可测定中枢段传导时间外,对周围神经尤其是近端的传导也是有价值的。

1. 检测方法　表面电极置于周围神经干体表部位,用方波脉冲刺激,频率为 1~5Hz,刺激量以刺激远端(手指或足趾)微动为宜,常用的刺激部位为上肢的正中神经和尺神经,下肢的胫后神经和腓总神经等。上肢记录部位通常是 Erb 点、颈椎棘突(C_7 或 C_5)及头部相应的感觉区;下肢记录部位通常是腘窝、臀点、T_{12} 及头部相应的感觉区。

2. **波形的命名**　SEP 各波的命名原则是极性(波峰向下为 P,向上为 N)+潜伏期,如潜伏期为 14ms,波峰向下的波称为 P_{14}。

(1) 正中神经刺激:对侧顶点记录(头参考)的主要电位是 P_{14}、N_{20}、P_{25} 和 N_{35};周围电位是 Erb 点(N_9)和 C_7(N_{11}、N_{13})。

(2) 胫后神经刺激:顶点(Cz')记录(头参考)的主要电位是 P_{40}、N_{45}、P_{60} 和 N_{75};周围电位是腘窝、L_3 和 T_{12} 或 T_{11}。

3. **SEP 异常的判断标准和影响因素**

(1) SEP 异常的判断标准:潜伏期(平均值+3SD)为异常;波幅明显降低伴波形分化不良或波形消失均为异常。

(2) SEP 的影响因素:主要是年龄、性别和温度,正常值的判断应注意不同年龄和性别;检测中应注意肢体温度,肢体皮肤温度应保持在 34℃,各成分的绝对潜伏期与身高明显相关,而中枢段传导时间与身高无明显的相关性。

4. **SEP 各波的起源**

(1) 正中神经刺激:N_9 为感觉神经动作电位;N_{11} 可能来源于颈髓入口处或后索,N_{13} 可能为颈髓后角突触后电位,N_{14} 和 P_{14} 可能来自高颈髓或延髓,N_{20} 可能起源于一级感觉皮质(S_1 区),P_{25} 多数学者认为是一级体感皮质(S_1 区)的另一个反应波,N_{35} 可能与细纤维经丘脑腹后外侧核投射到一级体感皮质(S_1 区)有关。

(2) 胫后神经刺激:腘窝和 L_3 和 T_{12} 或 T_{11} 记录的电位反映周围神经远端和近端的动作电位。P_{40} 可能来自同侧头皮中央后回,N_{45} 可能来自顶叶 S_1 后方,P_{60} 可能与顶叶偏后凸面有关,N_{75} 分布较广,起源尚不清楚。

5. **SEP 的临床应用**　用于检测周围神经、神经根、脊髓、脑干、丘脑及大脑的功能状态。主要临床应用于吉兰-巴雷综合征(GBS)、颈椎病、后侧索硬化综合征、多发性硬化(MS)及脑血管病等感觉通路受累的诊断和客观评价,还可用于脑死亡的判断和脊髓手术的监护等。

(二) 脑干听觉诱发电位

脑干听觉诱发电位(brainstem auditory evoked potential,BAEP)指经耳机传出的声音刺激听神经传导通路在头顶记录的电位。检测时一般不需要患者的合作,婴幼儿和昏迷患者均可进行测定。

1. **检测方法**　多采用短声(click)刺激,刺激强度 50～80dB 或主观听阈+78dB;刺激频率 10～15Hz,持续时间 10～20ms,叠加 1 000～2 000 次。检测时单耳刺激,对侧白噪声掩盖。记录电极通常置于中央中线(Cz),参考电极置于耳垂或乳突,接地电极置于额极中线(FPz)。

2. **波形命名和起源**　正常 BAEP 通常由 5 个波组成,依次以罗马数字命名为Ⅰ波、Ⅱ波、Ⅲ波、Ⅳ波和Ⅴ波。特别是Ⅰ波、Ⅲ波和Ⅴ波的潜伏期和波幅更有临床价值。Ⅰ波起源于听神经;Ⅱ波起源于耳蜗核,部分为听神经颅内段;Ⅲ波起源于上橄榄核;Ⅳ波外侧丘脑系及其核团(脑桥中、上部分);Ⅴ波起源于下丘脑的中央核团区。

3. **BAEP 异常标准判断**

(1) 各波潜伏期延长>平均值+3SD,和/或波间期延长>平均值+3SD。

(2) 波形消失或波幅Ⅰ/Ⅴ值>200%。

4. **影响 BAEP 的生理因素**　Ⅰ～Ⅳ波潜伏期在出生 6 个月后基本达到成年人水平;Ⅴ波潜伏期通常在出生后 18 个月达到成年人水平;65 岁以后各波潜伏期明显延长和波幅降低。女性Ⅴ波潜伏期较男性短,而且波幅高。BAEP 不受麻醉镇静药、睡眠觉醒和注意力集中程度的影响。

5. **BAEP 的临床应用**

(1) 客观评论听力:特别是对听力检查不合作者、癔症者、婴儿、重症患者、意识障碍及使用氨基糖苷类的患者可以帮助判断听力障碍的程度,还可用于检测耳毒性药物对听力的影响。

（2）脑桥小脑肿瘤:Ⅰ~Ⅲ波间期延长。肿瘤为内侧型仅有Ⅰ波或Ⅰ波和Ⅱ波。脑干内肿瘤Ⅲ波和Ⅴ波消失,严重者可无任何反应。目前主要依靠影像学的检查,特别是 MRI。

（3）多发性硬化（MS）:重要的意义在于发现临床上病灶。单侧损害多见,主要表现为Ⅴ波波幅降低或消失,也可表现为Ⅲ~Ⅴ波间期延长、Ⅲ波潜伏期或Ⅰ~Ⅴ波间期延长。

（4）脑死亡的判断:判断脑死亡的主要依据是 EEG 和 SEP,BAEP 的改变有参考价值,早期可有Ⅴ波消失,继之累及Ⅲ波,最后Ⅰ波也消失。目前认为诊断价值远不如 SEP。

（5）手术监护:脑桥小脑角肿瘤手术监护可避免不必要的听神经损害。

（三）视觉诱发电位

视觉诱发电位（visual evoked potential,VEP）是经头皮记录的枕叶皮质对视觉刺激产生的电活动。

1. **检测方法**　通常在光线较暗的条件下进行,检测前应粗测视力并行矫正。临床上最常用的方法为翻转刺激视觉诱发电位（pattern reversal visual evoked potential,PRVEP）和闪光刺激 VEP,前者的优点是波形简单易于分析、阳性率高和重复性好,后者受视敏度影响小,适用于 PRVEP 检测不能合作者。记录电极置于 O_1、O_z 和 O_2,参考电极通常置于 C_z。

2. **波形命名和起源**　PRVEP 是一个由 NPN 组成的三相复合波,分别按各自的平均潜伏期命名 N_{75}、P_{100} 和 N_{145}。正常情况下 P_{100} 潜伏期最稳定而且波幅高,是唯一可靠的成分,VEP 各波的起源目前尚不清楚。

3. **VEP 异常的判断标准和影响因素**

（1）VEP 异常的判断标准:潜伏期>平均值+3SD;波幅<3μV 及波形分化不良或消失。

（2）VEP 的影响因素:主要受视力、性别和年龄的影响。女性潜伏期通常较男性短而且波幅高;年龄>60 岁以上者 P_{100} 潜伏期明显延长。检测前应了解视力情况,近视患者可以戴眼镜进行检测。

4. **VEP 的临床应用**　视通路病变,特别对 MS 患者可提供早期视神经损害的客观依据。

（四）磁刺激运动诱发电位

磁刺激运动诱发电位（motor evoked potential,MEP）指经颅磁刺激大脑皮质运动细胞、脊髓及周围神经运动通路在相应的肌肉上记录的复合肌肉动作电位。该技术于 1985 年由 Barker 等建立,近年来被广泛应用于临床,为运动通路中枢传导时间的测定提供了客观依据。MEP 的主要检测指标为各段潜伏期和中枢运动传导时间（central motor conduction time,CMCT）。近年来磁刺激技术有了很大的发展,重复磁刺激技术可以用于语言中枢的定位和一些疾病的治疗等。后者本章不做介绍。

1. **检测方法**　上肢 MEP 检测是将磁刺激器置于上肢对应的大脑皮质运动区、C_7 棘突和 Erb 点,在拇短展肌或小指展肌等肌肉上记录诱发电位;下肢 MEP 测定是将磁刺激器置于下肢对应的大脑皮质运动区、T_{12} 或 L_4 及腘窝,在伸趾短肌和胫前肌上记录诱发电位。

2. **刺激参数**　磁刺激器最大输出磁场强度通常为 2.3T。确定刺激量的原则通常是阈值+最大输出强度的 20%,上肢刺激量一般为最大输出量的 65%~75%,下肢为 65%~80%,头部为 80%~90%。

3. **CMCT 的计算和异常的判断标准**　皮质刺激潜伏期与 C_7 或 T_{12}（L_4）刺激的潜伏期差为 CMCT。异常的判断标准为各波潜伏期或 CMCT 延长>平均值+2.58SD;上肢易化或非易化状态下波形消失;下肢易化状态下波形消失。

4. **易化现象**　皮质刺激时相应肌肉轻度收缩,可较容易诱发出动作电位,而且伴有潜伏期缩短和波幅增高。

5. **MEP 的影响因素**　各波潜伏期与身高有明显的相关性（$P<0.01$）;随着年龄增长而潜伏期延长,而与性别无明显的相关性。

6. **MEP 的临床应用**　主要用于运动通路病变的诊断,如多发性硬化、脑血管病、脊髓型颈椎病和肌萎缩侧索硬化等,后者可发现临床上损害。

（崔丽英　潘　华）

第五节　病理学诊断

随着神经影像学技术的发展,中枢神经系统疾病的定性、定位诊断都得到了极大的提升,但是仍有部分疑难罕见病例不能作出精确诊断。神经病理诊断仍是最可靠的、目前尚无其他技术可替代的金标准。在日常神经科临床工作中,涉及神经病理学诊断的主要有以下四个方面:①因颅内和/或脑内病变性质不清需取活检的病例,也包括椎管内和/或脊髓内及皮肤的活检标本;②临床表现为周围神经系统受损,性质不清需取周围神经活检的病例;③临床表现为肌肉受累的疾病,需取肌肉组织活检以求明确病变性质的病例;④神经系统病变性质不清,临床患者死亡后,需做尸体解剖明确的病例。本节就上述四个方面工作常用的神经病理学诊断技术作一介绍。

一、常用的染色技术

(一) 常规染色

供组织学诊断用的优质常规染色剂不仅须使细胞核和细胞质有选择性着色,也要使间质的结缔组织着色。苏木素-伊红染色(haematoxylin and eosin stain,HE 染色)的切片经适当的分色,可使这些结构得以区分,细胞核表现为紫蓝色,细胞质和结缔组织纤维呈各种色调的粉红色。因此,在神经病理学诊断中无论是石蜡切片还是冰冻切片的常规染色都选用 HE 染色(图 1-5-1,见文末彩图)。

作为最常用的常规染色剂,苏木素有许多配方,其中 Ehrlich 发明的配方由于持久性和染色的稳定性而最为常用。其缺点是配制后需 1~2 个月才能"成熟"应用。Harri 苏木素液使用氧化汞促进苏木素"成熟",配制后即可应用。

(二) 特殊染色

特殊染色是诊断病理学中不可缺少的技术,特别是在神经病理学领域,特殊染色技术应用得更为广泛。这主要是因为神经病理研究的组织标本,既含有全身其他系统均有的上皮组织、结缔组织,又含有神经系统本身特有的神经细胞、神经纤维、神经髓鞘和胶质细胞。尤其是后者,研究其病理改变时经常需要用特殊染色来显示。现将神经病理常用的几种特殊染色技术介绍如下。

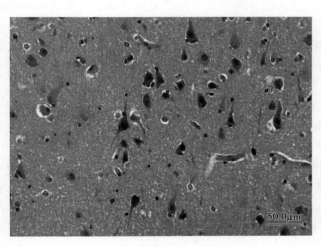

图 1-5-1　常规 HE 染色
大脑皮层神经细胞核染成紫蓝色,胞质染成红色。

1. **网状纤维染色**　网状纤维是网状结缔组织中的一种纤维,它由网状细胞产生。网状细胞是星状多突的细胞,核大、着色浅、核仁明显、细胞质较丰富,细胞突彼此连接形成网状的结构。网状纤维细而分支穿行于细胞之间,共同构成网状支架。这种纤维用 HE 染色一般不易辨认,若用氨银溶液浸染能使纤维变成黑色,故又称为嗜银纤维。网状纤维染色是一种经典的染色,在神经病理诊断中应用广泛,最常用于脑肿瘤的鉴别诊断。脑实质以外组织发生的肿瘤,如脑膜瘤、神经鞘瘤多含丰富的网状纤维。而脑实质内发生的肿瘤,像各种类型的胶质瘤,一般仅在肿瘤间质血管周围存有网状纤维,肿瘤细胞间无网状纤维分布。另外,该染色还可用于识别血管周围的淋巴细胞浸润是否侵犯血管壁,多见于血管炎和淋巴瘤等。

2. **弹力纤维染色**　弹力纤维由糖蛋白构成,是富含亲水性的极性氨基酸。弹性蛋白提供弹力纤维的弹性。它是一种不溶性蛋白质,当用弱碱处理纤维结缔组织时,它仍然存在。弹力纤维广泛分布于身体各部,特别是在皮肤、血管等处最为丰富。弹力纤维在常规染色中难与其他纤维区分,只有用特殊染色方法才能清晰将其显示。常用的染色方法是 Verhoeff 铁苏木素染色法,弹力纤维黑色或黑蓝色,细胞核黑色,胶原纤维呈红色,肌纤维呈黄色。在神经病理诊断和研究中,往往在有血管性病变时选用弹力纤维染色显示血管壁内的弹力纤维,如脑动静脉畸形、浆果型动脉瘤、夹层动脉瘤、各种动脉炎及动脉硬化等病变(图 1-5-2,见文末彩图)。

3. **过碘酸希夫反应（periodic acid Schiff reaction，PAS 反应）**　PAS 染色将糖原染成红色或紫红色,在神经病理学诊断和研究中,往往用来显示霉菌、分泌黏液的肿瘤细胞和肿瘤间质的黏液变性,也可以帮助筛查皮肤汗腺及导管上皮中的 Lafora 小体。

4. **Mallory 磷钨酸苏木素染色（Mallory phosphotungsticaid hematoxylin，PTAH）**　本法为诊断病理学中常用的染色方法,其特点是单一的染液可染出两种主要的颜色,即蓝紫色和棕红色。染液中磷钨酸与苏木素相互结合,

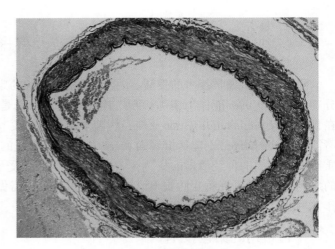

图 1-5-2　弹力纤维染色
显示动脉的内弹力板。

但又各有特点。PTAH 染色是显示横纹肌和胶质纤维的好方法,因此在神经病理诊断中经常选用。

细胞核、中心体、神经胶质纤维、纤维蛋白和肌纤维的横纹染成紫蓝色;胶原纤维、网状蛋白和骨基质染成砖红色。在神经病理诊断中常使用 PTAH 染色来显示胶质纤维,行星形细胞瘤的鉴别诊断,也可用来显示病灶周围反应性星形胶质细胞。另外,在免疫性疾病诊断中还可用来显示纤维素性坏死等病理改变,如坏死性血管炎。

5. **淀粉样物质染色**　淀粉样物质亦称类淀粉物质,是一种无细胞的同质性的嗜伊红性物质,现已证实淀粉样物质在化学上属于糖蛋白,其蛋白质部分与球蛋白相似。类淀粉蛋白的化学成分 90% 为类淀粉原纤维蛋白,10% 为糖蛋白。

近年来,发现脑内多种病变有淀粉样物质的沉积,特别是对阿尔茨海默病的研究证实,其主要病理学基础就是淀粉样物质在脑内和血管壁中沉积。因此,神经病理学中对类淀粉物质的研究将会显得越来越重要。

显示淀粉样物质的染色方法很多,如碘染色、刚果红染色和荧光染色等。其中刚果红染色是较为可靠的方法。淀粉样物质呈粉红色到红色,细胞核呈蓝色。阿尔茨海默病脑内的老年斑、大脑淀粉样血管病的受累血管壁内可见类淀粉沉积。另外,拳击脑和 Prion 病脑内也可见阳性的类淀粉斑。染色阳性的物质如在偏振光显微镜下发出苹果绿色的偏振光,则为淀粉样物质的特异性表现。

（三）神经组织特殊染色

神经组织主要由神经细胞、神经胶质细胞、神经纤维及神经髓鞘组成。由于神经组织的构造和神经细胞的组成极其复杂,因此需用特殊染色方法显示和观察神经组织中的尼氏体、神经元、神经纤维、神经髓鞘及神经胶质细胞。显示上述结构的特殊染色构成了神经组织病理学独特的染色技术。

1. **显示尼氏体的染色**　尼氏体（Nissl body）分布于神经元除轴突和轴丘以外的胞质中,为颗粒状或斑块状物质,能够被碱性染料着色。在正常情况下,尼氏体与神经元的功能状态有密切的关系。当神经元受到损伤时,尼氏体的变化最为敏感,主要表现为尼氏体的溶解和消失。在神经病理诊断中,往往在两种情况下需要做尼氏体染色:一是判断神经元的损伤程度,主要显示尼氏体的溶解情况;二是判断所显示的细胞是否是神经元,尤其是在神经节细胞胶质瘤（ganglioglioma）的诊断时,显示神经节细胞内的尼氏体对诊断有决定性的作用。用于显示尼氏体的染色方法很多,最常用的两种是 Thionine 硫堇染色法和 Cresyl Violo 染色法。前者将尼氏体染成深蓝色,细胞核呈淡蓝色。后者将尼氏体染成紫红色,细胞核呈淡紫色,背景微黄。

2. **显示神经元及神经纤维的染色**　神经组织主要是由具有细长突起、能传递冲动的神经细胞组成。神经细胞具有和其他细胞一样的结构,即细胞膜、细胞质和细胞核。神经细胞的胞质内除了含有其他细胞都有的细胞器外,还含有尼氏体和神经原纤维,后两者是神经细胞特有的结构。神经纤维由从神经元

发出的轴突和较长的树突组成,轴突内可含有神经原纤维。

　　在常规的 HE 染色中可观察到神经细胞的细胞轮廓,如细胞质、细胞核、核仁等,但看不到神经原纤维等细微的结构,这些细微的结构就需要用特殊的染色方法来显示。传统的染色方法是 Bielschowsky 于 1904 年创造的方法(图 1-5-3,见文末彩图),此方法需要冰冻切片。众所周知,神经系统变性疾病常是神经细胞和神经纤维受累,需要显示这些特殊结构,特别是痴呆患者的脑内病变常需要特殊染色显示病变,现在常用的有改良的 Bielschowsky 石蜡切片法、Bodian 染色法和 Gallyas 染色法(图 1-5-4,见文末彩图)。

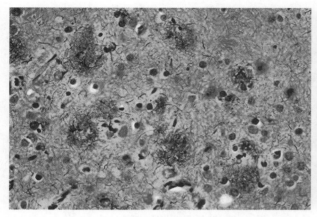

图 1-5-3　改良的 Bielschowsky 染色
显示痴呆患者脑皮层内的老年斑。

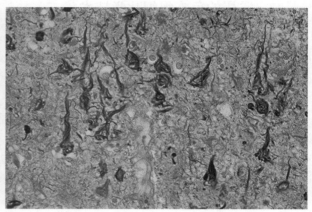

图 1-5-4　Gallyas 染色
显示神经细胞胞质内的神经原纤维缠结。

　　3. **显示神经髓鞘的染色方法**　神经纤维根据其周围有无髓鞘包绕分为有髓神经纤维和无髓神经纤维两种。髓鞘成分在常规的 HE 染色中分辨得不是十分清晰,在神经病理诊断时,常需要髓鞘染色,将髓鞘显示清楚,进而判断有无病变。在中枢神经系统,髓鞘由少突胶质细胞构成,而在周围神经系统,髓鞘则由施万细胞构成。神经系统中许多疾病出现髓鞘的变性、脱失和轴索变性,如多发性硬化、播散性脑脊髓炎、脑桥中心部髓鞘溶解、肌萎缩侧索硬化和亚急性联合变性等。其他神经系统病变也可造成继发性脱髓鞘改变。

　　髓鞘染色可分为两类,即显示正常髓鞘结构的染色和显示变性髓鞘的染色方法。显示髓鞘的染色方法很多,常见显示正常髓鞘结构的染色有:①Weil 正常髓鞘染色法,即神经髓鞘染成深蓝色至黑色,灰质呈灰黄色至无色,变性和溃变的髓鞘不着色。②焦油紫髓鞘染色法(Luxol fast blue,LFB),又称 KB 染色,即正常髓鞘染成蓝色,细胞核染成紫红色,神经细胞内尼氏体染成紫红色。LFB 是目前最常用的髓鞘染色方法(图 1-5-5,见文末彩图),以着色清晰、色泽绚丽著称。其真正的优点是染色完成后可用 HE、PAS、PTAH、油红 O(需冰冻切片)等染色进行复染,在显示髓鞘的同时还分别显示糖原(PAS)、增生胶质纤维(PTAH)、溃变的髓磷脂(油红 O)等的染色效果。用 HE 复染可作为常规染色。

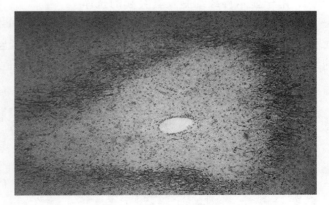

图 1-5-5　LFB 染色
显示小静脉周围的髓鞘脱失呈苍白色。

　　4. **显示神经胶质细胞的染色技术**　神经胶质细胞是神经系统特有的细胞成分,在中枢神经系统内主要有星形细胞、少突胶质细胞、小胶质细胞和室管膜细胞。它们构成了神经系统的间质。星形细胞有纤维型和原浆型两种,前者主要分布在白质内,而后者多位于皮质内。病理状况下,星形细胞可形成肿瘤,还参与脑组织损伤后的修复。少突胶质细胞主要位于白质内,形成中枢神经系统的髓鞘。小胶质细胞则是神经系统内的吞噬细胞,或称为"清道夫细胞"。除了室管膜细胞以外,常规的 HE 染色仅能显示胶质细胞的细胞核,很少看到细胞质和细胞突起。要研究这些胶质细胞的病变则需特殊染色,将它们的细胞质和细胞突起显示出来。

Holzer 星形细胞染色法:星形细胞及突起呈蓝紫色,细胞核蓝紫色。此法是显示反应性增生的星形细胞、胶质纤维和胶质瘢痕的最佳方法,常用于显示亚急性海绵状脑病、阿尔茨海默病、肝豆状核变性等疾病中星形细胞增生,以及多发性硬化、脑软化等病变部位增生的胶质纤维和胶质瘢痕。

二、常用的免疫组织化学技术

免疫组织化学技术(immunohistochemistry technic)是应用抗原(antigen,Ag)与相应抗体(antibody,Ab)接触后可形成"抗原抗体复合物"(antigen-antibody complex,Ag-Ab)的化学反应,检测组织或细胞内的抗原或抗体的技术。目前这项技术已广泛应用于神经病理学的诊断和科研工作之中。

(一)常用的免疫组织化学标记方法

免疫反应中的"抗原抗体复合物"在显微镜下是不可见的,但如抗体或抗原上联结某种"指示剂",就可利用不同的显微镜看到抗原抗体复合物,此即免疫组化技术的基本原理。连接有指示剂的抗体称"标记抗体"。如指示剂为荧光素,此抗体称"荧光素标记抗体";如指示剂为酶,此抗体称"酶标记抗体"。

1. 荧光素标记免疫组织化学技术　该方法是一种稳定、可靠且成熟的检测技术。其优点是,技术操作简单,显微镜下抗原抗体复合物定位清楚,颜色绚丽。最大的优点是利用不同的荧光素在不同波长的光下发出不同颜色荧光的特点,用于在一张组织切片上在荧光显微镜或激光共聚焦显微镜下显示2 种或 2 种以上的待检抗原,即所谓的双标记或多标记法。缺点是标记后的切片因荧光素衰变,不能长时间保存;另外,观察结果时需用荧光显微镜或激光共聚焦显微镜等昂贵的仪器设备。

2. 酶标记免疫组织化学技术　常用的酶有:①辣根过氧化物酶(horseradish peroxidase,HRP),分子量约 40kD;②碱性磷酸酶(alkaline phosphatase,AKPase),分子量约 80kD;③葡糖氧化酶(glucose oxdase),分子量约 180kD 等。理想的酶应具有分子量小、高稳定性、可溶性、偶联方法简便,光密度值高,与抗体偶联后仍保持酶的活性,与底物作用后可显色,且不易褪色等性能。在各种酶中以辣根过氧化物酶较理想,故国内外应用最多。辣根过氧化物酶标记的抗体显色后呈棕黄色,切片可以长期保存。

(二)常用的免疫组织化学标记抗体

1. 用于显示神经细胞及其突起的抗体

(1) 神经细胞核抗原(neuronal nuclei,NeuN)(图 1-5-6,见文末彩图):表达于正常脑组织的锥体神经元和颗粒性神经元,小脑的浦肯野细胞不表达。与神经丝蛋白(NF)相比 NeuN 由于特异性表达在神经元的细胞核上,更易于观察。但需要注意的是,NeuN 只在分化趋于成熟的神经元有表达,常用来识别正常脑组织和病变组织中的神经元成分。

(2) 微管相关蛋白-2(mierotubule-associated protein,MAP-2):是一种细胞骨架蛋白,在正常脑组织神经元的胞质和树状突起中阳性表达,清楚地显示神经元的形态。

(3) 巢蛋白(nestin):属于中间丝蛋白的一种,存在于胚胎发育过程中有多向分化潜能的神经上皮干细胞中,随着细胞的不断分化,表达逐渐下调并最终消失,因此作为中枢神经系统前体细胞的标记。

(4) 神经丝蛋白(neurofilaments,NF):属细胞骨架蛋白,在正常脑组织神经元胞质和轴突中呈阳性表达。

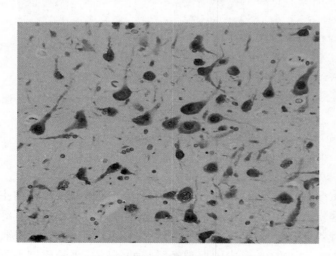

图 1-5-6　神经细胞核表达神经细胞核抗原

2. 用于显示星形胶质细胞及其突起的抗体　胶质纤维酸性蛋白(glial fibrillary acidic protein,GFAP)属于中间丝蛋白,GFAP 存在于星形胶质细胞。主要用于显示和/或确定反应性增生和肿瘤性的星形细胞(图 1-5-7,见文末彩图)。

3. 用于显示少突胶质细胞的抗体　少突胶质细胞转录因子-2(Olig-2)在正常少突胶质细胞和肿瘤性少突胶质细胞中均呈阳性表达,着色于细胞核(图 1-5-8,见文末彩图)。

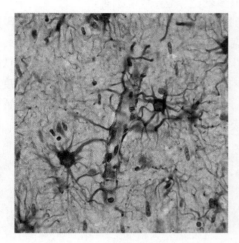

图 1-5-7　星形细胞及其突起表达 GFAP

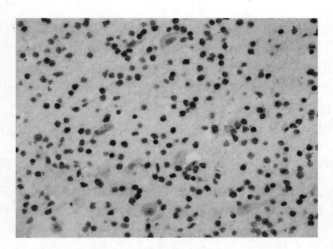

图 1-5-8　肿瘤性少突胶质细胞的核呈 Olig-2 强阳性

4. 用于显示脑组织中 tau 蛋白的抗体　磷酸化 tau 蛋白的抗体(AT8、AT100、AT270 和 AT180 等)识别 tau 蛋白病脑组织内神经元和胶质细胞内异常凝集的 tau 蛋白,尤其是阿尔茨海默病脑组织内的神经原纤维缠结(neurofibrillary tangle,NFT)和神经毡细丝(neuropil thread,NT)(图 1-5-9,见文末彩图)。

5. 用于显示脑组织中共核蛋白的抗体　α-共核蛋白(α-synuclein)是广泛分布于神经系统的突触前蛋白,也是路易小体(Lewy body,LB)最主要的构成蛋白,α-共核蛋白的免疫组织化学是确认路易小体的最佳方法(图 1-5-10,见文末彩图)。另外,多系统萎缩脑组织特征性的胶质细胞包涵体(glial cytoplasmic inclusions,GCIs)的主要成分亦为共核蛋白。

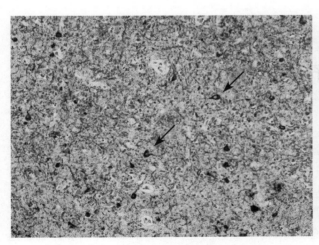

图 1-5-9　阿尔茨海默病脑组织病理图
可见脑组织内的神经原纤维缠结(箭头)和背景中大量细丝状或线状神经毡细丝呈 AT8 强阳性。

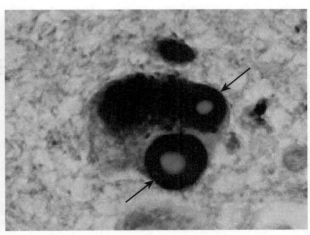

图 1-5-10　α-共核蛋白免疫组化染色
箭头示路易小体。

6. 用于显示脑组织中β淀粉样蛋白的抗体　β淀粉样蛋白(Aβ)免疫组化染色可以识别沉积于老年斑(senile plaques,SPs)内(Aβ-42)和小血管壁(Aβ-40)的β淀粉样蛋白(图 1-5-11,见文末彩图)。

7. 用于显示脑组织中 TDP-43 蛋白的抗体　TDP-43 蛋白功能尚不完全清楚,但其病理性聚集与散发性肌萎缩侧索硬化(amyotrophic lateral sclerosis,ALS)和泛素(ubiquitin,Ub)阳性、tau 阴性的额颞叶变性(FTLD-Ub)有关。正常情况下,TDP-43 蛋白主要表达和定位于细胞核。自 2006 年以来,确认散发型运动神经元病及泛素阳性的额颞叶变性痴呆的包涵体主要构成蛋白是 TDP-43。

8. 用于显示脑组织中泛素的抗体 Ubiquitin 是一个小分子的热休克蛋白,大部分所知的变性或异常蛋白质的能量依赖的降解都通过此蛋白酶解过程(proteasome)。注定被蛋白酶解过程降解的异常蛋白质要先在其骨干肽链上与多聚泛素链连接。有些抗体可能特异地标识多聚泛素链,是识别神经变性疾病中出现的各种包涵体的重要手段,包括神经原纤维缠结、路易小体等。但逐渐被上述已知的致病关键蛋白所取代。

泛素免疫组化染色目前常被用来诊断神经元核内包涵体病(neuronal intranuclear inclusion disease,NIID)。NIID 的嗜酸性透明包涵体广泛存在于中枢神经系统和周围神经系统,目前通过皮肤活检确认特征性核内包涵体即可确诊。镜下可见表皮、脂肪及汗腺细胞核内包涵体,直径为 $1.5 \sim 3\mu m$,圆形,免疫组化泛素(ubiquitin)阳性、p62 阳性(图 1-5-12,见文末彩图)。为了有更高的阳性率,活检建议取材位置是外踝上 10cm,切到真皮下获取足够的汗腺组织,切记不要用皮肤科的皮钻取材。

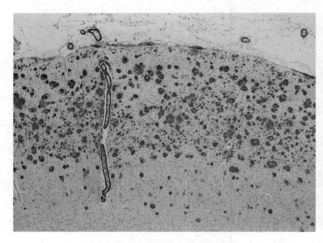
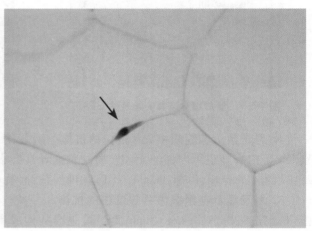

图 1-5-11　Aβ 免疫组化染色
显示阿尔茨海默病脑的老年斑及淀粉样血管病。

图 1-5-12　ubiquitin 免疫组化染色
箭头示脂肪细胞核内泛素阳性包涵体。

(朴月善　卢德宏)

第六节　分子生物学诊断

一、概述

在一个 2 倍体细胞内,人类基因组约含有 6×10^9 碱基对的 DNA。DNA 分布于 25 种染色体中,包括 22 种常染色体(第 1~22 号染色体)、2 种性染色体(X 和 Y)和线粒体染色体。一个 2 倍体细胞内的 22 对常染色体和 1 对性染色体(男性 XY,女性 XX)是人类基因的主要载体,线粒体染色体主要是能量代谢有关酶的基因载体。遗传病是指由染色体畸变和基因突变所引起的一大类疾病,可分为 5 大类,即染色体病、单基因遗传病、多基因遗传病、线粒体基因病和体细胞遗传病(主要为癌症)。多基因遗传病和体细胞遗传病受环境因素的影响,而单基因疾病则严格按孟德尔定律(Mendel's laws)遗传。临床上单基因遗传疾病种类最多,其中大部分与神经系统损害相关联。

1. 基因变异 在基因的非编码区,每 200~500bp 就可能有一个核苷酸是多态性的,表明基因组中多数多态性变异存在于非编码序列。多数 DNA 多态性是单核苷酸置换所致,少数 DNA 多态性是插入或缺失型的。当 DNA 序列多态性为单碱基置换时,可能影响到一种限制酶的切点,以此酶切 DNA 产生的片段长度就会发生变化,突变引起限制酶切点的消除,使片段加长,切点增加,则使片段变短,这种方法测出的多态性称为限制酶片段长度多态性。插入或缺失型的 DNA 多态性是在不涉及限制酶切点的情况下,DNA 片段大小的改变,称为 DNA 片段长度多态性。还有一种少见的 DNA 多态性,产生于假基因的存在,即在限制酶切割 DNA 片段的两切点之间,由于插入了拟基因(与一个有关的功能基因在结构上相似,但无功能的序列),从而改变了 DNA 片段的长度。

2. **基因突变**　是指基因序列结构的改变导致其功能上的异常,影响其表达蛋白质的质和量。突变包括基因的点突变、基因片段的缺失(部分或完全缺失)和基因插入等。在外显子上一个碱基的缺失和插入,三联密码的框架就要移动,引起蛋白质的剩余部分中掺入完全不同的氨基酸序列。外显子上单碱基取代,密码子会随之改变,有时可能改变氨基酸序列,有时也可能不改变氨基酸序列,称为遗传密码子的简并性(degeneracy of genetic code)。单碱基取代发生在终止密码子时去除了一个正常的终止密码子而发生通读突变(reading through mutation)。由于单碱基突变,成熟前的终止密码子就会产生一个不完整的蛋白质序列。有时突变发生在基因调控区的 5′ 侧翼、非翻译区、内含子或 3′ 非翻译区,这些突变一般不改变蛋白质产物的结构,但能引起突变的等位基因的产物减少或增加。

根据突变发生在基因的位置和突变的性质,遗传密码的阅读和蛋白质翻译会发生不同的变化,可分为以下几种情况:①错义突变,DNA 中核苷酸发生置换后(点突变),遗传密码发生改变,使一种氨基酸变成另一种氨基酸,从而影响到所合成蛋白质的结构和功能。②无义突变,当 DNA 突变后,使原来编码某一氨基酸的密码子变成终止密码子,多肽链停止合成,提前释放出不完整的蛋白质,造成功能丧失。③同义突变,由于遗传密码是兼并的,决定一种氨基酸的密码子常不止一个,因此 DNA 中有些碱基置换只造成三联密码子中第三个核苷酸改变,不改变氨基酸,称为同义突变,常由点突变引起。④移码突变,DNA 中插入或缺失一个或多个(非 3 的倍数)碱基对后,使读码格式发生改变,自突变点 3' 方向以后的一系列密码都改变,造成肽链大范围错误。

3. **遗传异质性**　是指不同的 DNA 序列改变可能造成同一种临床表型,即基因型不同而表型相同,如腓骨肌萎缩症 2 型(CMT-2)可由不同座位的基因引起;或者同一种 DNA 序列改变出现不同的临床综合征,即基因型相同而临床表型不同,这些由同种基因型导致的不同疾病又称为等位基因病(allelic diseases),如 Hallervorden-Spatz 病及 HARP 综合征均由 *PANK2* 基因突变导致。

4. **基因的连锁性**　当两个基因在同一染色体上非常接近,以致不能独立分离,即称为基因的连锁。连锁的基因位点是在同一染色体上,但并非在同一染色体上的基因都是连锁的。连锁的基因在减数分裂时以一个整体传递给同一合子,除非在姐妹染色体间发生了奇数交换。在一个已知的染色单体上两位点相互交换的平均次数,遗传学称为遗传图距(以 Morgan 为单位)。对于图距近的两位点,交换很少;相反,图距增加,交换也增加。一对位点分别在两条染色体上称为合子,有重组合子和非重组合子,前者在一个等位基因处来自父母双方,后者则来自父母一方。通过计算重组合子所占比例就可估计基因的连锁性。

二、基因诊断的途径和方法

遗传性疾病的发生不仅与 DNA 结构有关,而且与转录水平或翻译水平的变化相关,直接探查基因的存在和缺陷,进一步从转录或翻译水平分析基因的功能,从而对人体状态和疾病做出诊断称为基因诊断。基因诊断的目的物至少应该包括 DNA 和 mRNA,前者分析基因的结构,后者分析基因的功能。基因诊断不仅能对一些疾病做出确切的诊断,也能确定与疾病有关联的状态,如对疾病的易感性、发病类型和病程阶段的确定等。基因诊断的途径主要包括 3 种,即 DNA 检测、基因连锁分析和 mRNA 检查。

1. **利用连锁分析和关联分析定位遗传病的致病基因**　对于未知基因、未知突变的单基因或多基因遗传病,需要首先开展家系调查和系谱分析,然后应用微卫星标记(短串联重复序列)或单核苷酸多态性(single nucleotide polymorphism,SNP)进行基因分型、连锁分析及单倍型分析,还可采用关联分析及连锁不平衡分析,以定位单基因遗传病的致病基因及多基因遗传病的易感基因,最后通过候选基因法找出致病基因或易感基因。目前已知的大部分单基因遗传病的致病基因及部分多基因遗传病的易感基因均通过该策略定位。

2. **利用分子杂交技术进行基因诊断**　分子杂交技术包括用于 DNA 变异分析的 Southern 印迹杂交技

术、用于 RNA 变异分析的 Northern 印迹杂交等,还有用于已知基因已知突变检测的等位基因特异寡核苷酸杂交技术。此外,将细胞遗传学技术与分子遗传学技术结合起来建立了荧光原位杂交技术和比较基因组杂交技术,前者主要用于人类基因组作图、染色体病诊断和肿瘤细胞染色体分析等,后者主要用于检测肿瘤组织中基因组 DNA 的拷贝数,两者的综合应用有助于进行肿瘤的分子诊断。

3. **利用 PCR 相关技术开展基因诊断**   PCR 是广泛应用的核酸结构分析技术和简单的 DNA 体外合成扩增技术。依据复制全过程及体外 DNA 分子在不同温度下双链与单链可相互转变的性质,人为地控制变换体外合成系统温度,促使双链 DNA 变性为单链,使单链 DNA 能与引物退火成为引物单链 DNA 复合物,在 dNTP 存在条件下,聚合酶能使引物沿单链模板延伸成为双链 DNA,这种 DNA 热变性、引物与单链模板 DNA 退火和引物延伸过程反复进行即为体外扩增。自 1984 年 Mullis 建立 PCR 以来,该技术的应用范围不断扩大。目前用于已知基因、未知基因突变的筛选方法,包括 PCR 结合限制性内切酶片段长度多态性分析法、PCR 结合单链构形多态性分析法、PCR 结合变性梯度凝胶电泳分析法和 PCR 结合异源双链分析法,还有用于检测 DNA 转录产物的反转录 PCR 技术。PCR 结合变性高效液相色谱分析法可提高检测基因突变的效率,该法主要针对双链 DNA 片段大小及可能的未知 SNP 和突变进行快速分析与鉴定,已被用于多种遗传病的基因诊断或突变筛查,包括多种单基因遗传病和线粒体病。1996 年出现了实时荧光定量 PCR 技术和反转录实时 PCR 技术,不仅实现了对 DNA 或 RNA 模板的定量,而且具有灵敏度高、特异性强、实现多重反应、自动化程度高、实时和准确等特点。

4. **利用 DNA 测序分析技术进行基因诊断**   DNA 测序分析技术可研究基因内部结构及分析基因突变,是基因诊断非常重要的技术手段。DNA 测序分析技术从发明到现今,大致可分为三代:①第一代测序技术。早期的测序技术(第一代测序技术)包括 1976～1977 年由 Maksim 和 Gilbert 发明的化学降解法,以及 1977 年由 Sanger 和 Coulson 开创的双脱氧链末端终止法,之后出现了以凝胶电泳为基础的 DNA 自动测序仪和以毛细管电泳为基础的 DNA 自动测序仪。②第二代测序技术。通过全外显子组的扫描,结合生物信息分析技术,找到遗传病患者特异的 SNP,经过验证即可发现某种单基因病的致病基因。目前外显子组捕获主要包括两大技术平台:一是由罗氏公司推出的 Nimblegen 外显子组捕获平台;二是由安捷伦科技公司推出的 SureSelect 平台。外显子组捕获技术对那些已经完成遗传病基因定位但尚未找到致病基因者,是一种重要方法和途径。③第三代测序技术。近年来,随着大数据时代的到来,以 PacBio 公司的单分子实时测序技术(single molecule real time sequencing, SMRT)和 Oxford Nanopore Technologies 公司的纳米孔测序技术为代表的第三代测序技术应运而生。第三代测序技术凭借超长读长及轻松跨越高 GC、高重复区域等优势,可有效检测基因组的重复序列扩张变异。此外,第三代测序技术在染色体平衡易位断裂点分析上还具有较高的分辨率和准确性,并且能够提供易位断点和附近的 SNP 或 Indels 之间的单倍型信息,对植入前遗传学诊断(PGD)具有特别重要的意义。

5. **基因芯片技术用于基因诊断**   生物芯片包括基因芯片、蛋白质芯片和组织芯片等,其中专门用于基因诊断的芯片是从正常人的基因组中分离出 DNA 并与 DNA 芯片进行杂交,得出正常人 DNA 图谱,再与通过同样方法得到的患者 DNA 图谱进行比较和分析,就可以获得病变的 DNA 信息。目前可采用基因芯片技术诊断的疾病包括苯丙酸尿症、肝豆状核变性、腓骨肌萎缩症等。生物芯片技术与其他学科的交叉融合,可用于基因表达水平的检测、药物筛选、个体化医疗、DNA 序列分析及生物信息学研究等。

6. **应用全基因组关联分析定位及诊断多基因遗传病的易感基因**   全基因组关联分析(GWAS)是指在全基因组层面上,开展多中心、大样本、反复验证 SNP 与疾病的关联研究,以揭示遗传病的相关基因。2005 年 Klein 首先应用 GWAS 证实与年龄相关的黄斑变性与补体因子 h 基因之间存在强烈的关联。GWAS 将在多基因遗传病和肿瘤易感基因的检测及相关疾病的诊断中发挥重要作用。

三、神经系统疾病诊断的临床应用

1. **遗传性疾病(表 1-6-1)**   可分为孟德尔遗传方式和非孟德尔遗传方式,孟德尔遗传方式包括:①常染色体隐性遗传。致病基因位于常染色体上,在杂合状态下不表现症状,只有致病基因处于纯合状态时才发病。②常染色体显性遗传。当位于常染色体上的一对基因中有一个带有致病改变时(杂合状态），疾病就表现出来，分为完全显性和不完全显性。③性连锁隐性遗传。即 X 连锁隐性遗传，占性连锁遗传的大多数，致病基因位于 X 染色体，只有男性（仅有一个 X 染色体）或纯合状态下的女性才表现症状。④X 连锁显性遗传。基因位于 X 染色体上，杂合状态即在女性的两条 X 染色体之一存在基因改变时就致病，女性多发，但症状较男性患者轻。非孟德尔遗传方式包括：①线粒体遗传（表 1-6-2）。致病基因位于细胞核外的线粒体基因组上，无成对的等位基因，有阈值效应和母系传递现象。②基因组印迹或遗传印迹。来自父母双方的一对等位基因功能不等，取决于亲本来源。常染色体中由于甲基化的差异，通常只有一条染色体有活性，父亲来源的染色体有活力与母亲来源的染色体有活力表现通常不同。

表 1-6-1　常见遗传性神经系统疾病的致病基因举例

	疾病	遗传方式	染色体定位	致病基因	基因产物
周围神经病	腓骨肌萎缩症 1A	AD	17p11.2	*PMP22*	周围髓鞘蛋白 22
	X 连锁腓骨肌萎缩症	XLD	Xq13.1	*GJB1*	Connexin 32
	腓骨肌萎缩症 4A	AR	19q13.1	*PRX*	Periaxin
运动神经元病	肌萎缩侧索硬化	AD/AR	21q22	*SOD1*	Cu/Zn SOD-1
		AD	1p36	*TARDBP*	TDP-43
		AD/AR	16p11	*FUS*	Fused in Sarcoma
		AD	9p21	*C9ORF72*	C9ORF72
	脊髓性肌萎缩（SMA）Ⅰ型	AR	5q11.2-13.3	*SMN1* 缺失伴<3 拷贝 *SMN2*	SMN 蛋白
	脊髓性肌萎缩（SMA）Ⅱ型	AR	5q11.2-13.3	*SMN1* 缺失伴 3 拷贝 *SMN2*	SMN 蛋白
	肯尼迪病	XL	Xq11.2-12	*AR*	雄激素受体
肌营养不良症	迪谢内肌营养不良	XLR	Xp21.2	*Dystrophin* 基因	Dystrophin
	强直性肌营养不良 1 型	AD	19q13.2	*DMPK*	营养不良性肌强直蛋白激酶
	强直性肌营养不良 2 型	AD	3q13	*ZNF9*	锌指蛋白 9
神经皮肤综合征	结节性硬化	AD	9q34	*TSC1*	错构瘤蛋白
		AD	16p13.3	*TSC2*	Tuberin
	神经纤维瘤病 1 型	AD	17q11.2	*NF1*	神经纤维瘤蛋白
	神经纤维瘤病 2 型	AD	22q12.2	*NF2*	神经纤维瘤蛋白 2
智能发育迟滞综合征	脆性 X 综合征	XLR	Xq27.3	*FMR1*	Frataxin
	Rett 综合征	XLD	Xq28	*MECP2*	甲基化的 CG 序列结合蛋白
皮质发育障碍	X 连锁无脑回和双皮质综合征	XL	Xq22.3	*DCX*	Doublecortin
脑血管病	CADASIL	AD	19p13.2	*NOTCH3*	Notch3 蛋白
白质脑病	肾上腺脑白质营养不良	XLR	Xq28	ABCD1	ATP 结合框蛋白
神经变性疾病	脊髓小脑性共济失调 1 型	AD	6p23	*ATXN1*	Ataxin1
	脊髓小脑性共济失调 2 型	AD	12q24	*ATXN2*	Ataxin2
	脊髓小脑性共济失调 3 型	AD	14q21	*ATXN3*	Ataxin3

续表

	疾病	遗传方式	染色体定位	致病基因	基因产物
神经变性疾病	亨廷顿病	AD	4p16.3	*HTT*	Huntingtin 蛋白
	帕金森病	AD	4q21	*SNCA*	α 突触核蛋白
		AR	6q25	*PARK2*	Parkin
		AR	1p36	*DJ1*	DJI
	阿尔茨海默病	AD	21q21	*APP*	淀粉样前体蛋白
		AD	14q24.3	*PS1*	早老素 1
		AD	1q31-q42	*PS2*	早老素 2
癫痫	全面性癫痫发热性惊厥	AD	2q24	*SCNA1*	电压门控钠通道
		AD	2q24	*SCN2A1*	电压门控钠通道
	良性家族性新生儿惊厥	AD	20q13.3	*KCNQ2*	电压门控钾通道
	青少年期肌阵挛性癫痫	AD	5q34-35	*GABRA1*	γA 受体亚单位
	Unverricht-Lundborg 病	AR	21q22.3	*EPM1*	Cystatin B
	Lafora 病	AR	6q24	*EPM2A*	Laforin
离子通道疾病	高钾周期性瘫痪	AD	17q23	*SCN4A*	电压门控钠通道
	偏瘫型偏头痛	AD	19p13	*CACNA1A*	电压门控钙通道
	先天性肌强直	AD/AR	7q35	*CLCN1*	电压门控氯通道
	红斑性肢痛病	AD	2q24	*SCN9A*	电压门控钠通道

表 1-6-2　线粒体疾病常见临床综合征与线粒体基因突变

疾病	线粒体基因突变	基因定位
进行性眼外肌麻痹	单个大片段 mtDNA 突变	线粒体基因组大片段区域
KSS 综合征	单个大片段 mtDNA 突变	线粒体基因组大片段区域
MELAS	mtDNA 点突变	tRNA^{LEU},tRNA^{VAL},tRNA^{LYS},tRNA^{PHE},tRNA^{SER},ND5,ND4,ND1
MERRF	mtDNA 点突变	tRNA^{LYS},tRNA^{LEU},tRNA^{HIS},tRNA^{PHE},tRNA^{SER},MTND5
MNGIE	mtDNA 点突变	tRNA^{LYS}
Leigh 综合征	单个大片段 mtDNA 突变	线粒体基因组大片段区域

　　遗传性疾病的诊断流程应包括详细的病史、家系遗传谱系、体格检查、实验室检查、电生理检查和神经影像学、必要时病理学检查,提出临床诊断,分析可能的致病基因及基因信息学特征,通过分子杂交技术或者 PCR 技术检测基因,应用基因信息学资料分析基因结构改变及其对蛋白质翻译和结构功能的影响。注意遗传性疾病的异质性。

　　2. **感染性疾病病原体的检测**　应用基因诊断方法来检测血液、脑脊液、其他体液、组织标本的病原体,有利于早期、快速、准确地诊断神经系统感染性疾病。目前常用于以下病原体的检测:①病毒感染,如单纯疱疹病毒、水痘-带状疱疹病毒、EB 病毒、人类嗜 T 淋巴细胞病毒(热带痉挛性截瘫)、乳多空病毒科 JC 病毒(进行性多灶性白质脑病)、人类免疫缺陷病毒等;②细菌感染,如结核分枝杆菌、单核细胞性李斯特菌、脑膜炎奈瑟菌、新型隐球菌等;③螺旋体感染,如神经莱姆病;④弓形虫感染;⑤Prion 蛋白病。

　　3. **药物基因组学的临床应用**　药物基因组学是在药物遗传学的基础上发展起来的、以功能基因组学与分子药理学为基础的一门科学,其采用基因组学的信息和研究方法,通过分析 DNA 的遗传变异和监测基因表达谱,探讨对药物反应的个体差异,从分子水平证明和阐述药物疗效及药物作用的靶位、作用模式和毒副作用。遗传多态性是药物基因组学的基础,药物遗传多态性可表现为药物代谢酶(影响药物的代谢,如细胞色素 P450)的多态性、药物转运蛋白(影响药物的吸收、分布和排泄,如 P-糖蛋白)的多态性及药物作用受体或靶位(如 β₂ 肾上腺素受体)的多态性等,这些多态性的存在可能导致了许多药物治疗中药效和不良反应的个体差异。神经科常将药物基因组学应用于癫痫、抗凝药物、免疫抑制药、心脑血管病药物、抗抑郁药物等的筛选和个体化治疗。

(1) 抗癫痫药物的疗效和不良反应存在着显著的个体差异,这种差异是由某些基因多态性引起。抗癫痫药物的代谢、转运、不良反应等方面均存在变异基因,并影响抗癫痫药的疗效(表 1-6-3)。

表 1-6-3　与抗癫痫药相关的基因及其产物和功能

基因	基因产物	功能
CYP2C19	CYP2C19 酶	参与羟化反应
CYP2C9	CYP2C9 酶	参与羟化反应
CYP3A	CYP3A 酶	参与羟化反应
CYP2D6	CYP2D6 酶	参与羟化反应
UGT1A6	尿嘧啶二磷酸核苷转移酶	参与葡萄糖醛酸途径
MDR1	P-糖蛋白	跨膜转运
SCN1A	钠离子通道亚单位	钠离子跨膜转运
HLA	人类白细胞抗原	严重的皮肤不良反应

(2) CYP2C9 酶是华法林的代谢酶,华法林是维生素 K 环氧化还原酶(VKOR)的特异性抑制药,VKOR 由维生素 K 环氧化还原酶复合物亚单位 1(VKORC1)基因所编码。通过大规模的观察性和随机临床试验证实 CYP2C9 和 VKORC1 的基因型对华法林个体间剂量的差异具有显著的影响。

(3) 氯吡格雷是一种无活性的药物前体,可被 CYP2C19 激活,抑制磷酸二酯酶(ADP)诱导的血小板聚集。氯吡格雷抵抗机制可能是多方面的,主要与血小板 ADP 受体亚基 P2Y12、CYP3A 及 CYP2C 的基因多态性有关。

合理用药的核心是个体化用药。药物基因组学通过对患者的基因检测,如对一些疾病相关基因的单核苷酸多态性(SNP)进行检测,进而对特定药物具敏感性或抵抗性的患病人群的 SNP 差异进行检测,指导临床个体化用药,使患者既能获得最佳治疗效果,又能避免药物不良反应,真正达到"用药个体化"的目的。

(王　柠)

第七节　脑脊液诊断

一、腰椎穿刺和颅内压测定

腰椎穿刺是神经内科应用非常普遍的辅助检查,对于疾病的诊断有重要价值,应正确掌握其适应证、禁忌证和并发症。脑脊液压力增高见于脑水肿、颅内占位性病变、脑外伤、感染、脑卒中、静脉窦血栓形成、良性颅内压升高,以及心力衰竭、肺功能不全、肝性脑病等。降低主要见于低颅压、脱水、脊髓蛛网膜下腔梗阻和脑脊液漏等。

1. **操作**　通常患者取弯腰侧卧位(多取左侧卧位),屈颈抱膝,脊背尽量靠近床面。术者对穿刺局部常规消毒及麻醉后,戴橡皮手套,自 L₃~L₄(或 L₂~S₁ 间隙)椎间隙穿刺。穿刺针沿棘突方向缓慢刺入,进针过程中针尖遇到骨质时,应将针退至皮下待纠正角度后再进行穿刺。进针 4~6cm(儿童为 3~4cm)时,即可穿破硬脊膜而达蛛网膜下腔,抽出针芯流出脑脊液,测压和留取脑脊液后,再放入针芯拔出穿刺针。穿刺点稍加止血,敷以消毒纱布并用胶布固定。术后平卧4~6小时,酌情多饮水,以减少低颅压反应。若初压超过300mmH$_2$O时则不宜放液,仅取测压管内的脑脊液送细胞计数及蛋白定量即可。

2. **颅内压测定**　一般采用测压管进行检查,腰椎穿刺成功后接上压力管,嘱患者充分放松。测压时令患者全身放松、头部伸展,以免颈静脉受压和导致脑脊液压力升高。如测压管中的脑脊液液面随呼吸、脉搏或腹部加压波动明显者表示穿刺针针尖位置正确。脑脊液在压力管中上升到一定高度而不再继续上升,此时的压力即为初压。放出一定量的脑脊液后再测得的压力为终压。侧卧位的正常压力一般成人为80~180mmH$_2$O,>200mmH$_2$O提示颅内压增高,<80mmH$_2$O提示颅内压降低。

测压完毕需要缓慢放出脑脊液3~4ml,分别置于3~4个消毒过的小瓶(管)中送检,一般常规脑脊液细胞学检查仅需0.5~1.0ml脑脊液即可,若脑脊液初压过高则不宜放液,仅取其测压管内的脑脊液送检即可。

二、脑脊液常规检查

正常脑脊液无色透明,白细胞数(0~5)×10^6/L,多为单个核细胞。正常情况下,脑脊液中无红细胞,仅有少量白细胞,当穿刺引起血性脑脊液时,白细胞计数须经校正后才有价值,也可以红细胞与白细胞之比700:1的关系粗略估计白细胞数。脑脊液中细胞数增加见于中枢神经系统感染性疾病、肿瘤性疾病、寄生虫病、脑室和蛛网膜下腔出血。原发性中枢神经系统血管炎(primary angiitis of the central nervous system,PACNS)患者的脑脊液可出现白细胞数轻-中度升高,常为5~20个/ml,主要为淋巴细胞,部分患者脑脊液常规可无异常。

三、脑脊液生化检查

1. **蛋白质**

(1) 定性试验:Pandy试验,正常人多为阴性或弱阳性,脑脊液蛋白含量升高时出现阳性。

(2) 定量试验:脑脊液蛋白参考值在不同的实验室、用不同的检测方法,结果有所不同,还受年龄和穿刺部位的影响:儿童蛋白质含量较低,腰椎穿刺脑脊液中蛋白质含量高于脑室穿刺。正常人腰椎穿刺脑脊液蛋白质含量为0.15~0.45g/L,脑池液为0.10~0.25g/L,脑室液为0.05~0.15g/L。

(3) 蛋白质含量增高:见于以下三种情况。①中枢神经系统病变使血脑屏障通透性增加,常见原因有脑膜炎、出血、内分泌或代谢性疾病、药物中毒等。②脑脊液循环障碍,常见于脑肿瘤和椎管内梗阻。③鞘内免疫球蛋白合成增加伴血脑屏障通透性增加,如吉兰-巴雷综合征、胶原血管病、慢性炎性脱髓鞘性多发性神经根神经病、神经梅毒、多发性硬化等。PACNS患者的脑脊液蛋白质含量轻-中度升高,平均为120mg/dl,有研究显示造影阴性的PACNS患者脑脊液蛋白质含量升高更为明显。

(4) 蛋白质含量降低:见于腰椎穿刺或硬膜损伤引起的脑脊液丢失、身体极度虚弱和营养不良者。

2. **葡萄糖**　脑脊液葡萄糖来自血糖,其含量为血糖的50%~70%。参考值为2.5~4.5mmol/L。受血糖浓度、血脑屏障通透性、脑脊液中糖酵解速度的影响。

(1) 脑脊液葡萄糖含量明显降低:见于化脓性脑膜炎。轻到中度降低见于结核性或真菌性脑膜炎(尤其是隐球菌性脑膜炎)、梅毒性脑膜炎、累及脑膜的肿瘤、结节病、风湿性脑膜炎、症状性低血糖等。PACNS患者葡萄糖含量一般正常。

(2) 脑脊液葡萄糖含量增加:见于糖尿病。

3. **氯化物**　正常脑脊液中蛋白质含量较少,为了维持脑脊液和血液渗透的平衡,脑脊液中氯化物含量较血浆约高20%,参考值为120~130mmol/L。

脑脊液氯化物明显降低见于结核性脑膜炎,可降至102mmol/L以下;化脓性脑膜炎时亦降低,但不如结核性脑膜炎明显,多为102~116mmol/L;全身性疾病引起电解质平衡紊乱,如大量呕吐、腹泻、脱水等造成血氯降低时,脑脊液中氯化物亦可减少。

四、脑脊液细胞学检查

正常情况下,成人脑脊液细胞数少于 8 个/μl,婴幼儿少于 20 个/μl,主要为淋巴细胞、单核细胞或中性粒细胞。病理情况下,脑脊液中可出现红细胞或者白细胞增多,对细胞种类和数量差异的观察有助于病变性质的鉴别(表 1-7-1)。

表 1-7-1　不同类型脑膜炎患者的脑脊液鉴别诊断

对比项	细菌性	病毒性	真菌性	结核性
压力	升高	正常或轻度升高	升高	升高
白细胞计数/(个·μl^{-1})	≥1 000	<100	5~50	10~500
白细胞分类	中性粒细胞为主,少部分可以淋巴细胞为主	单核细胞为主,早期可以中性粒细胞为主	单核细胞为主,早期可以中性粒细胞为主	淋巴细胞为主,早期可以中性粒细胞为主
蛋白质/(mg·dl^{-1})	100~500	50~200	25~500	100~3 000
糖/(mg·dl^{-1})	≤40	正常	<50	<50
乳酸	中度或重度增加	正常或轻度增加	轻度或中度增加	轻度或中度增加

1. 红细胞增多　多见于脑出血、蛛网膜下腔出血等,但需要与穿刺损伤相鉴别,通常可用下列方法:①三管试验。用三个试管依次留取脑脊液,观察前后各管中颜色是否均匀一致,若颜色由浓转淡,则可能是穿刺损伤。②离心试验。脑脊液离心后,若上清液透明,则可能是穿刺损伤。③联苯胺试验。病理血性脑脊液中的红细胞破坏,释放出氧化血红蛋白,可与联苯胺反应显色;而穿刺损伤所致者不显色。④病理性出血一般不凝固,而穿刺损伤较重时,其中的血液成分可迅速凝固成血块。⑤脑脊液细胞学检查。病理血性脑脊液中可有单核巨噬细胞反应,而穿刺损伤所致者不会出现此反应。

2. 白细胞增多　原因较为复杂,中枢神经系统感染和非感染性疾病均可能发生。若脑脊液为血性时,可用下列公式粗略估计白细胞数目:

$$混血前脑脊液白细胞数 = 血性脑脊液白细胞数 - 外周血白细胞数 \times$$
$$血性脑脊液红细胞数 \div 外周血红细胞数$$

或采用简化公式估计:

$$混血前脑脊液白细胞数 = 血性脑脊液白细胞数 - 血性脑脊液红细胞数 \div 700$$

3. 中性粒细胞增多　多见于细菌性脑膜炎、早期结核性或真菌性脑膜炎、神经梅毒早期等中枢神经系统感染疾病,亦可见于中枢神经系统出血后、转移性肿瘤以及白血病累及中枢神经系统病变等非感染性疾病。

4. 淋巴细胞增多　可见于中枢感染性或炎性疾病。感染性疾病包括结核性脑膜炎、细菌性脑膜炎、神经梅毒、钩端螺旋体脑膜炎、寄生虫病等。炎性疾病包括多发性硬化、吉兰-巴雷综合征、急性播散性脑脊髓炎等。

5. 单核细胞增多　单核细胞增多见于脑膜非特异性反应(真菌性脑膜炎和结核性脑膜炎慢性期等)和部分中枢破坏性病变(脑挫裂伤、脑梗死、肿瘤等)。

6. 浆细胞增多　主要见于急性病毒感染、吉兰-巴雷综合征、多发性硬化、亚急性硬化性脑炎、梅毒性脑膜脑炎及结核性脑膜炎等。

7. 嗜酸性粒细胞增多　通常为病理性的。多见于脑寄生虫病(囊虫病、血吸虫病、弓形体病等),也可见于非感染性疾病,如视神经脊髓炎、特发性嗜酸细胞脑膜炎、淋巴细胞白血病中枢神经系统浸润、疫苗接种后等。

8. 嗜碱性粒细胞增高　临床中较少见,可出现于慢性粒细胞白血病累及脑膜、寄生虫感染、炎症性疾病、异物反应等。

9. 脑脊液脱落细胞检查　有助于对中枢感染性和非感染性疾病性质的明确,对颅内占位性病变、中枢转移性肿瘤及血液病累及中枢神经系统等病变则有更为重要的诊断价值。

通常将脑脊液标本离心沉降细胞,联合巴氏染色、瑞氏染色等,对细胞原始形态进行观察,或采用流式细胞术、microRNA 检测等进行细胞病理学标记分析。脑脊液中肿瘤细胞一般分为原发性肿瘤细胞、肿瘤转移播散细胞、白血病细胞、淋巴瘤细胞等。

由于此项检查与脑脊液送检样本质量、标本处理等密切相关,若临床高度怀疑肿瘤性疾病,应注意留取充足脑脊液标本、多次反复检测等。

五、脑脊液病原学检查

脑脊液病原体检查对于中枢神经系统感染诊断具有非常重要的临床意义,主要包括病毒、细菌、真菌及寄生虫等病原体检测。

1. 脑脊液细菌学检查　中枢神经系统常见的细菌性感染包括肺炎链球菌、流感嗜血杆菌、金黄色葡萄球菌、大肠埃希菌、李斯特菌、结核分枝杆菌、脑膜炎奈瑟菌、诺卡菌、苍白密螺旋体;常见的真菌类感染有隐球菌、曲霉菌、毛霉菌等。

临床常用的检测方法主要有以下几种:

(1) 直接涂片:脑脊液标本直接涂片、干燥、固定后染色,或经离心浓缩后再涂片染色,于显微镜下观察细菌的形态、染色性与特殊结构。

(2) 抗酸染色:对中枢系统分枝杆菌感染有重要的提示性意义。分枝杆菌的细胞壁内有大量包围在肽聚糖外面的分枝菌酸,使得分枝杆菌一般不易着色,而经过加热和延长染色时间使分枝菌酸与染料结合后,就很难被酸性脱色剂脱色,故又称为抗酸染色。

(3) 墨汁染色:用印度墨汁染色后新型隐球菌的荚膜取代了墨汁中的胶状碳粒,显微镜下可见菌体被清楚无色透明的晕圈所包绕。临床高度怀疑而单次检测结果阴性时,需多次反复检查。

(4) 乳胶凝集试验:以胶乳颗粒为载体,表面连接有抗新生隐球菌抗体,形成致敏胶乳悬液,若脑脊液中含有一定量的隐球菌荚膜多糖抗原,则可产生肉眼可见的凝集反应颗粒。此项检查有时存在假阳性现象。

(5) 分离培养:选择合适的接种细菌培养基、血平板或琼脂平板,依照细菌学鉴定程序,观察菌落形态并进行生化鉴定和血清学试验。

(6) 分子生物学方法检测:脑脊液细菌培养影响检出率的重要因素之一是受治疗药物的影响,而 PCR 技术对于靶细菌的扩增,可有效减少这方面的影响。近年来,以细菌 *16SrRNA* 或 *23SrRNA*、真菌 *18SrRNA* 或 *28SrRNA* 的基因,设计细菌的通用引物,采用多重半套式 PCR、PCR 加 DNA 测序、PCR 加单链构象多态性(SSCP)、PCR 加杂交(点印迹杂交、反向杂交和反相交叉印迹杂交等)及 PCR 加限制酶切等,可同步鉴定出多种病原菌的菌种,其敏感性比培养高;基因芯片则可同时将大量探针固定于支持物上,能够一次针对大量样品序列进行检测和分析,具有简便、快速、准确、稳定及高通量等优点。

2. 脑脊液病毒学检查　目前已知有近 100 多种病毒可引起人类脑炎,主要有脊髓灰质炎病毒、ECHO 病毒、柯萨奇病毒、麻疹病毒、单纯疱疹病毒、水痘-带状疱疹病毒、EB 病毒、巨细胞病毒、腮腺炎病毒及尼帕病毒、西尼病毒等。中枢病毒感染确诊的主要依据是脑脊液的病原学诊断,但脑脊液中病毒含量甚低,这使得其临床检测较为困难。

目前常用的病毒检测方法包括:

(1) 酶联免疫吸附试验(enzyme-linked immunosorbent assay,ELISA):通过检测患者脑脊液中病毒特异性 IgG 或 IgM 抗体而判定是否存在中枢感染。但病毒抗体检测存在假阳性或假阴性可能,判定结果须注意结合临床资料。

(2) 脑脊液病毒分子生物学检测:应用基因扩增技术检测脑脊液中各种病毒核酸,可用于早期诊断。

(3) 反转录聚合酶链反应(reverse transcription-polymerase chain reaction,RT-PCR):可根据 RNA 病毒

的基因组核酸 RNA 反转录成 cDNA，接着以 cDNA 为模板进行 PCR 扩增，以检测 RNA 病毒的感染。

（4）巢式聚合酶链反应(nested polymerase chain reaction，Nested-PCR)：设计 4 条共两套引物，先用外套式引物后用内套式引物对脑脊液进行两步靶基因扩增，适合于检测脑脊液中含量低的病原体。

（5）荧光定量 PCR(fluorescent-quantitative polymerase chain reaction，FQ-PCR)：在常规 PCR 基础上，加入带有荧光标记的探针，与引物包含序列内的 DNA 模板发生特异性杂交，模板每复制一次，就伴随一个荧光信号的释放，故可对模板进行准确定量。

（6）原位 PCR：是一种将 PCR 技术与分子杂交方法结合而发展起来的分子分析技术，是检测单个细胞中低拷贝 DNA 或 RNA 有效的方法。

（7）高通量测序技术：可一次性对数十万到数百万条 DNA 分子进行序列测定，通过数据分析即可诊断病原体，可有助于检测不明原因的中枢神经系统感染，具有通量高、准确性高和成本低等特点。

3. 脑脊液寄生虫检查　中枢神经系统常见寄生虫，如血吸虫、肺吸虫、旋毛虫、弓形虫、囊虫、裂头蚴等感染。

临床常用的检测方法及原理主要有以下几种：

（1）脑脊液涂片检查：用于镜检血吸虫卵、肺吸虫卵、弓形虫、阿米巴滋养体等。

（2）酶联免疫吸附试验(ELISA)：利用寄生虫虫体或其分泌物作为包被抗原进行检测，适用于脑囊虫、血吸虫、裂头蚴等寄生虫检测。

（3）其他：针对不同寄生虫感染还可应用补体结合、间接血凝、间接荧光抗体、可溶性抗原荧光抗体、絮状试验，以及免疫电泳、琼脂扩散、环卵沉淀等方法行脑脊液寄生虫检测。

目前脑脊液病原体检测周期较长，且灵敏度、特异度有限，易受抗菌药物影响，临床仍有相当一部分感染的病原体(15%~60% 的脑膜炎和 40%~70% 的脑炎)不能确定，随着高通量测序技术的不断发展和完善，可能会使脑脊液病原体检测更高效、更准确。

六、脑脊液免疫学检查

1. 脑脊液白蛋白指数　即脑脊液和血液中白蛋白的比值，参考值为≤0.007。

通常用脑脊液白蛋白而不是球蛋白含量变化反映血脑屏障的破坏情况，主要是因为：①白蛋白分子量低，在血脑屏障破坏时易顺浓度梯度从高浓度的血中进入脑脊液中；②脑脊液白蛋白水平较其他蛋白高；③白蛋白性质稳定，一般无鞘内合成，且少受到其他因素的影响；④测定方法简单，可用免疫扩散、ELISA 和免疫比浊法测定。

脑脊液中的白蛋白含量容易受到血清中白蛋白水平的影响，采用脑脊液和血液中白蛋白的比值，可以纠正这一因素，从而更客观地反映血脑屏障的完整性，而白蛋白指数的正常上限在不同年龄人群中有所差异，因此在评判其意义时，需要参考被检者的年龄，可以(4+年龄/15)×10^{-3} 作为上限值。白蛋白指数值越大则提示血脑屏障损害越重。

2. 脑脊液球蛋白鞘内合成的评估　脑脊液中免疫球蛋白的升高部分来自血脑屏障破坏后的通透性增加，部分为中枢神经系统(鞘内)的淋巴细胞合成，因此直接测定脑脊液中的免疫球蛋白不能除外血脑屏障的影响。脑脊液球蛋白鞘内合成增多可见于多发性硬化、吉兰-巴雷综合征、无菌性脑膜炎、Lyme 病、神经系统 HIV 感染及亚急性硬化性全脑炎等。

脑脊液(CSF)中的白蛋白(Alb)和球蛋白(IgG)随血清(Serum)中的相应成分的变化而变化，但脑脊液与血清中的比值是相对恒定的。当血脑屏障发生破坏时，虽然(IgG CSF/IgG Serum)和(Alb CSF/Alb Serum)值均会发生改变，但两组比值的商仍应是个不变常数，一般应小于 0.7，大于此值则提示鞘内 IgG 合成增多。该方法也同样可用于 IgM 和 IgA 合成指数分析，IgM 和 IgA 指数的参考范围分别为 0~0.06 和 0~0.6。

1975 年，Tourtellotte 创立了定量计算鞘内 IgG 合成率的推算公式：

$$IgG 合成率 = [(IgG\ CSF - IgG\ Serum/369) - (Alb\ CSF - Alb\ Serum/230) \times$$
$$(IgG\ Serum/Alb\ Serum) \times 0.43] \times 5$$

式中 369 和 230 分别为血液中 IgG 和 Alb 透过正常状态下的血脑屏障进入脑脊液的比率。由该式计算出的合成率系指每天产生和吸收 500ml 脑脊液中合成的 IgG 量。正常人 24 小时鞘内 IgG 合成率为 −9.9~3.3mg/d，所计算数值在此范围以外则提示鞘内 IgG 合成增加。

需要注意的是，CSF 腰椎穿刺时如果污染超过 0.2% 血液成分（即 5 000~10 000 个红细胞/μl）就可以造成 IgG 指数和 24 小时鞘内合成率的假性增高。脑脊液中的蛋白浓度除受外周血中的蛋白、血脑屏障、中枢合成等因素影响外，还受到脑脊液流率的影响。Reiber 坐标图在考虑病理生理和物理学上脑脊液流率因素，依据 IgG 系数和白蛋白商之间呈双曲线关系而得出，可以更为精准地评价中枢免疫球蛋白鞘内合成和血脑屏障破坏程度。Reiber 坐标图根据 IgG 系数和白蛋白商的值确定散点位置，点位的不同象限代表血脑屏障破坏的程度及是否有球蛋白鞘内合成（图 1-7-1）。

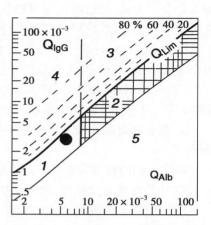

图 1-7-1　脑脊液血脑屏障及鞘内 IgG 合成评估
1. 正常；2. 仅有血脑屏障破坏；3. 鞘内 IgG 合成伴血脑屏障破坏；4. 鞘内 IgG 合成不伴血脑屏障破坏；5. 试验偏差，无临床意义。

寡克隆区带（oligoclonal IgG bands，OB）实际上是一个电泳术语。病理情况下，几个克隆株浆细胞异常增生分泌特性相同的 Ig，在电泳作用下，形成几个分开的比较狭窄不连续的区带，称为 OB。近年来，有多种方法用于 OB 的检测，但较为公认，且具有较高灵敏性的检测方法为等电聚焦法（IEF）。

OB 有 5 种类型（图 1-7-2）：①1 型，脑脊液和血清均无条带；②2 型，脑脊液可见 OB 而血清中无；③3 型，脑脊液和血清均有相同的条带，但脑脊液中有额外条带；④4 型，脑脊液和血清中的条带相同；⑤5 型，脑脊液和血清有单克隆条带。2 型或 3 型为 OB 阳性，提示有鞘内合成。主要见于多发性硬化和亚急性硬化性全脑炎，亦可见于其他自身免疫病（如神经系统副肿瘤综合征、系统性红斑狼疮、干燥综合征等）、感染（神经梅毒、神经莱姆病、HIV 感染、脑膜炎等）、脑血管病及先天性疾病（共济失调微血管扩张症、肾上腺脑白质营养不良）等。

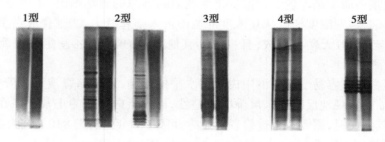

图 1-7-2　不同类型寡克隆区带（OB）检测结果
每幅电泳图中左侧为脑脊液电泳，右侧为血清电泳。

3. 脑脊液其他免疫指标检测

（1）神经梅毒实验室检测：神经梅毒临床和影像学表现复杂多样，容易误诊和漏诊。采集血清和脑脊液标本行性病研究实验室试验（venereal disease research laboratory，VDRL）、TP 明胶凝集试验（treponema pallidum particle agglutination assay，TPPA）、梅毒荧光密螺旋体抗体吸收试验（fluorescent treponemal antibody-absorption，FTA-ABS）检测可作为神经梅毒的实验室诊断依据。因 VDRL 敏感性较低，操作及保存不便，未能广泛应用于临床；FTA-ABS 虽具有较高特异性，但因其操作烦琐，临床常规开展较少。目前国内临床多用 TP 非特异性试验快速血浆反应素试验（RPR）替代 VDRL，对高危人群可结合 FTA-ABS、TPPA 等提高诊断的敏感度及特异度。脑脊液检测结果阳性有利于神经梅毒诊断，但若脑脊液阴性而血清阳性，仍不能排除神经梅毒诊断，需要结合临床或是复检。

（2）细胞因子检测：细胞因子在神经感染性疾病及炎性或变性疾病中，具有重要的病理作用，脑脊液中细胞因子的检测对于研究疾病机制，诊断和鉴别诊断中枢感染性和炎性疾病，以及神经变性疾病等有一定的参考价值。在细菌性脑膜炎患者的脑脊液中可检测到高浓度的肿瘤坏死因子(tumor necrosis factor-α,TNF-α)、白细胞介素-1(interleukin-1,IL-1)、白细胞介素-6(interleukin-6,IL-6)、转化生长因子-β(transforming growth factor-β,TGF-β)等,而在病毒性脑炎患者脑脊液中 γ-干扰素(interferon-γ,IFN-γ)含量明显增加,脑脊液中这些细胞因子的测定对细菌性与病毒性脑膜炎的鉴别诊断有一定的临床意义。

另外,在一些神经炎性或变性疾病患者脑脊液中也检测到细胞因子的变化,如阿尔茨海默病患者可检测到高水平的 TGF-β;肌萎缩侧索硬化(amyotrophic lateral sclerosis,ALS)中单核细胞趋化因子 1(monocyte chemotactic protein-1,MCP-1)增多;多发性硬化患者脑脊液中可观察到 B-淋巴细胞趋化因子 13(C-X-C motif chemokine 13,CXCL13)、IL-9、粒细胞巨噬细胞刺激因子(granulocyte-macrophage colony-stimulating factor,GM-CSF)、巨噬细胞炎性蛋白-1β(macrophage inflammatory protein-1-beta,MIP-1β)、TNF-α、碱性成纤维细胞生长因子(fibroblast growth factor-basic,FGF-b)、IL-10 等浓度增加;视神经脊髓炎患者中则可检测到较高水平的 IL-6、IL-8、IL-13、IL-10 和粒细胞集落刺激因子(granulocyte colony-stimulating factor,G-CSF)。

(3)抗神经节苷脂抗体:抗神经节苷脂抗体已被发现与多种自身免疫性疾病有关,尤其是吉兰-巴雷综合征(Guillain-Barré syndrome,GBS),血清和脑脊液中可检测到相应的抗神经节苷脂抗体滴度升高。一些主要的神经节苷脂如 GMl 主要分布于背部脊神经根、GQlb 集中分布于支配眼肌的运动神经、GDla 主要分布于轴膜、郎飞结及神经末梢。急性运动性轴索性神经病(acute motor axonal neuropathy,AMAN)患者血清以抗 GMl 抗体、抗 GDla 抗体多见,米勒-费舍希尔综合征(Miller-Fisher syndrome,MFS)则以抗 GQlb 抗体为主;咽-颈-臂型 GBS 与抗 GTla 抗体有关,共济失调型 GBS 的发生与抗 GDlb 抗体有关。

(4)中枢神经系统脱髓鞘疾病相关抗体

1)抗水通道蛋白 4 抗体(aquaporin-4 immunoglobulin G antibodies,AQP4-IgG):是视神经脊髓炎谱系疾病(neuromyelitis optica spectrum disorders,NMOSD)诊断标记性抗体。目前检测方法有间接免疫荧光法(IIF)、基于细胞检测法(cell-based assays,CBA)、放射免疫沉淀分析法、荧光免疫沉淀分析法和酶联免疫吸附分析等,以 CBA 法敏感度最高。血清和脑脊液检测敏感性和特异性的比较提示,脑脊液标本的特异性略优于血清标本,敏感性却显著低于血清标本,提示应用脑脊液检测诊断 NMOSD 的临床价值低于血清标本。

2)抗髓鞘少突胶质细胞糖蛋白(myelin oligodendrocyte glycoprotein,MOG)抗体:可通过补体依赖性细胞毒性反应途径造成中枢组织损伤。有报道称,多发性硬化(multiple sclerosis,MS)和 AQP4-IgG 阴性 NMOSD 患者血清或脑脊液中可检测到较高水平的抗 MOG 抗体。目前越来越多的临床研究表明,抗 MOG 抗体介导的免疫性疾病可能是一种不同于其他的新疾病。抗 MOG 抗体在血清中的阳性率可能高于脑脊液,两者平行检测或是联合检测的意义尚不明确。

(5)自身免疫性脑炎抗体检测:自身免疫性脑炎(autoimmune encephallitis,AE)泛指一类由自身免疫机制介导的脑炎。AE 相关抗体包括抗细胞内抗原和抗细胞表面抗原两类,前者有抗 Hu 抗体、抗 Ma2 抗体、抗谷氨酸脱羧酶(glutamate decarboxylase,GAD)抗体、抗 CV2 抗体、抗 Amphiphysin 抗体等,后者有抗 N-甲基-D-天冬氨酸受体(N-methyl-D-aspartate receptor,NMDAR)抗体、抗富亮氨酸灭活神经胶质瘤(leucine-rich,glioma inactivated 1,LGI1)抗体、抗 γ-氨基丁酸受体 A(gamma-aminobutyric acid receptor A,GABAaR)抗体、抗 γ-氨基丁酸受体 B(gamma-aminobutyric acid receptor b,GABAbR)抗体、抗氨基-3-羟基-5-甲基-4-异噁唑丙酸受体(amino-3-hydroxy-5-methyl-4-isoxazolepropionic acid receptor,AMPAR)抗体、抗 IgLON5 抗体、抗 1,3-双丙基-8-苯基黄嘌呤(1,3-dipropyl-8-phenylxanthine,DPPX)抗体等,对诊断 AE 有重要的临床意义。另外,脑炎患者伴有抗 NMDAR 抗体、抗 LGI1 抗体、抗 GABAbR 抗体、抗 AMPAR 抗体等时,还提示机体内可能存在潜在肿瘤,不但有利于肿瘤的早期发现和治疗,还有利于 AE 病情控制(潜在肿瘤的切除有利于脑炎更好地控制和治疗)。

目前已经明确的 AE 相关抗体大多在脑脊液中的阳性率或是抗体滴度高于外周血(如抗 NMDAR 抗体、抗 LGI1 抗体等),故脑脊液检查在自身免疫性脑炎诊疗中具有非常重要的诊断价值。

多发性硬化和视神经脊髓炎等中枢神经脱髓鞘疾病、副肿瘤综合征和自身免疫性脑炎患者血液和/

或脑脊液中均可能检测到相关抗体,但不同体液中抗体状态是否存在相关性,是否有不同的病理意义,是否需要平行检测或是联合检测,以及多种抗体共存的临床意义目前都还不甚明了,还需要进一步的临床观察和研究,以利于更好地辅助诊断。

(尹琳琳　陈向军)

第八节　核医学诊断

中枢神经系统的影像学检查多数是应用 CT 和 MRI,然而在一些临床情况下,单光子发射体层摄影(single-photon emission computed tomography,SPECT)和正电子发射体层摄影(positron emission tomography,PET)脑显像能够提供非常有价值的结构影像所不能提供的脑疾病功能和灌注信息。因此,理解脑核医学显像的技术和原理十分重要。

在正常脑,多数物质从脑毛细血管进入血管外间隙是严格受限的,也就是受限于我们常说的血脑屏障(blood-brain barrier,BBB)。血脑屏障的通透程度随物质的本性及穿过屏障载体的机制而变。

最常见的核医学脑显像可以据此分为三种不同的方法:

1. **平面脑显像**　应用放射性药物作为灌注剂。平面显像通常在脑死亡方面开展。

2. **SPECT 脑灌注显像**　应用亲脂性的放射性药物作为灌注剂,这种灌注剂常规可以穿过血脑屏障,进入正常脑组织,显示局部脑血流的病理进程。

3. **PET 脑显像**　应用功能性的正电子发射放射性药物作为灌注剂,如放射性标记的氟脱氧葡萄糖(一种葡萄糖类似物,可以反映局部糖代谢)和神经受体显像剂。

一、平面脑显像

1. **技术**　平面核素脑显像一般包括二期:①动态或血管造影检查,即快速大脑半球放射活性团注序贯成像,可以定量测量局部脑灌注;②延迟静态显像,最常见的平面显像技术是在判断脑死亡方面的应用。多数脑扫描检查时应用瞬时灌注显像剂,如^{99m}Tc-二乙三胺五乙酸(diethylenetriamine pentaacetic acid,DTPA)、^{99m}Tc-pertechnetate,或亲脂性灌注显像剂,如^{99m}Tc-六甲基丙二胺肟(hexamethylpropyleneamine oxime,HMPAO)、^{99m}Tc-双半胱乙酯(ethylene l-cysteinate dimer,ECD)。

2. **正常平面脑显像**　前正位正常显示快速对称灌注,看上去像三叉戟。大脑中动脉在左右可见,大脑中动脉可见为单个中线垂直活性线。灌注应延伸至双侧颅顶。对称性是正常灌注扫描动脉-毛细血管期的特点,但静脉期因为静脉解剖变异经常有不对称性出现。在动脉期没有异常存在时,不用过度解读静脉期的对称性缺失。

在^{99m}Tc-DTPA 或^{99m}Tc 标记高锝酸盐(pertechnetate)静态显像,放射活性因为血脑屏障完整而不存在脑内,而是位于头皮软组织、颅顶和蛛网膜下腔,勾勒出大脑半球。活性也见于较大的血池,如矢状窦和横窦。因而,正常静态脑显像包括一系列特点。在后正位像,横窦通常对称,右侧横窦有时占优。侧位像上鞍上和侧裂区活性较明显,静脉期时较为多见和清楚。

与^{99m}Tc-DTPA 或^{99m}Tc-pertechnetate 显像相比,通过首过提取灌注剂^{99m}Tc-HMPAO,^{99m}Tc-ECD 所得到的正常静态平面显像会显示脑组织本身的活性(主要灰质)。

二、SPECT 脑灌注显像和 PET 脑显像

1. **放射性药物**　虽然化合物只在正常血脑屏障受损时进入脑,从而是平面脑灌注显像受限,但SPECT 脑灌注显像可以使用几种亲脂性放射性药物。这些放射性药物跨过完整的血脑屏障停留于脑组织,与局部脑血流量(rCBF)成比例。因而它们可以测量正常和病理状态下的脑灌注分布。这些显像剂包括^{99m}Tc-HMPAO 和^{99m}Tc-ECD。^{99m}Tc-HMPAO 是一种亲脂性可跨过血脑屏障快速首过摄取的显像剂。一旦进入脑实质,HMPAO 可代谢为亲水性,不会弥散出脑。脑摄取注射数分钟后达到峰值。约5%注射活性位于脑,没有明显的延迟分布。^{99m}Tc-HMPAO 的活性在灰质最高,与 rCBF 成比例。因为^{99m}Tc-HMPAO 离

体不稳定,须在准备好之后 30 分钟内注射,但也有种稳定的形式可在备好 4 小时之后使用。

^{99m}Tc-ECD 的摄取和在分布特性与 HMPAO 相似。^{99m}Tc-ECD 快速与 rCBF 成比例地分布于正常脑内,清除速率慢。它通过快速去脂化成极性代谢物而停留在脑组织内,不再穿过血脑屏障。因而没有脑内的再分布。灰白质高对比较持续存在,脑内活性几分钟达峰,约 6% 剂量位于脑组织。虽然与 HMPAO 相似,^{99m}Tc-ECD 显示从血池的清除速率更快,从而减少背景活性,增加了靶器官与背景的对比。它也有更好的化学稳定性,备好后注射时间长达 6 小时。

^{99m}Tc-HMPAO 和 ^{99m}Tc-ECD 静脉注射 10~20mCi(370~740MBq)。注射后 15~20 分钟获取 SPECT 脑灌注显像。外部的感觉刺激,如疼痛、噪声、光及运动会影响 rCBF。因而这些因素与阅读等认知活动都应该避免。同样,注射放射性药物前 5 分钟应该留置好静脉通路。

主要用于脑显像的 PET 放射性药物是 ^{18}F-FDG。摄取反映的是局部糖代谢,而不是脑血流。注射 ^{18}F-FDG 期间因活动而被激活的脑区显示代谢相对升高。这些活动包括视觉(枕叶)或听觉皮层、语言中枢和运动皮层。因而 ^{18}F-FDG 注射和摄取最好在肃静暗室操作,患者保持制动安静。不同的疾病状态可引起 FDG 聚集的升高或降低。一些药物能够改变全脑或局部脑代谢,如镇静剂、抗癫痫药物、抗精神病药物及巴比妥类药物。还有一些国家应用淀粉样斑块和神经受体作为 PET 显像剂。

2. **正常 SPECT 脑灌注显像** 亲脂性脑血流灌注显像剂的正常分布与局部脑血流量成正比,表现为脑皮层灰质具有更高的放射性浓聚,与脑灰质的血流量为脑白质的 4 倍是相对应的。因此脑的放射性分布表现对称,并且额叶、顶叶和颞叶凸面的条带状灰质具有最高的放射性摄取。皮层下的灰质,包括基底节、丘脑,同样具有较高的放射性摄取,而皮层下的白质放射性摄取相对较低,且白质和脑室之间没有明确的界线。尽管通过专用的多探头的照相机所获取的高分辨率图像能够显示更多的解剖细节,SPECT 脑灌注显像主要的目的仍是评估相对局部脑血流量,而不是细节结构。

3. **SPECT 图像的判读** 对于脑血流灌注图像,需要观察放射性分布是否对称,以及沿着大脑灰质的边缘的灌注是否连续。通常认为,局部的血流灌注升高、相近或减低是用对侧镜像相应部位血流灌注作为参照。能够改变局部脑血流灌注的病理过程表现为放射性摄取的增高或减低,取决于其相对于邻近正常脑组织血流的改变。由于 SPECT 图像解剖细节显示受限,对于异常部位更准确的定位需要与相应层面的 CT 和 MRI 图像进行对照,或进行图像叠加(或融合)。

4. **PET 图像的判读** 和 CT 或 MRI 成像不同,^{18}F-FDG PET 显像能够对局部脑代谢情况进行无创的体内定量分析,是对出现形态学变化之前的病理过程进行的生理性试验。PET 代谢显像在临床实践中具有重要的应用,目前已经用于评估难治性癫痫、痴呆和肿瘤复发。

正常 FDG 的分布表现为在大脑皮层灰质、基底节和丘脑的放射性摄取最高。这种分布方式随着年龄的增长而改变,并且不同部位的皮层代谢改变也不相同。在正常老化过程中,比较常见的是额叶皮层的代谢相对减低,而丘脑、基底节、小脑和视皮层的代谢无显著的变化。

大脑皮层某些特定区域相对其他区域通常具有更高的代谢。包括后扣带回(枕叶皮层的前上方)、颞叶的后上方区域(相当于 Wernicke 脑区)、前额眼动区(原始运动皮层前方,可以是非对称性),另外后顶叶也可以表现为对称的放射性摄取增高。与 SPECT 脑灌注显像比较,小脑灰质在 FDG PET 显像中的摄取程度较低。

三、在神经系统的临床应用

1. **脑死亡** 核素血管造影平面显像是一种能够显示脑灌注存在或缺失的简单、无创的方法,进而明确脑死亡的临床诊断。为了避免把头皮的血流灌注误认为脑内的血流灌注,可以绕头放置一个弹性绷带,用于减少浅层头皮血管的血流通过。

脑死亡的情况下,注射的放射性药物通常通过颈动脉到达颅底,在此放射性团注停止。正如所有的放射性核素动脉造影显像,有效的"弹丸"注射技术是至关重要的,如果颈总动脉无明确的放射性分布,需要再次注射。无血流入脑是脑死亡确凿的证据。通常在血流期后的 5~10 分钟获取一幅前位或侧位的图像用于显示矢状窦有无显影。矢状窦出现血流,但是动脉期脑内无血流对于诊断脑死亡具有一定的争议,但其也许能够代表脑内仍具有一小部分的血流灌注。这样的患者大多数最后仍会死亡。硬脑膜窦少许的血流显示并不与脑死亡的诊断相矛盾。

在脑死亡的患者中,当颅内颈动脉的血流停止,颈外动脉的上颌支形成侧支循环或更多的脑血流通过,从而在核素血管显像和静态延迟显像的前位图像上均可见鼻部的血流灌注增加,形成所谓的"热鼻"征,虽然其预示脑死亡方面不具有特异性,但是其能够作为脑内脑血流灌注缺失的继发性征象。这个征象通常出现在脑血管灌注弥漫性减低的病理状态下,如严重的脑血管或颈动脉栓塞性疾病或者各种原因引起的颅内压增高的情况。

如果患者临床评估为脑死亡,同时无脑血流灌注,则能够确诊为脑死亡。尽管仅通过核素显像不能明确脑死亡的诊断,但是为一项重要的支持性证据。作为常规的脑显像示踪剂,用于SPECT脑灌注显像的放射性核素(^{99m}Tc-ECD和^{99m}Tc-HMPAO)使用同样的方法也可用于脑血管成像。血流期脑内血管无血流通过及在静态延迟显像的平面或者SPECT图像上无脑灌注能够证实脑死亡。与常规的^{99m}Tc-pertechnetate或者^{99m}Tc-DTPA显像比较,其优势在于能够进行静态平面或SPECT脑灌注显像,对核素血管造影期相的依赖性较小,包括实施有效的"弹丸"注射、影响浅表头皮血流灌注及矢状窦活性的问题。

2. **脑血管疾病**　已证实SPECT脑灌注显像对以短暂性脑缺血发作、急性脑梗死、颅内出血为表现的脑血管疾病的诊断和预后有较大价值。

(1) 脑梗死:SPECT脑灌注显像比CT和MRI对脑卒中最初几小时的脑缺血检测更敏感。脑梗死8小时后,仅有20%的CT扫描呈阳性,而90%的SPECT脑灌注显像呈减低表现。然而,72小时后,两种检查的敏感性大致相等。SPECT脑灌注显像的敏感性受梗死面积的影响较大。小梗死,特别是白质梗死(腔隙性梗死),不能用SPECT或PET检出。急性梗死通常在4~6小时通过MRI平扫发现。此外,SPECT和PET脑显像不能区分出血性梗死和缺血性梗死,而这在早期评估和治疗中是至关重要的。

在卒中的急性期(血管损伤后最初几个小时至2~3天),可以发现受累区域的血流减少。SPECT显像灌注下降的面积可能大于CT显像,提示梗死灶周围的组织有风险(缺血半暗带)。在卒中亚急性期(发病后1~3周),脑SPECT灌注模式因灌注增加或"过度灌注"而复杂化;也就是说,血液供应大于脑组织代谢所需,因为细胞已经死亡或正在死亡。这种现象可能会降低SPECT灌注显像在脑卒中亚急性期的敏感性。在预后上,梗死后第1周内灌注改善的患者比灌注改善较晚的患者更有可能恢复神经功能。

在慢性期(症状开始后≥1个月),过度灌注普遍消退,SPECT脑灌注显像缺损趋于稳定。SPECT脑灌注显像除了监测脑卒中的改善和作为未来研究的对照外,在慢性脑卒中的应用是有限的。

在卒中急性期和亚急性期,交叉小脑失联络现象(主要见于皮质卒中)是一种常见现象,不应与原发性小脑缺血或其他病理相混淆。

(2) 短暂性脑缺血发作(TIA):TIA引起的脑缺血敏感性为时间敏感性,60%的灌注减低在最初24小时内被检测到,但不到40%的灌注减低在受损伤后1周内被检测到。此外,低灌注持续时间是可变的,甚至在症状消失后仍可能持续。大多数TIA或颈动脉狭窄患者在没有药物干预的情况下不会出现皮层灌注减低。评价脑血管储备是否充足的一种简单方法是使用乙酰唑胺,为一种碳酐酶抑制剂,结合SPECT脑灌注显像,评价脑灌注对药物性脑血管舒张的反应。在一般患者中,使用乙酰唑胺可使脑血流增加3~4倍。在自身调节血管舒张已经最大而局部灌注储备减少的脑区,SPECT脑灌注显像可以发现乙酰唑胺诱发的局部灌注相对缺失,而周围正常脑区相比没有乙酰唑胺干预的基线显像灌注(和活性)增加。

3. **脑肿瘤**　原发性和转移性的脑肿瘤在SPECT脑灌注显像中都表现为与肿块部位相对应的局限性的摄取减低。单独应用SPECT脑灌注显像技术在颅内占位病变的初步诊断或评估中的价值是有限的。然而,对于接受大剂量放射治疗的恶性胶质瘤患者,结合铊-201(^{201}Tl)SPECT脑灌注显像可能有助于放射性坏死和肿瘤复发的鉴别,这项检查也可以对可疑复发病灶进行活检定位。

在恶性胶质瘤复发与放射性坏死的鉴别诊断中,无论是坏死组织、复发肿瘤,或是两者兼有,^{99m}Tc-HMPAO图像通常都表现为病变区的局灶性血流减低,铊-201的摄取是细胞活性的标志,可以定位有活性的肿瘤细胞,但不能定位无活性的肿瘤细胞或坏死组织。铊-201活性可分级为低度活性(低于头皮活性)、中度活性(等于头皮活性或为头皮活性的两倍)或高度活性(高于头皮活性的两倍)(图 1-8-1,见文末彩图)。在 ^{99m}Tc-HMPAO 的摄取缺损区内出现铊高度活性提示肿瘤复发,而出现低度活性则提示放射性坏死。需要密切关注扫描采集和处理,以比较这两种 SPECT 脑灌注显像的相同区域的放射性摄取及与之相对应的 CT 或 MRI 图像。

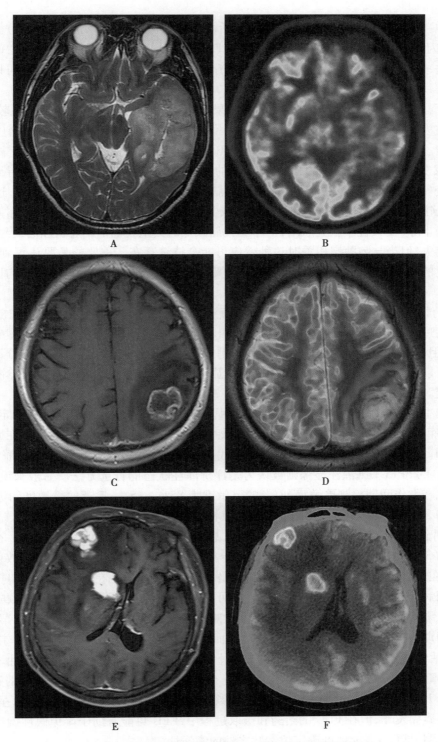

图 1-8-1　脑部恶性肿瘤的 MRI 和 ^{18}F FDG-PET 图像

A、B. Ⅱ级胶质瘤,左侧颞叶肿瘤呈中等度代谢;C、D. Ⅳ胶质母细胞瘤,代谢程度低于皮层;E、F. 为原发性中枢神经系统淋巴瘤,代谢程度明显高于皮层。

　　PET/CT 可能在脑部恶性肿瘤的诊断中具有重要意义。在原发性脑肿瘤中,^{18}F-FDG 的摄取程度与患者生存率呈负相关。FDG 高摄取可能代表具有侵袭性的高级别肿瘤,这类患者生存率低,低摄取通常代表低级别肿瘤。然而,FDG PET 显像是有局限性的,因为许多低级别肿瘤(和一些高级别肿瘤)的摄取与正常白质相似,已知的低级别肿瘤出现高摄取可能代表向间变性转化。淋巴瘤则是典型的高代谢性疾病。

　　治疗后,FDG PET 扫描有助于区分肿瘤复发(活性增强)和放射性坏死(活性降低)。有研究报道脑肿瘤化疗后的"闪烁"反应发生在治疗后数天,这种 FDG 活性增加可能与肿瘤细胞死亡而刺激了炎细胞的流入有关。这一检查可能偶尔受到糖皮质激素治疗的影响,因为类固醇已经被证明可以降低大脑中的葡萄糖代谢。

　　通常情况下,应用 FDG PET 检测脑转移瘤的效果很差,原因包括大脑灰质本底活性较高,脑转移瘤对 FDG 的摄取不良及 PET 仪器的空间分辨率有限等。偶尔可以发现非常高代谢的转移瘤(如黑色素瘤)和偶发性垂体腺瘤。无论如何,在这些情况下,增强 MRI 仍是首选的成像技术。

　　4. **小脑交叉失联络**　一种良性的、无临床症状的现象,被称为交叉失联络,可能会导致通过神经通路相连的远离病变(包括肿瘤、脑卒中和创伤)部位的脑区出现局灶性低灌注和低代谢。这种现象在 FDG PET 或 SPECT 脑灌注显像中表现为小脑半球活性减弱伴对侧幕上异常病变。这种代谢减少常见于幕上病变的对侧小脑半球(交叉性小脑失联络)。小脑代谢减低的典型表现是无症状性的,当发生脑卒中时这种效应通常会消失,但当与脑肿瘤相关时这种效应可能会持续存在。重要的是要认识到这些现象,不要把它误认为伴发的小脑病变。皮质或皮质下大脑交叉失联络也会发生,如丘脑小卒中与同侧皮质代谢减低有关。

　　5. **癫痫**　药物治疗无效的部分性(或局灶性)癫痫患者可以考虑手术切除癫痫灶。这类患者的癫痫病灶最常见的病理变化是颞叶内侧硬化(胶质性颞叶瘢痕)。虽然大多数复杂部分性癫痫的发作起源于颞叶的癫痫灶,但也可能起源于其他皮质区域。如果癫痫灶位于颞叶,约 70% 接受部分颞叶切除术的患者的癫痫症状可以得到改善或消除。SPECT 脑灌注显像和 PET 显像在癫痫病灶定位诊断中的应用价值已得到充分肯定。

　　目前应用的主要的核医学显像技术是根据癫痫病灶的代谢或灌注状态对病灶进行定位(图 1-8-2,见文末彩图)。癫痫病灶在癫痫发作期可能表现为高灌注和高代谢(发作期的检查),而在癫痫发作间期则表现为低代谢和低灌注。^{18}F-FDG PET 显像是评估代谢状态的首选方法,^{99m}Tc 标记的灌注显像药物(如 ECD 或 HMPAO)的 SPECT 脑灌注显像则被认为是评价灌注状态的首选方法。一般来说,在发作期检测颞叶癫痫病灶比在发作间期检测更敏感,前者的灵敏度为 85% ~ 95%,后者的灵敏度约为 70%。PET 显像与发作间期的 SPECT 脑灌注显像的阳性预测价值相当。

　　(1) 发作期显像:为了观察患者发作期的情况,患者需要住院并接受脑电图监测。在癫痫发作期间或发作结束后的 30 秒内给患者注射不会明显重新分布的 ^{99m}Tc-HMPAO 或 ^{99m}Tc-ECD。放射性药物必须准备在床旁,以便在癫痫发作时及时注射。其他时间,发作期显像往往是在进行发作间期扫描时意外获得的。发作期癫痫病灶表现为活性增强(即高灌注),可累及整个颞叶或仅累及一小部分颞叶内侧的病灶。

　　然而用 PET 进行癫痫发作期显像在技术上通常难以实现。因为发作期的扫描图像罕见,通常是在对患者进行发作间期扫描时出现意外的癫痫发作,从而获得发作期的图像。在癫痫发作期间和发作后不久,可显示病灶活性增强。由于 FDG 的摄取需要数十分钟才能达到摄取平衡,因此活性增加的区域通常会比较分散,在癫痫病灶的精确定位方面不够可靠。此外,在摄取 FDG 期间,未被识别的癫痫活动病灶可能使病变侧颞叶 FDG 摄取相对增加,造成对侧正常颞叶表现为假性的代谢减低。因此,虽然 FDG 能够用于检测亚临床性癫痫发作,但在 FDG 的给药和摄取过程中,EEG 可能有助于避免假性癫痫病灶的错误定位。目前尚未证明 PET 显像能够准确定位颞叶之外的癫痫灶。

　　(2) 发作间期显像:发作间期癫痫病灶的血流量是正常或减少的。SPECT 脑灌注显像能够检测到活性减低(灌注不足)的区域。发作间期的显像可以有几种形式。最常见的是单侧颞叶灌注减低,通常在外侧比内侧更明显。单侧颞叶内侧癫痫时,双侧颞叶的灌注可能会不对称地减低,或者单侧颞叶的灌注减低的同时伴随同侧额叶的灌注减低。在发作间期具有正常的血流量的病灶不会被检测到。PET 扫描对复杂性部分性癫痫患者很有帮助。颞叶内侧癫痫是最常见的形式,其癫痫发作的病灶通常表现为单侧的颞叶代谢减低,在 SPECT 脑灌注显像时则表现为低灌注区。

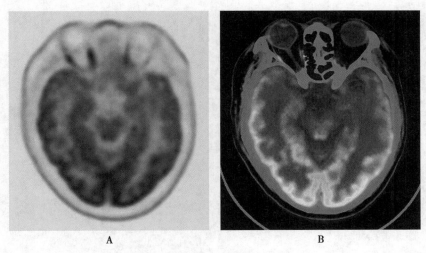

A　　　　　　　　　　　　　　B

图 1-8-2　脑部¹⁸F FDG-PET 图像

^{18}F-FDG PET 显示左侧海马摄取明显减低。

（3）颞叶外的癫痫:定位颞叶外的部分性发作的致痫灶较为困难。颞叶癫痫的特点,即发作间期的葡萄糖低代谢和血流灌注减低,在颞叶外癫痫中并不常见,在 CT 或 MRI 图像上亦难以发现。发作期的 SPECT 图像更加灵敏和准确。局部皮层发育不良(focal cortical dysplasia,FCD)是儿童癫痫的常见病因。FDG PET 显示出 FCD 所累及皮层的代谢活性减低,同样也能够显示出结节性硬化所致癫痫的局部代谢活性的减低。

6. 痴呆　痴呆 SPECT 脑灌注显像的大量经验证实了其在不同类型痴呆早期诊断和鉴别中的作用,能够找出可治疗的病因,如血管性痴呆。痴呆^{18}F-FDG PET 显像的代谢分布类型与脑 SPECT 血流灌注分布相类似,具有较高的敏感性和总体准确性。在不同种类的痴呆中,各种代谢分布类型会有重叠。

（1）阿尔茨海默病（AD）:使用^{99m}Tc-ECD 和^{99m}Tc-HMPAO 进行的 SPECT 脑灌注显像,阿尔茨海默病最常见和最具有提示作用的表现为对称性的后颞叶和顶叶(即后联合皮层)的灌注减低,其阳性预测值高于 80%。虽具有一定的特点,这种影像学表现并无特异性,也存在于血管性痴呆、帕金森病及其他脑病中。约 30%的阿尔茨海默病患者表现为不对称的皮层活性减低。其他的影像学表现还包括单侧颞顶叶的低灌注,发生于 15%~30%的患者中,以及额叶的低灌注,但是对于阿尔茨海默病具有较低的诊断价值。依赖于临床表现,正常的 SPECT 脑灌注显像表现具有较高的阴性预测值,需要寻找其他引起痴呆的病因。

^{18}F-FDG PET 显示了与 SPECT 脑灌注显像相似的低代谢模式,其中最常见的是典型的后颞顶叶葡萄糖低代谢(图 1-8-3,见文末彩图)。这一发现虽然具有高度的预测性,但并不具有确诊作用。在阿尔茨海默病中,存在脑内老年斑和神经原纤维缠结,并伴有相关蛋白(淀粉样蛋白和 tau 蛋白)的异常沉积。斑块通过裂解细胞膜破坏神经元,纤维缠结充满轴突和树突的细胞质,阻碍了葡萄糖的运输。因此,阿尔茨海默病患者的^{18}F-FDG 检查可能显示局部葡萄糖代谢降低,这是由于葡萄糖转运减少和神经元丢失的结果。在阿尔茨海默病患者中,葡萄糖代谢下降最常见于双侧后颞顶叶联合皮层,而初级感觉运动和视觉皮层、基底节区、丘脑、脑干和小脑不受影响。在早期阶段,它可能是显著的不对称甚至是单侧的。最初检查的发现之一是后扣带皮层的局灶性代谢减少,随着疾病的进展,额叶皮质受累可能变得突出。顶颞叶代谢减低类似的结果也可以在帕金森病引起的痴呆中看到,但通常伴有枕叶(视觉)皮层的代谢减少。^{18}F-FDG 扫描不能确定地用来区分这些疾病。如果帕金森痴呆被排除,^{18}F-FDG 显像对阿尔茨海默病的敏感度约为 90%,特异度约为 70%。目前,阿尔茨海默病 PET 扫描正与 MRI 血流动力学显像、MRS 和敏感的容量技术一起使用。

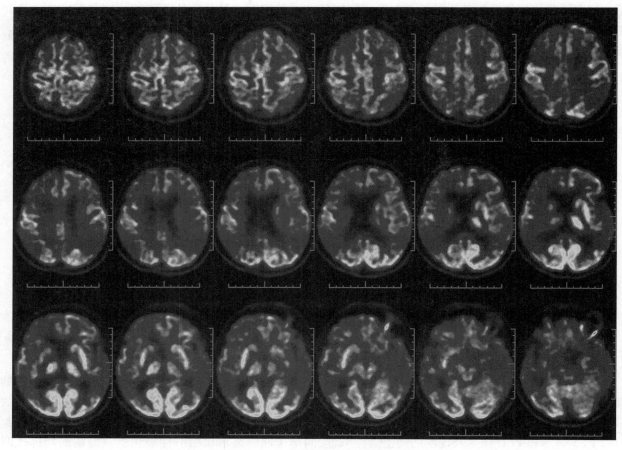

图 1-8-3　脑部¹⁸F FDG-PET 图像

^18F-FDG PET 显示双侧大脑半球额颞顶叶不对称性明显代谢减低。

　　（2）多发梗死性痴呆：与阿尔茨海默病患者不同，多发性梗死性痴呆患者通常表现为分布于皮质和深部结构的多个双侧不对称的低灌注区和低代谢。这些典型的表现为 SPECT 脑灌注和 PET 脑代谢显像上大小不一的散在摄取缺损。这种表现通常将血管性痴呆与典型的阿尔茨海默病的扫描表现区分开来。

　　（3）额颞叶痴呆：额颞叶痴呆（FTD）是一种罕见的疾病，比阿尔茨海默病出现得更早。临床上，人格和情绪的改变常出现在记忆丧失之前。在 SPECT 脑灌注显像中，FTD 表现为双侧额颞叶灌注缺损。双侧额叶异常在早期阿尔茨海默病和精神分裂症、抑郁症和进行性核上性麻痹患者中也有报道。在¹⁸F-FDG PET 显像中，FTD 的典型特征是额颞叶的低代谢。

　　（4）路易体痴呆：路易体痴呆（DLB）是仅次于阿尔茨海默病的第二大常见的痴呆。在 SPECT 脑灌注显像和 FDG PET 显像中显示与阿尔茨海默病相似的模式，但枕叶（视觉）皮质多见受累，更多的是后顶叶和枕叶皮质受累。

　　7. **神经受体显像**　通过使用放射性核素标记的神经受体显像剂与受体特异性结合，可以反映神经受体在大脑中的分布，如胆碱能受体、多巴胺 D 受体、苯二氮䓬类和血清素 2 受体等。这些结合状态，包括多巴胺受体与¹¹C—N—甲基哌酮的结合，可以显示出许多疾病状态下神经介质的分布情况。然而，神经递质功能的评估非常复杂，此项技术目前在临床实践中的作用还很有限。

（王　凯　艾　林）

参　考　文　献

［1］AKAMURA A,KANEKO N,VILLEMAGNE VL,et al. High performance plasma amyloid-β biomarkers for Alzheimer's disease. Nature,2018,554（7691）:249.

［2］RODEN DM,MCLEOD HL,RELLING MV,et al. Pharmacogenomics. Lancet,2019,394（10197）:521-532.

［3］ LU MM,YUAN SF,LI SC,et al. The exosome-derived biomarker in atherosclerosis and its clinical application. Journal of Cardi-ovascular Translational Research,2019,12(1):68-74.

［4］ BALESTRINI S,SISODIYA SM. Pharmacogenomics in epilepsy. Neurosci Lett,2018,667:27-39.

［5］ HAMO CE,KWAK L,FLORIDO R,et al. Modifiable Risk Factor Control and Risk for Heart Failure With Preserved Ejection Fraction (HFpEF) versus Reduced Ejection Fraction(HFrEF):The Atherosclerosis Risk in Communities Study (ARIC). Cir-culation,2019,140(Suppl_1):A14768-A14768.

［6］ DENG J,VOZMEDIANO V,RODRIGUEZ M,et al. Genotype-guided dosing of warfarin through modeling and simulation. Eur J Pharm Sci,2017,109S:S9-S14.

［7］ LIANG Y,WU J,LIU J,et al. The clinical implications of thrombelastography in the diagnosis of acute cerebral infarction. Clin-ical Laboratory,2018,64(1):147-152.

［8］ KOUTSIANAS C,LEVASSEUR K,RUTTER M,et al. 204 A lost-to-follow-up autoantibody for the diagnosis of autoimmune dis-ease:prevalence and clinical characteristics of anti-NOR90/hUBF positive patients. Rheumatology, 2018, 57 (suppl _ 3): key075. 428.

［9］ BENNINGER F,STEINER I. CSF in acute and chronic infectious diseases. Handbook of Clinical Neurology, 2017, 146: 187-206.

［10］ KUSTER A,ARNOUX J B,BARTH M,et al. Diagnostic approach to neurotransmitter monoamine disorders:experience from clinical,biochemical,and genetic profiles. Journal of Inherited Metabolic Disease,2018,41(1):129-139.

［11］ RAHIMI J,WOEHRER A. Overview of cerebrospinal fluid cytology. Handbook of Clinical Neurology,2017,145:563-571.

［12］ GULILAT M,LAMB T,TEFT WA,et al. Targeted next generation sequencing as a tool for precision medicine. BMC Med Ge-nomics,2019,12(1):81.

［13］ REXACH J,LEE H,MARTINEZ-AGOSTO JA,et al. Clinical application of next-generation sequencing to the practice of neu-rology. The Lancet Neurology,2019,18(5):492-503.

［14］ PETERSEN LM,MARTIN IW,MOSCHETTI WE,et al. Third-Generation Sequencing in the Clinical Laboratory:Exploring the Advantages and Challenges of Nanopore Sequencing. J Clin Microbiol,2019,58:e01315-e01319.

［15］ FOGEL BL. Genetic and genomic testing for neurologic disease in clinical practice. Handb Clin Neurol,2018,147:11-22.

［16］ GARCÍA JC,BUSTOS RH. The Genetic Diagnosis of Neurodegenerative Diseases and Therapeutic Perspectives. Brain Sci,2018,8:12.

第二章 治疗神经系统疾病的新技术和新方法

第一节 脑血管病的血管内治疗

脑血管病是严重威胁人类健康和社会发展的重大疾病,是人类致残和致死的主要原因。根据全球疾病负担研究 2017 年的研究结果,卒中在我国已成为导致疾病负担的首位主要原因。卒中可分为出血性和缺血性两大类,考虑无论新发卒中还是既往卒中均以缺血性为主,故本章节重点讨论缺血性脑血管病的介入治疗。

一、症状性颅内动脉粥样硬化性狭窄的血管内治疗

颅内动脉粥样硬化性狭窄(intracranial atherosclerotic stenosis,ICAS)与缺血性脑血管病息息相关,亚裔人群中颅内动脉粥样硬化性卒中患者占 30%~50%,且伴有 ICAS 的患者症状更重、住院时间更长,卒中复发率更高,且随狭窄程度的增加复发率升高。ICAS 患者在强化药物治疗条件下依然有较高的复发风险,对于重度狭窄的患者(70%~99%),1 年内的复发风险达 20%,因此血管内治疗技术可能是一种替代的补救治疗方法。

症状性 ICAS 的血管内治疗手段主要有球囊血管成形术、球囊扩张式支架植入术、自膨式支架植入术。需根据患者的具体病变及路径特点选择合适的血管内治疗方式。《症状性颅内动脉粥样硬化性狭窄血管内治疗中国专家共识(2018 年)》推荐如下:

1. **临床状况** 存在与责任血管相关的严重神经功能障碍(mRS 评分≥3 分)或影像学检查显示大面积梗死的患者不适合行血管内治疗。

2. **手术时机** ICAS 患者在急性缺血性卒中 2 周后行血管内治疗可能是安全的。

3. **狭窄率** 血管狭窄率越高,患者卒中复发的风险越高;狭窄率≥70%且存在供血区低灌注的症状性 ICAS 患者可能从血管内干预联合强化药物治疗中获益。

4. **脑侧支循环** 术前应用结构影像学和功能影像学方法充分评估脑侧支循环,筛选血流动力学障碍引起缺血症状发作的患者,可能最适合血管内治疗。

5. **适应证** 症状性 ICAS 狭窄率≥70%,强化药物治疗无效或脑侧支循环代偿不良,责任血管供血区存在低灌注的患者,是血管内治疗的适应证。

6. **禁忌证** ①年龄>80 岁或预计生命存活<2 年;②合并严重全身系统性疾病或不适合/不耐受双联抗血小板药物治疗;③本次卒中或 TIA 发作之前存在严重神经功能障碍(mRS 评分≥3 分);④2 周内曾发生严重心肌梗死;⑤烟雾病、活动期动脉炎、不明原因等非动脉粥样硬化性狭窄;⑥国际标准化比值(inter-

national normalized ratio，INR）>1.5；⑦妊娠期女性；⑧神经内外科医师、神经介入科医师判定不适合行血管内治疗的。

二、急性缺血性卒中的血管内治疗

急性缺血性卒中（acute ischemic stroke，AIS）约占全部卒中的80%，静脉内溶栓是其有效的治疗方法，但其存在明显局限性，包括溶栓时间窗短、再通率低及用药量大等，鉴于以上缺点，急性缺血性卒中血管内治疗逐渐得到重视，自2015年5项多中心随机临床试验（MR CLEAN、ESCAPE、EXTEND-IA、SWIFT PRIME和REVASCAT）证实时间窗内血管内治疗AIS的有效性和安全性，以及最近的DAWN与DEFUSE 3试验将血管内治疗"时间窗"延长至24小时以来，AIS的血管内治疗进入了一个新纪元，AIS治疗的关键在于尽早开通阻塞血管，挽救缺血半暗带。其方法多样且各有优势，包括动脉内溶栓、动脉内机械取栓及抽吸取栓等。需根据患者的具体病变及路径特点选择合适的血管内治疗技术。

（一）动脉内溶栓

采用Seldinger技术穿刺股动脉及桡动脉等，在数字减影血管造影（digital subtraction angiography，DSA）技术的辅助下，将造影导管或微导管选择或超选择性地送至狭窄或闭塞血管内，再用微泵通过导管或微导管将溶栓药物进行接触性溶栓治疗，相比静脉溶栓，该方法具有用较少的溶栓药物取得较好的溶栓治疗效果、再通率高及延长了溶栓时间窗等特点。主要溶栓药物有尿激酶和阿替普酶。单纯动脉溶栓建议选择rt-PA或尿激酶，目前最佳剂量和灌注速率尚不确定，推荐动脉溶栓rt-PA 1mg/min，总剂量不超过40mg，或尿激酶1万~3万U/min，总剂量不超过100万U。静脉溶栓后的患者，动脉溶栓时rt-PA不超过30mg或尿激酶不超过40万U。造影显示血管再通或者对比剂外渗时，应立即停止溶栓。

在近期的血管内治疗试验中，经动脉溶栓治疗起的作用有限，常作为挽救性治疗，而不是主要治疗。如MR CLEAN试验动脉溶栓方案为静脉溶栓或机械取栓联合动脉溶栓。THRACE试验将动脉溶栓治疗作为机械取栓后仍有远端血管持续闭塞患者的补充治疗之一，但必须是在尝试机械取栓效果不佳时。

（二）动脉内机械取栓

通过股动脉置管，将取栓器或者微导丝等装置植入血栓所在的动脉血管内，将动脉内的血栓瓦解并清除，从而疏通血管达到血液再灌注的目的。机械取栓因具有快速再通、更低的出血转化率及卒中介入治疗时间窗可延长等优点而在临床上普遍应用。FDA先后批准了Merci Retrieval TM（2004年）、Penumbra Stroke Systems TM（2008年）、Solitaire TM（2012年）及Trevo TM（2012年）等机械取栓装置，其中Merci Retrieval TM和Penumbra Stroke Systems TM是第一代机械取栓装置。《中国急性缺血性脑卒中早期血管内介入治疗指南（2018年）》（以下简称《指南》）建议发病24小时以内、符合《指南》标准的前循环闭塞病变均可考虑机械取栓，且优先选择支架取栓装置取栓。具体推荐如下：

1. 发病6小时内，符合以下标准时，强烈推荐机械取栓治疗：卒中前mRS 0~1分；缺血性卒中由颈内动脉或MCA M1段闭塞引起；年龄≥18岁；NIHSS评分≥6分；ASPECTS评分≥6分。

2. 有血管内治疗指征的患者应尽快实施治疗，当符合静脉rt-PA溶栓标准时，应接受静脉溶栓治疗，同时直接桥接机械取栓治疗。

3. 静脉溶栓禁忌的患者，建议将机械取栓作为大血管闭塞的治疗方案。

4. 对发病6~16小时以内的前循环大血管闭塞患者，当符合DAWN或DEFUSE 3研究入组标准时，强烈推荐机械取栓治疗。

（1）DAWN试验入组标准

1）患者发病时间为6~24小时。

2）筛选方案为临床神经功能缺损症状严重程度与梗死体积不匹配——"临床-影像不匹配"（NIHSS评分和MRI-DWI/CTP-rCBF的梗死体积不匹配），定义为：

A组：年龄≥80岁，NIHSS≥10分，梗死体积<21ml。

B组：年龄<80岁，NIHSS≥10分，梗死体积<31ml。

C组：年龄<80岁，NIHSS≥20分，梗死体积<51ml。

（2）DEFUSE 3 研究入组标准:mRS≤2 分,年龄为 18~90 岁,脑梗死核心体积扩展至 70ml。发病到开始血管内治疗时间为 6~16 小时,要求缺血区/梗死区体积比≥1.8,缺血区与梗死区体积错配体积>15ml。

5. 注意事项

（1）距患者最后看起来正常时间在 16~24 小时的前循环大血管闭塞患者,当符合 DAWN 研究入组标准时,推荐使用机械取栓治疗。

（2）进行机械取栓时,建议患者到院至股动脉穿刺的时间在 90 分钟以内,到院至血管再通的时间在 120 分钟以内。

（3）机械取栓后,再通血管存在显著狭窄时,建议密切观察,如狭窄>70%或狭窄影响远端血流(mTICI<2b 级)或导致反复再闭塞时,可以考虑血管成形术(球囊扩张和/或支架植入)。

（4）大脑中动脉 M2 或 M3 段闭塞的患者,可以考虑在发病 6 小时内(至股动脉穿刺时间)进行机械取栓治疗。

（5）大脑前动脉、椎动脉、基底动脉、大脑后动脉闭塞患者,可以考虑在发病 6 小时内(至股动脉穿刺时间)进行机械取栓。

（6）发病 6~24 小时的急性基底动脉闭塞患者,可以考虑在影像检查评估后实施机械取栓;或者按照当地伦理委员会批准的血管内治疗随机对照试验进行。

（7）发病 24 小时以上的大血管闭塞患者,机械取栓的获益性尚不明确。

（8）在机械取栓过程中,建议达到 mTICI2b/3 级的血流再灌注,以提高临床良好预后率。

（9）缩短发病到血管内治疗后恢复再灌注时间与更好的临床预后密切相关,推荐在治疗时间窗内应尽早开通血管,以早期恢复血流再灌注(mTICI 2b/3 级)。

（三）抽吸取栓

抽吸取栓作为器械取栓治疗急性缺血性脑卒中的方法之一,其优点在于操作过程中不需要将微导管微导丝穿过血栓,能够利用直接负压抽吸血栓,该技术更容易被掌握,且发生血管夹层或导丝穿孔的概率较低,目前常作为支架取栓的辅助治疗。

三、出血性脑血管病的血管内治疗

（一）颅内动脉瘤

颅内动脉瘤是颅内动脉由于先天发育异常或后天损伤等因素导致局部的血管壁损害,在血流动力学负荷和其他因素作用下,逐渐扩张形成的异常膨出。全脑 DSA 是诊断颅内动脉瘤的金标准。颅内动脉瘤一旦破裂出血,致残率和致死率极高,其中 10%~15% 的患者来不及就医直接猝死,首次出血病死率高达 35%,再次出血病死率达 60%~80%,幸存者亦多有残疾。因此对于有手术适应证的颅内动脉瘤应积极干预。颅内动脉瘤的手术治疗主要有开颅夹闭和血管内介入治疗两种方法。

1. 颅内动脉瘤血管内介入治疗的适应证

（1）对于直径≥5mm 的无症状未破裂动脉瘤建议进行干预。如动脉瘤直径<5mm,应根据动脉瘤的形态、位置、数量和患者情况等综合判断,对于伴有子囊,多发,位于前交通动脉、后交通动脉和后循环,预期寿命>10 年,伴有动脉瘤性蛛网膜下腔出血(aneurysmal subarachnoid hemorrhage,aSAH)病史,有家族史或需长期口服抗凝、抗血小板药物的动脉瘤患者推荐积极干预。

（2）未治疗的未破裂动脉瘤患者建议动态随访,随访过程中发现动脉瘤进行性增大、形态改变,建议进行干预。

（3）动脉瘤的治疗方案(夹闭或介入),应依据患者特点和动脉瘤的特点等多因素考虑后制定。

（4）对于从技术上既可以开颅夹闭又可行介入治疗的动脉瘤患者,推荐行血管内介入治疗。

（5）后循环动脉瘤患者、高龄患者(年龄>70 岁)、自发性 aSAH 评分较低(WFNS 分级 V~VI)患者及处于脑血管痉挛期患者应优先考虑介入治疗。

2. 颅内动脉瘤血管内介入治疗的策略

（1）颅内动脉瘤首选单纯弹簧圈栓塞治疗,如有困难可合理选择微导管(导丝)辅助、多导管技术、球囊辅助或支架辅助等多种技术。

（2）对破裂宽颈动脉瘤的血管内介入治疗，可采用支架辅助栓塞技术，但应考虑到可能增加并发症发生率。

（3）对于前循环的宽颈、巨大动脉瘤，可采用血流导向装置（Pipeline密网支架等）进行治疗。

（4）支架辅助栓塞技术可能促进动脉瘤的愈合，降低动脉瘤的复发率。

（5）颅内动脉瘤的介入治疗应尽可能致密栓塞，水凝胶弹簧圈的应用可以显著降低动脉瘤复发率。

（6）动脉瘤明显复发应积极再次干预，复发动脉瘤的再次血管内介入治疗相对安全。

（二）脑动静脉畸形

脑动静脉畸形（brain arteriovenous malformation，bAVM）为先天性疾病，脑出血是其最常见的临床表现，DSA是诊断bAVM的金标准。鉴于破裂bAVM有较高的再出血率，需要积极治疗，而未破裂bAVM是否需要治疗及在治疗方式的选择上尚有争议。作为单独治疗方式或联合治疗的重要组成部分，介入治疗在多数情况下可作为bAVM的首选治疗方法，尤其是对于外科手术风险较大的位于颅内深部、功能区及破裂并伴有动脉瘤的畸形团，在bAVM的治疗中占有重要地位。

《脑动静脉畸形介入治疗中国专家共识（2017年）》推荐：

1. 对于证实为自发性颅内出血或无明显诱因长期头痛、癫痫或局灶性神经功能障碍的患者，应行CT平扫、CTA、MRI及MRA等检查以排查bAVM，必要时行DSA检查以明确。脑出血原因不明、急性期行DSA阴性的患者，推荐2~4周后再次行DSA检查，排除血肿占位效应引起的假阴性。

2. 中小型、非功能区、供血动脉微导管超选性好的bAVM，可个体化制定完全性栓塞策略；小型bAVM可一次性施行完全栓塞；中、大型bAVM推荐分期栓塞，一次性栓塞畸形团体积一般控制在1/3~1/2，推荐2次栓塞之间间隔4~6周，避免引起正常灌注压突破。

（三）动静脉瘘

硬脑膜动静脉瘘（dural arteriovenous fistula，DAVF）指发生于硬脑膜动脉与硬脑膜静脉、脑静脉窦和皮质静脉间的异常血管吻合。可出现于任何区域硬脑膜，但最常见区域是海绵窦、横窦和乙状窦。对瘘口进行永久性封闭是其治疗原则，由于开颅手术较复杂且出现并发症可能性高，保守治疗疗效欠佳，DAVF血管内介入治疗逐渐受到广泛重视，即包括经动脉入路，经静脉入路和动静脉联合入路，以弹簧圈、Glubran、NBCA及Onxy胶等为材料栓塞瘘口。

（缪中荣　马　宁）

第二节　功能神经外科技术

功能神经外科是紧密依靠电生理学的诊断、监测技术，通过神经外科手术及立体定向神经外科手段对中枢神经系统功能性疾病如癫痫、帕金森病、肌张力障碍、中枢神经病理性疼痛等进行治疗、调控的一门神经外科分支学科，与中枢神经系统肿瘤、脑血管病、脑外伤等神经系统疾病相并列。功能神经外科通过对皮质及皮质下结构进行外科干预，来治疗患者肢体运动、躯体感觉、行为、记忆、语言、情感、视觉及认知功能障碍等。近些年来，随着神经电生理学、神经影像学、机器人导航技术及医学工程学的迅速发展，功能神经外科取得了长足的进步，一些神经内科常见疾病现可以通过功能神经外科手术的方法得到治疗。

一、在神经内科的应用

（一）运动障碍性疾病

脑深部电刺激（deep brain stimulation，DBS）手术是通过神经外科立体定向技术将刺激电极精准植入到患者的脑内特定神经核团或相关脑区，通过脉冲电流刺激达到对症状的最佳控制。法国Benabid教授于1987年开始应用丘脑腹外侧核刺激治疗震颤，开创了DBS治疗的先河。DBS手术具有可逆、可调节、微创、不良反应小和并发症少等优点，目前业已成为帕金森病、肌张力障碍、特发性震颤等运动障碍性疾病外科治疗的首选方法。

1. 帕金森病（Parkinson disease，PD） DBS 可有效地控制 PD 的运动症状,如震颤、僵直、运动迟缓等,减少抗 PD 药物的使用,延长药物"开"期,减少症状波动,降低异动症持续的时间及严重程度,提高患者的生活质量。也有研究显示 DBS 也可改善 PD 患者的非运动症状,包括肢体疼痛、流涎、睡眠、排便等。目前多采用改良的 Hoehn-Yahr 分级量表及 UPDRS 评分进行 PD 病情程度诊断。目前,将 0~2 级认为是 PD 的早期阶段,一旦患者出现姿势异常(进入 2.5 级),即认为进入病情中期,而至 4~5 级时,病情进入晚期。随着病情进展至中晚期,会出现耐药性及与服药相关的特异性并发症,这时可以考虑接受 DBS 治疗。

（1）DBS 疗法治疗 PD 的适应证

1）原发性 PD。遗传性 PD 或各种基因型 PD,只要对复方左旋多巴反应良好,也可手术。

2）患者病程应不低于 5 年。以震颤为主的患者,经规范药物治疗震颤改善不理想,如患者要求尽早手术以改善症状,经过评估后可放宽至病程已满 3 年。

3）患者年龄应不超过 75 岁。如果患者状态良好,有较强烈手术需求,经过收益和风险评估后可适当放宽年龄限制。

4）服用复方左旋多巴曾经有良好疗效。已经接受过最佳药物治疗;目前不能满意控制症状,疗效明显下降或出现了棘手的运动波动或异动症,影响生活质量或为药物难治性震颤,或对药物不能耐受。

5）病情处于"关"期 Hoehn-Yahr 2.5~4 期。

6）疗效已明显下降或出现严重的运动波动或异动症,影响生活质量。

（2）DBS 疗法治疗 PD 的禁忌证:存在以下情况者不适宜手术,①明显的认知功能障碍,且此认知障碍足以影响患者的日常生活能力(如社交、工作和药物服用等);②明显严重抑郁、焦虑、精神分裂症等精神类疾病;③明显医学共患疾病影响手术或生存期。

（3）评估检查:左旋多巴冲击试验是判断 DBS 疗效的重要预测指标。具体方法:被试者试验前 72 小时停服多巴胺受体激动剂,试验前 12 小时停服复方左旋多巴制剂及其他抗 PD 药物。本试验应由 2 位未参加病例筛选的神经科医生进行评测。试验药物应采用复方左旋多巴标准片。服用剂量以之前每天早上首次服用的抗 PD 药物换算为左旋多巴等效剂量的 1.5 倍。空腹状态下,先进行 UPDRS 评分作为基线,随后口服多潘立酮 10mg,30 分钟后服用复方左旋多巴标准片,随后每 30 分钟进行 1 次 UPDRS 评分,至服药后 4 小时。计算 UPDRS 的最大改善率,最大改善率=(服药前基线评分-服药后最低评分)/服药前基线评分×100%。改善≥30% 提示 DBS 疗法可能有良好疗效。如除震颤外的症状持续存在,提示 DBS 疗法效果较差。需要指出的是,该试验对难治性震颤疗效的预测价值不大。

（4）预后:目前常用的刺激核团包括丘脑底核(STN)、苍白球内侧部(Gpi)及丘脑腹中间核(Vim)等,刺激不同靶点对 PD 的症状改善存在差异(表 2-2-1)。

表 2-2-1 刺激不同靶点对 PD 症状的改善程度

症状	刺激核团		
	Vim	Gpi	STN
震颤	+++	+++	+++
僵直	++	+++	+++
运动迟缓	+/-	++	+++
步态冻结	+/-	+	++
异动症	++	+++	++
肌张力障碍	+	+++	++

2. 肌张力障碍（dystonia） 肌张力障碍是一种复杂的运动障碍,由 Hermann Oppenheim 博士于 1911 年发现,是由肌肉不自主间歇或持续性收缩所导致的异常重复运动和/或异常姿势的运动障碍疾病;

异常重复运动及异常姿势呈现扭曲样、模式化特点,可合并震颤;随意动作可诱发或加重不自主动作及异常姿势,伴有"溢出"肌肉的激活。由此产生的异常姿势导致日常生活活动(ADL)困难、独立性降低、失去工作能力、慢性疼痛,并增加最终不可逆的肌肉骨骼共病的风险,如脊柱侧凸、肢体和轴性骨畸形及挛缩。肌张力障碍按照累及部位可以分为局灶型、节段型(连续区域,如痉挛性斜颈)、多灶型(非连续)、偏身型(半侧,通常继发于获得性病理结构)及全身型(涉及躯干及其他两个区域时)。按照致病原因分为原发性及继发性肌张力障碍。这些肌张力障碍容易导致终身残疾,通常需要更积极的干预,如脑深部电刺激(DBS)。

(1) 肌张力障碍手术适应证

1) 口服药物治疗等非手术疗法无法有效改善致残性运动症状、日常生活能力和剧痛的全身型肌张力障碍、节段型肌张力障碍。

2) 口服药物和肉毒毒素等非手术疗法治疗无法有效改善致残性运动症状、日常生活能力的局灶型肌张力障碍(如颈部肌张力障碍、口下颌肌张力障碍、书写痉挛等)。

(2) 评估检查:重点介绍运动评估。与帕金森病的 DBS 治疗不同,肌张力障碍缺乏可预测 DBS 疗效,通常采用 Burke-Fahn-Marsden 肌张力障碍运动评分量表(Burke-Fahn-Marsden dystonia rating scale, BFMDRS)、肌张力障碍评定量表(unified dystonia rating scale, UDRS)、总体肌张力障碍评分量表(global dystonia rating scale, GDS)和西多伦多斜颈量表(Toronto Western spasmodic torticollis rating scale, TWSTRS)评定患者的肌张力障碍症状,在患者充分暴露于各种加重诱因时,应侧重对其不自主运动症状的评定。此外,基因检测有助于进一步明确病因,条件允许推荐患者行基因检测。

(3) 预后:苍白球内侧部脑深部电刺激(Gpi-DBS)是许多药物治疗和肉毒杆菌注射无效的肌张力障碍患者的公认治疗方法。多个随机对照试验的长期随访显示,DBS 对于原发性全身性肌张力障碍、颈部肌张力障碍、药物引起的迟发性肌张力障碍具有显著疗效。Markun 等对 14 例早发 DYT1(+)肌张力障碍患者随访发现病程越短,DBS 术后症状改善越明显;Krupch 等报告的随机、假刺激试验结果显示,3 个月后,双侧 Gpi-DBS 患者 BFMDRS 运动评分改善 39.9%,而假刺激时评分改善 4.5%;12 个月后,与基线相比,患者 BFMDRS 运动评分改善 45%。另一项多中心前瞻性试验显示,与术前基线相比,12 个月后 BFMDRS 运动评分提高了 43.8%。随访显示,Gpi-DBS 的疗效是长期持续的,大多数患者随着时间的推移逐渐改善,随访 3~20 年,有 58%~76% 的患者长期改善(基于 BFMDRS 运动评分)。

3. **特发性震颤**(essential tremor,ET)　特发性震颤又称为家族性或良性特发性震颤,是一种常见的锥体外系疾病,以规律 8~12Hz 的周期性和进行性运动性震颤为特征,多为双上肢震颤,也可能影响头部、面部、声音和下肢。目前认为 ET 是缓慢进展的、可能与家族遗传相关的复杂性疾病。各年龄均可发病,多见于 40 岁以上的中老年人,也有学者认为青少年是另一发病高峰。家族性比散发性 ET 患者起病早,根据 1996 年美国国立卫生研究院特发性震颤研究小组提出的震颤分级标准以供参考。0 级:无震颤;1 级:轻微,震颤不易察觉;2 级:中度,震颤幅度<2cm,非致残;3 级:明显,震颤幅度在 2~4cm,部分致残;4 级:严重,震颤幅度超过 4cm,致残。还可应用震颤评分量表(Fahn-Tolosa-Marin Tremor Rating Scale,FTMTRS)进行评价,FTMTRS 也称为临床震颤评定量表(CRST)。

手术治疗则适用于症状严重、药物难治性的患者。ET 手术治疗方法主要包括立体定向丘脑腹中间核(Vim)毁损术(伽马刀或高频聚焦超声毁损术)及 Vim 脑深部电刺激(Vim-DBS),两者都能较好地改善震颤。双侧丘脑损毁术出现构音障碍和认知功能障碍概率较高,同时会增加术中及术后的风险。而 DBS 是药物难治性重症 ET 患者的首选手术治疗方法;其不良反应包括感觉异常、局部疼痛、构音障碍、平衡失调等,部分通过改变刺激参数可以使之得到纠正。目前,Vim-DBS 治疗 ET 的效果肯定,肢体震颤缓解率可达 60%~90%。单侧电刺激对中线症状有一定程度缓解,但比肢体震颤缓解程度低。文献报道 22 例 ET 患者分期行双侧 DBS,术后中线症状改善比单侧术后提高 81%,术后随访发现对头部和声音震颤缓解有持续疗效。近年来,研究者还在寻找比 Vim 更加优越的刺激靶点。有报道称丘脑底核的未定区和前丘系的放射冠区 DBS 比丘脑区 DBS 更加高效,术后上肢震颤改善率为 95%,手部功能改善率为 87%,术后日常生活能力提升 66%。

（二）癫痫

癫痫（epilepsy）是由大脑神经元过度异常或同步放电导致的一过性体征和/或症状,具有发作性、反复性、刻板性和突发突止等特点。癫痫一经诊断,首先应该考虑接受系统正规的药物治疗,大部分患者经药物治疗后发作可得到有效控制,但仍有 20%～30% 的患者用药物不能有效控制发作,成为药物难治性癫痫。药物难治性癫痫的患者经过术前评估,大部分可以接受外科手术治疗,缓解癫痫发作,提高生活质量。

1. **癫痫外科手术的适应证**　①药物难治性癫痫:即经过合理应用目前的抗癫痫药物,且血药浓度在有效范围内,仍不能控制发作,且影响日常生活、工作和学习者;②手术不会引起严重的功能障碍:对于术前神经系统检查无异常的患者应该避免术后的功能障碍,包括严重的运动、语言和记忆的障碍,对于视野、感觉、精神等功能也应该尽量保护;③脑内存在结构性改变的患者应该尽早手术:对于某些较强致痫性结构性病变,如发育性肿瘤和局灶性皮质发育不良（FCD）,一经诊断,应该考虑早期手术,而不必过度药物治疗;④应除外手术禁忌的情况,包括某些具有自行缓解趋势的良性癫痫,多数遗传、免疫性、代谢性病因或其他内科起病导致的癫痫,基本不影响生活的轻微发作,伴有活动性精神病,以往对于智商（IQ）<70 的患者也被认为是癫痫外科的禁忌证,但近年来小儿癫痫外科的结果表明,癫痫手术后儿童认知多有明显改善,因此 IQ<70 不再成为癫痫外科的手术禁忌。

2. **癫痫外科术前的常用评估手段**　①症状学:癫痫发作的某些症状具有定侧价值,某些具有定位价值,尽管目前有很多辅助检查手段,但症状学的价值依然是最重要的;②脑电图:包括发作间期和发作期头皮视频脑电图（video-EEG, VEEG）,对于无法准确定位的情况,有时需要颅内脑电图,目前最常用的是立体脑电图（stereo-EEG, SEEG）;③结构影像学:包括 CT、MRI,尤以 MRI 重要,癫痫外科的 MRI 检查至少应该包括 3D-T1 像,T2、FLAIR 像全头部无间断矢状位、冠状位和轴位扫描,便于后续的影像学后处理;④PET-CT:很多癫痫病理在代谢影像上表现为低代谢,但低代谢范围经常大于致癫痫灶的范围;⑤SPECT:癫痫灶常表现为局部血流灌注下降,还可利用 SISCOM（subtraction ictal SPECT co-registered to MRI, SISCOM）更清楚地显示致癫痫灶;⑥其他有助于定位的辅助检查还包括脑磁图（magnetoencephalography, MEG）、WADA 试验等;⑦神经心理评估:在致癫痫灶的定位和预后的评价中均有重要价值。

3. **癫痫外科手术的常用方式**　包括以根治为目的的根治性手术和以减轻发作、改善生活质量为目的的姑息性手术两类。根治性手术依据切除范围的不同又包括病灶切除术、选择性杏仁核海马切除术、前颞叶切除术、多脑叶切除或离断术、大脑半球离断术等;姑息性手术目前多采用神经调控的手段,目前常用的手段包括迷走神经电刺激（vagal nerve stimulation, VNS）、脑深部电刺激（deep brain stimulation, DBS）和反应性神经电刺激（responsive neurostimulation, RNS）,而胼胝体切开术对于某些类型的癫痫发作也具有很好的改善作用。此外,近年来还出现了 SEEG 引导下的射频热凝、激光间质热疗（laser interstitial thermal therapy, LITT）等治疗手段。

（三）脑神经疾病

许多神经系统或其他疾病为颅内外血管压迫神经所致。已确定由血管压迫导致的疾病有面肌痉挛、舌咽神经痛、三叉神经痛、顽固性眩晕、偏头痛及原发性高血压等。开始于 20 世纪 60 年代末期的微血管减压术已治疗数十万例以上的患者,经过随访统计,微血管减压术对面肌痉挛的治愈率在 93% 以上,三叉神经治愈率在 92% 左右。

1. **辅助检查**

（1）颅脑 3D-TOF-MRA 或 3D-CISS-MR 检查:能了解三叉神经、面神经、舌咽神经脑干端有无血管相邻或压迫。

（2）神经电生理学评估:电生理评估主要包括肌电图和异常肌反应（abnormal muscle response, AMR）或称为侧方扩散反应（lateral spread response, LSR）以及听觉脑干诱发电位。AMR 是面肌痉挛特有的异常肌电反应,潜伏期一般为 10ms 左右,AMR 阳性支持面肌痉挛诊断。

（3）颅脑 MRI 检查:排除颅脑肿瘤。

2. **手术指征**

（1）原发性面肌痉挛、三叉神经痛、舌咽神经痛等诊断明确或术后复发可以考虑再次手术治疗。

（2）药物或神经阻滞、射频毁损、球囊压迫等治疗效果不佳。

（3）不能接受其他外科方法治疗带来的副作用如面部麻木等。

（4）患者一般情况好，无严重高血压、糖尿病、冠心病、凝血功能障碍或其他严重器质性病变，能够耐受全麻手术。

3. 微血管减压手术（microvascular decompression，MVD）　面神经、三叉神经和舌咽神经 MVD 应该在术中电生理监测下完成。术中在显微镜或神经内镜下将责任血管充分游离后，推移使其离开神经根脑干端（root entry zone，REZ），并在责任血管与脑干植入隔离物，一般选用 Teflon 垫棉。

4. 预后　微血管减压术治疗三叉神经痛、面肌痉挛的有效率达到 90% 以上，但 20%~25% 的面肌痉挛患者在 MVD 术后症状不能立即完全消失，或缓解数天后再现，症状可与术前相似、稍减轻或明显减轻，需经过一段时间（1 周~1 年）后才逐渐完全消失，此现象称为延迟治愈（delayed resolution）。对于血管压迫不明显的三叉神经痛、舌咽神经痛患者，可以行神经根部分切断术，提高术后疼痛控制的效果，但是可能会出现神经切断后的相应并发症如面部麻木、饮水呛咳、声音嘶哑等。其他手术并发症包括术后脑内出血（1%~4%）、感染、脑神经受损表现（周围性面瘫、麻木、口唇疱疹、感觉减退、听力下降等），这些并发症经过积极治疗，大多能够获得较好的预后。

（四）脑性瘫痪

脑性瘫痪（cerebral palsy）的典型不自主运动症状多从婴儿期即开始出现，虽然脑实质损伤并无进行性加重，但是症状是缓慢进展的。脑瘫性肌张力障碍药物多难以控制或者药物不良反应较大，随着 Gpi-DBS 治疗原发性肌张力障碍的临床试验越来越多，也出现报道 Gpi-DBS 治疗脑瘫性肌张力障碍的文献。Anne Koy 等总结以往文献报道，总结 68 例 DBS 术后效果（其中 64 例刺激靶点为 Gpi），BFMDRS 运动、功能评分分别改善 23.6%、9.2%。术前 BFMDRS 运动评分与术后的运动改善程度是呈负相关的，即术前症状越严重，术后改善程度越小。患者长期肌肉痉挛性收缩可导致关节挛缩，由于肌肉持续痉挛性收缩导致的活动受限或者姿势的异常可导致像早期脊柱退行性病变这样的骨骼畸形，这样的症状 Gpi-DBS 是难以纠正的。

目前治疗脑性瘫痪手术方式还包括功能性选择性脊神经后根部分切除术（functional selective posterior rhizotomy，FSPR）、选择性周围神经部分切断术（selective peripheral neurotomy，SPN）、颈动脉外膜交感神经网剥脱术（cervical perivascular sympathectomy，CPVS）、巴氯芬泵鞘内注射治疗（continuous intrathecal baclofen infusion，ITB）等。

（五）神经病理性疼痛

神经病理性疼痛（neuropathic pain）是指由躯体感觉系统的病变或疾病所引起的疼痛综合征，根据感觉神经系统受累的部位，其可分为中枢神经病理性疼痛和周围神经病理性疼痛。流行病学研究表明，神经病理性疼痛在普通人群中的患病率高达 7%~8%，占慢性疼痛患者的 20%~25%。临床上神经病理性疼痛的外在表现既包括疼痛症状、感觉异常（如麻木感或针刺感）等阳性症状，也包括病损区域所支配的感觉异常，以及伴随的其他缺陷（如运动障碍、认知下降）等阴性症状。

中枢性疼痛的典型和常见病因包括脑卒中后疼痛、脊髓损伤和多发性硬化。多种病因可导致中枢性疼痛，事实上脑和脊髓的各种病变，从脊髓后角灰质或三叉神经脊束核至大脑皮层之间沿神经轴索任何水平的病变都能引起中枢性疼痛。周围性疼痛也很常见，痛性周围神经病变、带状疱疹后神经痛和创伤性神经损伤等病因可导致。然而，还有相当一部分患者表现为混合性疼痛，涉及神经病理性和非神经病理性机制，如常见的神经根型颈椎或腰椎病等。神经病理性疼痛的评估通常是通过视觉或数字量表进行的，如神经性疼痛量表（neuropathic pain scale）或神经病理性疼痛症状量表（neuropathic pain symptom inventory）等。问卷调查可作为疼痛总体评估的有效补充，如简式 McGill 疼痛问卷（short-form McGill pain questionnaire）或疼痛评分量表（pain quality assessment scale）等。此外，定量感觉测试（quantitative sensory testing）可作为传统临床疼痛评估的辅助检查，其可定量地监测无害刺激和疼痛的感觉阈值变化情况，相对而言，该方法更加客观，可量化反映躯体感觉障碍、痛觉超敏或痛觉敏感亚型。上述评估有助于评估疼痛程度和性质的初始状态及随疗效变化，并能反映疼痛患者的病理生理表型特征，有利于指导以后个性化治疗。

慢性疼痛的治疗应采用综合治疗,包括药物治疗、物理治疗、心境治疗和外科治疗。对初诊患者应首选针对病因的治疗,当病因无法彻底治愈或治愈后疼痛仍不缓解可使用药物、物理等疗法,当这些治疗仍无效可考虑外科手术方法。既往而言,解剖性手术和神经损毁手术是慢性疼痛治疗的重要手段。近几十年来,神经调控疗法的出现使治疗的手段更加多样和安全,包括周围神经电刺激(peripheral nerve stimulation,PNS)、脊髓电刺激(spine cord stimulation,SCS)、运动皮层电刺激(motor cortex stimulation,MCS)、脑深部电刺激(deep brain stimulation,DBS)及鞘内输注系统植入(intrathecal infusion system implantation)等。

(六)意识障碍

最小意识状态(minimally conscious state,MCS)可见于严重脑外伤、大量脑内出血的恢复期患者,最初被美国康复医学会称为最小反应状态,1997 年 Giacino 等将其改称为 MCS,指患者存在严重的意识障碍,机体虽然缺乏意识及思维,但行为表现证明其对自身及周围环境仍具有微小且有明确认知的一种状态,强调了患者意识的存在,区别于昏迷、植物状态或持续植物状态的患者。近年来,随着神经外科及影像学的不断发展,神经调控治疗也不断进步。研究显示,脑深部电刺激、脊髓电刺激及迷走神经电刺激为主的神经调控手术对 MCS 患者的意识恢复有一定促进作用。

二、常用的手术技术

(一)立体定向手术

立体定向手术(stereotactic surgery)指通过在手术计划系统确定手术靶点,进而通过框架式或无框架定向仪或神经外科手术机器人将活检针、电极、引流管、分流管、神经内镜等手术器械导入靶点位置实施手术的方法。广义定向技术包括定向仪与手术机器人及与之配套的手术器械,如电极、电刺激针、活检钳、吸引器及其他特殊器械。目前应用较多的立体定向技术是 MRI 扫描定位靶点坐标;或提前扫描头部MRI,手术当天 CT 扫描后与术前 MRI 融合,以 CT+MRI 融合图像共同确定靶点坐标。立体定向手术过程中往往需要电生理技术辅助确定靶点,包括脑内核团电信号记录、临时电刺激、电阻抗、诱发电位等。其核心问题是通过间接手段来准确确定手术靶点的位置及范围,从而对所确定的手术靶点进行非直视或内镜直视手术。

1. 手术一般流程(以框架式 CT+MRI 融合定位为例)

(1)术前 1~2 天扫描头部 MRI。

(2)手术当天局麻下,安装立体定向框架。

(3)CT 扫描,手术计划系统内进行 CT 及 MRI 数据融合,计算靶点三维坐标值及手术路径规划。

(4)手术室内,固定框架,对头部手术野连同立体定向框架常规消毒、铺巾。

(5)注射局麻药后,在相应的部位切开头皮,电凝止血、颅骨钻孔,显露并切开硬脑膜,注意应防止脑脊液流失过多造成靶点漂移,可用纤维蛋白胶临时封闭硬膜切口。

(6)在立体定向仪上调整三维坐标值。

(7)在适配器上插入活检针(钳)、电极、分(引)流管、神经内镜等手术器械或设备,进行活检、电刺激、分(外引)流或脑室镜治疗。

(8)治疗结束,缝合头皮。

2. 术后处理

(1)术后常规补液。

(2)手术后 4~6 小时复查头部 CT,及时发现可能的脑内出血情况;病情恶化随时检查头部 CT。

(3)常规神经外科术后护理。

(二)脑深部电刺激

脑深部电刺激(deep brain stimulation,DBS)的治疗装置由脑内植入电极、脉冲发生器(IPG)、延伸导线、临时刺激器和程控仪组成,不同生产厂家有不同的型号。我国自 1998 年首次进行 DBS 手术后,全国多个中心逐渐开展该手术,目前该手术已在全国大多数省市开展,效果良好。我国清华大学与北京天坛医院合作,研发了国产 DBS 设备,打破了国外对该技术的垄断,大幅降低了进行该手术的费用,让更多 PD 患者可以通过该手术控制 PD 症状。

1. DBS 手术的一般流程

（1）术前对患者进行详细评估。

（2）术前获得患者头部高场强(3.0T 以上)MR 图像。

（3）手术当天给患者安装立体定向头架,扫描头部 CT。

（4）在手术计划系统内进行靶点定位,确定植入核团的空间坐标。

（5）微电极记录电生理信号:患者局部麻醉,切开头皮、颅骨钻孔。按照空间坐标,首先通过立体定向手术设备植入直径为微米级别的记录电极,一般将电极尖端植入到目标靶点之上 10~15mm,然后以 0.5~1mm 的距离向目标靶点步进,记录靶区电生理信号(局部场电位)。如果靶点选择准确,通过微电极可以记录到典型的目标核团(如丘脑底核、苍白球内侧核群、丘脑腹中间内侧核群)的神经元电信号,如丘脑底核细胞密度和背景噪声增高,放电频率显著增高,表现为高频、高幅及背景噪声较高的簇状放电,伴有不规则间歇性爆发式细胞放电,也可记录到与肢体震颤节律基本一致的簇状放电节律神经元,即运动相关神经元,或称震颤细胞;苍白球内侧部的电信号特点是高频(80~90Hz)、高波幅放电,震颤细胞型放电也经常可以记录到。只有记录到典型电信号的长度超过,即可认为电极植入路径接近核团的长轴,方能进行下一步刺激电极植入;若记录长度小于 4mm 或电信号不典型则需更换目标靶点,重新选择靶点坐标再次进行微电极记录。

（6）植入刺激电极:确认电极路径满意后,拔出微电极,植入刺激电极。

（7）术中 DBS 刺激电极宏刺激效果测试:术中将刺激电极尾端连接刺激器,进行临时电刺激观察刺激效果,再次确定电刺激效果。通过微电极记录及体外临时电刺激,确定植入位置准确,电刺激有效。

（8）设备连接:将刺激电极埋于头皮下,头皮伤口缝合。患者转为全麻,在锁骨下造一"口袋",口袋的大小与拟植入 IPG 的大小相匹配。将 IPG 埋于皮下并通过可植入性连接线经皮下隧道与颅内电极相连,缝合各个切口,手术结束。

2. DBS 术后随访及程控　植入 DBS 刺激器后,通常在术后 1 个月左右开机,并进行首次刺激器调控,调控需结合患者症状、用药、电极位置、核团长度、电刺激效果、不良反应等多个因素选择合适的刺激模式,以及最佳刺激频率、电压及脉宽组合,以达到最佳效果及最少的副作用。

3. DBS 手术常见并发症　DBS 是一种微侵袭手术,与传统毁损术相比,其损伤相对较小。相关并发症可根据引起的原因简单分为以下几种:

（1）与手术相关的并发症:如脑出血、脑卒中、感染、颅内积气、癫痫、脑脊液漏、精神行为改变等。轻者可没有症状,重者则造成偏瘫、失语甚至危及生命。

（2）与硬件相关的并发症:包括电极移位、导线折断、皮肤破溃、电极或刺激器外露、导线过紧、突然停机断电等。

（3）与刺激相关的并发症:如肌张力障碍、精神错乱、肌肉抽搐痉挛等,多数可以通过改变程控参数来缓解。

（三）立体脑电图电极植入术

立体脑电图(stereoelectroencephalography,SEEG)电极植入属于侵入性癫痫灶定位手段。对药物难治性局灶性癫痫患者,手术切除定位明确的癫痫区是控制发作的最有效手段。癫痫术前评估目的即在于应用多种手段(症状学、视频脑电和神经影像等)从不同的角度定位癫痫区、功能区及癫痫网络,然而部分患者无创评估信息无法明确定位癫痫灶或与功能区的关系,则需埋置颅内电极进一步评估。20 世纪 50 年代,法国学者 Talairach 等不进行开颅手术而在立体定向引导下植入多个深部电极并记录脑电活动的方法,即 SEEG 技术。相对于硬膜下电极埋藏,SEEG 本身具备侵入性小、可定位脑沟深部或中线等皮层部位优势,近来在我国有了较快的发展,在许多中心逐步替代了硬膜下电极埋藏。SEEG 本质并非立体定向技术,而是基于严格解剖-电-临床为核心理念进行电极设计,最终三维角度描绘癫痫网络分布和传导特征,推演癫痫发作的起源和传播的立体模式。

1. SEEG 电极设计　　SEEG 植入方案的设计比手术植入更为重要。需考虑以下方面的问题:①细化对脑解剖结构的认识,对脑解剖结构的认识需从脑叶水平深入到脑沟回的水平及大脑皮质的细胞构筑学特征,使植入的电极有更准确、更符合癫痫网络的传播节点;②在网络水平认识电生理异常,发作性癫痫异常放电是动态的过程,对于电的起源和传播要具有网络的观念;③在时空进展角度理解癫痫发作症状学,结合电的传播,理解发作症状在时间和空间上的出现和演变规律。

2. SEEG 电极埋藏手术技术　　包括框架式 SEEG 电极埋藏和无框架式(机器人)辅助 SEEG 电极埋藏,基本过程即根据术前 SEEG 植入计划记录电极植入坐标参数并于术中调整框架坐标值或将植入计划传输至机器人系统中,引导 SEEG 植入路径。应用微钻经头皮在颅骨钻孔后依次植入导向螺丝和电极并妥善固定;术后于病房进行长时程脑电监测并捕捉惯常发作,根据 SEEG 脑电记录确定癫痫起始区和早期传播区域,以此指导手术切除范围的划定。

3. SEEG 技术在癫痫外科中的价值和地位　　SEEG 的应用促进了癫痫外科的发展和对癫痫网络的认识,使得临床对大脑内侧面、眶额回和岛叶等深在皮层相关癫痫的认识进一步深刻;对某一脑区相关的癫痫传导网路、症状学发生的分布网络等特征有更深入的认识;SEEG 信号的定量分析方法、致痫灶新的生物标志物(如高频振荡等)、人工智能方法的应用提高了癫痫灶定位效率。此外,基于颅内脑电的高级脑功能研究对我们理解大脑提供了绝佳的科研平台。

(四)迷走神经刺激

迷走神经刺激装置于 1988 年由美国 Texas Cyberonics 公司研制成功并首次报道将该设备植入人体用于治疗药物难治性癫痫。1994 年欧洲批准迷走神经刺激(vagus nerve stimulation,VNS)可以用于治疗癫痫,1997 年美国批准 VNS 可以用于治疗癫痫,并在 2001 年美国 FDA 批准 VNS 治疗抑郁症的临床试验。

1. 治疗机制　　颈部迷走神经由内脏传入纤维(80%)和内脏传出纤维(20%)组成,传入纤维由脑干孤束核和网状结构核团中继,再直接或间接地投射到前脑底部、下丘脑、丘脑中缝核、杏仁核、脑岛皮层等部位。推测 VNS 通过中脑网状结构起到了所谓非特异性的唤醒调节作用,即 VNS 直接或间接抑制了脑内某些癫痫回路的放大作用(非特异性唤醒机制假说),从而抑制癫痫发作。研究还发现,VNS 对 γ-氨基丁酸(GABA)能神经元具有保护作用。VNS 治疗后脑部迷走神经投射区抑制性氨基酸 GABA 增多,兴奋性氨基酸天门冬氨酸下降,这说明 VNS 可能通过引起中枢神经系统的 GABA 的释放增加来发挥其抗癫痫作用。

2. VNS 适应证　　目前公认的 VNS 的适应证主要是:①局灶性发作、有或无继发性、全面性发作的难治性癫痫;②应用抗癫痫药物进行正规治疗,但未能有效控制病情,无心、肺慢性疾病和胃、十二指肠溃疡史,无 I 型糖尿病史;③多发病灶或病灶定位不确定或外科手术治疗失败者;④患者年龄通常在 3~60 岁,更低年龄的患者应充分评估、谨慎权衡。

3. 手术预后　　国际第一个迷走神经刺激协作组的多中心、双盲、随机对照研究表明,经过 16~18 个月的刺激,癫痫发作平均减少了 52%,证实 VNS 能显著减少癫痫患者的发作频率。VNS 的有效性在一定程度内随治疗时间的延长而增加。大量病例统计,VNS 术后 24 个月癫痫发作次数减少 50% 左右,5%~9% 的患者发作完全停止,17% 的患者发作次数减少 90% 以上,30% 的患者减少 75% 以上,55% 的患者减少 50% 以上。但也有约 13% 的患者癫痫发作次数仅减少 30%~50%,约 10% 的患者无效。

(五)运动皮层电刺激

大脑和/或脊髓病变或疾病所引起的神经病理性疼痛往往难以治疗并可能导致严重的致残状态。运动皮层电刺激(motor cortex stimulation,MCS)临床上主要用于中枢性疼痛,尤其是丘脑痛的治疗。在正常情况下,介导非疼痛性躯体感觉信息的系统可在中枢神经系统多水平抑制伤害性神经元的活动,电刺激周围神经、脊髓后柱或丘脑感觉区可降低动物模型的伤害性反应。当刺激的部位位于病灶水平嘴侧时,可激活粗纤维介导的非伤害性躯体感觉神经元,从而有效地发挥镇痛作用。Tsubokawa 等学者检验了皮层刺激对丘脑痛的治疗作用,意外地发现电刺激中央前回运动皮层能有效抑制疼痛,并于 1991 年首先应用于临床,取得良好疗效。现代研究认为 MCS 产生镇痛效果的主要机制是负极电极片在皮质产生晚期间接波(indirect waves,I waves),通过电刺激激活皮质水平纤维或中间神经元传导产生的下行抑制而诱导镇痛。

MCS 手术过程需要将刺激电极埋置在初级运动皮层(M1 区)表面,通过对运动皮层进行慢性电刺激来达到镇痛效果。手术在全麻下进行,设计切口位于疼痛对侧的中央区投射区,根据躯体、头面部在中央前回的投影代表关系,选择具体的电极埋置部位和方式。上肢或头面部疼痛,对应的是对侧中央前回的外侧凸面部分,电极一般埋置在硬膜外即可。下肢疼痛,电极则应放在对侧中央前回靠近中线的对应区域,电极多数需要深入到纵裂内才能保持与运动皮层接触良好,所以最好埋置到硬膜下。术中定位运动皮层可联合使用以下方法:立体定向框架定位、功能磁共振定位、术中神经影像导航、体感诱发电位(somatosensory evoked potential)刺激正中神经明确显示 N20 及 P20 反相倒置波,描记出中央沟位置、运动诱发电位(motor evoked potential)刺激诱发对侧肢体的肌肉收缩,判定运动皮层的位置。而且术中记录刺激出疼痛区域的运动阈值,可为术后程控参数设置提供参考。随后将刺激电极两端分别固定于硬膜上。一般采取同期植入脉冲发生器,也可先行试验性电刺激 1~2 周,将刺激器埋藏于左锁骨区皮下。术后根据术后患者的镇痛效果个体化选择程控参数。

长期多中心临床研究发现,65% 疼痛患者接受 MCS 术后症状得到改善,镇痛效果超过40%(VAS 评分),并且生活质量也得到改善。术后良好的镇痛效果与术中准确定位运动皮层、电极的植入位置、术后刺激参数调节等因素密切相关。目前对条状刺激电极放置方向是否需与中央沟方向平行有所争议,但两种方法都有较为肯定的疗效。总体而言,刺激电极应尽量覆盖疼痛区域在中央前回的投影区,这样能带来更高的疼痛缓解率。MCS 术后并发症既往报道主要有癫痫、短期神经缺损、感染、血肿等,总体发生率不高,一般不会对患者造成严重影响,细致规范的外科操作有助于减少并发症发生率。

（六）脑神经的微血管减压术

1. 治疗机制　现在普遍认为在脑干区的血管压迫神经是造成这些脑神经功能亢进的主要因素(神经血管压迫-周围性假说),而功能亢进又是由神经根进/出脑干区脱髓鞘造成(突触传递)。通过移开责任血管的微血管减压术或神经根切断术,为患者提供了一个有效且持久的缓解症状的方法。对于术中未能发现明确血管压迫的病例情况,近来研究者们提出了其他学说(中枢假说:三叉神经与面神经核的高反应性),这是不同于外周血管压迫的另一种致病因素。此类患者行脑神经的微血管减压术(microvascular decompression,MVD)的效果不如典型血管压迫的患者满意。

2. 手术经过　手术行耳后枕下乙状窦后入路,用磨钻、咬骨钳或铣刀形成直径约 2.5cm 的骨窗,外侧缘到乙状窦。面神经、舌咽神经 MVD 应该在术中电生理监测下完成。术中在显微镜或神经内镜下将责任血管充分游离后,向小脑幕、颅底方向或腹侧推移使其离开神经根脑干端(root entry zone,REZ),并在责任血管与脑干之间植入隔离物,一般选用 Teflon 垫棉。植入垫棉后应确保其固定,防止滑脱。责任血管垫开后注意动脉不能扭曲成角。当有岩下静脉属支单独或参与压迫时可将其充分解剖游离后以垫棉推离 REZ,难以解剖游离时可电凝后切断。

3. 手术预后　经过随访统计,微血管减压术对面肌痉挛的治愈率在 93% 以上,三叉神经治愈率在 92% 左右。

（七）脊髓电刺激

脊髓电刺激(spinal cord stimulation,SCS)是指将脊髓刺激器的电极通过手术方式置于解剖结构、功能完整的脊髓硬膜外间隙,并通过适宜的电流刺激脊髓后柱的传导束和后角感觉神经,从而阻断疼痛信号转导,以达到治疗复杂性区域性疼痛综合征(complex regional pain syndromes,CRPS)、糖尿病神经痛(painful diabetic peripheral neuropathy,PDPN)、腰椎手术失败综合征(failed back surgery syndrome,FBSS)、带状疱疹后神经痛(post herpetic neuralgia,PHN)等疾病的一种神经调控方法。通过针对每例患者调整合适的刺激参数,一半以上的患者疼痛缓解率可以达到 50%~60% 及以上。

（八）选择性脊神经后根切断术

选择性脊神经后根切断术(selective posterior rhizotomy,SPR)可在一定程度上解决药物和康复不能解决的痉挛性瘫痪症状,导致后者的常见病因包括脑和脊髓血管意外、脑性瘫痪、缺氧性脑病、脑损伤和脊髓损伤、遗传性痉挛性截瘫等。随着显微神经外科和术中电生理监测的进步,可选择性地切断部分后根纤维,在较彻底解决痉挛的同时成功地保留感觉功能,促进了该术式在痉挛患者中的应用。

1. **治疗机制**　痉挛的发生主要与γ反射过强有关,感受器是肌梭。若感受器处于敏感状态,γ运动神经元的活动可通过肌梭传入联系,引起α运动神经元过度兴奋和外周肌肉收缩的反射过程,即γ环路反射亢进有关。SPR手术目的在于通过电刺激选择性切断肌梭内Ⅰa类传入纤维,阻断脊髓反射中的γ环路,降低过强的肌张力从而解除肢体痉挛。

2. **手术适应证**　①年龄≥3岁;②肌力≥3级以上;③肌张力≥2级(改良Ashworth法);④粗大运动功能评级(gross motor function measure,GMFM)在Ⅰ~Ⅲ级;⑤平衡功能良好:他动态平衡(Ⅲ级平衡);⑥智力正常或接近正常,能够配合术后康复锻炼。

3. **手术过程**　依据术前定位脊髓节段,选择后正中入路,依次切开皮肤、皮下脂肪、深筋膜,两侧椎旁肌剥离棘突和椎板,切开椎板暴露硬脊膜,沿中线切开硬脊膜后确定脊神经后根,将其分成3~6个小束,进行电刺激并根据肌电图及肉眼观察的肌肉收缩情况,将阈值较低的肌肉反应出现异常扩散的小束切断。随后逐层缝合硬脊膜、肌肉和皮肤。

4. **手术预后及康复**　临床报道的SPR手术总体有效率在90%以上,其中对于下肢痉挛来说,SPR对步速、步长和步态的协调性有明显改善,特别是对膝关节的运动参数有改善。对于上肢肌张力的改善同样有明确疗效,但上肢肌群间协调性高,涉及手功能精细动作运动肌肉作用机制复杂,对手功能的恢复相对下肢慢。此外在降低肌张力术后,辅助专业的围术期康复锻炼可以提高整体治疗效果,多学科合作的综合治疗是解决肢体痉挛瘫的最有效手段。

(张建国　张　凯)

第三节　神经康复治疗技术

一、神经康复的基础

为了适应内外环境的变化,中枢神经系统是可以发生改变的,这种可变性被称为神经可塑性。短期的可塑性表现在突触效率和效力的变化,而长期可塑性则体现在神经连接的数量和组织的改变。大量的基础研究、临床研究和功能影像学研究表明,神经系统损伤后的修复既受到内在神经免疫性等因素的影响,又与外界因素如神经营养因子和脑保护性药物、丰富的外界环境、社会心理支持和康复治疗手段等有关。其中,康复干预在神经可塑性中发挥着重要的作用,在一定程度上决定了神经重塑的方向和程度,可谓是康复医学的重要分支神经康复学的基础。

（一）中枢神经系统损伤后系统间功能重组

前期研究表明,当中枢神经系统的某一部分损伤后,未受损的神经可以部分替代其功能,而由在功能上并不相同的另一系统来代偿受损的系统即为系统间功能重组。其形式包括大脑皮层受损后,古、旧脑可以承担部分粗糙和低级的功能;一侧大脑半球受损后,由对侧半球发挥代偿;局部脑区受损后,其周围功能分工不同的脑区进行代偿,如盲人的视觉皮层可以重塑为触觉功能皮层。

（二）中枢神经系统损伤后系统内功能重组

神经系统损伤后系统内功能重组有很多不同的表现。例如,突触可塑性、神经轴突发芽、潜伏通路的启用、失神经过敏、轴突上离子通道的改变和内源性干细胞等。

（三）影响中枢神经可塑性的内在因素

影响中枢神经可塑性的内在因素主要为自身神经生物学和神经免疫学反应等。神经生物学的常见因素包括各类神经生长因子、热休克蛋白、早期反应基因等。神经免疫学因素包括免疫因子、神经细胞黏附因子等。

（四）影响中枢神经可塑性的外在因素

影响中枢神经可塑性的外在因素包括神经营养因子和脑保护性药物、外界丰富的环境、干细胞移植、恒定电场、基因治疗和康复治疗等。其中神经康复治疗技术是针对神经损伤后不同功能障碍的各类康复治疗手段和设备应用,主要包括物理治疗技术、作业治疗、言语治疗技术、吞咽治疗技术、认知治疗技术、心理治疗技术、康复工程技术、传统治疗技术和康复护理技术等。随着多学科融合和新技术的应用,康复治疗技术在近年来得到了快速的发展。例如,在脑卒中康复领域,早期运用运动再学习技术和感觉刺激技术可以诱发患侧肢体运动的出现,亚急性期采用限制性诱导疗法可以有效促进功能的恢复,减重步行训练可以明显改善部分患者的步行功能,影像学研究表明这些干预治疗技术都可以促进大脑皮层的功能重组而表现为外在的功能改善。因此,强调各类康复治疗技术在神经可塑性的作用是处理神经康复的重要路径。

二、神经康复的治疗原则

(一)中枢神经系统损伤的功能障碍

神经康复的目标在于解决疾病所带来的功能障碍,其治疗原则随着功能障碍的类型而展开。中枢神经系统损伤后,除了疾病所致并发症与合并症,功能障碍主要表现为运动功能障碍、感觉功能障碍、言语功能障碍、认知功能障碍、吞咽功能障碍、精神心理障碍、心功能障碍、肺功能障碍、大小便功能障碍等。针对不同的功能障碍,将实施不同的治疗策略。

(二)康复评估与治疗并重

1. **以评估结果指导治疗** 在康复治疗的过程当中,科学、准确的康复评估是取得良好临床疗效的重要前提。在患者首次介入神经康复时,就应该开展全面、客观的康复评估,评判中枢神经系统损伤所带来的功能障碍,并得出功能障碍的严重程度。同时,以评估结果,设定推导其可能的预后,制订相应的治疗方案。

2. **以治疗疗效促进技术应用** 在精准评估的基础上,有效开展康复治疗。通过评估与治疗的交叉融合,不断促进功能的恢复与提高。在治疗过程中,凸显治疗方法在针对不同功能障碍时的优先性,促进相应康复治疗技术在不同功能障碍的合理应用,取得更好甚至最大化的进步。

(三)经典理论与创新理论并行

1. **经典理论** 中枢神经系统损伤以后,在超早期,药物治疗会起到一定的作用。但随着时间的推移及疾病的转归,遗留的功能障碍只能靠康复治疗技术来提高,因此康复训练成为重要的干预方法。损伤部位源自中枢,康复的最终落脚点在于中枢。在经典的理论之中,中枢可塑性及神经重塑是其精髓所在,所有的科学研究与临床康复治疗均依托于此。所有能促进损伤的中枢进行重塑的治疗技术,都将显现其康复价值。通过外周的康复训练,可再学习其功能;通过大脑的刺激,可调控中枢状态,提高功能。

2. **创新理论** 依托经典的康复理论,进行进一步的拓展,将是推进康复医学发展的重要环节。"中枢-外周-中枢"闭环理论,将康复治疗技术进行一定程度的整合,以"中枢干预"调控大脑,同时借助"外周干预"形成"闭环",以此更好地激活中枢,促进重塑,恢复功能;"上下肢一体化"理论则是整体性地对患者进行康复,主张上下肢的互相影响来干预功能障碍,以此获得更大的疗效;"左右制衡"理论是在闭环康复的基础上进一步拓展,有效调控脑区的平衡性,提高患者的功能。

三、神经康复治疗技术

(一)物理治疗技术

物理治疗技术(physical therapy/physiotherapy,PT)包括以功能训练为主的运动治疗技术和以物理因子(如电、光、声、磁、水)治疗为主的理疗。中枢神经系统损伤的患者因失去正常神经控制而导致不同程度的功能障碍,从神经康复角度来看通常包括9种功能障碍,即意识障碍、认知功能障碍、言语障碍、吞咽障碍、平衡障碍、运动障碍(包括肌力、肌张力、协调性和精细动作等)、感觉障碍(包括视觉、听觉、味觉、深浅感觉等)、大小便障碍、自主神经功能障碍。

功能训练是根据患者的功能障碍来进行个体化的运动治疗。其中基于神经电生理的治疗技术主要为神经发育疗法(neurodevelopmental therapy,NDT),包括 Bobath 技术、Brunnstrom 技术、Rood 技术、PNF 技术,这是一类改善脑组织病损后,肢体运动功能障碍的治疗技术,根据中枢神经系统发育过程及正常生理功能,以及由头到脚、由近端到远端的发育过程,运用诱导或抑制的方法逐步改善患者的肌张力,使患者逐步学会以正常的运动方式完成日常生活活动。

运动再学习(motor relearning program,MRP)和强制性使用(constraint-induced movement therapy,CI-MT)是基于运动控制理论的治疗技术,运动再学习技术由 7 个部分组成,包括日常生活中的基本运动功能,即上肢功能、口面部功能、从仰卧到床边坐起、坐位平衡、站起与坐下、站立平衡、步行等,将中枢神经系统损伤后运动功能恢复的训练当作一种再获得的过程。研究表明,脑血管意外患者存在患侧肢体失用的现象。强制性运动技术通过限制健侧上肢活动,强制性保持患侧上肢一定的日常生活活动,一定时间后,患侧上肢较不限制健侧上肢活动时功能恢复好。在治疗过程中,这些治疗技术并不是独立的,根据患者评估结果来搭配使用。

此外,针对具体的功能障碍,需要采用对应的治疗技术。例如,体位转移技术可以帮助患者翻身、床上转移、站起与坐下等,以防止压疮、深静脉血栓等并发症;牵伸技术可以缓解肌痉挛、短时间内降低肌张力;由于肌力较差而不能完成某种运动的患者,可以使用肌力训练技术,选择性增强完成某个动作的肌肉;正常的平衡与协调功能是稳定步行条件之一,中枢神经系统损伤的患者绝大部分都存在平衡、协调功能障碍,从而导致步态异常,如偏瘫患者常表现为划圈步态、脑瘫患者常表现为剪刀步态等。因此进行平衡、协调功能的训练对患者步行功能的恢复十分重要。

电疗法、磁疗法、光疗法、水疗法、压力疗法、肌电生物反馈(electromyography-biofeedback,EMG-BF)等都属于物理因子治疗的范畴,对缓解疼痛、减缓肌肉萎缩、抑制肌痉挛、预防并发症都有其独特的治疗作用。值得注意的是,肌电生物反馈同时又是一项心理治疗技术,它利用操作性条件化的学习程序原理,根据患者的实际情况,不断向患者提出新的要求,最大程度地鼓励患者对患肢的运动功能进行定向诱导及强化,最终达到不需要外部设备就完成预期动作的目的。

近年来,随着医疗水平的不断发展,安全、无创、可操作性强的无创性神经调控技术应运而生。目前应用于临床的主要技术包括经颅磁刺激(transcranial magnetic stimulation,TMS)和经颅直流电刺激(transcranial direct current stimulation,tDCS)。无创性神经调控技术在神经康复领域的应用日趋广泛,但治疗效果个体差异较大,使其在实际临床应用中仍存在一定的局限性,针对具体疾病的应用如电极放置位点、刺激强度、重复刺激频率、优化刺激时程等还需要进一步临床研究。

(二)作业治疗技术

作业治疗(occupational therapy,OT)是指运用有目的、经过选择的生活、工作或生产劳动、休闲游戏、社会交往等活动形式,使用工具和/或设备来进行作业训练,帮助因躯体、精神疾患或发育障碍造成的暂时性或者永久性残疾者,最大限度地改善与提高生活自理、恢复工作学习和适应社会等方面的功能独立水平,提高其生活质量的一类康复治疗方法。

作业治疗是康复医学的重要组成部分。脑卒中患者存在运动、感觉、吞咽、言语、视力、认知、心理和社会交往等方面的功能障碍。作业治疗在脑卒中患者的全程干预中有着积极重要的作用,可以帮助患者最大程度地提高生活质量。神经康复技术中,专业的康复治疗师使用作业治疗可以短期内提高患者躯体感觉和运动功能,改善认知与感知功能,提高生活活动自理能力,改善社会、心理功能。

1. **基本原则** 作业治疗一般遵循以下原则:选择的作业活动应与康复目标相一致;根据患者的愿望和兴趣选择作业活动;选择患者能够在 80% 的程度上完成的作业活动;考虑局部效果的同时要注意对全身功能的影响;作业治疗活动的选择需考虑患者所处的环境条件;选择合理的作业治疗量。同时,设计的作业治疗项目应该能够使患者主动参与,作业项目是充满乐趣和创造性的。例如,脑卒中患者 ADL 能力、家庭生活能力、学习、工作及娱乐活动能力下降,OT 强调将患者视为一个整体,重视其各方面能力的改善与恢复。通过 OT 的干预、评估、制定目标、分析及选择活动、治疗,达到改善患者的身体机能、提高作业活动能力、调整心态、建立起与环境相适应的生活习惯的目的。

进行作业治疗前,往往根据患者的情况提供康复评定,通常使用基于 ICF 的理论框架,来评价脑卒中疾病或者作业功能障碍患者的躯体结构与功能、活动能力和自理、社会参与能力。同时,康复治疗师还需要结合患者的个人环境,如家庭环境、经济环境、社会环境等环境评估指标,个人的职业、兴趣爱好、性格特点等来设定作业治疗项目。另外,需要关注患者心理状态和生活满意程度,从而整体性地评价患者的预后水平。

2. **以功能为导向的任务性作业治疗**　机体功能包括运动功能、感觉功能、知觉功能、认知功能、心理功能、社交功能等。日常生活活动功能包括吃饭、洗漱、装饰、洗浴、穿衣、系鞋带、转移、步行等功能。以功能为导向,设计相关的作业活动,旨在诱导患者主动地进行作业活动。常见的作业技术包括擦拭桌面、锯木、粉刷、在台面上推动滚筒、写大字、绘图、上下楼梯、踏自行车等。

3. **环境改造**　根据患者的功能水平,考虑安全因素和舒适程度进行环境改造,包括家中、社区、工作环境,对患者、患者家庭、公司法人和/或政府机构提供适当的建议,如需要添加设备以帮助准备出院的患者提供更好的环境服务。常见的环境改造关注点如下:

(1)家中:对出入口、楼梯设计、走廊、室内安排、卫生间安排、床铺高低、取暖设备、厨房和用餐、家具等进行改造。

(2)社区环境:对人行道、路边镶边石、斜坡、扶手、可移动的斜坡、台阶等进行改造。

(3)工作环境:对工作台、就餐台、排队绿色通道、厕所公用设备等进行改造。

(4)交通环境:对座椅、椅背高度、缴费绿色通道等进行改造。

4. **职业性作业治疗**　以回归社会、创造职业环境为主。训练患者搭乘交通能力,社交能力,购物能力,完成基本的家务活任务等。常见的职业性作业治疗包括编织、木刻、插钉、弹琴、写字、下棋、脚踏缝纫机、包饺子、剪贴、打乒乓球等,根据患者发病前的职业进行设定,以尽早使患者回归社会,重返岗位。

(三)言语治疗技术

1. **言语治疗(speech therapy)**　基于循证依据,推荐对卒中后失语症患者进行早期强化 SLT 干预,但常受到持续时间和强度的制约。现正处于研究阶段的强制性诱导失语疗法(constraint-induced aphasia therapy,CIAT)是在减少无效行为的同时增加言语任务的练习,对卒中后失语症的功能恢复有一定的成效。

2. **计算机辅助言语障碍诊治**　计算机辅助失语症的康复治疗已被广泛应用于慢性失语症患者的康复,且证实能明显提高训练的趣味性和患者依从性,有效改善患者语言交流能力。计算机辅助汉语失语症的治疗充分利用图像、声音及动画进行有机结合,具有信息量大、形式多样、画面富有吸引力等优点。

3. **言语治疗新方法**　针对卒中后失语症的大部分非侵入性脑刺激(noninvasive brain stimulation,NIBS)研究通过兴奋性 NIBS 方案使损伤区域再活化,或者降低健侧同源区域的活动来强化左侧大脑半球的能力,主要目的是作用于卒中后参与语言处理病理生理的特定网络和促进适应性的皮质重组。

(1)重复经颅磁刺激(repetitive transcranial magnetic stimulation,rTMS):高频 rTMS(5~20Hz)有易化局部神经细胞的作用,引起皮质的兴奋性增加;低频 rTMS(<5Hz)抑制皮质的兴奋性,从而使大脑皮质发生可塑性改变。最常用的 TMS 研究方案为低频 rTMS 刺激右侧额下回三角部(BA45)以减少右半球的过度激活和对左侧 Broca 区的经胼胝体抑制,另有大多数研究利用兴奋性 rTMS 方案提高左侧大脑半球病灶周围区域的兴奋性。一般来说,每天刺激 20~40 分钟,时程为 10~15 天。图片命名是临床研究中最常用的结果评价指标。在对其进行长期评定的研究表明,rTMS 可能对失语症产生长时程的治疗效应,且 1Hz 低频 rTMS 仅有较小的风险。

目前,rTMS 治疗卒中后失语症的有效性暂无循证证据支持。值得注意的是,脑卒中后失语症的神经可塑性变化的个体间差异较大,损害程度和部位、病程等与不同方案的 rTMS 的反应暂未得到充分阐明。同时,因统计学效力等因素也限制了 rTMS 研究结果的推广。

(2)经颅直流电刺激(transcranial direct current stimulation,tDCS):tDCS 利用微弱电流调节大脑皮质神经细胞活动。将刺激电极放置于大脑颅骨外的不同部位,兴奋性或抑制性 tDCS 可以对失语症的图片命名、听理解、阅读及书写,以及言语失用症等产生不同的影响,并对与失语症有关的其他认知功能障碍显示出特定的治疗效果。通过直流电阳极作用于 Broca 区或 Wernicke 区,或者直流电阴极作用于双侧半球 IFG 的多数研究在词汇检索、发音及会话技能等语言功能方面显示出积极效应。但目前尚未有足够的证据表明 tDCS 对于治疗卒中后失语症的有效性。

4. 药物治疗新进展　药物治疗语言障碍疗效尚存在争议,目前暂无某一种药物直接作用于语言障碍。近年来的开放性研究显示,乙酰胆碱酯酶抑制剂如多奈哌齐作为较有前景的药物,对血管性痴呆引起的语言障碍也可能有效。

（四）吞咽治疗技术

吞咽(swallowing)是指人体从外界经口摄入食物并经咽腔、食管传输到达胃的过程,是一个感觉、运动事件顺序发生的复杂过程。吞咽障碍(dysphagia)是指由于下颌、双唇、舌、软腭、咽喉、食管等器官结构和/或功能受损,不能安全有效地把食物输送到胃内的过程的一种临床表现。引起吞咽障碍的常为神经性吞咽障碍,最常见为脑血管疾病,损伤双侧皮质脑干束或舌咽迷走神经,引起假性或真性延髓性麻痹;也可为结构性吞咽障碍,如食管肌炎等。吞咽的评估主要包括临床评估和实验室评估。临床评估主要包括对吞咽的主观详细描述,相关的既往史,问卷调查,饮水试验,气管切开患者染料测试等筛查吞咽障碍;同时对口颜面区表现,吞咽反射,喉反射,咳嗽反射等吞咽器官进行评估,在患者情况允许的情况下进行摄食评估。实验室评估主要包括实验室评价,分为影像学检查和非影像学检查。影像学检查主要包括电视荧光吞咽造影检查(video fluoroscopic swallowing study, VFSS)和吞咽电视内镜检查(video endoscopy swallowing study, VESS)。VFSS 是在 X 线下,针对口、咽、喉、食管的吞咽运动所进行的造影检查是目前公认的最全面、可靠、有价值的吞咽功能检查方法。VESS 则是使用喉镜,经过咽腔或鼻腔观察下咽部和喉部,直接在直视下观察会厌软骨、杓状软骨、声带等及咽喉的解剖结构和功能状况。非影像学检查包括咽喉部表面肌电检测、咽腔测压检查等。吞咽障碍的治疗主要包括药物、康复和/或手术治疗。康复治疗方面主要包括吞咽器官运动训练,加强唇、下颌、舌、软腭及声带闭合运动控制,强化肌群的肌力及运动的协调性等;温度刺激训练;直接摄食训练;电刺激和球囊扩张术等治疗。吞咽电刺激,是指低频电刺激作用于口轮匝肌、二腹肌前腹、颏舌肌等肌肉辅助吞咽;神经肌肉电刺激在临床应用较广泛,其电极有 4 种不同的常用放置方式,其中沿正中线垂直排放所有电极,可影响多数肌肉群,并且最为常用。有研究表明,经颅直流电刺激阳极能够改善脑卒中后吞咽障碍。经颅磁刺激治疗可作用于口颜面区,但头颅的具体刺激部位及频率仍无统一意见,疗效有待进一步验证。球囊扩张术是 20 世纪 80 年代中期发展起来的介入技术,我国窦祖林教授等利用改良的球囊扩张管进行环咽肌痉挛扩张治疗。用适当号数球囊导管经鼻孔或口腔插入食管,在食管入口处用分级注水或注气的方式充盈球囊,通过间歇性牵拉环咽肌,激活脑干与大脑的神经网络调控,恢复吞咽功能。使用肉毒素阻滞腺体或利多卡因阻滞星状神经节可减少口水的分泌,肉毒素用于缓解痉挛的环咽肌等可取得一定的疗效。胃造瘘术和改善声门关闭手术可用于有相应需求的患者。

（五）认知治疗技术

认知功能属于大脑皮层高级活动范畴,包括对事物的感觉、知觉、注意、记忆、理解和思维等。当病变损害大脑皮质时,可引起认知功能障碍,出现意识改变、注意障碍、记忆障碍、失用症、失认证等。

1. 注意力障碍的治疗技术

（1）反应时训练:采用简单的反应——时间作业,改善和提高患者对于刺激的反应速度。

（2）注意的稳定性训练:分为视觉注意稳定、听觉注意稳定和静坐放松训练。

（3）转移注意训练:对于转移注意障碍的患者,为其准备两种不同的作业,当治疗师发出指令"改变",要求患者停止当前作业,改做另一作业。

（4）注意的选择性训练:主要是通过增加干扰来实现,分为视觉注意选择和听觉注意选择。视觉注意选择:将一张有错误的划销作业纸作为干扰放在正在做的划销作业上,使患者划销指定的数字或形状变得困难;听觉注意选择:让患者从有背景声音的录音带上听及指定的数字或字母。

2. 记忆障碍的治疗技术　临床上记忆障碍的患者通常合并注意力障碍,因此对于记忆障碍的患者改善注意障碍是康复的前提。

（1）恢复记忆法:练习一些实践性的任务,通过对记忆进行锻炼来加强。

（2）重新组织记忆法:包括固定系统(指把言语刺激的图像与数字或者可想象的位置相关联)、视觉意象(是想象一个和言语刺激相对应的视觉刺激)、无差错学习法(是通过提示来增强记忆)、逐渐减少提示法(即通过在学习中逐渐减少提示来训练患者的记忆能力)。

(3) 行为补偿法:可以依据个体环境提示、邻近环境提示、外部记忆辅助、远处环境提示等方法。

(4) 特定策略:根据记忆不同阶段的损伤指定策略,分为改善编码和巩固损伤的策略及改善提取损伤的策略。

3. 失认症的康复技术 失认症是当大脑损伤后,患者即使无感觉功能缺陷、意识障碍、智力减退,对自己以往熟悉的事物也不能以相应感官感受而加以识别的症状。

(1) 单侧忽略的康复训练:其目的是加强患者对忽略侧的注意,使患者逐渐意识到忽略侧的存在,最终能自己主动地注意被忽略侧。其包括视扫描训练、加强患者对忽略侧的注意训练等。

(2) 躯体失认的康复训练:其目的是增强患者对身体各部分或部位的认识,可分为感觉整合疗法和强化训练。感觉整合疗法是指将特殊的感觉输入与特定的运动反应联系在一起。强化训练指为加强患者对身体各部分及其相互间关系的认识,可给予指令,如"指出(或触摸)你的鼻子"。

(3) 视觉失认的康复技术:可分为辨识训练和代偿技术。辨识训练指对于颜色失认的患者,可使用各种颜色的图片,训练患者命名和辨别颜色,反复训练。对于面容失认的患者,可让患者尽量记住与其熟悉的任务的名字,如父母、配偶、医生、护士等,训练患者将名字与照片进行匹配。代偿技术是在视觉失认难以改善时,应鼓励患者利用其他正常的感觉输入方式进行代偿。

(4) 手指失认的康复技术:可分为增加手指皮肤的触觉和压觉输入及手指辨认训练。手指辨认训练指让患者根据治疗师的指令辨认手指图,伸出自己的手指或指出治疗师的手指。

4. 失用症的康复技术

(1) 结构性失用的康复技术:通过培养患者仔细观察和理解各个部分之间的关系,训练患者视觉分析和辨别能力,使其最终能将各个部分准确地组合成一个整体。该技术包括以几何图形复制、复制木块设计训练、拼图训练为代表的基本技能训练,以及在基本技能训练基础上的可根据患者实际需要有目的地进行实用功能活动的训练。

(2) 意念性失用的康复技术:目的在于帮助患者理解如何使用物品或如何完成连续动作。该技术分为基本技能训练及提示训练。

(3) 意念运动性失用的康复技术:训练前和训练过程中给患者施以本体感觉、触觉和运动觉刺激以加强正常运动模式和运动计划输出,尽量使患者的动作在无意识的水平上整体出现。

(4) 穿衣失用的康复技术:训练前要先对穿衣失用的原因进行分析,如是结构性失用、单侧忽略等原因所致,应首先针对这些障碍进行治疗。此外,要根据患者的具体情况,教给患者一套固定的穿衣方法。

(六) 心理治疗技术

康复心理学(rehabilitation psychology)是康复医学的重要组成部分,通过研究、应用心理学知识及技能帮助康复患者最大程度获得健康、福利、机遇、功能和能力、社会角色参与的学科。神经系统疾病患者常面临诸多心理障碍如情感功能障碍、睡眠障碍等,相关心理治疗技术分为多个流派如精神分析、行为主义、人本主义等,可根据不同目的进行选择组配。

1. 康复常用的心理治疗技术

(1) 支持性心理治疗:是通过劝导、启发、鼓励、支持、积极暗示和环境调适等治疗性手段,帮助患者表达自己的情感、认清问题、改善心境、增加康复信心的过程。主要措施有倾听、表扬与鼓励、保证、建议与指导、善用资源,适用于所有神经系统疾病患者。

(2) 认知行为疗法:是一种结构式、短程、认知取向、同时具有科学循证的心理治疗方法,基于心理功能失调的 ABC 理论模型,按照一定的治疗程序来改变患者的不良认知与情绪反应,纠正其异常行为。

(3) 行为疗法:是以减轻或改善患者的不良行为为目标的一类心理治疗技术总称,主要以巴甫洛夫的经典条件反射、斯金纳的操作条件反射和班杜拉的观察学习理论为基础。常见技术包括系统脱敏疗法、厌恶疗法、代币法、暴露疗法、松弛反应训练等,适用于有精神症状或有顽固不良行为的患者。

(4) 感觉统合训练:是将感觉器官传来的感觉信息组合,经大脑加工整合统一,达到功能上协同活动而组成完整的系统,从而形成协调反应并使各种内外部感觉协调发展的心理治疗模式。许多神经系统疾病会遗留感觉功能障碍,患者无法对事物正确感知,进而造成严重的心理困扰,适用于脑瘫、脊髓损伤、孤独症患者等。

(5)家庭治疗:是以家庭为实施对象的心理治疗模式,通过与家庭全体成员的有规律接触与交谈,从家庭视角解释患者的心理问题,取得家庭成员的协作,使患者症状减轻或消除,同时也能改善家庭成员的心理状态。

(6)团体心理治疗:由1~2名治疗师、8~15名患者组成,治疗期间就大家所共同关心的问题进行讨论、分析,最终改善情绪状态与行为,也能显著改善患者与残疾的相关意识。

(7)其他疗法:如放松疗法、简短治疗、改良电休克治疗、人本主义疗法、精神分析疗法、艺术治疗、心理教育等,在此不作阐述。

2. 神经系统疾病患者常见的心理问题　神经系统疾病可能会遗留躯体严重的功能障碍,导致心理出现一系列的变化,患者对待失能的心理反应往往会历经6个阶段:无知期、震惊期、否认期、抑郁期、反对独立期、适应期,各类疾病的不同阶段可能出现不同性质或程度的心理障碍。例如,脊髓损伤患者常见抑郁、焦虑、创伤后应激障碍、社会适应障碍、幻肢痛、性功能障碍等;脑卒中不同脑损伤部位、面积等出现抑郁、焦虑、情感淡漠、认知功能障碍及精神症状如躁狂、幻觉、妄想等。

(七)神经康复工程技术

1. 神经康复工程概述　神经工程是当今生物医学和生物工程领域中一个新兴的、快速发展的基础研究和转化研究领域,其目标是在医疗领域开发新的工程技术,用于辅助相关功能障碍的筛选、优化诊断、改善预后、促进康复、监测与增强神经修复和再生。在康复领域,通过生物医学工程技术的研究和发展,可以促进脑损伤患者恢复、最小化和/或补偿脑神经功能的减退或缺失,可用于获得性脑损伤患者的认知和身体康复。

2. 原理与大脑的可塑性理论

(1)原理:大脑中枢在损伤后具备中枢的可塑性,神经工程是利用生物医学工程技术调节中枢(CNS)、外周(PNS)和自主神经系统(ANS)的功能。

(2)中枢可塑性理论:理论包含了远隔功能抑制的消退论、替代论等,突触的调整、发芽,神经营养因子(NTF)与神经生产因子(NGF)的作用以及神经干细胞与脑的再生等。

3. 分类　神经工程是一个活跃的研究领域,机器人技术,成像,生物信号处理和传感器等工程技术为康复过程中的诊断、治疗和长期评估做出了贡献。从实验室的基础研究到临床试验,神经工程技术的进步必将在未来推动自动化和个性化的康复。神经工程技术在康复领域中的应用可以分为两大类,功能评估与监测和功能治疗。

(1)诊断、监测与功能评估:主要依靠脑电信号与肌电信号等。涉及技术包括功能性磁共振技术、功能性近红外技术、脑电图、脑磁图、肌电图和表面肌电等。

(2)功能治疗:脑计算机接口技术、交互式虚拟现实技术、经颅磁刺激技术、经颅直流电刺激技术、神经康复机器人、镜像疗法等。

4. 应用范围　神经工程技术在康复领域的应用,其基本目标是了解神经系统的潜在机制,并为孤独症、脑卒中、脊髓损伤、阿尔茨海默病、帕金森病、多发性硬化、癫痫、周围神经损伤等神经系统疾病的治疗提供康复解决方案。

(八)传统治疗技术

传统康复治疗技术是基于我国传统中医思想"形与神俱""形神一体"等整体康复观的各种传统治疗方法与手段的总称。中医认为脏腑经络、气血阴阳是人体脏腑经络机能活动的基础,"正气存内,邪不可干""邪之所凑,其气必虚",神经疾病在中医学中属于"中风""痿证"等疾病范畴,因此,传统康复治疗技术强调"驱邪扶正""固本培元",最终达到"天人合一"的健康状态。

1. 针灸疗法　针灸疗法是针法与灸法两种技术的统称。该疗法基于人体脏腑经络学说,通过刺激人体腧穴,激发经络气血,改善脏腑功能,最终达到调节阴阳、疏通经络的作用。针灸疗法遵从"补虚泻实"

"清热温寒""治病求本"与"三因制宜"四项原则,针对各种中枢与外周神经疾病所造成的口眼歪斜、言语不利、神志不清、肢体不灵、大小便不通等症状均有普遍的临床应用并且取得较好的治疗效果。

2. **推拿疗法**　推拿疗法是指按特定技巧与规范化动作作用于人体特定部位,从而达到治疗疾病或保健强身的一种临床技能。推拿疗法包括摆动类(一指禅推法、滚法、揉法)、摩擦类(摩法、推法)、挤压类(按法、拿法、捏法)、振动类(振法、抖法)、叩击类(拍法、击法)和运动类(摇法、扳法)等六种基本手法。推拿疗法能够起镇静止痛、行气活血、打通关节及舒筋活络等治疗效果。治疗过程中强调对症施法,肢体推拿遵循由远端及近端、躯干推拿遵循由症状部位外周到患处的治疗原则。对神经疾病后的肢体瘫痪麻木、肌肉痉挛、关节酸痛、气滞血瘀等问题均有一定的临床治疗意义。

3. **中药药膳**　"医食同源""药食同宗",中医药膳具备药理与膳食双重功效,可以调整阴阳平衡,调养脏腑经络,补气养血,对中枢与外周神经疾病患者有较好的健康保健功效。

4. **中医功法**　中医功法即气功,是集调身、调息、调心于一体的锻炼方法。站桩功、八段锦、五禽戏、易筋经及太极拳等均为目前比较常见的中医功法。中医功法具备运行气血、疏通经络、强身健体及防病治病等功效,能够促进人体的身心健康,对神经疾病患者也有很好的调养保健作用。

（九）康复护理技术

康复护理原则主要是合理饮食、康复训练及指导、心理护理、预防复发、疾病相关知识宣教和日常生活指导。

康复护理措施是评估患者的功能水平、制定并实施计划、积极进行护理评价、再通过评价结果有效反馈并及时修改以往的护理措施过程,同时能为下一步制定护理措施提供依据。

1. **脑卒中**　软瘫期患者的康复护理技术有良肢位摆放、肢体被动活动和主动活动。主动活动包括翻身训练和桥式运动;对于痉挛期的患者,护理技术有抗痉挛训练和坐位训练;针对恢复期患者的技术有平衡训练、步行训练和上肢控制能力训练。针对卒中失语的患者,护理技术有 Schuell 的刺激法(认真刺激法)、阻断去除法等。

2. **针对颅脑损伤**　急性期患者的护理技术包括维持营养、保持水电解质平衡、定时翻身叩背防止并发症、保持肢体的良肢位、关节被动活动和呼吸道的管理;恢复期护理技术有运动功能康复、日常生活能力及言语功能的康复、认知功能的康复(记忆力训练、注意力训练、感知力训练和问题解决能力训练)和心理护理。

3. **针对脑性瘫痪**　运动功能障碍及姿势异常的护理技术包括创建宽敞整洁且舒适安全的康复环境、进食活动的康复护理、穿脱衣物的康复护理、抱姿指导、睡眠的康复护理、洗浴的康复护理和排大小便的康复护理。针对言语障碍的患者有语言障碍的康复护理、情绪心理障碍的康复护理及合并癫痫的康复护理。

4. **针对脊髓损伤**　急性期的患者护理技术包括正确的体位摆放、被动活动、主动活动、体位变换、呼吸及排痰训练及膀胱和肠道功能的处理;恢复期的患者,护理技术包括各种体位下运动训练的康复护理、日常生活活动能力训练的康复护理、各种辅具使用的康复护理及心理护理。

5. **针对周围神经病损**　早期康复护理技术包括良肢位的摆放、受损肢体主被动活动、受损肢体胀痛的处理及受损部位的保护。恢复期的护理技术有神经肌肉电刺激疗法、肌力训练、作业治疗、ADL 训练、感觉功能训练和心理护理。

6. **针对帕金森病的患者**　护理技术有运动训练、认知训练、言语训练和吞咽功能训练。

（十）其他治疗技术

近年来,随着医学、工程、计算机等学科的飞速发展,多学科联合交叉合作变得越来越紧密,物理治疗、作业治疗和认知治疗等方面都有了新技术的出现和应用。

物理治疗方面,近几年临床较为推崇使用机器人辅助患者进行康复训练,其能对患者进行系统化训练、模拟人正常步行模式,刺激患者本体感觉,促进机体建立新的神经反馈通路,以恢复下肢运动功能,同时其操作简单、可控,能进行定时定量、渐进性及重复性的训练,能实时监测患者运动情况,能及时将患者信息反馈给康复治疗师,既减轻治疗师工作强度,又使训练有良好的一致性、持续性。

过去的作业治疗仅仅进行任务导向性训练。当今的作业治疗与中枢干预紧密结合,如镜像疗法、运动想象、脑机接口(BCI)等新技术的应用。近年来,镜像疗法依托在数字化虚拟镜像设备基础上并制定出规范化训练范式,镜像疗法发展迅速,研究表明通过多种感觉刺激能激活镜像神经元系统,促进大脑重塑,有助于肢体功能恢复;运动想象训练是一种心理训练,可从机体内部诱发运动感觉产生,从而在不产生实际外在运动情况下促进中枢神经系统运动网络重塑;BCI 在脑部外伤、肢体残疾、神经系统疾病等患者的康复和功能重建中发挥着重要作用,在运动康复训练中,利用 BCI 技术可促进患者受损脑区功能恢复及体内神经通路的可塑性修复和重建。这三种新式的治疗技术在激活脑区后,联合任务导向性训练进行新的治疗,这种作业治疗相较于传统的作业治疗更加有效。

传统的认知治疗往往依托于某些特定重复的训练来减轻患者的认知障碍。如今计算机技术发展迅速,一些新式的益智游戏正在成为治疗认知障碍的新方法。从比较传统的 2D 平面益智游戏到 3D 游戏的应用,再到如今 VR 益智游戏的开发,这些训练方式遵循"寓康于乐"的原则,使训练变得更为有趣和生动,也使训练效果更加的显著。

（贾 杰 张玉梅）

第四节 基因治疗技术

基因治疗的目标是以最小的副作用实现充分、持续的治疗,通过基因表达或转基因,从而缓解或治愈疾病。神经系统遗传病种类繁多,表型复杂,除了少数几种单基因神经遗传病如肝豆状核变性、脂质沉积性肌病、多巴反应性肌张力障碍等可通过药物改善症状外,绝大多数暂时无法治愈。自 1989 年开始,人类开始对基因治疗进行探索,基因治疗也经历了迅速的发展和变革。2016～2019 年,欧洲药品管理局(EMA)和美国食品药品监督管理局(FDA)已批准六种基因治疗方法,其中包括神经系统疾病如脊髓性肌萎缩的基因疗法。截至 2019 年,超过 800 种细胞或基因治疗项目处于临床开发阶段,包括迪谢内肌营养不良和亨廷顿病等。

一、神经系统遗传疾病分类

神经系统遗传疾病分类复杂,尚无统一的标准。常见的几种分类方法如下:

（一）根据基因突变类型分类

1. **单基因病** 是由染色体上单一基因的 1 个或 2 个等位基因突变导致,即基因突变可发生在一对同源染色体其中一条染色体上,也可发生在一对染色体的等位基因上,多数按孟德尔遗传定律遗传,如亨廷顿病、遗传性共济失调等。

2. **多基因病** 又称为基因组病、多因素病或复杂症状病,即由一个或多个基因与一种或数种环境因素共同作用产生的疾病,没有严格的孟德尔遗传规律,表现为由遗传因素决定的个体对环境因素作用的易感性,在家族中有加重和发病增加的危险。

3. **染色体病** 是染色体数目结构异常的疾病,又称为染色体畸变综合征。人类的体细胞是二倍体细胞,有 46 条染色体,其中 44 条(22 对)称为常染色体,另两条与性别分化有关,称为性染色体。性染色体在女性为 XX,男性为 XY。染色体病诊断以核型分组来决定。

4. **线粒体病** 指线粒体 DNA(mtDNA)突变所致的一类疾病,近年来已成为遗传分子学发展的热点,与核 DNA(nDNA)有不同的遗传特点,已发现越来越多的疾病与 mtDNA 有关,线粒体病的发生是由 mtDNA 突变或缺失所致,往往涉及多个基因,最终使线粒体功能下降,产生 ATP 减少,其中有明显的剂量效应。由于中枢神经系统和肌肉组织对 ATP 有大量需求,易导致功能和结构损害而致病。

（二）根据受累的部位和功能分类

1. **遗传性周围神经病（包括脑神经及脊神经）** 如腓骨肌萎缩症、压迫易感神经病等。

2. **遗传性脊髓、脑干、小脑系统疾病** 如遗传性脊髓小脑共济失调、遗传性痉挛性截瘫、齿状核红核苍白球丘脑下部核萎缩等。

3. **遗传性锥体外系疾病** 如肌张力障碍、遗传性帕金森病、Segawa 综合征、Wilson 病、亨廷顿病等。

4. **遗传性运动神经元病** 如脊髓性肌萎缩症、Kennedy 病等。

5. **遗传性肌病** 包括各种类型的进行性肌营养不良。

6. **遗传性骨骼肌离子通道病** 如家族性周围型麻痹。

7. **遗传性神经皮肤综合征** 如神经纤维瘤病。

8. **染色体畸变综合征**。

9. **线粒体遗传病**。

10. **遗传性代谢性疾病**。

11. **朊蛋白传染病**。

12. **动态突变性疾病**。

13. **遗传性发作性疾病** 如癫痫、高热惊厥、遗传性 QT 间期延长、偏头痛。

14. **遗传性脑血管病** 如 CADASIL。

15. **遗传性帕金森病**。

16. **阿尔茨海默病**。

17. **多发性硬化、肌张力障碍**。

18. **神经系统先天性畸形**。

二、基因治疗方式分类

1. **按导入载体分类** 一种是病毒载体,如腺相关病毒、慢病毒等;另一种是非病毒载体,如阳离子脂质体、纳米颗粒等。

2. **按靶细胞水平分类** 一种是间接体内(ex vivo)疗法,先将治疗基因导入培养的靶细胞内(祖细胞或干细胞),再将已表达外源基因的细胞回输入患者体内,通常需要整合型载体;另一种是体内(in vivo)疗法,将治疗基因直接导入体内有关的组织或细胞,一般使用非整合型载体,转入的基因在染色体外稳定存在。

3. **按技术分类** 主要分为病毒感染(慢病毒、腺相关病毒)、RNA 干扰、反义寡核苷酸封闭、基因编辑技术等。

4. **按目的和效果分类** 可分为基因增补、外显子跳跃、增强剪接、动态突变修正、毒性表达产物清除、单碱基编辑等。

三、基因治疗的局限性

基因治疗需将基因载体导入生理位置,并稳定表达,不干扰其他细胞的功能及完整性。在开展临床基因治疗之前,需要考虑以下基因治疗的潜在风险和局限性:

1. **导入的基因产生毒性作用** 尤其是逆转录病毒载体,可能造成基因整合及插入突变,导致机体发生肿瘤。

2. **基因沉默** 基因表达量逐渐降低。

3. **免疫反应** 载体导入体内最大的风险就是激活体内对外来载体产生的免疫反应。

4. **基因垂直或水平传递** 水平传递是指家人接触后也检测到血清反应阳性,垂直传递是指后代也能检出导入的转基因载体。

5. **病毒载体的载量有限** 腺相关病毒(AAV)适合用于 in vivo 治疗,但是容量仅 4.7kb,难以容纳较大的 DNA 片段。

四、基因治疗主要技术和应用

1. **基因增补** 基因增补是将目的基因导入病变细胞,使其表达产物弥补基因功能缺陷,从而达到改善表型、治疗疾病的目的。常用的基因增补策略包括导入全长 cDNA、RNA、mini-gene 等。

基因增补疗法在神经肌肉疾病中的应用得到了广泛的关注。进行性假肥大性肌营养不良（Duchenne muscular dystrophy，DMD）又称为迪谢内肌营养不良，是一种进行性肌肉退行性疾病，为编码 dystrophin 蛋白的 *dystrophin* 基因发生移码突变，从而产生了截短的功能缺陷的 dystrophin 蛋白所致。贝克肌营养不良（Becker muscular dystrophy，BMD）的致病机制与 DMD 相似，但大多不改变 mRNA 读码框的长度，表型较轻。由于治疗 DMD 的最大挑战在于 DMD 基因长达 14kb，具有 79 个外显子，并且需要在全身肌肉中表达，因此 DMD 一直以来都是基因治疗的热点。早期针对 DMD/BMD 的基因治疗策略主要是补足 dystrophin 蛋白表达量。1991 年，研究人员直接将装载有人源 *dystrophin* 基因的质粒直接注入迪谢内肌营养不良小鼠模型的肌肉中，但这种方法效率极低。为尽量缩小 *dystrophin* 基因的有效长度和感染效率，直到 2000 年，研究者们用 AAV 装载人源 *dystrophin* 的小基因（mini-*dystrophin*），替代全长 *dystrophin*，导入 DMD 模型小鼠肌肉中，使肌萎缩得到了改善。也有研究者利用 AAV 病毒导入激活素ⅡB受体拮抗剂，从而抑制肌骨素，提升骨骼肌的数量和力量。但在临床试验中，AAV 病毒引发了患者异常 T 细胞免疫反应。与 AAV 相似，慢病毒介导的成体治疗也面临致瘤性等安全问题。

基因增补技术在脊髓性肌萎缩（spinal muscular atrophy，SMA）中也得到了较好的应用。2010 年，Passini 团队将包含全长运动神经元生存基因（*survival motor neuron*，*SMN*）cDNA 的自身互补腺相关病毒（self-complementary adeno-associated AAV，scAAV）对新生 SMA 小鼠进行侧脑室注射，使其寿命由 14 天延长至 157 天。scAAV 比普通 AAV 的表达时间更早，且能通过血脑屏障，因此后续的团队多采用 scAAV 进行研究。在此之后，不同研究团队针对 scAAV9 的不同给药方式做了大量研究，静脉注射、腓肠肌肌内注射等，能不同程度地提升 SMN 蛋白表达、运动功能、神经肌肉形态和生存期。但是不同给药方式和给药剂量都在很大程度上影响了最终的治疗效果，因此，探索最佳的给药方式和给药剂量是临床试验的重要前提。在非人灵长类生物中，研究人员用腰椎穿刺的方式，在猕猴体内尝试使用低剂量注射 scAAV9-*SMN*（仅为小鼠静脉给药量的 1/10），发现猕猴的感染效率优于小鼠。目前，静脉给予 scAAV9-*SMN* 治疗Ⅰ型 SMA 患者的Ⅰ期临床试验已完成，结果显示患者的生存期得到延长，运动功能也有较大改善。

除 AAV 之外，慢病毒介导的基因增补联合干细胞移植技术也备受瞩目。肾上腺脑白质营养不良症（adrenoleukodystrophy，ALD）是 X 染色体上 *ABCD1* 基因突变导致 ALD 蛋白缺陷所引起的致死性脱髓鞘疾病。传统的 ALD 治疗策略是异体造血干细胞移植，但其只对早期的神经变性有效。研究人员尝试分离患者 CD34⁺ 细胞，用慢病毒对其感染正常的 *ABCD1* 基因表达正常的 ALD 蛋白后，将这些基因改造过的造血干细胞对患者进行自体移植。结果显示，患者体内的 ALD 蛋白水平得到显著提升，影像学上也表明，治疗 12 个月后，患者脑白质的脱髓鞘病灶得到明显的控制。该治疗已通过Ⅲ期临床试验。

2. 外显子跳跃　外显子跳跃的目的在于破坏成熟 mRNA 中发生移码突变的外显子，重新获得无框移突变的、截短的、有功能的蛋白。

利用反义寡核苷酸（antisense oligonucleotide，AON）与 mRNA 互补的空间位阻作用，破坏剪切位点或外显子增强子区，即能实现外显子跳跃。大量体外实验证明 AON 能恢复 dystrophin 蛋白量，包括在患者肌细胞、DMD 小鼠模型肌细胞和金毛猎犬肌萎缩模型肌细胞中。2003 年，一种经过化学修饰的反义寡核苷酸 2OMeAO 首次被运用在 DMD 小鼠模型中，肌内注射 2OMeAO 即可提高 dystrophin 蛋白的表达量。与之相似，另一种更稳定的磷酸二胺吗啉代寡核苷酸（phosphorodiamidate morpholino oligomer，PMO）也被运用于 DMD 小鼠，尤其是经改造后的 PMO（B-MSP-PMO），更大程度地提高了 dystrophin 的表达，然而其在非人灵长类动物上的实验中证明其具有一定的毒性。目前 PMO 治疗已通过Ⅱ期临床试验。随后，另一类 PMO——Eteplirsen 也显示出其优越性，它针对 *dystrophin* 基因前体 mRNA 进行封闭，从而使突变的第 51 号外显子发生跳跃。该方法也已完成Ⅱ期临床试验，结果表明，Eteplirsen 的确使得第 51 号外显子突变的 DMD 患者产生了新的有功能的 dystrophin 蛋白。研究者们也利用 AAV 介导的 U7 和 U1 核内小 RNA（small nuclear RNA）表达反义核酸序列，对 DMD 小鼠模型的第 23 号外显子区进行封闭，分别能在注射后 3 个月和 18 个月后看到截短的有功能的 dystrophin 蛋白表达。

AON 治疗固然具有治疗前景，但 AON 在不同组织的吸收效率不同，其毒性作用也不可避免，而且患者必须终身注射 AON，这些局限性促使科学家们进一步探索一劳永逸的基因治疗策略。自 2013 年起，成簇规律间隔的短回文重复序列（clustered regularly interspaced short palindromic repeats，CRISPR）基因编辑技术迅猛发展，其中，CRISPR/Cas9 系统应用最为广泛，为诸多遗传病的治疗带来了希望。CRISPR/Cas9 技术的主要原理是：通过特异小向导 RNA（single guide RNA，sgRNA）序列的引导，DNA 内切酶 Cas9 将根据 PAM 序列对特定区域的 DNA 双链进行切割，切割后产生的 DNA 平末端将进行非同源末端连接（non-homologous end joining，NHEJ），从而产生随机插入、删除或替换，或根据导入的供体 DNA 进行高保真的同源定向修复。2016 年，*Science* 同期发表了 3 篇利用 CRISPR/Cas9 基因编辑技术实现 DMD 外显子跳跃的文章，掀起了热议。采用 CRISPR/Cas9 技术对 DMD 进行外显子跳跃治疗的优势在于，它不需要导入模板 DNA 进行修复，其所致的 NHEJ 可高效地发生在所有细胞。Wagers 团队和 Gersbach 团队利用 AAV 装载 SpCas9 或 SaCas9，与 sgRNA 一起，采用胫前局部肌内注射的方式，破坏成年 DMD 模型小鼠第 23 号外显子区的移码突变，使 dystrophin 蛋白的表达量得到恢复，病理性的肌肉假肥大现象也得到缓解。另外，采用静脉注射的方式还可提高心肌、膈肌、腹肌的 dystrophin 表达量，能有效预防 DMD 早产儿的死亡。科学家也对 AAV9 的给药部位和给药时期进行了比较，出生后 1 天进行腹腔注射，出生后 12 天进行肌内注射，出生后 18 天进行眶内注射，这些方法均能一定程度地维持心肌和骨骼肌的 dystrophin 蛋白量。除小鼠之外，研究者们利用带有热点突变的第 50 号外显子缺失的 DMD 犬模型，针对第 51 号外显子的剪接受体位点进行 CRISPR/Cas9 基因编辑，使第 51 号外显子被跳跃，从而使第 49 号和第 52 号外显子直接连在一起，保留相对有功能的 dystrophin 蛋白。

除直接成体治疗以外，CRISPR/Cas9 技术也可与干细胞疗法相结合，达到治疗目的。由于 60% 以上的 DMD 致病突变均发生在 *dystrophin* 基因第 45~55 号外显子区。因此，Pyle 团队将 DMD 患者成纤维细胞重编程成为诱导性多能干细胞（induced pluripotent stem cell，iPSC），运用 CRISPR/Cas9 技术对第 44 号内含子与第 55 号内含子区设计 sgRNA 进行切割，成功敲除 500~700kb 的大片段。经外显子跳跃后得到了无移码突变的截短的 *dystrophin* 基因，科学家们设想，今后可将经过此类基因编辑的 iPSC 进行自体移植，挽救 DMD 患者。

3. 增强剪接　对于体内任何一个基因，在前体 mRNA 变成成熟 mRNA 的过程中，需要进行可变剪接，可以通过增强剪接来调控 mRNA 的表达水平，从而达到治疗疾病的目的，最经典的例子为 SMA。对于 SMA 患者而言，*SMN1* 基因缺失、*SMN2* 保留，*SMN2* 基因仅能产生 10% 的全长 SMN 蛋白，是由于 *SMN2* 基因的第 7 号外显子中 C>T 突变，外显子剪接增强子（exonic splicing enhancer）变为外显子剪接沉默子（exonic splicing silencer），从而使 *SMN2* 的前体 RNA 在剪接过程中大部分发生第 7 号外显子跳跃，产生截短 mRNA 并翻译出不稳定的 SMN 蛋白。此外，在 *SMN2* 基因第 7 号内含子区存在的内含子剪接沉默子（intronic splicing silencer N1，ISS-N1）是已发现的最为重要的剪接抑制因子，它包含 2 个异种核糖核蛋白（heterogeneous nuclear ribonucleoprotein，hnRNP）A1/A2 结合位点。hnRNP 作为关键的反式作用因子，是影响剪接功能的重要结构。因此，靶向设计一段反义寡核苷酸序列，与 hnRNP A1/A2 竞争性结合剪接沉默子，可以使第 7 号外显子在剪接过程中得以保留。Hua 等通过大剂量皮下注射 2'-MOE 修饰的 ASO（ASO-10-27），使重型 SMA 小鼠的生存期延长 25 倍。如今，nusinersen（商品名 Spinraza）是靶向于 ISS-N1 位点的反义核酸药物，作为全球首个获得美国 FDA 批准的 SMA 治疗药物，为众多 SMA 患者带来希望。但 Spinraza 价格昂贵，需要反复鞘内注射，并有一部分患者未见确切疗效。另一个位点 ISS-N2 也受到学者们的关注，该位点经过 2'-MOE ASO 干预后，全长 *SMN* mRNA 和蛋白水平明显提高。另外，*SMN2* 基因第 6 号内含子存在 Element 1 区域，也参与抑制 *SMN* 基因正常剪接。经改良 PMO 修饰的 ASO——E1MOv10 和 E1MOv11，能够针对 Element 1 位点进行封闭，尤其是 E1MOv11，经侧脑室注射，使 SMAΔ7 小鼠的生存期延长至 120 天以上。

另外，Li 等通过 CRISPR/Cas9（SaCas9 和 SpCas9）技术，在 SMA 小鼠受精卵水平破坏 *SMN2* 基因内含子区的 ISS-N1 位点，从而提高第 7 号外显子的表达量，恢复 SMN 蛋白水平，被基因编辑过的重型 SMA 小鼠中位生存期可延长至 400 天以上。基因编辑技术若能实现成体治疗，有望一劳永逸地解决此类剪接异常疾病。

4. 动态突变修正　亨廷顿病、脊髓小脑共济失调（spinal cerebellum ataxia，SCA）、齿状核红核苍白球丘脑下部核萎缩(dentatorubral-pallidoluysian atrophy,DRPLA)和脊髓延髓性肌萎缩(spinal and bulbar muscular atrophy)等发病机制类似,都是异常 CAG 动态突变,导致出现多余的多聚谷氨酰胺链(poly Q),造成毒性蛋白蓄积。亨廷顿病的致病基因是 *huntingtin* 基因,正常人的 *huntingtin* 基因第 1 号外显子区有 8~25 个 CAG 重复序列,而亨廷顿病患者却存在高达 35 个 CAG 重复序列,从而产生异常 huntingtin 蛋白;SCA 中最常见的类型是 SCA3,其致病基因是 *ATXN3*,正常人的 *ATXN3* 基因有 12~37 个 CAG 拷贝,而 SCA3 患者却有 61~84 个 CAG 拷贝。对于动态突变,科学家们首先尝试了 RNA 干扰治疗策略。对于亨廷顿病,研究者们分别运用不同干扰 RNA 对异常 huntingtin 蛋白进行敲减。Kanazawa 和 Davidson 团队分别用 siRNA 和 AAV1-shRNA 针对亨廷顿病 R6/2 鼠和亨廷顿病-N171-82Q 小鼠进行干预,干预后亨廷顿病小鼠神经元内异常 huntingtin 蛋白的表达量及核内异常包涵体明显下降,小鼠的运动行为能力也得到改善。对于 SCA3,针对 *ATXN3* 基因 3'端非翻译区(3'untranslated region,3'UTR)设计 siRNA,并通过 AAV1 导入 SCA3 小鼠的小脑深部核团,这种方法减少了异常 ATXN3 蛋白的聚集。RNA 干扰的敲减作用比较局限,只能抑制部分异常的蛋白。相比而言,ASO 能更彻底地针对目标基因序列进行封闭。通过对 BACHD 和 YAC128 两种不同亨廷顿病小鼠模型及猕猴进行鞘内滴注,ASO 能显著降低异常 huntingtin 蛋白,并在一定时间内维持正常功能,ASO 对疾病的逆转和控制效果优于干扰 RNA。

强直性肌营养不良(myotonic dystrophy,DM)是欧洲人群中最常见的致死性单基因遗传病,其分为两型,即 DM1 和 DM2,致病机制分别是 *DMPK* 基因非编码区 3'端 CTG 动态突变和 *ZNF9* 基因第 1 号内含子区 CCTG 动态突变。以 DM1 为例,转录产生多余的 CUG 序列可能阻挡了 RNA 结合蛋白的表达,导致剪切异常。因此,设计人工位点特异性 RNA 外切酶(artificial site-specific RNA endonucleas,ASRE),靶向针对 CUG 重复序列进行切割,结果发现,DM1 患者成纤维细胞中异常 *DMPK* mRNA 水平降低 40%。相似的,对 DM1 小鼠模型皮下注射 2'-MOE 和 2'-4'-cEt 修饰的 ASO,异常 *DMPK* mRNA 水平分别下降 66% 和 41%。由此可见,ASO 比 ASRE 方法表现出更好的疗效。此外,研究者们运用 CRISPR/Cas9 技术,联合 4 个 sgRNA,对 DM1 患者的肌细胞进行基因修复,成功敲除了大片段 CAG 重复序列,为这类疾病带来了新的希望。

5. 毒性表达产物清除　腓骨肌萎缩症(Charcot-Marie-Tooth disease,CMT 症)是最常见的遗传性周围神经病之一,其分类有数十种,已知的致病基因已超过 40 个。CMT1A 为最常见的亚型,大部分患者是由 *PMP22* 基因重复突变导致。*PMP22* 基因大片段重复导致 *PMP22* 表达量增加近 50%,过多的 *PMP22* 表达产物可能导致神经脱髓鞘。Kordasiewicz 等大规模筛选 *PMP22* 基因的 ASO 序列,对 CMT 小鼠进行皮下注射,结合 RNA-seq 技术,敲减 *PMP22* 基因后,相关的脂代谢和髓鞘基因表达量显著升高,而髓鞘抑制基因和施万细胞去分化的标记基因表达下降,说明对 *PMP22* 的抑制可以促进髓鞘发挥正常功能。

面-肩-肱型肌营养不良症(facio-scapulo-humeral muscular dystrophy,FSHD)是一类遗传因素与表观遗传因素相结合的疾病,分为 FSHD1 型和 FSHD2 型。正常人的第 4 号染色体上有 11~400 个 D4Z4 重复单元,而 FSHD1 患者仅有 1~10 个 D4Z4 拷贝数。后来发现,D4Z4 区域包含 *DUX4* 基因,D4Z4 重复数减少将上调 DUX4 蛋白表达量。因此,目前认为 D4Z4 串联重复拷贝数减少与 *DUX4* 表达失调是导致 FSHD1 的两大遗传因素。而 FSHD2 则与 *SMCHD1* 基因突变所致的表观遗传学变化有关。以 FSHD1 的治疗为例,研究人员通过 AAV 在小鼠体内过表达 *DUX4*,再用干扰 RNA 对 *DUX4* 进行敲减,与过表达 *DUX4* 组相比,敲减组小鼠的肌肉组织无明显肌萎缩现象,四肢抓力也明显改善。另外,用 2'OMePS 修饰的 ASO 干预 FSHD1 患者成纤维细胞,使 *DUX4* 的 mRNA 表达量下降了 50%。

阿尔茨海默病(Alzheimer's disease,AD)和帕金森病(Parkinson disease,PD)是最常见的神经退行性疾病,大多 AD 和 PD 患者呈散发分布,仍有部分 AD 和 PD 呈遗传起病。遗传性 AD 的重要致病机制之一就是淀粉样前体蛋白(amyloid precursor protein,APP)基因或早老素(presenilin)基因突变导致 β 淀粉样蛋白(Aβ)在脑内沉积。PD 也有类似的毒性蛋白聚集现象,其中,常染色体显性遗传 PD 的主要致病机制是由于 α 突触核蛋白(α-synuclein,SNCA)基因重复变异而产生了路易小体(Lewy body)聚集。近年来,AD 的基因治疗主要聚焦在如何降低 Aβ 蛋白,多个研究团队将基因治疗与免疫治疗相结合,开发 AAV 疫苗,筛选特异的针对 Aβ 的抗体,通过主动或被动免疫,封闭 Aβ。另外,脑啡肽也是降低 Aβ 蛋白的主要分子,它被认为是一种 Aβ 蛋白酶,向 AD 小鼠心腔注射 AAV 介导的脑啡肽后,小鼠脑内 Aβ 水平降低,学习记忆能力也得到了提升。除此之外,也有科学家用干扰 RNA 敲减 Aβ 生成途径中的关键酶,如 β-分泌酶(β-secretase),抑制 APP 蛋白的剪切,从而减少 Aβ 沉积。对于 PD 的基因治疗,从根本上就是降低 SNCA 表达量,因此,研究人员尝试应用 RNA 干扰沉默 SNCA 及过表达 Parkin 或 Beclin-1,Parkin 通过降低 SNCA 的表达而起到神经保护的作用,Beclin-1 作为自噬通路的重要分子,能够促进 SNCA 及 APP 等毒性蛋白的清除。

对于异常动态突变而产生的突变蛋白,清除多余毒性蛋白蓄积也是这类疾病的基因治疗策略之一。对于亨廷顿病,除了修正 DNA 水平动态突变之外,研究者们打开新思路,采用小分子微阵列筛选,确定了四种与 LC3 和突变型 huntingtin 蛋白相互作用的化合物。其中一些化合物将突变的 huntingtin 蛋白靶向自噬体,以等位基因选择性方式,降低突变 huntingtin 蛋白水平,从而挽救 Huntington 病果蝇和小鼠模型的相关表型。该研究提出了可能具有 poly Q 扩展作用过的其他致病蛋白候选化合物,证明了使用自噬连接蛋白降低致病蛋白水平的概念。

6. **单碱基编辑**　单碱基编辑是基于 CRISPR/Cas 系统,不依赖 DNA 双链切割而定向导入目标点突变的技术。目前已报道三种单碱基编辑工具:胞嘧啶碱基编辑器、腺嘌呤碱基编辑器和先导编辑(prime editor,PE)。单碱基变异导致近 2/3 人类疾病的发生,许多神经遗传病都是由单碱基变异引起,因此单碱基编辑器的开发具有极大的临床转化价值。单碱基编辑系统的优点可概括为两点:一是不依赖 DNA 双链断裂;二是无须供体 DNA 的参与。

胞嘧啶碱基编辑器(cytosine base editors,CBE)系统是在 Cas9 蛋白上引入两处点突变(Asp10Ala 和 His840Ala),使其无法对 DNA 双链进行切割。当 CBE 融合蛋白在 sgRNA 的引导下靶向基因组 DNA 时,一种胞嘧啶脱氨酶(apolipoprotein B mRNA editing enzyme,catalyticpolypeptide-like,APOBEC)可结合到 Cas9 蛋白、sgRNA 和基因组 DNA 形成的 R-loop 区的单链 DNA 处,将一定范围内的胞嘧啶(C)脱氨转变为尿嘧啶(U),进而通过 DNA 修复或复制将 U 转变为胸腺嘧啶(T),实现 C-T(或 G-A)的替换。哈佛大学 David Liu 实验室率先建立了三种 CBE 编辑器,分别命名为 BE1、BE2 和 BE3,不同程度提高了编辑效率。另有研究者发现,另一种 CRISPR 引导下的胞嘧啶脱氨酶(targeted-AID mediated mutagenesis,TAM)能将剪切位点上的 C 变为 T,从而精确调控 mRNA 的剪接。利用这种方式,研究者们利用 DMD 患者 iPSC,针对 dystrophin 基因的第 50 号外显子 5' 端内含子区目标碱基进行编辑,造成该外显子跳跃,从而挽救了 dystrophin 蛋白的表达和功能。

腺嘌呤碱基编辑器(adenine base editors,ABE)系统与 CBE 系统类似,利用人工定向改造的腺嘌呤脱氨酶,将靶位点附近的 A 脱氨变为肌酐(I),在 DNA 水平 I 会被当成 G 进行复制,从而实现 A-G(或 T-C)的替换。ABE 系统扩充了碱基编辑系统的作用范围,提供了更多单碱基突变的可能性。Kim 研究组采用 ABE7.10 系统,用反式剪接 AAV(trans-splicing AAV,tsAAV)载体,解决 AAV 载量不够的瓶颈,将 ABE 基因递送至 DMD 小鼠模型的肌细胞,校正了 dystrophin 基因中的无义突变,从而证实 ABE 在成体治疗中的单碱基编辑潜力。

2019 年,哈佛大学 David Liu 实验室开发出更为强大的碱基编辑工具——先导编辑(PE)。PE 系统分为 PE1、PE2、PE3 和 PE3b。PE1 系统将逆转录酶和 Cas9 核酸剪切酶融合,在 pegRNA 的引导下,将复合物带到基因组的靶向位置,并直接将 pegRNA 上的遗传信息延伸和复制到目标位点。PE2 系统增加了热稳定性、加工性和底物亲和性,提高了编辑效率。PE3 和 PE3b 系统可进一步修复 DNA 的另一条链。PE 系统实现了对不同碱基的自由替换,打破了 ABE 和 CBE 的局限性,极大地拓展了适用范围。

但是碱基编辑系统也存在一定局限性。PE 系统使用的逆转录酶,其在体内大量表达,其安全性仍需评估。此外,研究者发现 BE3 和 ABE7.10 系统存在严重的 RNA 脱靶现象,这类 DNA 碱基编辑器引起 RNA 水平突变也是不可忽视的问题。

五、展望

在众多基因治疗技术中,AAV 介导的基因转导、基因敲减或敲除是最常见的干预方式,但仍面临病毒载体载量不足、递送安全性等瓶颈。因此,如何改进成体治疗中基因编辑载体的形式和递送方式是亟待解决的问题。未来可尝试新型基因编辑材料和递送方式,如阳离子脂质体介导、纳米颗粒转化、碳纳米管转化、病毒载体转化及改造等。

另外,无论何种方式基因治疗,都面临着给药方式和给药时间的选择。对于 DMD 和 CMT 这类疾病,有效的局部成体给药可消除主要症状,还能尽量降低毒性和不良反应;但对于亨廷顿病、SMA 等累及多个部位的疾病而言,要尽可能使药物透过血脑屏障。在获得相似治疗效果的情况下,基因编辑单次给药优于 ASO 长期反复给药,未来的基因编辑疗法有望提供个性化治疗方案,一劳永逸地治愈神经遗传病。长期多次给药产生高额的费用也是限制基因治疗推广的因素之一。

再者,体内或体外基因疗法都面临着体内免疫反应的激活。体内基因疗法产生的免疫反应需要通过不断改进病毒载体、降低给药剂量、提高作用效率来实现。体外基因治疗如果需要将基因编辑过的干细胞移入体内,需要配合化疗或基于抗体的免疫疗法来降低排斥反应。

总之,基因治疗技术的进步为越来越多神经遗传病患者带来了希望。但在我国尚需更多的基础与临床试验促进其临床转化。我们也应结合我国神经遗传病的基因谱系特征,探索更适合中国人群的基因治疗技术和策略。

（王　柠）

参 考 文 献

[1] 姜盛强,冯正健,黄戈,等. 硬脑膜动静脉瘘血管内介入治疗的临床研究. 中国微侵袭神经外科杂志,2019,24(2):74-75.

[2] 王柠,赵森,陈万金. 神经遗传病的基因治疗策略与前景. 中华神经科杂志,2018,51(11):857-862.

[3] 龙翠英,郑春玲,黄刚,等. 数字减影血管造影下神经介入溶栓术治疗缺血性脑血管疾病的近期及远期疗效. 中国实用神经疾病杂志,2017,20(1):34-37.

[4] 程旭. DSA 在急性缺血性脑血管病介入检查及治疗中的应用. 中国医药指南,2017,15(28):120-121.

[5] 刘贤秀,姜艳平,任萍. 趣味性作业疗法对脑梗死急性期上肢功能障碍康复的临床研究. 中国医药指南,2018,16(29):10-11.

[6] 王鹤玮,贾杰,孙莉敏. 运动想象疗法在脑卒中患者上肢康复中的应用及其神经作用机制研究进展. 中华物理医学与康复杂志,2019,41(6):473-476.

[7] JOVIN TG,SAVER JL,RIBO M,et al. Diffusion-weighted imaging or computerized tomography perfusion assessment with clinical mismatch in the triage of wake up and late presenting strokes undergoing neurointervention with Trevo(DAWN) trial methods. Int J Stroke,2017,12(6):641-652.

[8] ANZALONE AV,RANDOLPH PB,DAVIS JR,et al. Search-and-replace genome editing without double-strand breaks or donor DNA. Nature,2019,576(7785):149-157.

[9] KEELER AM,ELMALLAH MK,FLOTTE TR. Gene Therapy 2017:Progress and Future Directions. Clin Transl Sci,2017,10(4):242-248.

[10] ZHOU C,SUN Y,YAN R,et al. Off-target RNA mutation induced by DNA base editing and its elimination by mutagenesis. Nature,2019,571(7764):275-278.

[11] RYU SM,KOO T,KIM K,et al. Adenine base editing in mouse embryos and an adult mouse model of Duchenne muscular dystrophy. Nat Biotechnol,2018,36(6):536-539.

[12] LI Z,WANG C,WANG Z,et al. Allele-selective lowering of mutant HTT protein by HTT-LC3 linker compounds. Nature,2019,575(7781):203-209.

[13] CHAN AK,CHAN AY,LAU D,et al. Surgical management of camptocormia in Parkinson's disease:systematic review and meta-analysis. J Neurosurg. 2018,14:1-5.

[14] LOZANO CS,TAM J,LOZANO AM. The changing landscape of surgery for Parkinson's Disease. Mov Disord,2018,33(1):36-47.

[15] ANTONINI A,MORO E,GODEIRO C,et al. Medical and surgical management of advanced Parkinson's disease. Mov Disord,2018,33(6):900-908.

[16] BARTOLINI L,WHITEHEAD MT,HO CY,et al. Temporal lobe epilepsy and focal cortical dysplasia in children:a tip to find

the abnormality. Epilepsia,2017. 58(1):113-122.

[17] WANG Y,LI H,WEI H,et al. Assessment of the quality and content of clinical practice guidelines for post-stroke rehabilitation of aphasia. Medicine,2019,98(31):e16629.

[18] AMOASII L,HILDYARD JCW,LI H,et al. Gene editing restores dystrophin expression in a canine model of Duchenne muscular dystrophy. Science,2018,362(6410):86-91.

第三章　头　痛

第一节　概　述

头痛(headache)通常是指眉弓、耳轮上缘及枕外隆突连线以上部位的疼痛。在寻求医生帮助的所有疼痛中,头痛与背痛是最常见的。

疼痛之所以好发于头部,其可能的原因:首先,为了更好地保护脑组织这种人最重要的器官,痛觉感受器在头面部的分布较身体其他部分更丰富;其次,相对于身体其他部位,头部发生如肿瘤、炎症、脑血管病及其他颅脑疾病的机会较多,因而更容易出现头痛。

【头部痛敏结构】

头部痛敏结构是指头部对于疼痛敏感的结构。这些痛敏结构非常重要,具体如下:

1. 头皮、皮下组织、帽状腱膜及颅骨骨膜。

2. 头颈部的血管及肌肉,特别是颅外的动脉。

3. 眼、耳、鼻腔及鼻旁窦的黏膜。

4. 颅底动脉及分支、硬脑膜动脉(如脑膜中动脉)、颅内大静脉窦及主要分支。

5. 脑底部硬膜、软脑膜及蛛网膜内的动脉,特别是颈内动脉颅内段及大脑前、中动脉近端。

6. 三叉神经、舌咽神经、迷走神经及神经节和颈1~3神经。以小脑幕为界,小脑幕上部由三叉神经支配,该区域病变主要引起面部、额部、颞部及顶前部疼痛;小脑幕下部(颅后窝)由舌咽神经、迷走神经及颈2~3神经支配,该区域病变主要引起枕部、耳后及耳咽部疼痛。

脑组织本身是无感觉神经分布的,对疼痛不敏感。当头部痛敏结构受到刺激、压迫及牵张时,可引起疼痛。头颈部肌肉持续性收缩,颅内外动脉扩张、收缩或移位,脑神经及颈神经受压、损伤或化学刺激等均是头痛的常见原因。

综上所述,幕上结构所致头痛投射到头部的前2/3,属于三叉神经支配区;幕下结构所致疼痛投射至顶部、头后部及上位颈神经支配区。面神经、舌咽神经、迷走神经可将疼痛投射到耳区及咽喉等处。

【病因与发病机制】

头痛分类复杂,有着不同的机制。

1. **神经递质参与头痛的发病**　如5-羟色胺(5-HT)、去甲肾上腺素、内啡肽及P物质等。在三叉神经节及颅脑血管中存在5-HT受体,一些为兴奋性受体,另一些是抑制性受体,如曲普坦类药物均为通过激动5-HT 1B/1D受体起到偏头痛发作的镇痛作用。这些递质存在于中脑导水管周围区域及延髓、脑桥中缝核,可产生内源性疼痛,并对疼痛调控起重要作用。

2. **颅内病变**　如脑肿瘤、脑出血、蛛网膜下腔出血、脑水肿、脑膜炎、脑脓肿及颅内高压症等,颅内占位性病变在病变体积膨胀或牵拉脑部血管及脑底硬脑膜结构时方可致头痛。

3. 颅内或颅外动脉高度扩张 如癫痫大发作后、注射组胺及摄取酒精后所致头痛均可为脑血管扩张所致。椎动脉血栓形成脑梗死所致的头痛多位于耳后,基底动脉血栓形成导致的头痛投射至枕部,有时也可出现在前额。颈动脉分流所致疼痛多投射至眼、眉及前额,颅内动脉瘤也会引发牵涉痛,后交通动脉损伤多投射至眼部。发热性疾病伴搏动性或持续性头痛可能因血管扩张引起,头痛通常以前额或后枕区为主。摇动头部可加剧脑膜血管搏动,刺激脑底周围痛觉结构,使疼痛加重。嗜铬细胞瘤、恶性高血压、性行为及服用单胺氧化酶抑制剂等出现的双侧严重的搏动性头痛与血压极度升高有关。

4. 鼻旁窦感染或阻塞 如上颌窦及额窦炎时相应区域的皮肤可有触痛,筛窦炎及蝶窦炎疼痛局限于鼻根部以下深部中线处,蝶窦病变有时也可出现顶部疼痛。可能为压力改变及对痛觉敏感的窦壁刺激所致。额窦炎及筛窦炎疼痛晨醒时最严重,直立后可逐渐缓解,引流后减轻,弯腰及擤鼻可因压力改变而加剧疼痛。

5. 脑膜刺激 是感染、出血、肿瘤等原因使脑膜受刺激所致的头痛,常急性发作,较严重,区域泛化,位置较深,呈持续性,并伴颈部强硬,向前屈颈时尤明显。

6. 眼部疾病 如青光眼,弱视及屈光不正等也可引起头痛,通常位于眼眶、前额或颞部,常继发于长时间近距离用眼过度,为持续性酸痛。远视及散光(近视少见)可导致眼外肌及额、颞甚至后枕部肌肉持续性收缩而引起头痛。纠正屈光不正可消除头痛。

7. 韧带、肌肉及上位脊柱关节病变 通常牵涉至同侧枕部及颈背部,有时可波及颞部及前额。

【分类】

头痛的分类主要包括原发性头痛和继发性头痛。原发性头痛常见偏头痛、紧张型头痛、丛集性头痛等,多为慢性反复发作,不伴神经系统定位症状及体征。原发性头痛的诊断主要依靠详细询问病史,如头痛特点、伴随症状及家族史等。继发性头痛包括青光眼、鼻窦炎、蛛网膜下腔出血、脑膜炎等所致头痛,易于诊断。若详细询问病史仍不能明确诊断为某种原发性头痛,应怀疑是否存在全身性及颅内或颈部原因导致的继发性头痛。

按照国际头痛协会制订的第 3 版头痛分类(ICHD-3),头痛分为偏头痛、紧张型头痛、三叉自主神经性头痛等 14 类,表 3-1-1 列出了各类头痛的主要亚型。在 ICHD-3 中各类头痛均有明确的诊断标准,已在临床广泛采用。

表 3-1-1　国际头痛协会制订的第 3 版头痛分类

1. 偏头痛(migraine)	1.2.3.2　散发性偏瘫型偏头痛
1.1　无先兆偏头痛	1.2.4　视网膜型偏头痛
1.2　有先兆偏头痛	1.3　慢性偏头痛
1.2.1　有典型先兆偏头痛	1.4　偏头痛并发症
1.2.1.1　典型先兆伴头痛	1.4.1　偏头痛持续状态
1.2.1.2　典型先兆不伴头痛	1.4.2　不伴脑梗死的持续先兆
1.2.2　有脑干先兆偏头痛	1.4.3　偏头痛性脑梗死
1.2.3　偏瘫型偏头痛	1.4.4　偏头痛先兆诱发的痫样发作
1.2.3.1　家族性偏瘫型偏头痛	1.5　很可能的偏头痛
1.2.3.1.1　家族性偏瘫型偏头痛 1 型	1.5.1　很可能的无先兆偏头痛
1.2.3.1.2　家族性偏瘫型偏头痛 2 型	1.5.2　很可能的有先兆偏头痛
1.2.3.1.3　家族性偏瘫型偏头痛 3 型	1.6　可能与偏头痛相关的周期综合征
1.2.3.1.4　家族性偏瘫型偏头痛,其他基因位点	1.6.1　反复胃肠功能障碍
	1.6.1.1　周期性呕吐综合征
	1.6.1.2　腹型偏头痛
	1.6.2　良性阵发性眩晕
	1.6.3　良性阵发性斜颈

2. 紧张型头痛(tension-type headache)
  2.1 偶发性紧张型头痛
  2.2 频发性紧张型头痛
  2.3 慢性紧张型头痛
  2.4 很可能的紧张型头痛
3. 三叉自主神经性头痛(trigeminal autonomic cephalalgias)
  3.1 丛集性头痛
  3.2 阵发性偏侧头痛
  3.3 短暂单侧神经痛样头痛发作
    3.3.1 短暂单侧神经痛样头痛发作伴结膜充血和流泪(SUNCT)
    3.3.2 短暂单侧神经痛样头痛发作伴头面部自主神经症状(SUNA)
  3.4 持续偏侧头痛
  3.5 很可能的三叉自主神经性头痛
4. 其他原发性头痛
  4.1 原发性咳嗽性头痛
  4.2 原发性劳力性头痛
  4.3 原发性性活动相关性头痛
  4.4 原发性霹雳样头痛
  4.5 冷刺激性头痛
  4.6 外部压力性头痛
  4.7 原发性针刺样头痛
  4.8 圆形头痛
  4.9 睡眠性头痛
  4.10 新发每日持续头痛(NDPH)
5. 缘于头颈部创伤的头痛(headache attributed to trauma or injury to the head and/or neck)
  5.1 缘于头部创伤的急性头痛
  5.2 缘于头部创伤的持续性头痛
  5.3 缘于挥鞭伤的急性头痛
  5.4 缘于挥鞭伤的持续性头痛
  5.5 缘于开颅术的急性头痛
  5.6 缘于开颅术的持续性头痛
6. 缘于头颈部血管性疾病的头痛(headache attributed to cranial and/or cervical vascular disorder)
  6.1 缘于脑缺血事件的头痛
  6.2 缘于非创伤性颅内出血的头痛
  6.3 缘于未破裂颅内血管畸形的头痛
  6.4 缘于动脉炎的头痛
  6.5 缘于颈段颈动脉或椎动脉疾病的头痛
  6.6 缘于脑静脉系统疾病的头痛
  6.7 缘于其他急性颅内血管病的头痛
  6.8 缘于慢性颅内血管病的头痛和/或偏头痛样先兆
    6.8.1 缘于伴皮层下梗死和白质脑病的常染色体显性遗传脑动脉病(CADASIL)的头痛

    6.8.2 缘于线粒体脑病伴乳酸酸中毒和卒中样发作(MELAS)的头痛
    6.8.3 缘于烟雾病(MMA)的头痛
    6.8.4 缘于脑淀粉样血管病(CAA)的偏头痛样先兆
    6.8.5 缘于伴有白质脑病和全身表现的视网膜血管病(RVCLSM)的头痛
    6.8.6 缘于其他慢性颅内血管病的头痛
  6.9 缘于垂体卒中的头痛
7. 缘于非血管性颅内疾患的头痛(headache attributed to non-vascular intracranial disorder)
  7.1 缘于脑脊液压力增高的头痛
  7.2 缘于脑脊液压力减低的头痛
  7.3 缘于颅内非感染性炎性疾病的头痛
  7.4 缘于颅内肿瘤病变的头痛
  7.5 缘于鞘内注射的头痛
  7.6 缘于癫痫发作的头痛
  7.7 缘于 Chiari 畸形 I 型(CM1)的头痛
  7.8 缘于其他颅内非血管性疾病的头痛
8. 缘于某种物质的或物质戒断性头痛(headache attributed to a substances or its withdrawal)
  8.1 缘于某种物质使用或接触的头痛
  8.2 药物过度使用头痛
  8.3 物质戒断性头痛
9. 缘于感染的头痛(headache attributed to infection)
  9.1 缘于颅内感染的头痛
    9.1.1 缘于细菌性脑膜炎或脑膜脑炎的头痛
    9.1.2 缘于病毒性脑膜炎或脑炎的头痛
    9.1.3 缘于颅内真菌或其他寄生虫感染的头痛
    9.1.4 缘于局部脑组织感染的头痛
  9.2 缘于全身性感染的头痛
    9.2.1 缘于全身性细菌感染的头痛
    9.2.2 缘于全身性病毒感染的头痛
    9.2.3 缘于其他全身性感染的头痛
10. 缘于内环境紊乱的头痛(headache attributed to disorder of homeostatsis)
  10.1 缘于低氧血症和/或高碳酸血症的头痛
  10.2 缘于透析的头痛
  10.3 缘于高血压的头痛
  10.4 缘于甲状腺功能减低的头痛
  10.5 缘于禁食的头痛
  10.6 心脏源性头痛
  10.7 缘于其他内环境紊乱的头痛
11. 缘于头颅、颈部、眼、耳、鼻、鼻旁窦、牙齿、口腔或其他面部及颈部结构疾患的头痛或面痛(headache or facial pain attributed to disorder of the cranium, neck, eyes, ears, nose, sinuses, teeth, mouth, or other facial or cervical structure)

11.1　缘于颅骨疾病的头痛

11.2　缘于颈部疾病的头痛

11.3　缘于眼部疾病的头痛

11.4　缘于耳部疾病的头痛

11.5　缘于鼻或鼻旁窦疾病的头痛

11.6　缘于牙齿疾病的头痛

11.7　缘于颞下颌关节紊乱(TMD)的头痛

11.8　缘于茎突舌骨韧带炎的头面痛

11.9　缘于其他颅、颈、眼、耳、鼻、鼻窦、牙齿、口或其他面、颈部结构异常的头面痛

12. 缘于精神疾患的头痛(headache attributed to psychiatric disorder)

12.1　缘于躯体化疾患的头痛

12.2　缘于精神障碍的头痛

13. 痛性脑神经病变痛和其他面痛

13.1　缘于三叉神经损伤或病变的疼痛

13.1.1　三叉神经痛

13.1.2　痛性三叉神经病

13.2　缘于舌咽神经损伤或病变的疼痛

13.2.1　舌咽神经痛

13.2.2　痛性舌咽神经病

13.3　缘于中间神经损伤或疾病的疼痛

13.3.1　中间神经痛

13.3.2　痛性中间神经病

13.4　枕神经痛

13.5　颈舌综合征

13.6　痛性视神经炎

13.7　缘于缺血性眼动神经麻痹的头痛

13.8　Tolosa-Hunt 综合征

13.9　三叉神经交感-眼交感神经综合征(Raeder 综合征)

13.10　复发性痛性眼肌麻痹神经病

13.11　烧灼嘴综合征(BMS)

13.12　持续性特发性面痛(PIFP)

13.13　中枢性神经病理性疼痛

13.13.1　缘于多发性硬化(MS)的中枢性神经病理性疼痛

13.13.2　卒中后中枢性痛(CPSP)

14. 其他类型头痛

14.1　未分类的头痛

14.2　无特征性头痛

【诊断】

临床应详细询问与头痛有关的线索,这有助于头痛的病因诊断。病史对慢性复发性头痛诊断尤为重要,包括:①头痛家族史、外伤史及其他疾病史,患者平素的心境及睡眠情况;②头痛发病急缓和诱因,发作的时间、性质、部位、频率、严重程度、持续时间及变化规律、缓解及加重因素等;③了解先兆症状及伴发症状等。

1. 询问病史时应注意

(1) 头痛性质:胀痛、钝痛或酸痛,无明确定位,性质多样,多见于功能性头痛;头部紧箍感、头顶重压感及钳夹样痛,多见于紧张型头痛;电击样、针刺样及烧灼样锐痛,多为神经痛;异常剧烈头痛伴呕吐常提示为偏头痛、丛集性头痛和脑膜刺激性头痛,如蛛网膜下腔出血等。须谨慎评价患者对头痛严重程度的描述,注意他们可能淡化或夸大症状,因对疼痛的体验是主观的,是由个人耐受性及心理状态等多因素决定的。为客观反映疼痛严重程度,可询问患者能否坚持日常工作,是否从睡梦中疼醒或因疼痛无法入睡。

(2) 头痛起病速度:偏头痛、青光眼、化脓性鼻窦炎及蛛网膜下腔出血的头痛突然发生,数分钟内达到高峰;细菌性或病毒性脑膜炎发病相对较缓慢,1~2 天或数天头痛达到高峰;脑肿瘤为亚急性或慢性头痛。冰淇淋头痛(icecream headache)是由于咽部冷刺激所致的疼痛,通常迅速发生,持续数秒。急性起病且第一次发生的剧烈头痛多为器质性病变,应高度警惕,进一步查明病因。

(3) 头痛发生时间与持续时间:某些头痛在特定的时间发生,如①典型丛集性头痛:经常有季节性,丛集期发作时多有昼夜节律,如发生在入睡后 1~2 小时或白天固定的时间,持续数周至数月,单次发作一般持续 15~180 分钟;②颅内肿瘤所致头痛:可在白天或晚间任何时间发作,持续数分钟至数小时;③数年规律性反复发作的头痛为偏头痛或紧张型头痛,偏头痛为剧烈搏动性头痛伴呕吐,紧张型头痛则持续数周、数月甚至更长时间,程度变化不定。

(4) 头痛部位:确定头痛部位是单侧或双侧、前部或后部、局限或弥散、颅内或颅外等。①颅外病变导致头痛多局限而表浅,如颅外动脉炎症时头痛局限于血管分布区,颅内病变导致头痛多弥散而深在。

②小脑幕以上病变头痛一般位于额、颞、顶区,小脑幕以下病变头通常位于枕部、耳后部及上颈部,也可放射至前额。③鼻旁窦、牙齿、眼及上位颈椎损伤引发的疼痛定位不明确,但患者通常能指出病痛的区域,如前额、上颌及眶周。④颅后窝损伤所致疼痛位于病变同侧后枕部,幕上损伤引发额部、颞部及头顶部疼痛。⑤头顶部及枕部疼痛常提示紧张型头痛,较少情况可能是蝶窦、筛窦病变或大的脑静脉血栓形成。需注意头痛部位可能具有欺骗性,如前头痛可因青光眼、鼻窦炎及颅内压增高等引起;耳部疼痛可为耳本身疾病,也可能指示咽喉部、颈部、颅后窝等处病变;眶周及眶上疼痛除反映局部病变,更可能为颈内动脉的颈段异常分流所致。

(5) 头痛诱发或缓解因素:头痛可存在诱发或缓解因素。①血管性、高颅压性、颅内感染性头痛,以及鼻窦炎及脑肿瘤所致头痛常在咳嗽、打喷嚏、大笑、摇头、俯首及弯腰等动作后加剧;②低颅压性头痛常在卧床时减轻、直立时加重;③按摩颈肌可明显减轻提示慢性或职业性颈肌痉挛性头痛,颈椎关节炎活动颈部时可有僵硬感和疼痛;④月经期前出现规律性头痛多为偏头痛发作;⑤高血压性头痛类似脑肿瘤,多清晨时明显,激动或情绪紧张可诱发;⑥鼻窦炎所致头痛发作时间如同定点样准时,多睡醒后或上午10时发作,弯腰及气压改变时加剧;⑦眼疲劳性头痛(eyestrain headache)因长时间阅读书籍、凝视耀眼的车灯或注视电视和电脑屏幕等原因所致,闭目休息或经过一夜睡眠之后可明显减轻;⑧饮酒、过劳、负重、弯腰、扭伤、咳嗽及性交等均可致特殊类型头痛发作;⑨关节炎或神经痛正在发作的患者,冷空气可诱发头痛;⑩偏头痛可因生气、兴奋、焦虑、激动或担心等诱发,以无先兆的偏头痛多见;压迫颈总动脉、颞浅动脉可使头痛暂时缓解,是偏头痛及颅外动脉扩张性头痛的特征。

2. **头痛伴随症状和体征** 注意头痛患者有无发热、意识障碍、精神症状,以及恶心、呕吐、眩晕、视力减退、视野缺损、眼肌麻痹、眼底出血、视盘水肿、鼻窦炎症、血压增高、脑膜刺激征、痫性发作及共济失调等,有助于头痛的诊断及鉴别诊断。对头痛患者应进行细致的神经系统检查,并检查血压、体温及眼底等,颅脑听诊发现杂音可提示大的动静脉畸形,触诊可发现粗硬的颞动脉伴触痛;怀疑鼻窦炎时应注意有无相应区域的触压痛;怀疑三叉神痛、枕神经痛时应检查其神经触痛或叩痛。

(1) 头痛伴视力障碍:可见于①眼源性头痛如青光眼;②偏头痛发作前多有视觉先兆,如闪光、暗点及偏盲等,脑干先兆偏头痛可出现眩晕、耳鸣、复视、共济失调,甚至意识障碍;③某些脑肿瘤可出现短暂性视力减退或视物模糊,如前额叶眶区肿瘤可出现Foster-Kennedy综合征,肿瘤侧视力障碍呈进行性加重;④头痛伴复视可见于动脉瘤、蛛网膜炎及结核性脑膜炎等。

(2) 头痛伴呕吐:可见于①各种类型的偏头痛;②颅内感染性头痛,如各种类型的脑膜炎及脑炎等;③脑出血及蛛网膜下腔出血等;④高颅压综合征,如脑肿瘤、脑脓肿、慢性硬膜下血肿引起的颅内压增高及良性颅内压增高症等;⑤癫痫性头痛多伴有呕吐,患者多为儿童和青少年,以前额、眼眶及两颞部的跳痛多见,疼痛持续数十秒至数十分钟,还可伴有腹痛、出汗及短暂意识丧失,发作时脑电图可有特异性改变。

(3) 头痛伴剧烈眩晕:多见于颅后窝病变,如小脑肿瘤、脑桥小脑角肿瘤、小脑耳源性脓肿等。

(4) 头痛伴精神症状:可见于额叶肿瘤或神经梅毒,病程早期出现淡漠或欣快等精神症状;颅内感染性疾病,如各种类型脑炎或脑膜脑炎等。

(5) 体位变化时头痛加重:可见于第三脑室附近肿瘤、脑室内肿瘤、颅后窝或高位颈髓病变,并可出现意识障碍。

(6) 头痛伴自主神经症状:如面色苍白、多汗、心悸、呕吐、腹泻等,多见于偏头痛。

3. **选择适宜的辅助检查** 在详细询问病史和神经系统检查基础上,可根据患者具体情况选择合适的辅助检查,头颅和/或颈椎X线片,头颅CT、MRI等有重要的诊断价值。腰椎穿刺及脑脊液检查也很重要,对颅内炎症性病变、蛛网膜下腔出血、低颅压等诊断是必不可少的。神经影像学及脑脊液检查的重要性常是其他检查不能取代的。怀疑头痛可能与头部五官病变有关时应做专科检查。

【治疗原则】

头痛治疗原则主要包括以下方面:

1. 力争对头痛进行病因治疗。

2. 终止或减轻头痛发作的症状。

3. 预防头痛复发。

（王永刚）

第二节　偏　头　痛

偏头痛（migraine）是一种临床常见的原发性中枢神经系统疾病，是发作性脑功能异常性疾病。临床表现为反复发作的一侧或两侧搏动性、中重度致残性头痛，常伴有恶心、呕吐或畏光、畏声，发作前可有先兆。我国的偏头痛患病率约为 9.3%，女性与男性之比约为 3∶1。2015 年 *Lancet* 杂志发表了世界卫生组织（WHO）2013 年全球疾病负担调查的研究结果表明，偏头痛为人类第三位常见疾病，按失能所致生命年损失（years of life lost to disability，YLDs）计算，偏头痛为第六位致残性疾病。偏头痛除疾病本身可造成损害外，还可以导致脑白质病变、认知功能下降、后循环无症状性脑梗死等。

【病因与发病机制】

1. **病因**　尚未完全明了，可能与下列因素有关。

（1）遗传：60%~80% 的偏头痛患者有家族史。家族性偏瘫型偏头痛（FHM）是具有高度遗传外显率的常染色体显性遗传，现已证实的三种家族性偏瘫型偏头痛分别由定位于染色体 19p13、1q23 和 2q24 的 *CACNA1A* 基因、*ATP1A2* 基因和 *SCN1A* 基因突变所致。

（2）内分泌与代谢因素：青春期前偏头痛患病率男女差别不大，而成年女性偏头痛患病率明显高于男性，约为后者的 3 倍。女性偏头痛患者月经期发作频率增加，妊娠期或绝经后发作减少或停止，提示内分泌参与偏头痛的发病。此外，5-羟色胺、去甲肾上腺素、P 物质等代谢异常也可影响偏头痛发生。

（3）饮食与精神因素：偏头痛发作可由某些食物诱发，如含酪胺的奶酪，含亚硝酸盐防腐剂的肉类，含苯乙胺的巧克力，食品添加剂如谷氨酸钠（味精、鸡精），红酒等。禁食、紧张、情绪、强光、特殊气味刺激和口服药物（避孕药、血管扩张剂）等也可诱发偏头痛发作。

2. **发病机制**　尚未完全明确，近年来研究表明：

（1）前驱期：症状可能是皮质和皮质下结构的相互作用有关，包括与调节疼痛信号有关的下丘脑和脑干核团；先兆期症状可能与皮质扩布抑制（cortical spreading depression，CSD）相关；而头痛期表现可能是三叉神经血管反射系统激活所致。

（2）先兆期：CSD 可很好地解释偏头痛先兆期的神经系统功能障碍，该学说最早由 Leao 于 1947 年提出。CSD 以脑皮质短时高幅电活动开始，继而出现缓慢的去极化波，以 2~6mm/min 的速度自枕叶沿脑表面由后向前扩散，可造成神经元活性减低，同时伴有相应区域脑血流的降低。CSD 与偏头痛先兆发生、发展的速度相似，可能是引起临床偏头痛先兆的原因。

（3）头痛期：三叉神经血管反射系统的激活和偏头痛的头痛发生相关。脑干接受来自大脑皮层、下丘脑的冲动。分布于脑膜的三叉神经末梢释放血管活性物质，如 P 物质、神经激肽 A、钙调素基因相关肽（calcitonin gene-related peptide，CGRP）、垂体腺苷酸环化酶激活肽（pituitary adenylate cyclase activating polypeptide-38，PACAP-38），引起颅内痛敏组织如硬脑膜血管、大动脉的扩张、血浆外渗及肥大细胞脱颗粒，即神经源性炎症。外渗的致痛物质可激活三叉神经，其神经冲动经初级神经元（三叉神经节）后传至位于三叉神经核尾端及 $C_{1~2}$ 脊髓后角即三叉神经脊髓复合体（trigeminal cervical complex，TCC）的二级神经元，再传入丘脑内的三级神经元，最后到达大脑皮层产生痛觉。

【临床表现】

前驱期多在头痛发生前的数小时至 1~2 天内出现，可表现为抑郁或欣快、情绪不稳或不安、反应迟钝、疲劳或睡眠增多；畏光、嗅觉过敏；颈强、口渴、尿频或多尿、腹泻或便秘、食欲变化。

先兆期表现为复杂的神经系统症状，一般发生在头痛前，也可在头痛开始后出现。先兆过程历时 5~60 分钟，大多为 10~20 分钟。最常见的为视觉先兆，超过 90% 的有先兆偏头痛患者出现视觉先兆。视觉先兆既可有阳性症状，如亮点、亮线、亮斑，也可有阴性症状，如视野缺损、视物模糊发黑，有些患者还会有视物变形和物体颜色改变等。其次为体感先兆,常自肢体、面部和/或舌头某一点发麻开始,然后逐渐累及一侧肢体、面部和/或舌头,受累区域可逐渐变大或逐渐变小。麻木可在其他症状后出现,但也可作为唯一症状出现。其他先兆还包括言语障碍,通常表现为失语。源于脑干的先兆症状包括构音障碍、眩晕、双侧耳鸣、听力减退、复视、非感觉损害引起的共济失调和意识水平下降,有脑干先兆偏头痛发作往往伴随其他典型先兆,但不包括运动先兆和视网膜先兆。运动先兆仅出现于偏瘫型偏头痛,常伴有脑干症状。

头痛期多表现为颞部搏动性头痛或胀痛,可为单侧,也可为全头痛、双侧头痛等。头痛时常伴恶心、呕吐、畏光或畏声、易激惹、畏嗅等,有的患者可以合并头面部痛觉过敏、异常疼痛等,日常体力活动使头痛加重,睡眠后减轻。大多数患者头痛发作时间为 4~72 小时,儿童持续时间较成人短。

头痛后期表现为头痛消失后部分患者出现疲劳、注意力难以集中、颈部僵硬感,多在 2 天好转。

【诊断】

偏头痛是一种伴有多种神经系统和非神经系统表现的反复发生的头痛疾病,而非简单意义上的头痛。其诊断主要依靠详细询问病史,包括头痛的前驱症状、诱发因素、头痛性质、部位、持续时间、病程及伴随症状等。需要熟悉偏头痛的临床分型、变异和自然病程。神经系统检查正常,但临床表现不典型者可通过颅脑 CT、MRI、MRA、DSA 等检查排除颅内动脉瘤、脑血管畸形、颅内占位性病变和痛性眼肌麻痹等器质性疾病。国际头痛分类第 3 版(ICHD-3)——偏头痛诊断标准见表 3-2-1。

表 3-2-1　偏头痛的诊断标准

分类	诊断标准
无先兆性偏头痛	A. 至少 5 次发作符合下述 B~D 标准 B. 头痛发作持续 4~72 小时(未治疗或治疗效果不佳) C. 至少符合下列 4 项中的 2 项:①单侧;②搏动性;③中重度头痛;④日常体力活动加重头痛或因头痛而避免日常活动(如行走或上楼梯) D. 发作过程中,至少符合下列 2 项中的 1 项:①恶心和/或呕吐;②畏光和畏声 E. 不能用 ICHD-3 中的其他诊断更好地解释
有先兆性偏头痛	A. 至少有 2 次发作符合下述 B 和 C 标准 B. 至少有 1 个可完全恢复的先兆症状:①视觉;②感觉;③言语和/或语言;④运动;⑤脑干;⑥视网膜 C. 至少符合下列 6 项中的 3 项:①至少有 1 个先兆持续超过 5 分钟;②2 个或更多的症状连续发生;③每个独立先兆症状持续 5~60 分钟;④至少有 1 个先兆是单侧的;⑤至少有 1 个先兆是阳性的;⑥与先兆伴发或在先兆出现 60 分钟内出现头痛 D. 不能用 ICHD-3 中的其他诊断更好地解释
慢性偏头痛	A. 符合下述 B 和 C 标准的头痛(偏头痛样头痛或紧张性样头痛)每月发作至少 15 天,至少持续 3 个月 B. 符合无先兆偏头痛诊断 B~D 标准和/或有先兆偏头痛 B 和 C 标准的头痛至少发生 5 次 C. 头痛符合以下任何 1 项,且每月发作大于 8 天,持续时间大于 3 个月:①无先兆偏头痛的 C 和 D 标准;②有先兆偏头痛的 B 和 C 标准;③患者所认为的偏头痛发作可通过服用曲普坦类或麦角类药物缓解 D. 不能用 ICHD-3 中的其他诊断更好地解释
偏头痛持续状态	A. 符合下述 B 和 C 标准的头痛 B. 符合无先兆偏头痛和有先兆偏头痛的诊断,除了持续时间和疼痛程度外,既往发作典型 C. 同时符合下列 2 个特点:①持续超过 72 小时;②疼痛或相关症状使其体力减弱 D. 不能用 ICHD-3 中的其他诊断更好地解释

续表

分类	诊断标准
不伴脑梗死的持续先兆	A. 先兆符合下述 B 标准 B. 发生在有先兆偏头痛患者,除了 1 个或多个先兆持续时间大于或等于 1 周,先兆呈典型表现 C. 神经影像学检查无脑梗死的证据 D. 不能用 ICHD-3 中的其他诊断更好地解释
偏头痛性脑梗死	A. 偏头痛发作符合下述 B 和 C 标准 B. 符合有先兆偏头痛诊断标准,先兆症状典型,除了 1 个或多个先兆时程大于 60 分钟 C. 神经影像学检查证实先兆相关脑区的梗死灶 D. 不能用 ICHD-3 中的其他诊断更好地解释
偏头痛先兆诱发的痫样发作	A. 痫性发作符合癫痫发作诊断标准中的 1 种类型,并符合 B 标准 B. 有先兆偏头痛患者在有先兆偏头痛发生过程中或发作后 1 小时内出现痫样发作 C. 不能用 ICHD-3 中的其他诊断更好地解释
周期性呕吐综合征	A. 至少发作 5 次符合下述 B 和 C 标准的严重恶心和呕吐 B. 恶心呕吐发作形式刻板,周期性反复发作 C. 恶心呕吐符合下列 3 项:①每小时至少恶心、呕吐 4 次;②每次发作大于 1 小时,发作期不超过 10 天;③发作间隔大于 1 周 D. 发作间期症状完全缓解 E. 不能用 ICHD-3 中的其他诊断更好地解释
腹型偏头痛	A. 符合下述 B~D 标准的腹痛至少发作 5 次 B. 腹痛至少符合下列 3 项中的 2 项:①位于中线、脐周或难以定位;②性质为钝痛或"只有酸痛";③中重度疼痛 C. 腹痛发作时至少符合下列 4 项中的 2 项:①食欲减退;②恶心;③呕吐;④(面色)苍白 D. 未治疗或治疗无效的情况下持续 2~72 小时 E. 发作间期完全缓解 F. 不能用 ICHD-3 中的其他诊断更好地解释
良性阵发性眩晕	A. 符合下述 B 和 C 标准的发作至少 5 次 B. 没有预兆的眩晕,发作即达峰,数分钟至数小时后可自行缓解,无意识丧失 C. 至少存在下列症状或体征中的 1 项:①眼球震颤;②共济失调;③呕吐;④苍白;⑤恐惧 D. 发作间期神经系统检查与听力、前庭功能检查正常 E. 不能用 ICHD-3 中的其他诊断更好地解释

【鉴别诊断】

1. **丛集性头痛(cluster headache)** 男性多见,为女性的 3~7 倍。发病年龄年轻,极少有家族史(5%)。典型表现为严格固定于一侧眶周、眶后的短暂的剧烈的头痛,伴同侧结膜充血、流泪、流涕、鼻塞、上睑下垂等,持续时间 15 分钟至 3 小时。发作对符合短时间内密集发作的丛集现象,具有昼夜节律,常有一定的季节性。发病机制可能与下丘脑功能障碍有关。丛集性头痛与偏头痛在临床表现上有相似之处,比如都可单侧发作,曲普坦类药物镇痛有效,都可有自主神经症状等,但在易患病性别、丛集性特征、周期节律、持续时间、发作期是愿意休息还是坐卧不安等方面,可帮助鉴别。

2. **紧张型头痛(tension-type headache,TTH)** 紧张型头痛是原发性头痛最常见的类型,典型表现为轻到中度、双侧压迫性或紧箍样头痛,不因日常体力活动而加重。不伴随恶心,畏光畏声二者不同时满足。本病与偏头痛鉴别不难。但因 40% 的偏头痛患者表现为双侧头痛,且同一患者两种类型头痛可能并存,尤其是头痛程度较轻无先兆偏头痛发作与发作性紧张型头痛表现类似,不易鉴别。偏头痛发作时日常活动使头痛加重,多伴有恶心、呕吐、畏光、畏声,而紧张型头痛无此特点。详细的病史收集、头痛日记记录可资鉴别。

3. 继发性头痛 尤其是缘于头颈部血管性疾病的头痛,如高血压、未破裂颅内动脉瘤或动静脉畸形、慢性硬膜下血肿等均可出现偏头痛样头痛。继发性头痛可能表现为搏动样疼痛,但无典型偏头痛发作特点及病程,部分病例有局限性神经功能缺失体征,如眼底视盘水肿,脑 CT、MRI 及 DSA 检查可显示病变,要仔细鉴别。

【治疗和预防】

偏头痛的治疗包括药物治疗及非药物治疗。首先应积极开展患者教育,使患者对偏头痛有正确的认知,主动避免或控制偏头痛发作的诱因;其次充分利用各种非药物干预手段,包括按理疗、生物反馈治疗、认知行为治疗和针灸等;最后采取药物治疗。偏头痛的药物治疗包括头痛发作期的急性期治疗和头痛间歇期的预防性治疗,对于频繁发作的患者常需两种方案联合使用。

目前有许多预防偏头痛发作的药物可以选择,应当个体化选择合适的治疗方案。治疗的选择需考虑到头痛发作的频度、疼痛程度、伴随症状(如恶心、呕吐)等,还应当考虑到患者对药物耐受性和用药史及对药物的反应等情况。患者的身体状况也影响药物选择,如心脏疾患、妊娠、高血压等。

1. 发作期药物治疗 目的是快速、持续镇痛,减少头痛再发,恢复患者的功能。药物选择的一般原则是对轻度、中度偏头痛,应用非甾体抗炎药和简单镇痛药及其复方制剂;对以往应用这类药物治疗有效的重度偏头痛者也可应用。对于中度、重度偏头痛或对非甾体抗炎药和简单镇痛药反应差的轻度、中度头痛,应用偏头痛的特异性治疗药物,包括曲普坦类(舒马曲普坦、那拉曲普坦、佐米曲普坦等)和双氢麦角胺。对有严重恶心、呕吐症状的偏头痛发作使用止吐药物,选择非口服镇痛药物。

(1)非特异性药物:包括对乙酰氨基酚(acetaminophen)、非甾体抗炎药(nonsteroidal anti-inflammatory drugs,NSAID),如萘普生(naproxen)或布洛芬(ibuprofen)口服;复方制剂亦推荐,如阿司匹林、对乙酰氨基酚及咖啡因的复方制剂等。这些药物应在偏头痛发作时尽早使用。为预防药物过度使用性头痛,单纯 NSAID 制剂每月不能超过 15 天,麦角碱类、曲普坦类、NSAID 复合制剂每月服用不应超过 10 天。甲氧氯普胺、多潘立酮等止吐和促进胃动力药物不仅能治疗伴随症状,还能利于其他药物吸收;苯二氮䓬类、巴比妥类镇静剂可促使患者镇静、入睡,使头痛消失,因镇静剂有成瘾性,故仅适用于其他药物治疗无效的严重患者;阿片类药物也有成瘾性,可导致药物过度使用性头痛并诱发对其他药物的耐药性,不予常规推荐,仅适用于其他药物治疗无效的严重头痛者。

(2)特异性治疗药物:①曲普坦类(triptans),为高选择性 5-HT1B/1D 受体激动剂,目前国内市场有舒马曲普坦、佐米曲普坦和利扎曲普坦三种。那拉曲普坦、阿莫曲普坦、依来曲普坦和夫罗曲普坦等在我国尚未上市。尽管曲普坦类药物在头痛任何时期应用均有效,但越早应用效果越好;如首次应用有效,复发后再用仍有效,若首次无效,改变剂型或剂量可能有效;患者对一种曲普坦类无效,对另一种可能有效。冠心病及未控制的高血压患者禁用此类药物,药物不良反应包括恶心、呕吐、心悸、烦躁及焦虑等。②麦角胺类,麦角胺类药物治疗偏头痛急性发作的历时很长,但判断其疗效的随机对照试验却不多。麦角胺药物半衰期长、头痛复发率低,多联合咖啡因用于发作持续时间长的患者。但因有明显恶心、呕吐、周围血管收缩等副作用,目前已较少应用。③降钙素基因相关肽(CGRP)受体拮抗剂,CGRP 是由 37 个氨基酸组成的神经肽,其在中枢及外周神经系统中广泛表达,与偏头痛的病理生理过程有关。CGRP 受体拮抗剂(gepant 类药物)通过将扩张的脑膜动脉恢复至正常而减轻偏头痛症状,且该过程不导致血管收缩。部分对曲普坦类无效或者对曲普坦类不能耐受的患者可能对 CGRP 受体拮抗剂类药物有良好的反应。已开展的 CGRP 受体拮抗剂和单克隆抗体治疗及预防偏头痛的临床试验均证实其疗效可靠。

2. 预防性药物治疗 目的是减少偏头痛发作的频率,减轻疼痛程度,利于急性发作的终止治疗反应效果好,尽可能地提高患者的生活质量。治疗指征:①患者的生活质量、工作和学业严重受损(需根据患者本人判断)。②每月发作频率2次以上。③急性期药物治疗无效或患者无法耐受。④存在频繁、长时间或令患者极度不适的先兆,或为偏头痛性脑梗死、偏瘫型偏头痛、脑干先兆偏头痛亚型等。⑤连续2个月,每月使用急性期治疗6~8次及以上。⑥偏头痛发作持续72小时以上等。

开始预防性治疗药物治疗之前应与患者进行充分的沟通,根据患者的个体情况进行选择,注意药物的治疗效果与不良反应,同时注意患者的共病、与其他药物的相互作用、每天用药次数及经济情况。通常首先考虑证据确切的一线药物,若一线药物治疗失败、存在禁忌证或患者存在以二、三线药物可同时治疗的合并症时,方才考虑使用二线或三线药物。避免使用患者其他疾病的禁忌药及可能加重偏头痛发作的治疗其他疾病的药物。长效制剂可增加患者的顺应性。

预防性药物治疗应小剂量单药开始,缓慢加量至合适剂量,同时注意副作用。对每种药物给予足够的观察期以判断疗效,一般观察期为4~8周。患者需要记头痛日记来评估治疗效果,并有助于发现诱发因素及调整生活习惯。偏头痛发作频率降低50%以上可认为预防性治疗有效。有效的预防性治疗需要持续至少6个月,之后可缓慢减量或停药。若发作再次频繁,可重新使用原先有效的药物。若预防性治疗无效,且患者没有明显的不良反应,可增加药物剂量;否则应换用第二种预防性治疗药物。若数次单药治疗无效才考虑联合治疗,也应从小剂量开始。

(1)常用药物:①抗癫痫药物,丙戊酸和托吡酯两者均为一线推荐药物。研究显示,缓释型双丙戊酸钠(500~1 000mg/d)可使偏头痛发作次数每周减少1.2次。但长期使用需定时检测血常规、肝功能和淀粉酶。对女性患者需注意体重增加及卵巢功能异常(如多囊卵巢综合征)。托吡酯对发作性及慢性偏头痛有效,并可能对药物过度使用性头痛有效。多项研究支持不同剂量托吡酯(50~200mg/d)预防偏头痛的有效性。加巴喷丁可作为二线药物预防偏头痛发作,自300mg/d逐渐增加至2 400mg/d,可显著降低患者偏头痛的发作频率。拉莫三嗪似乎对偏头痛先兆有效但对偏头痛无效。已有研究证实奥卡西平预防性治疗偏头痛无效。②β受体拮抗剂,在偏头痛预防性治疗方面效果明确,有多项随机对照试验结果支持。其中证据最为充足的是非选择性β受体拮抗剂(普萘洛尔)和选择性受体拮抗剂(美托洛尔)。另外,比索洛尔、噻吗洛尔和阿替洛尔可能有效,但证据强度不高。β受体拮抗剂的禁忌证包括反应性呼吸道疾病、糖尿病、直立性低血压及心率减慢的某些心脏疾病。不适于运动员,可发生运动耐量减低。有情感障碍患者在使用β受体拮抗剂可能会发生心境低落,甚至自杀倾向。③抗抑郁药,阿米替林和文拉法辛预防偏头痛的有效性已获得证实。阿米替林尤其适用于合并有紧张型头痛或抑郁状态的患者,主要不良反应为镇静。文拉法辛疗效与阿米替林类似,但不良反应更少。④钙通道阻滞药,非特异性钙通道阻滞药氟桂利嗪对偏头痛的预防性治疗证据充足,研究证实其预防治疗偏头痛第2个月起效果显现,可显著减少头痛发作,降低头痛强度,治疗3个月可降低偏头痛发作频率的57%。氟桂利嗪的常用剂量为每晚5~10mg。多项尼莫地平预防偏头痛的研究结果均未能显示其疗效优于安慰剂,不推荐使用。⑤其他,抗高血压药物赖诺普利及坎地沙坦各有一项对照试验结果显示对偏头痛预防治疗有效,但仍需进一步证实。随机双盲对照试验显示肉毒毒素A对慢性偏头痛的预防有效。

(2)其他(替代)治疗:中医治疗(中药、针灸、推拿)、心理治疗和物理治疗对偏头痛预防性治疗可能有效,可作为药物治疗的替代或补充,但缺乏设计良好的对照研究证据。神经调制疗法治疗偏头痛越来越受到临床关注,国内外学者在进行多项不同神经调制研究。

(王永刚　于生元)

第三节　紧张型头痛

紧张型头痛(tension-type headache,TTH)以往又称为紧张性头痛、肌收缩性头痛、心因性头痛、压力性头痛等,是原发性头痛最常见的类型。依据国际头痛协会头痛分类委员会制定的国际头痛分类第3版(ICHD-3)诊断标准,可分为偶发性紧张型头痛(infrequent episodic tension-type headache,eTTH)、频发性紧张性头痛(frequent episodic tension-type headache,fTTH)、慢性紧张型头痛(chronic tension-type headache,cTTH)和可能紧张型头痛(probable tension-type headache,pTTH)。其临床特征是双侧轻中度疼痛,可有压迫感和紧绷感,疼痛部位于顶部、颞部、额部及枕部,有时上述几个部位均有疼痛,无搏动性,无恶心和呕吐,可以有畏光、畏声表现。部分患者头部触诊可有颅周压痛。研究表明,在普通人群中的终身患病率为30%~78%,由于头痛直接影响患者的工作、学习和休息,从而给患者及其家庭带来了极大的心理负担和经济损失。

【病因与发病机制】

紧张型头痛的发病机制仍不明确。目前认为周围性疼痛机制在偶发性紧张型头痛和频发性紧张型头痛中占主要地位,而中枢性疼痛机制在慢性紧张型头痛中占主要地位。

1. **外周机制** 触痛点(trigger points,TrPs)是骨骼肌紧张带中对压力高度敏感的区域,这些区域能被低强度刺激激活,可引起局部疼痛或远隔部位的牵涉痛,由头部、颈部和肩部肌肉的活跃的触痛点引起的牵涉疼痛可能与 TTH 患者的头部疼痛有关,并且外周伤害性感受器为游离神经末梢,由 Aδ 类或 C 类神经纤维介导。机械刺激、肌肉缺血、致痛物质等可提高外周伤害性感受器的兴奋性,降低其反应阈值,产生外周致敏效应,参与 TTH 的发生。

2. **中枢机制** 中枢神经系统疼痛调节机制的异常可能参与了 TTH 的痛觉维持及慢性化。外周致敏效应导致外周伤害感受器持续的兴奋,而持续激活的传入信号可能会损害中枢下行抑制系统,并且使中枢神经系统的疼痛处理异常和敏化(疼痛的持续时间变长,性质变强,范围变大),进而使偶发紧张型偏头痛向慢性紧张型头痛发展。此外外周感受抑制(exteroceptive suppression,ES)实验提示 CTTH 患者脑干抑制性中间神经元活动不良或被抑制过度,从而导致边缘系统发放的冲动传导不良或被阻断,客观上反映了 CTTH 患者中枢性疼痛调控机制异常。

3. **神经递质机制**

(1) P 物质:在 ETTH 患者的血小板中发现了较高浓度的 P 物质及在外周单核细胞中较低浓度的 β-内啡肽,且疼痛阈值与 P 物质浓度呈负相关。

(2) 5-羟色胺(5-HT):ETTH 患者血浆和血小板 5-HT 浓度升高,而 CTTH 患者外周 5-HT 浓度正常,ETTH 患者血小板对 5-HT 的吸收降低而 CTTH 则正常,研究还发现血浆 5-HT 浓度和头痛发生频率呈负相关。其认为这一现象与 ETTH 患者中枢疼痛抑制系统代偿有关,而在 CTTH 患者的这种代偿能力可能不足,进而促进了头痛的维持。

(3) 一氧化氮:硝酸甘油能够诱发 CTTH 患者的头痛,而头痛不伴有颅骨压痛,这可能与内源性一氧化氮的产生和周围感觉传入神经敏感化有关。这说明 CTTH 可能是中枢对一氧化氮的超敏反应有关,给予一氧化氮抑制剂后的肌肉硬度降低和头痛减少,这也支持了该理论。

4. **心理因素** 心理学研究表明,TTH 的风险因素和情绪障碍有着密切的关系,其中压力和紧张是最容易导致 TTH 的因素,在 TTH 患者中,头痛和压力之间存在正相关。有证据表明,慢性复发性头痛,主要指 CTTH,其发作频率和严重程度与小的生活事件和日常麻烦有很大关系。在 CTTH 患者中,抑郁和焦虑可能会加重现有的中枢敏化,并引起更频繁的头痛。社会心理压力是导致 CTTH 的另一个因素,其机制尚不清楚,压力是 CTTH 发作的最常见诱因。有研究报告指出,隐性抑郁症的 TTH 的抑郁量表的得分普遍增高,而且头痛和抑郁会在外界压力作用下更容易发生头痛。

5. **遗传因素** 遗传流行病学研究显示了 TTH 的家族聚集性,提示遗传因素可能也有助于 TTH 的病理生理进程,遗传流行病学研究表明,患有 TTH 的一般人和双胞胎会增加 CTTH 的遗传风险。

【临床表现】

紧张型头痛可发生于任何年龄,但多见于青年,女性较多。本病的特征是双侧轻度至中度疼痛,为钝痛、非搏动性头痛,患者常诉头部紧缩、压迫或紧绷感。头痛部位于顶部、颞部、额部及枕部,有时上述几个部位均有疼痛。发作频率不尽相同,可每月发作小于 1 天,亦可每月发作大于 15 天,持续时间不等,通常 30 分钟到 7 天。日常活动如行走或爬楼梯不加重头痛。无恶心、呕吐,可以有畏光、畏声表现,但畏光或畏声不超过一个。部分患者头部触诊可有颅周压痛。

【诊断】

本病缺乏特异的辅助检查手段,主要根据病史及临床表现,并排除脑部、颈部疾病,如颈椎病、颅内占位性病变、炎症、外伤以等,通常可确诊。以国际头痛分类第 3 版(ICHD-3)为依据,紧张型头痛的诊断标准如表 3-3-1 所示。

表 3-3-1　紧张型头痛的诊断标准

分类		诊断标准
偶发性紧张型头痛		A. 平均每月发作<1 天(每年<12 天),发作 10 次以上并符合下述 B~D 标准
		B. 头痛持续 30 分钟到 7 天
		C. 头痛至少符合下列 4 项中的 2 项:①双侧头痛;②性质为压迫性或紧箍样(非搏动性);③轻或中度头痛;④日常活动如走路或爬楼梯不加重头痛
		D. 符合下列全部 2 项:①无恶心或呕吐;②畏光、畏声中不超过 1 项
		E. 不能用 ICHD-3 中的其他诊断更好地解释
频发性紧张型头痛		A. 平均每月发作 1~14 天超过 3 个月(每年≥12 天且<180 天),发作 10 次以上,并符合下述 B~D 标准
		B. 头痛持续 30 分钟到 7 天
		C. 头痛至少符合下列 4 项中的 2 项:①双侧头痛;②性质为压迫性或紧箍样(非搏动性);③轻或中度头痛;④日常活动如走路或爬楼梯不加重头痛
		D. 符合下列全部 2 项:①无恶心或呕吐;②畏光、畏声中不超过 1 项
		E. 不能用 ICHD-3 中的其他诊断更好地解释
慢性紧张型头痛		A. 头痛平均每月发作时间≥15 天,持续超过 3 个月(每年≥180 天),并符合下述 B~D 标准
		B. 头痛持续数小时至数天或持续性
		C. 头痛至少符合下列 4 项中的 2 项:①双侧头痛;②性质为压迫性或紧箍样(非搏动性);③轻度或中度头痛;④日常活动如走路或爬楼梯不加重头痛
		D. 符合下列全部 2 项:①畏光、畏声和轻度恶心 3 项中最多只有 1 项;②既无中、重度恶心,也无呕吐
		E. 不能用 ICHD-3 中的其他诊断更好地解释
可能的紧张型头痛	可能的偶发性紧张型头痛	A. 头痛发作符合偶发性紧张型头痛 A~D 中的 3 项 B. 不符合 ICHD-3 里其他类型头痛的诊断标准 C. 不能用 ICHD-3 中的其他诊断更好地解释
	可能的频发性紧张型头痛	A. 头痛发作符合频发性紧张型头痛 A~D 中的 3 项 B. 不符合 ICHD-3 里其他类型头痛的诊断标准 C. 不能用 ICHD-3 中的其他诊断更好地解释
	可能的慢性紧张型头痛	A. 头痛发作符合慢性紧张型头痛 A~D 中的 3 项 B. 不符合 ICHD-3 里其他类型头痛的诊断标准 C. 不能用 ICHD-3 中的其他诊断更好地解释

【鉴别诊断】

1. 与其他原发性头痛的鉴别诊断

(1)偏头痛:早年发病,2/3 以上的患者为女性,典型头痛表现为单侧、搏动性、中重度头痛,日常体力活动可加重,伴呕吐和/或畏光、畏声,反复头痛,持续 4~72 小时。可伴有视觉先兆、运动先兆、感觉先兆等。

（2）丛集性头痛:任何年龄均可发病,男性居多,为一侧眼眶部及其周围发作的剧烈疼痛,具有反复密集发作的特点。疼痛为单侧非搏动性剧烈钻痛,持续 15 分钟~3 小时并伴结膜充血、流泪、鼻塞、流涕、面部出汗等。

2. 枕神经痛　疼痛可为一侧或双侧枕及上颈部阵发或持续性疼痛,有时可扩展至乳突后,疼痛较浅表,剧烈呈电击样或烧灼样,查体发现枕神经出口处有压痛点。

【治疗】

紧张型头痛的治疗包括急性发作期治疗与预防性治疗,以尽量减少发作次数,防止其向慢性进展。急性期治疗和预防性治疗可以一起使用。

1. 急性药物治疗　简单的镇痛药和非甾体抗炎药是 TTH 的急性治疗一线药物。对乙酰氨基酚效果较非甾体抗炎药差,但是副作用较少。布洛芬可作为非甾体抗炎药的首选药物,因为和其他非甾体抗炎药相比胃肠道副作用较弱。对于频繁发作的 TTH,联合镇痛药、咖啡因、镇静剂的效果要比单用镇痛药或者非甾体抗炎药的效果要好。非处方镇痛药(OTC)适用于偶发性 TTH(表 3-3-2),即发生次数每周≤2 天。

表 3-3-2　偶发性紧张型头痛的药物治疗

药物	使用注意事项
布洛芬	（1）成年人 200~800mg/次（每日最大剂量不超过 800mg） （2）儿童 200~400mg/次（根据年龄和体重选择）
阿司匹林 250~1 000mg/次	仅对于成年人,每日最大剂量不超过 3 000mg
上述药物与对乙酰氨基酚 1 000mg 合用	缺乏正式的证据,但不同的作用机制可能会增强效果
上述药物与咖啡因结合使用	咖啡因通常包含在镇痛药中
对乙酰氨基酚 1 000mg/次	（1）其本身效果一般 （2）作为不能耐受 NSAID 的备选药,每日最大剂量不超过 4 000mg

2. 预防性药物治疗　在临床实践中,对于慢性紧张型头痛和频发性紧张型头痛(表 3-3-3),三环类抗抑郁药是最有效的一线预防药物,其中阿米替林最常用。

表 3-3-3　适用于慢性紧张型头痛和频发性紧张型头痛的预防药物

药物	使用注意事项
阿米替林,每晚 10~100mg	（1）慢性紧张型头痛和频发性紧张型头痛的首选药物 （2）从低剂量（10~25mg/d）开始并每 1~2 周增加 10~25mg,可降低不耐受性 （3）维持剂量通常是 30~75mg/d （4）睡前服用以减少镇静剂的副作用 （5）不建议作为一般常用药物,不管疗效如何,建议 6 个月后停止治疗 （6）按照每 2~3 天减少 20%~25% 停药,可避免撤药后反弹性头痛
去甲替林（和阿米替林剂量相同）	抗胆碱能副作用较少,但疗效证据不足
米氮平,每次 15~30mg,每天 1 次	可能有嗜睡和体重增加
文拉法辛,每次 75~150mg,每天 1 次	可能有头晕、恶心、口干和便秘

3. 非药物治疗　主要包括心理认知治疗、行为放松治疗、热疗和理疗、针灸等,也可以相互结合达到更好的效果。

（王永刚　于生元）

第四节　三叉自主神经性头痛

三叉自主神经性头痛(trigeminal autonomic cephalalgias,TACs)是一组以单侧头痛,伴有同侧颅面部自主神经症状为特征的原发性头痛。在国际头痛分类第 3 版(ICHD-3)中,三叉自主神经性头痛作为一个单独的原发性头痛类型,主要包括丛集性头痛、阵发性偏侧头痛、短暂单侧神经痛样头痛发作、持续偏侧头痛、很可能的三叉自主神经性头痛。持续偏侧头痛首次归类于三叉自主神经性头痛,而不再归类于其他原发性头痛。慢性三叉自主神经性头痛(不包括持续偏侧头痛)的定义是缓解期小于 3 个月,而不再是小于 1 个月。各种三叉自主神经性头痛的主要鉴别点在于发作频率、持续时间及治疗的差异。其中丛集性头痛是最常见,也是目前研究最多的一种三叉自主神经性头痛。

【发病机制】

三叉自主神经性头痛的病理生理机制尚未完全阐明。目前认为,头痛和同侧自主神经症状分别是三叉神经和副交感神经异常激活的结果。近年来,随着基础研究、神经影像学的发展及将神经刺激作为难治性头痛的治疗方法的引入,人们对三叉自主神经性头痛的认识有了显著提高。目前认为三叉自主神经性头痛的发病机制涉及了三叉神经血管系统、自主神经系统和下丘脑,另外,迷走神经可能也参与了其发病过程。

1. **三叉神经血管系统**　解剖学上三叉神经的眼支接收来自前额、上睑与鼻前庭的皮肤及鼻腔上部、角膜等处的感觉,最终至参与疼痛处理的皮层和皮层下区域。三叉神经血管系统受累的最直接证据是慢性丛集性头痛患者的三叉神经离断可导致头痛的缓解。另外,在丛集性头痛患者中发现了相关神经递质的改变。有关三叉神经系统的疼痛信号分子包括降钙素基因相关肽(calcitonin gene-related peptide,CGRP)、P 物质、垂体腺苷酸环化酶激活肽-38(pituitary adenylate cyclase-activating peptide-38,PACAP-38)和神经激肽 A 等。

2. **自主神经系统**　三叉自主神经性头痛的颅面部自主神经症状主要是由副交感神经过度激活和一些交感神经失活所导致的。自主神经系统受累最直接的证据是蝶腭神经节射频消融和刺激已被用于治疗丛集性头痛。此外,吸氧作为丛集性头痛的急性期治疗方法,已在基础研究中显示可减少三叉神经核中细胞的放电。有关自主神经系统的信号分子包括血管活性肠肽(vasoactive intestinal peptide,VIP)和 PACAP-38。在丛集性头痛发作时可观察到 VIP 的增加。

3. **下丘脑**　下丘脑是多个神经核团的集合,参与人体多种调节,包括内分泌、代谢、睡眠和情绪等。下丘脑的许多区域也可能参与了三叉自主神经性头痛的发病过程。丛集性头痛的时钟规律性和丛集性的季节性复发提示下丘脑参与了其发病过程。功能影像学研究也发现丛集性头痛发作时可见下丘脑的激活。另外,下丘脑深部脑刺激可作为治疗手段,证实下丘脑后部为三叉自主神经性头痛的关键区域。下丘脑直接或间接控制的信号分子包括垂体激素、VIP、促食素、皮质激素和褪黑素等。研究表明,丛集性头痛患者改变的垂体激素有催乳素、生长激素、促甲状腺激素和睾酮。另外,丛集性头痛患者的皮质激素和褪黑素水平较低,而两者分别是昼夜生物标志物。

4. **迷走神经**　研究表明,对迷走神经的非侵入性刺激可有效治疗丛集性头痛,并且对阵发性偏侧头痛和持续偏侧头痛也可能有效。而迷走神经在三叉自主神经性头痛中的具体机制尚不清楚。

也有研究者认为三叉自主神经性头痛的发病机制是三叉自主反射与副交感神经激活的共同作用。三叉神经-自主神经反射是由三叉神经与颅面神经副交感神经经上唾液腺核和蝶腭神经节之间的脑干连接构成的反射通路。神经节后副交感神经含有一氧化氮合酶、VIP 和垂体腺苷酸环化酶激活肽。

【分类与特征】

三叉自主神经性头痛是一类具有单侧疼痛和同侧颅面部自主神经症状的原发性头痛,根据国际头痛分类第 3 版(ICHD-3)可分为以下五种,不同分类的具体特征见表 3-4-1。

表 3-4-1　三叉自主神经性头痛的特征和鉴别诊断

	项目	丛集性头痛	阵发性偏侧头痛	SUNCT/SUNA	持续偏侧头痛
ICHD3	严重程度	重度或极重度	重度	中度至重度	任何疼痛程度的基础上，中至重度急性加重
	持续时间	15~180 分钟	2~30 分钟	1~600 秒	大于 3 个月
	发作频率	每天 1~8 次	每天大于 5 次	每天至少 1 次	持续 3 个月以上，伴急性加重
	自主神经症状	+	+	+	+
	烦躁或躁动	+	+		+
	吲哚美辛反应		100%		100%
流行病学	男女比例	3∶1	女性稍多	1.5∶1	1∶2
	发作期和慢性期比率	90∶10	35∶65	10∶90	15∶85
影响因素	昼夜模式	82%	很少	很少	很少
	诱因　酒精	+	+	−	+
	硝酸甘油	+	+	−	很少
	颈部活动	−	+	+	−
	触碰皮肤	−	−	+	−
治疗反应	氧气	70%	−		−
	皮下注射 6mg 舒马曲坦	90%	20%	很少	−

（1）丛集性头痛：①发作性丛集性头痛；②慢性丛集性头痛。

（2）阵发性偏侧头痛：①发作性阵发性偏侧头痛；②慢性阵发性偏侧头痛。

（3）短暂单侧神经痛样头痛发作：①短暂单侧神经痛样头痛发作伴结膜充血和流泪（SUNCT），分为发作性 SUNCT 和慢性 SUNCT 两种；②短暂单侧神经痛样头痛发作伴头面部自主神经症状（SUNA），分为发作性 SUNA 和慢性 SUNA 两种。

（4）持续偏侧头痛：①持续偏侧头痛，缓解亚型；②持续偏侧头痛，非缓解亚型。

（5）很可能的三叉自主神经性头痛：①很可能的丛集性头痛；②很可能的阵发性偏侧头痛；③很可能的短暂单侧神经痛样头痛发作；④很可能的持续偏侧头痛。

【治疗】

吲哚美辛是治疗阵发性偏侧头痛和持续偏侧头痛的特效药。而其他三叉自主神经性头痛的治疗方法有限，尚没有针对其发病机制的治疗。未来对三叉自主神经性头痛的病理生理学研究有可能使神经调节疗法和药物靶向治疗成为可能，以便更好、更有效地进行治疗。

（王永刚）

第五节　丛集性头痛

丛集性头痛（cluster headache，CH）是发生于一侧眼眶周围的重度头痛，伴随同侧结膜充血、流泪、鼻塞等自主神经症状，具有反复密集发作的特点。曾经也称为组胺性头痛、偏头痛性神经痛等。

丛集性头痛连续发作持续数周或数月，称为丛集期，缓解期通常持续数月或数年。根据缓解期的长短，分为发作性丛集性头痛（发作持续 7 天到 1 年，缓解期至少持续 3 个月）和慢性丛集性头痛（至少 1 年内无缓解期或缓解期小于 3 个月）。

【流行病学】

丛集性头痛是一种相对少见,继紧张型头痛和偏头痛之后的第三类原发性头痛,患病率约为 0.1%。虽然流行病学数据显示丛集性头痛的终生患病率为 0.12%,但也有数据显示 1 年患病率为 0.3%。任何年龄均可起病,发病年龄通常为 20~40 岁。男性患病率约为女性的 3 倍[(2.5~3.5):1],其原因未明。3%~5% 的患者可无自主神经症状。

【病因与发病机制】

丛集性头痛的病因与发病机制尚不明确。约 5% 的患者可能是常染色体显性遗传。研究表明,65%~88% 的患者有吸烟史。目前认为,丛集性头痛是一种与血管神经系统和生物钟系统有关的头痛,大脑中枢在其发病过程中起重要作用。单侧眼眶周围疼痛提示三叉神经第一(眼)支区域异常激活,伴随的自主神经症状提示颅面部副交感神经的异常激活。研究表明,其自主神经症状也可能是由下丘脑功能紊乱引起的中枢自主功能失调的结果。另外,发作-缓解过程、发作的时钟规律性以及影像学研究,均提示下丘脑参与了其发病机制,认为丛集性头痛急性发作与丘脑后部灰质区域激活有关。研究表明,降钙素基因相关肽(calcitonin gene-related peptide,CGRP)是参与丛集性头痛的关键信号分子。同时,丛集性头痛患者的褪黑素和皮质醇,以及其他激素也发生了变化。

【临床表现】

1. 丛集性头痛是严格发生于单侧眼眶和/或眶上,和/或颞部的重度头痛,发作迅速,每次持续 15~180 分钟,平均 45 分钟,发作频率为隔日 1 次至每天 8 次,伴随同侧结膜充血、流泪、鼻塞、流涕、前额和面部出汗、瞳孔缩小、上睑下垂和/或眼睑水肿,和/或烦躁不安或躁动。

2. 患者头痛发作形式固定,常发生于每天同一时间,如午睡后或凌晨,患者可在睡眠中痛醒。头痛没有先兆,不伴恶心、呕吐,通常表现为一侧眼眶部,为眼内、眼周深处及眼眶周围的剧烈钻痛,无搏动性,并可向额部、颞部、上颌部等区域放射。发作严重时,疼痛令患者极度痛苦。患者通常不能平卧,总是来回踱步或坐在椅子上摇动,用拳捶打头部或用头撞墙。

3. 头痛呈丛集性发作,病程中可明确区分出丛集期和缓解期。发作性丛集性头痛的丛集期和慢性丛集性头痛的任何时间,头痛规律发作,并可能被酒精、组胺、硝酸甘油或有机化合物,如香水、油漆等诱发。约 50% 以上的患者摄入少量酒精,尤其是红酒,可在摄入后 1 小时内诱发头痛。

4. 部分患者(小于 50%)头痛发作程度较轻和/或持续时间较短或较长。另外,部分患者(小于 50%)头痛发作不频繁。约 25% 的患者仅有一次丛集期。

5. 10%~15% 的患者为慢性丛集性头痛。慢性丛集性头痛可以是始发的,也可以从发作性丛集性头痛演变而来。

【诊断与分类】

丛集性头痛的诊断基于典型的临床病史,包括发作的临床特征、伴随的自主神经症状及丛集性发作的特点。丛集性头痛的诊断尚无特异性辅助检查,但建议进行影像学检查排除继发性丛集性头痛。根据国际头痛分类第 3 版(ICHD-3)诊断标准,丛集性头痛的诊断标准如下:

1. 符合下述 B~D 标准的发作 5 次以上。

2. 发生于单侧眼眶、眶上和/或颞部的重度或极重度的疼痛,若不治疗疼痛持续 15~180 分钟。

3. 头痛发作时至少符合下列 2 项中的 1 项:

(1) 至少伴随以下症状或体征(和头痛同侧)中的 1 项:①结膜充血和/或流泪;②鼻塞和/或流涕;③眼睑水肿;④前额和面部出汗;⑤瞳孔缩小和/或上睑下垂。

(2) 烦躁不安或躁动。

4. 发作频率为 1 次/隔日至 8 次/d。

5. 不能用 ICHD-3 中的其他诊断更好地解释。

根据缓解期的长短还可以进一步分为两类(表 3-5-1)。

表 3-5-1 丛集性头痛分类

分类	诊断标准
发作性丛集性头痛	A. 发作符合丛集性头痛诊断标准,且在一段时间内(丛集期)发作
	B. 至少 2 个丛集期持续 7 天到 1 年(未治疗),且头痛缓解期≥3 个月。
慢性丛集性头痛	A. 发作符合丛集性头痛诊断标准和下面的 B 标准
	B. 至少 1 年内无缓解期或缓解期小于 3 个月

【鉴别诊断】

典型的丛集性头痛诊断并不难,但仍有部分患者被误诊或漏诊。临床上,丛集性头痛主要需与其他类型三叉自主神经性头痛(见三叉自主神经性头痛的特征和鉴别诊断)和以下疾病进行鉴别诊断。

1. **Tolosa-Hunt 综合征** 又称为痛性眼肌麻痹,是由于海绵窦、眶上裂或眶尖部非特异性炎症导致的痛性眼肌麻痹,表现为眼眶周围疼痛和脑神经麻痹为主的临床综合征。对激素治疗敏感,通常影像学可辅助诊断。

2. **三叉神经痛** 以反复、短暂性、电击样疼痛为特点的单侧面痛,突发突止,局限于三叉神经一个或多个分支分布范围内,无三叉神经分布区域外的放射痛,可由良性刺激诱发。某些患者的表现既符合丛集性头痛,又符合三叉神经痛(有时被称为丛集-抽动综合征)。诊断应包括这两种疾病,因为其必须得到两种相应的治疗才能使头痛缓解。

3. **偏头痛** 是一种常见的原发性头痛,典型头痛表现为单侧、搏动性、中重度头痛,日常体力活动可加重,伴呕吐和/或畏光、畏声,多数起病于青春期,女性多见,可有家族史。根据性别、发病年龄、发作特点、伴随症状等进行鉴别。

4. **继发性丛集性头痛** 指继发于颅内器质性病变的丛集性头痛样发作,如颅内肿瘤、外伤、动静脉畸形等均可能导致症状性丛集性头痛。

【治疗】

丛集性头痛发作迅速,疼痛剧烈,因此治疗的重点是尽快终止发作,并预防再次发作,因此可分为急性发作期治疗和预防性治疗,大多数患者需接受这两种治疗。

1. **丛集性头痛急性发作期治疗**

(1)吸氧:面罩吸入纯氧(100%氧气)对发作性丛集性头痛和慢性丛集性头痛患者均有效。推荐的氧流量是 6~12L/min,共吸 10~15 分钟。70% 以上的患者吸入纯氧 30 分钟内疼痛可明显缓解。因此,吸氧是丛集性头痛急性期治疗的首选方法,尽管其作用机制尚不明确[2016 年美国头痛协会(American headache society,AHS)指南 A 级证据]。

(2)曲普坦类(5-HT1B/1D 受体激动剂):曲普坦类药物经肠外给药可有效终止丛集性头痛发作。皮下注射舒马曲普坦或鼻腔使用佐米曲普坦,可有效减轻丛集性头痛发作的严重程度和持续时间。皮下注射舒马曲普坦 6mg,约 75% 的患者可在 20 分钟内缓解头痛,且其耐受性较好(AHS 指南 A 级证据)。佐米曲普坦鼻喷剂 5mg 和 10mg 治疗效果虽次之,但易携带,治疗方便(AHS 指南 A 级证据)。另外,舒马曲普坦鼻喷剂 20mg 或佐米曲普坦 5mg、10mg 口服也可能有效(AHS 指南 B 级证据)。

(3)10% 利多卡因局部滴鼻和皮下注射奥曲肽对部分患者有效(AHS 指南 C 级证据)。而双氢麦角胺、生长抑素、泼尼松治疗丛集性头痛急性发作期的研究证据不足(AHS 指南 U 级证据)。

2. **丛集性头痛的预防性治疗** 预防性治疗的目的是在药物副作用最少的前提下,尽可能地防止头痛发作,或延长慢性丛集性头痛的缓解期。

(1)枕骨下注射糖皮质激素:建议枕骨下皮下注射糖皮质激素和利多卡因混合物,单次注射或连续注射可减少丛集性头痛的发作频率,对发作性丛集性头痛和慢性丛集性头痛均有效(AHS 指南 A 级证据)。

（2）枕神经封闭：建议枕大神经处注射糖皮质激素和利多卡因混合物,以减少丛集性头痛的发作频率,对发作性丛集性头痛和慢性丛集性头痛均有效。

（3）Civamide 鼻喷剂：是一种辣椒素受体激动剂和神经元钙通道阻滞药,可抑制神经元兴奋性神经递质的释放,适用于发作性丛集性头痛的预防治疗。每天 0.025% 的 Civamide 每个鼻孔 100ml 喷鼻可以有效降低丛集性头痛的发作频率（AHS 指南 B 级证据）。

（4）维拉帕米：是一类电压依赖性钙通道阻滞药。在大多数国家,是预防发作性和慢性丛集性头痛的首选药物,约 70% 的患者有效。维拉帕米 240mg/d（80mg,每天 3 次）可有效降低丛集性头痛的发作频率,必要时可每两周增量 80mg（AHS 指南 C 级证据）。服药后 2~3 周效果最明显。在使用维拉帕米之前,应进行心电图检查,并注意定期复查,避免发生心脏传导阻滞等副作用。

（5）碳酸锂：900mg/d 的碳酸锂能有效降低发作性丛集性头痛和慢性丛集性头痛的发作频率（AHS 指南 C 级证据）。有研究发现,维拉帕米较碳酸锂起效更快、耐受性更好。使用碳酸锂期间,应定期检测电解质及肝、肾和甲状腺功能,因为其主要副作用是甲状腺功能减退、震颤和肾功能障碍。

（6）褪黑素：适用于发作性丛集性头痛和慢性丛集性头痛,每晚 10mg 褪黑素可以有效降低丛集性头痛发作频率（AHS 指南 C 级证据）。

（7）糖皮质激素：虽然普遍认为糖皮质激素可有效预防丛集性头痛的发作,但尚没有足够的随机对照试验证实。故建议短期使用糖皮质激素,如泼尼松 20mg/d 短期使用,且注意预防激素相关副作用（AHS 指南 U 级证据）。慢性丛集性头痛患者不建议使用糖皮质激素。

（8）丙戊酸钠、口服舒马曲普坦、A 型肉毒杆菌毒素对丛集性头痛预防性治疗的有效性尚存在争议;米索前列醇、高压氧、坎地沙坦对预防丛集性头痛治疗无效。

3. 神经调控技术　目前,侵入性或非侵入性神经调控技术在治疗难治性丛集性头痛方面取得了重大进展,包括蝶腭神经节（sphenopalatine ganglion,SPG）刺激、侵入性枕神经刺激（occipital nerve stimulation,ONS）、下丘脑深部电刺激（deep brain stimulation,DBS）和非侵入性迷走神经刺激（vagus nerve stimulation,VNS）。关于 SPG 刺激治疗难治性丛集性头痛的研究较多,认为 SPG 刺激可有效缓解丛集性头痛的发作（AHS 指南 B 级证据）。侵入性 ONS 也被用于治疗难治性丛集性头痛,几项开放研究已显示侵入性 ONS 可有效预防丛集性头痛的发作。下丘脑 DBS 已被用于药物难治性慢性丛集性头痛的治疗,可降低 60% 的患者的发作频率,但是有部分患者发生了严重不良反应;另外,一项安慰剂-对照试验发现下丘脑 DBS 较对照组治疗效果没有统计学差异,所以目前下丘脑 DBS 对于丛集性头痛的治疗尚存在争议。许多研究发现非侵入性 VNS 可有效减轻丛集性头痛发作的严重程度和发作频率。鉴于大多数试验都是开放研究,未来还需要更多的安慰剂-对照试验来证实神经调控技术的有效性及安全性。

（注：AHS 指南证据级别,A 级为确定有效、B 级为很可能有效、C 级为可能有效、U 级为证据不足）

（王永刚）

第六节　药物过度使用性头痛

药物过度使用性头痛（medication overuse headache,MOH）是一种慢性继发性头痛疾病,常因原发性头痛患者频繁使用镇痛药而引起。根据国际头痛分类第三版（ICHD-3）的最新分类,药物过度使用性头痛被定义为：原发性头痛障碍的患者服用过量的急性或缓解症状的头痛治疗药物,导致每月发生 15 天或 15 天以上的头痛,并且持续至少 3 个月。在世界范围内,其发病率为 1%~2%。女性比男性更容易出现这种情况（比例为 4∶1）。在 50~60 岁的患者中,药物过度使用性头痛的患病率最高,在儿童中,患病率为 0.3%~1%。社会经济地位低、压力大、肥胖、缺乏体育活动和每天吸烟与药物过量引起头痛的风险增加有关。

【发病机制】

药物过度使用性头痛的发病机制目前尚未完全阐明,相关基础研究仍较少。其发病可能与以下因素有关。

1. 各种临床和流行病学研究表明,有 MOH 家族史或其他药物过量使用史的个体发生 MOH 的风险更大,这提示了 MOH 具有遗传易感性。遗传学研究发现血管紧张素转换酶(ACE)插入或缺失的多态性,脑源性神经营养因子(*BDNF*)基因多态性(*Val66Met*)或儿茶酚-O-甲基转移酶(*COMT*)和血清素转运体(*SLC6A4*)基因多态性被认为是与药物过度使用性头痛相关的人类遗传风险因素,但明确的因果关系尚未探明。现有文献报道了 33 个基因中的 50 个基因多态性与人类药物过度使用性头痛的遗传易感性相关,这些基因主要与 5-羟色胺和多巴胺的传递、药物依赖、药物代谢酶(CYP1A2)、单胺氧化酶 A(MAOA)和亚甲基四氢叶酸还原酶(MTHFR)的代谢途径、氧化应激和降钙素基因相关肽(CGRP)通路有关。

2. 药物过量引起的头痛似乎为大脑皮层和三叉神经系统神经元兴奋性增强所致。三叉神经系统的兴奋性促进了周围系统和中枢系统的敏化,这在慢性疼痛的发展中是重要的。但敏化的具体机制尚不清楚,有研究表明在药物过度使用性头痛中的神经元过度兴奋是一种可逆的现象,在患者停用曲普坦类药物、非甾体抗炎药、麦角胺或复方镇痛药物后,大部分改变是可逆的。

3. 影像学研究显示,药物过度使用性头痛患者的脑结构、功能和代谢均有变化。这些改变涉及中枢疼痛网络,包括对疼痛的感觉辨别、认知、注意力和情绪处理的区域。功能磁共振(fMRI)研究发现,MOH 患者的外侧痛觉系统、躯体感觉皮层、下顶叶、额上回、中脑、眶额皮层有功能障碍。戒药前疼痛网络活性降低,眶额叶皮质和小脑的功能连接减少,在戒断后恢复。正电子发射断层显像(PET)研究表明,MOH 患者双侧丘脑、眶额皮质、前扣带回、岛叶或腹侧纹状体、右下顶叶代谢异常,小脑内异常高代谢。除了眶额皮质外,其他所有的代谢异常在停用过量使用的药物后都恢复正常。

【临床表现】

既往有原发性头痛的患者因服用过量的急性或缓解症状的头痛治疗药物导致每月头痛发作 15 天及以上,并且持续至少 3 个月。患者每月大于 10 天服用麦角胺类、曲普坦类或阿片类药物、复方镇痛药或混合多种镇痛药,其他简单的镇痛药,包括对乙酰氨基酚和非甾体抗炎药,每月大于 15 天。偏头痛是原发性头痛中最易导致 MOH 的疾病,其次是紧张型头痛。一般情况下,停止过量服用的药物后头痛可缓解,但也不是所有患者都有缓解,主要受头痛类型和过量使用药物的类型影响,停药后,原发性头痛为偏头痛的患者比原发性头痛为紧张型头痛患者的头痛频率降低更多,过量使用的药物为曲普坦类或麦角胺类药物的 MOH 患者比服用其他类型药物的 MOH 患者头痛缓解率更高。MOH 患者戒药后可能会出现戒断症状,通常持续 1~2 周。最常见的症状是头痛加重,伴有恶心、呕吐、低血压、心动过速、睡眠障碍、烦躁不安、焦虑和紧张。戒断症状并不是每个 MOH 患者都出现,服用阿片类药物和巴比妥类药物的患者更容易出现戒断症状。

【诊断与分类】

药物过度使用性头痛没有特定的实验室检测手段支持诊断。其诊断主要依据临床特点,以国际头痛协会制定的国际头痛分类第 3 版(ICHD-3)诊断标准为依据。

药物过度使用性头痛的诊断标准为:

1. 原发性头痛患者每月头痛发作的时间≥15 天。

2. 规律服用过量的头痛急性治疗或症状性治疗药物 3 个月以上。

3. 不能用 ICHD-3 中的其他诊断更好地解释。

药物过度使用性头痛的分类和诊断标准见表 3-6-1。

表 3-6-1　药物过度使用性头痛的分类

分类		诊断标准
麦角胺过度使用性头痛		A. 头痛符合药物过度使用性头痛的诊断标准 B. 每月规律服用麦角胺≥10 天,持续 3 个月以上
曲普坦类过度使用性头痛		A. 头痛符合药物过度使用性头痛的诊断标准 B. 每月规律服用曲普坦类药物≥10 天,持续 3 个月以上
非阿片类镇痛药过度使用性头痛	(1) 对乙酰氨基酚(扑热息痛)过度使用性头痛	A. 头痛符合药物过度使用性头痛的诊断标准 B. 每月规律服用对乙酰氨基酚≥15 天,持续 3 个月以上

分类	诊断标准
（2）非甾体抗炎药过度使用性头痛	A. 头痛符合药物过度使用性头痛的诊断标准 B. 每月规律服用一种或多种非甾体抗炎药（NSAID）（非阿司匹林）≥15天，持续3个月以上
阿司匹林过度使用性头痛	A. 头痛符合药物过度使用性头痛的诊断标准 B. 每月规律服用阿司匹林≥15天，持续3个月以上
（3）其他非阿片类镇痛药过度使用性头痛	A. 头痛符合药物过度使用性头痛的诊断标准 B. 每月规律服用一种除对乙酰氨基酚或非甾体抗炎药（包括阿司匹林）之外的非阿片类镇痛药≥15天，持续3个月以上
阿片类药物过度使用性头痛	A. 头痛符合药物过度使用性头痛的诊断标准 B. 每月规律服用一种或多种阿片类药物≥10天，持续3个月以上
复方镇痛药物过度使用性头痛	A. 头痛符合药物过度使用性头痛的诊断标准 B. 每月规律服用一种或多种复方镇痛药≥10天，持续3个月以上
缘于多种而并非单一种类药物的药物过度使用性头痛	A. 头痛符合药物过度使用性头痛的诊断标准 B. 每月规律服用麦角胺、曲普坦类、普通镇痛药、非甾体抗炎药和/或阿片类药物总天数≥10天，持续3个月以上，以上每一种药物都没有过量服用
缘于未确定的或未经证实的多重药物种类的药物过度使用性头痛	A. 头痛符合药物过度使用性头痛的诊断标准 B. 同时符合下列全部2项：①每月规律服用麦角胺、曲普坦类、普通镇痛药、非甾体抗炎药和/或阿片类药物中任意一种药物≥10天；②持续3个月以上 C. 药物的名称、用量和/或使用方式或过量使用情况都不能确定
缘于其他药物的药物过度使用性头痛	A. 头痛符合药物过度使用性头痛的诊断标准 B. 每月规律服用1种或多种除上述药物之外的头痛治疗药物≥10天，持续3个月以上

【鉴别诊断】

1. **慢性偏头痛**　慢性偏头痛的诊断需要患者有明确的周期性偏头痛发作病史，随着时间的推移，头痛发作频率增加，每月至少15天出现头痛，持续至少3个月，且每月符合偏头痛特点的头痛天数至少8天。

2. **新发每日持续头痛**　患者有明确的并能准确记忆的发作起始时间，在24小时内变为持续、不缓解疼痛。即发病起始就表现为每日持续性头痛，疼痛无明显特点，类似偏头痛或紧张型头痛，或兼而有之。典型者既往无头痛病史。既往有头痛病史（偏头痛或紧张型头痛）的患者不能排除此诊断，但新发每日持续头痛发作前不应有头痛频率增加。

3. **慢性紧张型头痛**　从频发性紧张型头痛进展而来，每天或非常频繁发作的头痛，典型的头痛为轻到中度双侧压迫性或紧箍样头痛，时间持续几小时到几天或不间断。头痛不因日常体力活动而加重，但可以伴有轻度恶心，畏光或畏声。慢性紧张型头痛平均每月发作时间≥15天，持续超过3个月（每年≥180天）。

4. **雌激素戒断性头痛**　每天使用外源性雌激素超过3周的患者，在突然戒断雌激素后5天内发生头痛或偏头痛，且头痛可在发生后3天内缓解，我们称这种头痛为雌激素戒断性头痛。此种类型头痛经常发生在联合口服避孕药停药期、雌激素替代或支持治疗之后。因此需要仔细询问患者病史，与药物过度使用性头痛相鉴别。

【治疗】

关于药物过度使用性头痛的治疗目前尚有争议,但下列治疗在研究中被证实是有效的。

1. 药物治疗

(1)戒药和预防性药物治疗:停止过量使用的药物并增加预防性药物是目前认为有效的方法。开始戒断并接受预防性药物治疗的患者的头痛频率显著降低。

1)戒药治疗非常重要。大多数患者在停用过量使用的药物后症状可以改善。应该积极开展对药物过度使用性头痛患者的健康教育,对患者提供简单的关于疾病原因和结果的解释,使其正确认识疼痛,树立科学合理的防治观念,保持健康的生活方式,并锻炼对疼痛和不良情绪的耐受力。

2)大多数预防药物是根据患者潜在的原发性头痛类型选择的。常用的预防药物如下:

A 型肉毒杆菌毒素:A 型肉毒杆菌毒素与早期戒药联合可降低 MOH 患者头痛的频率和强度。确切的作用机制尚不清楚,但它可能降低了外周和中枢敏化,这两者都与疼痛的慢性化有关。

托吡酯:托吡酯能有效减低 MOH 患者头痛天数及头痛程度,有多项研究支持这一结果。但美国和欧盟均观察了托吡酯在 MOH 中的疗效,美国研究显示托吡酯和安慰剂之间减少偏头痛及其发生频率没有差异,而欧盟的试验则显示托吡酯可以减少头痛发作频率。两项研究最明显的差异是纳入患者存在差异:美国试验中,38% 的患者使用了急性期药物治疗偏头痛,而欧盟试验为 78%;美国试验最常用的药物是非甾体抗炎药(NSAID)、曲普坦类、单纯和复方镇痛药及阿片类药物,而欧盟试验最常用的是曲普坦类药(61%);美国试验允许使用含有巴比妥的镇痛药,而欧盟试验则没有。因此,过度使用阿片类药物或巴比妥类药物可能会降低托吡酯的疗效。

Fremanezumab 和 Erenumab:是选择性靶向降钙素基因相关肽(CGRP)的单克隆抗体。研究表明可减少慢性偏头痛和 MOH 患者头痛的频率与严重程度,提高患者生活质量。

丙戊酸钠:有研究表明丙戊酸钠(800mg/d)可使 MOH 患者在第 12 周随访时每月头痛天数降低 50% 以上。

阿米替林:阿米替林可减少其头痛发作频率及镇痛药用量。为期 1 年的前瞻性研究同样也发现,阿米替林可减少 MOH 患者的头痛发作频率及使用药物的天数,并有 64% 的患者头痛类型恢复为原先发作性头痛类型。

(2)戒断症状的治疗:对于 MOH 患者戒断症状的桥接治疗,目前尚存争议。而在戒断期间接受预防性药物治疗是否有效预防或减少戒断症状仍未确定。研究表明,皮质类固醇在 MOH 患者中治疗戒断症状有潜在作用,需要进一步的安慰剂对照试验。

对 MOH 的戒断性头痛或其他戒断症状的急性治疗也存在争议。早期试验或病例系列推荐皮下舒马曲普坦或萘普生用于未过度使用上述药物戒断期间的急性头痛。根据以往临床经验,使用止吐药和非甾体抗炎药治疗戒断症状和戒断期间的头痛可能是有用的,但尚未得到随机对照试验的支持。

住院治疗适用于门诊治疗方案不成功的药物过度使用性头痛患者,以及那些每天大量使用阿片类或含巴比妥类镇痛药的患者,以便密切观察患者药物减量和戒断症状改善情况。

2. 其他治疗 跨学科的治疗方法,常用的有心理咨询和行为干预,包括认知行为疗法和生物反馈辅助放松疗法可与药物治疗同时进行,能够增加患者治疗的依从性。与仅接受药物治疗的患者相比,药物治疗联合生物反馈辅助放松可降低 3 年内药物过量使用的复发率,从而获得更好的长期戒断效果。

(王永刚)

第七节　其他原发性头痛

其他原发性头痛是指一系列具有临床异质性的原发性头痛。与偏头痛、紧张型头痛、三叉自主神经性头痛相比更为少见。ICHD-3 中按照与头痛发作诱因相应地又分为 4 种类型:

1. **体力活动相关性头痛**　包括原发性咳嗽性头痛、原发性劳力性头痛、原发性性活动相关性头痛、原发性霹雳样头痛。

2. **缘于直接的物理刺激所致的头痛**　此类头痛之所以考虑为原发性头痛，是因为头痛由生理性刺激而引起，非损伤性刺激。包括冷刺激性头痛和外部压力性头痛。

3. **头皮痛（头皮表面）**　包括原发性针刺样头痛和圆形头痛。

4. **其他各种原发性头痛**　包括睡眠性头痛和新发每日持续头痛。

一、体力活动相关性头痛

【发病机制】

本类头痛发病机制尚不明确，近年来，有学者认为原发性咳嗽性头痛与局部静脉血管一过性的受体敏感性增高可能相关；也有研究发现部分患者颈内静脉瓣膜功能不全或缺失，更容易出现中心静脉压和颅内压的短暂升高，这可能也是原发性咳嗽性头痛的潜在原因之一。劳力性头痛可能为血管源性，体力运动时，静脉或动脉扩张而诱发头痛；另外劳力时颈静脉逆流，颅内压暂时性升高可能也参与了其病理生理过程。原发性性活动相关性头痛与脑血管自动调节功能受损和颅内压升高有关，并有明确的肌肉参与，性高潮前头痛主要原因是过度的肌肉收缩（短时间内出现广泛的肌强直）。原发性霹雳样头痛可能由血管舒缩功能障碍引起。

【临床表现】

1. **原发性咳嗽性头痛**　原发性咳嗽性头痛部位通常在双侧和后部，发病年龄多在 40 岁以上。由于咳嗽、紧张和或 Valsalva 动作（绷紧、用力）导致的或与之相关的头痛发作，但不是由持续的体力活动引起，头痛在咳嗽后紧接着出现，通常突然发作，头痛几乎立刻达峰，数秒或数分钟后减轻，但有些患者的轻到中度的头痛持续可达 2 小时。

2. **原发性劳力性头痛**　原发性劳力性头痛是指在剧烈体力活动之后发生或者同时发生的头痛，呈搏动性，持续时间<48 小时，有的患者头痛时间小于 5 分钟。原发性劳力性头痛在天气炎热时或高海拔地区尤其易发。

3. **原发性性活动相关性头痛**　头痛由性活动引起，男性好发，开始通常是双侧枕部或全头钝痛，随着性兴奋而增强，在性高潮时突然变得剧烈，呈爆炸样，不伴随意识障碍、呕吐、视觉、感觉或运动症状，重度头痛持续 1 分钟到 24 小时，轻度头痛达到 72 小时。

4. **原发性霹雳样头痛**　原发性霹雳样头痛指突发剧烈头痛，头痛严重程度在 1 分钟内达到高峰，持续时间≥5 分钟，类似于脑动脉瘤破裂的表现，但头颅影像学无颅内动脉病变。

【诊断】

目前本类头痛的诊断主要依据临床特点，以国际头痛分类第 3 版（ICHD-3）诊断标准（表 3-7-1）为依据，辅助检查主要用以排除引起具有本类头痛特点的继发性病因，包括自发性低颅压、颈动脉或椎基底动脉疾病、颅中窝或颅后窝肿瘤、中脑囊肿、颅底凹陷、扁平颅底、硬膜下血肿、脑动脉瘤和可逆性脑血管收缩综合征等疾病。

【治疗】

原发性咳嗽性头痛对吲哚美辛有良好反应，预防剂量通常为 25～150mg/d，吲哚美辛可以降低颅内压，这与腰椎穿刺或乙酰唑胺对于原发性咳嗽性头痛的治疗作用是一致的。吲哚美辛治疗时间目前尚未达成共识。除吲哚美辛外，托吡酯、二甲麦角新碱、普萘洛尔、萘普生和静脉注射甲氧氯普胺的有益作用也有小范围的报道。

原发性劳力性头痛首先建议患者适度运动，从药理学角度来说，常规抗偏头痛剂量的受体拮抗剂似乎是有用的。但充分的文献证明，受体拮抗剂对于劳力性头痛并没有改善或不能耐受。研究已经表明吲哚美辛治疗剂量可在 25～150mg/d，也可能需要更高的剂量。吲哚美辛可以每天使用，但要在运动前 30～60 分钟给药可能更有效。建议在 3～6 个月后停止预防性治疗，以检查头痛是否复发。

表 3-7-1　体力活动相关性头痛的诊断标准

分类	诊断标准
原发性咳嗽性头痛	A. 至少有 2 次头痛发作符合标准 B~D
	B. 由咳嗽、用力和/或其他 Valsalva 动作引起,且发生仅和咳嗽、用力和/或其他 Valsalva 动作相关突然发作
	C. 持续时间 1 秒至 2 小时
	D. 不能用 ICHD-3 中其他诊断更好地解释
原发性劳力性头痛	A. 至少 2 次头痛发作符合标准 B~C
	B. 剧烈体力活动引起,可发生在活动中或活动后
	C. 持续时间<48 小时
	D. 不能用 ICHD-3 中其他诊断更好地解释
原发性性活动相关性头痛	A. 至少 2 次头痛和/或颈痛发作符合标准 B~D
	B. 由性活动引起,且仅仅发生于性活动中
	C. 至少符合下列 2 项中的 1 项:①随着性活动兴奋性的增加头痛程度增加;②突发爆炸样头痛发生在性高潮之前或性高潮时
	D. 重度头痛持续 1 分钟到 24 小时和/或轻度头痛达到 72 小时
	E. 不能用 ICHD-3 中其他诊断更好地解释
原发性霹雳样头痛	A. 重度头痛符合标准 B 和 C
	B. 突然发作,头痛严重程度在 1 分钟内达到高峰
	C. 持续时间≥5 分钟
	D. 不能用 ICHD-3 中的其他诊断更好地解释

原发性性活动相关性头痛通常具有自限性,治疗包括健康教育,吲哚美辛或曲普坦类药物在性生活前 30 分钟给药可有效。对于更长时间的头痛,可以尝试使用受体拮抗剂。

尼莫地平已被证明可预防大多数原发性霹雳样头痛患者的进一步发作,建议使用 2~3 个月。同样重要的是要避免血管收缩剂,如曲普坦类药物、麦角衍生物、可卡因或类似药物。

二、缘于直接的物理刺激所致的头痛

【发病机制】

冷刺激性头痛的发病机制尚未完全明确,但从理论上讲,冷刺激可能作为三叉神经的触发点,随后可能引起反射性血管收缩,血管的快速收缩和舒张会激活血管壁的痛觉感受器,上腭或咽后壁的冷刺激导致额部或颞部的牵涉性头痛。而外部压力性头痛被认为是由压迫三叉神经或枕神经的神经末梢或分支引起的。

【临床表现】

1. **冷刺激性头痛**　冷刺激性头痛是指头部受外界寒冷刺激或摄入、吸入冷刺激物(冰激凌头痛)所致的头痛,故又分为缘于外部冷刺激的头痛和缘于摄入或吸入冷刺激物的头痛。前者是由于未受保护的头部暴露于极低温度环境后出现的全头痛,患者出现额中部剧烈、短暂的刺痛,也可以表现为单侧颞部、额、眶后疼痛;而后者是由冷的物质(固体、液体或气体)通过易感人群的上腭和/或咽后壁而引起,头痛位于双侧额部或颞部,呈搏动性头痛,去除冷刺激后 10~30 分钟头痛缓解。

2. **外部压力性头痛**　外部压力性头痛是由颅周软组织持续受压或牵拉引起,按照不同外力又分为外部压迫性头痛和外部牵拉性头痛。前者是指头皮未受到损伤的情况下,颅周软组织持续受压引起头痛,如颅周紧束绷带、头戴帽子或头盔、游泳或潜水时带护目镜;后者是在没有头皮损伤的情况下,由持续牵拉颅周软组织引起的头痛,也称马尾辫头痛。患者表现为前额部或头皮持续受压 1 小时内出现,受压处的疼痛程度最重,解除外部受压后 1 小时内头痛消失。

【诊断】

目前尚无对本病有特异性意义的辅助检查手段,诊断本病主要依据临床特点,以国际头痛协会头痛分类委员会制定的国际头痛分类第 3 版(ICHD-3)诊断标准(表 3-7-2)为依据。

表 3-7-2　缘于直接的物理刺激所致的头痛的诊断标准(ICHD-3)

分类		诊断标准
冷刺激性头痛	缘于外部冷刺激的头痛	A. 至少 2 次急性头痛发作符合标准 B 和 C B. 由头部受外界冷刺激引起且仅发生于冷刺激时 C. 去除冷刺激后 30 分钟内头痛缓解 D. 不能用 ICHD-3 中的其他诊断更好地解释
	缘于摄入或吸入冷刺激物的头痛	A. 至少 2 次急性前额部或颞部头痛发作符合标准 B 和 C B. 进食冷的食物、饮料或吸入冷空气,上腭和/或咽后壁受到冷刺激后立即出现 C. 去除冷刺激后 10 分钟内头痛消失 D. 不能用 ICHD-3 中的其他诊断更好地解释
外部压力性头痛	外部压迫性头痛	A. 少 2 次头痛发作符合标准 B~D B. 前额部或头皮持续受压 1 小时内出现 C. 受压处的疼痛程度最重 D. 在解除外部受压后 1 小时内头痛消失 E. 不能用 ICHD-3 中的其他诊断更好地解释
	外部牵拉性头痛	A. 至少 2 次头痛发作符合标准 B~D B. 仅在向外持续牵拉头皮时出现受牵拉处疼痛程度最重 C. 解除牵拉后 1 小时内头痛消失 D. 不能用 ICHD-3 中的其他诊断更好地解释

【治疗】

因为直接的物理刺激所致的头痛通常是短暂的,冷刺激性头痛和外部压力性头痛主要建议患者避免特定的刺激诱因,无须其他特殊治疗。

三、头皮痛

【发病机制】

原发性针刺样头痛可能与三叉神经高度兴奋有关,但其机制尚不清楚。圆形头痛可能是复杂区域疼痛综合征的一种局灶性形式,而其他研究者认为圆形头痛与自身免疫之间可能存在相关性。

【临床表现】

1. **原发性针刺样头痛**　原发性针刺样头痛不存在组织结构或脑神经器质性病变的情况下,出现头部自发性、短暂性的局部刺痛,患者表现为自发性单一的刺痛或持续几秒的连续性刺痛发作,发作频率不规则,每天从一次发作到数次发作。疼痛主要位于三叉神经第一支的分布区,即眶部、颞叶或顶叶。少部分患者有伴随症状,但是不包括颅脑自主神经症状。

2. **圆形头痛**　也称为硬币形头痛,是以单个头皮区域内连续或间断出现的头痛为主要特征。受累的区域有清晰的轮廓,大小和形状固定,呈圆形或椭圆形,直径为 1~6cm。疼痛主要位于顶叶,为轻度到中等强度。可能会出现自发的或诱发的头痛加重。头痛持续时间差异很大,本病为慢性病程(即病程大于 3 个月),也可持续数秒、数分钟、数小时、数天。受累的区域也可能出现额外的感觉症状,如感觉异常或触摸痛等。

【诊断】

诊断本病主要依据临床特点,以国际头痛协会头痛分类委员会制定的国际头痛分类第 3 版(ICHD-3)诊断标准(表 3-7-3)为依据。需通过病史询问、体格检查和必要的检查排除其他原因导致的头痛尤其是结构和皮肤病变。

表 3-7-3 头皮痛的诊断标准

分类	诊断标准
原发性针刺样头痛	A. 头部自发性的单次或多次系列发作性刺痛符合标准 B ~ D
	B. 单次刺痛发作持续数秒
	C. 刺痛发作频率不固定,每天 1 次至数次
	D. 无头颅自主神经症状
	E. 不能用 ICHD-3 中的其他诊断更好地解释
圆形头痛	A. 持续性的或间断性的头痛符合标准 B
	B. 局限于头皮的某一区域,符合以下 4 种特点:①界限分明;②形状、大小固定;③圆形或椭圆形;④直径 1 ~ 6cm
	C. 不能用 ICHD-3 中的其他诊断更好地解释

【治疗】

对于频繁发作的原发性针刺样头痛患者,吲哚美辛是首选药物。治疗时间需个体化。褪黑素、加巴喷丁和塞来昔布在少数病例中证明也有用,可用于不耐受或对吲哚美辛(消炎痛)有不良反应的患者。

大部分圆形头痛患者对镇痛药和非甾体抗炎药有治疗反应,对于较严重、难治性或持续性疼痛的患者,应给予预防性治疗,据报道加巴喷丁和三环类抗抑郁药也是有效的。其他选择包括吲哚美辛、肉毒杆菌毒素及经皮神经电刺激。

四、睡眠性头痛和新发每日持续头痛

【发病机制】

夜间褪黑素分泌减少被认为是睡眠性头痛的潜在机制,褪黑素由松果体分泌,是昼夜节律的标志。虽然早期的报告提示快速眼动睡眠障碍,但后来的研究表明,大多数睡眠性头痛发作源于非快速眼动睡眠阶段,主要是睡眠 N2 期。有研究发现,睡眠性头痛患者下丘脑后部灰质体积减小,故认为睡眠性头痛可能是下丘脑视交叉上核功能障碍的结果。新发每日持续头痛确切的发病机制尚不清楚,可能与病毒感染或应激事件(如手术)后,出现持续性的中枢神经系统炎症,继发于神经胶质激活,脑脊液中肿瘤坏死因子 α 水平升高,导致脑动脉痉挛相关。

【临床表现】

1. **睡眠性头痛** 睡眠性头痛多数始发于 50 岁以后,仅在睡眠中出现,常导致患者痛醒,也称"闹钟"性头痛。痛醒后头痛持续≥15 分钟,可长达 4 小时,呈轻中度,约有 1/5 的患者表现为重度疼痛。大部分患者表现为双侧疼痛。头痛频繁发作,大多数表现为持续性头痛,每日或几乎每日头痛,每月发作天数≥10 天,持续>3 个月,可以具有偏头痛的特征,一些患者发作时伴恶心。

2. **新发每日持续头痛** 发作起始即表现为每日持续性头痛,典型者既往无头痛病史,患者能回忆并清楚地描述头痛发作的具体时间。类似偏头痛的特征,如恶心和呕吐。头痛至少持续发生 3 个月。

【诊断】

睡眠性头痛的诊断需要排除其他在睡眠中发生且能使患者醒来的疾病,尤其要注意睡眠呼吸暂停综合征、夜间高血压、低血糖和药物过量使用,颅内病变也必须除外。新发每日持续头痛需通过必要的检查与其他继发性头痛相鉴别。诊断以国际头痛协会制定的国际头痛分类第 3 版(ICHD-3)诊断标准(表 3-7-4)为依据。

表 3-7-4 其他各种原发性头痛的诊断标准

分类	诊断标准
睡眠性头痛	A. 反复发作的头痛符合标准 B~E
	B. 仅在睡眠中出现,会导致患者痛醒
	C. 每月发作天数≥10 天,持续>3 个月
	D. 痛醒后头痛持续≥15 分钟,可长达 4 小时
	E. 无头颅自主神经症状或坐立不安
	F. 不能用 ICHD-3 中的其他诊断更好地解释
新发每日持续头痛	A. 持续性头痛符合标准 B 和 C
	B. 有明确的并能准确记忆的发作起始时间,在 24 小时内变为持续、不缓解疼痛
	C. 持续时间>3 个月
	D. 不能用 ICHD-3 中的其他诊断更好地解释

【治疗】

睡眠性头痛主要的治疗选择包括咖啡因、锂、吲哚美辛和褪黑素。锂可能与有关的疼痛调节系统相互作用,也可能通过间接增加夜间褪黑素的分泌,来达到治疗目的。碳酸锂可以在夜间 300mg 开始,并在必要时在 1 周或 2 周后增加到 600mg,老年患者对锂盐的耐受性较差。褪黑素和夜间的咖啡因在某些情况下被证明也是有用的,关于托吡酯、阿米替林、维拉帕米、泼尼松、乙酰唑胺、加巴喷丁和匹索替芬的有效性研究较少。

对于新发每日持续头痛,目前还没有提出具体的治疗策略。一般来说,建议采取相应的预防措施,即使采用积极的治疗,许多患者很难得到改善。因此,其他可能的替代药物,如肿瘤坏死因子抑制剂、多西环素、美西律、静脉内皮质类固醇或神经阻滞药都可在这些患者中积极地尝试。

(王永刚)

参 考 文 献

[1] LIU H,CAO X,ZHANG M,et al. A case report of cough headache with transient elevation of intracranial pressure an bilateral internal jugular vein valve incompetence:A primary or secondary headache? Cephalalgia,2018,38(3):600-603.

[2] CHARLES A. The pathophysiology of migraine:implications for clinical management. Lancet Neurol,2018,17(2):174-182.

[3] DODICK DW. A Phase-by-Phase review of migraine pathophysiology. Headache,2018,58(Suppl 1):4-16.

[4] ZIEGELER C,MAY A. Facial presentations of migraine,TACs,and other paroxysmal facial pain syndromes. Neurology,2019,93(12):e1138-e1147.

[5] Kahriman A,Zhu S. Migraine and Tension-Type Headache. Semin Neurol 2018;38:608-618.

[6] HOFFMANN J,MAY A. Diagnosis,pathophysiology,and management of cluster headache. The Lancet Neurology,2018,17(1):75-83.

[7] JACKSON JL,MANCUSO JM,NICKOLOFF S,et al. Tricyclic and Tetracyclic Antidepressants for the Prevention of Frequent Episodic or Chronic Tension-Type Headache in Adults:A Systematic Review and Meta-Analysis. J Gen Intern Med 2017,32:1351-1358.

[8] SCHUSTER NM,RAPOPORT AM. New strategies for the treatment and prevention of primary headache disorders. Nature Reviews Neurology,2016,12(11):635-650.

[9] STOVNER LJ,NICHOLS E,STEINER TJ,et al. Global,regional,and national burden of migraine and tension-type headache,1990-2016:a systematic analysis for the Global Burden of Disease Study 2016. The Lancet Neurology,2018,17(11):954-976.

[10] MILLSTINE D,CHEN CY,BAUER B. Complementary and integrative medicine in the management of headache. Bmj,2017,

357:j1805.

[11] ROBBINS MS,STARLING AJ,PRINGSHEIM TM,et al. Treatment of cluster headache:the American headache society evidence-based guidelines. Headache 2016,56(7):1093-1106.

[12] BENDTSEN L,ASHINA S,MOORE A,et al. Muscles and their role in episodic tension-type headache:implications for treatment. Eur J Pain,2016,20(2):166-175.

[13] VOLLESEN AL,SNOER A,BESKE RP,et al. Effect of infusion of calcitonin gene-related peptide on cluster headache attacks:a randomized clinical trial. JAMA neurology,2018,75(10):1187-1197.

[14] BURCH R. Migraine and Tension-Type Headache:Diagnosis and Treatment. Med Clin North Am,2019,103(2):215-233.

[15] SIALAKIS C,ANTONIOU P. The effect of the selective serotonin reuptake inhibitors and selective norepinephrine reuptake inhibitors in prevention of the tension type headache and migraine:overview of Cochrane and non-Cochrane reviews. SCIENTIFIC CHRONICLES,2018,23(3):288-302.

[16] CIGARÁN-MÉNDEZ M,JIMÉNEZ-ANTONA C,PARÁS-BRAVO P,et al. Active trigger points are associated with anxiety and widespread pressure pain sensitivity in women,but not men,with tension type headache. Pain Practice,2019,19(5):522-529.

[17] STARLING AJ. Diagnosis and management of headache in older adults. InMayo Clinic Proceedings 2018,93(2):252-262.

第四章 头晕和眩晕

第一节 概　　述

2009 年之前,国内一直沿用美国 1972 年提出的头晕分类及定义,将头晕(dizziness)作为所有头晕/眩晕症状的总称分为四类,即头晕、眩晕、失衡和晕厥前(状态)。但其相关概念是基于当时基础研究尚未成熟的背景下形成,仅仅根据症状进行可能的病因诊断,目的是帮助医生更好地分诊和转诊患者。随着头晕/眩晕基础研究的发展,2009 年 Barany 协会首次提出前庭症状的共识性分类,该分类中提出前庭症状的定义内容较为广泛,涵盖典型的由前庭疾病(大多数头晕/眩晕类疾病)所导致的临床症状谱,对头晕、眩晕症状的概念定义清晰,每一类症状具有一定的特异性,便于临床统一界定标准。2015 年 WHO 在《国际疾病分类(第 11 版)》(ICD-11)中首次加入前庭疾病国际分类(international classification of vestibular disorders,ICVD)。ICVD 分为 4 层分类结构(图 4-1-1),在 ICVD 第Ⅱ层面——"综合征"层面,将症状和体

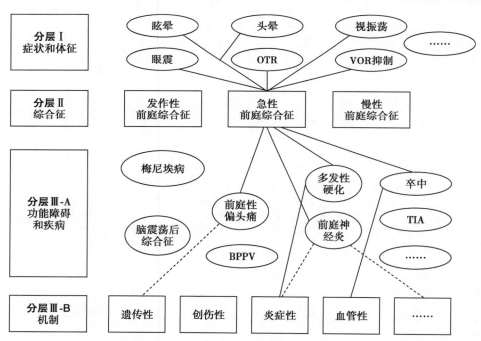

图 4-1-1　国际前庭疾病分类框架示意图

不同层面之间的关系显示如上,如"急性前庭综合征"(分层Ⅱ)、其包含的症状和体征(分层Ⅰ)、可能的病因(分层Ⅲ-A)及其机制基础(分层Ⅲ-B)之间的概念关系。实线表示确定的关系,虚线表示不确定的关系。VOR. 前庭眼反射;BPPV. 良性阵发图位置性眩晕;TIA. 短暂性脑缺血发作。OTR. 眼偏斜反应。本图中分层Ⅱ和Ⅲ-A 之间的连线仅以急性前庭综合征为例进行解释,三种综合征涉及多种疾病,不在本图赘述。

征的联系与引起这些症状和体征的疾病连接起来,划分为急性、发作性和慢性前庭综合征。这种分类方法的使用增加了临床医生在头晕/眩晕诊断分析中的实用性和易操作性,有助于缩小头晕/眩晕病因诊断和鉴别诊断的范围。但对上述新症状内涵的理解及如何更好地应用于临床工作,还需要进一步摸索经验。基于目前的理念,本书对头晕和眩晕的定义采用最新的概念,具体描述如下:

眩晕(vertigo):(内在的)眩晕是指没有自身运动时感到的自身运动感觉或是在正常头部运动时感到扭曲的自身运动感觉。该术语涵盖虚假的旋转感觉(旋转性眩晕)及其他虚假感觉,如摇摆、倾倒、浮动、弹跳或滑动(非旋转性眩晕)。

头晕(dizziness):(非眩晕性)头晕,指空间定向能力受损或障碍的感觉,没有运动的虚假或扭曲的感觉,即无或非旋转性的感觉。

头晕的定义不包括眩晕性感觉,眩晕和头晕术语是明确区分的。在患者描述的症状中,一些症状可以共存或依次出现,如眩晕合并头晕。一个症状的存在并不排斥同时合并存在其他的症状(如患者存在眩晕的症状,不排斥患者还可并存非眩晕性头晕)。因此,需要指出,任何"晕"的症状都不完全具有特异性定位诊断或病因分类的作用,临床上应避免仅根据"晕"的类型而孤立片面地进行病因学诊断。

2009年Barany协会提出的前庭症状分类除眩晕、头晕症状外,还包括前庭-视觉症状和姿势性症状。

前庭-视觉症状(vestibulo-visual symptoms):由于前庭病变或视觉-前庭相互作用产生的视觉症状,包括运动的虚假感觉、视景的倾斜及因前庭功能(而非视力)丧失相关的视觉变形(模糊)。可表现为振动幻视、视觉延迟、视觉倾斜或运动引发的视物模糊。

姿势性症状(postural symptoms):发生在直立体位(如站位)时,与维持姿势稳定相关的平衡症状,可表现为不稳感和摔倒感。姿势症状发生在直立体位(坐、站、行),但不包括改变体位时与重力有关的一系列症状(如"站起来"这一动作)。

既往国内经常使用的"头昏"这一概念的描述相对较为含糊,常指头重脚轻、身体飘浮、眼花等,与眩晕最主要的区别是此时患者无自身或外界环境的运动错觉,与前庭疾病国际分类中含义较为对应的术语为"头晕"。表4-1-1显示前庭症状国际分类目录。

在ICVD分类的第Ⅱ层中,三种不同发病形式的前庭综合征包括急性前庭综合征、发作性前庭综合征和慢性前庭综合征,具体定义如下:

急性前庭综合征(acute vestibular syndrome,AVS)是一组急性起病,以持续性眩晕、头晕或不稳为主要症状,持续数天至数周,通常有进行性前庭系统功能障碍的临床综合征,具有单时相持续一定时间的特点。

发作性前庭综合征(episodic vestibular syndrome,EVS)是一组以短暂发作的眩晕、头晕、站立不稳为主要症状的综合征,持续数秒到数小时,偶有数天者,通常包括一些暂时的、短暂的前庭系统功能障碍(如眼震、跌倒发作)。也有一些症状和体征提示耳蜗或中枢神经系统功能障碍。

表4-1-1　前庭症状国际分类目录

分类		疾病
眩晕	自发性眩晕	外在眩晕
		内在眩晕
	诱发性眩晕	位置性眩晕
		头动性眩晕
		视诱发性眩晕
		声诱发性眩晕
		Valsalva诱发性眩晕
		体位诱发性眩晕
		其他诱发性眩晕
头晕	自发性头晕	
	诱发性头晕	位置性头晕
		头动性头晕
		视觉诱发性头晕
		声音诱发性头晕
		Valsalva诱发性头晕
		体位诱发性头晕
		其他诱发性头晕
前庭-视觉症状		外在眩晕
		视振荡
		视滞后
		视倾斜
		运动诱发性视模糊
姿势症状		不稳
		方向性倾倒
		平衡相关的近乎跌倒
		平衡相关的跌倒

慢性前庭综合征(chronic vestibular syndrome,CVS)是一组以慢性眩晕、头晕或不稳为主要症状,持续数月至数年,通常有持续性前庭系统功能障碍(视振荡、眼震、步态不稳)的临床综合征,也有一些症状和体征提示耳蜗或者中枢神经系统功能障碍。CVS通常表现出进行性、恶化性的过程,有时也包括急性前庭疾病后出现的一种稳定性非完全恢复状态或发作性前庭疾患间期的持续性症状存在状态。

(鞠　奕　赵性泉　刘　博)

第二节　常见的头晕和眩晕疾病

【病因与分类】

1. 按照解剖部位进行分类　既往国内较多采用既有解剖部位又有疾病性质的分类,分为前庭系统性头晕/眩晕(包括前庭周围性头晕/眩晕和前庭中枢性头晕/眩晕)和非前庭系统性头晕/眩晕(包括精神心理性、眼源性、本体感觉性、全身疾病性和颈源性)。临床常以脑干前庭神经核为界,将前庭系统划分为前庭周围系统和前庭中枢系统,对应不同的临床表现,分别称为前庭周围性头晕/眩晕和前庭中枢性头晕/眩晕。

(1) 前庭周围性头晕/眩晕:占头晕/眩晕病因的50%~70%,主要为前庭周围器官和第八对脑神经病变引起。以AVS为主要表现的疾病包括前庭神经炎、伴眩晕的突发性聋、首次发作的梅尼埃病、急性中耳炎、迷路炎;以EVS为主要表现的疾病包括良性阵发性位置性眩晕、梅尼埃病、迷路瘘管、前半规管裂、前庭阵发症等。

(2) 前庭中枢性头晕/眩晕:占头晕/眩晕病因的20%~30%,由前庭中枢性结构病变引起,包括前庭神经核及以上传导通路(常为脑干、小脑或前庭皮层及皮层下白质)。以AVS为主要表现的疾病包括卒中(尤其后循环卒中)、中枢神经系统感染脱髓鞘病等;以EVS为主要表现的疾病包括前庭性偏头痛、短暂性脑缺血发作(尤其后循环)、痫性发作、少见发作性中枢疾病等。

(3) 非前庭系统性头晕/眩晕:由于各种原因损伤维持平衡的其他系统,如眼部和颈部本体感觉系统,包括药物源性头晕、精神心理性头晕(如持续性姿势-感知性头晕、焦虑抑郁障碍)和眼源性头晕(如青光眼、白内障、眼底病变)等。

2. 根据发病形式及病变部位的综合分析对病因进行分类

(1) AVS常见病因:可分为周围前庭系统疾病和中枢前庭系统疾病。周围前庭系统疾病包括前庭神经炎、伴眩晕的突发性聋、首次发作的梅尼埃病、急性中耳炎、迷路炎等;中枢前庭系统疾病包括卒中(尤其后循环卒中)、中枢神经系统感染脱髓鞘病等。

(2) EVS常见病因:可分为周围前庭系统疾病和中枢前庭系统疾病,周围前庭系统疾病包括良性阵发性位置性眩晕、梅尼埃病、迷路瘘管、前半规管裂、前庭阵发症等;中枢前庭系统疾病包括前庭性偏头痛、短暂性脑缺血发作(尤其后循环)、痫性发作、少见发作性中枢疾病等;非前庭系统疾病引起的EVS少见,可见于晕厥前、心律失常、直立性低血压、药物源性、颈源性疾病(如颈椎关节不稳、交感型颈椎病)或惊恐发作等。

(3) CVS常见病因:可分为周围前庭系统疾病、中枢前庭系统疾病及非前庭系统疾病。周围前庭系统疾病包括中耳/颞骨/内听道占位、双侧前庭病、内耳发育异常等;中枢前庭系统疾病包括颅后窝占位、颅颈交界区发育异常、神经系统变性病(脑干小脑变性、遗传性共济失调)等;非前庭系统疾病包括药物源性头晕、精神心理性头晕(如持续性姿势-感知性头晕、焦虑抑郁障碍)、眼源性头晕(如青光眼、白内障、眼底病变等)。表4-2-1以不同发作形式和部位病变为依据对常见头晕/眩晕病因进行了分类。

【发病机制】

人体平衡的维持主要依靠由前庭系统、视觉系统和本体感觉系统组成的平衡三联,其中前庭系统是维持平衡、感知机体与周围环境之间关系的最重要器官。大部分头晕/眩晕主要由该系统通路病变损坏或受刺激后导致。与头晕/眩晕相关的传导通路见图4-2-1。

表 4-2-1　以不同发作形式和部位病变为依据分类的常见头晕/眩晕

发作形式	病变部位		
	前庭周围系统	前庭中枢系统	非前庭系统
急性持续性头晕/眩晕	前庭神经炎 伴眩晕的突发性聋 急性中耳炎、迷路炎等	卒中(尤其后循环) 中枢神经系统感染脱髓鞘 病等	少见
反复发作性头晕/眩晕	良性阵发性位置性眩晕、梅尼埃病 迷路瘘管 前半规管裂综合征 前庭阵发症等	前庭性偏头痛 短暂性脑缺血发作(尤其后循环) 痫性发作 少见发作性中枢疾病等	颅后窝占位 颅颈交界区发育异常 神经系统变性病(脑干小脑病性、遗传性共济失调)等
慢性持续性头晕	中耳/颞骨/内听道占位 慢性双侧前庭病 内耳发育异常等	少见 可以见于晕厥前、心律失常、直立性低血压、药物源性、颈源性(如颈椎关节不稳、交感型颈椎病)或惊恐发作等 注意:非前庭系统疾病导致的症状多以头晕为主,很少为旋转性眩晕	药物源性 精神心理性:PPPD、焦虑抑郁障碍 眼源性:青光眼、白内障、眼底病变

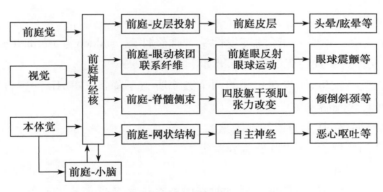

图 4-2-1　与头晕/眩晕相关的传入、传出通路

【临床表现】

根据解剖结构受累,划分头晕/眩晕疾病的常见临床表现,具体如下:

1. **前庭周围性头晕/眩晕**　患者眩晕程度常较重,但平衡障碍程度轻,常急性起病,持续时间短,伴耳鸣、耳聋,伴明显的恶心、呕吐、出汗等自主神经症状,不伴其他中枢神经系统症状和体征,无意识障碍。

2. **前庭中枢性头晕/眩晕**　患者眩晕症状相对较轻但平衡障碍明显。如为占位性或神经系统退行性疾病,多起病缓慢,持续时间长,恶心、呕吐少见,耳鸣和听力下降少见,病情进展可伴脑干、小脑症状和/或体征,如共济失调、锥体束征、吞咽困难、构音障碍及复视等。如为急性脑血管病(后循环梗死或脑干小脑出血等),常急性起病,除伴随前述症状体征外,严重者可迅速出现意识障碍。

3. **非前庭系统性头晕/眩晕**　由于各种原因损伤维持平衡的其他系统,如眼部和颈部本体感觉系统,患者多表现为头晕和姿势性症状。

【诊断】

以下为常见前庭周围性和前庭中枢性疾病的诊断:

1. **前庭神经炎（vestibular neuronitis，VN）**　前庭神经炎患者临床表现不尽相同，典型表现包括突发性持续性眩晕，伴恶心、呕吐，站立时易向患侧倾倒、朝向健侧的水平扭转性眼震，前庭功能检查显示温度试验异常，主观垂直视觉异常，患侧前庭诱发肌源性电位（vestibular evoked myogenic potentials，VEMPs）下降或缺失等。随着各种前庭功能检查技术的发展，现已能准确地评估 3 个半规管、椭圆囊和球囊的功能。

前庭上神经炎是最常见类型，其自发眼震一般为水平扭转性或上升性，眼震轴线沿水平半规管方向或介于前半规管与水平半规管之间，前庭功能检查显示视觉扭转、主观垂直视觉异常；头脉冲试验（head impulse test，HIT）异常；冷热试验异常；眼肌前庭诱发肌源性电位（ocular vestibular evoked myogenic potentials，oVEMP）异常，但颈肌前庭诱发肌源性电位（cervical vestibular evoked myogenic potentials，cVEMP）和听力正常。

前庭下神经炎很少见，特征表现不典型，诊断比较困难，往往易被误诊为中枢病变。其自发眼震是旋转性、下降性的，其眼震轴线与受累的后半规管方向平行；前庭功能检查表现为 cVEMP 异常，而前半规管和水平半规管方向上的 HIT 无异常，同时温度试验、主观垂直视觉及 oVEMP 大多在正常范围内。

前庭神经炎的诊断标准如下：

（1）急性、首次、持续性眩晕发作伴恶心、呕吐和不稳。

（2）无耳蜗症状及其他局灶性神经系统受累的症状和/或体征（尤其脑干、小脑受累）。

（3）自发性单向水平略扭转眼震、自发性单向水平略扭转向上眼震，偶尔自发性下跳略有扭转成分眼震，眼震符合亚历山大定律，HIT 阳性。

（4）辅助检查提示单侧前庭功能减弱，包括但不限于温度试验、视频头脉冲试验（video head impulse test，vHIT）、VEMP 检查等。

（5）排除其他疾病。

2. **伴眩晕的突发性聋**　30%～40% 的突发性感音神经性聋（sudden sensorineural hearing loss，SSHL）患者出现眩晕或头晕发作。突发性聋的诊断标准如下：

（1）在 72 小时内突然发生，至少在相邻的两个频率听力下降≥20dBHL 的感音神经性听力损失，多为单侧，少数可双侧同时或先后发生。

（2）未发现明确病因（包括全身或局部因素）。

（3）可伴耳鸣、耳闷胀感、耳周皮肤感觉异常等。

（4）可伴眩晕、恶心、呕吐。

3. **后循环梗死**　后循环梗死是常见的累及前庭中枢系统的急性前庭综合征之一。病变多位于脑干小脑，典型后循环梗死常见的症状体征包括眩晕、恶心和呕吐，大多数不伴有耳鸣，还可出现眼震、复视（眼外肌麻痹）、交叉性感觉障碍、脑神经交叉性瘫痪、吞咽困难和构音障碍（真性或假性延髓性麻痹）、共济失调及平衡障碍、意识障碍等。

4. **脑干小脑出血**　脑干小脑出血表现为突发持续性头晕/眩晕，早期出现意识障碍，伴脑干小脑受累体征。头 CT 有助于显示出血性病变部位。

5. **良性阵发性位置性眩晕（benign paroxysmal positional vertigo，BPPV）**　典型 BPPV 发作是一种相对于重力方向的头位变化（如起床、躺下、床上翻身、低头或抬头）所诱发的、突然出现的短暂性眩晕（通常持续不超过 1 分钟）。其他症状可包括恶心、呕吐等自主神经症状，头晕、头重脚轻、漂浮感、平衡不稳感以及振动幻视等。

（1）BPPV 诊断标准

1）相对于重力方向改变头位后出现反复发作的、短暂的眩晕或头晕（通常持续不超过 1 分钟）。

2）位置试验中出现眩晕及特征性位置性眼震。

3）排除其他疾病，如前庭性偏头痛、前庭阵发症、中枢性位置性眩晕、梅尼埃病、前庭神经炎、迷路炎、前半规管裂综合征、后循环缺血、直立性低血压、精神心理性头晕等。

（2）BPPV眼震特征补充如下：

1）潜伏期：管结石症中，眼震常发生于激发头位后数秒至数十秒，而嵴帽结石症常无潜伏期。

2）时程：管结石症眼震短于1分钟，而嵴帽结石症长于1分钟。

3）强度：管结石症眼震强度呈渐强-渐弱改变，而嵴帽结石症眼震强度可持续不衰减。

4）疲劳性：多见于后半规管BPPV。

6. 梅尼埃病（Meniere's disease，MD） MD是一种发作性眩晕疾病，分为发作期和间歇期。

（1）临床表现

1）眩晕：发作性眩晕多持续20分钟至12小时，常伴有恶心、呕吐等自主神经功能紊乱和走路不稳等平衡功能障碍，无意识丧失；间歇期无眩晕发作，但可伴有平衡功能障碍。双侧MD患者可表现为头晕、不稳感、摇晃感或振动幻视。

2）听力下降：一般为波动性感音神经性听力下降，早期多以低中频为主，间歇期听力可恢复正常。随着病情进展，听力损失逐渐加重，间歇期听力无法恢复至正常或发病前水平。多数患者可出现听觉重振现象。

3）耳鸣及耳闷胀感：发作期常伴有耳鸣和/或耳闷胀感。疾病早期间歇期可无耳鸣和/或耳闷胀感，随着病情发展，耳鸣和/或耳闷胀感可持续存在。

（2）临床确诊诊断标准

1）2次或2次以上眩晕发作，每次持续20分钟至12小时。

2）病程中至少有一次听力学检查证实患耳有低到中频的感音神经性听力下降。

3）患耳有波动性听力下降、耳鸣和/或耳闷胀感。

4）排除其他疾病引起的眩晕，如前庭性偏头痛、突发性聋、良性阵发性位置性眩晕、迷路炎、前庭神经炎、前庭阵发症、药物中毒性眩晕、后循环缺血、颅内占位性病变等；此外，还需要排除继发性膜迷路积水。

（3）临床疑似诊断标准

1）2次或2次以上眩晕发作，每次持续20分钟至24小时。

2）患耳有波动性听力下降、耳鸣和/或耳闷胀感。

3）排除其他疾病引起的眩晕，如前庭性偏头痛、突发性聋、良性阵发性位置性眩晕、迷路炎、前庭神经炎、前庭阵发症、药物中毒性眩晕、后循环缺血、颅内占位性病变等；此外，还需要排除继发性膜迷路积水。

7. 前庭阵发症（vestibularparoxysmia，VP） VP在眩晕/头晕性疾病谱中占3%~4%，好发于中年人群，男性稍多于女性。确诊VP的标准为：

（1）至少10次眩晕发作。

（2）多数眩晕发作，每次持续时间不超过1分钟。

（3）对于患者个体而言，眩晕发作具有刻板性。

（4）卡马西平或奥卡西平试验性治疗有效。

（5）难以归入其他疾病。

尽管95%~100%的患者存在血管袢压迫前庭蜗神经，但MRI发现约1/4的正常人群也存在血管袢与前庭蜗神经的紧密接触，故影像学结果必须结合临床。VP的诊断应结合病史、试验性治疗和辅助检查等综合判断，防止漏诊及诊断泛化。

8. 前庭性偏头痛（vestibular migraine，VM） VM是一种反复发作性的眩晕疾病，眩晕发作多伴有偏头痛性头痛、畏光畏声、视觉先兆的偏头痛性症状，伴有偏头痛病史。

（1）肯定的前庭性偏头痛（VM）诊断标准

1) 至少 5 次发作满足标准 3)和 4)。

2) 无先兆偏头痛或有先兆偏头痛的现病史或既往史(依据 ICHD 诊断标准)。

3) 前庭症状中度或重度,持续 5 分钟至 72 小时。

4) 至少 50% 的发作与以下 3 项中的至少 1 项相关:

A. 头痛伴随至少符合以下 4 项中的 2 项:①单侧;②搏动性;③中或重度头痛;④日常体力活动加重头痛。

B. 畏声和畏光。

C. 视觉先兆。

(2) 不能用 ICHD-3 的其他诊断或其他前庭障碍更好地解释,很可能的前庭性偏头痛(VM)诊断标准。

1) 至少 5 次中度或重度前庭症状发作,持续 5 分钟至 72 小时。

2) 只满足 VM 诊断标准中 2)和 3)其中 1 项(偏头痛病史或发作时的偏头痛样症状)。

3) 不能用 ICHD 的其他诊断或其他前庭障碍更好地解释。

9. 双侧前庭病(bilateral vestibulopathy,BVP)　双侧前庭病表现为行走或站立时不稳,黑暗中和/或不平地面上或头动时加剧;头或身体运动可引发视物模糊或视振荡,静止情况下坐位或躺下时无症状。

(1) 肯定的双侧前庭病诊断标准

1) 双侧前庭病是一种慢性前庭综合征,具有下述症状:①行走或站立过程中出现不稳,并至少加上"②"或"③"一项;②在行走或身体快速移动过程中出现由运动诱发的视觉混乱或视振荡;③黑暗环境或地面不平时上述不稳加重。

2) 静止状态下躺或坐无症状。

3) 通过下述方式记录到前庭-眼反射(vestibulo-ocular reflex,VOR)功能下降或缺失:①视频甩头试验(vHIT)或磁场巩膜搜索线圈技术测得双侧 VOR 水平增益<0.6,和/或②温度试验反应减弱(每一侧双温试验眼震高峰慢相速度之和<6°/s),和/或③正弦摆动转椅试验(0.1Hz,V_{max}=50°/s)水平增益≤0.1,相位超前≥15°(连续时间≤6 秒)。

(2) 可能的双侧前庭病诊断标准

1) 双侧前庭病是慢性前庭综合征,具有下述症状:①行走或站立过程中出现不稳,并至少加上"②"或"③"一项;②在行走或身体快速移动过程中出现由运动诱发的视觉混乱或视振荡;③黑暗环境或地面不平时上述不稳加重。

2) 静止状态下躺或坐无症状。

3) HIT 显示双侧水平半规管病变。

4) 不能用另一个疾病很好解释。

10. 老年前庭病(presbyvestibulopathy,PVP)　老年前庭病必须全部满足以下 4 个条件:

(1) 慢性前庭综合征(至少持续 3 个月),至少伴有下列症状中的 2 个:

1) 姿势失衡或不稳。

2) 步态紊乱。

3) 慢性头晕。

4) 反复跌倒。

(2) 轻度前庭功能低下,至少被下列方法中的一种测量到:

1) vHIT 测量双侧 VOR 增益为 0.6~0.8。

2) 转椅试验,经正弦刺激[0.1Hz,最大速度为(50~60)°/s],VOR 增益为 0.1~0.3。

3) 双温试验,每一侧的冷热反应的眼震慢相速度(slow phase velocity,SPV)峰值之和为(6~25)°/s。

(3) 年龄≥60 岁。

（4）不能用其他疾病更好地解释。

11. 小脑退变性疾病　该病是一组以共济失调为主要症状的疾病。病因分为先天遗传性或后天获得性。先天遗传性共济失调有多种类型：脊髓小脑共济失调（spinocerebellar ataxia，SCA）、原发性迟发性小脑共济失调、X 连锁共济失调、Friedreich 共济失调、早发性共济失调等。SCA 是小脑变性疾患中的一大类，也是前庭小脑综合征中最常见的疾病，为常染色体显性遗传，根据不同的致病基因，SCA 可分为 43 个亚型。后天获得性病因主要有毒物损害、免疫性损害、肿瘤损害、内分泌性损害、退行性变、血管病变、代谢性损害及脑病等。

12. 持续性姿势-感知性头晕（persistent postural-perceptual dizziness，PPPD）　PPPD 是一种慢性前庭功能失调，诊断该病必须全部满足以下 5 条标准：

（1）在 3 个月或以上的大部分天数内，出现头晕或不稳或非旋转性眩晕中的一种或多种：

1）每次发作症状持续数小时，程度可逐渐加重及逐渐减轻。

2）不需要症状在一整天内连续存在。

（2）每次持续性症状出现无特异触发因素，但下列 3 种因素可使其加重：

1）直立姿势。

2）无论何种方向及位置的主动或被动运动。

3）暴露于移动的视觉刺激或复杂的视觉环境。

（3）这种失调由引起眩晕、不稳、头晕或平衡失调的下列疾病引起：急性、发作性或慢性前庭综合征，其他神经系统疾病或内科疾病或心理性焦虑。

1）当触发疾病为急性或发作性疾病时，症状出现形式与诊断标准第（1）项叙述一致。当触发疾病已经缓解后，症状首先间歇出现，以后固定成持续性病程。

2）当触发疾病为慢性综合征时，症状开始缓慢出现，然后逐渐加重。

（4）症状引起显著的焦虑或功能障碍。

（5）症状不能由其他疾病或失调解释。

13. 其他原因头晕/眩晕疾病

（1）颈性头晕：既往一些医生常将头晕/眩晕，尤其老年人头晕的常见原因归结于颈椎病，这样的认识需要纠正。多数国内外专家对颈性头晕的概念和机制仍持谨慎态度。颈性头晕不应代指某一种疾病（如颈椎病），而可能是颈部相关结构（颈椎、肌肉、神经、血管等）损害导致的头晕/眩晕类型的总称。推测有 3 种病理机制参与颈性头晕的发生，包括旋转性椎动脉闭塞、颈部交感神经损伤及颈部本体觉损伤。旋转性椎动脉闭塞是指当头颈部转向一侧时，椎动脉受到牵拉或被压迫，在侧支循环缺乏情况下，导致一过性后循环血流下降，其本质为后循环缺血。此外，颈部本体觉异常，多与挥鞭样损伤相关。对颈性头晕/眩晕的深入认识需要更多的临床研究提供证据。

（2）药物引起的头晕/眩晕：很多药物可能导致头晕/眩晕的副作用，机制可能与耳毒性、低血压、低血糖、中枢镇静、骨骼肌松弛等机制有关。药物源性头晕/眩晕特点多为发生于用药一定时期以后（过敏反应例外）；头晕/眩晕产生较快，但很少呈发作性；周围环境不稳，有颠簸不定的感觉，较少是旋转性的，可伴或不伴眼球震颤；由于受损部位不一或有所侧重，因此症状各异。

1）影响心脏导致低血压、直立性低血压、尖端扭转型室性心动过速等的药物或毒物：如酒精、毒品、Ⅰa 类抗心律失常药物、抗痴呆药物、抗癫痫药物、抗组胺药（镇静剂）、抗高血压药物、抗感染药（抗流感药、抗真菌药、喹诺酮类药）抗帕金森病药物、治疗注意力缺陷/多动的药物、洋地黄类药物、双嘧达莫、硝酸盐、磷酸二酯酶 5 型抑制剂、骨骼肌松弛剂、钠-葡萄糖协同转运蛋白-2 抑制剂、抗胆碱能药。

2）中枢抗胆碱能作用药物：如骨骼肌松弛剂、泌尿和胃肠道解痉剂。

3）小脑毒性药物：如抗癫痫药、苯二氮䓬类药物、锂剂。

4）引发低血糖药物：如降糖药、β 肾上腺素受体拮抗剂。

5）耳毒性药物：如氨基糖苷类、抗风湿药。

（3）直立性低血压：患者在直立位时收缩压和/或舒张压下降超过 20mmHg 和/或 10mmHg（1mmHg=0.133kPa），临床表现为将要摔倒的不稳感，可能伴随黑蒙或视物模糊、恶心、出汗等，但患者意识并未丧失，症状多持续数秒到数十秒，极少超过数分钟，有时也称为晕厥前。病因多为降压药过量、血容量不足或自主神经功能障碍，也可为心脏器质性疾患，可由空腹或饱食后的运动所诱发。患者出现上述表现或疑诊本病时，应行卧立位血压监测、直立倾斜试验及必要的心脏检查。

（4）病因不明的头晕/眩晕疾病：由于对疾病认识的局限性及疾病处于的不同阶段，目前仍有部分头晕/眩晕患者的病因不明。对于此类患者，经过仔细的问诊、认真的查体及必要的辅助检查排除恶性疾病之后应该密切随访。

【辅助检查】

头晕/眩晕疾病的病因很多，辅助检查的选择应根据病史和体格检查而定。

1. **血液指标检测**　包括血常规、肝肾功能、血糖、血脂、电解质等，筛查贫血或电解质代谢紊乱，必要时完善甲状腺功能、免疫学指标筛查甲亢或甲减、免疫功能异常，心肌酶学检查除外心肌梗死等。临床上大多数出现眩晕的患者不需要实验室检查。患有慢性疾病（如糖尿病、高血压）的患者可能需要血糖和电解质检测。

2. **前庭功能检查**　包括视频眼震电图、温度试验、前庭自旋转试验、头脉冲试验、转椅试验筛查不同频率的水平或垂直半规管功能；前庭肌源性诱发电位检测椭圆囊、球囊功能。

3. **听力学评价**　包括纯音测听、声导抗、脑干听觉诱发电位、耳蜗电图。注意对所有眩晕，尤其伴随耳鸣、听力下降或耳闷胀等症状的患者，均应进行纯音测听检查，单侧听力下降者更应予以重视，根据纯音测听图，可以很好地区分传导性耳聋和神经性耳聋。

4. **影像学检查**　不建议常规进行影像学检查，但存在异常神经系统损害表现，包括不对称或单侧听力损失时，均需要 CT 或 MRI 来评估脑部或内听道病变。对于急性眩晕起病，迅速出现意识障碍的患者，当高度怀疑为小脑出血时，首选头部 CT 检查。颞骨岩部螺旋 CT 可用于骨迷路检查、内耳迷路 MRI 及其水成像可用于膜迷路检查。此外，颈部和脑动脉 CT 血管造影（CTA）和经颅多普勒超声（transcranial Doppler sonography，TCD）等方面的检查有助于评估脑血管情况。

【病史问诊】

头晕/眩晕的病因复杂，诊断思路仍遵循疾病诊断的基本原则。在详细的病史询问、体格检查之后，进行有针对性的选择辅助检查进行诊断佐证，综合分析得出病因诊断。在头晕/眩晕疾病的病因诊断中，病史问诊至关重要，根据病史可使 70%~80% 的患者明确诊断方向。

1. **结构性问诊方式**　通过结构性问诊方式进行详细全面的病史采集，能够为眩晕的诊断和鉴别诊断提供清晰的思路和重要的信息。针对于"晕"的症状问诊应包括以下六方面内容：起病形式及发作频率、表现形式（晕的性质）、持续时间、诱发因素、伴随症状，此外还需询问既往史、用药史及家族史。须高度警惕一些诊断陷阱，如无常规神经科体格检查阳性发现（如偏瘫、言语障碍等）的眩晕不一定就是周围性眩晕，伴有听力损害的眩晕也不一定是周围性眩晕。六方面问诊内容详述如下：

（1）起病形式及发作频率：包括急性单次持续性、反复发作性、慢性持续性。

1）急性单次持续性：常见于前庭神经炎、伴眩晕的突发性聋、后循环卒中等。

2）反复发作性：良性阵发性位置性眩晕（benign paroxysmal positional vertigo，BPPV）、前庭性偏头痛、梅尼埃病、前庭阵发症、短暂性脑缺血发作（transient ischemic attack，TIA）、惊恐发作、痫性发作、发作性共济失调 2 型等。

3）慢性持续性：慢性进行性加重常见于颅内占位性疾病（如脑干小脑肿瘤）、中枢神经系统退行性疾病和副肿瘤性亚急性小脑变性等，慢性稳定性常见于精神心理性头晕（如 PPPD）、双侧前庭病、慢性中毒等。

（2）表现形式（"晕"的性质）：头晕、眩晕的表现形式参考本节中前面内容。此外,临床上患者还常主诉一些易与头晕、眩晕混淆的症状,在进行头晕或眩晕的概念区分时需与之鉴别。如晕厥前状态(presyncope)是指大脑血液供应普遍下降后出现黑蒙、快失去意识、即将晕倒的感觉,常伴发头昏沉、胸闷、心悸、乏力等症状。头昏的概念相对含糊,常指头重脚轻、身体漂浮、眼花等。与眩晕最主要的区别是患者无自身或外界环境的运动错觉。

（3）持续时间

1）数秒：常见于 BPPV、前庭性偏头痛、梅尼埃病后期、前庭阵发症、外淋巴瘘、前半规管裂、心律失常。

2）数分钟：常见于 TIA、前庭性偏头痛、惊恐发作等。

3）数十分钟至数小时：常见于梅尼埃病、前庭性偏头痛、脑血管病等。

4）数天：常见于前庭神经炎、迷路炎、伴眩晕的突发性聋、前庭性偏头痛、脑血管病或脱髓鞘病等。

5）数月至数年：常见于精神心理性头晕(如 PPPD)、双侧前庭病、慢性中毒、中枢神经系统退行性疾病等。

（4）诱发因素：BPPV 常与头位或体位变化有关,如起床、翻身、低头、仰头时出现;前庭性偏头痛发作期也可出现与头位或体位变化有关的头晕;直立性低血压、严重椎基底动脉狭窄可在站立体位时诱发;长期大量烟酒史为动脉粥样硬化疾病的危险因素;情绪不稳、失眠、入睡困难、早醒、多梦,常见于合并或并发精神心理性头晕(如 PPPD);月经前期或月经期出现,伴随偏头痛,常见于前庭性偏头痛;Valsalva 动作(排便、屏气)、大声或噪声诱发的眩晕可见于外淋巴瘘。

（5）伴随症状：伴随症状对于鉴别诊断有重要作用。

1）自主神经症状：恶心、呕吐、心动过缓、血压下降、肠蠕动亢进、便意频繁,为前庭迷走神经反射功能亢进所致,常见于前庭周围性眩晕和部分前庭中枢性眩晕疾病。

2）耳部症状：耳鸣、耳闷胀感、听力下降或听觉过敏可见于梅尼埃病;眩晕伴听力下降及耳或乳突疼痛可见于突发性聋、迷路炎、中耳炎,偶可见于小脑前下动脉供血区梗死等。

3）中枢神经系统症状：复视、构音障碍、面部及肢体感觉、运动障碍或共济失调提示脑干小脑病变;如急性枕部疼痛持续存在需警惕椎基底动脉夹层;上述症状急性发作并持续存在提示可能后循环梗死或出血;缓慢出现持续存在的面部及肢体感觉运动障碍或共济失调提示颅颈交界区部畸形、遗传性或获得性小脑性共济失调。

4）心血管症状：心悸、胸闷、胸痛、面色苍白、晕厥提示心脏病变可能,如急性冠脉综合征或心律失常、肺栓塞。

5）精神情绪症状：紧张、担心、坐立不安、情绪低落、恐惧、睡眠障碍如入睡困难、易醒、早醒等提示可能合并或并发焦虑、抑郁状态,或 PPPD。

6）眼部症状：双眼复视提示脑干、眼动神经、眼外肌或神经肌肉接头病变;单眼复视、单眼黑蒙、单眼视力下降、斜视等提示眼球、眼内肌或视神经病变。

7）颈部症状：颈肩痛、与颈部活动相关的头晕/眩晕、上肢或手指麻木,可能提示颈椎关节不稳、颈椎病、颅颈部发育异常。

（6）既往史及家族史

1）既往高血压、糖尿病、高脂血症、吸烟饮酒、心脑血管病史的急性头晕/眩晕患者需优先鉴别脑血管病。

2）既往有耳部疾病史如慢性中耳炎的患者,后期易并发迷路炎、瘘管形成等。

3）颞骨骨折、外淋巴瘘常有外伤手术史。

4）药物使用史有助于鉴别药物所致的头晕/眩晕及药物所致的直立性低血压。

5）老年人中药物副作用引起的头晕值得重视,尤其注意有无近期新增加药物,也可能是导致患者头晕不适的原因。容易导致头晕不适的药物有抗癫痫药物(如卡马西平)、镇静药(如氯硝西泮)、抗高血压药物(如普萘洛尔)、利尿剂(如呋塞米)等。

　　6)晕动病患者常有晕车晕船史。

　　7)前庭性偏头痛患者常有偏头痛、眩晕家族史或晕车史。

　　8)前庭性偏头痛、梅尼埃病患者可有家族史。

　　9)遗传性小脑性共济失调患者可有家族史。

　　2. **急性头晕/眩晕患者病史问诊的注意事项**　　急性头晕/眩晕患者的临床症状较严重,配合医生病史询问和检查的依从性差。医生通过重点问诊可快速有效获取临床信息。问诊应选择3个方面:①是否为急性持续性或反复发作性;②持续时间;③诱发的形式(是否与头位、体位变化有关,必须区分头部运动加重的头晕/眩晕和头部运动诱发的头晕/眩晕)。通过这3个问题将患者首先纳入急性前庭综合征或发作性前庭综合征的诊断分析框架中,有助于快速缩小诊断和鉴别诊断的疾病范围;之后再询问其他伴随症状进一步缩小鉴别诊断的疾病。对于老年人的既往史询问应重点关注心脑血管病的危险因素,包括高血压、糖尿病、高脂血症、痛风、吸烟、肥胖、冠状动脉/颈动脉硬化或支架植入术病史;对青年人应重点关注外伤、剧烈运动、偏头痛、既往眩晕病史。

　　【体格检查】

　　在头晕/眩晕的临床诊断思路中,需要优先除外脑干小脑病变所致的恶性中枢性眩晕,因此需要注意以下提示中枢性病变的体征,包括意识障碍、复视、肢体无力或肌张力异常、肢体或躯干共济失调、严重平衡失调、交叉性或偏身感觉障碍、构音障碍、吞咽困难、饮水呛咳、视野缺损、霍纳征(Horner 征)等。除提示中枢性病变的典型体征外,还应注意神经-耳科专项检查(表4-2-2),尤其注意眼球位置、眼球运动、眼球震颤的检查。眼震检查,需注意自发眼震、凝视诱发性眼震,注意9个眼位检查,尤其注意可提示脑干或小脑病变的眼震方向变化情况。另外,头晕/眩晕患者一定注意检查听力。

表 4-2-2　神经-耳科专项查体阳性体征及临床意义

检查	阳性体征	临床意义
眼部	自发性垂直下跳性眼震,其他一些少见的眼震如跷跷板眼震、周期性眼震、分离性眼震、眼阵挛等	提示中枢性疾病,多见于前庭双侧小脑损害或脑桥、延髓病变,如梗死、出血或小脑扁桃体下疝畸形等
	固视抑制失败	提示中枢性损害
	固视抑制成功	提示周围性损害
	改变凝视方向后眼震类型或/和方向改变	提示中枢性损害
	方向不变的水平(有时略带旋转)的眼震	提示周围性损害,眼震慢相侧常为病变侧
耳部	粗测听力、Weber 试验和 Rinne 试验	初步判断传导性耳聋或感音性耳聋
共济运动	指鼻试验、跟膝胫试验、快复轮替试验、Romberg 征、反击征等	指鼻、跟膝胫、快复轮替试验欠稳准常提示小脑半球病变,Romberg 征睁闭目均不稳,闭目明显提示小脑病变,蚓部病变常向前后倒,半球病变常向病侧倾倒。反击征阳性提示小脑半球病变
姿势步态平衡	1. 步基宽、醉汉步态	1. 提示小脑病变
	2. 跨阈步态	2. 提示深感觉障碍
	3. Fukuda 原地踏步试验	3. 如果偏斜角度>30°即为异常,偏斜侧也常常是前庭功能减弱侧
位置检查	Dix-Hallpike 试验、Side-lying 试验和滚转试验	多见于 BPPV,有时为中枢性位置性眩晕

　　注意重点突出,可以从病史和临床症状出发,根据眩晕发作特点的不同形式进行重点查体。如门诊常会接诊以发作性眩晕或慢性头晕为主诉就诊的患者。对发作性位置性眩晕患者,需注意观察眼震及位置试验(Dix-Hallpike test)、垂直悬头位试验(straight head-hanging test)、滚转试验(supine roll test)和卧立位血压的测量,因为此类头晕/眩晕常见原因为 BPPV 和直立性低血压。发作性非位置性眩晕患者的查体应注意眼球运动和眼震、听力的检查,因为此类患者以前庭性偏头痛和梅尼埃病常见,还需要鉴别后循环短暂性脑缺血发作(transient ischemic attack,TIA)。前庭性偏头痛患者在发作期或非发作期可发现不同类型的眼震,如发现水平性(方向固定或方向改变)、垂直性或扭转性眼震有助于诊断。粗测听力及 Rinne 试验和 Weber 试验有助于大致区分传导性耳聋和感音性耳聋,有助于梅尼埃病的初筛。慢性持续性姿势性头晕或平衡障碍的患者需要较为系统的眩晕查体,尤其重点关注卧立位血压、眼球运动、眼震、共济运动、姿势步态、平衡功能、深感觉的检查,因为此类眩晕/头晕需要较多方面的鉴别诊断,除 PPPD、双侧前庭病外,还有各种原因所致的小脑性或感觉性共济失调等。

　　急性头晕/眩晕的病因诊断主要涉及急性前庭综合征和发作性前庭综合征中的前庭周围性和中枢性疾病。最严重的误诊多为忽略后循环卒中或后颅窝病变,因此需优先鉴别的疾病主要为脑卒中和前庭神经炎,少见情况下需排除代谢和毒物的原因。

　　由于患者急性期眩晕、恶心呕吐症状严重,有时难以配合全面的体格检查,因此应优化床旁查体,掌握重点查体有助于快速鉴别中枢疾病导致的急性或发作性前庭综合征。除前面所述提示中枢性病变的体征外,床旁眼动检查尤其应关注。床旁眼动检查可以分为静态和动态检查。静态检查包括眼球反向偏斜、眼球运动异常(平稳跟踪异常,扫视异常)和眼球震颤(尤其注意凝视方向变化性眼震)的评估。动态检查包括通过头脉冲试验(也称甩头试验)和摇头试验检查前庭眼反射。近年来,头脉冲-眼震-扭转偏斜(head impulse,nystagmus type,test of skew,HINTS)检查逐渐被临床医生认识掌握,有助于医生区分良性内耳疾病和危险的中枢疾病。HINTS 三步床旁检查,包括水平方向头脉冲试验(也称甩头试验)、眼震和眼偏斜反应。水平方向头脉冲试验阴性、出现随凝视方向改变而方向变化的眼震和眼偏斜反应阳性提示脑干或小脑病变。眼偏斜反应的灵敏度较差(30%),但对脑干病变特异性高(98%)。如患者无法配合头脉冲试验或摇头试验,此时观察眼球运动(平稳跟踪和扫视运动)和眼球震颤尤为重要。水平方向变化性凝视性眼震、垂直性凝视性眼震、扭转性眼震(尤其不同方向凝视时扭转方向变化的眼震)常提示脑干(脑桥或延髓)或小脑病变。需要注意的情况有,在急性前庭综合征和发作性前庭综合征中,相同的眼震具有不同的意义。对于发作性前庭综合征患者,Dix-Hallpike 试验诱发的上跳扭转型眼震提示 BPPV,而对于急性前庭综合征患者,相同的上跳扭转型眼震可能提示中枢性体征,通常为脑干卒中。因此,区分临床症状的同时,正确解释查体结果也很重要。粗测听力简便易行,医生可双手分别置于患者双耳外侧摩擦手指进行简单的听力检测,或进行音叉检查(Rinne 试验和 Weber 试验),有助于发现突发听力下降的情况。此外,需注意姿势平衡障碍,急性脑干或小脑病变的患者姿势步态不稳较前庭外周病变更为严重。大多数脑干或小脑急性病变的患者都有姿势不稳的表现,因此,急性头晕/眩晕伴严重姿势不稳的患者,应尤为注意。

　　头脉冲试验是检测直接前庭眼反射通路(vestibule-ocular reflex,VOR)受损的方法。检查方法:要求患者注视眼前的一个靶点(或检查者的鼻子),患者事先对头部转动方向是不可预知的。检查者快速地以频率 2Hz 向左或向右水平方向移动患者头部,振幅为 10°~20°。如果 VOR 正常,眼球将以相同的振幅向头动相反方向代偿性移动,以使眼球稳定地固视靶点。若出现矫正性扫视,提示患者 VOR 增益减弱,表明周围前庭功能受损,头部转动的方向为患侧。若水平转动后出现垂直扫视则提示中枢疾病可能。HIT 阴性不能完全除外周围前庭受损可能,因为常与操作者方法不当有关,也可能与外周前庭受损较轻有关。此外,也有研究显示 HIT 检查为阳性结果时,患者也存在小脑和脑干卒中,因此需要正确理解 HIT 的检查结果。

【鉴别诊断】

　　常见前庭周围性头晕/眩晕与前庭中枢性头晕/眩晕鉴别诊断要点见表4-2-3。

表 4-2-3　前庭周围性头晕/眩晕与前庭中枢性头晕/眩晕鉴别点

对比项	前庭周围性头晕/眩晕	前庭中枢性头晕/眩晕
性质	旋转性或姿势不稳常见,伴运动性错觉,常与体位或头位变化相关	姿势不稳常见,可有旋转感,伴或不伴运动性错觉
起病急缓	多为急性或发作性	可为急性、发作性或慢性
眩晕的严重程度	常较重	常较轻
持续时间	常较短,数小时或数天	常较长,可达数周
平衡障碍	不定,常较轻	常较重
迷走神经反应	恶心/呕吐、出汗常见,常反应剧烈	少见或不明显
听力下降/耳鸣	常有,常伴耳鸣、耳堵、听力下降或耳聋	常无
意识障碍	无	可有
自发性或凝视性眼球震颤	水平或水平略带旋转性,眼震方向不随注视方向改变而改变	水平、纯旋转或纯垂直,眼震方向随注视方向改变而改变
固视抑制	成功	失败
扫视试验	正常	欠冲/过冲
平滑追踪	正常	侵入性扫视
VOR 抑制	正常	抑制失败
躯体倾倒	与眼震慢相一致	与眼震无一定关系
CNS 症状/体征	无	常有
常见原因	血管性、感染、外伤、肿瘤、药物中毒	脑血管病、中枢神经系统感染、肿瘤、脱鞘病、变性病

注:VOR(vestibule-ocular reflex,前庭眼动反射);CNS(central nervous system,中枢神经系统)。

【治疗】

常见导致头晕/眩晕的各类疾病治疗的详细内容,参照相关疾病诊疗指南或共识。本节仅介绍头晕/眩晕的治疗原则,包括急性期处理、病因治疗和康复治疗。

1. 急性期处理

(1)卧床休息,避免声、光刺激,注意跌倒风险评估,预防跌倒意外发生。注意饮食调整,如梅尼埃病患者需限制钠盐摄入;关注患者健康教育与心理因素,向患者解释头晕/眩晕相关问题,早期进行心理疏导。

(2)药物治疗:急性期或发作期出现剧烈呕吐等自主神经反应可应用前庭抑制剂控制症状。药物治疗的具体内容如下:

1)前庭抑制剂:如抗组胺类、苯二氮䓬类或抗胆碱能类等药物,可有效控制眩晕急性发作,原则上使用不超过 72 小时。急性期症状控制后应及时停药,否则会抑制中枢代偿机制的建立。

2)糖皮质激素:前庭神经炎急性期、突发性聋急性期或梅尼埃病急性期眩晕症状严重或听力下降明显者,可酌情口服或静脉给予糖皮质激素。

3)对症支持治疗:眩晕急性发作持续时间较长且伴有严重恶心呕吐者,应给予止吐剂等药物,如甲氧氯普胺、多潘立酮(吗丁啉);另外,给予补液支持治疗,还需注意防治脱水、低血糖和心动过缓等并发症。

2. 病因治疗　尽快明确病因诊断,及时给予针对性的治疗措施。不同类型的突发性耳聋患者注意按听力损失的不同类型分型处理。BPPV进行耳石复位,操作简便,可徒手或借助仪器完成,效果良好。复位时应根据不同半规管类型选择相应的方法,具体参见《良性阵发性位置性眩晕诊断和治疗指南(2017)》。例如,对于最常见的后半规管BPPV,建议首选Epley法,其他还可选用改良的Epley法或Semont法等,必要时几种方法可重复或交替使用。外半规管BPPV可根据水平向地性眼震(包括可转换为向地性的水平离地性眼震)采用Lempert或Barbecue法及Gufoni法(向健侧),上述方法可单独或联合使用;不可转换的水平离地性眼震可采用Gufoni法(向患侧)或改良的Semont法。发作频繁的VM,可参考偏头痛的预防治疗指南,选择氟桂利嗪、丙戊酸、托吡酯、普萘洛尔或阿米替林。有研究报道VM发作期使用曲普坦类治疗改善眩晕症状有效。脑血管病应根据情况进行急性期和二级预防治疗,其他前庭中枢性疾病(如肿瘤、炎症、脱髓鞘性疾病、各类系统性疾病和精神障碍疾病等)的治疗具体参照相关疾病指南。

根据引起眩晕的不同疾病选择相应符合适应证的手术治疗,如听神经瘤、规范药物治疗无效的中耳炎、乳突炎或梅尼埃病、小脑大量出血、脑干小脑占位性疾病等。

3. 康复治疗

(1) 心理治疗:焦虑、抑郁症状的患者需要心理治疗,可进行认知行为治疗(cognitive behavior therapy,CBT)及生物反馈治疗,必要时应使用抗抑郁、抗焦虑药物。

(2) 前庭康复治疗:前庭康复训练是一种物理训练方法,通过中枢适应和代偿机制提高患者前庭功能,减轻前庭损伤导致的后遗症。不同种类的前庭康复训练可作为各种眩晕类疾病的重要或辅助治疗方式。例如,可作为BPPV耳石复位无效及复位后仍有头晕或平衡障碍患者的辅助治疗。此外,如果患者拒绝或不耐受复位治疗,则前庭康复训练可以作为替代治疗。前庭康复训练也可用于前庭神经炎、梅尼埃病稳定期、突发性聋伴眩晕患者的辅助治疗。对于各种原因造成的前庭功能低下的慢性眩晕/头晕患者,前庭康复训练均可能使其获益。

(鞠　奕　刘　博　蒋子栋)

第三节　学科新进展

1. 前庭疾病国际分类(ICVD)　半个多世纪以来,前庭系统研究取得了巨大进展,但是由于缺乏明确和统一的标准和定义,前庭症状描述不规范,疾病间的界定存在较多问题,为了改善临床质量,加强研究、促进发展,2009年Barany协会首次提出了前庭症状的共识性分类(ICVD-I:症状分类,1.0版),将前庭症状分为眩晕、头晕、前庭-视觉症状和姿势性症状4大类。该文件中提出前庭症状的定义内容应足够广泛,涵盖典型的由前庭疾病所导致的临床症状谱,具有足够的特异性,并能促进有效的研究;任何"前庭"症状不具有完全特异的定位或分类学的含义,症状本身的特征不代表或提示任何可能导致症状的疾病(或疾患)的定位、病理生理学及其机制。2015年WHO在《国际疾病分类第十一次修订本(ICD-11)》中首次加入前庭疾病国际分类(international classification of vestibular disorders,ICVD)。2015～2020年ICVD的框架结构及部分疾病定义和诊断标准陆续发表。

ICVD对前庭疾病的界定主要在两方面:①累及前庭迷路的内耳疾病;②由迷路至脑的传导通路包括脑干、小脑、相关皮层下结构和前庭皮层的病变。对于临床症状类似于前庭疾病但是原发于其他系统的疾病,ICVD主要集中于这些疾病的前庭表现,不诉求于重新定义和分类这些非前庭性原发疾病。例如,晕厥、抽搐、卒中、头痛、小脑性共济失调、锥体外系运动性疾病及已由其他临床专科定义的行为性疾病。ICVD是由相互关联的4个层面构成的体系,每个层面在这个相互作用的有机整体内发挥作用(图4-1-1)。诊断一种前庭疾病需要在4个层面上进行界定,从而深化前庭疾病诊断,推动流行病学和发病机制等相关研究,提高解决症状体征层面问题的水平。ICVD第Ⅰ层中的症状分类和定义首先完成并于2009年被正式发表,将前庭症状分为4大类(表4-1-1)。前庭症状分类和定义将有助于提高病史采集质量,改善分析临床资料的视角。ICVD在第Ⅱ层对常见的前庭综合征进行定义,包括3种前庭综合征,分别为急性、发作性和慢性前庭综合征。ICVD 在第Ⅲ层对前庭疾病进行界定,一些疾病的诊断标准已陆续发表。

2. 重视培养头晕/眩晕疾病诊疗的临床思维 以往,国内对于头晕/眩晕的传统诊疗思路是以"症状性质"为切入点,通过区分患者头晕/眩晕的类型指导后续诊疗。例如,问诊时询问患者"您说的头晕是指什么?",患者的回答可能是"天旋地转、头重脚轻、差点昏过去、不稳",之后医生会逐一进行鉴别诊断,根据旋转性眩晕或非旋转性头晕进行初步分类,再进一步划分为前庭周围性或前庭中枢性眩晕。但在实际的临床诊疗工作中,这种根据眩晕的"症状性质"进行划分的方法存在一定局限性。一方面,部分患者无法准确详细地描述头晕/眩晕的特征,造成医生在以"症状性质"为切入点的诊断思路下,病史信息收集受到干扰;另一方面,对于急性眩晕发作的患者,需要医生在短时间内快速做出初步诊断和对症治疗,而患者往往由于眩晕及其伴随症状的诸多不适,无法详细描述眩晕的症状性质,这种情况下可以通过优先完成某些病史采集的内容,调整病史采集的顺序,优化临床诊断思路,缩小疾病诊断范围,提高快速诊断的效率。

ICVD 的结构包括 4 个层面的内容:第Ⅰ层强调疾病的症状体征;第Ⅱ层将疾病划分为 3 种综合征,包括急性、发作性和慢性前庭综合征;第Ⅲ层对各种前庭疾病分别进行定义和诊断;第Ⅳ层研究每一种疾病的发病机制。其中第Ⅱ层面——"综合征"提供了一种疾病分类的中间层,将症状和体征的联系与引起这些症状和体征的疾病连接起来,划分为急性、发作性和慢性前庭综合征。这种分类方法的使用增加了临床医生在眩晕诊断分析中的实用性和易操作性。医生进行病史采集时,在询问症状性质之后(即使在症状性质描述不清的情况下),直接根据发病形式(急性、发作性和慢性)的特点,将患者的临床特征分别划分入急性、发作性或慢性前庭综合征的范围,进一步在较小范围内进行鉴别诊断。例如,在急诊室常见以急性突发性眩晕为主要表现就诊的患者,根据首次发作、反复发作和诱发因素可以被初步纳入急性或发作性前庭综合征的鉴别诊断疾病谱中,之后再通过其他病史和体征选择必要的辅助检查以明确诊断;在门诊,发作性和慢性前庭综合征常见,医生可以患者症状性质结合发病形式为切入点,进行发作性或慢性前庭综合征范围内疾病的鉴别诊断。

3. 认识并掌握眩晕查体是头晕/眩晕疾病诊疗的必要手段 近年来,HINTS 检查等一些既往不被临床医生认识掌握的眩晕床旁检查逐渐被大家重视并逐渐掌握。对于常规神经系统检查正常的患者,一些神经-耳科查体,尤其眼动检查(目前尚未纳入常规神经系统查体中的查体方法)对于头晕/眩晕的解剖定位诊断很有价值,包括 HINTS、平稳跟踪试验、扫视试验、固视抑制、VOR 抑制等。在影像学技术高度发展的今天,临床医生对辅助检查的依赖性明显增加,但体格检查作为神经科医生的一项基本技术,是神经系统疾病诊断不可或缺的方法,同时也是良好的临床思维模式的体现。

(赵性泉 鞠 奕 刘 博)

参 考 文 献

[1] 冯智英,杨晓岚,沈沸,等. 前庭症状的分类:迈向前庭疾患的国际分类. 神经病学与神经康复学杂志,2012,9(3):127-137.

[2] 李远军,徐先荣. 前庭神经炎的研究进展. 中华耳科学杂志,2016,14(4):515-520.

[3] 中华耳鼻咽喉头颈外科杂志编辑委员会,中华医学会耳鼻咽喉头颈外科学分会. 良性阵发性位置性眩晕诊断和治疗指南(2017). 中华耳鼻咽喉头颈外科杂志,2017,52(3):173-177.

[4] 中华耳鼻咽喉头颈外科杂志编辑委员会,中华医学会耳鼻咽喉头颈外科学分会. 梅尼埃病诊断和治疗指南(2017). 中华耳鼻咽喉头颈外科杂志,2017,52(3):167-172.

[5] 中华医学会神经病学分会. 眩晕诊治多学科专家共识. 中华神经科杂志,2017,50(11)805-812.

[6] 赵性泉. 识别急诊室里表现为头晕/眩晕的脑血管疾病. 北京医学,2017,39(8):758-759.

[7] 赵性泉. 重视培养眩晕/头晕疾病诊疗的临床思维. 中华内科杂志,2016,55(10):745-745.

[8] HEADACHE CLASSIFICATION COMMITTEE OF THE INTERNATIONAL HEADACHE SOCIETY (IHS) The International

Classification of Headache Disorders,3rd ed. Cephalalgia,2018,38(1):1-211.

[9] STRUPP M,KIM JS,MUROFUSHI T,et al. Bilateral vestibulopathy:diagnostic criteria consensus document of the classification committee of the Bárány society. J Vestib Res,2017,27(4):177-189.

[10] AGRAWAL Y,VAN DE BERG R,WUYTS F,et al. Presbyvestibulopathy:Diagnostic criteria Consensus document of the classification committee of the Barany Society. J Vestib Res,2019,29(4):161-170.

[11] STAAB JP,ECKHARDT-HENN A,HORII A,et al. Diagnostic criteria for persistent postural-perceptual dizziness (PPPD): Consensus document of the committee for the Classification of Vestibular Disorders of the Barany Society. J Vestib Res,2017, 27(4):191-208.

第五章 癫痫及发作性疾病

第一节 概　述

【基本概念】

1. **癫痫（epilepsy）**　是一种慢性脑部疾病，其特点是持续存在能够产生癫痫发作的脑部持久性改变并出现相应的神经生物、认知、心理及社会等方面的后果。依据 2014 年国际抗癫痫联盟（International League Against Epilepsy，ILAE）的新定义，两次间隔 24 小时以上的非诱发性（或反射性）发作或一次非诱发性（或反射性）发作，并且在未来 10 年内，再次发作风险与两次非诱发性发作后的再发风险相当时（至少 60%）或诊断某种癫痫综合征时，都可确诊为癫痫。癫痫的具体特征包括：

（1）电生理基础是脑部神经元异常过度超同步化放电。

（2）脑部慢性的功能障碍，表现为反复出现的癫痫发作。单次/单簇的癫痫发作，因为不能证实存在反复发作的特征，故诊断为癫痫发作，而不诊断为癫痫。有病理性诱因，如发热、酒精戒断、低血糖或者高血糖等原因造成的癫痫发作，去除以上诱因后，发作也随之消失，属于诱发性癫痫发作，也不诊断为癫痫。

（3）慢性脑功能障碍是癫痫的发病基础，除了会造成反复的癫痫发作以外，还会对大脑的其他功能产生不良影响，同时长期的癫痫发作也会对患者的躯体、认知、精神心理和社会功能等多方面产生不良的影响。

2. **癫痫发作（epileptic seizure）**　是因脑部神经元异常过度超同步化放电所造成的短暂的临床表现。由于大脑中异常放电的起源部位不同，传播通路不同，癫痫发作的临床表现多种多样，可以是运动、感觉、认知、精神、行为或自主神经异常，并伴有或不伴有意识或者警觉程度的变化。癫痫发作有以下本质特征：

（1）癫痫发作是短暂的临床现象，绝大多数的癫痫发作持续时间短于 5 分钟。

（2）尽管癫痫发作症状多种多样，但就个体患者而言，同一发作类型呈现相对的刻板性。

（3）癫痫发作的原因是脑部神经元的异常放电，但并不是每次发作都能从头皮电极脑电图中表现出来。

3. **癫痫综合征（epilepsy syndrome）**　1970 年国际上首次提出癫痫综合征的分类，ILAE 在 1989 年做了修订，2010 年为了有助于临床实践，提出了"电临床综合征"的概念，尝试代替"癫痫综合征"。近年来，神经影像学和遗传学的飞速发展表明，尽管电临床对癫痫综合征的描述至关重要，但这并不足以为急需开发的靶向治疗和了解癫痫潜在的病理生理机制提供更好的帮助。癫痫综合征的概念也在逐渐演变，目前主要是指包括癫痫发作类型、脑电图（EEG）和往往同时出现的影像学特征在内的一组综合征。癫痫综合征通常具有年龄依赖性,如发病年龄和缓解年龄(如适用)、发作诱因、每日发作频率及预后。有时会有相同的共病,如精神智力迟滞,以及脑电图和影像学上共同的特异性表现,并可能与病因、预后和治疗有关。癫痫综合征的诊断与病因诊断之间并不是一一对应的,并且两者目的不同。

4. **癫痫持续状态(status epilepticus,SE)** 是神经科常见的急症之一,年发病率为(10~41)/10万,总死亡率接近 20%。根据是否有惊厥,可以分为惊厥性癫痫持续状态(convulsive status epilepticus,CSE)和非惊厥性癫痫持续状态(non convulsive status epilepticus,NCSE),前者的死亡率和致残率更高,而后者往往更不易识别。1981 年 ILAE 把 SE 定义为癫痫发作持续足够长的时间或反复频繁发作且发作间期不能恢复意识。由于没有对发作时间做出明确说明,实际应用中并不容易对 SE 进行识别并给予及时有效的治疗。之后逐步对 SE 的持续时间定为 60 分钟,又基于神经元的损伤,定为 30 分钟,随着对 SE 认识的增加,目前认为在癫痫发作持续 5 分钟以内即需要进行治疗,强调了对 SE 的早期识别和干预。

2015 年,ILAE 对 SE 提出了新定义:SE 是由于导致癫痫发作终止的机制失效或者启动机制异常导致的超长时间癫痫发作(时间点 t1 以后)的状态。这是一种会产生长期后果(时间点 t2 以后)的疾病,包括神经元死亡、损伤和神经元网络的改变,具体取决于癫痫发作的类型和持续时间。时间点 t1 提示启动治疗的时间点,超过这个时间点,癫痫发作就应该被视为"持续的癫痫发作"。时间点 t2 提示长期不良后果可能发生的时间点,亦即强化治疗的时间点,发作活动的持续时间超过 t2 时间点即存在长期后果的风险。对于强直-阵挛性 SE,t1 为 5 分钟,t2 为 30 分钟;对于局灶性 SE 伴意识损害,t1 为 10 分钟,t2 大于 60 分钟;对于失神癫痫持续状态,t1 为 10~15 分钟,t2 尚不明确(表 5-1-1)。遗传性均基于动物实验和临床研究,存在相当大的差异,但这些是目前可用的最佳估计。

表 5-1-1　不同类型癫痫持续状态的时间限定值

单位:分钟

SE 类型	t1	t2
强直-阵挛 SE	5	30
局灶性 SE 伴意识损害	10	>60
失神癫痫持续状态	10~15	未知

【病因】

2017 年 ILAE 的分类强调从患者第一次出现癫痫发作起,就需要考虑癫痫的病因,包括基因性、结构性、代谢性、免疫性、感染性和未知原因。明确的病因有助于选择恰当的治疗。同一患者可以有一种以上的病因,相互间不存在分级关系。

1. **遗传性病因** 是多种特发性癫痫的重要原因,包括染色体异常和基因异常。前者如 21 三体综合征、5q13.3 微缺失综合征、20 号环形染色体综合征等,后者如 SCN1A 基因,目前发现其 150 余种突变都与癫痫有关,SCN2A 基因相关的自限性家族性新生儿-婴儿癫痫、自限性家族性婴儿癫痫等。需要强调的是,遗传性不等同于基因性,一方面,基因异常可由个体的新发突变造成;另一方面,由于外显率的差别,单个基因的突变可能不足以导致个体表现出癫痫。这就解释了为什么有些患者基因异常但并没有癫痫家族史,并且家属不愿意接受基因在发病中的作用。

2. **结构性病因** 是指结构神经影像学可见异常,电临床评估和影像学表现都可以做出该病灶可能导致患者癫痫发作的合理推断。结构病因包括灰质发育异常、血管畸形、海马硬化、缺血缺氧性损伤、脑外伤、肿瘤、脑穿通性囊肿。

3. **代谢性病因** 是指一种明确的代谢缺陷并可增加癫痫的风险。如生物素酶和全羧化酶合酶缺乏症、脑叶酸缺乏症、线粒体病。

4. **免疫性病因** 是由自身免疫性疾病直接导致的,癫痫发作是这种疾病的一个核心症状,包括 RAS-MUSSEN 综合征和抗体介导的癫痫,后者包括 NMDA 受体抗体、电压门控钾通道抗体、GAD65 抗体、GA-BA-b 受体抗体、AMPA 受体抗体、自身免疫性甲状腺炎相关的激素有效的脑病及乳糜泻、癫痫和脑钙化综合征等。

5. **感染性病因** 感染是全球范围内,尤其是发展中国家最常见的癫痫病因,中枢神经系统感染可造成急性症状性癫痫发作和癫痫,包括结核、HIV、脑疟疾、脑囊虫病、亚急性硬化性全脑炎、脑弓形体病等。

6. **未知病因** 目前还有很多癫痫患者的病因未知。在这一类中,除了基本的电临床症状,无法做出更具体的诊断,如额叶癫痫。能找到病因的程度取决于能获得患者评估资料的丰富程度,这些因不同的卫生保健机构、国家而不同。

【发病机制】

癫痫发作的本质是神经元过度同步放电,包括痫性放电的发生、扩散和终止。兴奋性神经递质与抑制性神经递质的失衡影响神经元的兴奋性,神经元膜电位不稳定,出现去极化偏移,即持续性去极化状态,就产生高频率的异常棘波发放。神经元功能状态的失衡引起神经网络的功能异常,如果异常放电起始于一侧半球,则表现为局灶性发作,如起始于双侧半球且快速扩散至双侧网络则表现为全面性发作。不同的起始区和不同的扩散途径导致患者出现不同的表现。放电的终止机制尚不明确,一旦不能自发终止,则出现癫痫持续状态。

近年来关于癫痫发病机制的研究表明,癫痫的发生与离子通道、神经递质、突触连接、神经血管单元、神经胶质细胞等均存在密切联系。上述各种机制引起神经元内在性质、突触传递及神经元生存环境的改变,导致兴奋与抑制的不平衡,从而产生神经元异常放电,进而导致癫痫的发生。

第二节 癫 痫 发 作

癫痫发作症状与大脑功能密切相关。全面细致地观察和记录癫痫发作的症状,是深入认识癫痫、鉴别癫痫发作与非癫痫发作和对癫痫发作进行分类的基础,特别是在定位局灶性癫痫发作的起源部位时,能够提供重要的价值。目前,随着视频脑电图的广泛应用,可更容易观察和分析发作症状。癫痫发作涉及大脑皮质、皮质下结构,以及局灶性或者双侧性神经网络。由于过度异常放电可以起始于多处脑区,并通过复杂的神经网络途径扩散和传播,临床发作症状也相应复杂多样。癫痫发作症状既可能代表发作起始区的功能异常,也可能代表异常放电扩散至功能区而出现功能异常,并反映不同脑区通过神经网络共同作用的结果。因此,即使癫痫发作起源相同,但传导通路不同,也可能出现不同的发作症状;而不同部位起源的发作,也可能传播到相同的功能区后,出现相似的症状。此外,随着时间的推移,发作症状也往往发生改变。

在局灶性发作中,产生症状的脑功能区域称为发作症状区,不等同于发作起始区。癫痫发作的起始既可以是脑功能区,也可以是附近的非功能区。目前,通过观察发作症状和皮质电刺激诱发的症状,人们已经认识到某些功能区受累的常见表现。

ILAE 发布的癫痫发作、癫痫综合征的分类,将繁杂的癫痫发作症状依照某种规律标准进行分类,为临床实践和研究提供了框架。癫痫发作多年来经历了多次修订,目前国际最新的癫痫发作分类方案是 2017 年发布的。

2017 年 ILAE 提出的新的癫痫发作分类由以往的部分性发作、全面性发作的二分法改进为局灶起始、全面起始和未知起始的三分法。变化包括以下几个方面:

(1) 部分变为局灶。

(2) 知觉成为局灶癫痫发作的分类依据。

(3) 取消了"认知、单纯部分、复杂部分、精神性和继发全面性"的术语。

(4) 新的局灶性发作类型包括自动症、行为中止、过度运动、自主神经性、认知和情绪性。

（5）失张力、阵挛、癫痫性痉挛、肌阵挛和强直性发作既可为局灶起始发作,也可为全面起始发作。

（6）局灶性至双侧强直-阵挛性发作代替继发性全身性发作。

（7）新增的全面性发作类型包括眼睑肌阵挛失神、肌阵挛失神、肌阵挛-失张力、肌阵挛-强直-阵挛。

（8）未知起始的发作仍可能具有可分类的特征。

知觉保留是指在癫痫发作的过程中,患者即使不能运动,但仍对自身和周围环境存在感知。局灶起始的癫痫发作,依据发作时知觉保留或者知觉受损进一步分类,子分类依据是否为运动起始分为运动起始和非运动起始,以及是否为局灶至双侧强直-阵挛。全面起始的癫痫发作,依据症状分为运动性发作和非运动性发作(失神发作),前者又进一步分为强直-阵挛和其他运动。未知起始的癫痫发作,依据症状也分为运动性发作和非运动性发作,运动性发作又分为强直-阵挛和其他运动,此外还有不能分类的发作(图5-2-1)。

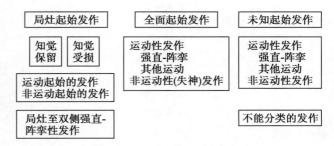

图 5-2-1　癫痫发作分类(ILAE,2017 基础版)

除了以上的基础版分类,2017 年 ILAE 对癫痫发作还进行了扩展版分类(图5-2-2,表5-2-1)。局灶起始的运动起始发作包括自动症、失张力、阵挛、痫性痉挛、过度运动、肌阵挛和强直;非运动起始发作包括自主神经性、行为中止、认知性、情绪性和感觉性。全面起始的运动性发作包括强直-阵挛、阵挛、强直、肌阵挛、肌阵挛-强直-阵挛、肌阵挛-失张力、失张力和痫性痉挛;非运动性发作包括典型性失神、不典型性失神、肌阵挛失神和眼睑肌阵挛失神。未知起始的运动性发作包括强直-阵挛和痫性痉挛;非运动性发作指行为终止。

1. 局灶起始的发作

（1）运动性发作

1）自动症:是在癫痫发作时出现的不自主、无目的的动作或行为,可以是继续发作前的动作或者行为,也可以是与发作前的动作或者行为无关系的、新出现的动作或者行为,具有重复性、刻板性特点,动作多具有协调性,对发作过程无法回忆。自动症可以与其他的运动症状合并出现,如过度运动。

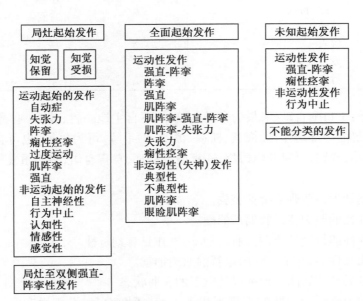

图 5-2-2　癫痫发作分类(ILAE,2017 扩展版)

表 5-2-1　癫痫发作中及发作后的描述术语

分类	描述术语	分类	描述术语
认知	失算 失语 注意力障碍 似曾相识或似曾不识 分离 言语障碍 幻觉 错觉 记忆力障碍 忽视 强迫思维 反应迟钝	运动	构音障碍 肌张力障碍 击剑样姿势（"4"字征） 不协调动作 Jackson 样动作 无力 瘫痪 扭转
情绪或情感	躁动 愤怒 焦虑 哭泣（流泪） 恐惧 发笑（痴笑） 偏执 欣快	自主神经性	心脏停搏 心动过缓 勃起 面红 胃肠不适 过度换气或换气不足 恶心或呕吐 面色苍白 心悸 竖毛 呼吸改变 心动过速
自动症	攻击动作 眨眼 点头 手部自动症 口面部自动症 蹬踏 骨盆扭动 重复语言 奔跑（持续性） 性动作 脱衣 发声或讲话 行走	感觉	听觉 味觉 热-冷感 嗅觉 躯体感觉 前庭性 视觉
		侧别	左侧 右侧 双侧

　　常见的自动症包括：①口咽自动症，最为常见，表现为不自主地舔唇、咂嘴、咀嚼、吞咽等进食样动作；②手部自动症，简单重复的手部动作，如摸索、抓握、擦脸、拍手等，可为单侧，也可为双侧同时出现；③行走自动症，无目的地走动、奔跑，可避开障碍物；④言语自动症，自言自语，多为重复简单的词语或句子，可伴有喊叫或者发笑。

　　2）失张力发作：局灶性的肌张力突然丧失。

　　3）强直发作：局灶性的肌肉持续收缩而僵硬。

　　4）阵挛发作：局灶性的持续性节律性肌肉抽动，发作具有刻板性。

　　5）肌阵挛发作：局灶性的，非节律性的短暂的肌肉抽动。

　　6）痫性痉挛：上肢局部的屈曲或伸展以及躯干的屈曲状态。

　　7）过度运动：表现为躯干和四肢的不规则扭动，运动幅度大，如投掷样动作、拍打样动作、翻滚、蹬踏、行走等，常伴有恐惧面容和喊叫，多于睡眠中出现，放电多起源于额叶内侧辅助运动区。

　　（2）非运动性发作

1）自主神经性发作：症状复杂多样，如腹部不适感、发热或发冷感、压迫感、恶心、呕吐、面部或者口唇苍白或潮红、出汗、心律及心率改变、性兴奋、呼吸节律改变、体温调节失常、竖毛等。放电起源于岛叶及边缘系统多见。

2）行为中止：主要表现为动作停止且对周围无反应。

3）认知性发作：表现为做报告或者语言交流、思考或进行其他高级皮层相关的活动时的障碍，这些表现与癫痫发作时的其他临床表现相比为主要表现，如似曾相识感、似曾不识感、幻觉、错觉、强迫思维等。

4）情感性发作：局灶性情感发作伴有情绪变化，包括恐惧、焦虑、躁动、愤怒、偏执、愉悦、喜悦、狂喜、发笑（痴笑）或哭泣（流泪）。有些症状是主观的，必须由患者或护理人员回忆和报告。情感表现包括主观因素，但可以伴有或不伴有主观情感。

5）感觉性发作：发作起源于相应的感觉皮质，为非外界刺激的躯体感觉性或者特殊感觉性发作。感觉性发作包括：①躯体感觉性发作，表现为身体局部感觉异常，如麻木感、针刺感、电击感、烧灼感、（渴望）运动感等。发作可以局限于身体某一部位，也可以沿感觉皮层分布逐渐扩散到周围部位（感觉性Jackson发作）。放电起源于症状对侧的中央后回皮质。②嗅觉性发作，表现为嗅觉的错觉或者幻觉，常为不愉快的气味，如烧橡胶的气味等。放电起源于钩回的前上部。③视觉性发作，表现为简单的视觉症状，如暗点、斑点、黑矇、闪光、简单的图形等，发作起源于枕叶距状回皮质。④听觉性发作，多表现为重复的噪声或者单调的声音，如蝉鸣、噪声等，也可表现为复杂的听幻觉或者听错觉。前者发作起源于颞上回、颞横回皮质，后者起源于颞叶听觉联合皮质区。⑤味觉性发作，表现为味觉的错觉或者幻觉，常为不愉快的味觉，以苦味、臭味或者金属味多见。单纯的味觉性发作少见，放电起源于杏仁核或者岛叶。⑥眩晕性发作，常表现为突然出现的、短暂的、反复发作的自身移动感或者周围环境的位置错觉，如旋转感、倾向感、坠落或者漂浮感，突发突止，持续时间多短于1分钟，放电多起源于颞叶。

（3）局灶起始至双侧强直-阵挛发作：为局灶性起始，伴知觉损伤，运动性或非运动性发作，之后进展为双侧强直-阵挛发作。

2. 全面起始的发作

（1）运动性发作

1）强直-阵挛发作：以突发意识丧失、双侧强直，之后出现阵挛表现为特征，典型的发作过程可分为"强直期-阵挛期-痉挛后期"。一次发作持续时间一般小于5分钟，常伴有舌咬伤、自主神经受累（大小便失禁）等。

2）阵挛发作：发作的起始、过程和结束均表现为双侧肢体、头部、面部、颈部、躯干的持续性节律性抽动，为肌肉规律的交替性收缩与松弛导致。阵挛发作远不如强直-阵挛发作常见，仅于婴儿期多见，需要与神经过敏和颤抖发作相鉴别。

3）强直发作：全面起始的强直发作表现为双侧肢体僵硬或抬高，常伴有颈部僵硬，为肌肉持续性强直收缩所致，是一种持续的异常姿势，可以是伸直的，也可以是屈曲的，有时还伴有四肢震颤，持续2~60秒，多在10余秒后缓解，强直发作可以导致跌倒。需要注意与肌张力障碍进行鉴别，肌张力障碍是指主动肌和拮抗肌持续收缩，产生类似于抽动或扭转的运动，这种运动持续存在可能导致姿势异常。

4）肌阵挛发作：表现为全身肌肉或部分肌群不自主地、快速、短暂、触电样收缩，持续时间多短于100毫秒，可单一或成簇发作，节律不规则。全面起始的肌阵挛发作可以单独出现，也可以与强直发作、失张力发作合并出现。肌阵挛与阵挛的主要区别在于，肌阵挛发作更短暂，无节律性和重复性。作为一种症状，肌阵挛的病因可以是癫痫性，也可以是非癫痫性。

5）肌阵挛-强直-阵挛发作：起始为几次肌阵挛发作，之后出现强直-阵挛。主要见于青少年肌阵挛癫痫，偶见于全面起始的癫痫。关于起始的肌肉抽动是肌阵挛还是阵挛尚有争议，但归为阵挛的理由尚不充分。

6）肌阵挛-失张力发作：表现为肢体或躯干的短暂的抽动，之后出现肢体下坠，最常见于Doose综合征，也可见于Lennox-Gastaut综合征和其他综合征。

7）失张力发作：是由于全身肌肉或部分肌群肌张力突然丧失或减低，导致不能维持原有姿势而出现跌倒、低头、肢体下坠等表现，多在数秒钟内恢复。下肢出现失张力发作时，常出现跌倒，臀部着地，或者向前跌倒，膝盖或面部着地。相反，强直-阵挛发作往往使患者向后跌倒。

8）痉性痉挛：表现为肢体近端和躯干肌肉为主的突然屈曲、伸直或既有屈曲又有伸直，通常成簇出现，常见于婴儿期。

（2）非运动性发作

1）典型失神发作：多见于儿童和少年，表现为突然出现的动作或语言终止，无目的凝视，可有眼睛向上方注视，发作时对问话无反应，持续数秒至半分钟后迅速恢复，易被过度换气诱发，发作后无法回忆发作过程，患者本人往往意识不到发作。可见于儿童失神癫痫、青少年失神癫痫及青少年失神肌阵挛等。

2）不典型失神发作：与典型失神发作的脑电图表现、癫痫综合征、治疗及预后均不同。意识障碍的出现和结束都较缓慢，意识障碍程度较轻，发作持续时间比典型失神发作更长，可伴有少量轻微运动症状或自动症表现，可伴有肌张力减低，主要见于 Lennox-Gastaut 综合征。

3）肌阵挛失神发作：失神发作伴随每秒 3 次的肌阵挛动作，导致上肢呈齿轮样外展和上抬，持续时间多在 10~60 秒，意识障碍不明显。

4）眼睑肌阵挛失神发作：特征为发作性眼睑肌阵挛性抽动伴眼睛向上斜视，经常由闭目或光刺激所诱发，持续时间一般小于 10 秒。眼睑肌阵挛可伴短暂失神，也可伴其他运动性癫痫发作。2017 年的分类将其归为非运动性发作中。失神伴肌阵挛、癫痫发作、闭目或光刺激诱发的脑电图异常是 Jeavons 综合征的三联征。

3. 未知起始的癫痫发作

（1）运动性发作：主要用于强直-阵挛性发作的起始不明确时，痉性痉挛也较常见。

（2）非运动性发作：行为中止在此类中较常见。

（3）未分类的癫痫发作：包括两种情况，一种是癫痫发作的模式不属于其他类型；另一种是癫痫发作可提供的信息不足，无法对其进行分类。需要注意的是，未分类的癫痫发作是为癫痫发作的少见表现而保留的术语，当一次发作性事件不能被明确为癫痫发作时，不可将其归类为未分类的癫痫发作。

第三节　癫痫的诊断

癫痫的诊断主要依靠详细且完整的病史，包括发作诱因、起病年龄、发作时的表现、出生史、生长发育史、有无热性惊厥史、颅内感染及外伤史、相关家族史等。其中，发作史是明确是否为癫痫发作、癫痫发作类型、可否诊断为癫痫、是否属于某种癫痫综合征等诊断最重要的依据。由于大部分患者发作时存在知觉受损，就需要家属、监护人及目击者提供尽可能详细且确切的描述。另外，脑电图是诊断癫痫发作和癫痫并对其进行分类的最有价值的辅助检查方法，也是遇到可疑癫痫发作的患者时的首选检查，还对评估治疗效果、判断预后及抗癫痫药物调整和减停非常有帮助。

目前对于癫痫的分层诊断包括：①明确发作性事件是不是癫痫发作；②明确其属于哪种类型的癫痫发作；③确定癫痫和癫痫综合征的类型；④明确癫痫的病因；⑤有无共患病。

对于符合 2014 年 ILAE 定义的癫痫，2017 年 ILAE 对其进行了重新分类，包括全面性癫痫、局灶性癫痫、全面合并局灶性癫痫和未知的癫痫，其中全面合并局灶性癫痫为新的类型。某些癫痫可以包括多种类型的癫痫发作。

1. 全面性癫痫　脑电图可见全面性的尖波活动，可以表现出一系列的发作类型，包括失神、肌阵挛、失张力、强直和强直-阵挛性发作，在临床症状的基础上，发现典型的间期脑电图放电即可诊断。对于全面起始的强直-阵挛性癫痫发作，但脑电图正常的患者，诊断需要谨慎，需要有支持性证据如肌阵挛性抽搐或相关的家族史才能诊断为全面性癫痫。

在全面性癫痫中，特发性癫痫包括以下四种公认的癫痫综合征：

（1）儿童失神癫痫：具有自限性，发病年龄为 2~12 岁，每日频繁出现的失神发作，15%~20% 的患儿既往有高热惊厥史,生长发育和认知发育大多正常。脑电图背景节律正常,可见广泛 2.5~3.5Hz 尖慢波,可被过度换气诱发。

（2）青少年失神癫痫:发病年龄为 8~20 岁,不太常见,失神发作后可出现全面强直-阵挛发作,生长发育和认知发育大多正常。脑电图背景节律正常,发作间期可见广泛尖慢波发放,发作期可见广泛尖慢波或多棘慢波。

（3）青少年肌阵挛性癫痫:最常见的基因性/特发性全面性癫痫之一,发病年龄为 8~25 岁,少数患者由儿童失神癫痫发展而来。表现为肌阵挛和全面强直-阵挛发作,多有光敏感性,生长发育和认知大多正常。脑电图背景节律正常,发作间期可见 3.5~6Hz 的广泛尖慢波或多棘慢波,肌阵挛发作时可见广泛多棘慢波。

（4）仅有全面强直-阵挛性癫痫:发病年龄为 5~40 岁,80% 的患者 20 余岁时首次发作,发作不频繁,1/5 的患者治疗前的全面强直-阵挛发作频率在每月 1 次以上。生长发育和认知大多正常。脑电图背景节律正常,发作间期可见广泛的棘慢波或多棘慢波,半数患者仅在睡眠期可见异常。发作期常被伪影掩盖,强直期可见广泛分布的快节律尖波,阵挛期可见同节律的棘慢波爆发,最后是非节律性的慢活动。

2. **局灶性癫痫** 包括单一病灶性、多发病灶性及涉及一侧半球的癫痫,相应的癫痫发作类型包括局灶起始的知觉保留的发作、局灶起始的知觉受损的发作、局灶起始的运动性发作、局灶起始的非运动性发作和局灶起始至双侧强直-阵挛性发作。发作间期脑电图的典型表现为局灶性癫痫样放电,但诊断还需要基于临床表现。

自限性局灶性癫痫常于儿童期发病,最常见的是儿童癫痫伴中央颞部棘波,此外还有儿童枕叶癫痫等。

（1）儿童癫痫伴中央颞部棘波:是儿童期最常见的癫痫类型之一,大部分患者表现为单侧面部的运动、感觉症状和唾液分泌过多,偶可全面化。脑电图的特征为双侧中央、颞区棘波,困倦时和睡眠中频繁出现。患儿发育正常,预后良好,青春期前有自我缓解的趋势。

（2）儿童枕叶癫痫(Gastaut 型):发病年龄为 15 个月到 19 岁,属于晚发型儿童自限性癫痫。发作为短暂的局灶性视觉发作,绝大多数持续时间在 3 分钟以内。脑电图表现为枕区尖波或尖慢波,有些患儿仅在睡眠期出现脑电异常。90% 以上的患儿对卡马西平有戏剧性的效果。预后相对良好,有自限性,50%~60% 的患儿在发病 2~4 年后缓解。

（3）Panayiotopoulos 综合征:儿童早期发病的局灶性自主神经性发作。癫痫发作在大多数患者中并不常见,25% 的患者只有一次癫痫发作(可能是自主神经性癫痫持续状态),50% 的患者仅有 6 次或更少的癫痫发作。脑电图通常表现为局灶性的高幅尖波。具有自限性,一般在发病后数年内缓解。

3. **全面合并局灶性癫痫** 同时具有全面起始和局灶起始的发作。诊断同样需要基于临床,并有脑电图的支持。发作期的脑电图非常有帮助,但不是必要的。

非自限性癫痫综合征主要有以下类型:

（1）Landau-Kleffner 综合征:发病年龄为 2~8 岁,表现为亚急性起病的获得性语言功能障碍伴或不伴癫痫发作,失语呈进行性加重,癫痫发作不频繁,多在夜间发作,具有自限性,10 岁左右可缓解。脑电图可见单侧或双侧癫痫样电活动。

（2）Dravet 综合征:出生后 5 个月起病多见,多有热敏感性,首次发作表现为热性惊厥,逐渐出现多种发作形式及精神运动发育迟滞。随着病程的进展,脑电图背景逐渐变慢,多棘波或棘慢复合波波阵发性出现,双侧不对称。大多数 Dravet 综合征由 SCN1A 基因的新发严重突变(错义、移码或无义突变)所致,属于药物难治性癫痫,钠通道阻滞剂会加重发作。

（3）West 综合征:多于出生后半年内发病,病因多样,如结节性硬化、围生期脑损伤等。典型表现为频繁发作的"点头"样痉挛,有时伴躯体和肢体的短暂性强直性收缩,呈丛集性发作。脑电图高度失律,背景紊乱,多灶性的尖慢或棘慢复合波等,属于药物难治性癫痫。

（4）Lennox-Gastaut 综合征:学龄前发病,病因多样,也可由 West 综合征演变而来,表现为频繁的癫痫发作,发作形式多样。发作间歇期脑电图表现为背景异常基础上的慢棘慢复合波节律(<3Hz),睡眠中可有快波节律,伴智能发育迟滞,属于药物难治性癫痫。

（5）进行性肌阵挛癫痫：青少年多见，表现为进行性加重的肌阵挛发作，伴或不伴全面强直-阵挛发作、认知损伤、运动障碍、小脑性共济失调。脑电图背景变慢，全面性和/或多灶性棘慢复合波、多棘慢复合波。预后差，为药物难治性癫痫。

（6）颞叶癫痫：最常见的癫痫综合征之一，发作起源于颞叶，进一步分为内侧颞叶癫痫（mesial temporal lobe epilepsy，MTLE）和外侧颞叶癫痫（lateral temporal lobe epilepsy，LTLE），前者更多见，病因多为婴幼儿时热性惊厥，静止10年左右后出现海马硬化而频繁发作。脑电图为颞区的癫痫样放电。多为药物难治性，手术切除对控制发作效果较好（表5-3-1）。

表 5-3-1　颞叶癫痫的分类

项目	MTLE	LTLE	家族性 MTLE
发病年龄	青春期早期-成年早期；典型的有幼年热性惊厥	青春期到成年早-中期	青春期到成年中期；典型的在成年早期达峰
伴和不伴知觉受损的局灶起始癫痫发作	伴有，是主要的癫痫发作形式	绝大部分患者中伴有该发作形式	伴有该发作形式
局灶起始至全面强直-阵挛发作	在部分患者中少见	是主要的癫痫发作	近50%患者中出现
家族史	排除标准	无报道	最典型特征
危险因素	常见	少见	排除标准
MRI	常有内侧颞叶硬化	通常正常	正常
发作间歇期脑电图	前-中颞棘波/TIRDA	中-后颞尖波	前颞棘波
发作期脑电图	前-中颞 θ/α	中颞 δ	罕见报道

（7）额叶癫痫：发作起源于额叶，多种病因，发作多为运动性症状，也可类似于颞叶癫痫。脑电图可见额区癫痫样放电。

4. 未知的癫痫　表示患者患有癫痫，但临床医生掌握的信息欠充分，无法确定癫痫类型是局灶起始还是全面起始。

【辅助检查】

1. 脑电图　人脑的电信号是非常微弱的低频电信号，毫伏或微伏级。脑电图通过采集人脑电信号，再放大数百万倍，显示为脑电图。目前主要应用的脑电图包括常规脑电图（建议记录时间30分钟左右）、视频脑电图、动态脑电图、颅内电极脑电图（包括立体定向脑电图）和主要应用于科研的高密度脑电图等。

目前认为头皮电极或大脑表面电极记录的电位变化源自皮质大锥体细胞垂直树突的兴奋性和抑制性突触后电位的总和，节律变化则是丘脑非特异性投射系统和脑干网状结构系统与大脑皮质的相互作用的结果。

在临床工作中，医生需要熟悉脑电图的检查程序，掌握正常脑电图、生理变异及各种伪差，掌握不同癫痫发作和癫痫及综合征类型的脑电图特点，了解脑电图的局限性。

脑电图检查过程中，除了记录神经元的自发放电以外，还可以通过诱发试验诱导出异常脑电，增加检查的阳性率。常用的诱发试验包括睁-闭眼试验、过度换气试验、闪光刺激试验、睡眠诱发和药物诱发。正常人的枕区视觉皮层在没有视觉刺激传入时会表现出固有的 α 节律，睁-闭眼试验是利用闭眼时没有视觉刺激，并且瞬目伪差可作为时间参考点，明确患者枕区有无正常的 α 节律。过度换气导致的低碳酸血症可以使脑血流量减少进而引起神经元功能下降，表现为慢波活动增多；轻微缺氧状态使神经元兴奋性增高，癫痫患者易诱发出脑电图发作甚至临床发作。过度换气最易诱发出失神发作，出现爆发性双侧对称的3Hz棘慢复合波。闪光刺激容易诱发出与刺激存在锁时关系的肌阵挛，但并非肌阵挛癫痫发作，脑电图可见类似多棘慢复合波的肌电伪差。睡眠诱发包括自然睡眠、诱导睡眠和剥夺睡眠，可提高发现癫痫样放电的概率。药物诱发主要是减停抗癫痫药物，从而诱发癫痫发作，主要应用于术前评估时的定位。

癫痫的异常脑电图表现相对具有特异性，分为发作间歇期异常和发作期异常。ILAE 根据 2017 年修订的术语和概念对脑电图诊断标准进行全面更新，建立癫痫综合征和癫痫的标准结构模板，目的是：①评价脑电图诊断的效度（诊断的确定性程度），根据可获得的临床信息或具体的临床问题对脑电图的诊断结果进行加权；②诊断缺乏确凿的证据时，建议进一步脑电图诊断（表 5-3-2）。

表 5-3-2　2017 年癫痫综合征和癫痫病因学分类的主要脑电图模式

	脑电图模式	基因性	可能基因性	未知	结构性及其他
全面发作的癫痫	- 广泛棘波发放>2.5Hz（亚综合征间多样） - 没有局灶性棘波 - 背景正常	- 儿童失神癫痫 - 青少年失神癫痫 - 青少年肌阵挛癫痫 - 仅有 GTCS - 反射性（光敏性）	- <3 岁的失神癫痫 - 眼睑肌阵挛 - 肌阵挛-失张力 - 幻影失神癫痫 - 失神状态癫痫 - 不能分类的表型		
	- 广泛棘波发放<2.5Hz，睡眠中爆发全面性多棘波/快节律 - 背景广泛变慢	Lennox-Gastaut 综合征	Lennox-Gastaut 综合征	Lennox-Gastaut 综合征	Lennox-Gastaut 综合征
	- 广泛棘波发放节律多样 - 局灶/多灶棘波 - 背景广泛变慢				- 旧称症状性全面性癫痫/癫痫性脑病，包括大部分的 Lennox-Gastaut 综合征 - 进行性肌阵挛癫痫
局灶发作的癫痫	- 综合征或脑叶特异性的局灶性尖波 - 背景正常	- 良性家族性婴儿癫痫 - 常染色体显性夜间额叶癫痫 - 家族性内侧颞叶癫痫 - 家族性外侧颞叶癫痫	- 反射性（热水）		
	- 综合征特异性尖波 - 可能出现广泛棘波发放>2.5Hz - 背景正常		- 枕叶癫痫 - Panayiotopoulos 综合征 - 运动性癫痫 - 中间表型 - 不典型良性局灶性癫痫		
	- 局灶性尖波±综合征（脑叶）特异性慢波 - 背景正常或异常			- 局灶性（旧称隐源性癫痫）	
	- 尖波±病灶相关的局灶性慢波 - 罕见继发双侧同步放电，背景正常或异常				- 内侧颞叶癫痫 - 创伤后、感染、卒中、肿瘤、自身免疫性 - 灰质畸形 - 结节性硬化
局灶和全面发作的癫痫	- 综合征依赖的尖波模式	- Dravet 综合征	- 反射性（光敏性、阅读性、固定-消除敏感性、电子游戏）		
	- 背景正常	- 高热惊厥+表型			

（1）头皮电极脑电图：癫痫主要的放电模式有如下几种。

1）发作间歇期癫痫样放电：表现为明显区别于背景活动的棘波、尖波、棘慢复合波、尖慢复合波、多棘慢复合波等。判读标准为：①放电必须是阵发性的，且区别于患者的正常脑电背景活动；②放电必须是在数毫秒内突然发生的极性变化；③每个独立的癫痫样放电的时限应小于 200 毫秒，棘波时限小于 70 毫秒,尖波时限为 70~200 毫秒;④癫痫样放电必须形成一个电场;⑤必须不符合已知的良性变异或正常放电,如门状棘波、小尖棘波或顶尖波。不同类型的癫痫发作,间期放电可以是局灶性(仅累及单个或相邻几个电极)或者多灶性(一个以上的独立的癫痫样放电出现在一侧半球或两侧半球的不同位置,可同时出现或者非同时出现)或者广泛性出现。对于癫痫患者,首次常规脑电图发现间期放电的概率约为 50%,适当延长记录时间(30~60 分钟)可将阳性率增加 30% 左右。

2)发作期异常放电:包括发作起始、扩散和发作后电抑制。发作起始可有多种异常电活动,如背景活动变得有节律性,可以是不同于背景的任何节律,尤其是快节律多见,波幅多较背景活动压低,也可见波幅突然增高。局灶起源的癫痫发作,临近致痫区的导联最先出现节律变化,之后逐渐向周围扩散或扩散到全部导联,频率逐渐由快变慢,波幅逐渐由低变高,可以表现为多种波形,但相同发作类型的波形往往是刻板并持续重复发放的。全面起始的癫痫发作,起始即表现为广泛而突然的节律变化,双侧对称同步。一些全面起始的癫痫发作后期,可以见到电抑制表现。

(2)颅内电极脑电图:在进行药物难治性癫痫患者的术前评估时,有些由于致痫区范围较小或者位置过深,头皮脑电图不能准确反映定位信息,就需要进行颅内电极脑电图监测。颅内电极可以最大限度地去除头皮、颅骨等结构的干扰,近距离记录脑电信号,空间分辨率较头皮脑电图有了明显提高,并且可以在局部放电的开始阶段迅速记录;此外,还可以避免眼动、肌电等伪差,提高判读准确度。常见的颅内电极可置于硬膜外、硬膜下和深部。立体脑电图具有创伤小、并发症少、可三维定位、个体化制定电极位置等优势,近年来在临床上越来越多被应用。随着科技的发展,微电极技术甚至可以记录到数个甚至单个神经元的放电。

颅内电极的记录范围远小于头皮电极,尤其立体脑电图费用较高,所以需要先依据头皮脑电图和神经影像学信息确定相对准确的致痫区范围,再进行颅内电极的植入。作为一项有创检查,颅内电极脑电图的记录都来自患者,尚缺乏正常人脑电活动和变异的数据,对异常放电的识别缺乏严格的标准。颅内电极记录的癫痫发作期放电特征与头皮脑电有一定的差别,目前也仅总结了多种癫痫发作时相对特异的放电模式。因此,对于颅内脑电的判读需要密切结合临床。

另外,随着数字技术的飞速发展,颅内电极记录的频带范围远大于头皮脑电,数据量也随之迅猛增加,对设备和存储的要求也大大提升。高频振荡和低频段放电代表神经元放电的不同病理模式,为致痫区定位提供了新的依据,但确切的临床价值目前仍在研究中。

除了定位起始区,颅内电极脑电图还可以通过局部电刺激进行功能定位,为避免或者减少手术导致的神经功能缺损提供帮助。

作为一项有创性检查,植入颅内电极也有相应的风险,主要的并发症包括电极植入和拔出时出现颅内出血或者感染,植入面积较大的电极时易导致脑水肿,硬膜下电极可能导致脑脊液漏,在功能区植入电极可能导致相应的功能损伤等。此外,相对于头皮脑电来讲,颅内电极费用较高,需避免电极滥用,植入前必须充分谨慎地评估颅内电极植入所带来的收益与风险比。

2. 脑磁图(MEG)　MEG 是一种非侵入性脑功能检测技术,通过神经细胞电活动导致的磁场变化来记录脑内的磁信号。由于同一范围内磁信号与电信号的方向不同,在癫痫定位时可以与脑电图检查互补。MEG 作为一种无创性探测大脑电磁生理信号的一种脑功能检查技术,在癫痫致痫灶的探查和脑功能区的定位中具有重要作用。近年来,发展起来的 MEG 致痫灶定位技术,能将捕捉到的瞬时磁信号与三维 MRI 解剖图融合,从而精确确定致病灶的解剖部位,有极高的时间和空间分辨率,同时由于磁信号穿过头皮及颅骨等解剖结构时不会发生畸变,所以 MEG 定位致痫灶较其他功能检查具有更高的准确性。传统的 MEG 分析一般只限于低频信号,而近年来,>100Hz 的高频振荡(high frequency oscillation,HFO)信号得到了越来越多的关注。多项研究显示,病理性高频振荡与癫痫的致痫灶关系密切。用 MEG 技术检测大脑的高频振荡信号,具有无创、高时间分辨率和高空间分辨率的优点。

3. 影像学检查

(1)结构神经影像学:通过薄层扫描或者容积成像可以显示大脑的结构性异常,如皮层发育不良、占位性病变、血管畸形、海马硬化等,寻找癫痫的潜在病因。

1)头颅 CT:由于软组织分辨率较低,很难显示细微的结构性异常,但可显示钙化性病变,为病变定性提供帮助。

2）头颅 MRI：3.0T 及以上的超高场强 MRI 的空间分辨率极高，能够发现大脑细微的结构异常，且容积扫描可以多角度重建图像，为病灶的定位和病因学诊断具有很高的价值，是目前最主要的影像学工具。

（2）功能神经影像学检查：在结构影像阴性时，可以通过显示大脑的代谢或灌注异常及神经生化物质的改变等，无创性地了解大脑功能变化。主要应用于术前评估时致痫区的定位。

1）单光子发射计算机断层成像术：通过向体内注射能够发射 γ 射线的放射性示踪剂，之后检测体内辐射的 γ 射线而成像，可以反映脑灌注。致痫区在发作间歇期表现为低灌注，发作期为高灌注。

2）正电子发射型计算机断层显像：将人体代谢所必需的物质进行放射性标记，从而通过其在大脑中的分布反应脑代谢情况。在致痫区的定位中，目前临床常用示踪剂为 ^{18}F 标记的脱氧葡萄糖（FDG），显示脑代谢的变化。致痫区在发作间歇期呈现低代谢，发作期呈现高代谢。

3）功能磁共振和功能连接磁共振：通过血氧水平依赖技术，不应用示踪剂或者对比剂，无创地显示大脑内神经元激活的区域，从而进行脑功能区的划分，目前主要用于科研方面，尚未广泛应用于临床。

4. 其他检查

（1）血液检查：为病因诊断提供帮助，并通过药物浓度测定及血常规、肝功能、肾功能等的检测，为是否需调整药物提供依据。

（2）尿液检查：可以对遗传代谢性疾病进行筛查，协助进行病因学诊断。

（3）脑脊液检查：进行病因学诊断时的有创性检查，如明确有无颅内感染、自身免疫性脑炎等。

（4）遗传学检查：尽管目前发现部分癫痫与遗传相关，但并不建议遗传学检查应用于癫痫病因的常规筛查。

（5）其他：针对临床可疑的病因进行其他特异性检查。

【病史问诊】

由于癫痫发作时多数患者知觉受损，且发作具有不确定性，癫痫患者的病史询问除了问询患者本人以外，还需要详细询问患者家属或监护人及目击者，条件允许时可由患者家属、监护人或目击者提供发作视频。对于患者本人，需要重点询问有无发作先兆和先兆表现，对局灶性起始的发作的定位和定侧有重要意义。对于患者家属、监护人或目击者，需要询问患者发作有无诱因，发作的最初表现，随着发作进展，症状的演变过程、持续时间及有无末次征（对定侧有意义）。还需询问发病年龄、发作频率、发作严重程度（是否每次发作都会导致外伤）、患者工作性质和对学习、生活、工作的影响等。由于很多时候患者不止有一种发作形式，而癫痫患者家属或监护人大多对全面强直-阵挛发作警惕性很高，往往容易忽视自动症和行为中止的发作，就需要仔细询问患者家属或监护人，患者是否表现出重复的、无目的的行为片段，而这些行为是看似正常的，但与其正处于的环境状态不相吻合，或者短暂的动作停顿，对外界无反应等表现。癫痫患者容易共患多种疾病，还需重点询问有无情绪障碍等，必要时进行相关的量表测评和积极干预。个人史、既往史和家族史需询问有无出生时缺血缺氧史，生长发育史和智力发育史，有无颅脑外伤史、热性惊厥史、颅内感染史、相关家族史等。

总之，详细的病史询问不仅可以帮助判断是否为癫痫发作、癫痫发作的类型、发作的定位和定侧，以及癫痫综合征的诊断，还可以为抗癫痫药物的选择提供依据，对决定是否需要进一步检查和治疗具有重要的参考价值。

【体格检查】

癫痫患者的体格检查对病因诊断可能会有提示作用，包括细致全面的全身检查和神经系统检查：观察患者的头颅形状、大小、外貌、意识状态、精神状态、生长发育水平、认知和运动能力、有无身体畸形和神经皮肤综合征、有无局灶体征、各种反射及病理征等。

癫痫发作的本质是发作性脑功能异常，而局灶起始的发作可以通过仔细观察发作的症状寻找相对应的脑功能异常区域，即发作症状区，这对于耐药性癫痫手术治疗前的评估，寻找致痫区有很大帮助。但是，在局灶起始的癫痫发作中，并不是所有的症状都具有定位或定侧意义。目前总结的主要的定位、定侧症状或体征如下：

部分先兆（表 5-3-3）、发作期症状（表 5-3-4）、发作后症状（表 5-3-5）有提示定位定侧的价值。

表 5-3-3　癫痫先兆的定侧定位

类型	癫痫灶定侧	可能的定位
一侧体感先兆	对侧	初级体感中枢
一侧听觉先兆	对侧	颞上回
一侧视野初级视觉先兆	对侧	距状回
复杂视觉先兆	不提示定侧	颞顶枕交界
发作性尿意/勃起	非优势半球	岛叶/内侧额、颞叶
发作性立毛	同侧,右侧多见	扣带回、杏仁核

表 5-3-4　癫痫发作期症状的定侧定位

类型	癫痫灶定侧	可能的定位
一侧阵挛	对侧	初级运动区
一侧强直	对侧	辅助运动区,初级运动区
"4"字征	(伸直肢体)对侧	辅助运动区或额叶前部
一侧肌张力障碍性姿势	对侧	基底节
GTCS 不对称结束	(末次阵挛肢体)同侧	可能为发作侧运动区功能耗竭
发作时一侧眨眼	同侧>对侧	不明
一侧运动不能	对侧	负性运动区
发作时吐痰	非优势半球	岛叶受累可能
发作时呕吐	非优势半球	岛叶受累可能
一侧肢体自动症,对侧肌张力障碍姿势	自动症同侧	扣带回前部/基底节区
自动症伴反应保留	非优势侧	不明
情感性面部不对称	(强直侧)对侧	不明
发作性发声	右侧半球	额叶 Broca 区
发作性失语/语言障碍	优势半球	语言区

表 5-3-5　癫痫发作后症状的定侧定位

类型	癫痫灶定侧	可能的定位
发作后一侧 Todd 麻痹	对侧	初级运动区(功能耗竭)
发作后偏盲	对侧	初级视皮层区(功能耗竭)
发作后失语/语言障碍	优势半球	语言区(功能耗竭)
发作后定向力障碍	非优势半球	不明
发作后情感淡漠	非优势半球	不明
发作后饮水	非优势半球	边缘系统,下丘脑
发作后擦鼻子	同侧	不明
发作后眼震	快相同侧	扫视区受累可能

【鉴别诊断】

癫痫发作需要与多种发作性事件相鉴别。有时非癫痫发作的表现与癫痫发作极为相似,仅凭症状或者一次脑电图结果难以区分,有时需要反复监测脑电图,明确有无异常放电。

非癫痫发作可以是生理性的也可以是病理性的,前者多见于婴儿,后者临床多见,如晕厥、心因性、睡眠障碍、偏头痛、短暂性脑缺血发作等。鉴别发作性事件是否为癫痫发作,需要注意区分发作时的细节并仔细判读脑电图。

常见的非癫痫发作如晕厥、短暂性脑缺血发作(TIA)、癔症性发作、偏头痛、生理性发作性症状等(表5-3-6)。额叶癫痫多于夜间发作,且以运动症状为主,需要注意与睡眠障碍进行鉴别(表5-3-7)。发作性运动诱发性运动障碍(paroxysmal kinesigenic dyskinesia,PKD)是发作性运动障碍中最常见的一种,由突然运动诱发,往往需要与癫痫发作进行鉴别。PKD青少年男性多见,可被突然出现的动作或者情绪紧张、声音、图像刺激、过度换气等诱发,大部分患者发作前可有先兆,如肢体无力、肌肉紧张、头晕等。发作形式包括肌张力障碍、舞蹈样或投掷样动作,可一日发作数次至数十次,每次发作持续时间多短于1分钟,苯妥英钠或卡马西平有效。

表 5-3-6　癫痫发作的常见鉴别诊断

诊断	临床特征
过度换气	明显的焦虑和过度呼吸;常出现口唇发绀、手麻、手足搐搦;明显的环境诱因
偏头痛	神经系统症状进展缓慢;视觉症状突出;基底性偏头痛的少见特征包括神志不清、恍惚、双侧失明;头痛可能轻微或无头痛
惊恐发作	突然出现的强烈的濒死感或恐惧感、窒息感;自主神经功能突出(如心动过速、出汗、恶心);较典型的癫痫发作持续时间长(5~30分钟);没有意识丧失
心因性发作	精神病史;发病时患者通常不动,闭眼;常见眼睛来回摆动并双目紧闭,四肢和髋部不协调地扭动,尿失禁不常见,难以治疗
晕厥	发作一般可识别;头晕是前驱症状,但无先兆或单侧症状;短暂的意识丧失(<20秒),迅速恢复正常;在发作最后可以由于缺氧而导致部分肌肉抽搐(抽搐性晕厥)
短暂性全面遗忘	孤立的失忆症;持续时间较长(数小时);意识没有改变;没有意识模糊、无力或失语症;发作期间持续的记忆空白;极少复发
短暂性脑缺血发作	发作突然,无症状进展过程;与大脑和血管解剖相关的多种症状;缺失性症状为主(如无力、感觉丧失、失语)

表 5-3-7　额叶癫痫的鉴别诊断

特点	额叶癫痫	心因性非癫痫发作	REM 异态睡眠	NREM 异态睡眠
发病年龄	任何年龄	20~30岁多见	儿童-梦魇;老年人-RBD	儿童
家族史	有常染色体显性遗传夜间发作性额叶癫痫	常见	不常见(但在创伤后应激障碍时可见)	无(但常有压力增加)
发作频率	数次/夜间	很频繁	夜间数次	按周或月计
发作时间	短(数秒)	长(数分钟)	长(数分钟)	长(数分钟)
临床表现	刻板的运动模式	非刻板性,哭泣,开-关,闭眼	非刻板性,有目的,自主神经兴奋	混乱,迷惑
刻板	是	无	无	无
MRI	多正常	正常	异常,变性特征	正常
脑电图模式	发作性	正常	REM	N3
夜间性	是,任意时间,常在2期	假睡时	夜间后1/3	夜间前1/3
发作后回忆	是	多样	是(梦中)	无

注:REM. 快速眼动;NREM. 非快速眼动;RBD. 睡眠行为障碍。

第四节　癫痫的治疗

对癫痫发作和癫痫综合征的正确分类是治疗成功的前提。尽管目前治疗癫痫的方法众多,但抗癫痫药物(anti-epileptic drugs,AED)治疗仍是癫痫治疗的首选和主要方法,约80%的患者可以通过规范的药物治疗达到控制发作,少数患者甚至可以完全治愈。不同的癫痫发作或者癫痫综合征类型对于药物有不同的反应,且抗癫痫药物的应用往往是长期的,随患者的工作、生活环境及状态的改变而进行调整,所以需要临床医生对抗癫痫药物有全面而熟悉的掌握。对于药物难治性癫痫,还可以通过术前评估,明确是否适宜进行外科手术治疗来控制或者减少癫痫发作,改善生活质量。

一、药物治疗

【药物介绍】

从1857年发现溴化钾具有抗癫痫作用,1912年苯巴比妥作为最早的抗癫痫药物开始在临床广泛应用以来,越来越多的抗癫痫药物的面市为抗癫痫治疗提供了多种选择。一般把20世纪90年代以前上市的抗癫痫药物称为传统的抗癫痫药物,包括苯巴比妥(PB)、苯妥英(PHT)、苯二氮䓬类、卡马西平(CBZ)和丙戊酸(VPA)等,而之后上市的称为抗癫痫新药,目前在我国已经上市的有托吡酯(TPM)、拉莫三嗪(LTG)、奥卡西平(OXC)、左乙拉西坦(LEV)、加巴喷丁、普瑞巴林、拉考沙胺、吡仑帕奈等。

【作用机制】

目前应用的抗癫痫药的作用机制尚未全部明确,主要通过直接作用于离子通道或者改变神经递质数量及与受体的结合,间接作用于离子通道,从而达到降低神经元的兴奋性或抑制放电的传导。离子通道可分为电压门控型离子通道和配体门控型离子通道。在前者中,钠离子通道至关重要,卡马西平、苯妥英、奥卡西平、拉莫三嗪等多种抗癫痫药物均以此为主要作用靶点,乙琥胺、丙戊酸、唑尼沙胺的主要作用位点是T型电压门控钙离子通道。γ-氨基丁酸(GABA)是脑内最重要的抑制性神经递质,通过控制氯离子通道产生抑制作用。苯二氮䓬类药物、丙戊酸、苯巴比妥、托吡酯、替加宾、氨己烯酸等都通过增加GABA的数量或者增强其与受体结合率而发挥抗癫痫作用。其他的作用靶点还包括突触囊泡蛋白2A(SV2A)、电压门控钙离子亚通道、AMPA受体等(表5-4-1)。

表5-4-1　抗癫痫药物可能的作用机制

抗癫痫药物	可能的作用机制
卡马西平	阻滞电压依赖性钠通道,阻滞L型钙通道
氯巴占	通过激动GABA受体增强抑制功能
氯硝西泮	增强GABA的抑制功能
乙琥胺	阻滞T型钙离子通道
加巴喷丁	尚不明确,可能参与电压激活钙离子通道的调节
拉莫三嗪	阻滞电压依赖性钠通道,阻滞多种类型钙通道
左乙拉西坦	通过神经元突触囊泡蛋白2A,阻滞N型钙通道
奥卡西平	阻滞电压依赖性钠通道,阻滞N型P型钙通道
苯巴比妥	促进氯离子内流,增加GABA的水平
苯妥英	阻滞电压依赖性钠通道
替加宾	增加GABA水平
托吡酯	多种机制($\downarrow Na^+$;$\downarrow Ga^{2+}$;$\uparrow GABA$)

续表

抗癫痫药物	可能的作用机制
丙戊酸	多种机制（$\downarrow Ga^{2+}$；$\uparrow GABA$）
氨己烯酸	增加 GABA 水平
唑尼沙胺	多种机制（$\downarrow Na^+$；$\downarrow Ga^{2+}$）
拉考沙胺	阻滞慢失活钠通道
吡仑帕奈	抑制 AMPA 受体活性，提高神经元兴奋阈值

【不良反应】

所有抗癫痫药物都可能产生不良反应，其严重程度与药物剂量以及患者的个体差异有关。不能耐受或严重的药物不良反应是导致药物治疗失败的主要原因之一。抗癫痫新药较传统抗癫痫药物的不良反应相对较少。

大部分抗癫痫药的不良反应较为轻微且可逐渐耐受，但是少数也可危及生命。常见的不良反应（表 5-4-2）包括以下 4 类：

表 5-4-2　抗癫痫药物主要的不良反应

抗癫痫药物	常见的不良反应	严重的不良反应
卡马西平	皮疹，头晕，困倦，共济失调，眼球震颤，复视，震颤，阳痿，低钠血症，心律失常	Stevens-Johnson 综合征，抗癫痫药高敏综合征，肝功能异常，骨髓抑制
氯巴占	困倦，便秘，流涎，共济失调，构音障碍，攻击性行为，药物依赖性和撤药综合征	Stevens-Johnson 综合征，中毒性表皮坏死松解症
氯硝西泮	困倦，便秘，流涎，共济失调，构音障碍，攻击性行为，药物依赖性和撤药综合征	无
乙琥胺	皮疹，厌食，体重减轻，困倦，头晕，头痛	Stevens-Johnson 综合征，抗癫痫药高敏综合征，肝、肾功能异常，血液系统异常，自杀倾向
加巴喷丁	嗜睡，疲劳，头晕，呕吐，体重增加，失眠，共济失调	Stevens-Johnson 综合征
拉莫三嗪	皮疹，腹痛，腹泻，共济失调，头晕，头痛，视物模糊	Stevens-Johnson 综合征，抗癫痫药高敏综合征，肝衰竭，血液系统异常，抗精神病药恶性综合征
左乙拉西坦	嗜睡，乏力，头晕，易激惹，厌食	无
奥卡西平	皮疹，头痛，头晕，疲劳，恶心，嗜睡，共济失调，复视，低钠血症	Stevens-Johnson 综合征，抗癫痫药高敏综合征，血液系统异常
苯巴比妥	特异体质性皮疹，严重困倦，镇静，疲劳，困倦，儿童的易激惹，记忆力下降	Stevens-Johnson 综合征，中毒性表皮坏死松解症
苯妥英	皮疹，共济失调，困倦，周围神经病，脑病，牙龈增生，多毛症，致畸性，骨质疏松	Stevens-Johnson 综合征，肝功能损伤，血液系统异常
替加宾	昏睡，无力	Stevens-Johnson 综合征，抗癫痫药高敏综合征，肝功能异常，血液系统异常
托吡酯	嗜睡，头晕，疲劳，易激惹，体重下降，记忆力下降，反应迟钝，感觉异常，复视，共济失调	肝功能异常，无汗症
丙戊酸	震颤，恶心，呕吐，牙龈异常，低钠血症，体重增加，贫血，出血，记忆障碍，头痛，头晕，眼震，耳聋，脱发，痛经，低钠血症，行为改变	肝脏和胰腺功能异常，Stevens-Johnson 综合征，致畸

抗癫痫药物	常见的不良反应	严重的不良反应
氨己烯酸	皮疹,困倦,注意力不集中,厌食,儿童的易激惹,震颤,体重增加	不可逆的视觉障碍
唑尼沙胺	困倦,厌食,乏力,共济失调	Stevens-Johnson 综合征,肝功能异常,代谢性酸中毒,血液系统损伤
拉考沙胺	头晕、头痛、恶心、复视	Stevens-Johnson 综合征,中毒性表皮坏死松解症,心律失常,精神行为异常
吡仑帕奈	头晕、困倦、疲劳、易怒,共济失调,体重增加	伴随嗜酸性粒细胞增多和全身症状的药物反应,攻击性行为,杀人念头,自杀念头

1. **剂量相关的不良反应**　是药物对中枢神经系统的影响。例如,苯巴比妥的镇静作用,丙戊酸导致的震颤,苯妥英、卡马西平、奥卡西平、拉莫三嗪引起的头晕、共济失调等都与剂量有关。应从小剂量开始缓慢增加剂量,延长增加剂量时间,控制每日剂量不超过说明书推荐的最大治疗剂量,必要时可调整服药时间,可以减轻此类不良反应。

2. **特异体质的不良反应**　一般出现在治疗的开始阶段,与剂量无明显关系。部分此类不良反应虽然罕见,但可能危及生命。主要有皮肤损害、严重的肝毒性、骨髓抑制等。部分严重者如卡马西平、苯妥英、拉莫三嗪导致的 Stevens-Johnson 综合征,需要立即停药,并积极对症处理。

3. **长期治疗的不良反应**　与累积剂量有关,需给予患者可控制发作的最低剂量,临床无发作符合减停药物要求后可尝试逐渐减停药物,可减少此类不良反应。如丙戊酸导致的体重增加、多囊卵巢综合征、卡马西平、奥卡西平引起的低钠血症等。

4. **致畸作用**　癫痫女性后代的畸形发生率是正常女性的 2 倍左右。大多数研究表明,抗癫痫药是致畸的主要原因,但还需考虑到妊娠期的癫痫发作本身对胎儿的影响。总体而言,抗癫痫新药较传统抗癫痫药对妊娠的影响更小,但不排除应用时间较短,相关数据不如传统抗癫痫药完整。总之,对于妊娠期或备孕期癫痫患者,要全面评估抗癫痫药的致畸风险和癫痫发作本身的风险,必要时调整药物治疗并监测血药浓度。

【治疗原则】

1. **初始药物治疗**　由于抗癫痫药治疗是长期、系统的治疗方案,开始抗癫痫药治疗就意味着需要每天服药,定期进行药物调整,所以当癫痫诊断明确后,是否需要进行药物治疗,需要充分评估,包括再次发作的风险和治疗可能产生的不良反应,并与患者或其监护人进行充分的沟通。对抗癫痫药的选择应遵循最大的疗效和最小的可能不良反应原则。

对于新诊断的癫痫患者,如果评估其癫痫再发的风险高于抗癫痫药物不良作用的风险,应尽早开始药物治疗。一般在 1 年内出现第 2 次非诱发性发作之后即需进行正规抗癫痫药物治疗。部分患者两次发作间隔 1 年以上,但发作时症状明显,如极易造成外伤,或者患者或监护人不能承受再次发作的风险,也可以向患者或监护人充分详细告知治疗目的后,开始抗癫痫药物治疗。部分患者在首次发作后也需进行药物治疗,如详细询问病史,在此次发作前还有被忽视的其他发作,或者有明确的病因,或者影像学可见与症状吻合的结构性损伤,或者脑电图有确切的癫痫样放电等,都提示再次发作的可能性大。有些患者虽是首次发作,但具有典型的临床和脑电图特征,符合某些癫痫综合征的诊断,如 LGS 等,也可以尽早开始药物治疗。对于有明确诱因的癫痫发作,如酒精戒断、代谢紊乱、睡眠剥夺、药物停服或者有特定触发因素的反射性癫痫等,可能随诱因的去除而停止发作,并不需要急于抗癫痫药物治疗。

2. **药物的选择**（表 5-4-3~表 5-4-5）

（1）单药治疗:开始抗癫痫药物治疗时首选一线单药治疗,其优势在于有利于减少抗癫痫药的不良反应和药物间的相互作用,方便对疗效和不良反应进行判断,治疗方案简单,患者依从性好且经济负担轻。治疗时应从小剂量开始,密切观察患者有无不良反应,如不良反应轻微且可耐受,可继续缓慢增至推荐的有效剂量;如出现严重不良反应或由于个体差异,对不良反应不能耐受,需换用另一种一线抗癫痫药物或者停止加量,考虑联合用药。

表 5-4-3　主要抗癫痫药物在不同类型癫痫发作中的作用谱

对局灶性癫痫发作和大多数全面性癫痫发作有效	主要对局灶性发作有效,无论是否有继发全面化	对失神发作有效
丙戊酸	卡马西平,苯妥英,奥卡西平,醋酸艾司利卡西平,替加宾(卡马西平、苯妥英和奥卡西平对特发性强直-阵挛发作也有疗效;卡马西平、苯妥英、奥卡西平、替加宾和醋酸艾司利卡西平可能诱发或加重失神和肌阵挛发作)	乙琥胺(对肌阵挛发作也有效)
苯二氮䓬类(偶尔会加重强直发作,特别是在 Lennox-Gastaut 综合征患者静脉注射时)	拉考沙胺,吡仑帕奈,替加宾(尚无对特发性全面性发作患者的评估)	
苯巴比妥、扑米酮(对失神发作无效)	加巴喷丁,普瑞巴林(可诱发或加重阵挛性发作)	
拉莫三嗪(可加重部分患者的肌阵挛发作;对局灶性和局灶起始至强直-阵挛性发作的疗效最好;主要用于全面性强直-阵挛发作、失神发作和与 Lennox-Gastaut 综合征相关的跌倒发作)	氨己烯酸(可诱发或加重阵挛性发作;对 West 综合征有效)	
左乙拉西坦(强直性和失张力性发作的疗效尚未见文献报道;对局灶性和局灶起始至强直-阵挛性发作、特发性全面强直-阵挛发作和肌阵挛发作的疗效最好)		
托吡酯(对失神发作的疗效没有文献报道;对局灶性和局灶起始至强直-阵挛发作、特发性全面强直-阵挛发作,以及与 Lennox-Gastaut 综合征相关的跌倒发作的疗效最好)		
唑尼沙胺(对大多数全面性癫痫发作类型的疗效鲜有文献;对局灶性和局灶起始至强直-阵挛发作的疗效最好)		
非氨酯(对失神发作、肌阵挛发作、特发性全面强直-阵挛发作的疗效没有文献报道;对局灶性和局灶起始至强直-阵挛发作及与 Lennox-Gastaut 综合征相关的跌倒发作的疗效最好)		

表 5-4-4　一线抗癫痫药物的主要优缺点

药物名称	优点	缺点	选择性严重副作用
卡马西平	局灶性发作有效,经验丰富,情绪稳定剂,成本低	酶诱导剂;可加重失神和肌阵挛发作	过敏反应,心脏传导异常,低钠血症
乙琥胺	对失神发作有效;可能无酶诱导性;低成本	对于某些综合征同时存在失神发作和全面强直-阵挛发作,对后者无效	过敏反应,胃肠道副作用
加巴喷丁	几乎没有药物相互作用,耐受性较好,在神经性疼痛方面效果较好	仅局限于局灶性发作;会诱发肌阵挛发作	体重增加
拉莫三嗪	对局灶性和绝大部分全面性发作有效,无酶诱导性,对双向抑郁有效	需要缓慢滴定;丙戊酸盐、酶诱导剂和雌激素会影响剂量;会加重严重的婴儿肌阵挛性癫痫	皮疹等过敏反应

药物名称	优点	缺点	选择性严重副作用
左乙拉西坦	对局灶性、肌阵挛性和特发性全面强直-阵挛发作有效;几乎没有药物相互作用;耐受性较好	成本高于大多数其他抗癫痫药物	易激惹,情绪改变
奥卡西平	与卡马西平相似,具有较低的皮疹风险和酶诱导性	可降低口服避孕药的血药浓度;可加重失神和肌阵挛发作	皮疹等过敏反应;低钠血症比卡马西平更常见
苯巴比妥	对局灶性和绝大部分全面性发作有效,经验丰富,每日 1 次,成本低	酶诱导剂;加重失神发作	对认知和行为产生不良影响
苯妥英	对局灶性发作有效,经验丰富,成本低	酶诱导剂,多样且剂量依赖性药代动力学;可加重失神和肌阵挛发作	皮疹等过敏反应;结缔组织和丑化容貌的副作用
托吡酯	对局灶性和绝大多数全面性发作有效;对预防偏头痛有效	慢速滴定	认知下降、体重减轻、感觉异常、肾结石、青光眼
丙戊酸	对绝大多数全面性发作效果极佳;对局灶性发作也有效;对预防偏头痛有效;情绪稳定剂	酶抑制剂;育龄妇女应用时需重点关注	体重增加,影响内分泌系统,脱发,肝毒性,胰腺炎,脱发,比其他抗癫痫药物更大的致畸可能,胎儿暴露后影响认知
氨己烯酸	对 West 综合征有效	除用于 West 综合征以外,风险-收益比不利	不可逆转的视觉缺陷,体重增加
唑尼沙胺	对局灶性和很可能的绝大部分全面性发作有效;无酶诱导性;每日 1 次	除日本和一些太平洋沿岸国家外,其他国家经验有限	皮疹和其他过敏反应、体重减轻、肾结石、少汗

表 5-4-5　新发癫痫患者的一线抗癫痫药物选择

药物名称		滴定方案	目标维持剂量/(mg·d)	癫痫发作类型	快速起效[a]
窄谱药物[b]	卡马西平	200mg,2 次/d,1~4 周后增至目标剂量	800~1 200	局灶	否
	艾司利卡西平	400mg,1 次/d,每周增加 400~600mg	800~1 200	局灶	否
	加巴喷丁[c]	300~900mg/d,1~2 周后加量	900~1 800	局灶	否
	拉考沙胺[d]	100mg,2 次/d,每周增加 100mg	300~400	局灶	是
	奥卡西平	300mg,2 次/d,1~2 周后增至目标剂量	1 200	局灶	否
	苯妥英	100mg,3 次/d,每 3~5 天增加剂量直至目标剂量	300~600	局灶	是
广谱药物[e]	拉莫三嗪	25mg/d,持续 2 周,50mg/d 持续 2 周,100mg/d 持续 2 周,之后每 1~2 周增加 50mg[f]	250~350	局灶,大部分的全面	否
	左乙拉西坦	500mg,2 次/d,之后每 1~2 周增加 500mg 直至目标剂量	1 000~2 000	局灶,大部分的全面	是
	托吡酯	25mg,2 次/d,每周增加 25~50mg	200~400	局灶,大部分的全面	否
	丙戊酸	250mg,2 次/d 或 3 次/d,每周增加 250~500mg	500~1 500	局灶,大部分的全面	是
	唑尼沙胺	100mg/d,每 2 周增加 100mg	200~400	局灶,大部分的全面	否

注:a 快速起效指 24 小时内起效,需使用静脉制剂;

b 推荐用于特定的癫痫发作类型,如局灶性发作;

c 通常不被认为是一线抗癫痫药物,但有报道加巴喷丁单药治疗对老年患者(65 岁以上)有效;

d 仅用作联合治疗时;

e 对局灶性发作和大部分全面性发作均有效;

f 患者同时应用丙戊酸时,需减慢拉莫三嗪的滴定速度;同时应用具有酶诱导作用的抗癫痫药物时,需增加拉莫三嗪的滴定速度。

（2）药物选择：大多数癫痫患者的长期预后与发作初期是否得到正规的抗癫痫治疗有关。在开始治疗前应向患者本人及家属或监护人充分解释长期规范化治疗的意义和潜在的风险，增加患者依从性。

根据发作类型和癫痫综合征类型选择药物是抗癫痫药物治疗的基本原则。

1）局灶起始的癫痫的首选——卡马西平、奥卡西平、拉莫三嗪，此外，丙戊酸、托吡酯、苯巴比妥、左乙拉西坦、唑尼沙胺、加巴喷丁也可用于局灶起始癫痫的单药治疗。

2）丙戊酸、拉莫三嗪、左乙拉西坦、托吡酯可以用于各种类型的全面起始的癫痫发作和癫痫的单药治疗。

3）广谱抗癫痫药主要有丙戊酸、拉莫三嗪、托吡酯和左乙拉西坦，对局灶和全面起始的发作均有效，可用于未知起始的发作。

4）乙琥胺或丙戊酸可作为儿童失神癫痫、青少年失神癫痫和其他失神癫痫综合征的一线治疗药物。如果患者有发生全面强直-阵挛发作的风险，无不适宜因素时，应首选丙戊酸；如两者均不宜选用、无效或者不耐受，可用拉莫三嗪；如果联合治疗仍无效或者不能耐受，可考虑氯巴占、氯硝西泮、左乙拉西坦、托吡酯或者唑尼沙胺。

5）青少年肌阵挛癫痫：对于新诊断的患者，除不适宜的情况以外，均可考虑丙戊酸作为首选治疗；如果无效或者不耐受，可给予拉莫三嗪、左乙拉西坦或者托吡酯；单药治疗无效时，可以给予拉莫三嗪、左乙拉西坦，丙戊酸或者托吡酯作为添加治疗；如果仍无效或者不耐受，可给予氯硝西泮、唑尼沙胺、苯巴比妥或氯巴占治疗。

6）仅有全面强直-阵挛发作的癫痫：丙戊酸或者拉莫三嗪为一线治疗药物。如果患者存在可疑的肌阵挛发作，或者怀疑为青少年肌阵挛癫痫，除不适宜情况以外，首选丙戊酸；如果一线治疗无效或者不耐受，可以选用氯巴占、拉莫三嗪、左乙拉西坦、丙戊酸、苯巴比妥或者托吡酯作为添加治疗。

7）特发性全面性癫痫：除不适宜情况以外，首选丙戊酸，尤其是当脑电图存在光敏性反应时。如果丙戊酸无效或者不耐受，可以选用拉莫三嗪或者托吡酯，但需注意拉莫三嗪可能会加重肌阵挛发作；如果一线药物治疗无效或者不耐受，可以给予拉莫三嗪、左乙拉西坦、丙戊酸或者托吡酯作为添加治疗；如果添加治疗无效或者不耐受，可考虑氯硝西泮、氯巴占、苯巴比妥或者唑尼沙胺。

8）儿童癫痫伴中央颞区棘波、Panayiotopoulos综合征或枕叶癫痫（Gastaut型）：卡马西平、奥卡西平或者左乙拉西坦为一线治疗药物。少数儿童癫痫伴中央颞区棘波的患儿，卡马西平与奥卡西平可能会加重慢波睡眠期的持续性棘慢波发放。如果一线药物无效或者不耐受，可以选用拉莫三嗪或者丙戊酸；如果首选治疗无效或不耐受，建议给予卡马西平、氯巴占、加巴喷丁、拉莫三嗪、左乙拉西坦、奥卡西平，丙戊酸或者托吡酯作为添加治疗。

9）West综合征：对于不伴结节性硬化的West综合征患儿，类固醇（包括促肾上腺皮质激素及泼尼松）或者氨基烯酸为一线治疗药物；对于结节性硬化引起的West综合征，氨己烯酸为一线治疗药物，如无效，再给予类固醇治疗。治疗时要权衡用药的风险-效益比。如果一线药物治疗无效或者不耐受，可以应用托吡酯、丙戊酸、氯硝西泮或者拉莫三嗪作为添加治疗。

10）Lennox-Gastaut综合征：除不适宜情况以外，首选丙戊酸；如果治疗无效或者不耐受，拉莫三嗪可作为添加治疗；如仍无效或者不耐受，可考虑使用托吡酯、卢菲酰胺、左乙拉西坦和非氨酯。

11）Dravet综合征：除不适宜情况以外，首选丙戊酸或者托吡酯；如果无效或者不耐受，可考虑氯巴占、司替戊醇、氯硝西泮或者左乙拉西坦作为添加治疗。

12）癫痫性脑病伴慢波睡眠期持续性棘慢波和Landau-Kleffner综合征：除不适宜情况以外，首选丙戊酸治疗；如果无效或者不耐受，可选用氯硝西泮或者类固醇（应权衡用药的风险-效益比）；如果一线药物治疗无效或不耐受，可以应用左乙拉西坦、拉莫三嗪或者托吡酯作为添加治疗。

13）肌阵挛-失张力癫痫：除不适宜情况以外，首选丙戊酸；如果无效或不耐受，给予托吡酯或者氯硝西泮治疗；如果一线药物治疗无效或不耐受，可以考虑左乙拉西坦、拉莫三嗪作为添加治疗。

（3）联合治疗：当正规的单药治疗不能很好地控制发作时，需要考虑联合治疗。合用的药物越多，相互作用越复杂，不良反应的发生率就越高。因此建议最多不要超过3种抗癫痫药物联合应用。

联合治疗时需要尽量选择具有与当前的抗癫痫药物作用机制不同的药物,以增加治疗的有效率并且避免不良反应的增加。避免有相同不良反应、复杂相互作用和肝酶诱导的药物合用。如果联合治疗仍然不能获得满意的疗效,可考虑手术治疗的可能性。

(4) 药物相互作用:传统抗癫痫药物的药代动力学复杂,如苯妥英、卡马西平、苯巴比妥都属于肝酶诱导剂,丙戊酸是肝酶抑制剂,与许多常见药物,如华法林、钙通道阻滞药和一些化疗药物等产生相互作用,影响疗效,使联合用药复杂化。抗癫痫新药有较少或者无明显的药物相互作用(表 5-4-6)。

(5) 治疗药物监测:血浆药物浓度测定并不需要作为常规检查,但有以下情况时有必要进行测定——判断有无继续进行药物剂量调整的余地;明确不良反应是否为药物过量导致;在推荐剂量内,寻找疗效差的原因;在已控制发作的患者中,了解基础的有效药物浓度,为以后调整药物剂量(如妊娠、与其他非抗癫痫药物合用)提供参考。

由于个体差异明显,血浆药物浓度测定仅作为参考,不能作为药物调整的绝对依据。

(6) 优化抗癫痫药物治疗的关键决策步骤。

1) 决定何时开始治疗:决定是否启动抗癫痫药物治疗应对个体风险收益比和患者倾向(患儿应考虑家长倾向)进行仔细评估。在大多数情况下,病史至少有两次间隔 24 小时的无诱因发作,有必要开始治疗,但对于一次发作后复发风险高的患者也可以开始治疗。

2) 选择最合适的抗癫痫药物:选择最可能控制癫痫发作的药物,同时尽量减少不良反应的风险。需要考虑的因素是:①年龄(如新生儿、婴儿和老年人);②生育问题(如避孕、生育意愿和骨骼健康);③根据个人发作类型或类型推定的活动范围;④不利影响,包括与年龄和性别有关的副作用;⑤潜在的药物相互作用;⑥治疗方案对任何相关并

表 5-4-6　抗癫痫药物的代谢途径和对肝酶的影响

抗癫痫药物	代谢途径	对肝酶影响
卡马西平	肝	诱导
氯巴占	肝	无
氯硝西泮	肝	通过 CYP3A 酶代谢
乙琥胺	肝	无
加巴喷丁	肾	无
拉莫三嗪	肝	无
左乙拉西坦	肾	无
奥卡西平	肝	诱导和抑制
苯巴比妥	肝	诱导
苯妥英	肝	诱导
替加宾	肝	无
托吡酯	肝<肾	诱导和抑制
丙戊酸	肝	抑制
氨己烯酸	肾	无
唑尼沙胺	肝	无
拉考沙胺	肾	无
吡仑帕奈	肝	诱导

发症的预期效果;⑦禁忌证;⑧剂量限制(如需要缓慢滴定,给药频率,方便配方的可用性);⑨花费和支付能力;⑩对癫痫可能复发的影响和抗癫痫药物的副作用的个人态度;⑪患者(或患者的父母)应被告知坚持规定治疗的重要性;⑫为了达到最佳依从性,应采取简单方便的治疗方案。

3) 优化剂量:以控制癫痫发作的最低剂量为目标。如果癫痫持续或出现副作用,应相应地调整剂量。定期回顾临床反应。

4) 在癫痫发作不能控制时调整治疗方案:排除缺乏依从性;重新评估诊断(是不是癫痫? 癫痫发作和综合征的分类是否正确?);考虑逐步替代单一疗法;对于难以控制发作的患者可能需要尽早联合治疗;联合使用抗癫痫药物时,由于药物相互作用,可能需要调整剂量;评估与患者应用的其他药物的可能的相互作用;尽早考虑替代疗法,包括外科手术;评估并恰当治疗共患病;定期重新评估治疗的收益和副作用之间的平衡;避免过度治疗。

5) 癫痫发作解除的患者的管理:考虑在至少 2 年没有发作后逐渐停止抗癫痫药物治疗。做出减停药物决定时需要个体化分析,包括正在应用的治疗药物的副作用,癫痫复发的预测因素,年龄,驾驶的问题,停用抗癫痫药物可能干扰的其他日常活动,以及患者或患者父母的意见。

3. 抗癫痫药物的调整

(1) 抗癫痫药物的主要不良反应,尤其是对中枢神经系统的不良反应往往在治疗初始数周内最明

显,以后可逐渐耐受。所以从最小剂量开始服药,缓慢增加剂量可明显减少治疗初始阶段的不良作用,从而提高患者的依从性。

（2）患者在治疗过程中如果出现剂量相关的不良反应,可暂停加量或减少目前剂量,必要时采用联合治疗方案。

（3）抗癫痫药物的服药时间和次数并非一成不变,个体化服药可提高依从性。

（4）患者发作完全缓解超过3~5年可再次进行脑电图评估,如无异常放电,可考虑逐渐减药甚至停药。药物减停时剂量的调整需要较长时间,其间需密切观察有无发作,一旦出现发作需停止减药或者增至可控制发作的最小剂量。

4. 特殊人群的药物治疗

（1）儿童癫痫的药物治疗:儿童处于生长发育和学习的重要阶段,在选择抗癫痫药物时,应充分考虑到药物可能对认知功能的影响。

（2）孕龄女性:一方面,服用酶诱导类抗癫痫药物会减弱避孕效果;另一方面,服用抗癫痫药物的女性,胎儿的致畸率较正常人增高。此外,还应重视癫痫发作本身对胎儿的影响,在控制发作的基础上,选用抗癫痫新药相对安全,同时应该在孕前3个月每天服用叶酸5mg,减少胎儿神经系统畸形的风险。新生儿分娩后,建议肌内注射维生素K 1mg。

（3）老年癫痫:针对老年人新出现的癫痫和癫痫延续到老年期的患者,药物治疗时应注意其特殊性。老年人体内药物蛋白结合率减少,药物分布容积减少,加之肝肾脏对药物的清除率减低,因此,药物治疗时需减量,一般减少至成年人的1/2左右。同时,由于老年人可能同时服用多种非抗癫痫药物,应尽可能选择非肝酶诱导或者抑制的药物,减少药物之间的相互作用。此外,由于老年人对于头晕等药物不良反应更为敏感,更易出现低钠血症,需避免选用相关药物。在抗癫痫新药中,拉莫三嗪和左乙拉西坦在老年人中有很好的安全性。

5. 癫痫持续状态的治疗　癫痫持续状态是神经科的急症、重症,需要尽快终止发作。治疗原则包括:①尽快控制临床癫痫发作和脑细胞的异常放电;②确保足够的脑氧供应,维持心肺功能,防治并发症;③积极寻找病因及诱发因素,及时治疗原发病,避免诱因。

（1）全面性惊厥性癫痫持续状态的治疗:根据美国癫痫协会2016年儿童和成人癫痫持续状态指南,综合现有循证证据及国内现有药品实际,惊厥性癫痫持续状态的处置应参考以下方案:

1）一般措施:保持呼吸道通畅;氧气吸入;监测生命体征;建立静脉通道;对症治疗,维持生命体征和内环境稳定;根据具体情况进行实验室检查,如血常规、生化、凝血功能、血气分析等。

2）药物治疗

一阶段治疗:选择下述二种药物中的一种,作为一线选择:咪达唑仑 i.m.（>40kg:10mg;13~40kg:5mg;单次）,或地西泮 i.v.［0.15~0.2mg/（kg·剂）,最大10mg/剂,可重复该剂量一次］。如果上述选择均不可用,则选择下述的一种:苯巴比妥 i.v.［15mg/（kg·剂）,单次］,或地西泮直肠给药［0.2~0.5mg/（kg·剂）,最大20mg/剂,单次］。

二阶段治疗:选择下述二种药物中的一种加用,作为二线选择:丙戊酸 i.v.（40mg/kg,最大3 000mg/剂）,或左乙拉西坦 i.v.（60mg/kg,最大4 500mg/剂）。如果以上选项均不可用,且尚未使用苯巴比妥,给予苯巴比妥 i.v.（15mg/kg最大剂量）。

三阶段治疗:可以重复二线疗法,或麻醉剂量的硫喷妥钠、咪达唑仑、戊巴比妥或丙泊酚,以上药物使用时持续监测脑电图（适用于惊厥性癫痫持续状态,不推荐用于非惊厥性癫痫持续状态）。

发作终止24~48小时后向常规治疗过渡,首选同种AED静脉注射剂向肌内注射剂或口服剂过渡。

3）病因治疗:积极寻找病因,并针对病因治疗。

（2）非惊厥癫痫持续状态的治疗:首选静脉注射地西泮,用法同惊厥性癫痫持续状态。

二、外科治疗

10余年来,随着对致痫区及致痫网络理解的加深,结构和功能神经影像学、脑电监测技术及神经外科技术和设备的快速发展,手术治疗成为治疗药物难治性癫痫的有力手段。尤其是对于神经元发育异常导致的儿童局灶性起源的癫痫发作,尽早进行外科手术治疗不仅能控制癫痫发作,还可以通过儿童生长发育过程中脑网络重构、功能区转移等方式,最大程度地挽救神经功能。外科治疗的重点在于对适应证的把握和术前评估的准确性。

【适应证】

1. **药物难治性癫痫**　ILAE 2010 年将药物难治性癫痫定义为至少足量应用两种适宜此种发作类型且患者能耐受的抗癫痫药物,单药或者联合治疗,仍不能达到症状持续无发作者。

在临床实践中需要做到准确判断癫痫发作类型,选取恰当有效的药物,此外由于个体差异原因,还需注意患者服用的剂量是否达到有效且稳定的血药浓度。需注意并非任两种抗癫痫药物不能控制癫痫发作即可诊断为药物难治性癫痫发作。

2. **颅内病变导致的癫痫**　包括外伤或者手术后癫痫、局灶性神经元发育异常导致的癫痫、脑炎后癫痫、海马硬化导致的内侧颞叶癫痫、肿瘤相关癫痫、脑血管病导致的癫痫等。

【术前评估】

癫痫的术前评估是外科治疗前的关键环节,能否进行准确、全面的术前评估对外科治疗的预后意义重大。

1. 术前评估需要解决三个方面的问题。

(1) 能否准确定位致痫区:是手术成功与否的关键。

(2) 致痫区是否位于功能区:是减少手术造成神经功能缺损的关键。

(3) 是否适合手术治疗:在前两项基础上,结合患者发作频率、发作风险、经济基础、工作及生活环境等多种因素综合考虑,决定是否适合手术治疗,适宜哪种手术方式。

2. 癫痫的术前评估需要就患者的详细临床信息、神经影像学、神经电生理学及神经心理学等方面全面评估。具体说来,术前评估分为两个阶段:

(1) 第一阶段:无创性评估。通过对相关疾病史、发作症状学、头皮脑电图、结构和功能神经影像学、神经心理学等进行细致分析,有条件时可以加做脑磁图检测,对致痫区和功能区综合评估。如定位明确、单一病灶、局限且不在功能区内,可考虑直接手术治疗。如评估过程中发现各项检查提示的致痫区定位不一致,或者不明确,或者与临床症状不完全吻合,或者致痫区靠近功能区,则有必要考虑有创性评估。

(2) 第二阶段:有创性评估。

1) 颅内脑电图:通过植入颅内电极,进一步精确定位致痫区和划分功能区,主要包括硬膜下电极、深部和立体脑电图。立体脑电图由于创伤小、可记录深部放电和多灶放电、可个体化植入电极、三维记录致痫网络等优势,近年来逐渐成为主流,但其同时具有费用高、空间分辨率较低等不足,需要无创性评估阶段具有丰富的经验定位大致的致痫区。

2) 有条件时可以应用异戊巴比妥实验,对语言区和记忆功能定侧。

【手术治疗】

根据术前评估结果和外科治疗目标,手术方式主要分为以下几种。

1. **切除性手术**　完整切除致痫区的外科手术,目前应用最多,目的在于切除致痫区,达到无发作或缓解,是最普遍,也是外科治疗中最有价值的方法。如治疗颞叶癫痫的前颞叶切除术。也可以选用微创手术如局部激光热凝或射频消融去除致痫灶。

手术适应证包括单一、局灶起源的癫痫,致痫区定位明确且位于非功能区。切除性手术能够显著改善癫痫发作。

2. **姑息性手术**　对于不能进行切除性手术的患者,有些可以通过离断神经连接的方式,减少发作的严重程度和频率,如胼胝体切开术。

手术适应证包括全面性或者多灶性起源的癫痫发作、致痫区不能准确定位或者位于重要功能区内。

3. **神经调控治疗**　对于不能或者不愿进行开颅手术的患者,可以进行神经调控治疗以减少发作严重程度和频率,极少数患者可达到无发作。迷走神经电刺激目前应用较成熟,丘脑底核和海马深部电刺激可明显减少药物难治性颞叶癫痫的发作频率。无创神经调控如经颅重复电刺激、经颅磁刺激和耳迷走神经刺激也越来越多应用于此类患者。

第五节　癫痫的共患病

共患病是指同时患有两种或以上非因果关系的疾病,分别符合各自疾病的诊断标准。癫痫患者共患其他疾病较常见,包括神经系统其他疾病、精神疾病和躯体疾病,严重影响患者的生活质量。许多癫痫与学习、心理和行为问题等共患病相关,严重程度不等,如学习困难、智力障碍、孤独症谱系疾病、抑郁症及其他社会心理问题等。在诊断癫痫的每一个阶段都要考虑到患者是否存在共患病,以便早期识别、诊断和恰当管理。

癫痫患者患病率最高的共患病是抑郁,高达30%,癫痫患者的自杀率也明显高于普通人群,此外,共患焦虑也很常见,为14%~25%。这与遗传、社会及心理等多种因素有关,涉及多种发生机制,需要早期识别。可优先选用具有情绪稳定作用的抗癫痫药物,也可加用抗抑郁药和抗焦虑药。

癫痫患者共患偏头痛的发生率也较普通人群明显增高,两者有多种相同诱因,如疲劳、闪光刺激、睡眠剥夺等,还多有视觉先兆等发作先兆。一些抗癫痫药物对预防偏头痛也有效,可优先选择。

第六节　癫痫的管理流程

新发癫痫患者的管理建议如图 5-6-1 所示。

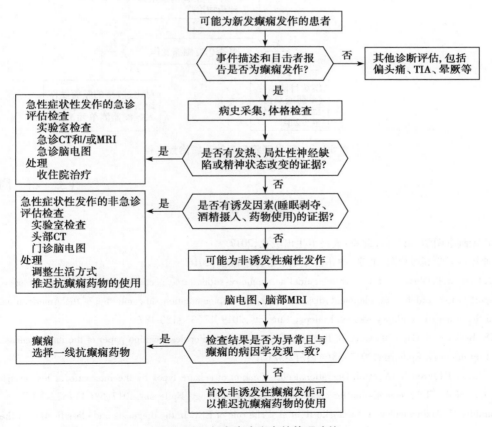

图 5-6-1　新发癫痫患者的管理建议

新发癫痫患者的药物治疗流程建议如下图(图5-6-2)。

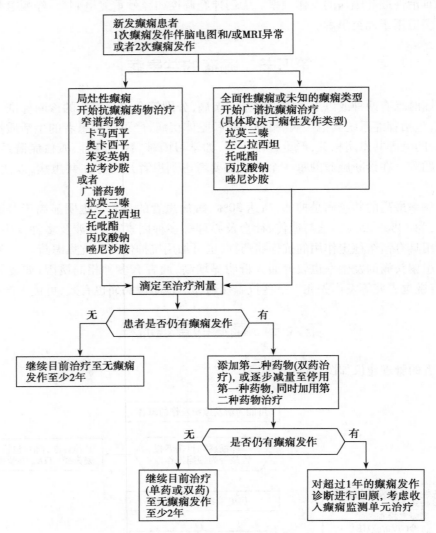

图 5-6-2　新发癫痫患者的药物治疗流程

(王　群　周　东)

参 考 文 献

[1] 刘晓燕. 临床脑电图学. 第2版. 北京:人民卫生出版社,2017.

[2] 王拥军. 神经内科学高级教程. 北京:中华医学电子音像出版社,2016.

[3] Harden C,Tomson T,Gloss D,et al. Practice guideline summary:sudden unexpected death in epilepsy incidence rates and risk factors:report of the guideline development,dissemination,and implementation subcommittee of the American academy of neurology and the American epilepsy society. Epilepsy Currents,2019,17(3):180-187.

[4] Scheffer IE,Berkovic S,Capovilla G,et al. Ilae classification of the epilepsies:position paper of the ilae commission for classification and terminology. Epilepsia,2017,58(4):512-521.

[5] Fisher RS,Cross JH,French JA,et al. Operational classification of seizure types by the international league against epilepsy:position paper of the ILAE commission for classification and terminology. Epilepsia,2017,58(4):522-530.

[6] Koutroumanidis M,Arzimanoglou A,Caraballo R,et al.,The role of EEG in the diagnosis and classification of the epilepsy syndromes:a tool for clinical practice by the ILAE Neurophysiology Task Force (Part2). Epileptic Disord,2017,19(4):385-437.

[7] Burkholder DB,Britton JW,RajasekaranV,et al. Routine vs extended outpatient EEG for the detection of interictal epileptiform discharges. Neurology,2016,86(16):1524-1530.

［8］Cukiert A1,2,Cukiert CM2,Burattini JA,et al. Seizure outcome after hippocampal deep brain stimulation in patients with refractory temporal lobe epilepsy：A prospective, controlled, randomized, double-blind study. Epilepsia, 2017, 58（10）：1728-1733.

［9］Fisher RS,Cross JH,D'Souza C,et al. Instruction manual for the ILAE 2017 operational classification of seizure types. Epilepsia,2017,58(4):531-542.

［10］ Gavvala JR,Schuele SU. New-onset seizure in adults and adolescents:a review. JAMA,2016,316(24):2657-2668.

第六章 意识障碍与脑死亡

第一节 意识障碍

意识是个体对自身和周围环境保持注意的状态,包括觉醒度和意识内容两方面。觉醒的特征是清醒和保持警觉,维持正常觉醒度的解剖学基础是脑干网状结构和上行网状激活系统,以去甲肾上腺素为递质的蓝斑核、以 5-羟色胺为递质的中缝核、以乙酰胆碱为递质的脑干和前脑基底部核团,以及一些以组胺为递质的中脑神经元均参与构成。它们直接向丘脑、大脑皮质及其他大脑部位发出非特异性投射,不同递质释放引起的综合结果是神经元去极化、兴奋性增加、点火节律形式被抑制,使大脑由睡眠转为清醒。意识内容则涉及注意、记忆、动机、执行功能等,意识内容异常因大脑皮质及其皮质下白质联系纤维受损引起。

意识障碍是中枢神经系统对内外刺激做出有意义应答反应能力的减退或消失,是神经重症患者常见临床表现,包含觉醒度下降和意识内容受损两大方面。

1. 以觉醒度下降为主的意识障碍

(1)嗜睡(lethargy):警觉度减低,睡眠增多,需要刺激才能觉醒,觉醒后尚能遵嘱活动,停止刺激后随即再次入睡,对外界环境的注意力明显下降。

(2)昏睡(stupor):仅在给予较强烈的重复刺激后才能短暂清醒,刺激停止后随机再次入睡。

(3)昏迷(coma):意识完全丧失,外界或内源性刺激均不能唤醒,无自发睁眼、睡眠觉醒周期。疼痛刺激有躲避动作和痛苦表情、脑干反射基本保留的状态为浅昏迷,强烈疼痛刺激可见防御反射活动、角膜反射减弱或消失、呼吸节律紊乱的状态为中度昏迷,全身肌肉松弛、眼球固定、瞳孔反射等脑干反射均消失的状态为深昏迷。

上述术语虽然常用,但评价时受医师主观经验影响,有时不如以"能够遵嘱抬起右手""按压甲床时右上肢回缩躲避"描述更加准确、合适。

2. 以意识内容改变为主的意识障碍

(1)意识模糊(confusion):注意力减退、定向力障碍、淡漠、随意活动减少、言语不连贯、思睡,对刺激能表现有目的的简单动作反应。

(2)谵妄(delirium):突发的注意力不集中、思维瓦解和意识水平改变,并且严重程度有波动性,存在潜在器质性病因证据。

3. 其他特殊类型的意识障碍

(1)最小意识状态(minimally conscious state):一种严重意识障碍的状态,存在非常微弱但明确的对自身或环境的注意。意识引起的活动即使不持续,也是可重复的。

(2)植物状态(vegetative state):昏迷的转归之一。睡眠-觉醒周期存在,可被唤醒,但对自身和外界的认知未恢复。视觉、听觉、触觉、伤害性刺激不能引起持续、可重复、有目的、随意的反应,表明患者无法与外界交流。下丘脑、脑干、自主神经系统功能,以及脑神经和脊髓反射有不同程度的保留。

在临床工作中,意识障碍需要与一些精神疾病、闭锁综合征相鉴别。精神抑制状态表现为急性出现的对外界刺激无反应,可伴呼吸急促、屏气、双目紧闭、急速轻眨,四肢伸直、屈曲、乱动等表现,但瞳孔对光反射及其他神经系统查体均正常,常见于癔症或剧烈精神创伤、情绪波动之后。

木僵状态常见于精神分裂症,表现为不食、不动,对强烈刺激无反应,可出现蜡样弯曲、"空气枕",甚至发绀、流涎、低体温、尿潴留等。闭锁综合征患者仅能睁闭眼、眼球垂直活动,除此之外的随意运动功能均丧失,见于双侧脑桥腹侧病变,实际上这类患者意识清楚,因为脑干网状结构未受累。

【检查与评估】

1. 一般特征

(1) 外貌和口腔气味:卫生状态极差或营养不良提示可能酗酒或吸毒。口气恶臭的患者可能口腔卫生差或酗酒,其他口腔气味如"臭厕所味"见于尿毒症,"水果甜味"见于糖尿病酮症酸中毒,"腐败味或鱼腥味"见于急性肝衰竭,"洋葱味"见于镇静催眠药中毒,"大蒜味"见于有机磷、杀虫剂、铊中毒。

(2) 体温:昏迷患者发热,特别是高热(>40℃)可能提示急性感染、感染性心内膜炎或中枢神经系统感染。脑桥出血、动脉瘤性蛛网膜下腔出血及颅脑外伤也可能因下丘脑受压、缺血或挫裂伤出现发热。体温显著升高可能是高热综合征的表现,如5-羟色胺综合征或神经阻滞剂恶性综合征,但这类疾病还有其他刻板或严重的肌阵挛症状。低体温(<35℃)提示所处环境温度低、严重的甲状腺功能减退、Addison病、低血糖或中毒。颅脑外伤及脊髓损伤的患者的低体温可能是脑死亡或急性脊髓横断的全身症状。

(3) 皮肤:疱样皮肤病变("昏迷水疱")见于压迫部位,提示皮肤缺血坏死。急性起病的水疱可能提示巴比妥、阿米替林或者茶碱中毒。对于长骨骨折的患者,迅速进展的肺水肿、急性意识丧失及腋窝瘀斑强烈提示脂肪栓塞。昏迷患者有皮疹常提示迅速进展的脑炎或暴发性脑膜炎球菌性脑膜炎。眼周瘀斑(熊猫眼征)及耳后淤血斑(巴特尔征)提示面颅或颅底骨折。皮肤灼热干燥见于热射病。昏迷患者皮肤干燥或多汗均可见于中毒:皮肤干燥(尤其是多汗的部位如腹股沟及腋窝)提示服用抗胆碱药过量(三环类抗抑郁药多见),这类中毒往往伴有心动过速、发热及心律失常;多汗提示严重低血糖或吗啡、有机磷杀虫剂中毒。

(4) 血压:高血压在急性结构性中枢神经系统病变的昏迷患者中很常见,因此提示意义很小。无法解释的血压波动往往提示药物中毒,如苯丙胺、可卡因、苯丙醇胺、致幻剂及拟交感神经药。同时,高血压可能是可逆性后部白质脑病综合征(posterior reversible encephalopathy syndrome,PRES)的病因,患者长期高血压(如平均动脉压>140mmHg),其他主要表现有癫痫发作、视盘水肿及视网膜出血,发作前可能出现视幻觉。低血压可能提示严重的败血症或者迅速进展的脑膜炎球菌性脑膜炎,也可以由脑功能丧失或脊髓损伤引起血管紧张度丧失所致。

(5) 呼吸:Cheyne-Stokes呼吸(潮式呼吸)可见于双侧大脑半球病变、颅内压增高、代谢异常等情况。中枢神经源性过度通气表现为持续、快速、深大呼吸,见于中脑被盖部病变。长吸气式呼吸表现为深大、抽吸式吸气,吸气末暂停,随即短暂、不充分呼气,见于脑桥中部、尾端病变。共济失调式呼吸节律、幅度均不规则,见于延髓背内侧网状结构病变。Kussmaul呼吸节律规整、幅度深大,见于代谢性酸中毒。

2. 神经系统查体 检查意识障碍患者时,第一步需鉴别是昏迷、闭锁综合征还是精神、心理疾病。闭锁综合征患者眼球可遵嘱上、下视,而四肢、面部均不能活动。昏迷患者要评估对声音、触觉刺激和伤害性刺激的反应,伤害性刺激方法有按摩胸骨,压迫腋窝处肋骨及眶上神经,用圆钝物体压迫甲床,压迫双侧颞下颌关节齿突。检查时注意尊重患者,避开受伤部位。角膜反射既可以用棉絮划过角膜,也可用生理盐水喷射角膜的方法进行检查。要留意自主咳嗽或吸痰诱发的咳嗽,如果咳嗽反射消失提示脑死亡,或者被镇静剂、麻醉剂或神经肌肉阻滞剂等药物减弱。

(1) 肌力、肌张力、不自主运动检查:检查肢体对疼痛刺激反应时,注意在上、下肢的内侧施加刺激,以区分脊髓反射。疼痛刺激诱发肘关节屈曲、肩关节内收、双下肢伸直表明为去皮质姿势,见于丘脑、中脑红核以上水平病变;肘关节伸直、双上肢内旋、双下肢伸直为去大脑姿势,提示中脑、脑桥上部严重损伤。对于昏迷程度较深的患者,脑膜刺激征可能不明显,肌张力可以减低(提示脊髓或下运动神经元损伤)、正常(提示苯二氮䓬类或三环类抗抑郁药中毒)或增高(提示皮质脊髓束损伤,也见于依托咪酯、士的宁中毒或恶性高热)。一些微小的异常运动对于病因有提示意义,如眼睑、口周颤搐可能提示癫痫发作,肌阵挛提示缺氧缺血性脑病,锂、青霉素或杀虫剂中毒;扑翼样震颤提示急性肾肝衰竭。

(2) 脑神经检查:需注意瞳孔大小,是否等大,是圆形、椭圆形还是不规则形。一侧瞳孔散大固定提示脑干移位牵拉动眼神经,见于颞叶钩回疝;双侧瞳孔散大固定提示小脑扁桃体疝、脑死亡或者少见的东莨菪碱、阿托品或甲醇中毒;针尖样瞳孔提示麻醉药物、吗啡过量或急性脑桥被盖部病变。双侧瞳孔不等大常提示急性脑干病变同时影响中脑、脑桥功能。

(3) 眼底检查:有时也有提示意义。玻璃体下出血较少见,提示动脉瘤性蛛网膜下腔出血或摇晃婴儿综合征;视盘水肿提示颅内压急剧升高,但也可见于急性窒息或严重高血压(平均动脉压>150mmHg)。

(4) 其他检查:凝视麻痹提示大面积半球病变累及侧视中枢。昏迷患者可有自发眼动,如周期性交替凝视(periodic alternating gaze)、回缩性眼震(retraction nystagmus)、眼球下沉(ocular dipping,眼球缓慢下视,停顿一下后迅速回到中间位),提示弥漫性脑损伤,此时没有具体的定位意义;眼球浮动(ocular bobbing),即眼球快速下视,缓慢回到中间位,是脑桥急性病变的典型表现。头眼反射检查方法是快速水平、垂直转动患者头部,注意疑有颈椎外伤者严禁查头眼反射。眼前庭反射的检查方法是首先让患者头部与水平面成30°,将50ml冰水灌入一侧外耳道,昏迷患者的双眼同时转向刺激侧;如若将50ml冰水同时快速灌入双侧外耳道,则患者双眼转向下;如果刺激侧眼球可以外展、对侧眼球不能内收,提示脑干病变(核间性眼肌麻痹)。注意鼓膜损伤者禁查眼前庭反射。昏迷患者通常眼睑闭合、眼睑张力减低。如果被动睁眼、眼睑较快闭合,提示昏迷程度较浅,闭合慢、不完全者较深。

3. **分级量表**　常用的昏迷量表有格拉斯哥昏迷量表和全面无反应量表(表6-1-1)。

表 6-1-1　格拉斯哥昏迷量表(GCS)与全面无反应量表(FOUR 评分)对比

项目	GCS	FOUR 评分
睁眼反应	4=自发睁眼 3=言语命令睁眼 2=疼痛刺激睁眼 1=不睁眼	4=主动或被动睁眼后,能遵嘱眨眼或追踪 3=能睁眼,不能追踪 2=闭眼,较大的声音刺激睁眼 1=闭眼,疼痛刺激睁眼 0=疼痛刺激不睁眼
运动反应	6=遵嘱运动 5=定位疼痛 4=躲避疼痛 3=疼痛刺激下屈曲 2=疼痛刺激下伸展 1=无运动反应	4=能遵嘱完成竖拇指、握拳、比"V"字手势 3=定位疼痛 2=疼痛刺激下屈曲 1=疼痛刺激下伸展 0=对疼痛刺激无反应,或全面性肌阵挛持续状态
言语反应	5=正常交谈 4=言语错乱 3=含糊不清 2=只能发音,不能理解 1=不能发音	
脑干反射		4=瞳孔对光反射、角膜反射存在 3=一侧瞳孔散大固定 2=瞳孔对光反射或角膜反射消失 1=瞳孔对光反射和角膜反射均消失 0=瞳孔对光反射、角膜反射、咳嗽反射均消失
呼吸		4=未插管,呼吸节律规则 3=未插管,Cheyne-Stokes 呼吸 2=未插管,呼吸节律不规则 1=呼吸频率高于呼吸机的设置 0=呼吸频率等于呼吸机的设置

（1）格拉斯哥昏迷量表（Glasgow coma scale,GCS）：于1974年由Teasdale和Jennett提出,总分最低3分,最高15分,实际中相似的总分也可能代表意识下降的不同水平,总分相同的患者也能发生不同的变化,因此只能大致估计昏迷程度。总的来说,GCS评分3~8分代表昏迷,8~12分代表昏睡,13~15分代表嗜睡。

（2）全面无反应量表（full outline of unresponsiveness score,FOUR score）：又称FOUR评分,共有4项检查内容,每项内容最高评分为4分,分别是睁眼反应（睁眼及眼球运动）、运动反应（遵指令及对疼痛刺激的反应）、脑干反射（瞳孔对光反射、角膜反射及咳嗽发射）及呼吸情况（自主呼吸节律或插管后呼吸频率）。同GCS评分比较,FOUR评分除了评价睁眼能力外,还评定水平和垂直眼球运动,因此可从GCS评分3分的患者中区分出闭锁综合征,有自主睁眼的患者可根据不能遵嘱运动眼球诊断植物状态。FOUR评分相对于GCS评分需要更详尽的查体,因此可用来衡量患者病情加重还是改善。当各项评分均为0分时,需进一步完善脑死亡评价。

【病因】

可以引起意识障碍的病因繁杂,大致可根据病变位置和疾病类型梳理诊断思路。

1. 病变位置

（1）中枢神经系统结构性病变：中枢神经系统病灶如累及上行网状激活系统的核团及其联络纤维、丘脑、投射至双侧大脑皮层的纤维,便会出现意识障碍。按照病变范围、位置,可分为弥漫性病变和局灶性病变。

1）双侧大脑半球弥漫性病变：双侧大脑白质、皮质单独或同时严重受损可导致意识障碍,临床特征是眼球向上或向下凝视、自发性眼球左右浮动,部分患者可合并全面性肌阵挛,脑干反射相对保留。常见病因是心搏骤停引起缺血缺氧性脑病,病理特点为皮质层状坏死,MRI有时可见皮质T_1加权像呈高信号。其他病因有恶性肿瘤多发脑转移,脑动脉粥样硬化、中枢神经系统血管炎、心源性栓塞导致多发梗死或血管性痴呆,阿尔茨海默病,额颞叶痴呆等神经变性疾病晚期,脑实质蛛网膜下腔出血时全脑血管痉挛,以及脑水肿、脑积水、颅脑外伤导致的白质灰质弥漫性病变、脑炎等。较罕见的病因有双侧颈内动脉闭塞、严重脑水肿,可在数小时至数日之内导致全脑功能丧失。

2）局灶性病变导致占位效应：急性半球病变既有脑组织损伤直接表现出相应定位体征,也有因组织移位引起正常组织受压,严重者可出现脑疝,包括大脑镰下疝、颞叶钩回疝、小脑扁桃体疝等。

3）局灶性病变损伤关键结构：如脑干和丘脑。

延髓急性病灶可损伤自主神经核团,引起呼吸衰竭、血管张力下降,高碳酸血症、低血压引起全脑损伤,虽然脑干网状结构不一定直接受累,却也能间接导致昏迷。脑桥被盖部病灶虽然能阻断上行网状激活系统,但仅在双侧受累时才会影响意识。脑桥基底部病变不会影响意识,但可能导致闭锁综合征。单纯的中脑病灶较少见,多由丘脑病变延伸而来,或见于基底动脉尖闭塞。脑干病变的具体病因包括急性梗死、出血、脑动静脉畸形、海绵状血管瘤、肿瘤颅内转移、细菌性或真菌性脓肿侵犯脑干等。

双侧丘脑病变如累及旁正中核,可直接引起昏迷；板内核、腹外侧、后外侧的神经核受损可能影响丘脑皮质投射,也可引起意识障碍。双侧丘脑病变最常见病因是丘脑膝状体动脉或丘脑前穿通动脉供血区梗死；其他病因还有丘脑或第三脑室内浸润性肿瘤（可引起突发意识丧失）、基底节或脑桥出血累及丘脑。丘脑及中脑同时受损后可出现最小意识状态。

（2）重要脏器疾病：意识障碍也可见于非神经系统疾病,如心脏、肺、肝脏、肾脏等可影响大脑功能的重要脏器病变。

1）心脏与循环系统：心搏骤停、恶性心律失常、各种原因导致的晕厥均合并意识障碍。其特征是意识障碍与心搏骤停、血压下降或心律失常同时发生,部分患者可见大动脉搏动消失、发绀、瞳孔散大、对光反射消失等体征。

2）肺：如慢性阻塞性肺疾病急性加重时,患者除了胸闷、发绀、憋气、呼吸急促等内科体征外,还可出现注意力涣散、淡漠、反应迟钝或烦躁不安等精神状态改变,病情如果进一步加重可出现嗜睡、昏迷。血气分析可证实存在呼吸衰竭、呼吸性酸中毒。

3）肝脏：严重肝病可引起以代谢紊乱为基础的中枢神经系统失调综合征,即肝性脑病。患者除了有肝掌、蜘蛛痣、移动性浊音、肝颈静脉回流征等临床表现,还可出现发作性或持续性精神症状、谵妄以至昏迷。前驱期以轻度性格改变和行为异常为主,如焦虑、欣快或淡漠、睡眠倒错,可有扑翼样震颤;昏迷前期以睡眠障碍、行为异常为主,伴有定向力、理解力减退,烦躁不安、幻觉,可出现扑翼样震颤、腱反射亢进、Babinski 征;在昏睡期,患者上述症状加重,患者出现昏睡,仍可引出扑翼样震颤;进一步加重进入昏迷期,浅昏迷时腱反射亢进、肌张力仍较高,深昏迷时腱反射消失、肌张力减低、瞳孔散大。

4）肾脏：见于慢性肾脏病晚期,合并多脏器功能衰竭前可出现精神症状,如倦怠、淡漠、定向力减退等,以及瞳孔缩小、眼震、构音障碍等临床表现。病情进一步恶化可出现昏迷、扑翼样震颤、腱反射亢进等体征。

5）胰腺：急性重症胰腺炎有时可出现其他病因不能解释的精神行为异常、意识障碍,如反应迟钝、谵妄、兴奋多语、躁动不安,甚至脑膜刺激征、腱反射亢进、昏迷等。

2. 疾病类型　可参考"VITAMIN"原则(vascular,infectious/inflammatory,traumatic/toxic,autoimmunogical,metabolic/malignant,iatrogenic/idiopathic,neurodegenerative)作病因鉴别。

(1) 脑血管病：常见的急性脑血管病,包括短暂性脑缺血发作、脑梗死、脑出血、蛛网膜下腔出血、脑静脉窦血栓形成均可引起意识障碍。

1）缺血性或出血性脑血管病：如果病灶位于或损伤脑干网状结构、丘脑,可在起病初期即出现意识障碍;如果出血或梗死体积较大,由于占位效应、脑疝形成,或血肿体积大、颅内压显著升高,也可在病程初期或进展中出现昏迷。

2）蛛网膜下腔出血：如果出血量大,除了剧烈头痛、恶心、呕吐等典型症状外,也可因颅内压迅速增高等出现意识模糊甚至昏迷(Hunt-Hess 分级≥3);在蛛网膜下腔出血病程中,通常为 3 天~3 周,患者也可因迟发性脑缺血、脑积水出现意识水平下降甚至昏迷。

3）脑静脉窦血栓形成：患者颅内压显著增高,皮质广泛梗死、出血,或引流丘脑、基底节区血流的大脑大静脉(Galen 静脉)、直窦血栓形成引起双侧丘脑水肿,也可出现意识障碍,不过此类疾病多为亚急性或慢性病程。

(2) 中枢神经系统感染：部分重症患者可出现意识障碍,但往往合并一些发热、头痛、呕吐、癫痫发作、局灶性神经功能缺损和脑膜刺激征等典型表现,不同类型的感染诊断依赖脑脊液常规、生化特征,以及病原培养、核酸检测等辅助检查。

1）病毒性脑炎：最常见的病原是单纯疱疹病毒,它所引起的脑炎无季节性、无年龄偏好,以颞叶受累为主,脑组织坏死、水肿严重时可引起颞叶钩回疝,导致昏迷甚至死亡;个别患者累及枕叶、下丘脑、脑桥、延髓,影响意识水平。

2）细菌性脑膜脑炎：可因颅内压增高、脑积水、脑脓肿、直接损伤脑干或丘脑等出现意识障碍。最常见病原为肺炎链球菌,近期罹患肺炎链球菌肺炎、急性或慢性鼻窦炎或中耳炎及酗酒、糖尿病、颅底骨折等患者罹患风险较高。脑膜炎双球菌感染的特异性体征是皮肤瘀点或紫癜,部分患者暴发性起病、数小时内死亡。患有慢性消耗性疾病、近期神经外科手术后患者需要考虑革兰氏阴性杆菌脑膜脑炎。单核细胞增生性李斯特菌常见于老年人,以及长期服用激素或免疫抑制剂或其他原因导致免疫力低下的患者,可因夏天食用污染的未加热的凉菜致病,病灶多位于脑干。

3）结核性脑膜炎：可因交通性脑积水、颅内压显著增高、继发血管炎等出现意识障碍。该病多见于瘦弱、营养不良人群,尤其是有既往结核病病史、易疲劳、低热、盗汗等症状患者需要高度警惕。增强 MRI 可见颅底柔脑膜强化。

4）真菌性脑膜炎：多见于免疫抑制治疗、白血病、艾滋病等免疫受损,以及长期使用激素、滥用抗生素的患者。隐球菌脑膜炎颅内压显著增高,可出现梗阻性脑积水,甚至脑疝、死亡。

(3) 头颅外伤：此类患者多有明确的头颅外伤病史,结合影像学检查诊断并不困难。除了局部损伤(脑挫裂伤、外伤后脑实质血肿、外伤后硬膜下/硬膜外血肿、外伤后蛛网膜下腔出血)本身可引起意识障碍外,外伤过程中头部快速旋转引起的弥漫性轴索损伤也会引起昏迷,预后不佳。

（4）自身免疫性疾病：一些自身免疫性疾病如急性播散性脑脊髓炎、视神经脊髓炎谱系疾病、神经白塞病、中枢神经系统原发性血管炎等，可因累及脑干、丘脑或双侧大脑半球而出现意识障碍甚至昏迷。

1）急性播散性脑脊髓炎：多见于儿童，脑、脊髓病灶多位于白质且多灶、弥漫，迅速进展出现程度不等的意识障碍是其最具特征性的症状。

2）少数视神经脊髓炎谱系疾病：患者可因丘脑受累出现意识障碍。

3）神经白塞病：好累及脑干上部、丘脑、基底节，个别患者表现为大脑半球肿瘤样病灶，导致意识障碍；部分患者可合并脑静脉窦血栓形成，因颅内压升高而出现昏迷。

4）自身免疫性脑炎：如抗 NMDA 受体脑炎除了精神行为异常、癫痫发作等表现，也可出现意识水平下降、昏迷；抗 IgLON-5 脑炎突出表现为睡眠障碍，如白天过度睡眠、异态睡眠。

（5）中毒或代谢性疾病

1）低血糖、低钠血症、肾性脑病、肝性脑病等急性代谢紊乱：可升高觉醒阈值，引起意识障碍。通常神经系统查体没有明显的偏瘫、瞳孔异常、凝视等局灶体征，但患者昏迷前可有精神行为异常、扑翼样震颤、肢体抽搐及肌阵挛等。

2）高血糖非酮症性高渗性昏迷：可因既往卒中史出现局灶体征。该情况导致大脑低代谢的机制尚未明确，但是很多病例会导致弥漫性脑水肿；癫痫发作或心肺复苏均可导致弥漫性缺氧、缺血性损伤。

3）重度甲状腺功能减退或亢进、Addison 病、全垂体功能减退等内分泌急症：这些均可能导致昏迷；对于不明原因的昏迷，应检测下丘脑-垂体轴激素水平。

4）中枢神经系统抑制剂过量或中毒：前庭和小脑功能往往首先受影响，因此在意识障碍出现之前多有眼震、共济失调、构音障碍。

5）酒精中毒：是意识障碍常见原因，病情轻重取决于血液中酒精浓度、酒精浓度升高速率及患者耐受力。酒精中毒的主要并发症是呼吸暂停、呕吐物堵塞气道、颅脑外伤。大量饮酒有时可致低钠血症，继而导致癫痫发作。长期大量饮酒患者可因缺乏维生素 B_1（硫胺素）出现 Wernicke 脑病，引起意识障碍。需要注意酒精中毒患者可能的合并症，如肝性脑病、低血糖、硬膜下血肿、细菌性脑膜炎、渗透性脱髓鞘、胼胝体坏死等。

6）服用大剂量苯二氮䓬类药物：可引起意识障碍，昏迷时间可以较长，并且年龄越大、意识恢复时间越长，多数患者能在 2 天内恢复。苯二氮䓬类药物中毒的临床表现缺乏特异性，部分患者存在呼吸抑制，需要进行有创或无创机械通气。

7）巴比妥类药物：巴比妥类药物的作用持续时间差异较大。临床最初表现为瞳孔对光反射迟钝，接近致死剂量时可出现瞳孔散大固定，伴心脏抑制所致的低血压，以及皮肤湿冷、低体温，脑电图可表现为暴发-抑制模式甚至电静息。

8）锂中毒：锂中毒的抗胆碱作用很常见，包括面部潮红、瞳孔散大、发热、皮肤干燥。如果血锂浓度进一步升高，可逐渐出现肌阵挛、手震颤、言语不清，进一步可出现谵妄、狂躁、肌张力障碍、动眼危象、扮鬼脸，最终引起昏迷。血清锂浓度与中毒严重程度呈正相关，当浓度达到或超过 2.5mmol/L 时则中毒严重。锂中毒还会引起肾性尿崩症。

9）一氧化碳中毒：一氧化碳可使血红蛋白解离曲线左移，从而使氧释放减少（Haldane 作用）。出现意识障碍之前，患者可主诉头痛、头晕、气短，典型的皮肤呈樱桃红色相对少见，如果出现则往往提示浓度已接近致死剂量。其他临床表现有视网膜出血、视网膜动静脉颜色变深、肺水肿。神经病理和影像改变主要是白质、海马、小脑、苍白球脱髓鞘、水肿。

10）氰化物中毒：氰化物抑制细胞色素氧化酶，减少 ATP 合成，并且可导致血红蛋白解离曲线左移。氰化物中毒有苦杏仁味或发霉味，引起的意识障碍常合并中枢性低通气、严重的乳酸酸中毒、心动过缓、低血压及快速进展的肺水肿。

（6）肿瘤：颅内肿瘤的播散或浸润、占位效应压迫脑干、压迫脑室引起脑积水均可导致意识障碍。肺癌、乳腺癌、恶性黑色素瘤、淋巴瘤等恶性肿瘤弥漫性浸润柔脑膜引起脑膜癌病，可表现为进行性恶化的意识障碍。

（7）神经变性疾病：阿尔茨海默病、路易体痴呆、额颞叶痴呆等神经变性疾病在病程晚期，均可由于神经元弥漫受损而出现意识障碍。

【辅助检查】

1. 神经影像及实验室检查

（1）头部CT：是意识障碍患者的基本影像学检查，可显示脑出血、脑梗死、蛛网膜下腔出血、颅内占位、脑脓肿等病变。基底池、环池受压提示颅内压增高或脑水肿，临床常常忽视。

（2）头部MRI：分辨率高，但是检查耗时长，如果患者血流动力学不稳定、接受机械通气或正在泵点药物，则无法完成。

（3）血液检查：应当包括全血细胞计数、血糖、肝功能（ALT、AST、胆红素、氨）、肾功能（尿素、肌酐）、乳酸、电解质（钠、钾、氯、钙、镁离子）、甲状腺功能、凝血功能、动脉血气分析。有条件的医院可进一步完善血浆渗透压、血尿毒物筛查等。

（4）脑脊液检查：如果怀疑中枢神经系统感染、病毒性或自身免疫性脑炎，或CT阴性蛛网膜下腔出血，则需进一步完善腰椎穿刺及脑脊液相关检查。

2. 神经电生理检查　由于意识障碍患者神经系统查体所能获得的信息极其有限，有时因病情危重，难以完成MRI等检查，因此脑电图（electroencephalography，EEG）等神经电生理检查对于明确诊断、监测病情变化、指导治疗意义重大。EEG的优势是无创、可在床旁连续进行，具有较高的时间分辨率；缺点是空间分辨率和特异性相对不高，易受环境干扰。

（1）单纯疱疹病毒脑炎最常见的EEG改变是颞区多形态的δ活动，提示颞叶选择性受累。部分患者可见局灶性或一侧性尖慢波可在发病1~2天后变为偏侧性周期性放电（lateralized periodic discharge，LPD），或散发尖波，或演变为连续的尖慢波或棘波节律，但这些表现均不特异。其他脑炎也有弥漫性慢波异常发放，频率减慢的程度通常与感染的严重程度有关。极度δ刷（extreme data brush，EDB）是抗NMDA受体脑炎的特异性改变。

（2）对于幕上大面积脑梗死，EEG在估计其预后方面有一定意义。缺血侧半球出现持续多形态的δ活动，伴α或β活动抑制，甚至出现暴发-衰减图形，预示预后不良；慢波活动减少或消失、α活动或μ节律不减少，提示神经功能恢复。

（3）由惊厥或非惊厥性癫痫持续状态引起的意识障碍，连续EEG监测必不可少。首先非惊厥性癫痫持续状态的诊断依赖EEG，其次发作期抗癫痫药物滴定需要EEG监测。对于非惊厥性癫痫持续状态，一般滴定至EEG无电发作即可，不必到暴发-抑制图形；对于惊厥性持续状态，需要进一步滴定到暴发-抑制甚至电静息。在癫痫持续状态治疗，尤其是麻醉剂量的抗癫痫药物减量期间，突破性癫痫发作（breakthrough seizure）非常难以发现，临床常表现为短暂凝视，不伴闭眼，或者为难以察觉的眼睑抽搐，也需要密切监测EEG。癫痫持续状态或其他疾病中，EEG监测有时可见刺激诱发的周期性或节律性放电（stimulation induced rhythmic，periodic ictal discharge，SIRPID），这类异常脑电图的临床意义目前尚不清楚。

（4）脑桥严重损伤或急性基底动脉闭塞的意识障碍患者可出现典型的α昏迷（8~10Hz，15~50μV），特点是α节律广泛分布，但自发变异率极低，且对疼痛或闪光刺激没有反应。另外一些损毁性脑干损伤的患者可以观察到纺锤和弥漫性δ电活动与α昏迷交替出现。

3. 颅内压（intracranial pressure，ICP）监测　成人正常ICP为80~180mmH$_2$O（7~15mmHg）。可能合并ICP升高的意识障碍患者可根据临床需要考虑监测ICP。

对于GCS评分<9分的颅脑外伤患者，如果CT异常，或者CT正常但以下3项满足2项：合并年龄>40岁、收缩压<90mmHg、一侧或两侧去大脑或去皮质强直，建议监测ICP。

ICP波形正常情况下为搏动性，受到心跳和呼吸波形的影响，每个ICP波形包括脉首波（percussion wave，PW/P1）、潮汐波（tidal wave，WT/P2）、重搏波（dicrotic wave，WD/P3）三个成分。脉首波反映动脉压，尤其是收缩压；潮汐波反映大脑的顺应性，当ICP升高，大脑顺应性下降，潮汐波大于脉首波（图6-1-1）；重搏波反映静脉搏动和主动脉瓣关闭。

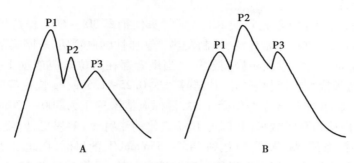

图 6-1-1 颅内压波形图

A. 正常颅内压波形；B. 颅内压波形中的潮汐波（P2）高于脉首波
（P1），提示脑顺应性下降、颅内压升高。

脑实质放置纤维测压探头的方法最为常用，脑室内测压更适合梗阻性脑积水患者。硬脑膜表面和硬膜下测压远不及脑实质内测压准确，因此目前很少应用，仅在凝血功能异常且不能通过血小板和新鲜血浆逆转的情况下可考虑使用。

（1）脑实质内测压：此方法应用最广泛，优点是设备易于保养、波形可靠并且操作方便，缺点是监测 5 天左右会出现数据漂移（每天偏离 2~3mmHg），并且不能完善 MRI。通常选右侧额区钻孔，置入光纤探头达脑实质内 2~3cm。探头金属头端受脑组织压力影响，内部出现形变，改变了光纤内部的光反射，将脑组织压力信号转化为光信号，最终转化为数字和波形信号。

（2）脑室内测压：脑室内 ICP 监测的指征是需要紧急行脑室穿刺引流，如动脉瘤性蛛网膜下腔出血所致急性脑积水、小脑出血或梗死引起的第四脑室梗阻等危急状况。穿刺引流后将脑室内导管与外部的传感器相连即可测压。当集液管位于 $20cmH_2O$ 高度，每天引流量约 200ml 提示存在脑脊液重吸收障碍。该方法最大的缺点是导管移位顶在脑室壁上或导管阻塞时容易出现信号衰减，导致测量不准确；其次是可能导致颅内感染甚至脑室炎的风险增加，因此脑室测压期间需要预防性使用抗生素，并且尽量缩短放置时间。

（3）视神经鞘超声：超声或 MRI 测量视神经鞘直径（optic nerve sheath diameter，ONSD）与 ICP 水平具有高度相关性。尤其是当输入甘露醇之后，可观察到视神经鞘直径缩小。ONSD 正常值通常为 5~6mm，超过此范围提示颅内压升高。

【治疗】

1. 初步处理　意识障碍患者首先应纠正异常生命体征和实验室检查指标。

（1）纠正低氧，保护气道：面罩吸氧（氧流量 10L/min），使指尖氧饱和度≥95%；呼吸节律异常、无效的患者，如果吸氧后不能纠正呼吸衰竭，或 GCS 评分≤8 分，或存在气道阻塞，应行气管插管。如果头面部大面积外伤，可考虑紧急气管切开。

（2）控制血压，保障灌注：有条件的情况下患者采取头低脚高平卧位。如有休克，快速补充晶体液（快速滴注 500ml 生理盐水，此后 100ml/h）；如果补液无效，则静脉使用去甲肾上腺素、多巴胺等血管活性药物。如果血压过高（收缩压超过 250mmHg 或平均动脉压超过 130mmHg），静脉注射拉贝洛尔、乌拉地尔、尼卡地平等药物降压。

（3）调控体温：有条件的情况下使用保温毯纠正低体温。使用降温毯、冰袋或冰水擦洗等物理措施纠正发热。心肺复苏成功的患者可尝试低温治疗（33~34℃）。

（4）纠正电解质紊乱、血糖异常：如为抗利尿激素不适当分泌综合征所致低钠血症，可使用托伐普坦。对于低血糖患者，给予 50% 葡萄糖 50ml。

（5）拮抗类药物中毒：阿片类药物中毒时给予纳洛酮（每 3 分钟静脉注射 0.4~2mg），苯二氮䓬类药物过量时给予氟马西尼逆转（每分钟 0.2mg 缓慢静脉注射，极量为 1mg）。注意氟马西尼禁用于合并癫痫、三环类抗抑郁药中毒者。对于其他毒物，可考虑使用血液透析或血滤清除。

2. 结构性病变的治疗

（1）如果 ICP 升高，则治疗应首先降低 ICP。可将头位抬高 30°~60°，保持氧合，避免缺氧、CO_2 蓄积，维持脑灌注压>60mmHg。维持正常体温，控制发热。缺血性脑血管病、蛛网膜下腔出血患者需要控制血糖，避免血糖过高。个别患者注意预防癫痫发作。当患者存在占位效应或脑干受压体征，应尽快使用渗透性药物如甘露醇、高张盐水或袢利尿剂。甘露醇每次 0.25~1.50g/kg 快速静脉滴注，给药 20~40 分钟后降颅压效果达到最大，可每 6~8 小时给药 1 次，目标血清渗透压为 300~320mOsm/L，如果超过此限则可能损伤肾小管。目前认为高张盐水（我国为 10% 氯化钠注射液）效果更佳，经深静脉置管持续泵入，泵入期间每 4~6 小时检测血清 Na^+ 浓度，以达到 145~155mmol/L 的目标，在此浓度维持 48~72 小时直至临床改善或对渗透性治疗无反应。如果常规的渗透性治疗无效，可静脉注射 23.4% 氯化钠 30ml，必要时可重复。机械通气患者通过过度换气，使 $PaCO_2$ 降低至 25~30mmHg，对于减轻脑水肿有一定帮助。如果意识障碍由颅内病变形成占位效应引起（如硬膜下/硬膜外血肿、脑出血等），可考虑联系神经外科医师会诊，尽量在 6~12 小时内清除占位性病变。如果脑组织水肿严重，通过药物或过度通气治疗效果不佳，为避免脑疝，去骨瓣减压手术基本是唯一治疗手段。

（2）梗阻性脑积水、脑室显著扩大的患者，如无凝血功能异常，应立即行脑室穿刺引流。接受抗凝治疗或获得性凝血功能异常的患者，穿刺引流前需输注新鲜冷冻血浆、重组Ⅶa 因子或者血小板。

（3）影像学、脑脊液检查提示颅内感染，则需充分抗感染治疗。化脓性脑膜炎、脑脓肿需使用第三代、四代头孢菌素或碳青霉烯类联合万古霉素[20mg/（kg·12h）]，最低有效浓度 15~20mg/ml，病毒性脑膜炎/脑炎使用抗病毒药物[阿昔洛韦 10mg/（kg·8h）]。免疫抑制患者（尤其是感染人免疫缺陷病毒的人群）应考虑弓形虫脑炎或真菌感染。

3. 急性代谢紊乱和中毒的治疗

（1）对可疑低血糖患者直接静脉滴注 50% 葡萄糖溶液 50ml，输注时很快苏醒提示严重低血糖。低血糖后意识不能恢复，提示低血糖时间过长已经造成严重脑损伤。

（2）严重低钠血症在密切监测血钠水平的情况下静脉滴注高张盐水[3% 氯化钠，0.5ml/（kg·h）]联合呋塞米。注意低钠如果纠正过快[>10mmol/（L·24h）]、纠正过度（>150mmol/L），可导致脑桥中央/脑桥外髓鞘溶解。

（3）因中毒出现意识障碍的患者，应抽取胃液进行毒物检测。如有气管插管保护，可以取左侧卧位洗胃。同时，可以在洗胃之前通过胃管注入活性炭（60~100g）。注意活性炭一旦误入肺内将致命，因此在注入之前应通过影像学检查确认胃管置入胃内。洗胃时将总量为 2L 的温水或盐水，每次 200ml 注入冲洗，直到回抽胃液不含药片或有毒物质。

（4）血液透析和血滤可以增强排毒，很多药物和毒素（最常见的是对乙酰氨基酚、阿米替林、锂和水杨酸类药物）可以通过这些方法清除。

（刘丽萍）

第二节　脑　死　亡

传统上以心脏电活动完全停止，呼吸终止、血压降至 0 为死亡标准。现代生命支持技术的进步使得一些脑功能不可逆丧失的患者仍能维持心搏、血压，导致医疗资源浪费。因此传统的心跳、呼吸停止的死亡标准显得过时。1959 年 Mollaret 和 Goulon 提出超越昏迷状态（Le coma dépassé）的概念，即原发脑损伤导致的最深程度的、没有恢复机会的昏迷。1968 年美国哈佛医学院特设委员会建议定义"不可逆的昏迷"为新的死亡标准，具体判定标准包括无反应，无运动或呼吸，无反射，脑电图呈平坦波形。从定义可知，脑死亡定义是全脑功能，而不仅是脑干功能的不可逆丧失。1995 年美国神经病学学会质量评估小组委员会颁布了脑死亡判定指南，2010 年对该指南进行了严谨的评价，提出了一些明显保守的推荐意见和严格的判定标准。我国在 2003 年首次发表《脑死亡判定标准（成人）（征求意见稿）》，其后经过多次修订，于 2019 年发布《中国成人脑死亡判定标准与操作规范（第 2 版）》，该判定标准由判定先决条件、临床判定标准、确认试验标准三部分组成。

（一）判定先决条件

1. 昏迷原因明确　原发性脑损伤引起的昏迷原因包括颅脑外伤、脑出血和脑梗死等；继发性脑损伤引起的昏迷原因主要为心搏骤停、麻醉意外、溺水和窒息等所致的缺血缺氧性脑病。对昏迷原因不明确者不能实施脑死亡判定。

2. 排除了各种原因的可逆性昏迷　可逆性昏迷原因包括急性中毒，如一氧化碳中毒、酒精中毒；镇静催眠药、抗精神病药、全身麻醉药和肌肉松弛药过量、作用消除时间延长和中毒等；休克；低温（膀胱、直肠、肺动脉内温度≤32℃）；严重电解质及酸碱平衡紊乱；严重代谢及内分泌功能障碍，如肝性脑病、肾性脑病、低血糖或高血糖性脑病等。

（二）临床判定标准（以下3项临床判定标准必须全部符合）

1. 深昏迷　格拉斯哥昏迷量表（Glasgow coma scale，GCS）评分为2T分（运动=1分，睁眼=1分，语言=T）。

2. 脑干反射消失　瞳孔对光反射、角膜反射、头眼反射、前庭眼反射、咳嗽反射均消失。

3. 无自主呼吸　依赖呼吸机维持通气，自主呼吸激发试验证实无自主呼吸。在试验前，应加强生命支持和器官功能支持。

（1）试验先决条件

1）核心体温≥36.5℃。

2）收缩压≥90mmHg或平均动脉压≥60mmHg。

3）PaO_2≥200mmHg。如果低于这一标准，可予100%氧气吸入10~15分钟，至PaO_2≥200mmHg。

4）$PaCO_2$ 35~45mmHg。如果低于这一标准，可减少每分通气量。慢性二氧化碳潴留者，可$PaCO_2>$45mmHg。

（2）试验方法与步骤

1）抽取动脉血检测$PaCO_2$。

2）脱离呼吸机。

3）即刻将输氧导管通过人工气道置于气管隆嵴水平，输入100%氧气6L/min。

4）密切观察胸部、腹部有无呼吸运动。

5）脱离呼吸机8~10分钟后，再次抽取动脉血检测$PaCO_2$。

6）恢复机械通气。

（3）试验结果判定标准：如果先决条件的$PaCO_2$为35~45mmHg，试验结果显示$PaCO_2>$60mmHg或$PaCO_2$超过原有水平20mmHg仍无呼吸运动，即可判定无自主呼吸；如果先决条件的$PaCO_2>$45mmHg，试验结果显示$PaCO_2$超过原有水平20mmHg仍无呼吸运动，即可判定无自主呼吸。

（4）试验中注意事项

1）需要确认是否存在机械通气误触发可能。

2）自主呼吸激发试验过程中，一旦出现明显血氧饱和度下降、血压下降、心率减慢或心律失常等，即刻终止试验，此时如果$PaCO_2$升高达到判定要求，仍可进行结果判定；如果$PaCO_2$升高未达到判定标准，宣告本次试验失败。为了避免自主呼吸激发试验对确认试验的影响，可放在脑死亡判定的最后一步。

3）自主呼吸激发试验至少由2名医生（一名医生负责监测呼吸、心率、心律、血压和血氧饱和度，另一名医生负责观察胸腹有无呼吸运动）和1名医生或护士（负责管理呼吸机、输氧导管和抽取动脉血）完成。

4）如果自主呼吸激发试验未能实施或未能完成，需要加强生命支持和各器官系统功能支持，达到先决条件后重新实施。

（三）确认试验标准（以下3项确认试验至少2项符合）

1. 脑电图（electroencephalogram，EEG）　显示电静息。EEG采用单极和双极两种导联方式描记。

2. **正中神经短潜伏期体感诱发电位**（short latency somatosensory evoked potential，SLSEP） 显示双侧 N9 和/或 N13 存在，P14、N18 和 N20 消失。

3. **经颅多普勒超声**（transcranial Doppler，TCD） 显示颅内前循环和后循环血流呈振荡波、尖小收缩波或血流信号消失。如果 TCD 检查受限，可参考 CTA 或 DSA 检查结果。

《中国成人脑死亡判定标准与操作规范（第2版）》规定，在满足脑死亡判定先决条件的前提下，3项临床判定和2项确认试验完整无疑，并均符合脑死亡判定标准，即可判定为脑死亡。如果临床判定缺项或有疑问，再增加一项确认试验项目（共3项），并在首次判定6小时后再次判定（至少完成一次自主呼吸激发试验并证实无自主呼吸），复判结果符合脑死亡判定标准，即可确认为脑死亡。

中美两国脑死亡判定标准最大的不同是确诊试验的地位。美国神经病学学会标准认为脑死亡是临床诊断，因而 EEG、血管造影等属于辅助试验，而不是确诊试验。在美国标准中，如果由于患者的原因临床检查不能全部完成、部分神经检查可靠性不确定，或无法完成无通气试验，可使用辅助试验（1项即可）；在一些流程中，辅助试验用于缩短观察时限。

在进行脑死亡判定时存在一些"陷阱"。比如需要严格按照判定标准，与高位颈髓损伤、重症吉兰-巴雷综合征、有机磷中毒、巴氯芬中毒、利多卡因中毒、维库溴铵清除延迟等类似脑死亡的疾病相鉴别；通过在头部给予伤害性刺激，与脊髓反射相鉴别。还须排除中毒、代谢性因素，如患者使用过中枢神经系统抑制性药物，则应在药物半衰期5倍以上（肝肾功能正常时）、血浆药物浓度在治疗范围以下进行判定；如果患者大量饮酒，则血液乙醇浓度<0.08% 判定结果才可靠；如果近期使用过神经肌肉接头阻断药，则在判定前给予尺神经超强刺激，引起连续4次收缩，可以认为药物不会对判定结果有影响。

（刘丽萍　潘速跃）

参 考 文 献

[1] 国家卫生健康委员会脑损伤质控评价中心，中华医学会神经病学分会神经重症协作组，中国医师协会神经内科医师分会神经重症专业委员会. 中国成人脑死亡判定标准与操作规范（第2版）. 中华医学杂志，2019，99(17)：1288-1292.

[2] GIACINO JT, KATZ DI, SCHIFF ND, et al. Practice guideline update recommendations summary：disorders of consciousness：report of the guideline development, dissemination, and implementation subcommittee of the American academy of neurology；the American congress of rehabilitation medicine；and the national institute on disability, independent living, and rehabilitation research. Neurology，2018，91(10)：450-460.

[3] EDLOW BL, CHATELLE C, SPENCER CA, et al. Early detection of consciousness in patients with acute severe traumatic brain injury. Brain，2017，140(9)：2399-2414.

第七章 心身疾病

心身医学（psychosomatic medicine）是一个综合性的、跨学科的交叉学科，是研究生物、心理、社会因素在个体从健康状态逐步演变为疾病状态过程中的作用机制以及在疾病预防、治疗和康复过程中的医学。

心身医学不同于精神病学，目前，心身医学正在解决既往临床学科中尚不能解决的临床问题，如心身肿瘤学（psychooncology）、心身肾病学（psychonephrology）、心身神经内分泌学（psychoneuroendocrinology）、心身免疫学（psychoimmunology）、心身皮肤病学（psychodermatology）等。

心身医学有助于临床上疑难疾病的及时诊断、治疗、康复、干预和提高患者的生活质量。抑郁症状、焦虑症状、睡眠症状是日常生活中常见的心身疾病症状，故本章主要讨论抑郁障碍、焦虑障碍和睡眠障碍。

第一节 抑郁障碍

抑郁障碍（depressive disorders）患者在神经内科的门诊和临床实践中常以"慢性头晕、慢性耳鸣、慢性失眠、慢性头痛、慢性疼痛、慢性眩晕、慢性肢体或躯体麻木、慢性躯体感觉异常等"就诊。或许抗抑郁药物应称之为不同神经递质的调节药物，如"5-羟色胺递质调节药、多巴胺递质调节药物、去甲肾上腺素递质调节药物"等。因为，在临床上确实发现很多患者尽管不是"抑郁障碍"，但是予以现有的抗抑郁药物治疗均有效，且效果显著。

"抑郁"即不开心，是指一种负性情绪。大多数人在某些时候都短暂地经历过抑郁，如灰心、沮丧甚至绝望的感觉都是对失败或失望的正常反应；可能会持续多天才慢慢消失；对许多人来说，抑郁的情绪很快就自行消退，这是正常的生理反应。

从"抑郁情绪（生理反应）"→"抑郁症状（轻度情绪紊乱）"→"抑郁状态（病理状态）"→"抑郁障碍"是一个过程。

抑郁障碍是常见的大脑疾病，由各种原因引起的，临床上以显著而持久的心境低落为主要临床特征，且心境低落与其处境不相称。临床表现为闷闷不乐、悲痛欲绝，甚至发生木僵；部分病例有明显的焦虑和运动性激越；严重者可出现幻觉、妄想等精神病性症状；多数病例有反复发作的倾向，每次发作大多数可以缓解，部分可有残留症状或转为慢性。

对于青少年的抑郁症状，要注意演变为双相情感障碍的可能性。

诊断和治疗抑郁障碍时要注意评估自杀。一旦出现自杀行为，请当面告知患者和其家属积极就诊于专科医院，予以积极干预。

为了临床便于实用和使用方便，重点讲解"重性抑郁障碍"的诊断标准、"抑郁状态"以及常见的临床抑郁障碍的亚型。

抑郁障碍是以心境低落为主要临床表现的一组疾病,并非一个疾病。美国《精神障碍诊断与统计手册(第5版)》(*The Diagnostic and Statistical Manual of Mental Disorders.* 5th ed. ,DSM-5)中将抑郁障碍分为8大类。抑郁障碍日渐成为人群中最为常见的疾病,其患病率高,疾病负担重,且自杀率高。据最新数据,我国成人抑郁障碍终生患病率高达6.8%,女性抑郁障碍患病率高于男性,抑郁障碍患者社会功能受损明显,仅有0.5%的患者得到了充分治疗,规范化诊疗任重道远。

【病因】

引起抑郁障碍的病因很多,根据"生物-心理-社会医学模式"的理念,其可能是生物因素、心理因素及社会环境因素等共同作用的结果,其病因大致分为3大类:①生物因素;②心理因素;③社会因素。

1. **生物因素** 包括年龄、性别、脑和躯体疾病、各种对大脑有害的化学物质、感染和遗传等6大类。其中年龄和性别不是致病因素,但是重要的发病条件,如产后抑郁障碍(post-partum depression,PPD)。

2. **心理因素** 通常包括心理素质和心理应激。心理素质常常反映个体的先天素质,在各种应激源作用下引发心理应激。而引发心理应激的生活事件通常要求2个条件:一是对个体有重要的利害关系;二是要达到足以引发个体剧烈情绪反应的强度。心理应激反应遗留下来的不良后果称为精神创伤。

3. **社会因素** 包括社会文化、社会变迁、社会压力、社会支持等。

【发病机制】

目前抑郁障碍的准确发病机制尚未明了,其可能的几种机制如下:

1. **单胺类神经递质减少的机制** 目前临床上抑郁障碍的主流学说是单胺假说(monoamine hypothesis)。其发病机制的核心是不同原因(包括生物、心理、社会因素)在抑郁障碍发展的不同阶段均有所不同作用,但其共同的通路是各种因素导致单胺类神经递质的减少,发生抑郁障碍(图7-1-1)。即个体在各种因素的作用下,通过各个环节,最终的结果是导致大脑内主要的三大神经递质系统——去甲肾上腺素(noradrenaline,NE)、多巴胺(dopamine,DA)和5-羟色胺(serotonin,5-HT)神经

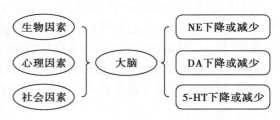

图 7-1-1 抑郁障碍的病因及单胺类神经递质减少机制

NE. 去甲肾上腺素;DA. 多巴胺;5-HT. 5-羟色胺。

递质系统中的相应神经递质减少。这些神经递质的生物合成过程如图7-1-2所示。

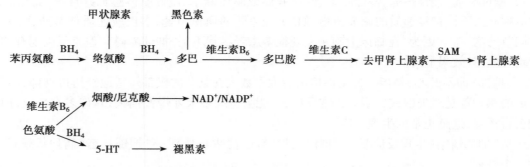

图 7-1-2 神经递质的生物合成过程

BH_4. 四氢生物蝶呤;SAM. S-腺苷甲硫氨酸;NAD^+. 烟酰胺腺嘌呤二核苷酸/还原型辅酶 I;$NADP^+$. 烟酰胺腺嘌呤二核苷磷酸/还原型辅酶 II。

到目前为止,普遍认为抑郁障碍的发病机制是 NE、DA、5-HT 中的一种或两种或三种神经递质的减少。

此外,也发现其他神经递质如肾上腺素、乙酰胆碱、组胺、γ-氨基丁酸(γ-aminobutyric acid,GABA)等也与抑郁障碍的发病密切相关。

2. **神经内分泌机制** 是指下丘脑-垂体-肾上腺(hypothalamic-pituitary-adrenal,HPA)轴功能异常,表现为血中皮质醇水平增高、应激相关激素分泌昼夜节律改变及无晚间自发性皮质醇分泌抑制等。临床上

可通过监测血浆皮质醇含量及 24 小时尿 17-羟皮质类固醇的水平发现抑郁障碍患者上述皮质醇分泌异常表现。抑郁障碍患者脑脊液中促肾上腺皮质激素释放激素（corticotropin releasing hormone，CRH）水平升高。有相当部分（约 40%）的抑郁障碍患者地塞米松抑制试验阳性。在 HPA 轴异常的基础上，不断的生活应激，特别是从生命早期开始的应激，会导致 HPA 轴的高反应性，皮质类固醇水平缓慢升高，导致一系列分子水平的异常，在功能和结构上对中枢神经系统造成不良的影响。

此外，下丘脑-垂体-甲状腺（hypothalamic-pituitary-thyroid，HPT）轴、生长激素、催乳素、褪黑素和性激素可能也参与了抑郁障碍的发病，但具体机制仍需进一步研究。

3. 其他假设机制　如第二信使失衡假说、神经可塑性假说、能量代谢假说等，但这些假说有待进一步被验证。

【临床表现】

抑郁障碍的临床表现多种多样，可分为核心症状、躯体症状群和心理症状群。

1. 核心症状

（1）心境低落：心境低落是指自我感受或他人观察到的显著而持久的情绪低落和抑郁悲观。

1）患者常常诉说"不开心、心情不好、高兴不起来"，终日愁眉苦脸、忧心忡忡，可出现典型的抑郁面容，表现为眉头紧锁、长吁短叹。

2）严重者甚至痛不欲生、悲观绝望，有度日如年、生不如死之感，常常主诉"活着没意思"等。患者这种低落情绪几乎在大部分时间都存在，且一般不随外界环境的改变而变化。

（2）兴趣减退或快感缺失

1）兴趣减退：指患者个体自身前后相比，对各种过去喜爱的活动或事物丧失兴趣或兴趣下降，不愿意或很少做既往感兴趣的事或活动。症状典型者对任何事物无论好坏等都缺乏兴趣，什么事情都不愿意做，临床上常表现为"不愿意出门、不愿意见人、不愿意看到熟人"等。

2）快感缺失：是指患者体验快乐的能力下降。有的抑郁障碍患者有时可以勉强自己参加一些活动、表面看起来患者的兴趣仍存在，但重点强调的是个体能否从这些活动或事情中"感到快乐"。

上述核心症状，有的患者可能只有一条，有的可能均有。

2. 躯体症状群

（1）睡眠障碍：睡眠障碍是抑郁障碍最常见的躯体症状之一。表现形式多样，具体如下：

1）早段失眠（入睡困难）：入睡困难最多见，指在正常睡觉时躺在床上的睡眠潜伏期超过 30 分钟。

2）中段失眠（睡眠轻、睡眠浅、多梦、容易醒、反复上厕所）。

3）末段失眠（早醒）：早醒是指比个体既往平时早醒 1 小时。抑郁障碍患者的早醒具有明显特征，通常早醒 2~3 小时，且醒后无法再次入睡。

4）需要注意的是，非典型抑郁障碍患者可出现睡眠多的情况。

（2）与自主神经功能紊乱相关的症状

1）抑郁障碍患者常表现出与自主神经功能紊乱相关的症状，如头晕、头痛、心悸、出汗、皮肤感觉异常（冷热感和发麻感）等。

2）有的患者也可表现为内脏功能的紊乱，如消化道的分泌和蠕动下降、尿频尿急等。这些症状通常是患者反复就诊于综合医院不同科室，尤其是神经内科的原因。

（3）进食紊乱：主要表现为进食的欲望下降，同时伴有体重减轻。

1）轻者表现为食不知味，没有胃口，但食量不一定出现明显减少，此时患者的体重在一段时间内改变可能并不明显。

2）严重者完全丧失进食的欲望，对自己既往喜欢的食物也不感兴趣，甚至不愿吃饭。进食后感觉腹胀，胃部不适，体重明显下降，甚至出现营养不良。

3）非典型抑郁障碍患者则出现食欲亢进和体重增加的情况。

（4）精力下降：表现为无精打采、疲乏无力、懒惰。患者感到自己整个人都垮了、散架了，常常诉说"太累了""没有精神""什么都没做也感到疲惫不堪"、筋疲力尽、精力下降。

（5）性功能障碍：主要表现为性欲下降和减退乃至完全丧失。

1）有些患者虽勉强维持性行为，但无法从中体验到乐趣和快感。

2）女性患者还会出现月经紊乱、闭经等症状。

3. 心理症状群

（1）思维迟缓

1）表现为思维联想速度减慢。患者感到自己的脑子反应迟钝，临床上常见的主诉为"脑子像是生了锈一样"。

2）决断能力降低。和以前相比，患者变得优柔寡断、犹豫不决，甚至对一些日常小事也难以做出决定。

3）临床上可见患者主动言语减少，语速明显减慢，语音变低，严重者甚至无法正常与他人交流。

（2）认知功能损害：认知功能异常是抑郁障碍患者最常见的主诉。

1）主要表现为记忆力下降和注意力下降，常因此导致学习和工作效率下降。

2）有的患者表现为抽象概括能力下降、学习能力降低及言语流畅性变差。

3）大多数抑郁障碍患者都存在认知功能的损害，难以恢复。

（3）精神运动性迟滞或激越

1）精神运动性迟滞：是指行为和言语活动显著减少，以思维发动的迟缓和行为上显著持久的抑制为主要特征。患者常常行动迟缓，生活懒散、被动，独坐一旁、不与人沟通，或整日卧床。严重者甚至无法顾及个人卫生、蓬头垢面、不修边幅，甚至达到亚木僵或木僵状态。

2）精神运动性激越：与精神运动性迟滞的临床症状相反，表现为动作行为和言语活动的显著增加，患者大脑持续处于紧张状态，脑中反复思考一些没有意义、缺乏条理的事情。大脑过度活跃，使患者无法集中注意力来思考一个中心议题，因此思维效率下降，无法进行创造性思考。在行为上则表现为烦躁不安、紧张、用手指抓握、搓手顿足、坐立不安或来回踱步等症状。

（4）负性认知模式：抑郁障碍患者认知模式的特点是负性的、歪曲的。常见的负性认知包括：

1）非此即彼（极端化或对立思维，如不是成功就意味着失败）和灾难化（消极地预测未来而不考虑其他可能性）。

2）贴标签（给自己或他人贴上固定的标签，不顾实际情况地下结论）。

3）选择性关注（不看整体，选择性注意负性面，仅将注意力集中于消极的细节上）等。

抑郁障碍患者对自己、对所处的世界和对未来都存在负性的认知，认为自己无价值、有缺陷，不值得人爱，将所处的环境看成是灾难性的，有着许多无法克服的障碍，对未来没有信心，感到没有希望，甚至悲观绝望。

（5）自责自罪

1）在悲观失望的基础上，患者会产生自责自罪，认为自己犯下了不可饶恕的错误，即使是一些轻微过失或错误，也要痛加责备，把自己看作家庭和社会的巨大负担。

2）把自己的患病看作是对自己既往错误的惩罚，或总是不由自主地思考过去的错误，并把过去的错误放大。

3）严重者自感内疚，乃至罪恶感，认为自己罪孽深重，必须受到社会的惩罚，甚至达到罪恶妄想的程度。

（6）自杀观念和行为：自杀行为是抑郁障碍最严重的症状和最危险的后果之一，临床工作者应对曾经有过自杀观念或自杀企图的患者保持高度警惕并认真做好自杀风险的评估和预防。

1）抑郁障碍患者常常感到活着很累→感到生活没有意义→脑子里反复出现与死亡相关的念头。

2）开始详细地策划自杀，思考自杀的时间地点和方式。

3）实施自杀。

4）部分患者还会出现"扩大性自杀"行为，患者会认为自己的亲人活着也非常痛苦，帮助亲人死亡是对他们的解脱，于是选择杀死亲人后再自杀，导致极其严重的不良后果。如产后抑郁障碍患者常常发生

"扩大性自杀",先把婴儿杀死,再实施自杀。

(7) 焦虑症状:焦虑症状常与抑郁症状共存,可表现为不同种的焦虑症状。

1) 心烦、担心、紧张、无法放松,担心失控或发生意外等。

2) 易激惹、冲动等。

3) 患者常常因过度担忧而使注意力不能集中。

4) 焦虑合并抑郁的患者常出现一些躯体症状,如胸闷、心悸、尿频、出汗、坐立不安等。

5) 临床上,躯体症状可以掩盖主观的焦虑抑郁体验而成为临床就诊的主诉。

(8) 精神病性症状:抑郁障碍患者可出现幻觉和/或妄想等精神病性症状,其特点如下:

1) 抑郁障碍患者出现的幻觉和/或妄想等精神病性症状的内容多数与抑郁心境相协调:如罪恶妄想(认为自己应该受到惩罚)、无价值妄想(认为自己一无所有,是个没有用的人)、躯体疾病或灾难妄想(坚信自己患有某种难以治愈的疾病或者将有重大的灾难降临在自己身上)、嘲弄性或谴责性的听幻觉等。

2) 部分抑郁障碍患者会出现与心境不协调的精神病性症状,而与心境不协调的精神病性症状则与上述主题无关,如被害妄想、没有情感背景的幻听等。

(9) 自知力缺乏

1) 多数抑郁障碍患者自知力完整,能够主动求治并描述自己的病情和症状。

2) 严重的抑郁障碍患者的自知力不完整甚至缺乏,该情况常出现在存在明显自杀倾向者或伴有精神病性症状的患者中。患者缺乏对自己当前状态的正确认识,甚至完全失去求治愿望。

【辅助检查】

目前尚缺乏能够直接用于诊断抑郁障碍的客观的辅助检查。通常是为了明确抑郁障碍的诊断,必须对存在抑郁症状的患者进行全面的生物、心理、社会因素评估,了解患者是否存在其他躯体疾病和精神症状,最终明确诊断并制订合理的治疗方案。

辅助检查通常是用于排除疾病。

1. **全面评估**　具体内容包括现病史、目前症状、是否有自杀意念,既往是否有过躁狂发作或精神病性症状发作,目前的治疗情况及疗效、过去的治疗史、躯体疾病病史、家族史等。

2. **常规检查**　如血常规、心电图、尿常规、便常规、肝功能、肾功能、电解质、血脂及血糖。

3. **内分泌检查**　如甲状腺功能、激素检查。

4. **感染性疾病筛查**　如乙肝、丙肝、梅毒、艾滋病检查。

5. **脑电图、头颅 CT/MRI 检查**　胸部 X 线片、超声心动图、心肌酶学、腹部 B 超、相关免疫学检查等则根据临床需要进行。

6. **神经心理检查**　通常被用来评估抑郁障碍的治疗效果。

(1) 临床治疗有效(response):指抑郁症状减轻。通常指"汉密尔顿抑郁量表-17 项"(Hamilton depression scale-17,HAMD-17)减分率至少达 50%,或"蒙哥马利-艾斯伯格抑郁评分量表"(Montgomery Asberg depression rating scale,MARDS)减分率达到 50% 以上。

(2) 临床治愈(remission):指抑郁症状完全消失时间>2 周,HAMD-17≤7 分或者 MARDS≤10 分,且社会功能恢复良好。如果患者抑郁症状完全缓解时间超过 6 个月,则认为达到临床痊愈(recovery)。

【诊断】

1. 目前诊断抑郁障碍的诊断标准主要是《精神障碍诊断与统计手册(第 5 版)》(DSM-5,2013)和《国际疾病分类(第 11 版)》(ICD-11)。

2. DSM-5 中将抑郁障碍分为下列 8 大类。

(1) 破坏性心境失调障碍。

(2) 重性抑郁障碍。

(3) 持续性抑郁障碍(心境恶劣)。

(4) 经前期烦躁障碍。

（5）物质/药物所致的抑郁障碍。

（6）由于其他躯体疾病所致的抑郁障碍。

（7）其他特定的抑郁障碍。

（8）未特定的抑郁障碍。

3. 抑郁障碍严重程度和类别说明　首先根据抑郁发作次数,分为单次发作和多次发作;其次,根据其严重程度分为轻度、中度和重度;如果患者存在精神病性特征,则直接标注为"伴精神病性特征"而不考虑发作的严重程度;如患者为反复发作,则发作的间歇期必须至少连续 2 个月,且间歇期达不到重性抑郁发作的诊断标准。

4. "重性抑郁障碍"的诊断标准

（1）在同一个 2 周时期内,下列症状出现 5 个以上,表现出与先前功能相比不同的变化,其中至少 1 项是心境抑郁或丧失兴趣、愉悦感[①]。（注:不包括那些能够明确归因于其他躯体疾病的症状。）

1）几乎每天大部分时间都心境抑郁,既可以是主观的报告（如感到悲伤、空虚、无望）,也可以是他人的观察（如表现流泪）（注:儿童和青少年,可能表现为心境易激惹）。

2）几乎每天或每天的大部分时间,对于所有或几乎所有活动的兴趣或乐趣都明显减少（注:既可以是主观体验,也可以是观察所见）。

3）在未节食的情况下体重明显减轻,或体重增加（例如,一个月内体重变化超过原体重的 5%）,或几乎每天食欲减退或增加（注:儿童则可表现为未达到应增体重）。

4）几乎每天都失眠或睡眠过多。

5）几乎每天都精神运动性激越或迟滞（注:由他人观察所见,而不仅仅是主观体验到坐立不安或迟钝）。

6）几乎每天都疲劳或精力不足。

7）几乎每天都感到自己毫无价值,或过分地、不适当地感到内疚（注:可以达到妄想的程度,并不仅仅是因为患病而自责或内疚）。

8）几乎每天都存在思考或注意力集中的能力减退或犹豫不决（注:既可以是主观的体验,也可以是他人的观察）。

9）反复出现死亡的想法（而不仅仅是恐惧死亡）,反复出现没有特定计划的自杀意念,或有某种自杀企图,或有某种实施自杀的特定计划。

（2）这些症状引起有临床意义的痛苦,或导致社交、职业或其他重要功能方面的损害。

（3）这些症状不能归因于某种物质的生理效应,或其他躯体疾病[②]。

（4）这种重性抑郁发作的出现不能用分裂情感性障碍、精神分裂症、精神分裂症样障碍、妄想障碍或其他特定的或未特定的精神分裂症谱系及其他精神病性障碍来更好地解释。

（5）从无躁狂发作或轻躁狂发作。（注:若所有躁狂样或轻躁狂样发作都是由物质滥用所致的,或归因于其他躯体疾病的生理效应,则此排除条款不适用。）

5. 基于上述"重性抑郁障碍"的诊断标准,凡是不够上述完整标准的"重性抑郁障碍"诊断标准时,即可考虑为"抑郁状态"。抑郁状态即抑郁综合征,达到临床治疗的标准。

"重性抑郁障碍"的诊断标准的口诀是"2-9-5+2（1）",即指"在 2 周内符合 9 条诊断标准中 5 条,其中必须有核心条目的第一和第二条中的一条"。

6. 抑郁障碍的严重程度标注是基于诊断标准症状的数目,症状的严重程度和功能损害的程度。

（1）轻度:存在非常少的超出诊断所需的症状数量,症状的严重程度是痛苦但可控的,并导致社交或职业功能的轻微损伤。

注:[①]对于重大丧失（如丧痛、经济破产、自然灾害的损失、严重的躯体疾病或伤残）的反应,可能包括诊断标准（1）所列出的症状,如强烈的悲伤、沉浸于丧失、失眠、食欲缺乏和体重减轻,这些症状可以类似抑郁发作。尽管此类症状对于丧失来说是可以理解的或反应恰当的,但除了对于重大丧失的正常反应之外,也应该仔细考虑是否还有重性抑郁发作的可能。这个决定必须要基于个人史和在丧失的背景下表达痛苦的文化常模来做出临床判断。[②]诊断标准（1）~（3）构成了重性抑郁发作。

（2）中度：症状的数量，症状的严重程度和/或功能损害程度介于"轻度"和"重度"的指标之间。

（3）重度：存在非常多的超出诊断所需的诊断数量，症状的严重程度是严重的痛苦的和不可控的，且症状明显干扰了社交或职业功能。

7. 理解抑郁障碍的9种标注 "标注"不是疾病"亚型"，包括伴焦虑痛苦、伴混合特征、伴忧郁特征、伴非典型特征、伴心境协调的精神病性特征、伴心境不协调的精神病性特征、伴紧张症、伴围生期发生、伴季节性模式（仅仅用于反复发作类型）。其中，临床上常见的有：

（1）伴非典型特征：即非典型抑郁障碍。其特征是：

1）面对实际发生的或潜在发生的积极事件所做出的心境开朗的反应。

2）显著的体重增加或食欲增加；睡眠增加。

3）灌铅样麻痹（即上肢或下肢有沉重的、灌铅样的感觉）。

4）长期存在人际关系的被拒敏感（不限于心境障碍发作期），导致社交或职业功能明显损害。

（2）伴围生期发生：即围生期抑郁障碍。其特征是：

1）心境症状的发生出现在孕期或产后4周。

2）围生期发生的抑郁发作可以伴有或无精神病性特征。

3）第一次分娩后的复发风险高。

4）容易出现杀婴现象。

（3）伴季节性模式：即季节性抑郁障碍。其特征是：

1）容易发生在季节剧烈变化的日子，如秋季或冬季。

2）在一年中的特定时间段发病。

【鉴别诊断】

1. 双相情感障碍 双相情感障碍的临床表现是在抑郁发作的基础上，存在一次及以上的符合躁狂/轻躁狂的发作史。抑郁障碍的疾病特征是个体的情感、认知、意志行为的全面抑制，双相障碍的疾病特征是情感的不稳定性和转换性。部分抑郁发作患者并不能提供明确的躁狂、轻躁狂发作史，但是具有首次发病年龄早（25岁或更早起病）、双相障碍家族史、伴有精神病性症状抑郁发作突然且发作次数在5次以上、心境不稳定、易激惹或激越、睡眠和体重增加等临床特征时，对该类抑郁障碍患者进行诊治时要高度关注和定期随访评估躁狂发作的可能性，及时修正诊断。

2. 焦虑障碍 抑郁障碍和焦虑障碍常共同出现，但却是不同的精神障碍。抑郁障碍以"心境低落"为核心表现，而焦虑障碍的主要特点是"担心、担忧、紧张、害怕、恐惧"为核心特征，这两种障碍的症状常存在重叠，如抑郁障碍患者和焦虑障碍患者都会有躯体不安、注意力集中困难、睡眠紊乱和疲劳等。焦虑障碍患者的情感表达以焦虑、脆弱为主，存在明显的自主神经功能失调及运动性不安，自知力一般良好，求治心切，病前往往存在引起高级神经系统活动过度紧张的精神因素；抑郁障碍以心境低落为主要临床表现，患者自我感觉不佳，觉得痛苦、厌倦、疲劳，躯体化症状较重的患者也可伴有疑病症状；临床工作中需要根据症状的主次及其出现的先后顺序来进行鉴别。

3. 躯体疾病所致的精神障碍 抑郁与整体疾病之间的关系有以下几种情况：①躯体疾病是抑郁障碍的直接原因，即作为抑郁障碍发生的生物学原因，如内分泌系统疾病所致的抑郁发作；②躯体疾病是抑郁障碍发生的诱因，即躯体疾病作为抑郁障碍的心理学因素存在；③躯体疾病与抑郁障碍共病，没有直接的因果关系，但二者之间具有相互促进的作用；④抑郁障碍是躯体疾病的直接原因，如抑郁伴随的躯体症状。

鉴别诊断时通过全面的病史询问，详细的躯体、神经系统检查，以及辅助检查获得的重要诊断证据对上述几种情况进行区分。如果躯体疾病的诊断成立，也不能轻率地认定患者的情绪低落完全是由于躯体疾病所致而不给予积极干预。即使躯体疾病是导致抑郁的直接原因，也要进行抗抑郁治疗，抑郁症状改善后也有利于躯体疾病的预后。

4. 创伤后应激障碍 创伤后应激障碍常伴有抑郁症状，与抑郁障碍的鉴别要点在于前者在起病前有严重的、灾难性的、对生命有威胁的创伤性事件，如强奸、地震、被虐待后起病，并以创伤事件的闯入性记忆反复出现在意识或者梦境中为特征性症状,以及焦虑或情感麻木、回避与创伤有关的人与事等为主要临床表现,虽然可有轻重不一的抑郁症状,但不是主要临床表现,也无晨重夜轻的节律改变,睡眠障碍多为入睡困难,创伤有关的噩梦、梦魇多见,与抑郁发作以早醒为特征表现不同。

5. 精神分裂症　伴有精神病性症状的抑郁发作或抑郁性木僵需与精神分裂症相鉴别。鉴别要点如下:

(1) 原发症状:抑郁障碍以心境低落为原发症状,精神病性症状是继发的;精神分裂症通常以思维障碍和情感淡漠等精神病学症状为原发症状,而抑郁症状是继发的。

(2) 协调性:抑郁障碍患者的思维、情感和意志行为等精神活动之间尚存在一定的协调性,精神分裂症患者的精神活动之间缺乏协调性。

(3) 病程:抑郁障碍多为间歇性病程,间歇期患者基本处于正常状态;而精神分裂症的病程多为发作进展或持续进展,缓解期常有残留的精神症状。

(4) 其他:患者的病前性格、家族遗传病史、预后及对治疗的反应等也可有助于鉴别诊断。

【治疗】

1. 治疗原则　抑郁障碍的治疗应遵循基于个体化评估基础上的全病程、个体化、联合用药原则。

(1) 个体化评估:是指在治疗前、治疗中要定期对患者进行动态评估。不同时期评估的侧重点不同。治疗前需综合评估患者的病情,包括躯体情况、自杀风险、抑郁症状本身的严重程度、社会功能、社会家庭支持等;在治疗中应重点观察患者症状的变化情况及对药物的反应等。

(2) 全病程治疗:一半以上的抑郁障碍患者在疾病发生后 2 年内会发生复发。为改善抑郁障碍患者的预后,降低复燃和复发,建议全病程治疗。全病程治疗分为急性期治疗、巩固期治疗和维持期治疗。

1) 急性期治疗(8~12 周):以控制症状为主,目标是达到临床痊愈,恢复社会功能,提高生活质量。急性期治疗效果在抑郁障碍预后和结局中起关键作用,及时有效的治疗有助于提高长期预后和促进社会功能康复。

2) 巩固期治疗(4~9 个月):以防止病情复燃为主。此期间患者病情不稳定,易复燃,应保持与急性期治疗一致的治疗方案,维持原药物种类、剂量和服用方法。

3) 维持期治疗:持续、规范的维持期治疗可有效地降低抑郁症的复发。目前对维持治疗的时间尚缺乏有效的研究,一般认为至少 2~3 年,对于多次反复发作或是残留症状明显者建议长期维持治疗。维持治疗后,若患者病情稳定且无其他诱发因素可缓慢减药直至停止,一旦发现有复发的早期征象,应迅速恢复治疗。

(3) 个体化:是指选择抗抑郁药物时应遵循个体化原则,需结合患者的年龄、性别、伴随疾病、既往治疗史等因素,从安全性、有效性、经济性、适当性等角度为患者选择合适的抗抑郁药物及剂量。如患者伴有睡眠问题则优先考虑可同时改善睡眠的抗抑郁药,对于老年等体弱患者则应避免选择不良反应多的药物。

(4) 联合用药:抗抑郁治疗一般不主张联合用药,这里的联合用药是指一种抗抑郁药物联合助睡眠药物或不同作用机制不同的抗抑郁药物、小剂量抗精神病药物、锂盐或三碘甲状腺原氨酸等。具体如何联合,需要根据临床具体情况具体分析。如对于有显著睡眠障碍的抑郁障碍个体,可联合使用助睡眠药物。对于难治性患者,常选择两种作用机制不同的抗抑郁药联合使用以增加疗效,但不主张联用 2 种以上抗抑郁药。此外,还可根据患者的具体情况考虑联合锂盐、非典型抗精神病药或三碘甲状腺原氨酸治疗,如伴有精神病性症状的抑郁障碍,可考虑采用抗抑郁药和抗精神病药物合用的药物治疗方案。

此外,在诊治过程中,要和患者家属建立治疗联盟,以最大限度地获取患者个体周围的支持,尤其是家属的支持。很多家属存在认为患者所有的客观检查都是阴性,就等同于患者"没有疾病",而患者痛苦明显,不被家属和周围人员所理解。因此,建立良好的治疗联盟有助于提高患者的治疗依从性。

2. 药物治疗　临床药物治疗是基于单胺类神经递质减少的各种药物。具体如下:

(1) 新型抗抑郁药物——一线抗抑郁药物

1) 选择性 5-羟色胺再摄取抑制剂(selective serotonin reuptake inhibitors,SSRI):目前有 6 个 SSRI 药

物,即氟西汀、舍曲林、帕罗西汀、氟伏沙明、西酞普兰和艾司西酞普兰。急性期治疗中,SSRI 治疗抑郁障碍的疗效优于安慰剂,不同 SSRI 药物间的整体疗效无显著性差异。

2）选择性 5-羟色胺和去甲肾上腺素再摄取抑制剂(selective serotonin-norepinephrine reuptake inhibitors,SNRI):具有 5-HT 和 NE 双重摄取抑制作用,高剂量时对 DA 摄取有抑制作用,对 M_1、H_1、α_1 受体作用轻微,不良反应相对较少。代表药物为文拉法辛和度洛西汀。此类药物特点是疗效与剂量有关,低剂量时作用谱和不良反应与 SSRI 类似,剂量增加后作用谱加宽,不良反应也相应增多。度洛西汀和其他双重作用机制的 SNRI 治疗共病糖尿病或周围神经病的抑郁患者比 SSRI 更有优势,另外度洛西汀也能有效治疗纤维肌痛。

3）去甲肾上腺素和特异性 5-羟色胺能抗抑郁药(noradrenergic and specific serotonergic antidepressants,NaSSA):代表药物是米氮平。主要通过阻断中枢突触前 NE 能神经元 α_2 自身受体及异质受体,增强 NE、5-HT 从突触前膜的释放,增强 NE、5-HT 传递及特异阻滞 5-HT_2、5-HT_3 受体,此外对 H_1 受体也有一定的亲和力,同时对外周 NE 能神经元突触 α_2 受体也有中等程度的拮抗作用。米氮平对抑郁障碍患者的食欲下降和睡眠紊乱症状改善明显,且较少引起性功能障碍。

4）去甲肾上腺素和多巴胺再摄取抑制剂(norepinephrine-dopamine reuptake inhibitors,NDRI):代表药物为安非他酮,安非他酮除了抗抑郁效应之外,还具有"3S"称号,即该药具有 sex enhancement,slim/weight loss 和 smoking cessation。安非他酮治疗抑郁症的疗效与 SSRI 相当。对于伴有焦虑症状的抑郁障碍患者,SSRI 的疗效优于安非他酮,但安非他酮对疲乏、困倦症状的改善要优于某些 SSRI。安非他酮对体重增加影响较小,甚至可减轻体重,故可能适用于超重或肥胖的患者。安非他酮还应用于戒烟治疗。安非他酮不引发转躁。在伴有精神病性症状时不宜使用安非他酮。

5）5-羟色胺受体拮抗剂/再摄取抑制剂(serotonin antagonist/reuptake inhibitors,SARI):代表药物为曲唑酮,此类药物通过抑制突触前膜对 5-HT 的再摄取,并阻断 5-HT_1 受体、突触后 5-HT_{2A} 受体、中枢 α_1 受体发挥作用,具有较好的镇静作用,适用于伴有激越或者睡眠障碍的患者。

6）褪黑素 MT_1/MT_2 受体激动剂和 5-HT_{2C} 受体拮抗剂:代表药物为阿戈美拉汀。使用该药物前需进行基线肝功能检查,血清氨基转移酶超过正常上限 3 倍者不应使用该药治疗,治疗期间应定期监测肝功能。

7）伏硫西汀(vortioxetine):为多模式机制新型抗抑郁药物,不仅有助于改善抑郁症的情感症状,还具有改善抑郁患者认知症状的作用。初始剂量和推荐剂量均为 10mg,每天 1 次。根据患者个体反应进行增减调整。

（2）传统抗抑郁药物:括三环类、单胺氧化酶抑制剂(monoamine oxidase inhibitors,MAOI)和基于三环类药物开发的四环类药物,由于其耐受性和安全性问题,作为二线推荐药物,目前国内使用的三环类和四环类药物有阿米替林、氯米帕明、丙米嗪、多塞平和马普替林。大量研究证明此类药物可有效治疗抑郁症,其中阿米替林的疗效略优于其他三环类药物。小剂量的多塞平(3~6mg/d)常用于失眠障碍的治疗,四环类药物氯米帕明的抗强迫疗效较为肯定。MAOI 由于其安全性和耐受性问题,以及药物对饮食的限制问题作为三线推荐药物。MAOI 可以有效治疗抑郁障碍,常用于其他抗抑郁药治疗无效的抑郁障碍患者。国内仅有吗氯贝胺作为可逆性单胺氧化酶再摄取抑制剂,与三环类药物疗效相当。

（3）中草药:目前我国获得国家药品监督管理局正式批准治疗抑郁症的药物还包括中草药,主要用于轻中度抑郁症的治疗。①圣约翰草提取物片,是从圣约翰草中提取的一种天然药物,其主要药理成分为贯叶金丝桃素和贯叶连翘。②舒肝解郁胶囊,由贯叶金丝桃、刺五加复方制成的中成药胶囊制剂。治疗轻中度单相抑郁症属于肝郁脾虚证者。治疗轻中度抑郁症的疗效与盐酸氟西汀相当,优于安慰剂。③巴戟天寡糖胶囊,治疗中医辨证属于肾阳虚证者的轻中度抑郁症。

（4）氯胺酮:是一种 N-甲基-D-天冬氨酸(N-Methyl-D-aspartic acid,NMDA)受体拮抗剂,近年的研究证据表明氯胺酮具有快速抗抑郁效应,目前我国临床尚无该药物。

3. 抗抑郁药物的不良反应

（1）常见不良反应

1）SSRI 最常见的不良反应是胃肠道症状（恶心、呕吐和腹泻），激越，坐立不安，性功能障碍（勃起或射精困难、性欲减退和性冷淡），偏头痛和紧张型头痛等，某些 SSRI 还会增加跌倒或体重增加等风险。

2）SNRI 的常见不良反应也包括恶心、呕吐、激越、性功能障碍等。此外，SNRI 还会引起血压升高、心率加快、口干、多汗和便秘等与去甲肾上腺素能系统相关的不良反应。

3）米氮平的常见不良反应包括口干、镇静和体重增加，因此较适合伴有失眠和体重较轻的患者。

4）安非他酮的常见不良反应为头痛、激越、失眠、胃肠不适、震颤和惊厥，注意当高剂量使用时有诱发癫痫的风险，由于安非他酮不影响 5-HT 能系统的功能，因此很少发生性功能障碍。

5）阿戈美拉汀常见的不良反应有头晕、视物模糊、感觉异常及潜在肝损害的风险，在使用前和治疗时应注意监测肝功能。

6）三环类药物不良反应涉及抗胆碱能（口干、便秘、视物模糊和排尿困难），抗组胺能（镇静、体重增加），心血管系统（直立性低血压、缓慢性心律失常和心动过速）和神经系统（肌阵挛、癫痫和谵妄）。

（2）5-HT 综合征（serotonin syndrome，SS）：临床表现有恶心、呕吐、腹痛、颜面潮红、多汗、心动过速、激越、震颤、腱反射亢进、肌张力增高等，病情进展可出现高热、呼吸困难、抽搐、酸中毒性横纹肌溶解、继发球蛋白尿、肾衰竭、休克和死亡。它是一种严重的不良反应，需早期发现、及时确诊、停药并进行内科紧急处理。

（3）撤药综合征（withdrawal syndrome）：约 20% 使用抗抑郁药的患者在服用一段时间的抗抑郁药后停药或减药时会出现撤药综合征。撤药综合征的发生与抗抑郁药的种类关系不大，当使用抗抑郁药时间较长或是服用半衰期较短的药物时易发生。一般表现为流感样症状、精神症状及神经系统症状等，撤药综合征的症状有时可能被误诊为病情复燃或复发。所以，在临床实践过程中需与患者进行沟通，增加患者的依从性，避免在短期内快速撤药，应在医嘱的指导下逐渐减药甚至停药，从而防止撤药综合征的出现。

（4）自杀：虽然目前尚无肯定结论证实抗抑郁药与自杀的关系，但要注意在抗抑郁药物使用初期尤其是前 2 周，此时虽然抗抑郁药物的效果不明显，但其不良作用已出现，故在治疗初期应注意患者的自杀风险。在整个治疗过程中也需对自杀风险进行动态评估。

4. 心理治疗

（1）支持性心理治疗（supportive psychotherapy）：通过倾听、安慰、解释、指导和鼓励等方法帮助患者正确认识和对待自身疾病，使患者能够积极主动配合治疗，通常由医生或其他专业人员实施，该疗法几乎可适用于所有抑郁障碍患者，可配合其他治疗方式联合使用。具体治疗措施包括：

1）积极倾听：给予患者足够的时间述说问题，通过耐心的倾听，让患者感受到医生对自己的关心和理解。

2）引导患者觉察自己的情绪：鼓励患者表达其情绪，以减轻苦恼和心理压抑。

3）疾病健康教育：使患者客观地认识和了解自身的心理或精神问题，从而积极、乐观地面对疾病。

4）增强患者的信心：鼓励其通过多种方式进行自我调节，帮助患者找到配合常规治疗和保持良好社会功能之间的平衡点。

（2）认知行为治疗（cognitive behavioral therapy，CBT）：通过帮助患者认识并矫正自身的错误观念，缓解情感症状、改善应对能力，并可减少抑郁障碍的复发。常用的干预技术包括：

1）识别自动性想法：治疗师可用提问、想象和角色扮演等技术让患者学会识别自动想法，尤其识别出那些在抑郁情绪之前出现的特殊想法。

2）识别认知错误和逻辑错误：注意听取和记录患者的自动性想法（automatic thought）和"口头禅"（如"我应该""必须"等），然后采用苏格拉底式提问，帮助患者归纳和总结出一般规律，建立合理的认知思维方式。

3）真实性检验：让患者将自己的自动想法当成一种假设在现实生活中去检验，结果患者可能发现现实生活中自己的这些消极认知或想法在绝大多数情况下是与实际不符合的。

此外，还有精神动力学治疗、人际心理治疗、婚姻家庭治疗等。

5. 物理治疗　尽管 FDA 批准了一些物理治疗方法用于治疗抑郁障碍,但其确切机制仍未明了。目前 FDA 批准的用于抑郁障碍的物理治疗方法如下:

(1) 电抽搐治疗(electroconvulsive therapy,ECT):是给予中枢神经系统适量的电流刺激,引发大脑皮质的电活动同步化即诱发一次癫痫放电,进而引起患者短期意识丧失和全身抽搐发作达到治疗抑郁症状的一种方法。电刺激前通过静脉麻醉并注射适量肌肉松弛剂,可使抽搐发作不明显,称为改良电抽搐治疗(modified electric convulsive therapy,MECT)。MECT 可能的机制包括增加血脑屏障通透性、增强 5-HT 受体的敏感性、增加催乳素释放和血浆中内啡肽及前列腺素 E_2 浓度、改变乙酰胆碱能和 GABA 能神经元的功能状态等。MECT 对伴有自杀观念的患者有较好的疗效,可在较短时间内快速地控制自杀意念,从而降低患者自杀死亡率。MECT 的次数一般为 8~12 次,其近期疗效较为明确,但疗效维持时间较短。因此,建议与抗抑郁药联合治疗,避免治疗终止后症状复发。

(2) 重复经颅磁刺激治疗:2008 年美国 FDA 批准了重复经颅磁刺激治疗(repetitive transcranial magnetic stimulation treatment,rTMS)用于治疗难治性抑郁障碍(treatment-resistant depression,TRD)。rTMS 的抗抑郁机制可能是通过影响深部脑组织如基底核、纹状体、海马、丘脑和边缘叶等局部大脑皮质兴奋性和血流活动改变脑内神经递质、细胞因子及神经营养因子。rTMS 的最大不良反应是诱发癫痫发作、头痛、刺激部位皮肤损伤和诱发躁狂等。rTMS 后 10%~30% 的患者会出现头痛,持续时间短,无须特殊处理,多可自行缓解。

(3) 迷走神经刺激:迷走神经刺激(vagus nerve stimulation,VNS)是临床上难治性癫痫发作的常规治疗手段。迷走神经在解剖上同大脑中的情绪调节的区域存在联系。美国 FDA 批准 VNS 作为抑郁障碍的辅助治疗手段。VNS 存在一定的不良反应,包括声音改变、咳嗽、吞咽困难、感觉异常和咽炎等,这些情况随着治疗进行可能逐渐改善。

(4) 脑深部电刺激:脑深部电刺激(deep brain stimulation,DBS)是指将脉冲发生器植入脑内,通过释放弱脉冲刺激脑内相关核团,改善抑郁症状。不同研究刺激的核团有所不同,主要集中在胼胝体、扣带回、伏隔核、腹侧纹状体和缰核等区域。目前 DBS 抗抑郁的确切机制尚不清楚,对于多种药物、心理和 ECT 治疗效果均较差的难治性抑郁障碍患者,可考虑尝试 DBS 治疗。

6. 治疗新探索　2018 年以来,国际上有 Brexanolone 注射剂应用于产后抑郁障碍的治疗,以及 Esketamine 用于难治性抑郁障碍。其作用机制分别是 GABA$_A$ 激动剂和 NMDA 受体拮抗剂。后者以鼻途径喷雾剂方式给予。但这两个药物目前仍在临床试验中,期待早日应用于临床实践中。此外,还有各种神经调控治疗方法,如经颅交流电刺激治疗,尤其是电流强度较大的经颅交流电刺激效果明显。

需要注意的是,对于儿童青少年抑郁相关障碍的治疗应坚持心理治疗与"小剂量"抗抑郁药物治疗并重的原则。目前尚无一种抗抑郁药对儿童青少年绝对安全。舍曲林、氟西汀、氟伏沙明分别是美国 FDA 批准用于最小的年龄是 6 岁、7 岁和 8 岁。同时,注意双相情感障碍的发生,注意自杀的可能。由于儿童青少年个体差异很大,用药须因人而异,尽可能减少、避免不良反应的发生。

(王红星)

第二节　焦虑障碍

焦虑(anxiety)是一种内心紧张不安、预感到似乎将要发生某种不利情况而又难以应付的不愉快情绪体验,是正常的具有自我保护作用的反应,是人类进化的一种"战斗或逃跑"本能,适度的焦虑具有积极的意义,可以帮助我们启动身体的应急机制,但如果没有足够强度的应激源或潜在风险,或者虽然有一定不利情况但个体反应过度,且影响正常的社会功能,就可能构成精神卫生问题,即病理性焦虑(pathological anxiety),是指持续地无具体原因地感到紧张不安、或无现实依据地预感到灾难、威胁或大祸临头感,伴有明显的自主神经功能紊乱及运动性不安,常常伴随主观痛苦感或社会功能受损。焦虑症状有多种表现形式和担心恐惧的对象,可以在共病躯体疾病的同时出现,也可以缺乏明确的躯体疾病而表现出焦虑相关的各种身体及心理的不适,若干焦虑症状组成焦虑综合征。

本节重点讨论焦虑障碍(anxiety disorders)。焦虑障碍是指在没有脑器质性疾病或其他精神疾病的情况下,以焦虑综合征为主要表现的一组精神障碍,是临床中最常见的精神障碍之一,全球患病率估计为7.3%,每5~30个人中就有一人(3.3%~20.4%)在一年中会发生焦虑,终身患病率为5%~25%,中国最新的精神卫生调查显示国人焦虑障碍的年患病率为5%,终身患病率7.6%。大量的研究结果证实中枢神经系统疾病患者,多种慢病患者,特别是老年患者,更易出现焦虑障碍,而焦虑障碍使原发疾病诊治更加复杂和困难,是高血压、冠心病、糖尿病等多种慢性病的独立危险因素,因此对焦虑障碍的正确识别和早期有效干预至关重要。

目前焦虑障碍的分类主要参照 DSM-5 和 ICD-11 分类系统。

1. 在 DSM-5 中焦虑障碍不再包括强迫障碍及应激障碍,共分为 11 类。分别是:

(1) 分离焦虑障碍:个体害怕或紧张与依恋对象分离,达到与其发育水平不符的程度。

(2) 选择性缄默症:个体在其他情境下能发言,但在被期待发言的社交场合无法发言。

(3) 特定恐怖症:个体恐惧、紧张或回避特定的物体、情境。

(4) 社交焦虑障碍(社交恐怖症):个体恐惧、紧张或回避社交互动和那些涉及可能被审视的情境。

(5) 惊恐障碍:个体体验反复的、意外的惊恐发作,持续担心再次发作。

(6) 广场恐怖症:在以下 2 个或以上情境中,个体恐惧或紧张:公共交通工具、开放空间、密闭空间、排队或站在人群中、独自外出等。

(7) 广泛性焦虑障碍:个体对各种情境持久、过度、难以控制的焦虑。

(8) 物质/药物所致的焦虑障碍:涉及由于物质中毒、戒断或某种药物治疗所致的焦虑。

(9) 由于其他躯体疾病所致的焦虑障碍:躯体疾病在前,焦虑症状是生理后果。

(10) 其他特定的焦虑障碍。

(11) 未特定的焦虑障碍。

2. 在最新的国际疾病分类 ICD-11 中将焦虑和恐惧相关障碍独立出来,成为新的单独疾病分组。恐惧表示对当前感知到迫在眉睫的威胁的一种反应;而焦虑则更倾向于面向未来,指的是预期的威胁。主要包括广泛性焦虑障碍、惊恐障碍、场所恐惧症、特定恐惧症、社交焦虑障碍、分离性焦虑障碍、选择性缄默症、其他特定的焦虑及恐惧相关障碍、焦虑及恐惧相关障碍,未特定的等,与 ICD-10 相比取消了部分等级诊断原则,改为更实用的鉴别诊断标准。

在焦虑障碍的分类中,本节主要介绍广泛性焦虑障碍和惊恐障碍。

一、广泛性焦虑障碍

广泛性焦虑障碍(general anxiety disorder,GAD)是焦虑障碍谱系中最常见的类型。终身患病率接近6%,年患病率为1%~4%,女性患病风险是男性2~3倍。GAD 的临床特征是对多种境遇的过分焦虑和担忧,同时伴有不安、肌肉紧张、自主神经症状和行为的改变。患者往往能够认识到这些担忧是过度和不恰当的,但不能控制,因难以忍受而感到痛苦,其躯体症状常掩盖精神情感症状,使患者不能意识到是一种精神疾病,从而导致过度或不必要的检查。

【病因与发病机制】

1. **遗传因素** 焦虑障碍具有高度复杂性,遗传是焦虑障碍一个重要的易感因素,遗传流行病学研究的结果显示广泛性焦虑障碍有中度的家族聚集性,双生子研究表明遗传风险估计为 15%~20%。可能与多巴胺 D_2 受体、多巴胺转运体受体、5-HT 转运体受体等基因多态性相关,还有 2p21 染色体上的 *CAMKMT* 基因、*MAGI1* 基因的单核苷酸多态性可能也与广泛性焦虑障碍有联系。

2. **神经生物学因素**

(1) 神经解剖:焦虑受以杏仁核为中心的环路调节,担忧是受皮质-纹状体-丘脑-皮质(cortico-striatal-thalamo-cortical,CSTC)环路调节。这两个重要环路的功能失调在广泛性焦虑障碍的发生中具有重要作用。早期的生物学理论认为蓝斑核在焦虑发生中起核心作用,脑干脑桥背侧的蓝斑核含有大部分(90%)的去甲肾上腺素的神经元,这些神经元的纤维投射到大脑皮质、边缘系统、脑干,接收整合信息并投射至其他脑区,导致机体高度警觉,体验到焦虑。

在广泛性焦虑障碍的一些功能磁共振研究中,与焦虑神经回路和/或情绪调节相关的几个区域,包括杏仁核、扣带回前部、内侧前额叶、腹外侧前额叶、背外侧前额叶等,表现出异常或改变的活动,大脑边缘系统(如杏仁核)的激活增加,前额叶皮层激活减少,区域之间的功能连接减弱。特别是在广泛性焦虑障碍的儿童患者中,杏仁核表现出更大的激活,并与焦虑的严重程度呈正相关。这些区域之间及大脑中其他具有抑制性的区域之间存在异常的功能连接。有研究表明,患有广泛性焦虑障碍的成人和青少年基于杏仁核的内在功能连接网络中断。

(2) 神经生化:5-羟色胺(5-HT)、去甲肾上腺素(NE)、γ-氨基丁酸(GABA)、多巴胺(DA)、儿茶酚胺在内的多个神经递质系统,与焦虑关系密切。

1) 5-HT 参与广泛性焦虑障碍的病理过程。广泛性焦虑障碍的患者 5-HT 水平下降,动物研究发现 $5-HT_{1A}$ 受体表达减少,激动 $5-HT_{2A}$ 受体导致焦虑样行为。

2) NE 水平升高可刺激丘脑的 α 受体,导致易激惹、警觉性升高。降低 NE 药物的浓度可有效缓解焦虑症状。

3) GABA 是参与调控焦虑的一种关键神经递质,是大脑中主要的抑制性神经递质,可降低多种神经元活性,包括位于杏仁核和 CSTC 环路上的神经元。苯二氮䓬类药物的作用便是通过作用于 $GABA_A$ 受体,增强环路内 GABA 作用以缓解焦虑症状。

3. 社会心理因素　行为主义理论认为焦虑是对特定环境刺激的条件反射。过度泛化条件性恐惧和消除条件性恐惧的缺陷被认为是导致焦虑发展的原因。精神动力学理论认为焦虑是无意识的,不能被意识接受的冲动自我发出的信号,使自我通过防御机制对抗来自内在的本能冲动。儿童期虐待(如暴力、性虐待、忽视)、与父母分离等负性事件、父母过度保护或过于严厉的教育方式、社会经济地位低都与焦虑发生风险增加有关。生活应激事件,特别是威胁性的事件如人际关系问题、躯体疾病、工作及家庭问题也与广泛性焦虑障碍的发生有关,如果不能解决,会导致焦虑慢性化及顽固化。焦虑性人格影响患者对应激事件的应对,从而产生焦虑。

【临床表现】

广泛性焦虑障碍的关键性特点是对于各种情境的持久、过度、难以控制的焦虑,包括工作、学业表现、经济、健康、家庭等。核心症状是广泛性焦虑和担忧。

1. 精神性焦虑　表现为对未来可能发生的、难以预料的某种危险或不幸事件经常担心。有些没有明确对象或内容,只是一种内心体验,称为自由浮动性焦虑,有些与现实可能会发生的事情有关,但担心程度与现实不相称,称为预期焦虑。患者还常出现易激惹、发怒、入睡困难、睡中惊醒等。

2. 躯体性焦虑　在非精神卫生机构中,躯体症状常是患者主动就医的常见主诉,主要是自主神经功能紊乱的表现。患者可出现全身多系统症状,具体如下:

(1) 胸部紧缩感、胸闷、吸气困难。

(2) 心悸、血压升高、感觉心跳脱漏。

(3) 口干、恶心、咽梗阻感、吞咽困难、胃部不适、过度胀气、频繁大便或腹泻。

(4) 头晕、手足刺痛、感到不能呼吸(过度通气)。

(5) 尿频、尿急、勃起功能障碍、月经不适、停经。

(6) 震颤、头痛、肌痛。

(7) 失眠、夜惊等。

3. 行为性焦虑　包括运动性不安及肌肉紧张。运动性不安表现为坐立不安、无目的的活动增多、震颤、手抖、小动作增多。肌肉紧张多表现为颈、胸、肩背部肌肉疼痛、僵硬感,紧张型头痛。

广泛性焦虑障碍是一种共病率很高的疾病,约 2/3 的患者一生中患过抑郁症,中国抑郁焦虑共病比例高达约 80%,二者存在症状重叠。1/4 的患者伴有其他类型的焦虑障碍,还可同时合并有躯体疾病,在鉴别诊断时需充分考虑。许多焦虑患者使用酒精自我治疗,增加了酒精滥用的风险。

【辅助检查】

目前尚缺乏能够直接用于诊断广泛性焦虑障碍的客观的辅助检查。成人焦虑障碍的诊断通常基于结构化的临床访谈,如 WHO 的"复合性国际诊断交谈表"(Composite International Diagnostic Interview, CIDI)、"简明国际神经精神访谈"(MINI-International Neuropsychiatric Interview, M. I. N. I.)和"DSM-5 结构化临床访谈"(Structured Clinical Interview for DSM-5, SCID)。儿童焦虑障碍的诊断通常取决于对父母、照顾者或教师的访谈。

焦虑障碍可以通过自我报告问卷进行筛查,如"广泛性焦虑障碍量表"(GAD-7)或总体焦虑严重性和损害量表。儿童和父母版的"斯宾塞儿童焦虑量表"和"成人通用焦虑障碍问卷Ⅳ"基于诊断标准制定,可以提供临时诊断。他评量表常用的有"汉密尔顿焦虑量表"。量表的评估对衡量严重程度和与治疗相关的变化也有一定帮助。

【诊断】

在诊断前,必须对存在焦虑症状的患者进行全面的生物、心理、社会因素评估,了解患者是否存在其他躯体疾病和精神症状。

广泛性焦虑障碍与正常焦虑之间的差别在于症状范围和持续时间不同,焦虑和担心都与现实可能性或预期事件的冲击不符合。参考 DSM-5,诊断标准如下。

1. 在至少 6 个月的多数日子里,对于诸多事件或活动(如学业及工作表现),表现出过分的焦虑及担心(焦虑性期待)。

2. 个体难以控制这种担心。

3. 这种焦虑和担心与下列 6 种症状中至少 3 种有关(在过去 6 个月中,至少一些症状在多数日子里存在)。(注:儿童只需 1 项。)

(1) 坐立不安或感到激动或紧张。

(2) 容易疲倦。

(3) 注意力难以集中或头脑一片空白。

(4) 易激惹。

(5) 肌肉紧张。

(6) 睡眠障碍(难以入睡或保持睡眠状态,或休息不充分的、质量不满意的睡眠)。

4. 这种焦虑、担心或躯体症状引起有临床意义的痛苦,或导致社交、职业或其他重要功能方面的损害。

5. 这种疾病不能归因于某种物质(如滥用的毒品、药物)的生理效应,或其他躯体疾病(如甲状腺功能亢进)。

6. 这种障碍不能用其他精神障碍来更好地解释。许多精神障碍有各自不同的担心和焦虑内容,如惊恐发作(惊恐障碍),负面评价(社交焦虑障碍),被污染及其他强迫观念(强迫症),离开依恋对象(分离性焦虑障碍),体重增加(神经性厌食),多种躯体不适(躯体症状障碍),外表缺陷(体象障碍),患有严重疾病(疾病焦虑障碍),妄想信念的内容(精神分裂症或妄想性障碍)。

【鉴别诊断】

1. **由于其他躯体疾病所致的焦虑障碍**　甲状腺功能亢进、嗜铬细胞瘤等的生理效应导致的焦虑、担心或躯体症状可基于病史、查体及实验室检查诊断,因此在诊断焦虑障碍前完善基本的实验室检查非常重要。

2. **物质/药物所致的焦虑障碍**　在询问病史时注意焦虑发生前咖啡因、浓茶、可乐、特殊药物、毒素等摄入史与焦虑发生是否存在病因上的相关性。

3. **强迫障碍**　广泛性焦虑障碍中焦虑表现为对未来可能发生的、难以预料的事件或危险的过度担忧,而强迫障碍中,强迫思维是不恰当的观念,表现为侵入性或不想要的想法、冲动或画面。

【治疗】

治疗的总原则是达到临床治愈,最大限度地减少自杀率,提高生活质量,全面恢复社会功能,预防复发,治疗方式有药物治疗、心理治疗或心理治疗联合药物治疗,医生应根据患者的临床特点、合并的躯体疾病、药物的相互作用等进行个体化治疗。

1. **药物治疗** 药物治疗可用于所有焦虑障碍,抗抑郁药为一线治疗,在抗抑郁药中,最常用的是SSRI 和 SNRI 类药物。该类药物作用的靶点针对 5-HT 和 NE 递质而发挥抗焦虑作用。药物种类丰富,特定药物的选择是基于医生对药物的使用经验、药物的药理学特征、药物相互作用、患者的耐受性及偏好(年龄、经济条件等)、患者以前的治疗反应(如果以前治疗成功)。三环类抗抑郁药能降低各类焦虑障碍的焦虑程度,但由于它们的副作用(抗胆碱能、心脏毒性、潜在的过量致死性)不建议作为一线治疗,单胺氧化酶抑制剂在治疗许多广泛性焦虑障碍方面有着强有力的证据,但由于安全性在很大程度上限制了其使用。有报道称儿童和青少年使用 SSRI 类药物会增加烦躁和冲动性自杀风险,因此需要格外谨慎。

此外苯二氮䓬类药物(benzodiazepines,BZD)是临床常用的改善焦虑的药物之一,如阿普唑仑、氯硝西泮、地西泮、劳拉西泮等。该类药物作用的靶点针对 GABA 递质与环路,起效相对迅速,但因为镇静、肌松、跌倒、呼吸抑制、认知损害等不良反应,在使用中要注意监测不良反应,特别是老年患者的使用受到限制。尽管如此,苯二氮䓬类药物治疗广泛性焦虑障碍的有效性是明确的。抗抑郁药起效较慢,临床上在早期可联合应用抗抑郁药及苯二氮䓬类药物,维持 2~4 周,逐渐停用苯二氮䓬类药物。大多数指南继续建议将苯二氮䓬类药物作为二线或三线治疗,考虑到依赖及药物滥用风险,不建议长期使用,长期使用在撤药时可能会发生撤药综合征,因此需合理减停。其他可用于治疗广泛性焦虑障碍的药物是加巴喷丁和普瑞巴林,通常可作为苯二氮䓬类药物的替代治疗。新一代非典型抗精神病药物在广泛性焦虑障碍中也有一定的证据,但由于不良反应和适应性的局限性,该药仅限于部分患者使用,被推荐用于二线或三线治疗。丁螺环酮和坦度螺酮是一类激动 5-HT$_{1A}$ 受体的抗焦虑药物,耐受性较好。

广泛性焦虑障碍患者往往对大多数药物副作用敏感,所以推荐的起始剂量相对较小,1~2 周后评价患者的耐受性和依从性,逐渐加量达到目标剂量。广泛性焦虑障碍是一种易复发易转为慢性的疾病,倡导全病程治疗,即急性期治疗、巩固治疗和维持治疗。剂量不足是广泛性焦虑障碍治疗比例低,疗效不足的重要原因之一。急性期以缓解或消除焦虑症状及伴随症状,提高临床治愈率,恢复社会功能,提高生活质量为目标。一旦取得良好的治疗反应,需巩固维持,巩固期至少 2~6 个月,在此期间预防复燃,维持治疗至少 12 个月预防复发。当逐渐停止药物治疗时,约 40% 的患者在第一年内复发。停药时应缓慢进行,最大限度地减少戒断症状,并降低复发的可能性,在随访时密切监测复发的早期迹象。如果在减药期间或停药之后复发,应重新引入治疗。

更多的研究支持焦虑障碍的治疗模式,应该结合心理治疗与药物治疗的综合治疗手段。临床医生首选 CBT 还是首选药物治疗更有优势,目前直接比较的研究证据较少。规范的心理治疗可以提高药物治疗效果,减少不良反应,提高治疗依从性。心理治疗的具体方案详见有关章节内容。

2. **心理治疗** 适用于广泛性焦虑障碍的心理治疗方法有支持性心理治疗、行为治疗、认知治疗、团体治疗、精神动力学治疗等。

(1) 认知行为治疗(CBT):是治疗青少年和成人焦虑障碍的最有经验的心理疗法,与药物治疗疗效相仿,可减弱杏仁核的激活状态。广泛性焦虑障碍患者对事件的负性或歪曲化认知是导致焦虑慢性化的原因之一。CBT 是一种短期、以目标为导向、以技能为基础的治疗方法,它减少焦虑驱动的偏见,将模糊刺激解释为威胁,用接近和应对行为取代回避和寻求安全的行为,并通过放松或呼吸再训练等策略减少过度的自主神经唤醒。CBT 的实施建议每周一次,每次 1 小时,8 次及以上的治疗方案,个体及团体治疗同等有效。据报道,40% 的年轻人在停止 CBT 治疗 1~2 年后复发,维持性 CBT 与改善长期结局相关,因此建议维持性治疗。

(2) 正念放松训练(鼓励关注当前):基于接纳的行为疗法、元认知疗法,联合正念行为疗法也显示出了一定的疗效。

多项证据显示心理治疗的疗效可维持 1~3 年。在临床实践中,需根据患者个人所经历的问题进行个体化治疗。

3. **其他辅助治疗** 神经调控技术如经颅磁刺激治疗、经颅直流电刺激、经颅交流电刺激、近红外治疗等也能部分缓解焦虑。其他治疗方法如针灸、运动、瑜伽、艺术治疗等可以改善焦虑症状,但目前因缺乏高质量证据,有待进一步研究。

【病程与预后】

广泛性焦虑障碍常为慢性持续迁延病程,并且不受任何特定环境的限制或因环境而加重,如果不及时治疗,约80%的患者症状可持续数年。严重焦虑或合并抑郁时可增加患者的自杀风险,尤其老年人群,注意密切观察,积极干预。

二、惊恐障碍

惊恐障碍(panic disorder,PD)又称为急性焦虑障碍,主要特点是突然发作的、不可预测的、反复出现的、强烈的惊恐体验,患者在发作时常有明显的心血管和呼吸系统症状,如心悸、胸闷、气急、呼吸困难、人格解体等,严重者可有濒死体验或担心失控、发疯或死亡,一般历时5~20分钟。终身患病率为1%~4%,女性多见,首次起病年龄为20~40岁,从青春期开始缓慢上升,成人期达到顶峰,到老年有所下降,可以不影响社会功能或工作,也可伴随显著的社会功能损害。

【病因与发病机制】

1. 遗传因素　一级亲属有惊恐发作者的患病机会高于普通人群。遗传学研究发现儿茶酚胺氧位甲基转移酶(catechol-O-methyl-transferase,COMT)Val158Met多态位点与惊恐障碍有关。但惊恐障碍共病率较高,发病虽与基因部分有关,但具体机制不清楚。

2. 神经生物学因素

(1) 神经解剖:杏仁核在焦虑和恐惧中具有核心作用,与前扣带回皮质、下丘脑、海马、丘脑、脑干核团有广泛联系,组成"恐惧网络",杏仁核活动过度可触发恐惧反应(如惊恐)。抗抑郁药物可使杏仁核到下丘脑和脑干的投射网络脱敏支持该理论。此外,研究表明惊恐障碍发作时前脑对边缘系统和脑干的抑制作用下降,左右颞叶皮质和岛叶的神经激活受到抑制,而扣带回皮质的后部和前部的激活增强。

(2) 神经生化:5-HT系统中的5-HT$_{1A}$受体与惊恐障碍有直接关系。在动物研究中,刺激蓝斑核,会诱发动物的惊恐反应,蓝斑核是NE的聚集部位,提示NE在惊恐障碍中的作用。苯二氮䓬类药物能迅速控制惊恐发作,表明GABA参与惊恐障碍的病理过程,BZD-GABA$_A$受体复合物可抑制神经兴奋传导。

(3) CO_2超敏学说:惊恐障碍患者可能存在脑干CO_2感受器超敏,高浓度CO_2刺激感受器诱发过度通气及惊恐发作。

3. 社会心理因素　负性情感(倾向于体验消极情绪)和对焦虑敏感(即倾向于认为焦虑症状是有害的)是惊恐发作起病的风险因素。创伤性事件或负性生活事件的经历与惊恐障碍的发生相关。

在惊恐障碍中,儿童期被虐待经历较其他焦虑障碍更普遍。研究发现儿童期家庭成员死亡或与父母分离,在成人后患惊恐障碍的比例高于其他人。这些都与对父母依恋关系的破裂有关。

吸烟也是惊恐障碍的危险因素。

【临床表现】

惊恐障碍患者经常预期轻度的躯体症状或药物治疗的副作用将引发灾难性的后果,包括有两项核心症状:预期焦虑和对惊恐发作的担忧。

1. 预期焦虑　患者在发作间期担心再次发作和/或再次发作的后果。

2. 惊恐发作　突然地紧张、害怕、恐惧,伴有濒死感、失控感,常有严重的自主神经功能紊乱症状,如大汗、胸闷胸痛、呼吸困难、心动过速、头痛、四肢麻木等,部分有人格解体或现实解体的感觉,突发突止,持续20~30分钟,很少超过1小时,让人极端痛苦。此类患者常多次出现于急诊室,临床上容易误诊为心脏病等。惊恐发作不局限于焦虑障碍中,也出现在其他精神障碍中。可因害怕的物体或情境诱发,也可能无明显原因,如果发作特定于某一些情景、场合,如在人多的地方、乘坐交通工具、独自一人时,需考虑场所恐惧症。ICD-11中,惊恐障碍被分为伴有场所恐惧症的惊恐障碍或不伴有场所恐惧症的惊恐障碍。

3. 其他关联症状　包括病态性恐惧回避,或与过度担忧惊恐发作有关的行为改变。患者会逃避诱发惊恐发作的场合,不能回避时,往往会寻求他人陪伴。患者会反复就医以确定诊断。

40%的惊恐障碍可共病抑郁障碍,其他精神障碍如社交焦虑障碍、广泛性焦虑障碍、物质滥用等共病率也较高。与没有惊恐障碍相比,惊恐障碍患者企图自杀的可能性几乎是4倍,发病年龄早、病程长、共病抑郁与自杀意念有关。惊恐障碍还与许多躯体疾病并存,如甲状腺功能亢进、心律失常、哮喘、慢性阻塞性肺疾病(chronic obstructive pulmonary disease,COPD)等,二尖瓣脱垂和甲状腺疾病在有惊恐障碍的人群中比在普通人群中更常见,具体的机制尚不清楚。

【诊断】

惊恐障碍的诊断参考DSM-5的诊断标准。

1. 反复出现不可预期的惊恐发作。一次惊恐发作是突然发生的强烈的害怕或强烈的不适感,并在数分钟内达到高峰,发作期间出现下列4项及以上症状。(注:这种突然发生的惊恐可以出现在平静状态或焦虑状态。)

(1) 心悸或心率加速。

(2) 出汗。

(3) 震颤或发抖。

(4) 气短或窒息感。

(5) 哽噎感。

(6) 胸痛或胸部不适。

(7) 恶心或腹部不适。

(8) 感到头昏、脚步不稳、头重脚轻或昏厥。

(9) 发冷或发热感。

(10) 感觉异常(麻木或针刺感)。

(11) 现实解体(感觉不真实)或人格解体(感觉脱离了自己)。

(12) 害怕失去控制或"发疯"。

(13) 濒死感。

注:可能观察到与特定文化有关的症状(如耳鸣、颈部酸痛、头疼、无法控制地尖叫或哭喊),此类症状不可作为诊断所需的4个症状之一。

2. 至少在1次发作之后,出现下列症状中的1~2种,且持续1个月(或更长)时间。

(1) 持续地担忧或担心再次的惊恐发作或其结果(如失去控制、心脏病发作、"发疯")。

(2) 在与惊恐发作相关的行为方面出现显著的不良变化(如设计某些行为以回避惊恐发作,如回避锻炼或回避不熟悉的情况)。

3. 这种障碍不能归因于某种物质(如滥用的毒品、药物)的生理效应,或其他躯体疾病(如甲状腺功能亢进、心肺疾病)。

4. 这种障碍不能用其他精神障碍来更好地解释。例如,惊恐发作局限于对社交情境的恐惧反应见于社交焦虑障碍;对特定物体或环境的恐惧反应见于特定恐怖症;对强迫观念的恐惧反应见于强迫障碍;对可以提醒创伤事件记忆事物的反应见于创伤后应激障碍;对与依恋对象分离的反应见于分离性焦虑障碍。

【鉴别诊断】

1. **由于其他躯体疾病所致的惊恐发作** 可能导致惊恐发作的躯体疾病包括甲状腺功能亢进、甲状旁腺功能亢进、嗜铬细胞瘤、前庭功能障碍、低血糖、癫痫和心肺疾病(心律失常、二尖瓣脱垂、哮喘、COPD等),可基于病史、查体及相应的实验室检查诊断,通常此类患者因反复就医已完成大量检查。

2. **物质/药物所致的惊恐发作** 中枢神经系统兴奋剂中毒(如哌甲酯、甲状腺素、类固醇等)或中枢神经系统抑制剂的戒断(如BZD)均可诱发惊恐发作。需详细了解病史和全面的体检和实验室检查,排除精神活性物质或药物所致。

3. 其他精神障碍　惊恐发作可见于多种精神障碍。惊恐障碍的发作是无特殊的恐惧性处境下且不可预期,而可以预测、发生在特定刺激或情境下的惊恐发作不能诊断惊恐障碍,如特定恐怖症或广场恐怖症。

【治疗】

惊恐障碍的治疗原则基本同广泛性焦虑障碍的治疗原则。治疗目标是降低或消除惊恐发作的频率与严重程度,缓解预期焦虑,改善回避行为,提高生活质量,恢复社会功能。治疗以联合用药、全程、个性化为原则。

1. 药物治疗　缓解症状、控制发作、提高生活质量是首要目标。药物可以缓解惊恐发作的频率和严重程度,抗抑郁药 SSRI 和 SNRI 最常用,NaSSA 类抗抑郁药选择的也较多,相对三环类抗抑郁药具有更高的安全性,没有抗胆碱能副作用,且能显著减低复发率。最常见的副作用是短暂性呕吐、头痛、性功能障碍。抗抑郁药起效较慢,临床上常联合应用抗抑郁药及苯二氮䓬类药物(BZD)作为初始治疗,可迅速改善症状,控制焦虑与惊恐,并能降低抗抑郁药的不良反应。需要警惕 BZD 类药物的长期依赖,使用时需要进行密切监测,在惊恐发作症状控制后建议逐渐停用 BZD,以新型抗抑郁药维持治疗。抗抑郁药的治疗倡导全病程治疗,即急性期、巩固期、维持期,8~12 周的急性期治疗后续接至少 1 年的巩固维持治疗,反复发作、共病其他精神障碍者根据疗效和耐受性可延长治疗时间。

惊恐发作时可选用 BZD 药物,起效快,如劳拉西泮、阿普唑仑、氯硝西泮等。症状严重时常规治疗效果不佳时,也可以考虑短期使用非典型抗精神病药物,需要监测药物的不良反应。

2. 心理治疗

(1) 认知行为治疗(CBT):研究证实 CBT 是治疗惊恐障碍的有效方法。通过让患者进行内感受性暴露对其进行认知重构而缓解症状。5%~30% 的患有惊恐障碍的成年人在停止 CBT 治疗 1~2 年后复发。

(2) 支持性心理治疗、人际心理治疗、简短的心理动力治疗,放松训练也有很好的效果。

对不宜药物治疗的患者,如备孕、妊娠或哺乳妇女、儿童,心理治疗应属首选。

3. 治疗新进展　目前有学者探索焦虑障碍的精确医学治疗,从遗传基因和其他生物标志物预测因子方面进行治疗效果及不良反应的预测,对药物的选择提出精准化建议。许多临床试验正在研究寻找新型抗焦虑药物,评估的靶系统包括谷氨酸、内源性大麻素和神经肽系统,以及来自植物化学物质的离子通道和靶点,如氯胺酮、利鲁唑、调节谷氨酸能神经传递的氙,以及神经类固醇 aloradin(作用于鼻黏膜感受器)。最后,*D*-环丝氨酸、左旋多巴和大麻素等化合物在增强人类恐惧消退学习方面显示出有效性,被作为一种强化策略进行研究。

【病程与预后】

惊恐障碍如未经治疗,病程超过 6 个月会发展为慢性,一些患者可能有阵发性的发作,发作间期可多年,一些患者可能有持续的严重症状,约 1/3 的患者在数年内完全缓解且无复发。

(王春雪)

第三节　睡 眠 障 碍

睡眠障碍是指睡眠的数量、质量、时间和节律紊乱。睡眠障碍是多种神经精神疾病的表现之一,常常在神经系统疾病发病后出现或加重,如果不及时处理和调整,可诱发更为严重的躯体和心理疾病。因此,如何识别和处理神经系统疾病中的睡眠障碍成为当今神经科亟待解决的一大问题。神经系统中常见的可导致睡眠障碍的疾病包括焦虑、抑郁、脑卒中、帕金森病、阿尔茨海默病等。

一、卒中相关睡眠障碍

卒中相关睡眠障碍(stroke-related sleep disorders,SSD)是指在卒中后出现或加重,并达到睡眠障碍诊断标准的一组临床综合征。

【病因】

目前病因尚无定论，已有研究表明卒中相关睡眠障碍可能与多种因素均有关，如睡眠相关解剖部位卒中、神经递质异常以及机体整体功能状态等。

1. 解剖部位受损　凡能损及睡眠相关解剖部位的卒中均可发生相应睡眠障碍，包括额叶底部、眶叶皮质、枕叶、基底节、丘脑、下丘脑、中脑被盖部、中缝核与脑干网状结构等。

2. 神经递质异常　卒中相关睡眠障碍牵涉的神经递质有 γ-氨基丁酸、5-羟色胺、乙酰胆碱、去甲肾上腺素、前列腺素 D_2、白细胞介素-1β、多巴胺、褪黑素、生长激素、促肾上腺皮质激素、泌乳素、神经加压素、P 物质、内皮素、食欲素与促肾上腺激素释放激素等。

3. 机体整体功能因素　卒中相关睡眠障碍与年龄、高血压、糖尿病、心脏病、习惯性打鼾、卒中病程、日常生活能力、神经功能缺损程度存在相关性。

【分类】

卒中相关睡眠障碍的常见类型：失眠、日间思睡、阻塞性睡眠呼吸暂停、中枢性睡眠呼吸暂停、快速眼动睡眠期行为障碍、不宁腿综合征/睡眠中周期性肢体运动、昼夜节律失调性睡眠-觉醒障碍。

【临床表现】

1. 卒中相关失眠　主要表现为入睡困难或通宵不眠，睡中不宁或易于惊醒，睡眠的不连续或睡眠剥夺，早醒或醒后难以再眠，睡眠质量差，影响白天的生活质量。

2. 卒中相关日间思睡（excessive daytime sleepiness，EDS）　患者白天思睡，夜间却整夜不眠或睡眠时间显著缩短，睡中易觉醒、早醒。也有患者出现晚上焦虑、烦躁、易激惹，或情感淡漠、沉默不语、抑郁、多眠等。

3. 卒中相关睡眠呼吸障碍　包括中枢性睡眠呼吸暂停（central sleep apnea，CSA）和阻塞性睡眠呼吸暂停（obstructive sleep apnea，OSA）。前者由于中枢病变导致 CO_2 潴留、低氧血症等，使患者出现反复发作性呼吸困难和肺泡低通气综合征，表现为睡眠结构紊乱，失眠、睡中不宁、打鼾，夜间觉醒后胸闷、气喘、呼吸急促或窒息感，白天则表现为疲劳、困乏、多眠、记忆及其他认知障碍，若无 CO_2 潴留，睡眠障碍主要表现为轻微鼾声、失眠、夜间频繁觉醒、肢体运动等。而后者的临床特点为睡眠期间反复发作的吸气时上气道阻塞和呼气时鼻及口腔的气流间歇停止。这种伴有周期性呼吸暂停的鼾声呼吸可导致入睡后的通气过低、吸氧过少，使患者发生呼吸不畅、惊恐、易觉醒、喘息或喘鸣，清醒时极易出现嗜睡、肌张力降低、行为障碍及出汗过多等征象。

4. 卒中相关睡眠运动障碍　包括快速眼动睡眠期行为障碍（rapid eye movement sleep behavior disorder，RBD）、不宁腿综合征/睡眠中周期性肢体运动（restless leg syndrome/periodic limb movements of sleep，RLS/PLMS）。RBD 表现为与睡眠相关的运动和言语（肢体抽动、梦呓、叫喊等），主要是在快速眼动睡眠中突发的面部和肢体的各种复杂异常运动，伴梦语，动作比较粗暴猛烈，通常需要极大声音或触动才能将患者唤醒。RLS 是指静息状态下出现难以名状的肢体不适感，迫使肢体发生不自主运动。而 PLMS 表现为重复刻板的髋-膝-踝的三联屈曲及拇指背伸，一般每隔 5～90 秒发作一次，每次运动持续 0.5～10 秒，多发于前半夜。

5. 卒中相关昼夜节律失调性睡眠-觉醒障碍（circadian rhythm sleep-wake disorders，CRSWDs） 是指睡眠-觉醒节律长期失调或反复发作引起的失眠或嗜睡，影响患者的日常生活和工作，包括睡眠-觉醒时相滞后障碍、睡眠-觉醒时相超前障碍、不规则睡眠-觉醒节律障碍、非 24 小时睡眠-觉醒节律障碍、非特异性昼夜节律性睡眠-觉醒障碍等。

【辅助检查】

1. 睡眠障碍评估量表　匹兹堡睡眠质量指数问卷（Pittsburgh sleep quality index，PSQI）是常用的睡眠评定量表，用于评估最近 1 个月的睡眠质量。失眠严重程度指数（ISI）主要评估患者因失眠引起的主观不适及其对日常生活导致的不良影响。白天嗜睡程度通常采用爱泼沃斯嗜睡量表（Epworth sleepiness scale，

ESS）和斯坦福嗜睡量表（the Stanford sleepiness scale，SSS）评估。RBD 筛查问卷与 RBD 问卷（香港版）均可用于 RBD 筛查，且后者可用于评估 RBD 的发作频率和严重程度；RBD 严重程度量表可用于评估患者症状的轻重。其他量表包括 RBD 单问卷筛查和 Mayo 睡眠问卷。可采用"不宁腿综合征严重程度自评量表"（International Restless Legs Syndrome Rating Scale，IRLSRS）评估过去 1 周内 RLS 的严重程度。

2. **多导睡眠监测（polysomnogram，PSG）**　PSG 的睡眠结构参数包括总睡眠时间（total sleep time，TST）、睡眠效率（sleep efficiency，SE）、睡眠潜伏期（sleep latency，SL）、觉醒次数（觉醒持续时间≥15s 的次数）、觉醒时间/总睡眠时间百分比（wake after sleep onset/total sleep time，WASO/TST%）、快速眼动（rapid eye movement，REM）比例、REM 潜伏期（rapid eye movement sleep latency，REM-SL）。利用 PSG 可见脑卒中后患者的睡眠结构发生显著改变，如总睡眠时间减少、睡眠效率降低、入睡潜伏期延长，S1 期增多，S3 期减少，REM 明显减少；睡眠呼吸障碍时 PSG 可见以阻塞性为主的呼吸事件［包括阻塞型呼吸暂停、混合型呼吸暂停、低通气和呼吸努力相关性觉醒（respiratory effort-related arousals，RERAs）］；对于 RBD 的诊断，视频 PSG 为金标准，可在 REM 睡眠期观察到以下情况：颏肌肌电图显示肌肉紧张性过度增加或肢体肌电图出现大量动作电位或未见癫痫样电活动；对于 RLS/PLMS 患者，PSG 可监测到在睡眠过程中出现的周期性、重复、高度刻板的肢体运动，常发生于下肢（偶见于上肢）。

3. **影像学检查**　CT 和 MRI 是判断脑卒中病变部位、范围大小、疾病性质（出血或梗死）最有价值的检查。

4. **其他检查**　严重 OSAS 和 CSAS 患者动脉血气分析异常，血氧饱和度降低；心电图检查可显示与睡眠障碍相关的心律失常。

【诊断】

1. **卒中相关失眠**　需同时满足卒中和失眠的诊断标准。失眠的诊断标准（以下 1~5 必须全部满足）：

（1）患者自述或照料者观察到患者出现以下 1 种或者多种症状：①入睡困难；②睡眠维持困难；③比期望起床时间更早醒来。

（2）患者自述或照料者观察到患者因为夜间睡眠困难而出现以下 1 种或者多种症状：①疲劳或缺乏精力；②注意力、专注力或者记忆力下降；③社交、家庭、职业或学业等功能损害；④情绪易烦躁或易激惹；⑤日间思睡；⑥行为问题（多动、冲动或攻击性）；⑦驱动力、精力或动力缺乏；⑧易犯错或易出事故；⑨对睡眠质量感到忧虑。

（3）这些异常不能单纯以睡眠机会不充足（如充足睡眠时间）或睡眠环境不佳（如环境安全、黑暗、安静、舒适）所解释。

（4）睡眠紊乱和相关日间症状出现至少每周 3 次。

（5）上述症状不能用其他睡眠疾病更好地解释。

2. **卒中相关日间思睡及 EDS 诊断标准**。根据 ICSD-3 诊断标准，由疾病引起的 EDS 诊断必须满足以下第 1~4 项。

（1）每日出现难以克制的困倦欲睡或非预期的白天入睡。

（2）白天嗜睡是明确的基础疾病或神经系统疾病的结果。

（3）如果进行多次睡眠潜伏期试验（multiple sleep latency test，MSLT），可见平均睡眠潜伏期短于 8 分钟，睡眠起始 REM 期少于 2 次。

（4）MSLT 结果不能以其他未治疗的睡眠疾病、精神疾病和药物或毒品作用而更好地解释。

3. **卒中相关睡眠呼吸障碍**　成人 OSA 诊断标准：根据 ICSD-3 诊断标准，需要具备以下第 1+2 项或第 3 项。

（1）以下表现至少出现 1 项：①患者主诉困倦、非恢复性睡眠、乏力或失眠。②因憋气或喘息从睡眠中醒来。③同寝室或其他目击者报告患者在睡眠期间存在习惯性打鼾、呼吸中断或两者皆有。④已确诊脑血管疾病。

（2）PSG 或者睡眠中心外监测（out of center sleep testing, OCST）：证实 PSG 或 OCST 监测期间，发生以阻塞性为主的呼吸事件[包括阻塞型呼吸暂停、混合型呼吸暂停、低通气和呼吸努力相关性觉醒（respiratory effort-related arousals, RERAs）]，≥5 次/小时。

（3）PSG 或者 OCST：证实 PSG 或 OCST 监测期间发生阻塞性为主的呼吸事件（包括呼吸暂停、低通气或 RERAs），≥15 次/小时。

4. 卒中相关睡眠运动障碍　包括 RBD 和 RLS/PLMS。

（1）卒中相关 RBD 的诊断：需同时满足卒中和 RBD 的诊断标准。根据 ICSD-3 诊断标准，RBD 诊断需要同时符合下列第 1~4 项。

1）重复发作的睡眠相关的发声和/或复杂动作。

2）PSG 证实这些行为发生在 REM 睡眠期，或者基于梦境演绎病史，推测该行为发生在 REM 期。

3）PSG 证实 REM 睡眠期肌张力失弛缓。

4）不能用其他睡眠障碍、精神障碍、内科疾病、药物或物质应用解释。

（2）卒中相关 RLS/PLMS 诊断：应同时符合卒中及 RLS/PLMS 诊断标准，且为卒中后新发，或原有 RLS，但于卒中后加重。RLS 的诊断标准必须同时满足以下第 1~5 项。

1）有活动双下肢的强烈愿望，常伴随双下肢不适感，或不适感导致了活动欲望。

2）强烈的活动欲望及不适感出现在休息或不活动（如患者处于卧位或坐位）时，或在休息或不活动时加重。

3）活动（如走动或伸展腿）过程中，强烈的活动欲望及不适感可得到部分或完全缓解。

4）强烈的活动欲望及不适感在傍晚或夜间加重，或仅出现在傍晚或夜间。

5）以上表现不能单纯由一种疾病或现象解释，如肌痛、静脉淤滞、下肢水肿、关节炎、下肢痉挛、体位不适、习惯性拍足等。

PLMS 的诊断：PLMS 是指在睡眠过程中出现的周期性、重复、高度刻板的肢体运动，常发生于下肢（偶见于上肢），主要评估手段是 PSG 监测。儿童发作频率>5 次/小时、成人>15 次/小时具有诊断价值。

5. 卒中相关昼夜节律失调性睡眠-觉醒障碍（CRSWDs）　诊断应同时符合卒中及 CRSWDs 的诊断标准。根据 ICSD-3 诊断标准，CRSWDs 总体诊断必须满足以下第 1~3 项。

（1）睡眠-觉醒节律失调长期或反复发作，主要由于内源性昼夜节律定时系统改变，或者由于个人内源性昼夜节律与期待或需求的生理环境或社会/工作作息时间之间不匹配所导致。

（2）昼夜节律失调导致一系列失眠或嗜睡，或两者兼有。

（3）睡眠-觉醒节律失调导致有临床意义的痛苦或心理、生理、职业、教育等社会功能的损害。

【治疗】

1. 卒中相关失眠　包括睡眠卫生教育和心理辅导、药物治疗、中医中药治疗。

（1）睡眠卫生教育和心理辅导：限制烟、酒、咖啡或茶等兴奋性物质，晚餐不宜过饱，保持良好生活习惯，增加白天日光照射的时间，减少夜间灯光和声音等的刺激，提供一个良好舒适的弱光睡眠环境等；一些患者的失眠可能是源于或伴发焦虑和抑郁，但相应的心理辅导和心理治疗也十分重要。

（2）药物治疗：治疗失眠的药物主要有苯二氮䓬类和非苯二氮䓬类，前者包括阿普唑仑、艾司唑仑、地西泮等，但长期使用存在药物依赖、药效减退、药源性失眠与成瘾等问题。非苯二氮䓬类药物，如酒石酸唑吡坦及右佐匹克隆，可以改善卒中相关失眠患者睡眠质量，且副作用较小。

（3）中医中药治疗：经临床研究证实疗效的中成药物可改善老年卒中及卒中急性期失眠患者的睡眠质量，降低神经功能损害程度；针灸治疗可以改善卒中相关失眠。

2. 卒中相关日间思睡　日间思睡治疗的主要目的是提高大脑皮层的兴奋性，包括非药物治疗和药物治疗。

（1）非药物治疗：包括积极的睡眠卫生管理，如良好的睡眠环境、规律的作息时间、日间适量的运动、睡前行为指导等,另外,高压氧治疗、康复锻炼也可增加大脑皮层的兴奋性,改善日间思睡症状。

（2）药物治疗:多巴胺类药物及莫达非尼等中枢兴奋剂可增加觉醒时间、改善嗜睡症状。另外,积极控制与卒中相关的危险因素（如肥胖、糖尿病等）及与EDS相关的睡眠障碍（如RLS、睡眠呼吸暂停等）可改善其临床症状。

3. 卒中相关睡眠呼吸障碍　应早期、个体化积极治疗,需要包括呼吸科、神经内科、耳鼻喉科等多学科共同管理,可在卒中单元建设中增加睡眠呼吸监测评估。其分为卒中急性期和恢复期治疗。

（1）卒中急性期:对于体位性OSA或轻中度OSA或不耐受/不接受持续正压通气治疗（continuous positive airway pressure,CPAP）的患者,进行睡眠体位指导。对于中重度OSA患者、体位指导无效时,CPAP是治疗卒中相关OSA的一线方法。经CPAP治疗不能纠正缺氧和频繁呼吸暂停者、意识障碍进行性加重、呼吸道感染、窒息及中枢性肺通气不足者,可考虑有创辅助通气治疗。

（2）卒中恢复期:其治疗主要是生活方式指导,包括减重、戒烟、戒酒、慎服镇静催眠药物和肌肉松弛药物等,体位相关性OSA患者尽量保持侧卧位睡眠。对于经PSG监测证实OSA持续存在,且AHI≥15次/小时,应长期随访和治疗。

4. 卒中相关睡眠运动障碍　包括RBD、RLS/PLMS的治疗。

（1）对于明确诊断RBD的卒中患者,首选非药物治疗手段,包括安全的睡眠环境、规律作息时间、避免兴奋性药物、酒精摄入等。如非药物治疗效果不佳可酌情选择治疗RBD常用药物如氯硝西泮、褪黑素等,但是需要权衡获益与风险。

（2）RLS/PLMS的一线治疗为多巴胺受体激动剂（如普拉克索、罗匹尼罗）和α_2-δ配体类药物等,难治性RLS患者可联合使用多巴胺能药物和氯硝西泮等。卒中相关RLS的药物治疗目前没有专门的研究及文献报道。RLS治疗药物可试用于治疗卒中相关RLS,但需要权衡获益与风险。另外,卒中危险因素如高血压、糖尿病、高脂血症、肥胖、吸烟、饮酒等也需要积极处理。另外,建议所有患者评估外周铁代谢指标,有缺铁者予以补铁治疗。

5. 卒中相关昼夜节律失调性睡眠-觉醒障碍　首先要纠正不良睡眠行为,可通过光疗、运动功能训练等方法剥夺日间过多睡眠,通过聊天、听广播音乐等丰富日间活动、延长白天觉醒时间。褪黑素及其受体激动剂可调节睡眠-觉醒节律,可能减少睡眠潜伏期和觉醒频率,疗效尚不明确。

二、帕金森病睡眠障碍

帕金森病（Parkinson disorder,PD）是中老年人常见的中枢神经系统退行性疾病,除典型的运动症状外,神经精神异常、自主神经症状、认知障碍、睡眠障碍等非运动症状也很常见。其中,睡眠障碍是最常见的PD非运动症状之一,可以出现在PD的任何阶段,并且随着病情进展逐渐加重,影响患者生活质量。

【病因与发病机制】

与睡眠相关的解剖结构包括下丘脑的视前区、脑桥蓝斑、下丘脑等,这些区域可释放多种神经递质调节睡眠和觉醒。而帕金森病患者脑内存在诸多解剖结构异常,如多巴胺能神经元的丧失,神经元细胞内路易小体的形成,下丘脑食欲素神经元的减少,皮质醇和褪黑素的调节紊乱,这些均可导致睡眠障碍的发生。

【分类】

帕金森病睡眠障碍的常见类型包括快速眼动睡眠期行为障碍（RBD）、夜间运动"关"期（nocturnal "off"）、"异动症"、不宁腿综合征/睡眠中周期性肢体运动（RLS/PLMS）、日间思睡（EDS）、失眠。

【临床表现】

1. 与睡眠相关的运动障碍　包括快速眼动睡眠期行为障碍（RBD）、夜间运动"关"期（nocturnal "off"）、"异动症"、不宁腿综合征（RLS）/睡眠中周期性肢体运动（PLMS）,其中RBD最为常见。RBD主要表现为与睡眠相关的运动和言语（肢体抽动、梦呓、叫喊等）,主要是在REM睡眠中突发的面部和肢体的各种复杂异常运动,伴梦语,动作比较粗暴猛烈,通常需要极大的声音或触动才能将患者唤醒。夜间运动"关"期是由于白天服用的多巴胺能药物在夜间耗尽,患者夜间运动不能而导致翻身困难或者夜尿增多干扰睡眠;异动症主要为累及头面部、下颌、舌、颈部、四肢及躯干的舞蹈样动作,少数也可表现为投掷症、肌阵挛或者刻板运动等,部分患者夜间频繁发作可影响睡眠;RLS 是指静息状态下出现难以名状的肢体不适感,而迫使肢体发生不自主运动。而 PLMS 表现为重复刻板的髋-膝-踝的三联屈曲及蹑指背屈,一般每隔 5~90 秒发作一次,每次运动持续 0.5~10 秒,多发于前半夜。

2. **日间思睡** 患者白天思睡,夜间却整夜不眠或睡眠时间显著缩短,睡中易醒、早醒。

3. **失眠** 主要表现为入睡困难或通宵不眠,睡中不宁或易于惊醒,睡眠的不连续或睡眠剥夺,早醒或醒后难以再次入眠,睡眠质量差,影响白天的生活质量。

【辅助检查】

1. **眠障碍评估表** 常用的睡眠评价量表包括帕金森睡眠量表(Parkinson disease sleep scale,PDSS)、匹兹堡睡眠质量指数量表(PSQI)、RBD 筛查量表与 RBD 量表(香港版)、RBD 严重程度量表、国际不宁腿综合征评定量表(IRLSRS)、爱泼沃斯嗜睡量表(ESS)和斯坦福嗜睡量表(SSS)。

2. **多导睡眠监测(PSG)** 在帕金森病的病程进展中,PSG 可以获得帕金森病患者睡眠中的客观数据,显示患者的睡眠结构。对于 RBD 的诊断,视频 PSG 为金标准,可在 REM 睡眠期观察到以下情况:颏肌肌电图肌肉紧张性过度增加或肢体肌电图出现大量动作电位或未见癫痫样电活动;对于 RLS/PLMS 患者,PSG 可监测到在睡眠过程中出现的周期性、重复、高度刻板的肢体运动,常发生于下肢(偶见于上肢)。

3. **影像学检查** 帕金森病患者 CT 和 MRI 无特征性改变,但 CT/MRI 检查可排除其他颅内病变,PET或 SPECT 多巴胺显像检查对帕金森病的诊断有重要的辅助价值。

4. **其他检查** 多次睡眠潜伏期试验可助诊断 EDS。

【诊断】

帕金森病睡眠障碍的诊断需要同时满足帕金森病和各类型睡眠障碍的诊断标准。帕金森病的诊断标准可参照 2015 年 MDS 帕金森病诊断标准;各种睡眠障碍的诊断标准可参照卒中相关睡眠障碍中各类睡眠障碍的诊断标准。

【治疗】

帕金森病睡眠障碍病因与多种因素有关,需要综合治疗改善其睡眠症状。

1. **非药物治疗** 限制烟、酒、咖啡或茶等兴奋性物质,晚餐不宜过饱,保持良好生活习惯,增加白天日光照射的时间,减少夜间灯光和声音等的刺激,提供一个良好舒适的弱光睡眠环境等;对帕金森病合并的焦虑、抑郁等精神障碍给予相应治疗;高压氧治疗、康复锻炼也可增加大脑皮层的兴奋性,可改善日间思睡症状。

2. **药物治疗** 对非药物治疗效果不佳的 RBD 患者,可睡前给予普拉克索、褪黑素或氯硝西泮,对氯硝西泮治疗无效的患者,可以考虑使用褪黑素受体激动剂,可以改善 RBD 临床症状;由夜间运动"关"期、异动症引起的睡眠障碍可根据具体情况调整帕金森病治疗药物;对于帕金森病合并 RLS 的患者参照 RLS治疗(一线治疗为多巴胺受体激动剂如普拉克索、罗匹尼罗等,难治性 RLS 患者可联合使用多巴胺能药物和氯硝西泮等)。EDS 的发生通常和 PD 治疗有关,如果每次都是在服用 PD 药物后出现嗜睡症状,可减量 PD 治疗药物,或采用左旋多巴控释剂替代常释剂改善白天思睡症状。

三、阿尔茨海默病的相关睡眠障碍

阿尔茨海默病(Alzheimer disease,AD)相关睡眠障碍是指在 AD 发病后出现或加重的睡眠障碍,且睡眠障碍的类型和严重程度会随着 AD 病程的变化而改变。

【病因与发病机制】

在 AD 患者中,睡眠障碍的主要机制为褪黑素分泌减少,这和睡眠周期调节结构视交叉上核(SCN)和黑色素视网膜神经节细胞(mRGC)结构改变有关;其次基底前脑胆碱能纤维退变也是导致睡眠节律紊乱的另一原因,胆碱能神经元在睡眠时相转变中起重要作用,AD 患者胆碱能神经纤维受损缺失可导致 REM 睡眠时间及比例减少;另外,AD 导致的抑郁、焦虑等其他疾病会从心理层面影响睡眠质量,上述多种因素综合作用导致 AD 睡眠障碍的发生。

【分类】

阿尔茨海默病相关睡眠障碍的常见类型包括失眠、睡眠节律紊乱、呼吸相关睡眠障碍、不宁腿综合征(RLS)、日间思睡(EDS)。

【临床表现】

1. **失眠**　患者入睡困难或通宵不眠,睡中不宁或易于惊醒,早醒或醒后难以再次入眠,睡眠质量差,影响白天的生活质量。

2. **睡眠节律紊乱**　患者入睡困难,夜间睡眠维持困难、日间思睡,严重者可表现为昼夜节律颠倒。

3. **呼吸相关睡眠障碍**　其中以 OSA 多见,表现为睡眠期间反复发作的吸气时上气道阻塞,以及呼气时鼻及口腔的气流间歇停止。这种伴有周期性呼吸暂停的鼾声呼吸可导致入睡后的通气过低和吸氧过少,从而使患者发生呼吸不畅、惊恐、易觉醒、喘息或喘鸣,清醒时极易出现嗜睡、肌张力降低、行为障碍及出汗过多等征象。

4. **不宁腿综合征(RLS)**　患者静息状态下出现难以名状的肢体不适感,而迫使肢体发生不自主运动。部分患者合并 PLMS,表现为重复刻板的髋-膝-踝的三联屈曲及踇指背屈,一般每隔 5~90 秒发作一次,每次运动持续 0.5~10 秒,多发于前半夜。

5. **日间思睡(EDS)**　患者白天思睡,夜间却整夜不眠或睡眠时间显著缩短,睡中易觉醒、早醒。

【辅助检查】

1. **睡眠障碍评估表**　常用的睡眠评价量表有匹兹堡睡眠质量指数量表(PSQI)、失眠严重程度量表(ISI)、爱泼沃斯嗜睡量表(ESS)、斯坦福嗜睡量表(SSS)、国际不宁腿综合征评定量表(IRLSRS)。

2. **多导睡眠监测(PSG)**　AD 患者的睡眠参数主要发生以下改变:总睡眠时间(TST)减少,睡眠效率(SE)减低并伴有片段睡眠。REM 睡眠潜伏期延长而 REM 减少,眼球运动的频率减低,1 期和 2 期睡眠增加而深睡眠时间减少。

3. **实验室检查**　脑脊液 Aβ42 水平降低,总 tau 蛋白和磷酸化 tau 蛋白增高,有助于 AD 诊断。

4. **影像学检查**　AD 患者 CT 见脑萎缩、脑室扩大;头颅 MRI 检查可见双侧颞叶、海马萎缩。

5. **其他检查**　多次睡眠潜伏期实验可助诊断 EDS。

【诊断】

可参照 2003 年美国食品药品监督管理局精神药理学药物咨询委员会发布的阿尔茨海默病睡眠障碍诊断标准,其内容如下:

1. 患者自诉有失眠、过度嗜睡,或为照看者观察得知;而失眠与患者精神错乱的行为有关。

2. 通过多导睡眠图、体动记录仪或睡眠日志观察,证实存在以下至少 2 项睡眠障碍。

(1) 睡眠中觉醒的次数和持续时间影响到患者和照看者的功能及生活质量。

(2) 与之前相比,总睡眠时间减少 1/4,或者当不知道过去的总睡眠时间时,患者 21:00 至次日 6:00 之间睡眠时间小于 6 小时。

(3) 与之前相比,白天的觉醒时间减少,白天嗜睡的时间和次数增多。

(4) 昼夜睡眠比率发生变化。

3. 睡眠障碍与 AD 的诊断有关。在 AD 患病之前并不存在睡眠障碍,且睡眠障碍的类型和严重程度会随 AD 病程的变化而改变。

【鉴别诊断】

1. 与其他疾病鉴别,如谵妄状态、抑郁症、慢性疼痛性疾病、药物致睡眠障碍,此类疾病可能并存但不能解释原发症状。

2. 与其他类型睡眠障碍鉴别,如周期性肢体抽动症、OSA、不安腿综合征等。其可能并存但不能解释原发症状。

3. 睡眠障碍不能以深眠状态为特点,深眠状态包括一些以 REM 行为障碍为主的特点,如癫痫样活动,REM 睡眠期肌肉弛缓。REM 行为障碍还包括生动惊人的梦境、REM 期特异性的肌肉活动等。如果 AD 患者出现上述症状和体征,应行多导睡眠图(polysomnogram,PSG)检查或睡眠录像以鉴别。

【治疗】

阿尔茨海默病睡眠障碍病因与多种因素有关,需要综合治疗改善其睡眠症状。

1. **非药物治疗** 限制烟、酒、咖啡或茶等兴奋性物质,晚餐不宜过饱,保持良好生活习惯,增加白天日光照射的时间,减少夜间灯光和声音等的刺激,提供一个良好舒适的弱光睡眠环境等;对帕金森病合并的焦虑、抑郁等精神障碍给予相应治疗;高压氧治疗、康复锻炼也可增加大脑皮层的兴奋性,可改善日间思睡症状;持续正压通气(CPAP)可改善 OSAHS 的症状。

2. **药物治疗** 主要有乙酰胆碱酯酶抑制剂、褪黑素、镇静催眠药及对症治疗的抗精神病药物、抗抑郁药物。其中乙酰胆碱酯酶抑制剂,如多奈哌齐、加兰他敏为 AD 睡眠障碍患者首选药物。

四、学科新进展

神经系统疾病相关睡眠障碍的病因、发病机制尚不明确,不同类型的睡眠障碍和病变部位的关系尚未完全阐明,近年来功能磁共振成像(functional MRI,fMRI)迅速发展,如 MR 弥散张量成像技术(diffusion tensor imaging,DTI)可以从三维的角度显示白质纤维束,可以更精确地显示组织微结构,且能定量研究水分子的热运动,为睡眠障碍的神经解剖学和神经生物学研究提供了新的途径。

(吴云成)

参 考 文 献

[1] 陆林. 沈渔邨精神病学. 第 6 版. 北京:人民卫生出版社,2018.
[2] 王红星,张文睿,杨晓桐,等. 深入理解脑卒中后抑郁的临床状态. 中华医学杂志,2019,99(21):1611-1614.
[3] 陈泳均,徐书雯. 与阿尔茨海默病相关的睡眠障碍研究进展. 中风与神经疾病杂志,2018,35(11):1053-1056.
[4] 杨骐语,梁庆成. 脑卒中后睡眠障碍的相关影响因素的研究进展. 哈尔滨医科大学学报,2017,51(2):186-189.
[5] 王维治,王丽华. 不宁腿综合征是卒中的危险因素. 中国卒中杂志,2017,12(10):891-894.
[6] 刘丹丹,滕军放. 帕金森病睡眠障碍的治疗进展. 中国实用神经疾病杂志,2016,19(4):84-86.
[7] LIU Y,ZHU XY,ZHANG XJ,et al. Clinical features of Parkinson's disease with and without rapid eye movement sleep behavior disorder. Transl Neurodegener,2017,6:35.
[8] Meltzer-Brody S,Colquhoun H,Riesenberg R,et al. Brexanolone injection in post-partum depression:two multicentre,double-blind,randomised,placebo-controlled,phase 3 trials. Lancet,2018,392(10152):1058-1070. doi:10.1016/S0140-6736(18)31551-4.
[9] MOLERO P,RAMOS-QUIROGA JA,MARTIN-SANTOS R,et al. Antidepressant efficacy and tolerability of ketamine and esketamine:a critical review. CNS Drugs,2018,32(5):411-420.
[10] HUANG Y,WANG Y,WANG H,et al. Prevalence of mental disorders in China:a cross-sectional epidemiological study. The Lancet Psychiatry,2019,6(3):211-224.
[11] KABESHITA Y,ADACHI H,MATSUSHITA M,et al. Sleep disturbances are key symptoms of very early stage Alzheimer disease with behavioral and psychological symptoms:a Japan multi-center cross-sectional study (J-BIRD). International Journal of Geriatric Psychiatry,2017,32(2):222-230.
[12] TEZER FI,ERDAL A,GUMUSYAYLA S,et al. Differences in diffusion tensor imaging changes between narcolepsy with and without cataplexy. Sleep medicine,2018,52:128-133.
[13] MARON E,NUTT D. Biological markers of generalized anxiety disorder. Dialogues Clin Neurosci,2017,19(2):147-158.

［14］SIARNIK P,KLOBUCNIKOVA K,SURDA P,et al. Excessive daytime sleepiness in acute ischemic stroke:association with restless legs syndrome,diabetes mellitus,obesity,and sleep-disordered breathing. J Clin Sleep Med,2018,14(1):95-100.

［15］XIAOLINGU MM. Risk factors of sleep disorder after stroke:a meta-analysis. Top Stroke Rehabil,2017,24(1):34-40.

［16］YANG Y,LUEKEN U,RICHTER J,et al. Effect of CBT on biased semantic network in panic disorder:a multicenter fMRI study using semantic priming. Am J Psychiatry,2019,177(3):254-264.

［17］Wang XX,Feng Y,Tan EK,et al. Stoke-related restless legs syndrome:epidemiology,clinical characteristics,and pathophysiology. Sleep Med,2022,90:238-248.

［18］Zhu XY,Liu Y,Zhang XJ,et al. Clinical characteristics of leg restlessness in Parkinson's Disease compared with idiopathic Restless Legs Syndrome. J Neurol Sci,2015,357(1-2):109-114.

第八章 神经系统营养缺乏和中毒性疾病

第一节 神经系统营养缺乏性疾病

广义上讲,神经系统营养缺乏性疾病包括3类:

1. **先天性代谢缺陷** 主要是酶蛋白缺乏及膜转运机制缺陷导致的遗传代谢疾病。

2. **后天获得性的代谢障碍** 包括缺血、缺氧、血糖代谢异常,肝、肾、胰腺及甲状腺和甲状旁腺、肾上腺及性腺等功能异常所引起的神经系统症候群。

3. **摄入不足和吸收障碍所出现的营养不良性疾病** 主要是蛋白质、维生素、糖类缺乏,尤其是B族维生素缺乏所产生的神经系统损害症状尤为突出。

狭义上讲神经系统营养缺乏性疾病主要是指第3类摄入不足或吸收障碍导致的疾病,因此本节主要列举第三类疾病。

一、维生素 B_1 缺乏症

维生素 B_1 缺乏症(vitamin B_1 deficiency)又称干性脚气病,是食物缺乏维生素 B_1 所引起的多发性神经病。维生素 B_1 也称硫胺素,主要生化作用是作为焦磷酸硫胺素的前体,是 α-酮酸氧化脱羧变为醛必需的辅酶。维生素 B_1 在周围神经传导中发挥重要作用。

【病因与发病机制】

通常情况下成人只需要维生素 B_1 1~1.5mg/d,这一剂量在粗制的谷类膳食中就已经足够。但是如果经常使用过度精制的白米或淘米次数过多易丢失大量维生素 B_1,同时又不能在蔬菜中得到充分供应时,就有发生脚气病的可能。另外,在某些特殊条件下,导致对维生素的吸收不足(慢性腹泻、小肠吸收不良和肠手术后),或机体内对维生素 B_1 的需求增多(如长期高热、妊娠或哺乳期和患慢性消耗性疾病)时,也可造成B族维生素的相对缺乏。慢性酗酒易引起慢性胃炎影响到维生素的吸收,另一方面就是可直接参加糖代谢,从而增加了对维生素 B_1 的需要而促发周围神经病。乙醇对维生素 B_1 的吸收影响极大,酗酒继发慢性肝病可使维生素 B_1 转化为焦磷酸硫胺素减少。由于维生素 B_1 的焦磷酸盐是在糖代谢的中心环节、酮基酸的氧化脱羧基酶系统中起辅酶的作用,使丙酮酸脱羧基与辅酶A结合,合成乙酰辅酶A,并参加了有氧代谢的三羧酸循环。在维生素 B_1 缺乏时,这一代谢过程受阻,于是机体的糖代谢只能达到无氧酵解的终端,而使丙酮酸和乳酸蓄积在体内。另外,在另一条支路磷酸戊糖代谢中,有两种转酮基作用也是以维生素 B_1 作为辅酶,在维生素 B_1 缺乏病例的红细胞中,常发现有转酮基酶活力的下降。

【病理】

本症主要出现周围神经的轴索变性,有时还可见节段性髓鞘断裂,在神经干中尤其明显。严重病例可波及脊髓的前后根、迷走神经和椎旁交感神经干等。脊髓前角细胞出现虎斑溶解及后索变性,肌肉组织可萎缩变性。

【临床表现】

一般的脚气病起病比较缓慢,但婴儿型和成人的暴发性也属急性发病,在1~2天迅速出现典型的多神经炎症状。以神经症状为主的称为干性脚气病,表现有上、下肢远端感觉异常、麻木、烧灼感、蚁爬感和疼痛,以及各种感觉的减低或缺失,同时肢体远端无力、动作笨拙,继后肌肉消瘦、萎缩,并由远端向近端发展,出现腕下垂或足下垂。肌张力逐渐低下,腱反射也由减低而渐消失。婴儿型起病迅速,能很快引起全身无力、心肌损害而心脏扩大、水肿、呼吸困难和发绀等,易致死。伴有全身水肿的称为湿性脚气病,多出现全身水肿、心悸、气短、肝大及右心或左心衰竭。有时神经症状反而被忽略。

【实验室检查】

常规检查通常没有阳性发现,偶尔脑脊液中蛋白质含量稍高(达75~100mg/dl)。但血中丙酮酸常有明显增高,严重者可达5~7.5mg/dl及以上。同时红细胞中的转酮基酶活力下降(参考值为94~111U/dl)。以上两项检查是维生素B_1缺乏性与中毒性神经病的主要鉴别点。

【诊断】

在以稻米为主食的国家和地区,凡是见到有缓慢进行的多发性神经病时,应该考虑本病的可能。但还需进一步追问膳食营养史,特别是有无长期饮酒、胃肠病、长期发热及甲状腺功能亢进等因素,以利于协助确诊。

【治疗】

诊断一经确定应立即采用高热量高蛋白膳食,并补充各种水溶性B族维生素。其中维生素B_1的摄入量至少要15~75mg/d,或50~100mg/d,肌内注射。如有肠道吸收不良者,则剂量需要适当地增加。症状改善后改为口服维生素B_1,20mg/次,每天3次。

二、维生素 B_{12} 缺乏性周围神经病

【病因与发病机制】

以往认为维生素B_{12}缺乏症(vitamin B_{12} deficiency)的主要表现是脊髓后侧索的联合硬化,其中少数长期素食民族的患者起因于膳食中维生素B_{12}(外因子)的摄入不足,而大多数的病例则起因于胃壁细胞上内因子的缺乏,以致膳食中的维生素B_{12}不能通过肠胃黏膜吸收,如胃切除手术后、特发性脂肪泻、慢性肠炎、小肠狭窄、憩室、瘘管或吻合术后,或继发于恶性贫血等大细胞贫血。但近年来逐渐发现还有脑病、脊髓后索硬化和周围神经病等多种神经系统损害的类型或混合类型。正常人每天维生素B_{12}的需要量很少,8~15μg/d就已足够。在动物的内脏、肌肉、骨骼中含量都比较丰富。维生素B_{12}是含钴约4%的复杂化合物,其活性方式至少有4种,在人体内以氰钴胺的结构居多。在血液中常和蛋白结合,直接影响机体许多方面的代谢,包括促进核酸和蛋白的合成、促进氨基酸中的甲基转换作用、促进巯基二巯基还原作用,以及促进脂质的合成和利用等更为重要。在神经系统中,蛋白的代谢首先会影响髓鞘的生成和转换,因而在维生素B_{12}缺乏时首先出现脱髓鞘现象。

【病理】

大体上病理变化较轻微,组织学检查可见脊髓白质传导束和周围神经早期有髓鞘肿胀、形成多空泡的筛状组织,以后髓鞘逐渐断裂,小的病灶逐渐扩大,也可发展为轴索的断裂。胶质细胞反应早期不大,晚期则有增生。

【临床表现】

本症多见于成年人(26~70岁),男性、女性均可发生,有些具有家族的特点或合并大细胞贫血者。初期有全身无力、肢体感觉异常,如针刺感、蚁走感及麻木感等,常自下肢远端开始,也有从上、下肢远端对称性起病。此后则出现下肢发僵、无力,走路不稳、行动困难、肌张力减低及腱反射缺失等。如波及脊髓后索或侧索,则可见有深感觉减退、肌肉痉挛、腱反射亢进、出现病理反射等。如波及大脑也可出现不同类型的精神症状。

【实验室检查与诊断】

进行血或脑脊液中维生素 B_{12} 水平的测定是一个关键性的步骤。正常人血中的含量为（325±12.3）pg/ml，脑脊液中其含量约<30pg/ml。如患者从未用过维生素 B_{12}，可肌内注射少量开始，观察血中网织红细胞的反应，或进行口服少量放射性核素钴-57 标记的维生素 B_{12}（希林试验），以后分别测定患者尿、大便或肝脏中放射性核素的活性。但此法主要用于并发贫血的病例，无贫血者则无意义。

【治疗】

明确诊断以后，应迅速予以维生素 B_{12} 口服或注射，开始时剂量要大，不能少于 1~2mg/d，至少维持5~7 天。以后可用 0.5~1mg/d，维持 3~6 个月。其间如果并发感染或肾功能不全时，需酌量增加剂量。此外还须注意高蛋白膳食，适当补充其他 B 族维生素和肢体功能的康复治疗等。

三、烟酸缺乏性疾病

糙皮病（pellagra）是烟酸缺乏所致疾病的典型代表。早在 20 世纪初在美国南部及世界许多地方流行，多见于大城市酗酒人群，自 1940 年开始使用富含烟酸面包，发病率明显下降。新中国成立前在我国河南、山东等地亦不少见，这种地方性流行性病变通常与过多摄入玉米和高粱有关。目前本病在我国显著减少。在素食者及发展中国家以食用玉米为主的人群及南美黑人中，糙皮病仍是常见的疾病。

【病因及病理】

烟酸是组织呼吸酶辅酶（NAD 及 NADP 两种辅酶）的前体，参与机体多种氧化-还原反应。本病主要因过多食用玉米和高粱等导致长期烟酸缺乏，酗酒使营养素摄入不足，药物如异烟肼及某些抗癌药可干扰烟酸代谢。胃肠道疾病如长期腹泻、幽门梗阻、慢性肠梗阻、肠结核、胃及小肠部分切除，以及大肠切除等使烟酸吸收不良。病变多见于皮质小锥体细胞、基底核大细胞、齿状核及脊髓前角细胞等，运动皮质Betz 细胞受累最明显。细胞水肿变圆，伴尼氏体缺失及偏心核等。脊髓可见对称性后束及皮质脊髓束变性，后柱病变可继发于后根神经节细胞变性。

【临床表现】

典型临床特点为皮炎、腹泻、痴呆，最终可导致死亡。

1. 特征性表现为皮炎、舌炎、口炎、口腔溃疡和疼痛等。最终发展为特征性皮损，皮肤暴露部位颜色绯红、发痒，逐渐变为暗红、脱屑及皮肤粗糙等，与周围皮肤界线明显。

2. 可出现严重腹泻伴吸收不良，治疗困难。病初神经精神症状轻微，后期可发展为狂躁、猜疑、精神错乱、定向障碍、癫痫发作及痴呆。

3. 尿中烟酸代谢产物 N-甲基烟酰胺水平降低。

【诊断】

根据典型皮炎、舌炎、口炎、皮肤及周围神经症状，腹泻、精神障碍、痴呆等，通过测定尿中烟酸代谢产物 N-甲基烟酰胺水平降低可帮助诊断，即口服烟酰胺 50mg，4 小时后尿中 N-甲基烟酰胺排出量<1.5mg为缺乏。

【治疗】

可用烟酰胺 100mg，肌内注射，每天 1~2 次；或口服烟酰胺 100mg，每天 3 次，数天后症状可明显改善。应摄入富含烟酸的食物，纠正腹泻引起的电解质紊乱，通常预后良好。

四、脊髓亚急性联合变性

脊髓亚急性联合变性（subacute combined degeneration of the spinal cord，SCD）是体内维生素 B_{12} 缺乏导致的中枢和/或周围神经系统的变性疾病，SCD 常与恶性贫血伴发。因 SCD 的神经系统损害在早期是可逆的，故对该病强调早期诊治。

【病因】

1. 摄取及吸收障碍　素食、消化道相关病变、胃酸及胃蛋白酶缺乏、胰蛋白酶缺乏、先天性内因子缺乏、药物如对氨基水杨酸、新霉素、二甲双胍、秋水仙碱和苯乙双胍等、肠道寄生虫（如阔节裂头绦虫病）或细菌等大量繁殖使机体维生素 B_{12} 缺乏。

2. 结合障碍　胃底部壁细胞分泌内因子数量减少或抗内因子抗体引起内因子缺乏时,极少有内因子和维生素 B_{12} 结合。

3. 转运及遗传因素　某些遗传因素导致转钴胺蛋白缺乏或功能异常时会使转钴胺蛋白不能与维生素 B_{12} 结合,导致维生素 B_{12} 不能转运到机体所需部位,即使血浆中的维生素 B_{12} 正常,机体也会出现维生素 B_{12} 缺乏的症状。

【发病机制】

机体缺乏维生素 B_{12} 时,作为甲基转移酶的辅基的维生素 B_{12} 不能参与甲基的转移,会导致血液、神经系统中的甲基化反应不能顺利进行,进一步导致机体内的甲基供应减少,甲基转移反应障碍,最终导致相关的核糖核酸和髓鞘合成障碍,进一步引发神经纤维的轴突变性。主要导致颈胸髓的髓鞘和轴索损害,先累及颈髓、胸髓的后索,后累及侧索,前索较少累及,偶有严重者大脑白质及视神经受累。

【临床表现】

发病年龄主要集中在中年(45~64 岁)以后,男性、女性无明显差异,多为亚急性或慢性起病,缓慢进展。多数患者早期会出现头晕、乏力和皮肤苍白等贫血表现。随后出现神经系统症状,表现为四肢末端对称性持续不适感、麻木感,甚至烧灼感等。SCD 先累及后索,主要症状有步态不稳、踩棉花感,姿势可见步态蹒跚、步基略宽,查体可见双下肢振动觉、位置觉障碍,以远端为主,同时 Romberg 征可有阳性等。病情进一步进展,患者会出现侧索损害的表现,双下肢呈不完全性痉挛性瘫痪,表现为肌张力增高、腱反射亢进和病理征阳性;周围神经病情较重时,可致肌张力减低、腱反射减退,但病理征常为阳性。少数患者可出现激惹、抑郁,甚至谵妄、幻觉等精神症状,严重时可进展为痴呆。

【实验室检查】

1. 多数患者注射组胺作胃液分析,发现抗组胺性胃酸缺乏。血清抗内因子抗体有助于诊断。

2. 贫血患者外周血象及骨髓涂片有巨细胞性高色素性贫血证据,黄疸指数增高。血清维生素 B_{12}<$100\mu g/L$ 可诊断维生素 B_{12} 缺乏症。注射维生素 B_{12} $100\mu g/d$,10 天后发现网织红细胞显著升高有助于诊断。Schilling 试验:口服放射性核素钴-57 标记维生素 B_{12},测定尿、粪中排泄量,正常人吸收量为 62%~82%,尿排出量为 7%~10%,SCD 患者粪排泄量明显增多,尿排出量明显减少。

3. MRI 检查可以发现 SCD 患者脊髓后索、侧索以 T_2WI 高信号为特点的责任病灶;脊髓后部的矢状位可见纵条状的病灶信号;脊髓后部在轴位可发现特征性的“反兔耳征”“倒 V 字征”,脑部 MRI 检查在 T_2WI 序列可显示大脑白质和第四脑室周围高信号改变。

4. 神经电生理检查体感觉诱发电位可发现 L3~P27 潜伏期延长,视觉诱发电位可见 P100 延长。肌电图检查均表现为感觉或运动神经传导速度减慢及失神经电位。

【诊断】

中年以后起病,有 SCD 的相关诱因,病程为亚急性或慢性起病,出现脊髓后索、侧索及周围神经损害的症状和体征,血清维生素 B_{12} 缺乏,则可诊断。

【治疗】

1. 病因治疗　积极治疗维生素 B_{12} 缺乏的原发病和相关诱因,如合理安排膳食结构,给予含量丰富的 B 族维生素的食物,如粗粮、蔬菜和动物肝脏,并戒酒;治疗胃炎等导致吸收障碍的疾病。

2. 药物治疗

(1) 确诊后应给予维生素 B_{12} 治疗,病程在 3 月之内的,治疗效果较好;2~3 年后治疗的可留有不同程度的后遗症。首先肌内注射 500~1 000μg/d,连续 4 周,然后用相同剂量,每周 2~3 次;连续治疗 2~3 个月后继续给予口服药物治疗,剂量为 500μg,2 次/天,治疗 6 个月。

(2) 贫血患者:有恶性贫血者,建议叶酸每次 5~10mg 联合维生素 B_{12} 使用,口服 3 次/天。

(3) 胃酸缺乏者:可服用胃蛋白酶合剂。

(叶钦勇)

第二节　神经系统中毒性疾病

一、急性一氧化碳中毒

一氧化碳(CO)为无色、无味、无刺激性的窒息性气体,由含碳物质在不完全燃烧时产生,是工业生产和生活环境中最常见的窒息性气体。急性一氧化碳中毒(acute carbon monoxide poisoning,ACOP)是吸入较高浓度 CO 后引起的急性脑缺氧性疾病,可出现头痛、头晕、心悸、恶心等症状,吸入新鲜空气后症状可消失。少数患者可有迟发的神经精神症状,部分患者亦可有其他脏器的缺氧性改变。在我国,急性 CO 中毒的发病率及死亡率均占职业和非职业危害前位。

【发病机制】

CO 经呼吸道进入体内,可迅速与血液中的血红蛋白(Hb)结合,形成碳氧血红蛋白(HbCO);因 CO 与 Hb 的亲和力比氧与 Hb 的亲和力约大 300 倍,故小量的 CO 即能与氧竞争,充分形成 HbCO,而使血液携氧能力降低;而 HbCO 的解离速度又比氧合血红蛋白(HbO_2)的解离速度慢 3 600 倍,故 HbCO 形成后可在血液中持续很长时间,并能阻止 HbO_2 释放氧,更加重了机体缺氧。血管内皮细胞缺氧、肿胀,脑血循环障碍;缺氧时脑内酸性代谢产物蓄积导致血管通透性增加,引起脑细胞间质水肿。脑循环障碍可致脑血栓形成、皮质和基底节区局灶性缺血坏死及广泛的脱髓鞘改变,少数患者发生迟发性脑病。

【临床表现】

可出现不同程度的头痛、头晕、心悸、四肢无力、恶心、呕吐、呼吸困难、幻觉、视物不清、判断力下降、运动失调等;意识障碍表现为嗜睡、意识模糊或浅昏迷等。临床表现按中毒程度可分为三级,具体如下:

1. 轻度中毒　血液碳氧血红蛋白浓度可高于 10%。临床具有以下任何一项表现者:

(1)出现剧烈的头痛、头晕、四肢无力、恶心、呕吐。

(2)轻度至中度意识障碍,但无昏迷者。

(3)血液碳氧血红蛋白浓度可高于 10%。

2. 中度中毒　血液碳氧血红蛋白浓度可高于 30%。除有上述轻度中毒症状外,意识障碍表现为浅至中度昏迷,经抢救后恢复且无明显并发症者。

3. 重度中毒　碳氧血红蛋白浓度可高于 50%。临床表现具备以下任何一项者:

(1)意识障碍程度达深昏迷或去大脑皮层状态。

(2)患者有意识障碍且并发有下列任何一项表现者:

1)脑水肿。

2)休克或严重的心肌损害。

3)肺水肿。

4)呼吸衰竭。

5)上消化道出血。

6)脑局灶损害如锥体系或锥体外系损害体征。

(3)碳氧血红蛋白浓度可高于 50%。

4. 急性 CO 中毒迟发脑病(神经精神后发症)　急性 CO 中毒意识障碍恢复后,经 2~60 天的"假愈期",又出现下列临床表现之一者:

(1)精神及意识障碍呈痴呆状态,谵妄状态或去大脑皮层状态。

(2)锥体外系神经障碍出现帕金森综合征的表现。

(3)锥体系神经损害(如偏瘫、病理反射阳性或小便失禁等)。

(4)大脑皮层局灶性功能障碍如失语、失明等,或出现继发性癫痫。

(5)头部 CT 检查可发现脑部有病理性密度减低区;脑电图检查可发现中度及高度异常。

【辅助检查】

1. **血 HbCO 测定**　HbCO 对于诊断 ACOP 有重要参考意义,应作为主要检查项目。定量检测血 HbCO 浓度可信度高,用比色方法进行定性检测,易出现假阳性和假阴性,应有同期健康对照。

2. **血清酶学检查**　当患者所在 CO 环境不能明确且鉴别诊断困难时,血清酶学异常增高对于诊断 ACOP 有意义。磷酸肌酸激酶(CPK)、乳酸脱氢酶(LDH)、天冬氨酸氨基转移酶(AST)、丙氨酸氨基转移酶(ALT)在心、肺、肾、脑、骨骼肌、胃肠道等组织内含量多,ACOP 时可达到正常值的 10~1 000 倍。

3. **动脉血气分析**　ACOP 后纠正低氧血症和酸碱平衡失衡是急诊抢救治疗的重要环节,有条件的医疗机构应对昏迷的重症患者进行常规检测。低氧血症和代谢性酸中毒常见,由于病情变化,可能出现各种各样的酸碱失衡,如合并呼吸抑制,肺间质水肿和肺泡水肿出现呼吸性酸中毒合并代谢性酸中毒。

4. **肾功能检查**　重症 ACOP 由于脱水、休克等,肾血流量减少、肾小球滤过率降低可造成肾前性氮质血症。当肾脏缺血时间过久或合并非创伤性横纹肌溶解症时会发生急性肾衰竭,血 BUN、Scr 明显增高。

5. **脑电图检查**　无特异性改变,轻度 ACOP 可见局部(额叶多见)θ、δ 慢波增多为主,中、重度患者慢波弥漫性增多、呈广泛中度或重度异常,脑电图异常的程度与病情相关性尚无报告。

6. **颅脑 CT 检查**　重度 ACOP 患者 60%~80% 早期表现为脑水肿伴或不伴其他病变。CT 表现为双侧大脑白质弥漫性低密度,灰白质界限不清,双侧苍白球对称性低密度灶,脑室缩小或脑沟脑池变窄。脑水肿消失后仍可见苍白球及脑白质低密度影像,为苍白球软化灶和脑白质神经纤维脱髓鞘,可伴有脑萎缩,少见合并脑梗死。脑 CT 改变与病情程度及发生迟发脑病的相关性尚无有说服力的研究。

7. **脑 MRI 检查**　早期双侧苍白球长 T1、T2,双侧大脑半球白质等 T1、稍长 T2,DWI 及 FLAIR 为稍高信号或高信号。偶见内囊、大脑脚、黑质、海马异常信号。晚期半卵圆中心、侧脑室周围长 T1、T2,FLAIR 高信号,脑室扩大,脑沟增宽脑萎缩征象。

【诊断】

1. **诊断原则**　根据吸入较高浓度 CO 的接触史及急性发生的中枢神经损害的症状和体征,结合血中碳氧血红蛋白(HbCO)及时测定的结果,如现场卫生学调查及空气中 CO 浓度测定资料,并排除其他病因后,可诊断为急性 CO 中毒。

2. **中毒程度的协同因素**　中毒程度受以下因素影响:

(1) CO 浓度越大,CO 暴露时间越长,中毒越重。

(2) 伴有其他有毒气体(如二氧化硫、二氯甲烷等)会增强毒性。

(3) 处于高温环境、贫血、心肌缺血、脑供血不足、发热、糖尿病及其他各种原因所致低氧血症者病情严重。

3. **神经系统症状**

(1) 中毒性脑病:急性 CO 中毒引起的大脑弥漫性功能和器质性损害。

1) 全脑症状:不同程度的意识障碍、精神症状、抽搐和癫痫等。

2) 局灶表现:如偏瘫、单瘫、震颤等。

(2) 脑水肿:意识障碍。呕吐,颈抵抗,眼底检查可见视盘水肿。

(3) 脑疝:昏迷加深,呼吸不规则,瞳孔不等圆,对光反射消失。

(4) 皮层盲:由双侧枕叶的梗死、缺血、中毒所引起,表现为:

1) 双眼视力减退或黑矇。

2) 瞳孔对光反射存在。

3) 精神状态较好。

(5) 周围神经损害:1%~2% 中、重度患者在神志清醒后发现其周围神经损伤,如面神经麻痹、喉返神经损伤等,少见长神经损伤。

(6) 皮肤自主神经营养障碍:少数重症患者在四肢、躯干出现红肿或大小不等的水疱并可连成片。

4. **脑外其他器官的异常**　如受压部位皮肤可出现红肿和水疱、肌肉肿痛、心电图或肝、肾功能异常、单神经病或听觉前庭器官损害等。这些异常均不如中枢神经症状出现得早,仅见于部分患者,或为一过性。

【鉴别诊断】

1. **脑梗死** 有原发性高血压病、糖尿病和高脂血症等危险因素,或者有心脏病和心房颤动病史;查体除意识障碍外可见偏瘫、锥体束征阳性等定位体征;脑 CT 或 MRI 可见到病灶与定位体征一致的影像学改变;无明显的血清酶学改变。碳氧血红蛋白定性或定量可以帮助鉴别。

2. **出血性脑血管病** 昏迷患者,既往有原发性高血压病史,起病急,常有剧烈头痛、呕吐及血压明显升高,也可出现眩晕,继之意识障碍等症状;临床症状可见昏迷、偏瘫、锥体束征阳性,可出现脑膜刺激征;腰椎穿刺测脑脊液压力明显升高;脑 CT 见高密度病灶。

3. **糖尿病酮症酸中毒昏迷** 患者有糖尿病史,一般有严重感染、高热、呕吐史;口腔有烂苹果味,血糖、尿糖显著升高,尿酮体强阳性,血酮体>4.8mmol/L;血气分析可有代谢性酸中毒;血渗透压显著升高。血清酶学无显著性升高对鉴别诊断也有意义。

4. **高渗性糖尿病昏迷** 患者糖尿病大多较轻,除少数病例外一般无酮症史,特别注意有口服噻嗪类利尿剂、糖皮质激素、苯妥英钠,腹膜透析或血液透析等诱因。发病前曾表现表情迟钝,进行性嗜睡,数日后渐入昏迷状态,并有失水、代谢性酸中毒等。血糖常>33mmol/L,血钠常>145mmol/L。辅助检查对于鉴别诊断有意义。

【治疗】

1. 迅速将患者移离中毒现场,至通风处,松开衣领,注意保暖,密切观察意识状态。

2. 及时进行急救与治疗。轻度中毒者,可给予氧气吸入及对症治疗;中度及重度中毒者应积极给予常压面罩吸氧治疗,有条件时应给予高压氧治疗。重度中毒者视病情应给予消除脑水肿、促进脑血液循环、维持呼吸循环功能及镇静等对症及支持治疗。加强护理、积极防治并发症及预防迟发脑病。

3. 对迟发脑病者,可给予高压氧、糖皮质激素、血管扩张剂或抗帕金森病药物及其他对症与支持治疗。

【预后】

轻度中毒者经治愈后仍可从事原工作。中度中毒者经治疗恢复后,应暂时脱离 CO 作业并定期复查,观察 2 个月如无迟发脑病出现,仍可从事原工作。重度中毒及出现迟发脑病者,虽经治疗恢复,皆应调离 CO 作业。因重度中毒或迟发脑病治疗半年仍遗留恢复不全的器质性神经损害时,应永远调离接触 CO 及其他神经毒物的作业。

二、酒精中毒

乙醇(CH_3CH_2OH)常被称作"酒精",是一种无色、透明,具有特殊香味的液体(易挥发),由发酵生成。酒精是中枢神经系统抑制剂,过量饮酒可导致神经系统明显损害,血脑屏障通透性增高,所致神经系统损害可选择性使神经系统不同部位的神经细胞受累。长期大量饮酒导致慢性酒精中毒(alcoholism),可波及大脑皮层、小脑、脑桥和胼胝体,引起组织变性,导致不可逆的神经系统损害。

【发病机制】

乙醇主要在小肠吸收,分布于全身器官和组织,大部分由肝脏代谢,小部分经肺和肾排出。乙醇主要影响维生素 B_1 代谢,抑制维生素 B_1 吸收及在肝脏内的储存,导致维生素 B_1 缺乏。

1. 维生素 B_1 缺乏引起焦磷酸硫胺素减少,从而发生糖代谢障碍,能量供应异常,进而导致神经组织功能和结构异常,如 Wernicke 脑病。

2. 维生素 B_1 缺乏还可引起磷酸戊糖代谢障碍,使磷脂类合成减少,导致中枢和周围神经组织脱髓鞘和轴索变性,可引发周围神经病、视神经病变等。

3. 维生素 B_1 可抑制胆碱酯酶的活性,其缺乏可致胆碱酯酶活性增高进而加速乙酰胆碱水解,影响神经组织的正常传导功能。

4. 乙醇是脂溶性物质,可迅速通过血脑屏障和神经细胞膜,作用于膜上某些酶类和受体,影响神经细胞功能,如可引起酒精性痴呆。

【常见疾病】

1. **Wernicke 脑病（Wernicke encephalopathy，WE）** 是由于维生素 B_1（即硫胺素）缺乏引起的中枢神经系统的代谢性疾病，表现为眼球运动障碍、共济失调和精神障碍三联征（只有 16.5% 的患者存在典型的三联征）。约 80% 存在多发性周围神经病表现，出现四肢无力、肌肉萎缩、肢体远端套样感觉障碍、腱反射减弱或消失。实验室检查可见血丙酮酸增高，维生素 B_1 含量降低，肝功能异常；脑电图多为弥漫性慢波；部分患者颅脑 CT 可见皮质萎缩和脑室扩张等表现。

2. **Korsakoff 综合征（Korsakoff syndrome）** 表现为近事记忆力障碍、遗忘、错构及自知力丧失，常伴有时间和空间定向障碍，但患者意识清楚，语言功能、应用和判断及远期记忆存在，部分患者合并多发性神经炎、肌萎缩和肌无力，腱反射减弱。

3. **周围神经病** 典型症状为四肢末梢感觉和运动障碍，通常由下肢开始逐渐由远端向近端对称性进展。表现为肢体麻木、灼热疼痛，病情进展出现肢体无力、套样感觉障碍，严重者可出现足下垂和腕下垂，肌肉萎缩，腱反射消失。病变累及自主神经出现头晕、失眠、多梦、心悸、多汗、阳痿、直立性低血压和大小便障碍，称为酒精中毒性自主神经病。累及脑神经可出现相应脑神经损害表现。

4. **酒精中毒性小脑变性** 主要为下肢和躯干的共济失调，步态不稳或动作笨拙，醉酒步态，步基宽，直线行走困难。眼震、构音障碍和手震颤少见。

5. **脑桥中央髓鞘溶解症** 急性或亚急性起病，首先症状为眼球运动障碍、听力和前庭功能障碍，进而迅速出现皮质延髓束和皮质脊髓束损害，表现为语言障碍、吞咽困难等假性延髓性麻痹症状及弛缓性或痉挛性四肢瘫等。可出现意识模糊或谵妄状态，有时还伴有抽搐。多数于发病后 3~4 周死亡，部分患者可恢复正常。

6. **其他酒精中毒性疾病** 还有酒精中毒性视神经病变、酒精性肌病、酒精性痴呆及酒精中毒性癫痫发作等。此外应注意长期饮酒易形成躯体依赖，一旦停止饮酒，常出现与酒精中毒相反的不适症状，即戒断症状，包括单纯性戒断反应，酒精性幻觉反应，戒断性惊厥反应、震颤谵妄反应等，可表现为震颤、焦虑不安、兴奋、失眠、心动过速、血压升高、大量出汗、恶心、呕吐、幻觉、癫痫大发作、谵妄等，多于 2~5 天缓解自愈。

【辅助检查】

1. **实验室检查** 主要包括血清乙醇浓度、电解质及血糖、动脉血气分析、血清维生素 B_1 浓度、血尿硫铵素含量等。患者可表现为低血钾、低血镁、低血钙、低血糖、轻度代谢性酸中毒及轻度低钠血症，血中的丙酮酸>1mg/dl，血清维生素 B_1<99.7nmol/L，转酮酶活性也降低，肝功能有异常。

2. **影像学检查** MRI、CT 等均有一定诊断意义。丘脑内侧、第三脑室周围出现对称性长 T1、长 T2 异常信号是 Wernicke 脑病的特征性 MRI 表现；小脑变性者 CT 及 MRI 检查可见小脑蚓部萎缩；脑桥中央髓鞘溶解症患者 MRI 可见脑桥 T2 高信号改变；痴呆患者可表现为 CT 显示额顶区脑萎缩，沟裂变宽，侧脑室扩大等。

3. **脑电图、TCD 检查** 部分患者可有异常，EEG 主要表现为慢波化并以弥漫性 θ 和 δ 活动占优势，并伴 α 波前移或泛化现象；TCD 主要表现为峰值流速异常、不对称，部分伴频谱形态改变，三峰波型频谱明显增多。EEG 和 TCD 检测对于慢性酒精中毒者的脑功能状态和脑血管血流动力学的改变具有重要的诊断意义。

4. **肌肉活检** 酒精性肌病患者可见急性横纹肌溶解，肌电图提示肌源性损害。

【诊断与鉴别诊断】

主要依据饮酒史、临床表现及血、尿乙醇浓度测定等诊断。急性酒精中毒的中枢神经抑制症状应与引起昏迷的疾病如镇静剂中毒、CO 中毒、脑卒中、颅脑外伤等相鉴别；戒断综合征的精神症状和癫痫发作应与精神病、癫痫、低血糖等疾病相鉴别；慢性酒精中毒的智能障碍和人格改变应与其他类型的痴呆相鉴别。

【治疗】

戒酒是基本的治疗方法和成功的关键，应逐渐进行，以免发生戒断综合征等不良后果。

1. **基础治疗** 应大量补充营养和 B 族维生素及必要的脂肪酸和抗氧化剂,维持水及电解质平衡,并补充神经营养成分如硫胺素(维生素 B_1)等,这些都有助于戒酒和康复治疗。对于伴随胃或肝功能障碍者可施用治胃及保肝药,以减少长期酒依赖造成的身体中毒而致的器官损害。

2. **对症治疗**

(1) 酒精性震颤:轻者不必药物治疗。震颤持续或较重者可用 β 肾上腺素受体拮抗剂如普萘洛尔 20mg,每天 2 次,逐渐增加剂量到 80~120mg/d。有焦虑、失眠可给予抗焦虑治疗。

(2) 震颤谵妄:为内科急症,治疗措施包括使用苯二氮草类及普萘洛尔等药物控制症状;积极补充水分和电解质,维持水电解质平衡,预防脱水、低钾和循环衰竭;可用小剂量抗精神病药物控制精神症状;预防感染和并发症;采取保护性约束,防止冲动和自伤。

(3) Wernicke 脑病和 Korsakoff 综合征:早期大量给予维生素 B_1,重症患者可同时给予烟酸和其他 B 族维生素,多数患者经治疗后症状可改善,但精神症状恢复缓慢。

(4) 周围神经病

1) 目前营养周围神经的药物主要为维生素 B_1、维生素 B_6、甲钴胺等,如合并酒精中毒性脑病,在大剂量维生素 B_1 治疗前禁用葡萄糖及肾上腺皮质激素,因前者能使丙酮酸氧化脱羧反应减慢,使患者陷入昏迷,后者阻碍丙酮酸氧化,使病情进一步恶化。

2) 应用刺激神经代谢和促进神经再生长的药物,如神经生长因子、神经节苷脂等。

3) ATP、辅酶 A、胞二磷胆碱也有一定营养神经作用。

4) CTP(胞嘧啶核苷三磷酸)具有抗损伤能力,治疗慢性酒精中毒性周围神经病有较好的疗效。

5) 康复训练、对症处理疼痛和其他情况。

三、甲醇中毒

甲醇(CH_3OH)有剧毒。甲醇中毒性脑病(methanol poisoning encephalopathy,MPE)相对少见,通常由意外或自杀性服毒或服用假酒所致。甲醇在体内能代谢成更具神经毒性的甲醛和甲酸,氧化较乙醇慢,排除期较乙醇长,故存在明显蓄积作用。

血清甲醇浓度在口服吸收后 0.5~1 小时即到达高峰,迅速分布于机体各系统和组织中,甲醇在肝内乙醇脱氢酶(alcohol dehydrogenase,ADH)的作用下转变为甲醛,后者在乙醛脱氢酶(aldehyde dehydrogenase,ALDH)的作用下转变为甲酸,在四氢叶酸合成酶催化下生成甲酰四氢叶酸,最后代谢为 H_2O 和 CO_2;未经氧化的甲醇主要经肺、肾脏和胃肠道排出。

【临床表现】

甲醇中毒受损靶器官主要为中枢神经系统、视神经和视网膜;中毒者存在 1~72 小时潜伏期,最初存在呼吸道黏膜刺激症状。

1. **眼部损害** 早期可出现,表现为眼前黑影、闪光感、视物模糊、眼球疼痛、畏光、复视等。严重者视力急剧下降,可造成持久性双目失明。检查可见瞳孔扩大或缩小,对光反应迟钝或消失,视盘水肿,周围视网膜充血、出血、水肿,晚期有视神经萎缩等。

2. **神经精神症状** 患者常有头晕、头痛、眩晕、乏力、步态蹒跚、失眠、表情淡漠、意识模糊等。重者出现意识蒙眬、昏迷及癫痫样抽搐等。严重口服中毒者可有锥体外系损害的症状或帕金森综合征。少数病例出现精神症状如多疑、恐惧、狂躁、幻觉、忧郁等。可出现严重的神经系统症状和后遗症。

3. **消化系统症状** 患者有恶心、呕吐、上腹痛等;可并发肝脏损害,如肝区疼痛、食欲下降、肝大、肝功能异常,少数可出现黄疸。口服中毒者可并发急性胰腺炎。

【辅助检查】

1. **血甲醇和甲酸测定** 我国并未常规开展,正常人血甲醇<0.015 6mmol/L,>6.24mmol/L 时可出现中枢神经系统症状,>31.2mmol/L 时可出现眼部症状,中毒致死量为 46.8~62.4mmol/L;甲酸>4.34mmol/L 时可出现眼部损害和代谢性酸中毒。

2. **血气分析** 表现为代谢性酸中毒,且程度与临床表现相关。

3. **影像学检查** 通常呈对称性改变,CT 可发现检查额顶叶白质、外囊及壳核有低密度改变,表现为对称的长椭圆形、肾形或"八"字形;MRI 检查在上述好发部位 T_1WI 呈低信号,T_2WI 及 FLAIR 呈高信号,其余表现为等或稍低信号;MRI 在双侧颞叶、海马也可发现对称性病变,T_1WI 呈低信号,T_2WI 及 FLAIR 呈高信号。

四、吗啡中毒

吗啡(morphine,MOP)是阿片类毒品的重要组成部分,在阿片中的含量为 4%~21%,平均为 10%。1806 年法国化学家泽尔蒂纳首次将其从鸦片中分离出来,并使用希腊梦神 Morpheus 的名字将其命名为吗啡。其衍生物盐酸吗啡是临床上常用的麻醉剂,有极强的镇痛作用,多用于创伤、手术、烧伤等引起的剧痛,还可作为镇咳和止泻剂。但吗啡易成瘾,长期吸食者无论从身体上还是心理上都会对吗啡产生严重的依赖性,从而对自身和社会均造成极大的危害。大量或长期吸食吗啡还可能引起急性中毒,甚至死亡。

【发病机制】

吗啡通过直接抑制呼吸中枢导致组织缺氧;通过促进乙酰胆碱(Ach)和血清组胺(His)的释放,肺动、静脉收缩,导致肺循环阻力增高,使支气管平滑肌收缩,喉与气管痉挛,气管喉头水肿,腺体分泌增加;同时抑制心血管系统,使血管扩张、充血、通透性增加,使血管丰富的组织器官如肺、脑、肠系膜和冠状血管等出现扩张充血、淤血、出血和水肿;Ach 含量增加还能引起包括呼吸肌在内的全身骨骼肌呈现痉挛性收缩等。

【临床表现】

急性中毒三联征为昏迷、针尖样瞳孔、呼吸的极度抑制,缺氧时瞳孔可极度扩大。吗啡类中毒最初有欣快感和兴奋表现,继之心悸、头晕、出汗、口渴、恶心、呕吐、面色苍白、谵妄、昏迷、呼吸抑制。后期瞳孔缩小如针尖大,对光反射消失,脉搏细弱,血压下降,最终呼吸循环衰竭。慢性中毒表现为食欲缺乏、便秘、消瘦、衰老及性功能减退,戒绝药物时有精神萎靡、打哈欠、流泪、冷汗、失眠等表现。

【实验室检查】

1. **血液、尿液吗啡水平** 尿液吗啡免疫试纸筛选试验呈阳性;高效液相色谱测定血液中吗啡浓度。
2. 胃内容物检出吗啡。

【诊断】

依据吗啡用药史或注射史,结合临床表现,实验室检查可做出诊断,可给予纳洛酮进行治疗性诊断,CT 或磁共振有助于和中枢神经其他疾病进行鉴别诊断。

【治疗】

治疗原则为保持呼吸通畅,必要时给予呼吸支持,促进吗啡排出,应用解毒药物及对症支持治疗等。

1. 口服者应及时洗胃,用活性炭 50~100g 混悬液或 1∶5 000 高锰酸钾溶液彻底洗胃;可灌肠、导泻以促进排出;静脉注射者应立即在注射部位上方扎止血带,局部冷敷。
2. **应用解毒药物** 纳洛酮首剂 0.4~0.8mg,10~20 分钟重复,至呼吸正常或总量达 10mg 后,视病情减量;或烯丙吗啡(纳络芬)5~10mg 肌内注射或静脉注射,必要时 20 分钟重复一次,总量不超过 40mg。
3. 维持水、电解质、酸碱、血气平衡,吸氧,加强护理,调整体循环容量。

五、海洛因中毒性脑病

海洛因是一系列吗啡类毒品的总称,是以吗啡生物碱作为合成起点得到的半合成毒品,俗称几号、白粉、白面、红鸡、白戈珠。其是阿片毒品系列中的精制品。一般包括海洛因碱(二乙酰吗啡)、海洛因盐(包括盐酸盐、硝酸盐、酒石酸盐和柠檬酸盐,但一般指盐酸盐)和海洛因盐水合物。

海洛因对人类的身心健康危害极大,长期吸食、注射海洛因可使人格解体、心理变态和寿命缩减,尤其对神经系统伤害最为明显。海洛因中毒性脑病为吸食海洛因后的罕见并发症,静脉注射是否能引起脑病有待进一步证实。其发病机制尚不明确,可能与海洛因加热所导致的毒物成分经鼻黏膜和嗅神经进入中枢神经系统有关,最终导致选择性脑白质海绵状空泡变性。多数患者有明确的海洛因吸毒史,戒毒后出现进行性言语困难、记忆力减退、食欲与睡眠差、行走障碍等症状。脑部病灶广泛,双侧对称,脑内白质病灶呈双肾形征象。MRI 表现为特征性双侧广泛对称性小脑半球白质、内囊后肢、大脑半球白质病变,可累及脑干和胼胝体,T1WI 呈等低信号,T2WI 及 FLAIR 呈高信号。

六、氧化亚氮中毒

氧化亚氮(nitrous oxide,N_2O)又称笑气,是一种无色、有甜味的气体,因其具有兴奋和镇痛作用被用作吸入性麻醉剂。而娱乐用 N_2O 常被装入气球或小的金属罐中,在夜店和酒吧受到年轻人青睐。在英美等西方国家,有高达 29.4%~38.6% 的人一生中会使用 N_2O,滥用人群的平均年龄在 24.3 岁左右。

【发病机制】

N_2O 能不可逆地结合维生素 B_{12} 中的钴原子(Co^+),导致维生素 B_{12} 失活。因维生素 B_{12} 是甲硫氨酸合成酶的辅因子,维生素 B_{12} 失活导致甲硫氨酸合成酶功能障碍,抑制甲硫氨酸合成。此外,维生素 B_{12} 失活导致甲基丙二酰辅酶 A 和同型半胱氨酸再循环障碍,造成甲基丙二酸血症和高同型半胱氨酸血症。最终导致神经系统脱髓鞘,并发神经系统症状和巨幼细胞贫血。

【临床表现】

1. **神经系统**　中毒性脑病、小脑性共济失调、锥体外系症状、脊髓亚急性联合变性(SCD)、周围神经病等。其中以脊髓亚急性联合变性和周围神经病多见。脊髓亚急性联合变性的肢体感觉异常出现得早且最常见(如麻木、针刺样),其他临床表现包括共济失调步态、深感觉障碍、痉挛性截瘫、Lhermitte 征、节段性肌阵挛等。周围神经病表现为肢体麻木、无力,下肢多于上肢,远端重于近端。自主神经症状可表现为尿便障碍和性功能障碍。可伴发抑郁、躁狂、谵妄、幻觉、妄想、暴力行为、自杀倾向等精神症状。

2. **血液系统**　巨幼红细胞贫血、血小板减少、粒细胞减少或全血细胞减少。

3. **其他系统**　蛋白尿、肾衰竭、肝大、扩张性心肌病、脊柱侧弯、高腭弓、高足弓、小头畸形、黄斑变性、视力减退等。

【诊断】

结合长期 N_2O 接触史,N_2O 的神经系统损害在临床上以脊髓后索、侧索及周围神经损害为特点,脊髓 MRI 提示颈胸段脊髓后索倒"V"字征或"八"字征,如果有巨幼红细胞贫血、维生素 B_{12} 水平下降、血同型半胱氨酸增高则进一步支持 N_2O 中毒。

【辅助检查】

1. **周围血象及骨髓涂片检查**　提示巨细胞低色素性贫血,血网织红细胞减少。

2. **血清维生素 B_{12}**　含量减低,血清维生素 B_{12} 正常不能排除体内维生素 B_{12} 缺乏或失活,研究表明,血清同型半胱氨酸和甲基丙二酸水平升高可能比维生素 B_{12} 缺乏显现得更快,对诊断高度敏感,是更有价值的诊断指标。

3. **MRI**　可见脊髓呈 T1 低信号、T2 高信号,亚急性联合变性患者可见脊髓后索倒"V"字征,增强扫描一般不强化。

4. **肌电图**　可有周围神经损害的表现。

【治疗】

1. 停止继续使用 N_2O。

2. **补充维生素 B_{12},同时补充叶酸**　静脉或肌内注射维生素 B_{12} 500~1 000μg/d,4 周后改成口服,一般需口服 3~6 个月,严重者需 1~2 年。

3. **神经康复治疗**　大部分患者积极治疗后可恢复正常生理功能,少数患者有神经系统后遗症。

七、重金属中毒

重金属指比重(密度)大于 4 或 5 的金属,约有 45 种,如铜、铅、锌、铁、钴、镍、钒、铌、钽、钛、锰、镉、汞、钨、钼、金、银等。尽管锰、铜、锌等重金属是生命活动所需的微量元素,但是大部分重金属如铅、汞、镉等并非生命活动所必需,且所有重金属超过一定浓度都对人体有毒害作用。多种重金属中毒会引发神经系统症状,甚至引起不可逆的神经系统损伤。本部分就汞、铊、砷三种重金属引发的神经系统病变进行简单讲述。

（一）汞中毒

【理化性质】

汞俗称水银,唯一在常温下呈液态并易流动的银白色液态金属,熔点为-38.87℃,沸点为357℃。常温下即可蒸发(0℃时已蒸发),温度越高,蒸发量越大(每增加10℃蒸发速度增加1.2~1.5倍),空气流动时蒸发更多,20℃时蒸气饱和浓度可达15mg/m³。汞蒸气比重为6.9,是空气的6倍,故多沉积在空气的下方。汞易被粗糙的墙壁、地面、工作台、衣物等吸附,成为持续污染空气的来源,即形成二次污染。

【接触途径】

汞矿的开采与冶炼,制造、校验和维修汞温度计、血压计、控制仪、气压表、汞整流器等,以汞齐方式提取金银等贵金属及镀金、镏金等,口腔科以银汞齐填补龋齿,口服、过量吸入其粉尘及皮肤涂布时均可引起中毒。汞中毒(mercury poisoning)引起的临床表现与进入体内汞的形态、进入途径、接触剂量和接触时间密切相关。

【毒理机制】

呼吸道是汞吸收的主要途径,金属汞经消化道吸收极少,汞盐和有机汞易被消化道吸收。金属汞基本不能通过完整皮肤吸收,无机化合物吸收量不大。进入血液中的汞,最初分布于红细胞及血浆中,初期比较均匀分布于各器官组织中,数小时后向肾脏集中。以肾脏中汞含量最多,高达体内总汞量的70%~80%(主要是近曲小管上皮细胞),其次是肝、心和中枢神经系统。金属汞可通过血脑屏障进入脑组织,并可在脑中长期蓄积,脑干中最多,其次是小脑。

汞的毒理作用机制尚不完全清楚。Hg-SH反应是汞产生毒作用的基础。血液与组织中的汞可与蛋白质及酶系统中的巯基结合,抑制其功能,甚至使其失活,如与含巯基的硫辛酸、泛酰硫氢乙胺与辅酶A等结合,影响大脑丙酮酸的代谢。汞作用于还原型谷胱甘肽,损害其氧化还原功能。高浓度的汞还可与酶中的氨基、羟基、磷酰基、羧基等结合,引起相应的损害。汞可通过钙离子而激活细胞内的磷脂酶,分解细胞内的磷脂,生成花生四烯酸与氧自由基等而损害其功能。汞与体内蛋白结合后可由半抗原成为抗原,引起变态反应,出现肾病综合征;高浓度的汞还可直接引起肾小球免疫损伤。汞能抑制T细胞,导致自身免疫性损害。此外,汞接触者的淋巴细胞微核率与染色体畸变率都增加。汞减少卵巢激素分泌,可致月经紊乱和妊娠异常。汞的毒理作用是多方面的,上述许多变化的具体细节,目前仍在深入研究中。

【临床表现】

1. 急性中毒

（1）短时间内大量吸入高浓度的热汞蒸气(>1mg/m³),起病急骤,数小时后即可发病;表现为头晕、乏力、失眠、发热等神经系统和全身症状;可有明显的口腔-牙龈炎;少数患者可出现间质性肺炎。

（2）口服汞盐可致急性腐蚀性胃肠炎,出现剧烈的恶心、呕吐及汞毒性肾炎、急性口腔-牙龈炎等。抢救不及时,可出现急性肾衰竭,导致死亡。

2. 慢性中毒 为生产环境下长期接触汞蒸气所致。最先出现类神经症,如轻度头晕、头痛、健忘、多梦等,部分病例可有心悸、多汗等自主神经功能紊乱现象。病情发展到一定程度时出现三大典型表现:脑衰弱综合征(易兴奋症)、震颤、口腔炎。

（1）脑衰弱综合征:表现为大脑皮层抑制过程减弱,致皮层兴奋性相对增高,患者出现睡眠障碍。表现为入睡困难、早醒、多梦、噩梦。与此同时,有烦躁易怒、情绪不稳、头胀痛、周身不适感。大脑皮层功能进一步衰弱后,兴奋过程亦减弱,出现精神不振、嗜睡、头脑昏沉、周身无力、易于疲劳、注意力不集中、记忆力减退、工作效率降低等症状。有的患者既易兴奋,又易疲劳,并可伴随出现轻度焦虑,抑郁等情绪障碍或疑病观念。在汞中毒时易兴奋症状表现突出。

（2）震颤:表现为手指、舌尖、眼睑等处,病情进一步发展可累及腕、前臂、上肢甚至下肢(书写不能)。开始一般为细微震颤,逐渐发展成为粗大的意向性震颤。可伴有头部震颤和运动失调。严重时全身震颤、步态不稳,类似帕金森病。

（3）口腔炎:主要见于病情较急较重的患者,表现为流涎、口腔黏膜充血、溃疡、牙龈肿胀、酸痛、渗血,牙齿松动、脱落,舌肿胀;口腔卫生不良者,可见"汞线"。

3. **其他**　肾脏损害:汞主要损害肾近曲小管,但不一定有自觉症状;生殖功能异常:月经紊乱、不育、异常生育、性欲减退、精子变异等;汞毒性皮炎;汞毒性免疫功能障碍等。

【辅助检查】

汞在血液中的半衰期为2~4天,故血汞仅作为汞早期的接触指标,接触1周后其水平可基本恢复正常,一般正常血汞水平应低于10μg/L。尿汞一般在汞摄入以后3~5天才开始出现增高,1~3个月达峰值,停止接触以后仍然可以持续6~8个月升高,是临床检测汞接触的最常见指标,也是用于诊断汞中毒接触水平的最常见指标,但其与脑内的汞沉积量并没有明显的相关性。尿汞参考值为小于4μg/gCr,职业人群接触限值是35μg/gCr。此外,监测血液中β₂-微球蛋白($β_2$-MG)含量可作为辅助诊断汞中毒的重要指标,对临床汞中毒早期诊断及和治疗有着重要意义。

【诊断】

根据汞的接触史,结合相应的临床表现及实验室检查结果,排除其他病因后,方可诊断。

【治疗】

主要为驱汞治疗,指利用金属螯合剂来替代体内的汞离子,促进汞离子顺利地排出,防止体内的汞元素过多而造成人体的损害。可酌情给予血液透析及对症支持治疗。

1. 驱汞治疗

（1）急性中毒

1）迅速脱离现场,脱去污染衣服、静卧、保暖。

2）驱汞治疗:首选二巯基丙磺酸钠,也可使用二巯基丁二酸钠、2,3-二巯基-1-丙磺酸、二巯基丁二酸等。

3）口服汞盐患者不应洗胃,需尽速灌服鸡蛋清、牛奶或豆浆,以使汞与蛋白结合,保护被腐蚀的胃壁,也可用0.2%~0.5%的活性炭吸附汞。

4）内科对症处理。

（2）慢性中毒:驱汞治疗"三要点"是小剂量、间歇用药、长期用药。具体措施视病情而定,首选二巯基丙磺酸钠125~250mg,肌内注射,每天1次,连续3天,停4天为1个疗程。一般用药3~4个疗程;对汞毒性肾损害患者,尿量在400ml/d以上时可使用;或二巯基丁二酸钠0.5~1.0g,每天静脉注射1~2次,疗程同上;二巯基丁二酸0.5g,每天2次口服,连服3天,隔4天再重复用药。

研究表明,在使用螯合剂驱汞后尿微量白蛋白含量反而增高,表明驱汞期间汞排除较多,有加重肾损害的趋势,故螯合剂应间歇使用,以免驱汞过急,加重肾损伤。

2. **血液透析治疗**　血液透析能有效地吸附和清除积蓄在血液中的无机汞,减少汞对机体的损害,避免出现严重的并发症。在清除血汞同时,又能清除过高的肌酐,使肾功能得以恢复。

3. **疼痛治疗**　许多汞中毒患者出现肌肉长期、剧烈、自发性刺痛或烧灼痛,常以下肢为主,伴有患肢麻木和痛觉过敏,己酮可可碱(POF)可起积极作用。

（二）铊中毒

【理化性质与接触途径】

铊及其化合物是一种银灰色四角形结晶体,自然界中主要存在于锌盐、热铁矿或硫矿中,采矿业和冶金、提炼行业常接触。铊无色、无味,毒性强烈,易溶于水。铊及其氧化物都有毒,能使人的(中枢)神经系统、肠胃系统、皮肤、毛发等(及肾脏等部位)发生病变。人如果服用或饮用了被铊污染的食物、水或吸入了含铊化合物的粉尘,就会引起铊中毒(thallium poisoning)。

【毒理机制】

目前机制不完全清楚。一价铊离子与钾离子化学性质相似,在生物体内会与钾离子发生竞争,影响有钾离子参与的生理活动如神经冲动的传导等。铊离子与蛋白质中的巯基结合,致使其失去生理活性,目前已知铊会与线粒体中相关蛋白结合,导致氧化磷酸化失耦联,干扰机体的能量代谢;铊还会与角蛋白中的巯基结合,影响角蛋白的合成,导致脱发和 Mees 纹的产生。铊与核黄素结合,干扰生物氧化的过程,引起外周神经炎。铊会干扰 DNA 的合成并抑制有丝分裂。铊可以穿过胎盘对胎儿造成损害,还能够穿过血脑屏障。

【临床表现】

典型三联征:胃肠道症状、神经系统症状和脱发。

1. 消化系统症状　经口服接触摄入铊化合物的患者会较早地出现消化系统症状,这些症状包括恶心、呕吐、食欲减退、腹痛。此外患者还常会出现便秘,随着病程的发展,后期转为腹泻;一些患者可见口腔炎、舌炎、牙龈糜烂、消化道出血等症状。一些严重的病例还可能发生中毒性肝炎。

2. 神经系统症状

(1) 铊能够引起周围神经炎,患者在中毒后 12 小时到 1 周开始出现双侧下肢麻木,随即从足端部开始产生疼痛感,并向上蔓延,轻触患者皮肤即产生难忍的灼痛感。随后将出现运动障碍,感觉下肢无力,最终发展成肌萎缩。

(2) 铊还会影响视神经,导致球后视神经炎、视神经萎缩及黄斑区光反射消失。

(3) 铊还会造成眼肌麻痹,上眼睑下垂。此外,由于铊的作用,患者通常晶状体会出现白色浑浊。这些因素最终导致铊中毒患者视力下降乃至完全丧失光感。

(4) 铊对中枢神经系统也有影响,患者会出现头痛、睡眠障碍、焦虑不安乃至人格改变等症状,一些患者还会出现癔症样表现,有伤人或者自伤行为出现。

3. 脱发　脱发是铊中毒的特异性症状,一般发生在急性铊中毒后 1~3 周,最短者 4 天内即出现脱发,此外,眉毛、胡须、腋毛和阴毛也会脱落。铊中毒导致的脱发,头发会成束脱落,产生斑秃。这种脱发通常是可逆的,毛发一般会在铊中毒治愈后 4 周左右开始再生,3 个月完全恢复,但有报道称,严重的铊中毒可以导致永久性脱发。

【诊断与鉴别诊断】

根据接触史,早期消化道症状,伴周围神经损害和脱发等临床表现,及 24 小时尿铊定量检测可诊断。确诊铊中毒的"金标准"是收集中毒患者 24 小时尿液,用原子吸收光谱法测定铊的含量,尿铊定量检测超过 0.3mg/L 可确诊。

铊中毒需与吉兰-巴雷综合征鉴别。吉兰-巴雷综合征多有明显诱因(如病毒感染、细菌感染、外科治疗等),亚急性神经系统症状多在 3 天内出现,有可能时间更长,具备"一个肢体以上进行性无力、腱反射消失"是临床诊断的必需条件。铊中毒肌无力并不常见,且程度轻微,也不呈进行性;铊中毒者的腱反射常存在,甚至活跃;几乎所有铊中毒者都伴有肝损害,部分心肌受损,表现为 CK 含量升高。如果出现明显脱发,则有利于鉴别诊断。

【治疗】

1. 急性口服中毒患者,应立即给予催吐、洗胃、导泻。随后可口服活性炭 0.5g/kg,以减少铊的吸收。

2. 普鲁士蓝是一种无毒色素,对急慢性口服中毒有明显疗效。其作用机制是铊可置换普鲁士蓝上的钾后形成不溶性物质随粪便排出,用量一般为每日 250mg/kg,分 4 次服用,每次溶于 15% 甘露醇 50ml。

3. 对严重中毒病例,可以使用血液净化疗法。

4. 对症与支持疗法很重要,维持呼吸、循环功能,保护肝、肾、心等脏器,给予足够的 B 族维生素。对重度中毒者可使用肾上腺糖皮质激素。

(三) 砷中毒

【理化性质】

砷(arsenic,As)元素有灰、黄和黑色三种同素异形体,质脆而硬,具有金属性,可升华,不溶于水。砷酸钙及亚砷酸钙仅微溶于水,但砷酸钠及亚砷酸钠则易溶于水。砷在潮湿的空气中易被氧化生成三氧化二砷(As_2O_3)。三氧化二砷又称为亚砷酐,俗称砒霜、砒石、信石、白砒,为白色粉末,微溶于水,易升华(193℃)。

【接触途径】

在自然界中,砷主要以硫化物的形式存在,如雄黄(As_2S)、雌黄(As_2S_3)等,并常以混合物的形式分布于各种金属矿石中。冶炼和焙烧雄黄矿石或其他夹杂砷化物的金属矿石(如钨、锑、铅、锌、铜等矿石)时,可接触到所生成的三氧化二砷。在这些冶炼炉的烟道灰或矿渣中,也存在一定量的三氧化二砷粉尘。三氧化二砷曾用作外用中药、杀鼠药、杀虫剂、消毒防腐剂,在生成和使用过程中,均有与之接触的机会。

砷中毒(arsenic poisoning)可见于生活性、药物性、职业性中毒。长期密切接触砷化物,可经消化道、皮肤、呼吸道等不同途径吸收,可出现皮炎、皮肤过度角化、皮肤色素沉着及消化系统、神经系统为主的临床表现。

【毒理机制】

砷主要经消化道、呼吸道及皮肤吸收,职业中毒以后两种途径为主。三价、五价砷化合物、有机砷化合物在肠道吸收率80%,砷酸、三氯化砷等经皮肤吸收。砷在血中转化为三价,与蛋白质或氨基酸中的巯基结合,随血液分布至全身组织,主要蓄积于毛发、指甲皮肤和骨骼。砷对血脑屏障透过力不强,可透过胎盘。

无机砷在体内主要经甲基化进行解毒,生成二甲砷酸、甲砷酸,与少量的单质砷主要经尿排出,每日可排出日摄取量的70%;有机砷排出稍慢,粪便、汗液、乳汁、呼气、毛发及皮肤脱屑也能排出少量砷。

砷化合物可使神经系统、心、肝、肾等多脏器受损,其毒理作用机制尚不明确,可能与以下方面有关:

(1) 抑制含巯基酶的活性。

(2) 促使氧化磷酸化解偶联。

(3) 对血管壁的直接损伤。

(4) 诱导促进生长的细胞因子。

(5) 干扰 DNA 合成与修复。

(6) 研究表明,氧化应激、硫胺素缺乏和乙酰胆碱酯酶活性降低似乎在砷诱导的神经毒性中起关键作用。

【临床表现】

1. **急性中毒**　急性期可有消化、呼吸、循环、泌尿等多系统症状,亚急性期神经系统表现为周边神经炎,指甲上出现 Mees 纹为砷中毒的特异性表现。

2. **慢性中毒**　可引起类神经症和周围神经病,此外有皮肤小点状或花斑状色素沉着、肝肾损害等表现,还可致肺癌和皮肤癌。

【实验室检查】

接触者血砷、尿砷均增高。急性砷中毒者尿砷于中毒后数小时至 12 小时后明显增高,程度与中毒严重程度成正比,超过 $2.66\mu mol/L(0.12mg/L)$ 提示有过量砷吸收。血砷在急性中毒时可升高。发砷可作为慢性砷接触指标,高于 $1\mu g/g$ 视为异常。

【诊断】

依据口服或接触砷的病史、临床表现、实验室检查和砷的测定结果可确诊。

【治疗】

1. **急性中毒**　急救的治疗原则为排出毒物、对症处理和特效解毒药的应用。行灌胃洗胃,氢氧化铁是首选的解毒剂。在呕吐停止后,再给予泻剂,促其排出。特效的解毒剂有二巯基丙醇、二巯基丙酸钠等。此类药物的巯基与砷有很强的结合力,能夺取与组织中酶系结合的砷,形成无毒物质而从尿中排出。用药期间须纠正脱水和维持电解质平衡。

2. **慢性中毒**　脱离砷的接触,用二巯基丁二酸或用二巯基丙磺酸钠或二巯基丁二钠进行驱砷治疗;给予护肝、营养神经、抗氧化剂等,同时辅以硒、维生素 C 等进行对症支持治疗。

(刘艺鸣　刘　军)

参 考 文 献

［1］张永锋,刘玉娇,干方舟,等.脊髓亚急性联合变性研究进展.宁夏医科大学学报,2019,41(2):206-210.

［2］中国医师协会神经内科分会脑与脊髓损害专业委员会.慢性乙醇中毒性脑病诊治中国专家共识.中华神经医学杂志,2018,17(1):2-9.

［3］陈张欣语.汞中毒的毒性机制与临床治疗.科技资讯,2016,14(35):229-231.

［4］林国东,骆媛,龙剑海,等.铊中毒致中枢神经系统氧化应激损伤机制的研究进展.中国急救医学,2017,37(8):758-761.

［5］SECHI GP,SECHI EL,FOIS C,et al. Advances in clinical determinants and neurological manifestations of B vitamin deficiency in adults. Nutrition Reviews. 2016,74(5):281-300.

［6］WOLF SJ,MALONEY GE,SHIH RD,et al. Clinical policy:critical issues in the evaluation and management of adult patients presenting to the emergency department with acute carbon monoxide poisoning. Annals of Emergency Medicine,2017,69:98-107.

［7］LIN J,LAN F,CHEN MX,et al. The Content and Clinical Significance of Urinary Mercury and β_2-MG in Mercury Poisoning. China Health Standard Management,2019,10(18):9-11.

［8］MOCHIZUKI H. Arsenic Neurotoxicity in Humans. Int J Mol Sci,2019,20(14):3418.

第九章　脑血管疾病

第一节　概　述

脑血管疾病（cerebrovascular disease，CVD）是指各种原因导致脑血管损害而引起的脑组织病变。急性发病并迅速出现脑功能障碍的脑血管疾病称为急性脑血管病，也称为脑卒中（stroke）或脑血管意外（cerebral vascular accident），多表现为突然发生的脑部受损征象，如意识障碍、局灶症状和体征等。

一、脑部血液供应及其特征

脑的血管系统大体可分为动脉系统和静脉系统。动脉系统又可分为颈动脉系统和椎-基底动脉系统，颅脑的血液供应主要来自颈前的两根颈总动脉和颈后的两根椎动脉（图 9-1-1）。脑血管的最大特点是颅内动脉与静脉不伴行。

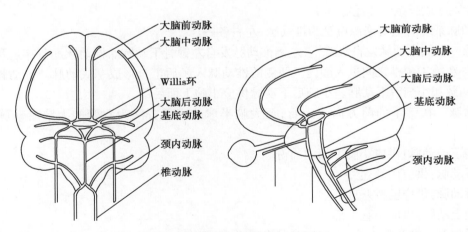

图 9-1-1　脑的主要供血动脉

（一）颈动脉系统（前循环）

颈动脉系统包括颈总动脉、颈外动脉和颈内动脉及其分支（图 9-1-2）。颈动脉系统主要供应大脑半球前 3/5 的血液，故又称为前循环。

1. **颈总动脉**　左右各一根，分别提供一侧颅脑的供血。右侧的颈总动脉起自头臂干，左侧的颈总动脉直接起自主动脉弓。双侧颈总动脉在气管两侧向上走行，在甲状软骨略上水平分为颈内动脉和颈外动脉，在颈部可以触摸到颈总动脉及其分叉部。

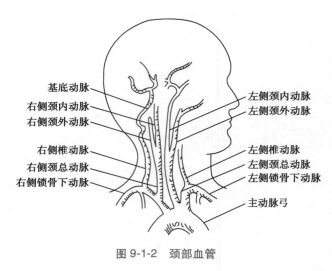

基底动脉
右侧颈内动脉
右侧颈外动脉
右侧椎动脉
右侧颈总动脉
右侧锁骨下动脉

左侧颈内动脉
左侧颈外动脉
左侧椎动脉
左侧颈总动脉
左侧锁骨下动脉
主动脉弓

图 9-1-2　颈部血管

2. 颈外动脉　在其经过途中发出 9 个分支。向前 3 支：甲状腺上动脉、舌动脉和面动脉；向后 3 支：胸锁乳突肌动脉、枕动脉和耳后动脉。向内 1 支：咽升动脉；向上 2 支：上颌动脉与颞浅动脉。颈外动脉分支供应头皮、颅骨、硬膜及颌面部器官，颈内动脉则向上走行穿颅骨进入颅内，分支供应垂体、眼球及大脑等。

3. 颈内动脉　颈内动脉的主要延续性分支为大脑前动脉和大脑中动脉，此外还有脉络膜前动脉、眼动脉等。颈内动脉包括颈内动脉颅外段和颈内动脉颅外段，颈内动脉颅外段没有分支，但通常不是笔直的，而是有一定的弧度。在颅外段的起始处有梭形膨大，为颈动脉窦，是压力感受器，可调节血压。在颈总动脉分叉处后壁上，有一扁椭圆形小体借结缔组织附于壁上，是颈动脉体，可感受血液中的 O_2 和 CO_2，调节呼吸。

（1）大脑前动脉：于视交叉外侧、嗅三角后方以近乎直角的方向自颈内动脉发出，向中线走行，直至大脑纵裂，后在胼胝体上方折向后走行。左右大脑前动脉由前交通动脉相连。大脑前动脉皮质支供应大脑半球内侧面、额叶底面的一部分和额、顶叶上外侧面的上部，中央支供应内囊前肢、部分膝部、尾状核、豆状核前部等。

（2）大脑中动脉：是颈内动脉的直接延续，在颈内动脉的分支中最为粗大。大脑中动脉在视交叉外下方向外横过前穿质进入大脑外侧沟，再向后外，在岛阈附近分支。大脑中动脉皮质支供应大脑半球上外侧面的大部分和岛叶，中央支供应尾状核、豆状核、内囊膝和后肢的前部。

（3）脉络膜前动脉：从颈内动脉或大脑中动脉主干向下发出，沿视束下面向后行，经大脑脚与海马旁回钩之间进入侧脑室下角，终止于脉络丛。供应外侧膝状体、内囊后肢的后下部、大脑脚底的中 1/4 及苍白球等。

（二）椎-基底动脉系统（后循环）

椎-基底动脉系统的主要来源血管为椎动脉，左右各一。

1. 椎动脉　右侧椎动脉发自头臂干，左侧椎动脉发自左锁骨下动脉。椎动脉逐节穿过颈椎横突孔向上走行，至颅骨和第 1 颈椎之间进入颅内。两侧的椎动脉入颅后汇合形成基底动脉。椎动脉的主要分支有脊髓前、后动脉和小脑后下动脉。小脑后下动脉供应小脑下面后部。

2. 基底动脉　在脑干的前方向上走行，至大脑半球的底部分叉为双侧的大脑后动脉。主要分支如下：

（1）小脑下前动脉：供应小脑下部的前份。

（2）内听动脉：供应内耳迷路。

（3）脑桥动脉：供应脑桥基底部。

（4）小脑上动脉：供应小脑上部。

3. 大脑后动脉　在脑桥上缘，由基底动脉发出，绕大脑脚向后，沿海马旁回的钩转至颞叶和枕叶内侧面。皮质支供应颞叶的内侧面、底面和枕叶。中央支供应背侧丘脑、内侧膝状体、下丘脑和底丘脑等。

（三）脑动脉的侧支循环

1. 脑底动脉环

（1）Willis 环（大脑动脉环）：位于脑底面下方、蝶鞍上方，下视丘及第三脑室下方，灰结节、垂体柄和乳头体周围，由前交通动脉、两侧大脑前动脉始段、两侧颈内动脉末段、两侧后交通动脉和两侧大脑后动脉起始段吻合而成（图 9-1-3）。将颈内动脉和椎-基底动脉相互联系，继而将前后循环及左右两侧大脑半球的血液供应相互联系，对调节、平衡这两大系统和大脑两半球的血液供应起着重要作用。当某一动脉

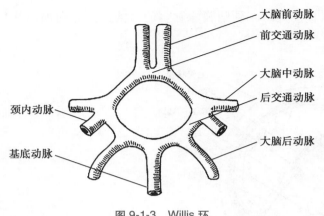

图 9-1-3　Willis 环

大脑前动脉
前交通动脉
大脑中动脉
后交通动脉
大脑后动脉
颈内动脉
基底动脉

血流减少或被阻断时,血液借此得以重新分配和平衡。

（2）延髓动脉环:延髓动脉环为左右椎动脉与脊髓前动脉共同构成。因脊髓前动脉细小,代偿潜能不大。

2. 软脑膜内吻合　在大脑半球软膜内,大脑前动脉、大脑中动脉、大脑后动脉皮质支末梢存在着丰富的侧支吻合。吻合网呈带状分布,位于三条大脑动脉供血的交错区。

在小脑表现,一侧小脑上动脉、小脑下前动脉和小脑下后动脉分支之间存在着广泛吻合。

两侧对应的小脑动脉之间也存在着丰富的吻合。

此外,大脑前动脉胼胝体动脉和大脑后动脉的胼胝体背侧动脉于胼胝体背侧也有侧支血管吻合,称为胼周吻合。

3. 脑内动脉吻合　大脑各动脉的中央支从脑底进入脑的深部,供应基底节、后脑、内囊等部位,各中央支之间存在侧支血管吻合,但这些吻合血管属于微动脉吻合和前毛细血管吻合,不足以建立有效的侧支循环,临床上某中央支突然闭塞常表现出相应的功能障碍。若闭塞形成缓慢,可发展侧支循环起到一定的代偿功能。

4. 颈内动脉和颈外动脉分支间的吻合　头皮、颅骨、硬膜和脑的动脉系统既相对分隔又存在着广泛的吻合。在正常情况下,这些吻合血管的血流量很小。当某些血管狭窄或闭塞时,这些吻合血管则起到一定的代偿作用,是调节脑部血液分配的另一重要途径。如颈内动脉分出的眼动脉与颈外动脉分出的颞浅动脉相吻合,大脑前、中、后动脉的皮质支与脑膜中动脉相吻合(图 9-1-4)。

5. 颈内动脉与基底动脉间的胚胎遗留血管　在人类胚胎早期,颈内动脉系和椎-基底动脉系之间有原始三叉动脉、原始耳动脉和原始舌下动脉等,这些动脉偶尔保留到出生后。

（四）静脉系统

脑静脉多不与动脉伴行,其管壁较薄,且无瓣膜。大脑的静脉分为浅深两组,浅组收集脑浅层的血液;深组收集脑深部实质内的血液。两组静脉经硬脑膜静脉窦最终回流至颈内静脉。

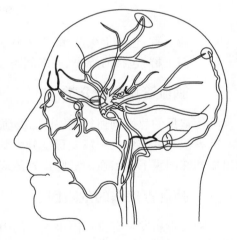

图 9-1-4　颈内动脉和颈外动脉分支间的吻合

1. 浅组　分为 3 组。

（1）大脑上静脉:有 6～12 条,引流大脑半球上外侧面和上内侧面的血液入上矢状窦,其中以中央沟静脉(Golando 静脉)和上吻合静脉(Trolard 静脉)较为粗大。

（2）大脑中静脉:有浅、深之分,大脑中浅静脉引流外侧裂附近的静脉血注入海绵窦,大脑中深静脉引流脑岛的血液注入基底静脉,大脑中浅静脉还借上吻合静脉(Trolard 静脉)注入上矢状窦,借一些吻合支与大脑下静脉相连。

（3）大脑下静脉:有 1～7 条,引流半球上外侧面、内侧面和下面的血液,注入海绵窦、横窦、岩上窦和基底静脉。

2. 深组　主要有 3 个大干。

（1）大脑大静脉(Galen 静脉):由两侧大脑内静脉合成一条粗短的深静脉干,最后注入直窦。

（2）大脑内静脉:由透明隔静脉和丘脑纹状体静脉汇合而成,位于第三脑室顶部两侧的脉络丛内,左右各一,收集胼胝体、透明隔、尾状核、豆状核、丘脑、侧脑室和第三脑室脉络丛的血液。

（3）基底静脉:又称 Rosenthal 静脉,由大脑前静脉和吕脑中深静脉汇合而成,最后注入大脑大静脉。

3. 硬脑膜静脉窦 可分为后上群与前下群(图 9-1-5)。硬脑膜静脉窦的血液流向方向如图 9-1-6 所示。

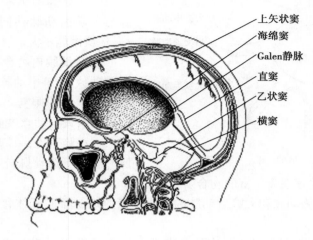

图 9-1-5　硬脑膜静脉窦

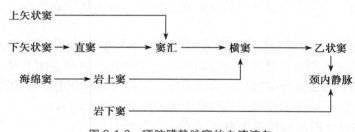

图 9-1-6　硬脑膜静脉窦的血液流向

（1）后上群：包括上矢状窦、下矢状窦、左右横窦、左右乙状窦、直窦、窦汇及枕窦等。
（2）前下群：包括海绵窦、海绵间窦、左右岩上、岩下窦、左右蝶顶窦及基底窦等。

二、脑血管疾病的分类

临床常见的急性脑血管病，主要是动脉血管的病变，分为两大类：缺血性脑血管病和出血性脑血管病。前者依据发作形式和病变程度分为脑梗死和短暂性脑缺血发作；后者根据出血部位不同，主要分为脑出血和蛛网膜下腔出血。静脉血管的病变以静脉窦血栓形成较常见。

三、脑血管疾病的危险因素

与脑血管病发生有密切因果关系的因素称为危险因素，其可以是一种疾病或生理状态。脑血管病的危险因素又可分为可干预与不可干预两种，其中可干预的危险因素根据证据强度的不同，又分为证据充分的可干预危险因素、证据不充分或潜在的可干预危险因素。

1. 不可干预的危险因素 系指不能控制和治疗的危险因素。
（1）年龄：是最重要的独立危险因素。年龄增长导致心血管系统风险累计效应以及脑卒中危险因素的增加，显著提高了缺血性脑卒中和脑出血发病风险或发病率。例如，55 岁以后，每增加 10 岁，脑血管疾病发病率增加 1 倍以上。
（2）性别：男性脑血管疾病的危险度较女性高。
（3）低出生体重。
（4）人种/种族：如非裔和西班牙裔/拉美裔美国人所有类型脑卒中发病率和死亡率均高于白色人种。青年和中年的非裔与同年龄白色人种相比，具有更高的蛛网膜下腔出血和脑出血的风险。

（5）遗传因素：家族中有脑血管疾病的子女发生脑血管疾病的可能性明显升高。脑卒中是复杂的多基因遗传病，由遗传、环境和血管等共同因素引起的神经系统疾病。根据遗传机制，脑卒中可分为单基因和多基因遗传相关两大类疾病。

2. 证据充分的可干预的危险因素

（1）高血压：血压和心血管病的风险呈线性相关，且不依赖于其他危险因素。

（2）吸烟：吸烟导致脑血管疾病的危险性与吸烟的量成正比，最高可达不吸烟人群的 6 倍。戒烟可以降低卒中的危险性。

（3）糖尿病：系脑血管病常见的独立危险因素。糖尿病患者发生缺血性脑血管病的危险性是普通人群的 2~3 倍。

（4）心房颤动：心房颤动可以单独增加卒中的风险 3~4 倍。

（5）其他心脏事件：其他类型的心脏病也可能增加血栓性卒中的危险，包括扩张型心肌病、瓣膜性心脏病（如二尖瓣脱垂、心内膜炎、瓣膜修复），以及先天性心脏缺陷（如卵圆孔未闭、房间隔缺损、房间隔动脉瘤）等。

（6）血脂异常：系脑血管病的重要危险因素。

（7）无症状颈动脉狭窄：当狭窄程度加重或发生血流动力学改变时，则可发生缺血性脑血管病。

（8）饮酒：大多数研究表明，饮酒和总卒中及缺血性卒中风险呈一种"J"形关系，轻中度饮酒可能有一定保护作用，而过量饮酒会使卒中风险增高，但也有新的研究证据表明即使适量的酒精摄入也不能为心脑血管提供保护。

（9）超重与肥胖：超重和肥胖者应减轻体重，从而有利于控制血压，也可降低卒中风险。

（10）饮食和营养：钠的摄入量多伴随卒中危险性增高。同时钾摄入量的增多伴随卒中危险性降低。增加水果和蔬菜的摄入量与降低卒中的危险性之间存在着剂量-效应方式。

（11）缺乏锻炼：体育锻炼被证实对卒中能够起到有益的作用。体育活动的部分保护效应可能是通过降低血压，控制心血管疾病其他危险因素，控制糖尿病和增加体重的机制发挥作用。

3. 证据不充分或潜在可干预的危险因素　包括代谢综合征、睡眠呼吸暂停、偏头痛、高同型半胱氨酸血症、脂蛋白 a 升高、高凝状态、感染和炎症、药物滥用、口服避孕药、绝经后激素治疗等。

四、脑血管疾病的诊断

脑血管病的诊断依赖于准确的病史采集、临床及辅助检查。但脑血管病的诊断与其他疾病存在一些差异。

（一）病史采集

根据临床是否需要对脑血管疾病患者紧急处理，可以采取有针对性的病史采集策略（表 9-1-1）。

1. 系统化的病史采集　系统的病史采集对于判断脑血管病的病因、发病机制及采取个体化的诊断和治疗是必不可少的。在脑血管病的病史采集中，应着重下列几点：

（1）要问清首次发作的起病情况：如确切的起病时间；起病时患者是在安静的状态还是在活动或紧张状态；是急性起病还是逐渐起病；有无脑血管病的先兆发作——短暂脑缺血发作；患者有多少次发作，如为多次发作，应问清首次发作的详细情况，以及最近和最严重的发作情况，每次发作后有无意识障碍、智力和记忆力改变、说话及阅读或书写困难、运动及感觉障碍、视觉症状、听力障碍、平衡障碍以及头痛、恶心、呕吐等症状。

（2）询问前驱症状及近期事件：在脑血管病的形成过程中，常有脑血液循环从代偿阶段到失代偿

表 9-1-1　病史的主要组成

类别	内容
起病情况	主要症状 发病时间 起病形式
近期事件	卒中 心肌梗死 外伤 手术 出血
伴随疾病	高血压 糖尿病 高血月经前
药物使用	抗凝剂 胰岛素 降压药

阶段的变化过程,代偿阶段的改变表现在临床上就是本病的前驱症状。如能仔细询问这些前驱症状,找到症状的诱发因素以及病因线索,给予合理治疗,有时可避免或延缓完全性卒中的发生,或可减少病情进展。

(3) 伴随疾病:患者有无高血压、糖尿病、心脏病、高血脂、吸烟和饮酒情况、贫血等。

(4) 用药情况:对脑血管病患者的病史询问服用药物情况,有些药物可诱发低血压和短暂脑缺血发作,如降压药物,吩噻嗪类衍生物;有的药物可并发脑内出血,如抗凝剂;有时可并发高血压危象和脑血管病。还有一些药物如乙醇、降血糖药物、黄体酮类避孕药等也可引起脑血病,故在询问脑血管病患者时,要仔细询问服用药物情况。

2. 快速判断卒中方法　急诊处理时,由于时间紧迫,难以进行详细的病史采集,当患者或家属主诉以下情况时,常提示卒中的可能,应及时采取有效的处理,待病情平稳后,再进行详细的病史采集。

提示患者卒中发作的病史:

(1) 症状突然发生。

(2) 一侧肢体(伴或不伴面部)无力、笨拙、沉重或麻木。

(3) 一侧面部麻木或口角歪斜。说话不清或理解语言困难。双眼向一侧凝视。

(4) 一侧或双眼视力丧失或模糊。

(5) 视物旋转或平衡障碍。

(6) 既往少见的严重头痛、呕吐。

(7) 上述症状伴意识障碍或抽搐。

(二) 脑血管病的特殊检查

除了进行内科系统及神经科查体外,脑血管病的检查还有特殊的检查:

1. 神经血管检查　神经血管学检查是临床脑血管病检查的最基本内容,是血管检查的开始。标准的临床神经血管检查包括:

(1) 供血动脉相关的触诊:主要是颈动脉和桡动脉的触诊,获得动脉搏动强度和对称性的信息。

(2) 双上肢血压的同时测量:了解双上肢血压的一致性。

(3) 脑血管的听诊:选择钟形听诊器对脑动脉主要体表标志进行听诊,主要听诊区包括颈动脉听诊区、椎动脉听诊区、锁骨下动脉听诊区和眼动脉听诊区,了解血管搏动的声音对称性及有无杂音。听诊时要注意找到准确的体表标志,杂音的最强部位,通过适当加压可以判断。

2. 临床严重程度的评估　准确记录患者的病情严重程度,是有效观察患者病情变化的前提。临床上常采取一些量表来记录患者的病情,如美国国立卫生研究院卒中量表(NIHSS 量表,表 9-1-2),就是一个省时方便、可信有效且内容较全面的综合性脑卒中量表,其所评定的神经功能缺损范围大,在脑血管病的病情判断中被广泛采用。

3. 影像学检查　脑血管病的影像学检查最近几年来,得到了长足的进步。尤其在急性期,早期、快速的影像学检查对急性脑血管病患者的诊治至关重要。脑血管病的影像学检查需要注意,不仅需要进行结构影像学的评估,还应进行血管影像学与灌注影像学的评估的,主要的检查方法如下:

(1) 头颅 CT 平扫:由于应用广泛、检查时间短、检查费用较低,以及可准确检出蛛网膜下腔出血和脑实质出血等优点,CT 仍是评估急性脑血管病最常用的影像学方法。CT 平扫还有助于提示由于动脉再灌注损伤而出现的出血转化。在大多数情况下,CT 能为急诊治疗的决策提供重要信息。

多模式 CT 可以提供更多信息,改善脑血管病的诊断。多模式 CT 通常包括 CT 平扫(noncontrast CT, NCCT)、CT 灌注成像(CT perfusion,CTP)和 CT 血管成像(CT angiography,CTA)。CTP 有助于显示梗死区和缺血半暗带。CTA 有助于显示颈内动脉、大脑中动脉、大脑前动脉、基底动脉和大脑后动脉的血管狭窄或闭塞状况,显示颅内动脉瘤和其他血管畸形。

表 9-1-2　美国国立卫生研究院卒中量表(简表)

检查项目名称	反应和评分	检查项目名称	反应和评分
1A. 意识水平	0—清醒		2—不到 10 秒即落下
	1—嗜睡		3—不能对抗重力
	2—昏睡		4—不能活动
	3—昏迷/无反应	6. 运动功能(腿)	0—无漂移
1B. 定向力提问(2 个问题)	0—回答都正确	a. 左	1—不到 5 秒即漂移
	1—1 个问题回答正确	b. 右	2—不到 5 秒即落下
	2—2 个问题回答都不正确		3—不能对抗重力
1C. 指令反应(2 个指令)	0—2 个任务执行正确		4—不能活动
	1—1 个任务执行正确	7. 肢体共济失调	0—无共济失调
	2—2 个任务都不执行		1—一个肢体共济失调
2. 凝视	0—水平运动正常		2—两个肢体共济失调
	1—部分凝视麻痹	8. 感觉	0—无感觉缺失
	2—完全凝视麻痹		1—轻度感觉缺失
3. 视野	0—无视野缺损		2—重度感觉缺失
	1—部分偏盲	9. 语言	0—正常
	2—完全偏盲		1—轻度失语
	3—双侧偏盲		2—重度失语
4. 面部运动	0—正常		3—缄默或完全失语
	1—轻微面肌无力	10. 发音	0—正常
	2—部分面肌无力		1—轻度构音障碍
	3—完全单侧面瘫		2—重度构音障碍
5. 运动功能(臂)	0—无漂移	11. 感觉消退或忽视	0—无
a. 左	1—不到 5 秒即漂移		1—轻度(丧失一种感觉模态)
b. 右			2—重度(丧失两种感觉模态)

(2) 磁共振:在急性脑血管病中,MRI 平扫用于排除脑内出血及其他病变,明确有无新梗死灶。磁共振因为限制因素较多,一般不作为检查脑内出血的首选检查。

在急性脑血管病,尤其是缺血性脑血管病中,多模式 MRI 可以提供更多信息,改善脑血管病的诊断。多模式 MRI 通常包括 T1 加权像(T1WI)、T2 加权像(T2WI)、T2* 加权像(T2* WI)、液体衰减反转恢复(FLAIR)、MRI 血管成像(MRI angiography,MRA)、弥散加权成像(DWI)和灌注加权成像(PWI)。MRA 能显示潜在的脑动脉形态异常。PWI 有助于显示梗死区和缺血半暗带。

CEMRA 用以显示主动脉弓至颅内动脉的形态异常。

MRV 用于显示上矢状窦、直窦、横窦、乙状窦及大脑大静脉的狭窄或闭塞的部位和程度。

(3) 超声检查:颈动脉彩色超声检查和经颅多普勒超声检查用于筛查动脉血管内病变。

(4) 数字减影血管造影(DSA):DSA 能动态全面地观察主动脉弓至颅内的血管形态,包括动脉和静脉,是脑血管检查的金标准。

目前,随着影像学技术的快速发展,影像学资料可以为急性脑血管病,尤其是缺血性脑卒中患者的个体化治疗方案提供越来越多的依据。

五、脑血管疾病的治疗原则

急性脑血管病起病急、变化快、异质性强,其预后与医疗服务是否得当有关,在处理急性脑血管病时应注意:①遵循"循证医学(evidence-based medicine,EBM)与个体化分层相结合"的原则;②按照"正确的时间顺序"提供及时的评价与救治措施;③系统性,即应整合多学科的资源,如建立组织化的卒中中心或卒中单元系统模式。

1. **临床指南**　循证医学是通过正确识别、评价和使用最多的相关信息进行临床决策的科学。循证医学与传统医学相比,最大特点是以科学研究所获得的最新和最有力的证据为基础,开展临床医学实践活动。以循证医学为指导,能够保证临床决策的规范化。但再好的证据也不一定适合所有患者。临床决策的最高原则仍然是个体化。循证医学时代衡量临床医生专业技能的标准是能否将个人的经验与所获取的最新证据有机地结合起来,为患者的诊治做出最佳决策。合格的临床医生应该对研究对象、研究方案、研究结果进行辩证地分析和评价,结合具体病例采用有效、合理、实用和经济可承受的证据。必须真心诚意地服务于患者,临床决策时理应充分考虑患者的要求和价值取向。

2. **急诊通道**　急性脑血管病是急症,及时的治疗对于病情的发展变化影响明显。

缺血性卒中溶栓治疗的时间窗非常短暂。脑卒中发病后能否及时送到医院进行救治,是能否达到最好救治效果的关键。发现可疑患者应尽快直接平稳送往急诊室或拨打急救电话由救护车运送应送至有急救条件的医院。在急诊时,即应尽快采集病史、完成必要的检查、作出正确判断,及时进行抢救或收住院治疗。通过急诊绿色通道可以减少院内延误。

因为紧急医疗服务能提供最及时的治疗,所有发生急性卒中的患者应启用这一服务,如拨打 120 或 999 电话。患者应被快速转运到能提供急诊卒中治疗的最近的机构以便评估和治疗。对于疑似卒中的患者,紧急医疗服务(EMS)应当绕过没有治疗卒中资源的医院,赶往最近的能治疗急性卒中的机构。但据调查,急性卒中患者接受 EMS 的比例低至 29%。

初步评价中最重要的一点是患者症状的出现时间。

不能为了完成多模式影像检查而延误卒中的急诊治疗。

3. **卒中单元(stroke unit)**　卒中单元是一种多学科合作的组织化病房管理系统,旨在改善住院卒中患者管理,提高疗效和满意度。卒中单元的核心工作人员包括临床医生、专业护士、物理治疗师、职业治疗师、语言训练师和社会工作者。它为卒中患者提供药物治疗、肢体康复、语言训练、心理康复和健康教育。

卒中单元被认为是治疗脑卒中最有效的办法。哥本哈根一项权威性的临床对照研究试验证实,卒中单元和普通病房比较,住院期死亡的危险性降低了 40%,尤其严重卒中患者可降低 86%,丧失生活能力的危险性降低 50%,严重患者达 83%,并且缩短了患者的平均住院时间 2 周。卒中单元对任何卒中患者都有好处,治疗和康复的有效性明显,这与溶栓、抗凝及神经保护剂等受治疗时间窗限制明显不同。Meta 分析发现在目前所有缺血性脑卒中的治疗中,最为有效的方法是卒中单元(OR 值为 0.71),其次是溶栓(OR 值为 0.83)、抗血小板(OR 值为 0.95)和抗凝(OR 值为 0.99)。另外,卒中单元有利于二期预防的宣教。

按照收治的患者对象和工作方式,卒中单元可分为以下 4 种基本类型:

(1)急性卒中单元(acute stroke unit):收治急性期的患者,通常是发病 1 周内的患者。强调监护和急救,患者住院天数一般不超过 1 周。

(2)康复卒中单元(rehabilitation stroke unit):收治发病 1 周后的患者。由于病情稳定,康复卒中单元更强调康复,患者可在此住院数周,甚至数月。

(3)联合卒中单元(combined acute and rehabilitation stroke unit):也称为综合卒中单元(comprehensive stroke unit),联合急性和康复的共同功能。收治急性期患者,但住院数周,如果需要,可延长至数月。

(4)移动卒中单元(mobile stroke unit):也称为移动卒中小组(mobile stroke team),此种模式没有固定的病房。患者收到不同病房,由一个多学科医疗小组去查房和制定医疗方案,因此没有固定的护理队伍。也有学者认为,此种形式不属于卒中单元,只是卒中小组。

六、脑血管疾病的预防

在卒中的治疗相比,脑血管病的预防对人类健康的影响更大。脑血管病的预防策略应包括进行全面的血管危险因素评估。完善如下几个方面的评价:

1. 心脑血管疾病传统的危险因素　如吸烟、缺乏锻炼、高血压和糖尿病等。

2. 亚临床事件的评估　包括亚临床脑损害(如无症状梗死、白质高信号和微出血等)和亚临床血管疾病(如颈动脉斑块、动脉内-中膜增厚等),这些亚临床的表现可能是从无症状性血管事件至症状性血管事件的中间环节,有利于准确评估疾病的进展情况。

3. 与血管疾病相关的生物标志物和基因指标　如纤维蛋白原、C反应蛋白、同型半胱氨酸等,也有利于对血管危险因素的全面评估。

根据全面的血管评估结果,建立一个准确预测卒中发生的测量方法,有益于识别哪些人群是卒中的高危人群,并对所有可干预的危险因素进行适当的干预。

脑血管病的预防包括一级预防和二级预防。

1. 脑血管病的一级预防　脑血管病的一级预防系指发病前的预防,即通过早期改变不健康的生活方式,积极主动地控制各种危险因素,从而达到使脑血管病不发生或推迟发病年龄的目的。我国是一个人口大国,脑血管病的发病率高。为了降低发病率,必须加强一级预防。

2. 脑血管病的二级预防　脑卒中的复发相当普遍,卒中复发导致患者已有的神经功能障碍加重,并使死亡率明显增加。首次卒中后6个月内是卒中复发危险性最高的阶段,所以在卒中首次发病后有必要尽早开展二级预防工作。

二级预防的主要目的是预防或降低再次发生卒中的危险,减轻残疾程度,提高生活质量。针对发生过一次或多次脑血管意外的患者,通过寻找脑卒中发生的原因,治疗可逆性病因,纠正所有可预防的危险因素,这在相对年轻的患者中显得尤为重要。

此外,要通过健康教育和随访,提高患者对二级预防措施的依从性。

（王拥军）

第二节　短暂性脑缺血发作

随着影像学的进展,对短暂性脑缺血发作(transient ischemic attack,TIA)的认识已由临床诊断(关注其临床症状持续时间)转变到基于影像的组织学诊断(关注引起组织学损害过程)。既往基于临床的TIA定义为颈动脉或椎-基底动脉系统发生短暂性血液供应不足,引起局灶性脑缺血导致突发的、短暂性、可逆性神经功能障碍,发作持续时间不超过24小时,不遗留神经功能障碍。2009年新的TIA定义为脑、脊髓或视网膜局灶性缺血所致的、未伴发急性梗死的短暂性神经功能障碍。TIA新的定义需要依赖影像学检查排除急性梗死灶,约50%的TIA患者持续时间超过1小时、不超过24小时,同时影像学检查DWI序列无新发梗死病灶。

传统"基于时间"的TIA概念起源于20世纪50年代。1956年Fisher在第二次普林斯顿脑血管病会议上提出,TIA可以持续数小时,一般为5~10分钟;1964年,Acheson和Hutchinson支持使用1小时的时间界限,Marshel建议使用24小时概念;1965年,在美国第四届脑血管病普林斯顿会议上将TIA定义为突然出现的局灶性或全脑神经功能障碍,持续时间不超过24小时,且排除非血管源性病因。美国国立卫生研究院(National Institute of Health,NIH)脑血管病分类于1975年采用了此定义。然而,随着现代影像学的进展,基于"时间和临床"的传统定义受到了诸多质疑。研究表明,大部分TIA患者的症状持续时间不超过1小时。超过1小时的患者在24小时内可以恢复的概率很小,且部分临床症状完全恢复的患者影像学检查提示已经存在梗死灶。美国TIA工作组在2002年提出了新的TIA概念:"由于局部脑或视网膜缺血引起的短暂性神经功能缺损发作,典型的临床症状持续时间不超过1小时,且在影像学上无急性脑梗死证据。"2009年6月美国心脏病学会(American Heart Association,AHA)/美国卒中学会(American Stroke Association,ASA)在 *Stroke* 杂志上发表指南,提出新的TIA定义:脑、脊髓或视网膜局灶性缺血所致的、未伴发急性梗死的短暂性神经功能障碍。在此定义下,症状持续时间不再是关注重点,是否存在梗死才是TIA与脑梗死的区别所在。从三次定义的变化不难看出,症状持续时间在诊断中的比重下降,而积极提倡对TIA患者进行影像学检查以确定有无脑梗死,并进一步探讨其病因显得愈加重要(表9-2-1)。

表9-2-1　TIA传统定义与新定义比较

对比项	传统定义	新定义
诊断依据	症状持续时间	是否有脑组织损伤
时间限定	症状持续时间是否超过了24小时或1小时	无时间限定
预后评价	短暂性缺血症状是良性的过程	短暂性缺血症状可引起永久性脑损伤
诊断途径	注重症状持续过程而非病理学证据	通过影像学手段评价脑损伤的程度及原因
干预	对急性脑缺血事件的干预相对消极	提倡对急性脑缺血事件的早期积极干预
病理界定	对缺血性脑损伤的界定模糊	更确切地反映是否存在缺血性脑组织损伤
TIA与脑梗死关系	与"心绞痛"和"心肌梗死"的关系不统一	与"心绞痛"和"心肌梗死"的关系一致

【病因与发病机制】

目前,短暂性脑缺血发作的病因及发病机制学说较多,一般认为,TIA的发病机制包括微栓塞和血流动力学改变(表9-2-2)。

表9-2-2　血流动力学改变与微栓塞所致TIA的临床鉴别要点

临床表现	血流动力学改变	微栓塞
发作频率	密集	稀疏
持续时间	短暂	较长
临床特点	刻板	多变

1. **微栓塞**　分为心源性脑栓塞、动脉-动脉源性栓塞和其他类型栓塞。来源于颈部和颅内大动脉,尤其是动脉分叉处的动脉粥样硬化斑块破裂后栓子脱落或心源性微栓子脱落,随着血液流入颅内动脉,阻塞远端血管引起临床症状。

2. **血流动力学改变**　在各种原因引起的颈部或颅内动脉狭窄的基础上,当出现低血压或血压波动时,狭窄部位远端血管的血流减少所致的远端一过性脑供血不足引起的,血压较低时容易发生TIA,而血压升高时症状缓解。此是TIA发病的主要机制,具有短暂、刻板、频繁的特点。

【临床表现】

TIA通常表现为阴性症状,如偏瘫、偏身感觉缺失、中枢性面瘫、阵发性黑矇和失语等。TIA较少出现阳性症状,如视野中的闪光或锯齿形线条,肌肉抽搐及从腿部到手臂到脸部缓慢行进的刺痛感等。TIA为突然起病,症状通常在数秒内达到高峰,如果症状逐渐加重提示为非血管性病因。TIA症状多在1小时内缓解,如果症状在10分钟内缓解则更提示为TIA。TIA的症状与明确的血管供血区域相关(前循环TIA的临床表现见表9-2-3,后循环TIA的临床表现见表9-2-4)。后循环动脉阻塞通常会导致症状局限于脑干、小脑和枕叶皮质,具体表现为头晕(dizziness)、复视(diplopia)、构音障碍(dysarthria)、吞咽困难(dysphagia)和共济失调(dystaxia)等症状,也可以被归为"5D"症状。因TIA很少引起意识丧失,故有意识丧失出现时,建议考虑其他病因。

表 9-2-3　前循环 TIA 的临床表现

责任动脉	责任动脉分支	症状
颈内动脉（ICA）		严重的狭窄可能会导致"肢体抖动型 TIA"和分水岭梗死（临床表现不一），出现或不出现 MCA 症状
	眼动脉	黑矇
大脑中动脉（MCA）	M1：近端	左 M1：完全性失语，右侧面部及上肢瘫痪重于下肢，右侧偏身感觉缺失，右侧同向性偏盲 右 M1：左侧忽略，左侧面部及上肢瘫痪重于下肢，左侧偏身感觉缺失，左侧同向性偏盲
	M2：上干分支	左 M2 上干：运动性失语，右侧面部及上肢瘫痪重于下肢 右 M2 上干：左侧忽视，左侧面部及上肢瘫痪重于下肢
	M2：下干分支	左 M2 下干：感觉性失语，右侧偏身感觉缺失及轻微无力 右 M2 下干：左侧偏身感觉缺失及轻微无力
大脑前动脉（ACA）		对侧偏瘫，下肢重于面部及上肢，尿便失禁
穿支动脉（PA）		感觉运动综合征（丘脑内囊区域）：对侧偏瘫和感觉缺失 纯运动综合征（位置变异）：对侧偏瘫 纯感觉综合征（位置变异）：对侧感觉缺失 共济失调偏瘫综合征（位置变异）：对侧偏瘫和辨距不良（与无力不成比例）

表 9-2-4　后循环 TIA 的临床表现

责任动脉	综合征	症状
椎动脉	延髓背外侧综合征（Wallenberg 综合征）	眩晕、恶心、呕吐、声音嘶哑、呃逆、同侧 Honor 征、同侧辨距不良、同侧面部痛觉和温度觉缺失、对侧上肢/下肢痛觉和温度觉缺失
大脑后动脉	皮质盲	对侧偏盲（伴有右侧同向性偏盲、失读，不伴有失写）
基底动脉	闭锁综合征（基底动脉完全闭塞时）	症状多变，但可能包括意识水平下降、视幻觉、辐辏运动障碍、交叉瘫、昏迷
穿支动脉	Weber 综合征（中脑）	同侧动眼神经麻痹和对侧偏瘫
	Benedikt 综合征（中脑）	同侧动眼神经麻痹和对侧肢体震颤或辨距不良
	Claude 综合征（中脑）	同侧第三对脑神经麻痹和对侧偏瘫、肢体震颤、共济失调
	Millard-Gubler 综合征（脑桥）	同侧眼部外展麻痹（展神经），同侧面肌瘫痪（面神经）和对侧上肢和下肢瘫痪

　　前循环 TIA 占 TIA 和卒中总数的 80%。如出现伴有失语或忽视的感觉/运动症状，则提示皮层受累。此外，失算、左右混乱及书写困难也是皮层受累症状。相反，仅存在感觉或运动症状，而无失语或忽视，则提示皮层下小血管病变。肢体抖动型 TIA 是由大脑前动脉缺血引起，也是前循环 TIA 的一种特殊形式，是颈动脉闭塞性疾病和腔隙性脑梗死的先兆。其临床表现通常为简单、不自主、粗大、不规则的肢体摇摆动作或颤抖，可单独累及手臂，也可同时累及手臂和腿，类似局灶性癫痫发作。

　　TIA 患者可表现为视力丧失，若患者出现单眼失明（如左视野缺损可被认为是左眼视力丧失），应询问患者闭眼时是否出现症状。阵发性黑矇，提示颈内动脉分叉远端的眼支异常，除经典的"幕布样"（curtain like）视力丧失外，还有多种表现方式，包括视物浑浊、视野变灰或变暗。水平视野缺损提示视网膜动脉的上分支(下部缺损)或下分支(上部缺损)节段栓塞。患有严重的颈内动脉狭窄或闭塞时,患者可能会在暴露于强光后出现同侧眼视力丧失,这种现象被称为光诱导性黑矇。

20%的TIA或卒中发生于椎基底动脉供血区域。脑神经受损、共济失调、头痛和交叉瘫都可以提示椎基底动脉病变。椎基底动脉供血不足(VBI)是一个较旧的术语,用于描述可能归因于后循环血流减少引起的椎基底动脉缺血或TIA症状。通常诸如晕厥或头晕之类的症状会被错误地归因于"VBI"。实际上,很少有椎基底动脉缺血仅引起1种症状或体征。椎基底动脉供血不足还被用来描述锁骨下盗血综合征。此外,头部旋转导致1个椎动脉颅外段闭塞并导致缺血症状,被称为猎人弓箭综合征(bow hunter's syndrome)。

当TIA患者出现复视时,应考虑后循环病变。值得注意的是,单眼复视提示是眼部而非脑部病变。

【评估与诊断】

如果患者存在短暂的神经系统症状并具有血管危险因素,则诊断时通常首先考虑TIA。TIA后2天内发生卒中的风险为9.9%,30天内为13.4%,90天内为17.3%。快速识别(48小时内)TIA患者是最大程度减少后期可能发生永久性损伤的关键。在没有影像资料的情况下,可以接受使用基于时间的TIA定义。尽管大多数TIA持续时间不到1小时,但在持续时间为1~24小时的TIA患者中,有高达50%的患者DWI-MRI呈阴性。

对所有疑似TIA的患者应进行全面的神经和心脏检查,包括评估患者的血压、脉搏和血氧饱和度等,并进行心电图检查以评估患者是否有心房颤动。如果没有找到TIA的明确原因,还应进一步通过超声心动图和长程心电监测来寻找心源性证据。

另外,对于高危及低危TIA患者的识别总结如下(表9-2-5)。

表9-2-5　高危及低危TIA患者的区别

对比项	高危TIA/轻型卒中	低危TIA/轻型卒中
发生时间	数小时前	数周前
年龄/年	>60	<45
检测血压/mmHg	>140/90	<140/90
糖尿病	有	无
症状	言语障碍、肢体无力	眩晕、麻木
持续时间/分钟	>60	<10
事件频率	一次或更少	多次
临床改善程度	严重缺损消失	轻度缺损改善
颅内狭窄	严重	无
颅外狭窄	存在	无
DWI病灶	多个	无
经颅多普勒微栓子检测(微栓子信号/小时)	>50	无

1. **体格检查**　TIA患者应无明显异常体征。体格检查须系统全面,应着重评估肢体力量、感觉、协调性、平衡能力、视觉功能和认知能力。体格检查既需要评估神经功能,也需要评估可能与TIA风险相关的因素,包括心律不齐和颈动脉杂音等。

2. **血液学检查**　目前没有可用于诊断TIA的实验室检查,血液指标主要用于评估TIA风险。

(1)全血细胞计数:全血细胞计数可评估炎症;总血红蛋白水平筛查可能会提示有引起TIA的贫血或红细胞增多症;血小板计数可评估血小板增多和骨髓增生异常疾病。

(2)凝血筛查:部分凝血活酶时间,国际标准化比值(INR)。很少情况下,凝血障碍表现为TIA。必要时可进行血栓弹力图检查等。

（3）血糖水平：低血糖和高血糖是 TIA 重要的潜在模拟病。尤其是低血糖症，需要迅速发现及治疗。

3. 心电图、长程心电监护和超声心动图　建议使用心电图来评估心源性脑栓塞机制，包括心房颤动、心室肥大或心肌缺血。美国心脏病学会（AHA）建议进行 24 小时远程监测，以发现阵发性心房颤动。如果怀疑是栓塞或隐源性原因，则该期限最多可延长至 30 天。经胸超声心动图（TTE）用于评估心脏肥大、心室运动功能减弱或血栓、二尖瓣狭窄、心内膜炎和瓣膜疾病等。经食管超声心动图在 TTE 难以发现的栓塞时，如左心耳血栓形成或卵圆孔未闭中，可以作为辅助检查手段提供心源性证据。

4. 影像学检查　脑部影像学检查可进一步明确 TIA 诊断。在诊断 TIA 时，应针对患者的个人风险状况进行分层，但某些 $ABCD^2$ 评分较低的患者也可能有卒中的高风险。因此，结合影像结果可改善 $ABCD^2$ 评分的预测能力。

（1）CT：当存在 MRI 禁忌或无法进行 MRI 检查时，CT 影像是评估 TIA 患者的合理手段。鉴于 TIA 的缺血持续时间较短，因此 CT 平扫对急性缺血病变的检出率较低。

（2）MRI：MRI-DWI 对缺血病变的检出率高于 CT。美国卒中学会建议，对于有 TIA 症状的患者，应将 DWI 检查作为影像学检查的首选。

5. 脑血管评估

（1）经颅多普勒超声检查（TCD）：评估前循环比后循环更佳，因为其可发现血管狭窄处血流速度增加。TCD 评估颈外侧和三级侧支循环比较困难，当颅内血管狭窄<50% 时不易被发现，这是 TCD 应用中的劣势。

（2）CT 血管成像（CTA）：临床上应用 CTA 评估血管狭窄或闭塞，以帮助明确 TIA 患者预后。研究发现 CTA 和 DSA 结果的一致率为 88.9%。

（3）数字减影血管造影（DSA）：虽然是脑血管评估的金标准，但作为有创性检查，其风险较高，不适宜作为 TIA 患者的首选检查项目。

2013 年美国卒中协会（American Stroke Association, ASA）指南规定，对于出现短暂性缺血性神经系统症状的患者，应在其症状发作 24 小时内或尽可能早使用 MRI（主要包括 DWI 序列），并将其作为首选的脑部影像诊断方式。如果无法进行 MRI 检查，则可进行头部 CT 检查。但是，CT 扫描在症状发作 12 小时内识别卒中的敏感度仅为 39%，而 MRI-DWI 敏感度为 99%。因此，在发病最初数小时内，使用 MRI 对于评估脑梗死非常重要，可帮助将患者症状明确为卒中或 TIA。此外，针对颅内和颅外血管建议使用非侵入血管评估（CTA、MRA 或 TCD），必要时可行 DSA 检查。

【鉴别诊断】

1. 先兆偏头痛　常见于 25~55 岁具有长期头痛病史的患者。症状可能在 5~20 分钟内演变，首先影响视力，然后影响其他感觉功能。相比之下，在 TIA 中，症状通常同时开始并且仅限于血管分布区域。

2. 癫痫部分性发作　脑部异常放电会产生累及运动、感觉或视觉通路的阳性症状。患者具有外伤史、神经外科治疗史、中枢神经系统感染史、卒中史或其他癫痫发作史时可提示该诊断。

3. 低血糖脑病　低血糖症是糖尿病患者药物治疗中常见的不良事件，尤其多见于 1 型糖尿病。在葡萄糖水平轻至中度下降时，会出现交感神经兴奋症状，包括广泛性焦虑、震颤、心悸和出汗。也可出现局灶性神经功能缺损症状，如单侧无力。长期糖尿病状态的患者对肾上腺素反应迟钝，导致其对低血糖症的敏感性降低，易发生神经系统永久性损耗。

4. 过度通气综合征　可导致脑血流量减少，引起头晕或眩晕。该疾病表现具有非特异性，患者在深、快呼吸时，可以诱发。

5. 短暂性全面遗忘症　通常会在急性生理性或情感压力下打击下发生，患者年龄较大（50~70 岁）。症状通常持续 2~24 小时，并且不遗留后遗症。

6. 其他鉴别诊断　见表 9-2-6。

表 9-2-6　TIA 的其他鉴别诊断

诊断	特点
高血压脑病	血压控制不良病史、近期停用降压药、严重高血压 可有头痛、谵妄、皮质盲、癫痫发作、脑水肿
中枢神经系统感染	免疫功能低下,静脉使用药物 症状持续/加重,可能有发热、头痛、脑膜炎 炎性标志物增加,脑电图/影像学检查发现
脑静脉血栓形成	促凝危险因素,如怀孕 可有头痛、恶心/呕吐 可导致癫痫发作和意识水平改变
慢性/亚急性硬膜下血肿	既往头部外伤史,老年患者,抗血小板/抗凝治疗 亚急性发作 症状持续/加重
中枢神经系统占位	肿瘤病史(如乳腺或肺肿瘤、黑色素瘤) 持续数天/症状加重,具有癫痫发作/有阳性症状 脑影像学改变
中枢神经系统血管炎	通常为年轻患者 持续的/恶化的阴性症状 可能与头痛有关,可能是多灶性的 MRI 改变
中枢神经系统炎性疾病	多发性硬化病史 既往存在发作 通常为年轻患者 MRI 见多处改变
系统性感染	老年人、体弱患者 变化且波动的神经系统症状,具有意识错乱/谵妄、发热、炎症标志物增加
心因性躯体障碍/躯体化/过度通气	通常年轻患者,情绪紧张 最常见非血管分布区孤立感官症状,反复发作 可有呼吸困难、焦虑 在换气过度时,可出现周围双侧刺痛和痛性痉挛 缺乏神经系统症状
晕厥	既往发作,心脏危险因素,情绪紧张 头昏、眩晕、晕厥、意识丧失、视物模糊/变暗、听力减退 持续数秒至<1 分钟。意识快速恢复至完全,面色苍白、出汗、心悸、胸痛、恶心、呼吸困难
周围原因引起急性前庭综合征	多变的眩晕发作伴随症状多变,具有恶心/呕吐、步态障碍、水平/扭转性眼球震颤 无辨距障碍/神经系统异常,头脉冲试验阳性,眼偏斜试验阴性
周围神经系统病灶/卡压	亚急性发作,无力和麻木常伴有疼痛/感觉异常 先前发作具有相同特征,神经根/单神经分布,可以持续存在 可见脊髓 MRI,肌电图/神经电图改变
药物毒性(锂剂,苯妥英钠,卡马西平)	有药物使用史 刺痛/麻木非血管分布

【治疗】

1. **TIA 的早期药物治疗**　TIA 后,应当从最基本的治疗开始,恢复脑的供血不足,包括患者平卧位,不降压治疗,静脉补液等。在一项 69 例患者的试验中,MRI 灌注影像学检查发现,1/3 的患者存在灌注异常。改变头位的方法简单,但临床上常被忽视,利用 TCD 发现,头位从 30°降到 0°时,大脑中动脉血流速度可以增加 20%。在 TIA 急性期,应慎重降压,因为此时脑的自动调节功能受损,脑的灌注,尤其是靠侧支循环代偿供血区域,直接依赖于全身血压。输入等渗液体保持足够的血容量。静脉补液时,需要注意患者的心脏功能。

一旦确诊 TIA 后,应及时给予抗栓治疗。TIA 溶栓治疗目前仍缺乏循证医学证据。对于非心源性 TIA

患者,建议给予口服抗血小板药物而非抗凝药物预防脑卒中复发及其他心血管事件发生。阿司匹林或氯吡格雷单药治疗均可作为首选抗血小板药物。阿司匹林抗血小板治疗的最佳剂量为 75~150mg/d。合并颅内大动脉狭窄 50%~99%时,可考虑在阿司匹林或氯吡格雷的基础上加用西洛他唑 200mg/d,以降低卒中复发风险,但氯吡格雷单药、阿司匹林联合双嘧达莫、替格瑞洛单药、西洛他唑单药的二级预防作用尚不明确。对于非心源性 TIA 患者,可给予阿司匹林 50~325mg/d,氯吡格雷 75mg/d,或阿司匹林 25mg 联合缓释双嘧达莫 200mg,每天 2 次。具有脑卒中高复发风险($ABCD^2$ 评分≥4 分)的急性非心源性 TIA,应在发病 12~24 小时内尽快给予阿司匹林联合氯吡格雷治疗 21 天,此后阿司匹林或氯吡格雷均可作为长期二级预防用药。非心源性 TIA 患者,不推荐常规长期应用阿司匹林联合氯吡格雷抗血小板治疗。若发现患者存在抗凝指征(如心房颤动、不准备进行封堵术的卵圆孔未闭),则使用抗凝替代抗血小板治疗;若不能接受口服抗凝药物治疗,可应用阿司匹林单药治疗,也可选择阿司匹林联合氯吡格雷抗血小板治疗。

2. **危险因素控制** 参见本章第三节【治疗】中缺血性卒中的二级预防。

3. **非药物治疗** TIA 合并同侧颈动脉颅外段中重狭窄(50%~99%)的患者,评估后可进行颈动脉内膜剥脱术或颈动脉支架成形术。如无早期再通禁忌证,应在 2 周内进行手术。TIA 合并颅外椎动脉粥样硬化狭窄的患者,内科药物治疗无效时,可选择支架植入术作为内科药物治疗辅助技术手段。对于症状性颅内动脉粥样硬化性狭窄≥70% 的 TIA 患者,在标准内科药物治疗无效的情况下,可选择血管内介入治疗作为内科药物治疗的辅助技术手段,但患者的选择应严格和慎重。

TIA 的治疗流程图见图 9-2-1。

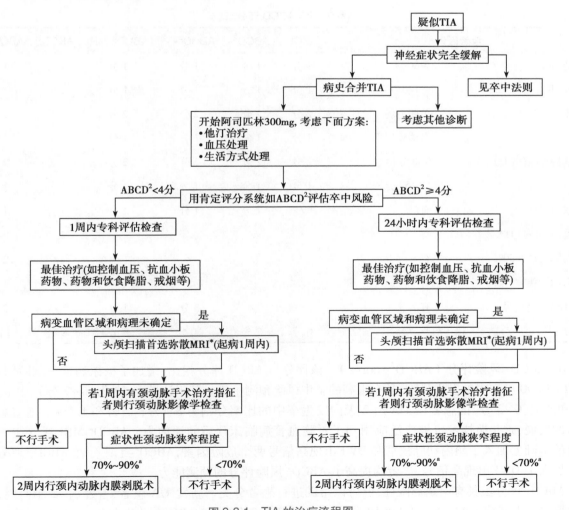

图 9-2-1 TIA 的治疗流程图
* 除非是禁忌证,则选 CT 检查;ᵃ 根据欧洲颈内动脉手术标准(ECST)。

【预后】

TIA 是缺血性脑卒中的重要危险因素,发病早期卒中发生风险高达 10.5%,其中一半患者发生在 2 天内。同时,TIA 发病早期心血管事件、TIA 复发及死亡的风险高达 25.1%。如何预测 TIA 后发生脑卒中的风险一直以来是学界关注的焦点。风险评估预测模型对于临床工作至关重要。常用的有 SPI、ESRS、Hankey 风险评分、LiLAC 风险评分、California 风险评分及 ABCD 评分系统等。其中以 ABCD^2 评分为代表的 ABCD 评分系统应用最为广泛,并在中国人群中得到了验证。

1. **加利福尼亚评分(California scores)** 加利福尼亚评分(表 9-2-7)观察了性别、种族、高血压、心脏病、卒中病史、用药史等 7 大项共 40 小项。追踪随访 TIA 后 90 天内再发脑卒中的风险。最终提出 5 个因素:年龄>60 岁、糖尿病、症状持续时间>10 分钟、虚弱和言语功能障碍。

表 9-2-7　加利福尼亚评分

危险分层	评分/分
年龄>60 岁	1
糖尿病	1
单侧肢体无力	1
言语功能障碍	1
症状持续时间>10 分钟	1
总分	5

2. **ABCD 风险评分(ABCD scores)** 用于预测 TIA 发生后 7 天内脑卒中的发生风险。其包括 A——年龄(age)、B——血压(blood pressure)、C——临床特点(clinical features)、D——症状持续时间(duration of symptoms in min)4 项。该评分简单明了,有助于快速筛检出卒中高危人群(表 9-2-8)。

表 9-2-8　ABCD 评分系统

危险因素		ABCD	ABCD^2	ABCD^2-Ⅰ	ABCD^2-MRI	ABCD^3	ABCD^3-Ⅰ
年龄(A)	≥60 岁	1 分	1 分	1 分	1 分	1 分	1 分
血压(B)	≥140/90mmHg	1 分	1 分	1 分	1 分	1 分	1 分
临床症状(C)	单侧力弱	2 分	2 分	2 分	2 分	2 分	2 分
	言语障碍不伴力弱	1 分	1 分	1 分	1 分	1 分	1 分
症状持续时间(D)	>60 分钟	2 分	2 分	2 分	2 分	2 分	2 分
	10~59 分钟	1 分	1 分	1 分	1 分	1 分	1 分
糖尿病(D)	有	/	1 分	1 分	1 分	1 分	1 分
双重(7 天内)TIA 发作(D)	有	/	/	/	/	2 分	2 分
颈动脉狭窄≥50%	有	/	/	/	/	/	2 分
颅内动脉狭窄	有	/	/	/	/	/	/
DWI 出现高信号	有	/	/	3 分	1 分	/	2 分
总分		6 分	7 分	10 分	9 分	9 分	13 分

3. **ABCD^2 风险评分(ABCD^2 scores)** 该评分与 ABCD 评分相比,增加了糖尿病这一危险因素,用于 TIA 后 90 天卒中的发生风险,具有很高的卒中风险预测价值。基于该模型,高危(6~7 分)、中危(4~5 分)和低危(0~3 分)的患者在 TIA 后 2 天内发生卒中的比率分别为 8.1%、4.1% 和 1.0%。随着影像学技术的发展,磁共振技术也被广泛应用到了对脑血管病临床预后的评估中。ABCD^2-MRI 评分在 ABCD^2 评分的基础上加入了颅内动脉狭窄和 DWI 出现高信号两个危险因素,ABCD^2-Ⅰ 评分在 ABCD^2 评分的基础上加入了 DWI 出现高信号,二者均提高了 ABCD^2 风险评分的预测能力。

ABCD^2 评分虽具有一定局限性,但可以帮助进行患者分类。新发 TIA 患者,若发病 72 小时内,有以下情况之一者建议入院治疗:①ABCD^2 得分大于或等于 3 分的;②ABCD^2 得分为 0~2 分,但不确定是否可以在 2 天内完成诊断性检查的;③当其他证据表明患者的症状是由局灶性缺血引起时。

4. ABCD^3 风险评分（ABCD^3 scores）和 AB-CD^3-Ⅰ评分（ABCD^3-Ⅰ scores） ABCD^3 风险评分在 ABCD^2 评分基础上增加了"病前 7 天内对 TIA 进行过治疗和至少出现过 1 次 TIA"两个因素，ABCD^3-Ⅰ评分在原有 ABCD^3 评分基础上增加了同侧颈动脉狭窄和 DWI 异常高信号两项指标。ABCD^3-Ⅰ评分较 ABCD^2 评分提高了预测准确性。

5. ESRS 评分 Essen 脑卒中风险评分量表（Essen stroke risk score，ESRS）根据 CAPRIE 试验数据库开发，是目前少数基于缺血性脑卒中人群判断脑卒中复发风险的预测工具之一，ESRS 评分最高 9 分。目前，该评分也应用于 TIA 和轻型脑卒中患者复发风险的预测（表 9-2-9）。

6. SPI-Ⅰ/Ⅱ 风险评分 早在 1991 年，Kernan 等建立了 SPI-Ⅰ（stroke prognosis instrument）评分，预测发病后两年内的脑卒中和死亡风险，低危组（0~2 分）、中危组（3~6 分）、高危组（7~11 分）结局事件的发生率分别为 3%、27%、48% 和 10%、21%、59%。2000 年，Kernan 等在 SPI-Ⅰ 评分的基础上，加入了既往脑卒中史和充血性心力衰竭两个变量，建立了 SPI-Ⅱ 评分，使预测价值在原来的基础有了一定的提高（表 9-2-10）。

表 9-2-9 ESRS 评分

评危险分层	评分/分
年龄 65~75 岁	1
>75 岁	2
高血压	1
糖尿病	1
既往心肌梗死	1
其他心血管疾病	1
周围动脉疾病	1
吸烟	1
既往 TIA 或缺血性脑卒中史	1
总分	9

注：低危组是指评分为 0~2 分，高危组为 ≥3 分。

表 9-2-10 SPI-Ⅰ/Ⅱ 风险评分

评分系统	危险分层	评分/分	评分系统	危险分层	评分/分
SPI-Ⅰ[①]	年龄>65 岁	3	SPI-Ⅱ[②]	>70 岁	2
	糖尿病	3		糖尿病	3
	血压>180/100mmHg	2		血压>180/100mmHg	1
	冠心病	1		冠心病	1
	首发事件为脑卒中（非 TIA）	2		首发事件为脑卒中（非 TIA）	2
	总分	11		充血性心力衰竭	3
				既往脑卒中史	3
				总分	15

注：①SPI-Ⅰ 评估 2 年脑卒中或死亡联合发生风险，该评分的低危组：0~2 分；中危组：3~6 分；高危组：7~11 分。②SPI-Ⅱ 评估 2 年脑卒中或死亡联合发生风险，该评分低危组：0~3 分；中危组：4~7 分；高危组：8~15 分。

（王伊龙 许予明）

第三节 脑 梗 死

脑梗死（cerebral infarction）又称缺血性卒中（ischemic stroke），是指多种病因导致脑动脉血流中断或减少，局部脑组织缺血、缺氧性坏死，并出现相应神经功能障碍的一组临床综合征。脑梗死病因的异质性决定了不同病因所致的脑梗死临床转归呈现明显的差异。因此，在脑梗死发生后，应尽快完善相关检查和明确病因学诊断，从而为采取更加有效的急性期治疗和更加精准的二级预防策略提供依据。

【流行病学】
脑血管病是世界范围内发病率、致残率、病死率最高的疾病之一。在《2017 全球疾病负担研究分析》中，脑血管病在伤残调整生命年（DALY）排第 3 位，与 2007 年相比上升 15.7%。脑血管病给患者和社会均造成巨大的经济负担。预计到 2030 年,全球首发脑血管病患者将达到 2 300 万人。脑血管病已成为全球公共卫生问题,并在一定程度上影响发展中国家的经济发展。

【病因分型】

脑梗死是一种异质性很强的临床综合征,不同病因对应着不同的临床特点和转归特征。缺血性卒中的病因学分型是临床试验、流行病学调查、基因研究及临床实践中治疗决策制定的前提和基础。

国际上比较公认的卒中分型最早来自 TOAST 研究,一般称为经典的 TOAST 分型。随后,人们在 TOAST 分型的基础上产生了多个改良版本的 TOAST 分型,但各种分型在临床及科研应用过程中各有优劣。我国学者结合各国病因学分型特点、现有影像检查技术手段及临床实践,制定了中国缺血性卒中亚型(Chinese Ischemic Stroke Subclassification,CISS)。本节主要概括介绍经典 TOAST 分型及 CISS 分型。

1. **经典 TOAST 分型**　经典 TOAST 分型是目前国际公认的第一个缺血性卒中病因学分型,是 1993 年由美国的 Adams 等在类肝素药物(Org 10172)治疗急性缺血性脑卒中的临床试验中制定的分型。该分型依据临床表现、梗死灶大小或类型、影像学表现及相关的辅助检查等将缺血性卒中分为五个亚型:大动脉粥样硬化性(栓塞/血栓形成)、心源性脑栓塞(高危/中危)、小动脉闭塞(腔隙性脑梗死)、其他病因所致卒中和不明病因的卒中。

(1) 大动脉粥样硬化性(large-artery atherosclerosis,LAA):临床症状或脑影像学提示任何一个重要血管或者皮质分支血管狭窄>50% 或闭塞,且该狭窄或闭塞由动脉粥样硬化引起。其中,临床症状包括大脑皮质的损害及脑干或小脑的功能障碍,有同一血管支配区既往短暂性脑缺血发作(transient ischemic attack,TIA)、颈动脉杂音等;影像学检查需要有颈动脉超声或动脉造影证实有颅内、外相应动脉狭窄>50%;脑梗死病灶在 CT 或 MRI 上显示直径应大于 1.5cm;排除潜在的心源性脑栓塞的可能。

(2) 心源性脑栓塞(cardioembolism):卒中病因可能由心脏来源的栓子脱落导致脑动脉闭塞。诊断条件是至少包括一个很可能或可能的心源性栓子的证据。根据心源性脑栓塞的风险大小,这些病因被分为"高危"及"中危"(表 9-3-1)。其临床症状及影像学表现与大动脉粥样硬化性卒中相类似。既往有 TIA 或卒中病史,且超过一个血管支配区或有全身性栓塞证据均支持心源性脑栓塞的临床诊断。具有中度风险的心源性脑栓塞的患者,没有任何引起卒中的其他原因,则归为可能的心源性脑栓塞。

表 9-3-1　可导致心源性脑栓塞的危险因素分层

分层	栓子来源
高危风险	机械人工瓣膜
	二尖瓣狭窄伴心房颤动
	心房颤动(除外孤立性心房颤动)
	左心房或左心耳的附壁血栓
	病窦综合征
	近期发生的心肌梗死(<4 周)
	左心室血栓
	扩张型心肌病
	节段性左心室壁运动功能消失
	心房黏液瘤
	感染性心内膜炎
中危风险	二尖瓣脱垂
	二尖瓣环形钙化
	二尖瓣狭窄不伴心房颤动
	左心房湍流
	房间隔动脉瘤
	卵圆孔未闭
	心房扑动
	孤立性心房颤动
	心脏生物性瓣膜
	非细菌性血栓性心内膜炎
	充血性心力衰竭
	节段性左心室壁运动功能减退
	心肌梗死(4 周至 6 个月)

(3) 小动脉病(small vessel disease):此类患者在其他分类中经常被列为腔隙性脑梗死。患者具有典型的腔隙性脑梗死表现,且无大脑皮质损害的证据。既往糖尿病或高血压病史支持此临床诊断。影像学检查正常,侧颅外大血管无大于 50% 的狭窄。

(4) 其他明确病因的卒中(other determined etiology):该型指其他原因所致卒中,如夹层动脉瘤、MOYAMOYA 病、遗传性单基因病所致卒中、自身免疫性疾病、高凝状态或血液疾病等。无论梗死病灶的大小或位置,其临床症状或影像学改变应为急性缺血性卒中的表现。

(5) 不明原因的卒中(undetermined etiology):经典的 TOAST 中,不明原因的卒中主要包含三类:

1) 患者尽管接受了完善的检查,所有检查都是阴性结果而无明确病因。

2）患者因检查不充分、不完整，无法确定病因。

3）患者存在两种或两种以上潜在病因，而无法最终确定责任病因。

2. 中国缺血性卒中亚型——CISS 分型 中国缺血性卒中亚型（Chinese ischemic stroke subclassification,CISS）分型是我国学者提出的缺血性卒中病因和发病机制分型。本分型最大优点是将动脉粥样硬化所致缺血性卒中的病因及发病机制区分开来，更符合疾病发生发展的病理生理过程；同时将主动脉弓动脉粥样硬化作为大动脉粥样硬化的一个亚型而非心源性脑栓塞的一个病因，不仅对患者二级预防意义重大，也对开展研究时患者的分类筛选具有重要指导意义。

该标准体系的分型过程分为两步：第一步同经典的 TOAST 分型相似，将卒中病因分为 5 种类型，即大动脉粥样硬化（large artery atherosclerosis,LAA）、心源性卒中（cardiogenic stroke,CS）、穿支动脉疾病（penetrating artery disease,PAD）、其他病因（other etiology,OE）及病因不确定（undetermined etiology,UE），其中 LAA 还按照部位分为主动脉弓粥样硬化和颅内外大动脉粥样硬化。第二步对颅内外大动脉粥样硬化性脑梗死的发病机制进行分型，分为 4 种类型：载体动脉（斑块或血栓）阻塞穿支动脉、动脉到动脉栓塞、低灌注/栓子清除下降及混合机制（图 9-3-1）。

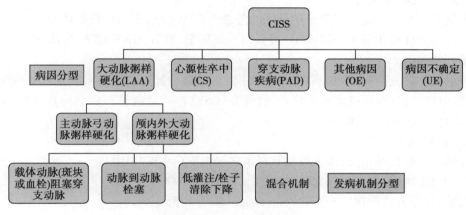

图 9-3-1 CISS 分型的总体框架

（1）大动脉粥样硬化（LAA）：在 CISS 分型中，大动脉粥样硬化（LAA）包括主动脉弓和颅内外大动脉粥样硬化。

1）主动脉弓粥样硬化。特点如下：急性多发梗死病灶，特别是累及双侧前循环和/或前后循环同时受累。没有与之相对应的颅内或颅外大动脉粥样硬化性病变（易损斑块或狭窄≥50%）的证据。没有心源性卒中（CS）潜在病因的证据。没有引起急性多发梗死灶的其他病因如血管炎、凝血异常及肿瘤性栓塞的证据。存在潜在病因的主动脉弓动脉粥样硬化证据[经高分辨率磁共振（HR-MRI）/磁共振血管成像（MRA）和/或经食管超声（TEE）证实的主动脉弓斑块≥4mm 和/或表面有血栓]。

2）颅内、外大动脉粥样硬化。特点如下：无论何种类型梗死灶（除外了穿支动脉区孤立梗死灶），有相应颅内或颅外大动脉粥样硬化证据（易损斑块或狭窄≥50%）。对于穿支动脉区孤立梗死灶类型，以下情形也归到此类：其载体动脉有粥样硬化斑块（HR-MRI 证实）或任何程度的粥样硬化性狭窄[经颅多普勒超声（TCD）、MRA、CT 血管成像（CTA）或 DSA 证实]。排除心源性卒中。排除其他可能的病因。

另外，在 CISS 分型中，还可以按照发病机制把颅内外大动脉粥样硬化性卒中分为 4 种类型，具体如下：

A. 载体动脉（斑块或血栓）阻塞穿支动脉：穿支动脉分布区的急性孤立梗死灶，载体动脉存在斑块或任何程度狭窄的证据。例如，发生在基底节区的急性孤立梗死灶，在同侧大脑中动脉（MCA）分布区不存在其他急性梗死病灶。该急性孤立梗死灶推断是由载体动脉的斑块突出后阻塞了穿支动脉的血流所致。

B. 动脉-动脉栓塞：影像学上显示在粥样硬化的颅内、外大动脉分布区内的皮质小的梗死灶或单发的区域性梗死灶。在该病变血管分布区内不存在与之相关的分水岭区梗死。如果病灶为多发，或者虽为单一梗死病灶但在 TCD 上发现微栓子信号,则该诊断可以明确。

C. 低灌注/栓子清除下降:此类机制的梗死病灶仅位于分水岭区。在病变血管分布区内没有急性皮质梗死灶或区域性梗死灶。与临床症状相对应的颅内或颅外血管狭窄程度通常>70%,伴有或不伴有低灌注或侧支代偿不好的证据。

D. 混合机制:上述 2 种或 2 种以上机制同时存在。

(2) 心源性卒中(CS)

1) 急性多发梗死灶,特别是累及双侧前循环或前后循环共存的在时间上很接近的包括皮质在内的梗死灶。

2) 有心源性卒中证据(表 9-3-1)。

3) 如果排除了主动脉弓粥样硬化,为肯定的心源性;如果不能排除,则考虑为可能的心源性。

4) 无相应颅内外大动脉粥样硬化证据。

5) 不存在能引起急性多发梗死灶的其他原因,如血管炎、凝血系统疾病、肿瘤性栓塞等。

(3) 穿支动脉疾病(PAD):由于穿支动脉口粥样硬化或小动脉纤维玻璃样变所导致的急性穿支动脉区孤立梗死灶称为穿支动脉疾病。

1) 与临床症状相吻合的发生在穿支动脉区的急性孤立梗死灶,不考虑梗死灶大小。

2) 载体动脉无粥样硬化斑块(HR-MRI)或任何程度狭窄(TCD、MRA、CTA 或 DSA)。

3) 排除了其他病因。

(4) 其他病因(OE):存在其他疾病(如动脉夹层、血管炎、遗传性疾病、血液系统疾病等)的证据,这些疾病与本次卒中相关,且可通过血液学检查、脑脊液(CSF)检查及血管影像学检查证实,同时排除了大动脉粥样硬化或心源性卒中的可能性。

(5) 病因不确定(UE)

1) 在充分辅助检查的基础上,未发现能解释本次缺血性卒中的病因。

2) 发现两种以上病因,但难以确定哪一种病因与该次卒中有关。

3) 检查欠缺:常规血管影像或心脏检查都未能完成,难以确定病因。

【病理生理机制】

1. 脑梗死的转归 脑动脉闭塞的早期,脑组织改变不明显,肉眼可见的变化要在数小时后才能辨认。缺血中心区发生肿胀、软化,灰白质分界不清。大面积脑梗死时,脑组织高度肿胀,可向对侧移位,导致脑疝形成。镜下可见神经元出现急性缺血性改变(如皱缩、深染及炎细胞浸润等),胶质细胞破坏,神经轴突和髓鞘崩解,小血管坏死,周围有红细胞渗出及组织间液的积聚。在发病后的 4~5 天脑水肿达高峰,7~14 天脑梗死区液化成蜂窝状囊腔,3~4 周后,小的梗死灶可被肉芽组织所取代,形成胶质瘢痕;大的梗死灶中央液化成囊腔,周围由增生的胶质纤维包裹,变成中风囊。

2. 心源性脑栓塞 心源性脑栓塞可以发生在脑的任何部位,由于左侧颈总动脉直接起源于主动脉弓,故栓塞部位以左侧大脑中动脉的供血区较多,其主干是最常见的发病部位。由于脑栓塞常突然阻塞动脉,易引起脑血管痉挛,加重脑组织的缺血程度。因心源性栓子通常相对较大,易阻塞较大血管,加上起病迅速,无足够的时间建立侧支循环,所以心源性脑栓塞与大动脉粥样硬化性相比,病变范围大,临床症状较重。心源性脑栓塞引起的脑组织可以是贫血性或出血性梗死,脑栓塞发生后,栓子可以不再移动,牢固地阻塞管腔,形成贫血性梗死;如果栓子分解碎裂,进入更小的血管,最初栓塞动脉的血管壁已受损,血流恢复后易从破损的血管壁流出,形成出血性梗死。

【临床表现】

急性缺血性卒中多急性起病,症状多快速达高峰(完全性卒中)或进行性加重(进展性卒中),同时伴明确的复合血管分布的局灶性神经功能障碍。根据受累脑血管和脑组织不同,患者临床表现各异。

1. 大脑中动脉供血区脑梗死典型临床表现

(1) 皮质支梗死:完全的皮质支闭塞典型表现为突发起病的偏侧面瘫及肢体瘫痪(上肢重于下肢、远端重于近端)、偏身感觉障碍,优势半球可出现失语(混合型失语或者运动型失语)、格斯特曼综合征(Ger-

stmann syndrome)（表现左右失认、手指失认、失算和失写），非优势半球可出现体象障碍。此外，皮层支梗死可以出现对侧同向偏盲、象限盲或者凝视麻痹等。根据受累分支不同，上述症状可以单独或者合并出现。

（2）大脑中动脉深穿支（豆纹动脉）梗死：豆纹动脉主要的供血区域包括内囊前肢的上半部、整个内囊和放射冠的上半部、外囊、豆状核及尾状核头和体的上半部分。因此，相应的穿支闭塞可以导致腔隙性脑梗死的表现，如纯运动偏瘫、偏身感觉运动障碍、构音障碍——手笨拙综合征，构音障碍——面瘫综合征，少见的还有失语、偏侧忽视及结构性失用等。如果病变位于尾状核，还可以出现舞蹈症等不自主运动。

（3）大脑中动脉主干闭塞：大脑中动脉主干闭塞导致病灶对侧中枢性面舌瘫与偏瘫、偏身感觉障碍及偏盲症状；优势半球受累出现完全性失语症，非优势半球出现体象障碍。由于主干闭塞引起大面积的脑梗死，患者多有不同程度的意识障碍，脑水肿严重时可导致脑疝形成，甚至死亡。

2. **大脑前动脉供血区脑梗死典型临床表现** 大脑前动脉供血区梗死，患者表现为肢体瘫痪，特点为下肢重于上肢，一般不出现面瘫。如果大脑前动脉的 Heubner 回返动脉梗死累及尾状核头、壳核及内囊前部时，临床症状也可以面瘫和上肢瘫痪突出，不同于大脑前动脉皮质支梗死表现。此外，大脑前动脉皮质分支受累尚可以表现出额叶的部分症状，如无动性缄默症、精神行为异常、遗忘、病理性抓握现象及言语障碍等。当大脑前动脉梗死累及旁中央小叶时，患者可以表现尿失禁或尿潴留。

3. **脉络膜前动脉脑梗死典型临床表现** 脉络膜前动脉起源、解剖走行和供血区域变异较大，常见供血区域包括视束、视放射、外侧膝状体、内囊后肢的后 2/3、苍白球及大脑脚的中 1/3 部分，以及侧脑室后角旁的放射冠区域。经典的临床症状三联征包括偏瘫、偏身感觉障碍和同向偏盲，但是多数患者仅表现为上述症状的一部分。尽管不多见，有时还可以表现皮质受累的症状。多数脉络膜前动脉梗死临床仅表现单一的腔隙性脑梗死。少见的症状包括偏瘫对侧的上睑下垂，眼球上下视障碍等（累及中脑）。

4. **大脑后动脉及分支脑梗死典型临床表现** 大脑后动脉起始部闭塞可以累及中脑、顶枕叶及丘脑，临床表现为不同程度的意识障碍、不自主运动、动眼神经麻痹，对侧偏瘫、偏身感觉障碍和偏盲。

（1）后交通动脉发出以远闭塞时，临床常无偏瘫出现（因中脑未受累）。大脑后动脉远端闭塞累及皮质时最常见的症状是对侧视野缺损，多为同向偏盲，亦可为象限盲，症状轻重取决于梗死范围，黄斑区保留，视力常不受累。双侧大脑后动脉梗死时，表现为双侧颞枕叶症状如皮质盲、言语障碍，以及认知行为异常等。

（2）丘脑梗死临床常见，血供主要来源于 PCA。外侧丘脑梗死最常见（丘脑膝状体动脉梗死），临床常表现 3 组征。

1）单纯对侧偏身感觉障碍，症状较轻。

2）偏身感觉（包括深感觉）及运动障碍。

3）症状广泛时可以同时出现异常运动如舞蹈——手足徐动症及共济失调（累及锥体外系及小脑束）。

（3）丘脑旁中央梗死（丘脑穿通动脉供血）的临床表现为急性起病的意识障碍、精神异常及眼球垂直凝视障碍。

（4）脉络膜后动脉梗死常见的症状是累及外侧膝状体所致的视野缺损。

5. **椎-基底动脉及其分支脑梗死典型临床表现** 椎-基底动脉系统梗死特征性的临床症状包括眩晕、复视、眼球垂直运动障碍、脑神经症状及交叉瘫等。急性椎基底动脉闭塞可表现意识障碍、四肢瘫痪、共济失调、高热及眩晕呕吐等，临床出现上述症状时要高度警惕危及生命的后循环梗死可能。

（1）基底动脉穿支闭塞：可以出现中脑或脑桥梗死。

1）中脑旁中央动脉梗死临床常出现动眼神经麻痹或者眼球垂直运动障碍，可表现以下综合征：①Weber 综合征，表现为同侧动眼神经麻痹和对侧肢体的偏瘫。②Claude 综合征，表现为同侧动眼神经麻痹和对侧小脑症状。③Benedikt 综合征，表现为同侧动眼神经麻痹和对侧不自主运动（震颤或者舞蹈症）。

2）脑桥旁中央梗死，常累及皮质脊髓束，皮质-脑桥-小脑束及皮质-核束，临床表现包括构音障碍——手笨拙综合征、纯运动偏瘫、共济失调性偏瘫、凝视障碍(双眼凝视向偏瘫侧)等。脑桥梗死可出现以下综合征:①Millard-Gubler 综合征,表现为同侧外展和面神经瘫痪,对侧偏瘫;②Foville 综合征,表现为同侧凝视麻痹、周围性面瘫和对侧偏瘫。针尖样瞳孔是脑桥病变的特征性体征。

(2) 基底动脉尖端综合征(top of basilar syndrome,TOBS):基底动脉末端分出双侧小脑上动脉和双侧大脑后动脉。基底动脉尖端综合征临床症状与累及部位(包括中脑、小脑上部、丘脑、颞叶内侧及枕叶)有关,表现为眼球垂直运动障碍及瞳孔异常,动眼神经麻痹,核间性眼肌麻痹,意识水平下降,病变对侧偏盲或皮质盲,以及严重的记忆障碍。临床上急性出现上述部分症状时需要高度警惕基底动脉尖端综合征的可能性。

(3) 小脑及其供血动脉梗死

1) 小脑上动脉梗死,常同时合并脑干受累,常见症状包括同侧辨距不良、同侧 Horner 征、对侧偏身痛温觉减退及对侧滑车神经麻痹。

2) 小脑前下动脉供应脑桥背侧、小脑和小脑中脚等,可表现为眩晕、呕吐、耳鸣和构音障碍,查体可发现同侧面瘫、听力减退、三叉神经感觉障碍、Horner 征、辨距不良和对侧躯干肢体痛温觉减退。

3) 小脑后下动脉闭塞综合征,也称为延髓背外侧综合征(Wallenberg syndrome),临床最常见表现眩晕、呕吐和眼球震颤(前庭神经核)、交叉性感觉障碍(三叉神经脊束核及交叉过来的脊髓丘脑束)、同侧 Horner 征(下行的交感神经纤维受累)、饮水呛咳、吞咽困难和声音嘶哑(疑核)、同侧小脑性共济失调。

【综合评价】

卒中患者的综合评价是个体化治疗的基础,应该在卒中患者来就诊后立即进行。在人群范围内,常见的卒中高危因素包括年龄、高血压、糖尿病、高脂血症、心脏疾病(如心房颤动)、不良的生活方式(如吸烟)等。除年龄以外,这些高危因素均可以进行有效干预。因此,仔细地逐项排查这些卒中高危因素非常重要。在常规检查的同时,部分基础疾病只有通过监测才能诊断,如阵发性心房颤动。

1. **病史采集和体格检查**　临床评估详细的病史询问和神经病学查体是建立卒中诊断的基础。对于已经疑诊卒中的患者要注意心血管系统的查体,包括双侧血压测量、颈部血管听诊和心脏听诊。此外,要进行神经功能缺损评分,常用的为美国国立卫生研究院卒中量表(National Institute of Health stroke scale,NIHSS)评分。由于后循环的临床评估在现有评分系统中欠敏感,对疑诊后循环的卒中要进行包括脑干和小脑的体征的尽可能详尽的检查。

2. **辅助检查**

(1) 脑组织影像:所有疑诊 TIA 或卒中患者应尽快完成诊断性脑结构影像学检查。头颅 CT 是国内最普及的影像学手段,可以迅速排除脑出血,但是它对于后循环的脑梗死缺乏敏感度。有条件的医院可以做头 MRI(T1、T2、FLAIR、DWI 和 SWI/T2*),其中弥散成像(DWI)对于急性缺血性卒中最重要。与 CT、常规 MRI 相比,DWI 的主要优点:①最快可以在梗死后数分钟内显示超急性期缺血病灶;②能发现 T2 加权像无法识别的小的皮质梗死或脑干梗死,结合常规 MRI 区别新旧梗死灶。SWI 或 T2 能够敏感探测微量出血的存在,其与高龄、高血压、脑小血管病等因素相关。

脑梗死病灶解剖特征的分类有助于分析判断导致脑梗死的病因诊断和发病机制判定。例如,若梗死灶同时累及双侧颈内动脉系统或者前、后循环系统,通常考虑来源于心脏或主动脉弓的栓塞可能性大;若仅限于一侧颈内动脉系统,表现为多发梗死,则来源于大脑中动脉、颈内动脉可能性大,但是主动脉弓以及心脏也有可能;若为单发基底节病灶,则穿支动脉病变或其载体动脉病变堵塞穿支的可能性大。

(2) 脑血管评估:卒中患者的直接血管评估包括颈部和颅内动脉,少数患者需要评估主动脉弓;作为患者全身粥样硬化评估的一部分,在必要时,下肢血管和冠状动脉也要进行评估。常见评估方法有颈动脉超声和 TCD、MRA、CTA、增强 MRA(CEMRA)、数字减影血管造影(DSA)等。

1) 颈动脉超声:颈动脉超声是一种快速、无创、可床旁操作并便于动态随访的检查手段。它可以准确地判断颈部血管狭窄或闭塞,已成为颈动脉内膜剥脱术术前决策的重要部分。彩色超声通过形态学、斑块回声形状可以对斑块成分做出判断,因此它也是评价颈部血管粥样斑块稳定性的常用手段。彩超的局限性在于它在很大程度上依赖操作者的技术水平,因此,不同的医学中心其准确性有可能不同。

2）经颅多普勒超声（TCD）：是一项无创性脑动脉狭窄的检测方法，同颈动脉超声一样具有快速、可床旁操作并便于动态随访的优点，但对操作者依赖性强。TCD可以判断颅底Willis环大部分管径减少超过50%的颅内血管狭窄。TCD也是唯一能检测脑血流中微栓子的方法，该微栓子信号在大动脉病变中尤为常见，在颈内动脉狭窄患者中，微栓子信号是再发卒中和TIA的独立危险因素。颞窗狭小或缺失是限制TCD的主要瓶颈，在后循环的评价上，TCD的特异性也相对较低。

对于具有熟练超声技术的医院，联合颈动脉彩超和TCD可作为卒中患者血管病变的一线评估方法。对于有条件的医院，在超声血管评价基础上的脑灌注成像和血管管壁成像可以为临床决策提供更多的信息。

3）磁共振血管成像（MRA）：是一种无创的检查颅内外血管的高敏感度的手段，先进的MRA可以通过增强剂提高敏感性，并辨别血管内血流的方向。MRA的缺点是有可能会高估狭窄程度，一些血流速度缓慢或弯曲的血管部位有可能被误认为是病理狭窄。

4）CT血管成像（CTA）：是近年来发展很快的一项血管评估手段。通过静脉注入对比剂，CTA可以同时显示心脏、主动脉弓、颈动脉系统、颅内动脉系统的病变并且可以三维重建。

5）数字减影血管造影（DSA）：目前，DSA仍然是诊断颅内、外动脉狭窄的金标准，传统的DSA只包括正、侧位，新一代的DSA则可以进行三维旋转成像和重建图像，从而提供更多的测量信息，并且提高了探测狭窄血管的敏感性。但是，DSA是有创的，通常不作为一线检查方法。只有在考虑可能进行介入治疗，或者无创血管检查不能充分建立诊断时才进行。

（3）心脏评估：无论是否有心脏病史，所有缺血性卒中患者都应进行至少一次心电图检查，有条件的医院也可将24小时动态心电图检查作为常规检查，以期望发现更多的心房颤动患者。超声心动图有助于发现器质性心脏疾病。经胸超声心动图（TTE）能很好地检测到附壁血栓，尤其位于左心室心尖部；对于心肌梗死后室性附壁血栓的患者，该检查敏感度和特异度均>90%。经食管超声（TOE）比TTE具有更高的检测敏感度。对于不明原因的卒中患者，TOE是卵圆孔未闭（PFO）诊断的金标准，此外，PFO还可以由TCD盐水激发试验来诊断。

（4）血液化验：卒中患者常规的血液化验包括血常规、肝肾功能、电解质、血糖、血脂和凝血检查。对于有心源性卒中可能、冠心病病史的患者，可考虑补充心肌酶谱的检查。作为少见卒中原因的筛查，可以进行自身抗体、红细胞沉降率、同型半胱氨酸、免疫、感染等相关指标的检测。

【诊断】

脑梗死的诊断主要依据临床表现和影像检查两方面。急性起病，迅速达高峰的局灶性神经功能缺损，后者符合血管分布特征，头颅CT或MRI未见出血改变，或者出现典型的低密度责任病灶，除外其他疾病，基本可以诊断。头颅磁共振弥散加权成像（DWI）对于早期脑梗死的诊断具有特异性，即DWI显示病灶处高信号，相应的表观弥散系数（ADC）值减低的影像特征。因此临床表现不典型，或疑诊后循环脑梗死时，及时进行DWI成像检查非常必要。

需要分析梗死灶类型及关注受累血管分布，并最终做出脑梗死的病因诊断。梗死灶类型：皮质梗死或区域性梗死、分水岭梗死和穿支动脉区梗死。梗死灶还应区分为单一或多发梗死。头颅CT对皮质微小梗死灶及某些内分水岭区梗死灶不敏感，因此头颅CT仅发现穿支动脉区梗死灶，未必表示其他部位没有梗死灶，因为梗死灶类型和分布对于造成梗死灶的源头及最终的病因诊断很重要。受累血管分布是否仅限于前循环、仅限于后循环或前后循环均累及。受累血管分布不同也往往有提示病变源头的价值。

【鉴别诊断】

脑梗死急性期需要与其他起病急、表现类似的疾病相鉴别，如脑出血、脑肿瘤、脑炎、代谢性脑病等，尤其当临床症状以皮质受累为主时需要注意，如脑梗死以痫性发作、精神症状或者头痛起病时，有时临床很难与脑炎等疾病相鉴别，需要详细询问病史，包括既往史及进一步的影像检查来鉴别。另外，心脏疾病如阿斯综合征，严重心律失常如室上性心动过速、室性心动过速、多源性室性期前收缩、病态窦房结综合征等，可以因为阵发性全脑供血不足出现意识丧失，有时需要与急性后循环梗死相鉴别，后者常伴有神经系统局灶性症状和体征，进一步行心电图和超声心动图检查有助于鉴别。

【治疗】

1. 一般处理

（1）呼吸与吸氧：必要时吸氧，应维持氧饱和度>94%。气道功能严重障碍者应给予气道支持（气管插管或切开）及辅助呼吸。无低氧血症的患者不需常规吸氧。

（2）心脏监测与心脏病变处理：脑梗死后24小时内应常规进行心电图检查。根据病情，有条件时进行持续心电监护24小时及以上，以便早期发现阵发性心房纤颤或严重心律失常等心脏病变。

（3）控制体温：对体温升高的患者应寻找和处理发热原因，如存在感染应给予抗生素治疗。对体温>38℃的患者应采取退热措施。

（4）血压控制

1）卒中后高血压的管理：约70%的缺血性卒中患者急性期血压升高，原因主要包括病前存在高血压、疼痛、恶心、呕吐、颅内压增高、意识模糊、焦虑、卒中后应激状态等。多数患者在卒中后24小时内血压自发降低。病情稳定而无颅内高压或其他严重并发症的患者，24小时后血压水平基本可反映其病前水平。AHA/ASA推荐对收缩压≥200mmHg或舒张压≥110mmHg、未接受静脉溶栓及血管内治疗，无须紧急降压处理；这部分患者在发病48~72小时启动降压治疗的安全性和有效性尚有待于研究；通常认为，在发病后24小时内将血压降低15%。合并急性心肌梗死、急性心力衰竭、主动脉夹层、先兆子痫/子痫的患者，应根据患者的具体情况采取个体化的降压方案。AHA/ASA推荐对未接受静脉溶栓而计划进行动脉内治疗的患者，手术前应控制血压水平≤180/110mmHg。血管开通后对高血压患者控制血压低于基础血压20~30mmHg，但不应低于90/60mmHg。我国推荐接受血管内取栓治疗患者术前血压控制在180/105mmHg。

2）卒中后低血压的管理：卒中后低血压很少见，原因有主动脉夹层、血容量减少及心输出量减少等。应积极查明原因，给予相应处理。

（5）血糖管理

1）高血糖：约40%的患者存在卒中后高血糖，对预后不利。血糖超过10mmol/L时可给予胰岛素治疗。应加强血糖监测，可将高血糖患者血糖控制在140~180mg/dl，并密切监测低血糖的发生。

2）低血糖：卒中后低血糖发生率较低，因低血糖直接导致脑缺血损伤和水肿加重而对预后不利，故应尽快纠正。血糖低于3.3mmol/L时，可给予10%~20%葡萄糖口服或注射治疗。目标是达到正常血糖。

（6）卒中单元（stroke unit）：卒中单元是一种组织化管理住院脑卒中患者的医疗模式。以专业化的脑卒中医师、护士和康复人员为主，进行多学科合作，为脑卒中患者提供系统综合的规范化管理，包括药物治疗、肢体康复、语言训练、心理康复、健康教育等。收治脑卒中患者的医院应尽可能建立卒中单元，所有急性缺血性脑卒中患者应尽早、尽可能收入卒中单元接受治疗。

2. 特异性治疗　特异性治疗包括静脉溶栓、血管内治疗、抗血小板、抗凝、他汀、控制血压及神经保护等。

（1）静脉溶栓治疗：静脉溶栓治疗是目前最主要的恢复血流措施，药物包括重组组织型纤溶酶原激活剂（rt-PA）、尿激酶和替奈普酶。Rt-PA和尿激酶是我国目前使用的主要溶栓药，现认为有效抢救半暗带组织的时间窗为4.5小时内、6小时内或9小时内。2018年WAKE-UP研究显示，经过MRI的筛选对合适的发病时间未知的患者进行静脉溶栓治疗，可以改善患者90天时功能结局。2019年EXTEND研究表明，对于存在缺血半暗带（可挽救脑组织）的急性缺血性卒中患者中或醒后卒中患者，在4.5~9.0小时时间窗内，与安慰剂相比，阿替普酶静脉溶栓可以改善患者预后。阿替普酶组有症状的脑出血病例高于安慰剂组。

1）适应证：①有缺血性脑卒中导致的神经功能缺损症状；②症状出现小于4.5小时（rt-PA）或6小时（尿激酶）；③年龄≥18岁；④患者或家属签署知情同意书。

2）禁忌证：①颅内出血（包括脑实质出血、蛛网膜下腔出血、硬膜下/外血肿等）；②既往颅内出血史；③近3个月有严重头颅外伤史或卒中史；④颅内肿瘤、巨大颅内动脉瘤；⑤近期（3个月）有颅内或椎管内手术;⑥活动性内脏出血;⑦主动脉弓夹层;⑧近1周内有在不易压迫止血部位的动脉穿刺;⑨血压升高:收缩压≥180mmHg,或舒张压≥100mmHg;⑩急性出血倾向,包括血小板计数低于100×10⁹/L或其他情况;⑪24小时内接受过低分子量肝素治疗;⑫口服抗凝剂且INR>1.7或PT>15s;⑬48小时内使用凝血酶抑制剂或Xa因子抑制剂,或各种敏感的验室检查异常(如APTT、NR、血小板计数、ECT、TT或恰当的Xa因子活性测定等);⑭血糖<2.8mmol/L(50mg/L)或>22.22mmol/L(400mg/L);⑮头颅CT或MRI提示大面积梗死(梗死面积>1/3大脑半球)。

3)相对禁忌证(下列情况需谨慎考虑和权衡溶栓的风险与获益):①轻型非致残性卒中;②症状迅速改善的卒中;③惊厥发作后出现的神经功能损害(与此次卒中发生相关);④颅外段颈部动脉夹层;⑤近2周内有大型外科手术或严重外伤(未伤及头颅);⑥近3周内有胃肠或泌尿系统出血;⑦孕产妇;⑧痴呆;⑨既往疾病遗留较重神经功能残疾;⑩未破裂且未经治疗的动静脉畸形、颅内小动脉瘤(<10mm);⑪少量脑内微出血(1~10个);⑫使用违禁药物;⑬类卒中。

4)使用方法:rt-PA 0.9mg/kg(最大剂量为90mg)静脉滴注,其中10%在最初1分钟内静脉注射,其余持续静脉滴注1小时,用药期间及用药24小时内应严密监护患者。

(2)血管内介入治疗:血管内治疗包括血管内机械取栓、动脉溶栓、血管成形术等。

1)机械取栓:血管内机械取栓是近年急性缺血性脑卒中治疗最重要的进展之一,可显著改善急性大动脉闭塞导致的缺血性脑卒中患者预后。如果患者符合以下所有条件,则应使用取栓支架进行机械取栓术:①发病前mRS评分为0~1分;②颈内动脉或大脑中动脉M1段的闭塞;③年龄≥18岁;④NIHSS评分≥6分;⑤ASPECTS≥6分;⑥症状发作6小时内即可开始治疗(腹股沟穿刺)。对于满足上述所有条件的患者,直接抽吸式血栓切除术作为首要操作,不劣于支架取栓。在距最后正常时间6~24小时,前循环中有大血管闭塞,且符合其他DAWN或DEFUSE3标准的AIS患者,经过严格的评价建议进行机械取栓术。

2)动脉溶栓:动脉溶栓使溶栓药物直接到达血栓局部,理论上血管再通率应高于静脉溶栓,且出血风险降低。然而其益处可能被溶栓启动时间的延迟所抵消。目前,由于缺乏充分的证据证实动脉溶栓的获益,因此一线的血管内治疗是应用血管内机械取栓治疗,而不是动脉溶栓。

3)血管成形术[急诊颈动脉内膜剥脱术(CEA)/颈动脉支架植入术(CAS)]:CEA或CAS治疗症状性颈动脉狭窄,有助于改善脑血流灌注,但临床安全性与有效性尚不明确。对于神经功能状态不稳定的患者(如进展性卒中),急诊CEA的疗效尚不明确。AHA/ASA不推荐常规CEA治疗有重度颈动脉狭窄或闭塞的急性缺血性脑卒中患者,对经过评估、存在缺血"半暗带"(临床或脑部影像显示脑梗死核心小、缺血低灌注脑组织范围大)的患者行CEA的疗效尚未确定,应个体化治疗。

(3)抗血小板治疗:CAST和IST研究显示阿司匹林能显著降低随访期末的病死率或残疾率,减少复发,仅轻度增加症状性颅内出血的风险。早期(发病后24小时内)联合使用氯吡格雷和阿司匹林21天可减少轻型卒中(NIHSS评分≤3分)或高风险TIA(ABCD²评分≥4分)患者90天内缺血性卒中复发率。近期完成的POINT研究也显示早期(发病后12小时内)使用联合氯吡格雷和阿司匹林并维持90天也可降低缺血性卒中复发风险,但增加出血的风险。

2019AHA/ASA指南及2018中国急性缺血性脑卒中诊治指南推荐对于不符合静脉溶栓或血管内取栓适应证且无禁忌证的缺血性脑卒中患者应在发病后尽早给予口服阿司匹林160~300mg/d治疗。急性期后可改为预防剂量(50~300mg/d),溶栓治疗者,阿司匹林等抗血小板药物应在溶栓24小时后开始使用,如果患者存在其他特殊情况(如合并疾病),在评估获益大于风险后可以考虑在阿替普酶静脉溶栓24小时内使用抗血小板药物。对于不能耐受阿司匹林者,可考虑选用氯吡格雷等抗血小板治疗。对于未接受静脉溶栓治疗的轻型卒中患者(NIHSS评分≤3分)或高风险TIA患者(ABCD²评分≥4分),在发病24小时内应尽早启动双重抗血小板治疗(阿司匹林和氯吡格雷)并维持21天,可降低发病90天内的卒中复发风险,但应密切观察出血风险。临床研究未证实替格瑞洛治疗轻型卒中优于阿司匹林,不推荐替格瑞洛代替阿司匹林用于轻型卒中的急性期治疗。

(4)抗凝治疗:急性期抗凝治疗虽已应用50多年,但一直存在争议。目前对大多数急性缺血性脑卒中患者,不推荐无选择地早期进行抗凝治疗。对少数特殊的急性缺血性脑卒中患者(如放置心脏机械瓣膜)是否进行抗凝治疗,需综合评估(如病灶大小、血压控制、肝肾功能等),如出血风险较小,致残性脑栓塞风险高,可在充分沟通后谨慎选择使用。特殊情况下溶栓后还需抗凝治疗的患者,应在24小时后使用抗凝剂。

(5) 他汀药物:急性缺血性脑卒中发病前服用他汀类药物的患者,可继续使用他汀治疗。根据患者年龄、性别、卒中亚型、伴随疾病及耐受性等临床特征,确定他汀治疗的种类及他汀治疗的强度。

(6) 神经保护:理论上,神经保护药物可改善缺血性脑卒中患者预后,动物研究也显示神经保护药物可改善神经功能缺损程度。但临床上研究结论尚不一致,疗效还有待进一步证实。

(7) 其他治疗:有关降纤、扩容、中医药的卒中治疗研究正在进行,需要进一步循证医学证据支持。

3. 急性期并发症的预防与处理

(1) 梗死后出血性转化:脑梗死出血转化是急性缺血性卒中常见的并发症。心源性脑栓塞、大面积脑梗死、影像学显示占位效应、早期低密度征、高龄、应用抗栓药物(尤其是抗凝药物)或溶栓治疗或机械取栓等均会增加梗死后出血转化的风险。研究显示无症状性出血转化的预后与无出血转化相比并无差异,目前尚缺乏症状性出血转化后怎样处理和何时重新使用抗栓药物(抗凝和抗血小板)的高质量研究证据。对于症状性出血转化,应停用抗栓药物(抗血小板、抗凝)等致出血转化的药物。恢复开始抗凝和抗血小板治疗时机,应权衡利弊,对于再发血栓风险相对较低或全身情况较差者,可用抗血小板药物代替抗凝药物。

(2) 卒中相关肺炎:卒中相关肺炎(stroke associated pneumonia,SAP)是卒中后最为常见的并发症之一。大量研究证据显示,卒中相关肺炎的发生不仅增加了患者住院时间和医疗费用,而且大大增加了患者死亡和严重残疾的风险。基于我国国家卒中登记研究结果显示,急性缺血性卒中患者中,卒中相关肺炎的发生率为11.4%。早期有效地识别卒中相关肺炎的高危人群是有效预防和治疗卒中相关肺炎的前提和基础。2019年卒中相关性肺炎诊治中国专家共识推荐——采用基于中国人群数据建立的"急性缺血性卒中相关性肺炎评分"(acute ischemic stroke associated pneumonia score,AIS-APS)预测模型评估中国卒中患者SAP风险。对疑有肺炎的发热患者应给予抗生素治疗,但不推荐预防性使用抗生素。

(3) 深静脉血栓形成和肺栓塞:深静脉血栓形成(deep vein thrombosis,DVT)的危险因素包括静脉血流淤滞、静脉系统内皮损伤和血液高凝状态。瘫痪程度严重、高龄,以及合并心房颤动者发生DVT的比例更高。DVT最为严重的并发症为肺栓塞。应鼓励患者尽早活动、抬高下肢;尽量避免下肢(尤其是瘫痪侧)静脉输液。对于无禁忌的瘫痪患者,建议血栓泵(intermittent pneumatic compression,IPC)预防深静脉血栓。抗凝治疗未显著改善神经功能及降低病死率,增加出血风险,不推荐在卧床患者中常规使用预防性抗凝治疗(皮下注射低分子量肝素或普通肝素)。对于已发生DVT及肺栓塞高风险且无禁忌者,可抗凝治疗,症状无缓解的近端DVT或肺栓塞患者可给予溶栓治疗。

(4) 卒中后情感障碍:应注重评估患者心理状态,注意卒中后焦虑与抑郁症状,必要时请心理专科医师协助诊治。对有卒中后焦虑、抑郁症状的患者应该行相应干预治疗。

4. 卒中的二级预防　即卒中复发的预防,应该从急性期就开始实施。卒中二级预防的关键在于对卒中病因的诊断及危险因素的识别,针对不同病因,对不同复发风险的患者进行分层,制订出具有针对性的个体化的治疗方案。

(1) 危险因素控制:脑血管病的危险因素分为可预防和不可预防两类,应积极控制可预防的危险因素。主要包括:①对于高血压患者,在参考年龄、基础血压、平时用药、可耐受性的情况下,降压目标一般应该达到≤140/90mmHg,理想应达到≤130/80mmHg。②糖尿病血糖控制的靶目标为HbA1c<6.5%,但对于高危2型糖尿病患者要注意血糖不能降得过低,以免增加死亡率。③胆固醇水平升高或动脉粥样硬化性患者,应使用他汀类药物,有证据表明当LDL-C下降≥50%或LDL-C≤1.8mmol/L(70mg/dl)时,二级预防更有效。④戒烟限酒、增加体育活动、改良生活方式。

(2) 抗血小板治疗:抗血小板治疗能显著降低缺血性脑卒中/TIA患者严重心血管事件的发生风险。

对非心源性脑栓塞性缺血性脑卒中或TIA患者,建议给予口服抗血小板药物而非抗凝药物预防脑卒中复发及其他心血管事件的发生。阿司匹林(50~300mg/d)或氯吡格雷(75mg/d)单药治疗均可作为首选抗血小板药物。抗血小板药应在患者危险因素、费用、耐受性和其他临床特性的基础上个体化选择。发病24小时内,具有脑卒中高复发风险（ABCD^2 评分≥4分）的急性非心源性TIA或轻型缺血性脑卒中患者（NIHSS评分≤3分）,应尽早给予阿司匹林联合氯吡格雷治疗21天,但应严密观察出血风险,此后可单用阿司匹林或氯吡格雷作为缺血性脑卒中长期二级预防一线用药。发病30天内伴有症状性颅内动脉严重狭窄（狭窄率为70%～99%）的缺血性脑卒中或TIA患者,应尽早给予阿司匹林联合氯吡格雷治疗90天。此后,阿司匹林或氯吡格雷单用均作为长期二级预防一线用药。伴有主动脉弓动脉粥样硬化斑块证据的缺血性脑卒中或TIA患者,推荐给予抗血小板及他汀类药物治疗。此口服抗凝药物与阿司匹林联合氯吡格雷治疗效果的比较尚无肯定结论。非心源性脑栓塞性缺血性脑卒中或TIA患者,不推荐常规长期应用阿司匹林联合氯吡格雷抗血小板治疗。

（3）心源性脑栓塞的抗栓治疗:心房颤动是导致心源性脑栓塞的常见原因。理论上,所有发生过脑卒中事件的心房颤动的患者均应进行长期口服抗凝药治疗。华法林是传统的抗凝药物,但使用严重不足。而新型口服抗凝剂服用方便,逐渐受到指南的推荐。对伴有心房颤动（包括阵发性）的缺血性脑卒中或TIA患者,推荐使用适当剂量的华法林口服抗凝治疗,以预防再发的血栓栓塞事件。华法林的目标剂量是维持INR在2.0～3.0。新型口服抗凝剂包括达比加群、利伐沙班、阿哌沙班及依度沙班可作为华法林的替代药物,选择何种药物应考虑个体化因素。

（4）症状性大动脉粥样硬化性缺血性脑卒中或TIA的非药物治疗

1）颈动脉颅外段狭窄:目前,颈动脉内膜剥脱术（carotid endarterectomy,CEA）和颈动脉支架植入术（carotid artery stenting,CAS）已成为症状性颈动脉狭窄除内科药物治疗外的主要治疗手段。对于近期发生TIA或6个月内发生缺血性脑卒中合并同侧颈动脉颅外段严重狭窄（70%～99%）或中度狭窄（50%～69%）的患者,如果预计围术期死亡和卒中复发<6%,推荐进行CEA或CAS治疗。CEA或CAS的选择应依据患者个体化情况。颈动脉颅外段狭窄程度<50%时,不推荐行CEA或CAS治疗。

2）颅内动脉狭窄:颅内动脉粥样硬化是脑卒中最常见病因之一,介入治疗是症状性颅内动脉粥样硬化病变的治疗手段之一。对于症状性颅内动脉粥样硬化性狭窄≥70%的缺血性脑卒中或TIA患者,在标准内科药物治疗无效的情况下,可选择血管内介入治疗作为内科药物治疗的辅助技术手段,但患者的选择应严格而慎重。目前,仍需要进一步循证医学证据支持。

3）颅外椎动脉狭窄:症状性颅外椎动脉粥样硬化狭窄患者,内科药物治疗无效时,可选择支架植入术作为内科药物治疗辅助技术手段。目前,仍需要进一步循证医学证据支持。

4）锁骨下动脉狭窄和头臂干狭窄:动脉粥样硬化多累及锁骨下动脉和头臂干,严重狭窄可引发一系列临床症状。对于有症状的患者,应考虑通过血管内技术或者外科手术进行血运重建。锁骨下动脉狭窄或闭塞引起后循环缺血症状（锁骨下动脉窃血综合征）的缺血性脑卒中或TIA患者,如果标准内科药物治疗无效,且无手术禁忌,可行支架植入术或外科手术治疗。颈总动脉或者头臂干病变导致的TIA和缺血性脑卒中患者,内科药物治疗无效,且无手术禁忌,可行支架植入术或外科手术治疗。

5）卒中的康复治疗:卒中的康复治疗目的是脑功能重建,恢复患者的神经功能、生活自理能力,以及社会角色。卒中康复是脑血管病管理的重要组成部分。原则上在卒中稳定后尽早开展卒中康复治疗。

（冀瑞俊）

第四节 脑 出 血

【流行病学】

原发性非创伤性脑出血（spontaneous nontraumatic intracerebral hemorrhage）是指非外伤引起的颅内大、小动脉、静脉和毛细血管自发性破裂所致的脑实质内出血。按照发病原因可将其分为原发性脑出血和继发性脑出血。

原发性脑出血占脑出血的80%～85%,主要包括高血压性脑出血（占50%～80%）、原因不明脑出血（约占10%）和淀粉样血管病脑出血（cerebral amyloid angiopathy,CAA,占10%～30%）。继发性脑出血占脑出血的15%～20%,主要包括动静脉畸形、动脉瘤、海绵状血管畸形、动静脉瘘、烟雾综合征/病（moyamoya综合征/病）、血液病或凝血功能障碍、颅内肿瘤、血管炎、出血性脑梗死、静脉窦血栓及药物不良反应等原因导致的脑出血。高血压性脑出血是我国最常见的亚型,其次为病因不明、脑淀粉样血管病、血管结构异常、药物性出血和全身性疾病。与西方国家相比,中国人中高血压性和结构性病变比例更高,而药物性出血和脑淀粉样血管病的比例更低。

脑出血占所有脑卒中的 10.0%~38.5%,亚洲人中脑出血的发病率大约是西方国家的 2 倍。我国脑出血的患病率约为 112/10 万,年发病率为(66.2~81)/10 万,男性高于女性,在整个急性脑血管病中占 20%~30%。农村地区患病率、发病率和死亡率均显著高于城市。在青年人中(18~50 岁),脑出血与缺血性卒中的比为 1:(1.5~2.0),随着年龄的增长,缺血性风险增高,在>75 岁的人群中,这一比率逐渐降低至 1:5.424。

在过去的 30 年中,所有年龄组的脑出血总体发病率并未下降,特别是在低收入和中等收入国家的 20~64 岁人群中,出血性脑卒中的发生率甚至有所增加,并呈现出年轻化趋势。相比之下,高收入国家所有年龄段的脑出血发病率均有下降。

来自中国卒中登记研究(CNSR)数据显示,急性期内中国住院患者中脑出血患者所占比例约为 23.4%。在所有的脑出血患者中,87.7% 为幕上出血。脑出血 3 个月及 1 年的病死率分别为 20.0% 和 26.1%,有 46% 的患者在发病 1 年时死亡或严重残疾。GBD 数据显示,我国 1993~2013 年脑出血的人口标化死亡率从 148.08/10 万降至 94.42/10 万,降低了 37.7%。年龄、入院 NIHSS 评分、入院 GCS 评分、入院时血糖、血肿体积、出血破入脑室、重症监护管理、住院期间新发卒中和癫痫发作是脑出血 3 个月和 1 年死亡的危险因素。住院期间降压治疗是降低 3 个月和 1 年死亡的相关因素。出血性脑卒中患者人均住院总费用为 17 787 元。

【危险因素】

高血压、血脂异常、糖尿病、吸烟、饮酒、空气污染、饮食中的水果和蔬菜含量低及高钠摄入是我国人群脑卒中的最常见和可控制危险因素,其他包括高咖啡因摄入、药物滥用、围绝经期等。

高血压是其中最重要的危险,中国大约有 3 亿成年人受影响(患病率为 28%),高血压患病人群的知晓率、治疗率和控制率分别为 46.9%、40.7% 和 15.3%。

女性特定的危险因素包括妊娠和产后时期。较高的产妇年龄、既往高血压、妊娠高血压、先兆子痫、子痫、凝血功能异常(如 HELLP 综合征等)和吸烟均独立增加妊娠相关脑出血风险。

遗传因素可能在青年脑出血中起更大的作用。越来越多的遗传因素被发现与脑出血的易感性相关,包括载脂蛋白 E(ApoE)、Ⅳ型胶原 α1(COL4A1)、KRIT1(Krev interaction trapped protein 1),CCM2(cerebral cavernous malformations 2 protein)、程序性死亡因子 10(PDCD10)和淀粉样前体蛋白(amyloid precursor protein,APP)等。有 8 个基因(*APP*、*ADA2*、*COL4A1*、*COL4A2*、*GLA*、*HTRA1*、*NOTCH3* 和 *TREX1*)被发现与孟德尔遗传性脑小血管疾病有关。

常染色体显性家族性脑海绵状血管瘤患者的研究发现,三种基因(*KRIT1*、*CCM2* 和 *PDCD10*)变异占所有家族性病例的 85%~95%。遗传性出血性毛细血管扩张症是一种常染色体显性遗传疾病,至少五个不同的遗传缺陷与之相关,但大多数患者在 *ENG*(编码内皮糖蛋白)或 *ACVRL1*(编码丝氨酸/苏氨酸-蛋白激酶受体 R3)出现致病性突变。

脑出血的遗传基础还包括增加出血风险的其他疾病(如增加高血压风险的基因突变)和一些表现为脑出血的单基因病,如血友病、遗传性出血性毛细血管扩张症、镰状细胞性贫血、冯希佩尔-林道综合征(von Hippel-Lindau disease)、Ehlers-Danlos 综合征、马方综合征、von Willebrand 综合征、原发性红细胞增多症、烟雾病和早发性家族性脑淀粉样血管病(*APP* 基因突变导致)等。

【病因】

导致脑出血的病因很多,最常见的病因是高血压动脉粥样硬化,其次为先天性脑血管畸形或动脉瘤、系统性疾病(包括血液病和血管炎、颅内外肿瘤等)、脑外伤、抗血栓相关治疗(包括抗血小板、抗凝、降纤和溶栓等)、淀粉样血管病等。

根据病因分类,原发性脑出血通常指高血压或淀粉样血管病所致脑出血,继发性脑出血包括:

1. **血管结构因素**　动静脉畸形,海绵状血管瘤,动脉瘤,烟雾病,脑静脉窦血栓形成,静脉发育异常。
2. **药物因素**　抗凝及溶栓药物使用,抗血小板药物使用。
3. **全身性疾病**　血液系统疾病(如白血病、淋巴瘤、多发性骨髓瘤、再生障碍性贫血、骨髓增生异常综合征、特发性血小板减少性紫癜)、肿瘤(如胶质母细胞瘤,少突胶质细胞瘤,血管网状细胞瘤及转移性肿瘤容易发生脑出血,脑膜瘤发生出血较少)、肝脏疾病(尤其是慢性肝病及肝硬化)。

4. **脑外伤**　脑外伤以直接撕裂颅内血管。

5. **血管炎**　其中包括感染性血管炎、原发性血管炎(只累及中枢神经系统)、继发性血管炎(为系统性或全身疾病引起,包括自身免疫病合并血管炎)及过敏性血管炎、累及中枢神经系统不能分类的血管炎等。

6. **其他**　除上述因素之外还有一些不明原因的脑出血发生。此外,还有一些因素认为与脑出血相关:血压的波动,尤其是收缩压;脾气暴躁或精神紧张;剧烈运动;过度疲劳;以及抽烟、酗酒、熬夜等不良嗜好。

【发病机制】

通常认为是在血管壁结构损伤的基础上加上血流动力学的改变或凝血机制障碍所致。人脑动脉血管壁薄弱,中层肌细胞和外层结缔组织较少,无外弹力层;而且大脑中动脉与其所发生的深穿支-豆纹动脉呈直角,这种解剖结构在用力、激动等因素使血压骤然升高的情况下容易破裂出血。对于高血压脑出血的发病机制研究较多,在长期高血压的情况,血管壁发生一系列损伤。

1. **玻璃样变或纤维坏死**　长期高血压损害脑实质内直径 $100 \sim 300\mu m$ 小穿通动脉管壁内膜,血浆内的脂质经损害的内膜进入内膜下,使管壁增厚和炎症细胞浸润,形成脂肪玻璃样变,最后导致管壁坏死。

2. **微动脉瘤**　小动脉壁长期受高血压引起的张力影响,在血管壁薄弱部位形成微动脉瘤,其一般为囊状,直径一般 $500\mu m$,好发于基底节豆纹动脉,脑桥旁中央动脉等。

3. **脑内小动脉痉挛或动脉粥样硬化狭窄**　高血压急症引发脑血管持续痉挛,超过其自动调节上限,或者动脉粥样硬化性狭窄严重,可导致进入微循环的血流量减少,引发神经血管单元缺血,血脑屏障破坏,血管壁缺血缺氧,继发坏死破裂。

【临床表现】

脑出血可由情绪激动或剧烈运动诱发,也可在日常活动或安静状态下发生。症状可迅速达到高峰,也可由于血肿扩大等原因在短时间内进一步恶化。脑出血最常见的部位位于基底节区,包括豆状核、壳核、尾状核及丘脑等。根据脑出血的部位及血肿体积大小临床表现不尽相同。最常见的症状包括头痛、恶心、呕吐、偏瘫。头痛多为脑膜痛觉纤维受累或者颅内压增高所致,多发生在出血量较大、出血破入蛛网膜下腔或者脑室内出血的患者,脑实质内局限性中等量或少量出血患者较少出现头痛,多表现为局灶性神经功能缺损。约有 50% 的大脑半球出血可表现为呕吐,在小脑出血中更为常见。

丘脑、基底节内囊区出血多见于高血压性脑出血,也可见于颅内血管畸形、动脉瘤破裂、烟雾病等病因。基底节内囊区中等量或少量出血者血肿主要局限在基底节区,可表现为病变对侧面部及肢体不同程度的感觉和运动功能障碍、轻度的语言障碍。如果出血量较大,可进一步累及脑叶、破入脑室或同时累及蛛网膜下腔,累及优势半球时可出现失语,累及非优势半球时可出现构音障碍。由于丘脑本身结构和毗邻关系复杂,丘脑出血临床表现复杂多样,小量出血或局限于丘脑内则症状较轻,丘脑中间腹侧核受累可出现运动性震颤、帕金森综合征等表现;累及丘脑底核或纹状体可呈偏身舞蹈——投掷样运动。如果血肿较大,可累及内囊膝部、内囊后肢、视辐射等结构,出现病变对侧偏瘫、偏麻及偏盲等三偏症状。脑干及小脑小量出血可仅表现为头晕、恶心、呕吐,查体可见眼震、眼肌麻痹、共济失调、病灶对侧偏瘫等。

脑叶出血多见于脑淀粉样变性、血管畸形、海绵状血管瘤、肿瘤等病因,也可为高血压所致。根据受累脑叶的不同,可表现为偏瘫、偏身感觉障碍、视野缺损、忽视、凝视异常、精神行为异常、失语、认知功能减退、体象障碍等。脑叶出血常累及大脑皮层,引起癫痫发作。约 10% 的脑出血患者或 50% 的脑叶出血患者可出现癫痫发作,多发生在刚刚发病或发病 24 小时以内。

剧烈头痛、恶心、呕吐或意识水平下降往往提示出血量较大、脑疝形成、脑干网状上行激活系统受累及脑室受压脑脊液循环受阻引起颅内压增高等情况。查体可见双侧瞳孔不等大或针尖样瞳孔、瞳孔对光反射消失、四肢瘫、去脑强直等,此时病情极为危重,可在数小时内迅速死亡。

【辅助检查】

脑出血的影像学检查方法包括 CT 和 MRI 成像,随着 CT、MRI 成像技术的不断进步及其空间分辨率和时间分辨率的提高,CT 和 MRI 已成为脑出血诊断与评价的主要影像学方法。CT 是诊断急性期脑出血及其预后评价首选的影像学方法,MRI 在识别和诊断脑微出血、血管畸形出血及慢性期出血等方面具有较大优势。

1. 头部 CT 检查　头颅 CT 扫描是诊断急性期脑出血首选的检查方法。急性期脑实质内出血表现为圆形或椭圆形高密度影,边界清楚,血肿 CT 值为 80~100HU。血肿可破入脑室或蛛网膜下腔,血肿破入脑室后可形成铸型或血液平面。脑实质出血后第 2 周开始血肿向心性缩小,边缘模糊。脑出血第 4 周后血肿变为等密度或低密度。在脑出血 2 个月后血肿完全吸收,形成囊腔。

2. 头部 MRI　脑出血 MRI 信号能够反映出脑出血发生后,血肿由细胞内含氧血红蛋白到细胞外正铁血红蛋白,以及到含铁血黄素的动态演变过程。血肿的磁性特征及血肿裂解产物所具有的顺磁性,干扰了磁场的均匀性,可导致 MRI 灌注成像测量结果准确性的降低。MRI 磁敏感加权成像对出血具有较强的灵敏性,在出血的显示上具有较高的准确性。MRI 多 b 值 DWI 对于显示血肿周围水肿和水肿体积测量具有一定的优势。

脑实质出血超急性期 MRI 信号主要和血肿内血红蛋白含量有关,血肿在 T1WI 上表现为等信号,在 T2WI 上表现为高信号。急性期 MRI 信号主要反映血肿内红细胞内去氧血红蛋白特性,在 T1WI 上表现为等信号,在 T2WI 上表现为低信号,血肿周围可出现明显的脑水肿。亚超急性期 MRI 信号主要与去氧血红蛋白和正铁血红蛋白成分有关,血肿在 T1WI 上呈高信号,高信号从血肿边缘逐渐向中心演变;到亚急性晚期,血肿在 T1WI 和 T2WI 上均呈高信号。慢性期血红蛋白逐渐稀释,含铁血黄素开始沉积,在 T1WI 上呈低等信号,在 T2WI 上呈低信号,含铁血黄素可长期存在。脑实质出血不同时期 MRI 信号特点见表 9-4-1。

表 9-4-1　脑实质出血不同时期血红蛋白演变和 MRI 表现

时期	血红蛋白演变及细胞膜完整性改变	T1WI	T2WI
超急性期(<24 小时)	氧合血红蛋白、细胞膜完整	等/低信号(黑色)	高信号(白色)
急性期(1~2 天)	脱氧血红蛋白、细胞膜完整	等信号	低信号
亚急性早期(3~7 天)	中心脱氧血红蛋白、边缘高铁血红蛋白、细胞膜完整	中心等信号、边缘高信号	低信号
亚急性晚期(7~14 天)	高铁血红蛋白、细胞膜不完整	高信号	高信号
慢性期(2 周~2 个月)	高铁血红蛋白、细胞膜不完整、边缘含铁血黄素沉积	高信号	高信号、边缘为低信号环
残腔期(>2 个月)	中间为囊腔、边缘含铁血黄素沉积	等/低信号	高信号、边缘为低信号环

3. 脑出血血肿扩大预测　血肿扩大是脑出血发病早期神经功能恶化、预后不良的重要且独立的危险因素,脑出血后约 1/3 的脑出血患者会发生血肿扩大。血肿扩大多发生在脑出血发病后 24 小时内,尤其是最初的 6 小时内,24 小时后几乎不再发生血肿扩大。血肿扩大依据 Broot 标准,即两次 CT 比较,血肿体积增加 12.5ml 或超过 33% 为常用的判定标准。在平扫 CT 图像上,常见的预测血肿早期扩大的征象包括黑洞征、漩涡征、带征及岛征等。

脑 CTA"点征"是脑出血超急性期预测血肿扩大的独立预测因素。血肿扩大是脑出血后一段时间内血液成分从病变血管不断漏出的过程,碘对比剂外渗在某种程度上可以代表这一持续性出血的动态过程。CTA 对比剂外渗在 CTA 的原始或重建图像上表现为血肿内或边缘的点样增强,CTA"点征"能够有效预测脑出血不良临床结局,可以作为筛选脑出血早期血肿扩大最佳的影像学指标。

4. 脑出血血肿周围组织损伤的影像学评价　脑出血发生后血肿周围组织微循环将发生变化,动态 CT 灌注成像能够准确地显示脑出血发生后血肿周围组织局部脑血流量、脑血容量及侧支循环代偿等脑血流动力学的变化。脑组织灌注异常可分为以下几个级别:

(1)从脑血流量角度出发:当病变分布区脑血流量(CBF)为正常 CBF 的 30%~60% 时,为脑血流量轻度改变;当病变分布区 CBF 小于正常 CBF 的 30% 时,为脑血流量严重改变。

（2）从脑血容量角度出发：当病变区脑血容量（CBV）为正常 CBV 的 50%～80% 时，为脑血容量轻度改变；当病变区 CBV 小于正常 CBV 的 50% 时，为脑血容量严重改变。

（3）从 TTP 角度出发：病变区 TTP 延长 3～6 秒，为 TTP 轻度延长；而当病变区 TTP 延长超过 6 秒时，则为 TTP 严重延长。脑出血发生后，在脑灌注参数图上，血肿周围可出现 rCBF、rCBV 减低区和 MTT、TTP 延长区，在 rCBF 和 rCBV 参数图上可以观察到血肿周围存在低灌注梯度。

脑出血发生后血肿周围血脑屏障通透性增加，表现为局灶性或连续性的色阶变化，血肿周围区血脑屏障损伤的程度不尽相同，存在个体间差异。血肿周围区血脑屏障通透性的改变与周围脑水肿形成呈线性依从性改变。此外，在血肿远隔区可以观察到血脑屏障通透性的改变。

5. 脑出血一站式多模 CT 检查的临床应用　一站式多模 CT 检查（NCCT+CTA+CTP+CTV）可显示出血部位、血肿体积、血肿形态、是否破入脑室和血肿占位效应等组织结构改变，能反映血肿形成、吸收和囊变三个阶段的病理过程，同时可以评价脑出血发生后血肿周围组织损伤情况，是急性期脑出血重要的检查方法。

在 NCCT 图像上，超急性期（<4 小时）血肿表现为略高密度影，CT 值为 55～60HU，出血 3～4 小时后 CT 值可高达 90HU 左右；急性期为高密度影，CT 值可为 75～80HU，血肿边缘可出现低密度环；如果出血破入脑室可形成铸型；血肿占位效应明显时，可并发脑疝发生。NCCT 图像上血肿的不均质性有助于预测血肿早期扩大，常见的预测血肿早期扩大的征象包括低密度征、黑洞征、漩涡征、岛征及带征等。在 CTA 原始图像上，如果血肿内或边缘出现单发或多发的"点征"，则预示具有较大的早期血肿扩大风险，"点征"越多，血肿扩大风险越大。在 CTA 重建图像上，可以显示潜在的脑血管异常如动静脉畸形，从而进一步明确脑出血的病因。CTP 原始图像显示血肿呈高密度，周边无强化。在 CTP 脑血流参数图像上，脑出血发生后血肿周围低灌注表现为血肿周围出现低灌注梯度，呈现出不同的色阶变化，低灌注区相对脑血流参数值低于 0.5，则提示该区域脑组织将发生缺血性损伤；血肿周围相对脑血容量参数值增加，则提示该区域脑组织启动脑血流代偿；患侧脑皮层或远隔区出现高灌注，则与该区域脑血流自身调节障碍有关。CTP PS 参数图可以显示血肿周围出现血脑屏障通透性增加区，提示该区域血脑屏障破坏。CTV 可以清晰显示全脑静脉及静脉窦引流情况，判断有无静脉窦发育异常及静脉窦血栓形成，为脑出血预后评价和脑出血发生机制研究提供帮助。脑出血一站式多模 CT 影像诊断思路见图 9-4-1。

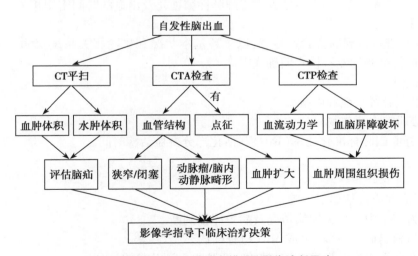

图 9-4-1　脑出血一站式多模 CT 影像诊断思路

6. 脑微出血的 MRI 影像诊断　脑微出血是以脑小血管周围间隙内微小出血或少量红细胞漏出为主要特征的一种亚临床损害，是脑小血管病的影像学表现之一。脑微出血是症状性脑血管病的风险因素，可作为出血性小血管病的标志，在预测症状性脑出血的风险中具有重要临床意义。脑微出血影像上定义为在 T2* 加权梯度回波序列或磁敏感加权图像上，2～5mm 大小、类圆形低信号灶，信号均匀一致，周围无水肿。脑微出血依据病灶数量分为四级：无微出血灶为 0 级，1～5 个为 1 级，6～15 个为 2 级，15 个以上为 3 级。脑微出血最常见于皮层及皮层下区，其次为基底节区、脑干、丘脑和小脑。脑微出血的发生率不同的人群有所不同,在自发性脑出血患者中,其发生率为 47% ~ 80%,在有长期高血压病史的患者中,发生率为 39.6%。脑微出血的相关危险因素很多,如长期慢性高血压、年龄、腔隙性脑梗死及脑白质改变等。脑微出血作为症状性脑出血的一个标志,可以预测脑出血发生的风险、认知功能障碍、复发性脑卒中及静脉溶栓后出血转化等多种临床不良事件。

7. 脑动静脉畸形合并出血   脑实质内动静脉畸形多为先天发育异常,可发生在任何部位,以幕上脑实质内多见。脑内动静脉畸形由迂曲扩张的血管团、供血动脉和扩张的引流静脉组成,畸形血管团内无毛细血管和正常的脑组织,周围脑实质多呈萎缩和胶质样改变。CT 表现为蜿蜒状的等密度或高密度病灶,合并出血时呈高密度,周围脑组织常见萎缩改变。CTA 原始图像可见畸形血管团所致的斑点样异常强化,CTA 重建图像可见迂曲血管团,迂曲粗大的引流静脉和供血动脉。在 MRI 图像上,可见蜂窝样畸形血管团和异常蜿蜒的"血管流空影",畸形血管团常为混杂信号,血栓形成或血流速速慢的血管有局部信号增强。当动静脉畸形合并出血时,可见不同演变阶段的出血和含铁血黄素低信号环。

8. 海绵状血管畸形出血   海绵状血管畸形由薄壁海绵状血窦构成,其间无脑组织、无供血动脉和引流静脉,周围缺乏脑水肿。常见于额叶、颞叶深部髓质区和基底节,也可发生在小脑、脑干和脊髓。海绵状血管畸形主要表现为急性期、亚急性期和慢性期渗血。CT 表现为边界清楚的圆形或类圆形高密度影,密度均匀或不均匀,病灶内可见钙化。在 MRI 图像上,因病灶含有不同时期的出血,表现为边界清楚的混杂信号,周围可见低信号含铁血黄素环,病灶呈特征性"爆米花"样改变。梯度回波序列和磁敏感加权成像是诊断海绵状血管畸形的主要方法,病灶表现为圆形或类圆形低信号,其范围较常规序列大。

9. 发育性静脉畸形合并出血   发育性静脉畸形是毛细血管及大脑或小脑半球白质内穿支小静脉发育异常。多支扩张的异常髓静脉呈放射状分布,共同引流至粗大的静脉,无明显的供血动脉。CT 表现为圆形或索条状高密度或等密度灶,合并出血时呈高密度或混杂密度。在 MRI 图像上,引流静脉表现为流空样低信号。当合并出血时,出血呈渗出样改变,表现为片絮状异常信号,边界不清楚,如形成血肿则边界清楚,根据出血时间的长短表现为多种信号改变。CT 和 MRI 增强扫描及磁敏感加权成像可显示"水母头"征。

10. 颅内静脉窦血栓合并出血   颅内静脉窦血栓合并出血多为静脉性出血,血肿多为脱氧血红蛋白,其 CT 密度和 MRI 信号与动脉性出血有所不同。颅内静脉窦血栓合并出血多发生在额叶及同侧的颞叶和顶叶,出血形态多表现为点片状渗血,少数可呈动脉性血肿。静脉性出血周围可合并与血肿体积不匹配的低密度区,出血灶 CT 密度和 MRI 信号表现与静脉性脑梗死及出血的时间密切相关。

【实验室检查】

对脑出血患者应进行常规的实验室检查,以了解基本状况和排除相关系统疾病。此外,应根据患者病情及医院条件,进行必要的专科检查明确病因。

常规检查通常包括:

1. 血常规、血糖、肝肾功能和电解质。

2. 心电图和心肌缺血标志物。

3. 凝血酶原时间、国际标准化比率(INR)和活化部分凝血活酶时间。

4. 氧饱和度。

【诊断】

脑出血的诊断流程应包括如下步骤:

第一步:是否为脑卒中? 根据发病情况及病史体征判断。

第二步:是否为脑出血? 头部 CT 或 MRI 检查确认。

第三步:脑出血严重程度? 根据 GCS、NIHSS 或脑出血评分量表评估。

第四步:脑出血的部位及病因分型? 结合病史、体征、实验室及影像学检查确定。

根据突然发病、剧烈头痛、呕吐、出现神经功能障碍等临床症状体征,结合头部 CT 等影像学检查,脑出血一般不难诊断。

1. 脑出血部位诊断   依据脑出血部位,可分为如下几种类型。

(1)基底节区出血

1)壳核出血

2)尾状核头出血

（2）丘脑出血

（3）脑叶出血

1）额叶出血

2）顶叶出血

3）颞叶出血

4）枕叶出血

（4）脑干出血

1）脑桥出血

2）中脑出血

3）延髓出血

（5）小脑出血

（6）脑室出血

2. 脑出血病因诊断　脑出血的危险因素及病因以高血压、脑淀粉样血管病（cerebral amyloid angiopathy，CAA）、脑动静脉畸形、脑动脉瘤、肿瘤卒中、凝血功能障碍等多见。

目前国内外尚无统一的脑出血病因分型标准，主要有按血压分型（高血压性和非高血压性脑出血）、SMASH-U 分型、按血管病变和发病机制分型、按病因分型（原发性脑出血与继发性脑出血）等多种分型，目前原发性脑出血与继发性脑出血分型较为公认。

（1）原发性脑出血：主要是高血压脑出血，少数为 CAA 及不明原因的脑出血。在我国，虽未进行大样本流行病学调查，但就现有文献资料分析，原发性脑出血合并高血压者可高达 70% ~ 80%，所以我国一直沿用"高血压脑出血"命名。原发性脑出血占所有脑出血的 80% ~ 85%。

高血压脑出血的诊断并无金标准，一定要排除各种继发性脑出血疾病，避免误诊，最后诊断需达到以下全部标准：

1）有确切的高血压病史。

2）典型的出血部位，如基底节区、丘脑、脑室、脑干、小脑半球等。

3）脑血管检查排除继发性脑血管病。

4）排除各种血液系统、凝血功能障碍性疾病。

5）早期（72 小时内）或晚期（血肿全部吸收 2~3 周后）行增强 MRI 检查排除脑肿瘤或海绵状血管畸形等疾病。

脑淀粉样血管病相关脑出血的诊断中病理学检查具有重大价值，淀粉样病变组织经刚果红染色后，在偏振光显微镜下可见特异的苹果绿色双折光现象。目前国内外临床上广泛使用改良波士顿诊断标准对 CAA 相关脑出血进行诊断：

1）确诊 CAA：全面尸检示：脑叶，皮质或皮质下出血；存在严重 CAA 伴有血管病变；无提示其他诊断的病变。

2）有病理支持的很可能 CAA：临床资料和病理组织（清除的血肿或皮质活检）示脑叶，皮质或皮质下出血（包括脑出血、脑微出血、浅表皮质铁沉积）；存在一定程度 CAA；无提示其他诊断的病变。

3）很可能 CAA：临床资料和 MRI/CT 示局限于脑叶，皮质或皮质下（可有小脑出血）的多发出血（脑出血、脑微出血），或者单个脑叶、皮质或皮质下出血合并浅表皮质铁沉积（集中或散在）；年龄≥55 岁；排除其他原因引起的出血。

4）可能 CAA：临床资料和 MRI/CT 示单个脑叶，皮质或皮质下脑出血、脑微出血或浅表皮质铁沉积（集中或散在）；年龄≥55 岁；排除其他原因引起的脑出血。

（2）继发性脑出血：一般指有明确病因的脑出血，多由脑动静脉畸形、脑动脉瘤、抗凝药物、溶栓治疗、抗血小板治疗、血液系统疾病、凝血功能障碍、脑肿瘤、脑血管炎、硬脑膜动静脉瘘、烟雾病、静脉窦血栓形成等引起，占脑出血的 15% ~20%。继发性病因的诊断多依靠影像学，结合病史及其他辅助检查综合诊断。

3. 脑出血继发损害的诊断　脑出血继发损害主要包括血肿扩大、血肿周边水肿形成、继发脑室出血及脑积水等。脑出血患者的继发损害与神经功能恶化密切相关，会增加致残率和死亡率，因此早期的识别与诊断尤为重要。

（1）血肿扩大：血肿扩大（hematoma expansion/growth，HE/HG）指复查血肿体积（发病 24~48 小时）较基线时的血肿体积增加达定义标准。当前定义标准多采用 Brott 团队定义的≥33%，尚有部分研究定义为≥6ml 或 30%，≥12.5ml，以及≥12.5ml 或 33%。早期血肿扩大是脑出血患者早期神经功能恶化、致死致残重要和独立的危险因素，目前临床上多采用超急性期一站式多模式 CT 对血肿扩大进行预测和评估，常用评估指标包括超早期血肿扩大速度、黑洞征、混杂征、低密度征、岛征、点征、造影剂外渗及血肿扩大评分等指标（表 9-4-2~表 9-4-4）。

表 9-4-2　依据平扫 CT 的 BAT 评分

	变量	得分/分
混杂征	有	1
	无	0
任意低密度征	有	2
	无	0
发病至 CT 时间	<2.5 小时	2
	≥2.5 小时或未知	0
合计		0~5

注：得分越高提示血肿扩大可能性越大。

表 9-4-3　依据 CTA 的点征评分

特点		得分/分
点征个数	1~2 个	1
	≥3 个	2
轴位最大直径	1~4mm	0
	≥5mm	1
最大密度	120~179HU	0
	≥180HU	1
合计		0~4

注：当点征个数大于 1 个时，轴位最大直径取一点征进行测量，最大密度取最大点征进行测量。

（2）血肿周边水肿：血肿周边水肿通常可分为细胞毒性水肿与血管源性水肿，由于发病机制不同，因此出现时间也略有不同，诊断通常依靠头颅影像学进行辅助诊断。细胞毒性水肿多由于细胞损害，ATP 依赖性离子泵异常，离子和水分子从细胞外向胞内移动，细胞肿胀所致，在磁共振中 DWI 显示为高信号，ADC 对应低信号，而血管源性血肿则多由于血脑屏障破坏，血浆蛋白质渗漏到细胞外空间，积存于血管周围及细胞间质所致，常可通过 CT 对应脑白质密度减低进行诊断。

血肿周边水肿的出现通常也预示着神经功能的恶化及远期不良结局。既往曾有研究提示基质金属蛋白酶 3、肿瘤坏死因子-α 等标志物可能与血肿周边水肿的产生发展相关，近年研究提示脑静脉系统回流障碍与血肿周边水肿形成及增长亦有关，颈内静脉返流及颅内静脉、静脉窦结构异常能够预测血肿周边水肿的大小及变化。

表 9-4-4　依据 CT 及 CTA 对血肿扩大的预测评分

变量		得分/分
华法林使用	无	0
	有	2
发病至 CT 时间	≤6 小时	2
	>6 小时	0
基线脑出血体积	<30ml	0
	30~60ml	1
	>60ml	2
CTA 点征	无	0
	有	3
	未提供	1
合计		0~9

注：得分越高提示血肿扩大可能性越大。

（3）脑室出血与脑积水：脑出血患者中，有 35%~50% 的患者合并脑室出血，脑室出血可使死亡率增加近 5 倍。在合并脑室出血的患者中，由于第三、第四脑室内积血，可能出现梗阻性脑积水，而在血液及其崩解物的刺激下，室管膜及室管膜下脑组织会产生炎症反应，使蛛网膜炎症及纤维化导致蛛网膜颗粒粘连，发生交通性脑积水。

4. 预后的判断　关于脑出血患者的预后判断经历了不同时期的演变，有原始脑出血评分（Original intracerebral hemorrhage score，OICH）（表 9-4-5）、改良脑出血评分（Modified ICH score）、新 ICH 量表（New ICH score）、改良 ICH 量表 A 和 B（Modified ICH scoreA&B）、ICH 分级量表（ICH grading score，ICH-GS）、原发性脑出血评分（FUNC score）（表 9-4-6）、调整脑出血评分（MICH score）、脑出血功能预后评分量表（ICH-FOS）（表 9-4-7）等各种评分量表相继出台。对于不同时间的死亡率来讲，所有的量表均表现良好。量表中体现了脑出血及预测脑出血结局的重要危险因素。脑出血预后的量表可以有效筛选预后更差的患者，对这些患者进行针对性的研究可能产生更有意义的结果。

表 9-4-5 原始脑出血评分

评价内容		分值/分
格拉斯哥昏迷量表评分/分	3~4	2
	5~12	1
	13~15	0
血肿体积/ml	≥30	1
	<30	0
破入脑室	是	1
	否	0
出血源自幕下	是	1
	否	0
年龄/岁	≥80	1
	<80	0
总分		0~6

表 9-4-6 原发性脑出血评分

构成		FUNC 评分/分
脑出血量/ml	<30	4
	30~60	2
	>60	0
年龄/岁	<70	2
	70~79	1
	≥80	0
出血部位	脑叶的	2
	深部的	1
	幕下的	0
GCS 评分/分	>9 分	2
	<8 分	0
脑出血发病前有无认知障碍	无	0
	有	1
总分		0~11

目前关于 ICH 早期预后的预测可能存在偏倚，因为没有考虑到早期放弃技术支持和抢救的影响。即使对于放弃抢救的患者，也应给予恰当的内科和外科治疗，除非有明确的禁忌证。早期积极治疗，推迟不抢救，至少应等到患者入院第二天才可能放弃抢救（Ⅱa 类推荐，B 级证据）。之前就已同意不抢救的患者不在此列。

【治疗】

脑出血患者在发病后的最初数天内生命体征及神经功能往往不稳定，将患者送入卒中单元进行密切监护可降低病死率。应给予患者持续生命体征监测、意识水平及神经功能评价、心电图监测及外周血氧饱和度监测等。存在低氧血症的患者应给予吸氧，气道功能严重障碍者应给予气道支持及辅助通气。临床稳定后，应早期活动及康复治疗。

脑出血主要可分为内科治疗、外科治疗及并发症预防与治疗。

1. 脑出血内科治疗

（1）血压管理：约 2/3 的脑出血患者在急性期会出现血压升高，且血压升高的幅度与血肿扩大、神经功能恶化及不良临床预后密切相关。正常人平均动脉压在 50~150mmHg 时，脑血流量因有自我调节功能而维持稳定，但由于脑出血患者常伴有慢性高血压，其自动调节曲线右移，对于正常人可以耐受的平均血压，就有出现低灌注的风险。因此，对于脑出血急性期降压治疗的幅度和速度尚不完

表 9-4-7 脑出血功能预后评分量表

评价内容			分值/分
年龄/岁		≤59	0
		60~69	1
		70~79	2
		>80	4
入院美国国立卫生研究院卒中量表评分/分		0~5	0
		6~10	2
		11~15	3
		16~20	4
		≥21	5
入院格拉斯哥昏迷量表评分/分		15~13	0
		9~12	1
		3~8	2
入院血糖/(mmol·L⁻¹)		≤11.0	0
		≥11.1	1
出血部位		幕上	0
		幕下	1
出血体积/ml	幕上	<40	0
		40~70	2
		>70	2
	幕下	<10	0
		10~20	2
		>20	2
破入脑室		否	0
		是	1
总分			0~18

全明确,其关键在于维持脑灌注压与减少血肿扩大之间的平衡,从而选取安全、有效的降压水平。

关于脑出血急性期血压管理目前仍存在一定争议,针对早期强化降压治疗的研究主要包括强化降压治疗急性脑出血的临床研究(intensive blood pressure reduction in acute cerebral hemorrhage trial, INTER-ACT)和急性脑出血的降压治疗(antihypertensive treatment of acute cerebral hemorrhage, ATACH)系列研究,然而研究结果却不完全一致。总的来说,脑出血急性期积极降压是安全的,对于收缩压超过150mmHg、无急性降压治疗禁忌证的脑出血患者,将收缩压降至140mmHg是安全的,且可能改善患者的功能预后。血压变异大与脑出血患者90天不良预后明显相关,对于收缩压>220mmHg患者,应行持续血压监测,有效、持久而平稳地控制血压,收缩压目标值为160mmHg,特别是规避收缩压的峰值可增强早期积极降压的治疗措施的临床获益。对收缩压波动于150~220mmHg患者,强化降压建议血压控制目标为130~139mmHg,收缩压<130mmHg可能与不良预后相关。脑出血急性期建议给予快速降压药物,可根据患者高血压病史的长短、基础血压值、颅内压情况及入院时的血压情况个体化选择口服或静脉用药,可选择卡托普利、乌拉地尔、拉贝洛尔、盐酸艾司洛尔、尼卡地平、依那普利等药物。同时,应积极分析血压升高的原因,若患者出现躁动,应积极寻找躁动原因,及时给予处理,在确保呼吸道通畅的前提下,可适当给予镇静治疗,有助于降压达标。并注意监测患者肾功能,及时处理。

(2)止血治疗

1)非抗栓药物相关脑出血止血治疗:脑出血急性期常规止血治疗临床疗效尚不确定,氨甲环酸治疗超急性原发性脑出血(tranexamic acid for hyperacute primary intracerebral haemorrhage, TICH-2)试验发现与安慰剂相比,氨甲环酸组脑出血患者的早期死亡和严重不良事件降低,但90天功能状态没有显著性差异,且亚组分析提示基线收缩压≤170mmHg或血肿体积30~60ml的人群,氨甲环酸能够显著改善患者90天神经功能缺损。因此,在一些特殊超急性期脑出血患者中氨甲环酸治疗可能是获益的,但尚需更多研究进一步验证。在临床中应当加强患者筛选,实施个体化诊疗,不建议不予筛选就对所有脑出血患者进行止血治疗。同时,对于可能存在血肿扩大风险(如CT点征阳性)患者不建议应用rFⅦa止血治疗。

2)抗栓药物相关脑出血止血治疗

A. 抗血小板药物相关脑出血的止血治疗:脑出血时血小板输注(transfusion in cerebral haemorrhage, PATCH)研究结果表明血小板输注无法改善临床结局,且与死亡风险和更多的不良事件的增加显著相关。因此,对于抗血小板相关脑出血患者不推荐使用血小板输注。

B. 抗凝药物相关脑出血的止血治疗

a. 华法林相关脑出血:应迅速纠正国际标准化比值(international normalized ratio, INR),但目标INR值尚不明确,临床试验中采用标准为INR≤1.3~1.5。逆转治疗可选用维生素K、新鲜冰冻血浆(fresh frozen plasma, FFP)、浓缩型凝血酶原复合物(prothrombin complex concentrates, PCC)和重组活化因子Ⅶ(recombinant factor Ⅶa, rFⅦa)。静脉应用维生素K(5~10mg缓慢静脉输注)逆转INR起效较慢,若患者肝功能正常,通常在用药后2小时起效,24小时达到作用高峰。与FFP相比,PCC并发症较少,能较快纠正INR,因此可优先考虑使用PCC。而rFⅦa目前尚不推荐常规用于华法林相关脑出血的治疗。

b. 新型口服抗凝药相关脑出血:尚缺乏证据。初步经验提示,活化的PCC第Ⅷ因子旁路活性抑制剂(factor Ⅷ inhibitor bypassing activity, FEIBA)或rFⅦa可能更适用于直接凝血酶抑制剂达比加群,PCC适合于Ⅹa因子抑制剂利伐沙班和阿哌沙班。若2小时前服用过以上药物并发生出血时可使用活性炭。服用达比加群的患者可考虑依达赛珠单抗(idarucizumab)特异性逆转治疗及血液透析治疗。美国FDA于2018年批准了Andexanet用于凝血因子Ⅹa抑制剂(利伐沙班、阿哌沙班)的解毒剂。

c. 肝素相关脑出血:对普通肝素相关脑出血,推荐使用硫酸鱼精蛋白治疗。推荐剂量为1mg/100U肝素,用肝素后30~60分钟,需0.50~0.75mg和1mg肝素,2小时后只需0.250~0.375mg,4小时后不需中和。使用低分子量肝素(8小时内)的患者也可采用类似剂量中和,但中和效果可能不完全。

C. 溶栓相关脑出血的止血治疗:对具有溶栓相关脑出血危险因素的患者应详细评估溶栓风险,谨慎处理。目前推荐的溶栓相关脑出血的治疗方法为包含凝血因子Ⅷ的冷沉淀物和氨甲环酸,以快速纠正组织纤溶酶原激活剂造成的系统性纤溶状态。

（3）颅内压增高管理：脑出血患者颅内血肿及水肿占位效应可导致颅内压增高，进而导致致死率、致残率升高。可通过脑室内和脑实质内置入探头装置监测脑出血患者颅内压，早期控制颅内压，可改善患者预后。目前降低颅压可考虑以下几种方法。

1）抬高床头，需除外低血容量。

2）镇痛镇静，明显躁动或谵妄患者可考虑给予镇痛、镇静治疗，小剂量起始，逐渐加量。

3）脱水降颅压，可选用渗透性药物，如甘露醇、高张盐、呋塞米、甘油果糖及白蛋白，但应防治低血容量、电解质紊乱、肾功能及心功能受损等。

4）脑室外引流，出现严重脑积水且药物效果欠佳患者，为挽救生命，可考虑脑室外引流。

2. 脑出血外科治疗 外科手术治疗可解除血肿占位效应及周围脑组织的毒性反应，但同时手术会损伤浅层脑组织，从而造成新的出血，且非高血压性脑出血患者再出血风险高，但对于已经出现昏迷、明显占位效应、中线移位、脑干受压等脑疝征象时，在排除颅内活动性出血后，需考虑外科手术减压治疗。同时，病情允许情况下，应尽可能术前完善血管相关检查（CTA/MRA/DSA）等排除血管病变，规避和降低再出血风险，并通过明确病因，针对病因诊治。

关于脑出血的外科治疗，主要包括以下几种：微创血肿碎吸术、开颅血肿清除术、去骨瓣减压术、脑室外引流等方式。

（1）微创血肿碎吸术：RCT 研究结果提示微创血肿碎吸术对单纯性基底节脑出血（25~40ml）疗效优于单纯内科保守治疗，两项 Meta 分析结果显示发病≤72 小时幕上高血压脑出血、GCS 评分>9 分患者，微创血肿碎吸术在死亡率、再出血率、预后等方面优于传统的开颅手术，采取微创血肿碎吸术的患者应尽可能清除血肿，使治疗结束时残余血肿体积≤15ml 且可以考虑联合或不联合组织纤溶酶原激活剂。

（2）开颅血肿清除术、去骨瓣减压术：对于意识障碍加重昏迷、占位效应明显的幕上脑出血患者，为挽救生命，可行去骨瓣减压术，根据病情决定联合或不联合血肿清除术。开颅血肿清除术可以减轻脑出血占位效应和周围炎症，降低颅内压，并防止脑疝，虽然其疗效尚存在争议，但其仍然是脑出血恶化患者挽救生命的措施。对于发病≤8 小时、血肿体积 20~50ml、GCS 评分 9~12 分、年龄 50~69 岁的脑出血患者，早期开颅血肿清除术优于保守治疗。对于血肿体积≥30ml 且距皮质表面 1cm 内的脑叶出血患者，可考虑开颅血肿清除术。

幕下脑出血（小脑或脑干）患者更易出现第四脑室受压所致的急性脑积水和脑疝，而危及生命。对于血肿直径>3cm 小脑出血或伴脑干受压或脑积水的患者，可考虑行颅后窝减压性颅骨切除术、血肿清除术。对于出现神经功能恶化或脑干受压的幕下脑出血患者，不论有无脑室梗阻所致脑积水，应尽快行血肿清除术，不建议单纯脑室外引流。

（3）脑室外引流：合并脑室内出血是自发性脑出血患者预后不良的独立危险因素。脑室外引流手术有助于引流脑室内血液及脑脊液，但血液较易堵塞引流管，与脑室内注入生理盐水患者相比，注入组织纤溶酶原激活剂并不能改善患者功能预后，但可以降低死亡率。联合腰椎穿刺置管引流有助于加速清除脑室出血、降低行脑室腹腔分流的风险。另外还有一些手术方式，如神经内镜下血肿清除术和脑室造口术、早期脑室-腹腔分流术及内镜下第三脑室切开术，但疗效尚不明确。

3. 并发症预防与治疗

（1）血糖：多项研究显示，脑出血患者无论是否合并糖尿病，其入院时高血糖均与不良预后及高死亡风险相关。而通过胰岛素严格控制血糖水平可改善危重患者预后，但亦有研究表明强化降糖治疗不能降低危重症患者的死亡风险，同时会明显增加低血糖风险。因此，对脑出血患者应当密切监测血糖，对高血糖进行控制，可考虑将血糖控制于 7.8~10.0mmol/L，注意避免低血糖发生。

（2）体温：脑出血患者体温升高较为常见，多种因素均与脑出血后发热相关，如卒中程度严重、血肿体积增加、丘脑出血或脑干出血、合并脑室出血或蛛网膜下腔出血，接受脑室外引流、开颅血肿清除等手术操作及肺炎等感染性因素。而脑出血后体温升高可增加不良预后风险。因此，对于脑出血后发热患者，应明确发热原因，给予针对病因及对症降温等治疗。

（3）深静脉血栓（DVT）：脑出血患者发生 DVT 和肺栓塞的风险很高，对于脑出血患者应建议早期活动、抬高下肢及加强康复锻炼,避免下肢静脉输液尤其是偏瘫侧肢体,定期监测 D-二聚体及下肢静脉彩超。同时,应自入院即予间歇充气加压治疗以预防深静脉血栓,对于深静脉血栓高危但非凝血功能障碍脑出血患者,在确定出血停止后,卧床 1~4 天后可考虑皮下注射小剂量低分子量肝素或普通肝素,但需注意出血的风险。对于已发生症状性深静脉血栓或肺栓塞的脑出血患者应当积极考虑给予全身性抗凝或安置下腔静脉过滤器,具体应根据患者情况个体化选择,需关注以下几项因素:距离首次出血的时间、血肿是否稳定、出血的原因及患者的全身状况。

（4）脑积水:脑积水是脑出血患者致死率、致残率升高的一个重要因素,其多是由脑脊液流出道梗阻、吸收异常和分泌增多引起。对于脑室内出血患者出现第三脑室流出道急性梗阻,脑室外引流应置于对侧侧脑室。对于意识水平下降、合并严重脑积水患者,药物疗效欠佳时,可考虑行脑室外引流挽救生命,同时可考虑应用组织纤溶酶原激活剂保持引流管通畅,但对于动脉瘤、血管畸形患者,在纠正出血原因前不可使用。

（5）癫痫发作:脑出血皮层受累是早期癫痫发作的重要危险因素,而与老年脑出血患者相比,年轻患者更易出现癫痫发作,且多在脑出血后 2 年内。但目前预防性抗癫痫药物对脑出血癫痫发作的疗效证据仍不足,故不推荐预防性应用抗癫痫药物,而对于出现癫痫发作、临床出现抽搐或精神状态改变,且脑电图提示痫样放电的患者应给予抗癫痫药物治疗。同时,对意识障碍加深与脑出血影像学表现不一致的患者,应考虑持续脑电图监测以明确是否有癫痫。

（6）吞咽困难:所有脑出血患者经口进食前建议进行吞咽筛查,以降低吸入性肺炎发生的可能。

（7）心脏并发症:卒中与急性心肌梗死常同时发生,24 小时内约 14% 的脑出血患者的肌钙蛋白水平升高。因此,对脑出血患者进行心电图、心肌酶谱等检查,有利于筛查心脏相关并发症,及时处理。

【学科新进展】

在急性期血压控制方面,ATACH 和 INTERACT 研究为脑出血患者早期降压提供了重要依据。INTERACT 2 研究纳入发病 6 小时内脑出血患者,结果显示强化降压与标准降压组间,主要终点事件（90 天不良结局）发生率差异无统计学意义,但次要终点事件发现,强化降压组功能恢复显著优于标准降压组。事后分析显示目标收缩压 130~139mmHg 时获益最大。ATACH-Ⅱ 研究纳入发病 4.5 小时内脑出血患者,该研究发现,脑出血患者强化降压与标准降压比较并不能降低死亡及致残率,但严格控制血压有减少血肿扩大的趋势,但未达到统计学差异。进一步分析指出,可能由于纳入的患者病情相对较轻,使强化降压的获益难以体现。此外,更快更强的降压可能是导致 ATACH-Ⅱ 失败的原因。INTERACT 2 和 AT-ACH-Ⅱ 试验的参与者的个体化数据进行了汇总分析显示,对于轻-中等严重程度的急性颅内出血,早期达到的收缩压水平和稳定的收缩压水平似乎是安全的,与良好预后相关。脑出血急性期降压的适宜人群、降压程度、时机等方面仍需要进一步研究。

在急性期止血治疗方面,小型随机试验评估了血小板输注、凝血酶原复合物（PCC）和重组活化Ⅶ因子在脑出血止血方面的疗效。加拿大 SPOTLIGHT 和美国 STOP-IT 试验研究了Ⅶ因子在具有“点征”的脑出血患者中的有效性和安全性,结果显示,Ⅶ因子对于点征阳性的患者来说,不能减少 24 小时内再出血体积,也未能改善 3 个月临床结局。PATCH 研究探讨了血小板输注治疗是否能改善既往使用抗血小板药物的幕上脑出血患者的结局,结果发现,血小板输注组 3 个月死亡和残疾率高于标准治疗组,且严重不良事件更多。INCH 研究比较了新鲜冰冻血浆（FFP）和 PCC 对治疗维生素 K 拮抗剂（VKA）诱导的脑出血患者的安全性和有效性。最终作者认为,在逆转 VKA 相关脑出血 INR 方面,含 4 个因子的 PCC 优于 FFP,INR 逆转速度越快血肿扩大体积越小。氨甲环酸治疗脑出血的多中心随机对照研究（TICH-2 研究）显示,与安慰剂相比,接受氨甲环酸治疗的脑出血患者出现血肿扩大的较少且 7 天时病死率更低,然而其 90 天时主要结局无获益。新型口服抗凝药相关的止血治疗中,idarucizumab 可迅速、持久且安全地逆转达比加群的抗凝作用。对于Ⅹa 因子抑制剂出现急性大出血的患者,andexanet 治疗显著降低了抗因子Ⅹa 活性,并且 82% 的患者在 12 小时达到优秀或良好的止血效果。关于颅内出血后恢复抗凝治疗的问题,一项系统回顾及 Meta 分析发现恢复抗凝治疗可使血栓栓塞事件（如卒中和心肌梗死）风险降低,而脑出血复发风险并未明显增高。一项登记研究认为,心房颤动患者颅内出血后恢复抗凝治疗的最佳时间为 7~8

周。在抗血小板方面,RESTART 研究提示脑出血后重启抗血小板治疗可能降低了复发的风险。

近年来多项 RCT 研究如 MISTIE、ICES、ENRICH、INVEST 等,将微侵袭外科手术(minimally invasive surgery)与传统的显微镜下开颅手术进行了比较,认为微侵袭外科手术治疗颅内出血预后更好。脑室血肿治疗,CLEAR Ⅲ期临床试验结果表明,脑室注入 rt-PA 与生理盐水比较,并不改善功能预后,可以降低死亡率,按照指导方案使用 rt-PA 是安全的,需要进一步研究评价使用 rt-PA 更大频率完全抽吸干净血肿是否获得更好的功能预后。开颅手术清除脑内血肿 STICH 和 STICH Ⅱ研究发现,早期手术的策略似乎既不有害也无益处。目前还没有针对颅后窝出血的最佳治疗的随机对照试验,4 项观察性研究的个体化数据的 Meta 分析显示,对于小脑出血患者,外科血肿清除术(与保守治疗相比)与功能预后改善无关。但目前血肿清除仍可被视为恶化患者的挽救生命的措施。

关于调脂药物在脑出血患者中的使用与否目前仍存在争议。近来有大型荟萃分析结果显示他汀类药物治疗或较低的 LDL 水平与未来发生出血性卒中风险之间的没有任何关联,且可能与 ICH 事件发生风险降低相关。PCSK9 抑制剂在包括卒中患者在内的临床试验如 OSLER、FOURIER 等研究中发现,其在降低 LDL 的同时,没有显著增加未来 ICH 风险。

评价铁螯合剂甲磺酸去甲氧胺对脑出血治疗安全性的研究 i-DEF 试验结果认为,甲磺酸去铁胺是安全的,但主要终点发生率及死亡率无显著差别。

脑出血研究虽然取得了一些进展,但仍然存在很多不足和局限,需要更多的研究来探索新型有效的治疗脑出血的方法,从而改善脑出血患者预后,从既往这些脑出血相关的试验中获得的结果和教训,对改进未来试验的设计至关重要。

（陆菁菁　胡　波）

第五节　蛛网膜下腔出血

蛛网膜下腔出血(subarachnoid hemorrhage,SAH)是指颅内血管破裂后,血液流入蛛网膜下腔。临床上将 SAH 分为外伤性和非外伤性两大类。非外伤性 SAH 又称为自发性蛛网膜下腔出血,常见病因为动脉瘤,占全部病例的 85% 左右。其他病因包括中脑周围非动脉瘤性出血(perimesencephalic nonaneurysmal subarachnoid hemorrhage,PNSH)、血管畸形、动-静脉瘘(arteriovenous fistula,AVF)、凝血功能障碍、吸食可卡因和垂体卒中等。

蛛网膜下腔出血症状的严重程度,与出血量密切相关,临床常用改良 Fisher 分级量表、Hunt-Hess 评分和世界神经外科医师联盟(World Federation of Neurological Surgeons,WFNS)分级评估患者的病情及预后。动脉瘤破裂,血液进入蛛网膜下腔,引起脑脊液大量分泌,颅内压增高。患者出现剧烈头痛、呕吐的脑膜刺激症状。出血量多的重症患者可出现意识障碍,局部血肿压迫可出现神经功能缺损。继发性脑损伤包括动脉瘤再破裂、急性脑积水、迟发性脑缺血(delayed cerebral ischemia,DCI)。重症 SAH 的发病急骤,症状危重,病情多变,通常需要在神经重症病房由神经重症、神经外科、神经介入医师组成的多学科团队进行治疗。

蛛网膜下腔出血在脑血管病患者中只占 5%,但该病死亡率可高达 50%。近年来,随着血管介入技术,诊断方法与围术期处理有较大发展,动脉瘤再破裂出血导致死亡的情况有所减少,但患者预后仍然较差,存活者的残障率也较高。对于 SAH 患者的急性期救治,包括动脉瘤处理、管理脑损伤和颅内压增高、预防和治疗迟发性脑缺血等并发症,将对患者的预后产生实质性的影响。

【病因与发病机制】

1. **颅内动脉瘤**　蛛网膜下腔出血的动脉瘤,约 85% 的为位于脑底面的囊状动脉瘤,常常是后天形成的,病因有高血压、吸烟和酗酒。动脉瘤家族史是动脉瘤的遗传病因。有一级亲属动脉瘤家族史的患者在蛛网膜下腔出血中只占 10%,这些患者中,基因筛查的认识还有限。多囊肾家族史可能增加 SAH 的风险。其他特殊病因还包括创伤、感染或结缔组织病。

大多数颅内动脉瘤不会破裂,随着动脉瘤的增大,破裂的风险也增加。引起动脉瘤破裂的因素非常复杂。颅内动脉由胶原组成的外膜、肌层和含有内皮细胞的内膜组成,没有外弹力层,位于蛛网膜下腔,周围缺乏组织支撑。动脉壁破坏的理论有以下几种:先天及基因的异常,会导致动脉中层的缺陷;高血压及动脉硬化引起的退行性变会改变血管壁的结构;动脉炎性增生;局部弹力层的退化。中层缺乏肌性物质是最常见原因,这种情况更容易在动脉分叉处发生。

动脉瘤多发生在动脉的分叉部位,常见于 Willis 环本身或附近的分叉部位。约 90% 的动脉瘤位于前循环,常见的好发部位包括前交通动脉瘤、后交通动脉瘤、大脑中分叉部动脉瘤、脉络膜前动脉瘤。后循环动脉瘤包括基底动脉尖和椎动脉颅内段(特别是小脑后下动脉起始部)动脉瘤。

2. 非动脉瘤性中脑周围出血 临床也比较常见,发病率占蛛网膜下腔出血的 10% 左右,出血原因不清,推测为中脑周围的小静脉破裂所致。出血集中在中脑周围的脑池中,通常情况下,出血的中心位于中脑或脑桥的前面,某些患者的出血局限于四叠体池,而外侧裂和前纵裂不会出现出血。CT 显示出血部位符合上述表现,血管造影(DSA)没有发现动脉瘤,可考虑该病因。但是需要警惕 DSA 假阴性,如基底动脉瘤或椎动脉瘤的存在。

与动脉瘤性蛛网膜下腔出血相比,此类患者临床症状轻微,入院时一般是清醒的。发生迟发性脑缺血和其他系统并发症的风险低,一般预后良好。

3. 动脉夹层 动脉夹层引起的蛛网膜下腔出血,绝大多数位于椎动脉,后循环夹层动脉瘤再出血的发生率也非常高。椎动脉夹层造成的蛛网膜下腔出血常表现为舌咽迷走神经麻痹或 Wallenberg 综合征。有 30%~70% 的患者会出现再出血。再出血的时间从数小时到数周不等。

4. 脑内动静脉畸形(AVM) 脑凸面蛛网膜下腔出血,可能是脑表面的 AVM 引起的,但是只有不到 5% 的 AVM 破裂的积血,仅仅局限在蛛网膜下腔。由于 AVM 内的血流量大,对动脉壁产生较大的张力,所以 10%~20% 的 AVM 供血动脉会出现囊状动脉瘤。这类患者出血的原因是动脉瘤破裂,而非血管畸形本身引起。因此,破裂动脉瘤所在的位置不是典型的脑底部 Willis 环附近,出血更多破入脑实质。

5. 脓毒性动脉瘤 感染组织通过血流可以进入脑内动脉壁,引起动脉瘤性扩张。细菌性心内膜炎造成的脓毒性动脉瘤,真菌感染后引起的真菌性动脉瘤。感染性心内膜炎引起的动脉瘤,大多位于大脑中动脉分支的远端,仅有 10% 位于近端。大多数情况下,脓毒性动脉瘤引起脑内血肿,此类动脉瘤也会出现再出血。一般情况下,患者先出现感染性心内膜炎的临床症状和体征,再出现蛛网膜下腔出血。可以使用外科手术夹闭或介入手术方法处理脓毒性动脉瘤,也有通过足量抗生素治疗的报道。

6. 垂体卒中 垂体肿瘤引起组织坏死时累及垂体动脉,会引起动脉性出血。引起垂体肿瘤出血的诱因有妊娠、颅内压增高、抗凝治疗、血管造影及应用促性腺释放激素治疗。垂体卒中的表现为突发的剧烈头痛,伴或不伴恶心呕吐、颈项强直或意识水平下降。特征性的表现是突发的视力下降。由于出血会压迫海绵窦内的动眼神经、滑车神经及展神经,所以大多数患者还会出现眼球运动障碍。头颅磁共振可以发现出血部位位于垂体窝,还可以发现垂体腺瘤。

7. 其他 其他少见病因还有可卡因滥用、使用抗凝药物、镰状细胞病、CNS 表面铁沉着症及无法确定病因的蛛网膜下腔出血。

【临床表现】

1. 头痛 颅内动脉瘤常常有危险性渗漏或称"前哨性出血",即动脉瘤出现微小裂痕,血压增高时出血进入蛛网膜下腔,但出血只持续数秒。患者突然出现严重头痛,往往是枕部或颈部持续性疼痛。头痛往往持续 48 小时甚至更长时间。与偏头痛最大的不同是患者出现突发头痛,且持续时间更长。在头痛发生的同时往往伴有呕吐和活动的停止,以及意识水平的降低。另外,偏头痛常常是搏动性的,疼痛在数分钟到数小时达到高峰。偏头痛伴恶心呕吐通常只持续一段时间。前哨头痛往往持续数天至 1 周,在这期间,患者很少能从事正常活动。前哨出血经常被误诊为偏头痛、流感、高血压脑病、无菌性脑膜炎、颈部劳损,甚至胃肠炎。头痛、疲劳及呕吐很容易被误诊为食物中毒或急性胃肠功能紊乱。

2. 神经系统症状及体征 动脉瘤可以表现为邻近脑组织或脑神经受压。巨大动脉瘤尤其容易出现局部占位效应导致的症状及体征。巨大大脑中动脉动脉瘤可引起癫痫、偏瘫或失语。后交通动脉瘤或小脑上动脉的动脉瘤可压迫第Ⅲ对脑神经。巨大的小脑上动脉动脉瘤可压迫中脑的锥体束产生引起对侧偏瘫（Weber综合征）。动脉瘤的占位效应可引起展神经麻痹。在海绵窦内，动脉瘤可压迫第Ⅵ、Ⅳ或第Ⅲ对脑神经，产生眼肌麻痹。基底动脉分叉处向前生长的动脉瘤可类似垂体肿瘤。基底动脉分叉处向前生长的动脉瘤可类似垂体肿瘤，引起视野缺损及垂体功能减退。基底动脉分叉处垂直生长的动脉瘤可产生遗忘综合征，合并第Ⅲ对脑神经麻痹、球部症状及四肢轻瘫。前交通动脉瘤患者出现下肢无力、谵妄及双侧Babinski征阳性。大脑中动脉瘤出现失语、轻偏瘫及病感缺失。大脑后动脉瘤出现同向性偏盲。眼动脉动脉瘤出现单眼视力障碍。

动脉瘤内可以形成栓子，栓塞远端动脉，引起卒中。短暂性意识丧失是由动脉血突然进入蛛网膜下腔导致颅内压（ICP）迅速增高所致。ICP增高，出血进入视神经鞘中及视网膜中心静脉压力增高会引起视网膜出血，通常出血位于玻璃体下。这种出血表现为从视盘向视网膜扩散的大面积出血。视盘水肿出现得比较晚。同侧或双侧的展神经麻痹同样很常见，反映了ICP增高。

【辅助检查】

1. CT　头颅CT检查是诊断SAH的基础手段和首要选择。临床怀疑SAH时，通过头颅CT检查是否能发现出血，依赖于蛛网膜下腔中的血量、检查距离发病的时间、仪器的分辨率及影像科医师的技术等因素。随着时间的推移，由于蛛网膜下腔内血液的吸收和重新分布的变化，CT的敏感度随之下降：在发病后的前3天，CT扫描的敏感度接近100%；而5~7天后下降到50%；2周后则降至30%以下。动脉瘤性蛛网膜下腔出血的区域、位置，可能不仅仅局限在蛛网膜池、基底池中，还可能延伸到外侧裂、脑实质、脑室中。虽然血液分布通常可以提示动脉瘤的位置，但有时并不准确，需要留意多重因素：前交通动脉瘤破裂往往伴随出现脑底部额叶下区域的出血，出血可扩散至前纵裂及胼胝体周池，通常会伴有额叶血肿或从终板到透明隔的中线部位血肿；一侧颞叶血肿或聚集在外侧裂中的血液，通常提示大脑中动脉瘤；颅内血肿的位置也可提示破裂动脉瘤的位置，这比单纯依赖出血位于蛛网膜池中的位置来判断更加准确。由于少量的蛛网膜下腔中的血液很容易被忽视，加之即使是使用先进的CT设备，在出血后12小时之内进行检查，仍有2%的假阴性；此外，CT显示正常也不能完全排除SAH，如果出血量少，CT往往发现不了出血，尤其是CT检查在发病后24~72小时以后才进行，所以仔细阅读CT片显得尤为重要。

2. MRI　主要应用于CT不能确诊的可疑SAH患者。作为诊断蛛网膜下腔出血的一种重要方法，MRI可避免进行腰椎穿刺。虽然MRI的操作不如CT方便，而且不适用于躁动患者，因此限制了MRI对SAH的诊断应用，有关急性期使用MRI的研究也并不充分。然而综合分析这些有限的研究数据后发现，在发病最初的数小时及数天内，应用液体衰减反转恢复序列（FLAIR）、质子密度成像、弥散加权成像（DWI）和梯度回波序列（T2*）等成像技术，其效果与CT一样敏感。并且，在SAH发病数天到40天时，CT的敏感性渐次降低，而MRI发现血液的阳性率要优于CT，但由于磁共振成像时间长、费用高及患者配合度要求高等原因，目前该方法成为CT检查之后的主要诊断手段。迄今为止，MRI对中脑周围SAH的诊断价值尚有争议。

3. 腰椎穿刺　对于临床怀疑SAH，如果CT或MRI检查结果为阴性或不能明确诊断的病例，需要进行腰椎穿刺作为排除SAH的最后手段。由于红细胞降解及胆红素和氧合血红蛋白的形成需要数小时时间，因此一般推荐腰椎穿刺的时间至少要发病后6小时，最好12小时之后。如果过早采集脑脊液，就会得到血性脑脊液，很难区分这些血的成因来源是真正由蛛网膜下腔出血引起的，还是由穿刺损伤造成的。SAH时脑脊液的主要特点：①大量红细胞，初期红、白细胞比例为700∶1，与外周血相似；②出血6~12小时后脑脊液出现黄变，送检的脑脊液立即离心后，取上清液用分光光度法测定呈黄色；而穿刺伤常表现为不均匀的血性脑脊液，上清液为无色；③测压力增高；④数天后白细胞数可增加；⑤蛋白含量可增高；⑥糖和氯化物无明显变化。脑脊液中发现吞噬了红细胞、含铁血黄素或胆红素结晶的吞噬细胞时也提示SAH。如果没有再出血，脑脊液的红细胞和黄变现象多于出血后2~3周消失。无色透明的正常脑脊液可以排除在最近2~3周内发生过SAH的可能。分光光度计法对CT阴性的可疑SAH的敏感性及特异性并不是很高，不足以作为确诊性诊断方法，但它仍旧是目前可用的方法。

有一些疾病如脑膜炎、静脉窦血栓形成或自发性低颅压等，其主要临床表现也可为头痛，完善腰椎穿刺可以在排除SAH的同时协助进行诊断。

4. 数字减影血管造影（DSA）　全脑血管造影仍然是确诊 SAH 病因、发现动脉瘤的金标准，不仅可以明确动脉瘤的存在，还可以帮助确定动脉瘤与邻近动脉之间的解剖位置关系，有助于选择最佳治疗方案（填塞或夹闭）。但是这项检查是有创的且耗时，同时有一定的操作相关并发症。研究发现，SAH 患者接受导管造影后的近期或远期并发症的发生率为 1.8%，术中动脉瘤再破裂的风险为 1%~2%，动脉造影后 6 小时内的破裂发生率为 5%。目前随着技术的改进，非侵入性检查方法的准确性进一步提高，多数情况下 DSA 已不作为首选检查，当无创的 CT 血管成像未发现责任动脉瘤或者无法确定治疗方案时，才需要进一步进行 DSA。

由于血管痉挛是 SAH 的严重并发症之一，且出血后 35 天开始出现，68 天达到高峰，持续 23 周，所以关于造影的最佳时机，多数认为若条件具备、病情允许，应在发病 3 天之内进行，尽早发现并及时处理动脉瘤。这样做的好处不仅是为了早期处理动脉瘤，防止再出血的发生，同时在成功闭塞动脉瘤后，可以给予患者适度的扩容治疗，更为重要的是，严重血管痉挛可能使载瘤动脉显影不清，造成假阴性结果。首次造影阴性的明确 SAH 患者，建议复查脑血管造影。旋转 DSA 及三维（3D）重建技术的应用有助于降低假阴性率，同时可准确显示动脉瘤形态及其与邻近血管的关系，确定治疗方案。对于 CT 上提示为后循环动脉瘤出血的患者，必须对两侧椎动脉造影后才能排除非动脉瘤，这是因为仅仅进行单侧椎动脉造影可能会漏掉小脑前下动脉或其他椎动脉分支上的动脉瘤。

DSA 也是检测动脉狭窄的金标准，因此临床上有时也用来明确有无脑血管痉挛。

5. CTA 及 MRA　64 层螺旋 CT 血管成像（CTA）是无创的脑血管检查，普通平扫 CT 确立 SAH 诊断后，就可立即获得 CTA，利用三维图像后处理技术，可以在显示器屏幕上任意左右转动，从而能够从各个角度动态观察血管及其病变，可以清晰地显示动脉瘤颈、体、载瘤动脉与周围组织的解剖关系，也有助于治疗方式的选择，尤其是对于 DSA 不能及时实施时或急性期不能耐受 DSA 的患者。但其敏感性会随着动脉瘤大小而改变，对于 3mm 以上动脉瘤的检测具有 98% 的敏感性和 100% 的特异性；对于微小动脉瘤（<3mm），CTA 的敏感度为 0.4~0.9。所以当 CTA 未发现责任动脉瘤时，需要进行 DSA 进一步明确（典型的中脑周围 SAH 可能除外）。同时，部分容积效应现象会扩大动脉瘤颈，无法显示许多重要的穿支小动脉，从而影响到手术方案的制订，这可能与扫描技术、层厚及不同血管重建技术有关。

MRI 血管造影（MRA）也是一种安全的无创检查，无须注射碘造影剂，但敏感性和准确性不如 CTA，对于术前判断动脉瘤颈与载瘤动脉的关系也存在着局限性，并且由于急性期的患者通常比较躁动或需要重症监护，所以急性期并不适用。目前 MRA 主要用于动脉瘤的筛查或动脉瘤患者的随访。

6. 经颅多普勒超声（TCD）　是监测脑血流动力学的一项良好的检查手段，常可用于检测蛛网膜下腔出血后脑血管痉挛的发生。TCD 可发现颅底 Willis 环大血管的血流速度增快，这些血管主要包括颈内动脉、大脑中动脉、大脑前动脉、大脑后动脉，有较高的敏感性和特异性，尤其是颈内动脉和大脑中动脉。血管痉挛所致动脉管腔的减小可引起血流速度的增快。事实上，几乎所有 SAH 患者在发病后，颅底血管都会出现血流速度的增快，并且增快的程度与血管痉挛所致临床表现的恶化及迟发型脑缺血的发生有关。MCA 平均血流速度为 120~200cm/s，与造影显示的轻中度血管痉挛有关，而 200cm/s 时，提示严重血管痉挛，此时管腔狭窄程度大于 50%。Okada 等比较了 TCD 流速和血管造影特点及脑循环时间，结果发现，TCD 与血管造影相比，在 MCA 诊断血管痉挛的敏感度为 84%，特异度为 89%。TCD 对于 SAH 后椎基底动脉痉挛也具有预测价值，Soutiel 等研究证实，基底动脉/椎动脉颅外血流速度比值为 2 时，诊断椎基底动脉血管痉挛的敏感度为 100%，特异度为 95%。TCD 在判断血管痉挛时也会存在一定的假阳性和假阴性情况。有些患者的 MCA 血流速度即便超过 200cm/s，临床上也没有出现血管痉挛的症状。而 Vora 等研究显示三高治疗在不引起血管痉挛的情况下也会使血流速度增快，说明血流速度增快也可以是血管过度灌注或充血的结果。该研究认为，只有在 MCA 血流速度较低（120cm/s）或极高（200cm/s）时，阴性预测值为 94%，阳性预测值为 87%（相对于血管造影或症状性血管痉挛来说）。他们认为中等程度的血流速度增高预测价值较小，不易区分。TCD 的主要优点是无创，可床旁操作，对患者的脑血流速度能够进行连续观察，可以在出现临床症状前协助判断血管痉挛的发生，协助临床医生决定是否需要完善进一步的评估措施如 CTA 或 DSA。但 TCD 的准确与否非常依赖于操作者的技术水平，另外，有些患者尤其是老年人,其颞窗显示不良也限制了 TCD 的使用。

7. 多模 CT（平扫+CTA+CTP）　迟发性脑缺血（DCI）是 SAH 患者预后不良重要的独立危险因素之一,可以使死亡率增加 1.53 倍。多模 CT 常用于早期发现和检测 DCI 的发生。CTA 可以发现大血管狭窄或脑血管痉挛,作为一种筛查工具以减少有创性检查 DSA 的使用。CTP 是目前无创显示脑组织缺血的最敏感、最准确的方法,可以通过脑血流量（CBF）、脑血容量（CBV）和平均通过时间（MTT）、相对脑血流量（rCBF）、相对脑血容量（rCBV）等参数来快速定性和定量评估脑灌注情况,显示梗死发生的缺血早期病理生理分期,是监测 DCI 的有效手段。Sanelli 等对 CTP 参数的定量研究发现,CBF 35ml（100g·min）和 MTT 5.5 秒可能是预测 DCI 发生的阈值。

8. 其他影像学技术　单光子发射计算机扫描（SPECT）可以显示局部脑血流量的降低,也是一种有效的监测血管痉挛的方法。局部低灌注与 SAH 患者血管痉挛及迟发型脑梗死相关性良好。氙-CT 也可以定量显示局部脑血流。MRI 弥散及灌注显像可以显示梗死区域和低灌注区域。以上这些技术可能是监测 SAH 患者的有效方法。

【诊断与鉴别诊断】

1. 诊断　对于蛛网膜下腔出血的诊断,需要依靠临床症状、神经系统查体,再结合辅助检查结果。

（1）临床症状:蛛网膜下腔出血最显著的临床症状是突发剧烈头痛,常被患者描述为"一生中最为严重的头痛"。此外还可能会伴有 1 项下列症状和体征,包括恶心和/或呕吐、颈项强直、背痛、畏光、痫性发作、短暂性意识丧失、昏迷、视网膜前或玻璃体膜前积血或局灶性神经功能缺损（包括脑神经麻痹）。虽然动脉瘤破裂多发生在活动、用力或激动时,但事实上蛛网膜下腔出血可在任何情况下发生,包括睡眠中。SAH 的最初误诊率高达 15%,所以那些症状轻微的患者风险最大。迅速识别和诊断 SAH 是非常重要的。对于 SAH 患者需要着重询问年龄、起病形式、发作的时间、发病时的症状及其他危险因素。

（2）神经系统查体:包括最常见的脑膜刺激征,可以为诊断提供依据,但不能提示疾病的严重程度,也不提示预后。一些局灶神经系统体征往往对破裂动脉瘤部位有一定提示意义,如单侧动眼神经瘫痪多见于同侧颈内动脉后交通动脉瘤。而对于患者的意识水平、神经功能缺损的评价是评定临床分级的重点,直接影响治疗方式的选择。

（3）辅助检查:当临床症状和神经系统查体怀疑 SAH 时应尽快完善辅助检查,首选头颅 CT,如果 CT 结果不能明确,推荐进行腰椎穿刺检查有助于进一步提供诊断信息。也可以选择先完成头颅 MRI（FLAIR、质子密度、DWI 和梯度回旋序列）,若为阴性结果仍需进行腰椎穿刺。

2. 鉴别诊断　主要是病因鉴别,检查方法首选头颅 CTA,如果 CTA 未能发现动脉瘤,推荐进行 DSA 检查（典型的中脑周围 SAH 除外）。当血管造影没有发现动脉瘤时,需要考虑以下疾病及情况可能:（参考病因与发病机制部分）包括动脉夹层、硬脑膜动静脉畸形、脊髓动静脉畸形、脑静脉及硬脑膜窦血栓形成、烟雾病、脑淀粉样血管病、垂体卒中、血管炎（尤其是结节性多动脉炎及 Wegener 肉芽肿）、血液系统疾病及镰状细胞病、可卡因滥用、未显影的动静脉畸形或太小的动脉瘤、破裂动脉瘤内血栓形成等。

还有一种情况虽然少见,但需要特别注意:头颅 CT 平扫显示出蛛网膜下腔呈现血性的高密度值,但随后腰椎穿刺结果实际上并无出血,这种假阳性结果称为假性蛛网膜下腔出血。可见于真性红细胞增多症、弥漫性缺血缺氧、再灌注脑损伤、脑膜脑炎、高颅压、静脉窦血栓形成、硬膜下血肿等。患者的临床表现与真正的 SAH 有时难以鉴别,具体可表现为头痛及颈背部疼痛、恶心、头晕、视物模糊、语言障碍、意识丧失,甚至昏迷。可能的机制为脑水肿引起蛛网膜下腔中的血管充血造成高密度影。

3. SAH 的临床分级　临床上常用几种分级量表用于评估病情的严重程度及判断患者预后,包括 Hunt-Hess 分级、改良 Fisher 量表、格拉斯哥昏迷量表（Glasgow coma scale,GCS）、世界神经外科医师联盟（World Federation of Neurological Surgeons,WFNS）量表和动脉瘤性 SAH 入院患者预后（prognosis on admission of aneurysmal subarachnoid hemorrhage,PAASH）量表、格拉斯哥预后量表（Glasgow outcome scale,GOS）。使用合适的分级量表对患者病情进行评估、分级,不仅有利于治疗策略的制定,还有助于预测并发症的发生风险和判断预后,推荐急诊时使用至少一种上述量表对患者进行评分并记录。

(1) Hunt-Hess 分级:基于患者临床表现评估 SAH 的严重程度(得分越高,病情越重),简单方便,临床常用于选择手术时的参考(表 9-5-1),对患者神经功能的评估有一定局限性。

表 9-5-1　Hunt-Hess 分级

分级	临床表现
Ⅰ级	无症状或轻微头痛及轻度颈强直
Ⅱ级	中-重度头痛、颈强直,除有脑神经麻痹外,无其他神经功能缺失
Ⅲ级	嗜睡、意识模糊,或轻微的灶性神经功能缺失
Ⅳ级	昏迷,中或重度偏瘫,可能有早期的去大脑强直及自主神经功能障碍
Ⅴ级	深昏迷,去大脑强直,濒死状态

注:如果伴有严重的系统疾病(如糖尿病、高血压等),或造影显示严重的血管痉挛,加 1 级。

(2) 改良 Fisher CT 分级:根据出血量及分布部位对 SAH 的 CT 表现进行分级(表 9-5-2),主要用于预测脑血管痉挛的风险。

表 9-5-2　改良 Fisher CT 分级

分级	CT 表现	发生血管痉挛危险性/%
0 级	没有 SAH 或者脑室内出血	3
1 级	限于 1 个脑池内的不完全充盈积血,双侧脑室内没有出血	14
2 级	限于 1 个脑池内的不完全充盈积血,双侧脑室内有出血	38
3 级	≥1 个的脑池完全积血但无双侧脑室铸型	57
4 级	≥1 个的脑池及双侧脑室铸型	57

(3) WFNS 量表(表 9-5-3)及 PAASH 量表(表 9-5-4):两者均是基于格拉斯哥昏迷量表(GCS)结果进行分级,用于判断患者的预后,后者较前者效能更好。

表 9-5-3　WFNS 量表

分级	标准	预后不良患者所占比例/%
Ⅰ级	GCS 评分 15 分,无神经功能障碍、偏瘫和/或失语	14.8
Ⅱ级	GCS 评分 13~14 分,无神经功能障碍、偏瘫和/或失语	29.4
Ⅲ级	GCS 评分 13~14 分,有神经功能障碍、偏瘫和/或失语	52.6
Ⅳ级	GCS 评分 8~12 分,有或无神经功能障碍、偏瘫和/或失语	58.3
Ⅴ级	GCS 评分 3~7 分,有或无神经功能障碍、偏瘫和/或失语	92.7

表 9-5-4　PAASH 量表

分级	GCS 评分标准/分	预后不良患者所占比例/%	分级	GCS 评分标准/分	预后不良患者所占比例/%
Ⅰ级	15	14.8	Ⅳ级	4~7	84.7
Ⅱ级	11~14	41.3	Ⅴ级	3	93.9
Ⅲ级	8~10	74.4			

（4）格拉斯哥预后量表（Glasgow outcome scale，GOS）（表 9-5-5）：能够快速客观地评估患者当前情况，可用于患者随访，了解患者疗效和恢复情况。

表 9-5-5　格拉斯哥预后量表

分数/分	标准
1	死亡
2	植物生存（仅有最小反应，如随着睡眠/清醒周期，眼睛能睁开）
3	重度残疾（清醒、残疾，日常生活需要照料）
4	轻度残疾（残疾但可独立生活，能在保护下工作）
5	恢复良好（恢复正常生活，尽管有轻度缺陷）

【治疗】

急性期的治疗需要兼顾病因治疗、急性期监护及并发症的处理，流程如图 9-5-1 所示。

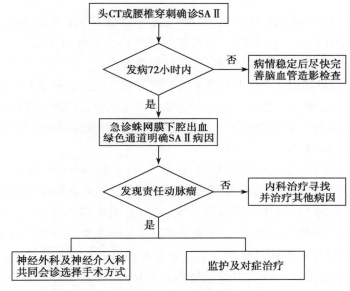

图 9-5-1　蛛网膜下腔出血急性期治疗流程图

1. 一般治疗　由于 SAH 患者病情突然恶化的概率非常大，故应将其转入重症监护室。

（1）血压管理：在出血发生的最初几天，血压通常是升高的，这种情况在临床状况较差的患者尤为常见。目前对此的解释为暂时克服增高的颅内压、保持脑血流量的调节机制。人们依然缺乏针对蛛网膜下腔出血后血压增高最佳治疗方案的证据。过于积极地降低血压可能会造成失去自动调节血流能力脑组织的缺血损伤。但是，如果动脉瘤未得到处理，血压持续增高，又使再出血的风险增高。目前人们采取的治疗策略是避免使用降压药物，增加液体入量以降低缺血性脑卒中的风险。

因此，除非血压极高，否则应避免治疗高血压。由于每个患者的个体因素不同（年龄、先前血压及心脏情况），对"极"高血压没有既定的定义。平均动脉压得到适度降低（如降低 25%），或收缩压降至 160mmHg 以下且不低于 130mmHg 并维持平稳的做法是比较合理的。在降低血压之前，要看看患者的疼痛是否已得到处理，并保持大便通畅，避免用力及过度搬动。可以静脉给予钙通道阻滞药（尼卡地平）或 β 受体拮抗剂（拉贝洛尔）维持适当的血压水平。

（2）血糖管理：高血糖的定义是血糖浓度>11.1mmol/L，有 1/3 的患者会出现高血糖。血糖增高与患者入院时临床情况较差有关。高血糖是预后较差独立的危险因素，但严格控制血糖并不会改变最终结局，应避免低血糖。

（3）液体管理：为了避免发生脑缺血，SAH 后的液体管理应避免血浆容量的减少。不推荐常规给予高血容量、升高血压及血液稀释（3H）治疗。除非有心力衰竭等禁忌证，每天给等张生理盐水 2.5~3.5L 比较合适。若患者通过胃肠获得营养液，通过静脉入液量就该相应减少。发热的患者液体量应适度增加。可留置导尿管通常准确计算液体平衡情况。

（4）低钠血症：大多数情况下低钠血症是由尿钠排出过多或脑耗盐综合征导致的，低钠血症往往会导致血容量减低，从而增加继发性脑缺血的风险。纠正蛛网膜下腔出血后的低钠血症实际上是纠正血容量不足。急性症状性低钠血症很少见，通常需要紧急使用高张盐水（1.8% 甚至 3%）。虽然对于慢性低钠及乙醇、营养不良、肾衰竭或肝衰竭、器官移植引起的低钠，快速纠正低钠血症可能导致脑桥中央髓鞘溶解症，但是高张盐水治疗蛛网膜下腔出血后低钠血症还是比较安全的。生理盐水（0.9%；钠浓度为 150mmol/L）会引起负液平衡或尿钠过多的患者出现低血钠。由于肾上腺皮质激素的作用（作用于远端小管，导致钠重吸收），所以理论上，氟氢化可的松可以防止负钠平衡、低血容量，进而预防缺血并发症。但目前研究不足支持对蛛网膜下腔出血患者常规使用氟氢化可的松或氢化可的松。对于合并顽固性低钠血症、抗利尿急速异常分泌综合征（SIADH）及脑耗盐综合征（CSW）的患者需留置中心静脉监测、缓慢补钠及限制补液量。

（5）镇痛：通常可使用对乙酰氨基酚（扑热息痛）之类效果缓和的镇痛药物处理头痛；由于该类患者可能接受神经外科开颅夹闭术或脑室引流术，故应尽量避免使用水杨酸类药物。如果疼痛严重，需要加用可待因，甚至还需要使用合成阿片制剂（如曲马朵）缓解疼痛。

（6）发热：患者在发病最初的几个小时通常会有轻度发热（不超过 38.5℃），这可能是由于蛛网膜下腔内炎症反应所致，患者的心率基本是正常的。入院时临床状况较差的患者及脑室内积血的患者更容易出现发热。发热是结局较差独立的危险因素。若体温超过 38.5℃ 或脉搏相应增快，应考虑感染。白细胞数增高不能区分感染或非感染性发热。

（7）预防深静脉血栓：SAH 患者发生静脉血栓栓塞（venous thromboembolism，VTE）（下肢深静脉血栓或肺栓塞）的风险非常高（约 4%）。皮下注射低分子量肝素或肝素类似物可预防深静脉血栓（deep venous thrombosis，DVT），但是抗凝剂不仅仅作用于静脉系统，还可影响动脉系统，有再出血的风险。因此，SAH 患者应尽快完善下肢静脉超声检查，使用弹力袜或气囊间歇加压装置（血栓泵）等来预防血栓形成。安全闭塞动脉瘤后使用低分子量肝素相对安全。

2. 预防再出血以及止血治疗　再出血是动脉瘤性 SAH 最严重的并发症，大量出血迅速导致患者死亡。未处理的破裂动脉瘤中，发病最初 24 小时内至少有 3%~4% 的患者可能再出血。再出血的临床表现为急性或加重的头痛、意识水平下降、脑干反射消失、特殊姿势、呼吸停止或癫痫，脑室外引流液增加或脑脊液颜色由清亮变为红色。头部 CT 平扫可确诊再出血。在怀疑蛛网膜下腔出血时，预防再出血的根本方法是尽早（发病 72 小时内）闭塞责任动脉瘤（神经外科开颅夹闭术或介入动脉瘤填塞术）。氨甲环酸及氨基己酸是最常使用的两种抗纤溶止血药物。虽然抗纤溶药物可降低再出血率，但缺血事件的风险增加了。抗纤溶药物故不能影响总体死亡率，也不能降低不良结局发生率。若患者有显著的再出血风险，又不可避免地需延迟动脉瘤闭塞治疗，且无绝对禁忌证时，可应用氨甲环酸或氨基己酸进行短期治疗（<72 小时），以降低 SAH 再出血的风险。对于已行动脉瘤闭塞术的患者不应使用止血药物。

3. 颅内动脉瘤的血管内治疗　血管内栓塞治疗颅内动脉瘤始于 20 世纪 70 年代初，由于当时栓塞材料及栓塞技术所限，手术的风险大，疗效差。直到电解脱式铂金弹簧圈装置的发明，并将其应用于临床，血管内栓塞治疗的方法才得到长足发展。近年来，随着各种类型弹簧圈的不断推出，血管内支架及球囊辅助治疗和三维数字减影血管造影技术的应用，血管内治疗已逐渐成为颅内动脉瘤的首选治疗方法。

（1）颅内破裂动脉瘤的治疗方案：颅内动脉瘤破裂引起蛛网膜下腔出血的患者中 10%~15% 死于就

诊前,约 15% 的患者死于出血后 1 个月内。部分患者入院时已处于深昏迷,生命体征已出现变化,即使有的患者神志未达到深昏迷但伴有高龄或心肺等重要脏器功能异常,Hunt-Hess 分级为Ⅳ~Ⅴ级,对于这类患者的治疗目前尚存有争议。这类患者预后很差,死亡率和重残率极高,神经外科医师多采用保守治疗,在这过程中密切观察患者病情变化,若有转机再考虑进一步治疗。然而,也有学者主张对这类患者采取积极的治疗措施,尽早行手术夹闭或血管内栓塞治疗,防止动脉瘤再次破裂,为进一步治疗提供条件,同时根据需要行脑室外引流及药物治疗,促使患者恢复。对于这部分患者,由于介入手术的创伤小而更容易被选择。

对于 Hunt-Hess 分级为Ⅰ~Ⅱ级的破裂动脉瘤,特别是形态简单的动脉瘤,介入栓塞已逐渐成为首选的治疗方案。随着各种新型介入材料,特别是各种支架的出现,一些解剖结构复杂的动脉瘤亦可采用栓塞治疗,使介入治疗的适应证不断扩大。

(2)颅内未破裂动脉瘤的治疗方案:未破裂颅内动脉瘤的治疗目前尚有争议,其特殊性在于既有潜在的破裂出血风险,但若采取治疗同样也有手术风险,因此关键是要对这两种风险进行评估,分析动脉瘤破裂出血的危险因素。

既往的研究结果提示以下因素可能会增加颅内未破裂动脉瘤破裂出血的风险:①动脉瘤大小,研究显示动脉瘤的直径与破裂风险有显著相关性,随着动脉瘤直径的增大动脉瘤破裂出血的风险也逐渐增高;②占位症状,有临床占位症状的动脉瘤与无症状者相比,动脉瘤破裂出血的风险更大;③后循环动脉瘤,一些研究提示动脉瘤位于后循环破裂出血风险高于前循环;④颅内多发动脉瘤,多发动脉瘤也是动脉瘤破裂出血的危险因素。

未破裂颅内动脉瘤在制定具体治疗方案前应该详细评估,破裂风险高的动脉瘤应建议给予积极治疗,而一些破裂出血风险较低的未破裂颅内动脉瘤,特别是一些高龄患者可以考虑观察,观察期间应定期复查,若动脉瘤有增大趋势需要及时给予积极治疗,治疗方法的选择与破裂动脉瘤类似。

(3)颅内动脉瘤血管内治疗的并发症

1)术中动脉瘤破裂:术中动脉瘤破裂是治疗过程中最严重的并发症之一,有研究表明,颅内破裂动脉瘤术中破裂的发生率为 1.4%~6.1%,致死率为 30%~50%;导致动脉瘤术中破裂的常见原因主要有三种:①微导管刺破动脉瘤;②微导丝刺破动脉瘤;③弹簧圈刺破动脉瘤。

一旦发生动脉瘤术中破裂,需立即中和肝素,适当降低血压,如果预先放置了保护球囊,应马上充盈球囊减少出血,并快速给予弹簧圈栓塞动脉瘤破口及整个动脉瘤。如果因微导管头端刺破动脉瘤导致术中破裂,不要急于将微导管撤出,防止微导管再次超选动脉瘤困难而导致治疗时机延误,可先通过此微导管栓塞,也可通过另一微导管行进一步栓塞;栓塞结束后复查头颅 CT,了解是否需要开颅手术消除血肿,是否需要脑室外引流。

2)血栓事件:血栓事件是颅内动脉瘤血管内栓塞治疗最常见的并发症。动脉瘤栓塞治疗导致血栓形成的主要原因有导引导管和微导管之间滴注不通畅;填塞过程中动脉瘤内形成血栓或原有血栓脱落后进入载瘤动脉;弹簧圈脱入载瘤动脉诱发血栓形成;术中伴有血管痉挛;未进行标准的全身抗凝或长时间的血管内操作。

为了减少血栓事件的发生,需要注意以下几点:①除动脉瘤破裂处于超急性期外都应行术中常规抗凝,如果动脉瘤破裂处于超急性期,在成功填入第一个弹簧圈后应立即抗凝,然后继续栓塞;②术中保持导管内持续滴注;③选择大小及形态合适的弹簧圈,以便减少弹簧圈在动脉瘤内的移动,尽量缩短手术时间;④避免动脉瘤过度栓塞及弹簧圈脱入载瘤动脉,若出现该情况,术后可适当抗凝。

如术中发现近端或远段血管内血栓形成可立即溶栓,术后采取必要的抗凝治疗,在有支架植入的病例中,术后更应采用目前推荐的抗凝或抗血小板治疗方案。术后出现的血栓亦可进行溶栓治疗,但要注意治疗时间窗,一般从发病到溶栓治疗不能超过 6 小时,后循环溶栓时间可适当延长。

3)器械相关性并发症:器械相关性并发症是指由微导管、微导丝、弹簧圈、液体胶、支架、球囊等栓塞器械引起的并发症,主要包括弹簧圈逃逸、弹簧圈突入载瘤动脉、载瘤动脉夹层及微导丝刺破载瘤动脉等。

　　为了减少器械相关性并发症的发生,术前一定要对目标动脉瘤做好评估,对术中可能出现的问题做到心中有数,并发症一旦发生应该采取积极的补救措施:①如果弹簧圈尚未解脱,要重新收回,感觉弹簧圈解脱后有逃逸可能,可采用支架或球囊技术辅助,如果弹簧圈已经解脱并完全逃逸,可尝试使用特殊装置捕捉取回;②如果弹簧圈突入载瘤动脉或逃逸,术中补救失败,但尚未造成明显动脉远段闭塞,可术后适当抗凝并随访观察;③弹簧圈已造成血管远段闭塞,先行溶栓治疗,成功后继续抗凝治疗;④如果造成远段血管堵塞且溶栓及抗凝失败,可考虑手术搭桥,假如堵塞动脉位于非功能区,临床症状轻微,可先观察及抗凝治疗。

　　4. 颅内动脉瘤的手术治疗　神经外科手术治疗的主要目的是闭塞颅内动脉瘤,以防止动脉瘤再出血,同时清除颅内血肿,引流血性脑脊液。可根据动脉瘤的形态及部位,选择动脉瘤夹闭、动脉瘤孤立联合旁路血管移植、动脉瘤包裹及载瘤动脉阻断等技术。Barrow 破裂性颅内动脉瘤研究(Barrow ruptured aneurysm trial,BRAT)的结果表明,手术治疗颅内动脉瘤具有较高的完全闭塞率。相比于介入治疗,手术治疗的复发率和再出血率相对较低。大量的脑实质内出血(>30ml)及大脑中动脉动脉瘤的患者,更倾向于使用显微手术夹闭方法。动脉瘤部位深在、瘤颈钙化严重、与周边结构粘连较重等可能影响手术效果。需针对动脉瘤特点及患者临床特点进行充分评估,确定手术方案。

　　治疗要点:

　　(1)麻醉:SAH 后常伴有颅内压增高,脑灌注压下降,在整个麻醉及手术过程中,再破裂出血的危险性大。同时患者常有意识障碍、高血压等,故急性期动脉瘤手术对麻醉的要求更高。麻醉诱导要快速、平稳。目前多不主张降压以免加重脑损伤,分离夹闭瘤蒂时可短暂降压,将血压控制在正常水平以保证足够的脑灌注压及脑血流量。

　　(2)手术入路:绝大多数前循环动脉瘤可采用额颞开颅或额外侧开颅,轻症患者也可经眉弓微骨窗入路(keyhole approach)。骨瓣大小依病情危重度适当扩大,病情危重者可行去骨瓣减压。大脑前动脉远端动脉瘤可采用经额部前纵裂入路,椎动脉、小脑后下动脉动脉瘤可根据需要采用枕下后正中入路及远外侧入路。

　　(3)脑松弛:急性出血期弥漫的蛛网膜下腔出血伴有不同程度脑水肿,颅内压较高,使脑组织塌陷以提供足够术野对动脉瘤夹闭尤为重要。可采用以下措施:开颅前静脉滴注甘露醇及地塞米松;过度换气;必要时先行脑脊液引流,包括腰椎穿刺引流及合并脑积水者可行脑室穿刺引流,但不宜放液过多,以免诱发动脉瘤破裂。术中分离侧裂,打开侧裂池及颈动脉池蛛网膜,吸除部分血块后血性脑脊液即可涌出,脑组织逐渐塌陷。

　　(4)分离及夹闭动脉瘤:沿载瘤动脉及血流冲击方向寻找动脉瘤颈,动脉瘤附近的血块往往与动脉瘤破裂口粘连,故分离瘤颈应谨慎。如瘤颈较宽,解剖关系不清或已有破裂则需暂时阻断载瘤动脉。如有条件,术中可采用多普勒超声监测脑血流量。选用合适的动脉瘤夹,夹闭动脉瘤颈并尽可能避免伤及正常动脉分支及穿通支。在避免损伤脑组织及穿通支的前提下,尽量清除脑池及脑内血肿。可用罂粟碱溶液浸泡术野,预防手术操作造成的血管痉挛。

　　(5)术中造影:对于条件允许者,推荐术中荧光血管造影(ICG),有助于及时发现动脉瘤残留或纠正脑血管狭窄。

　　(6)围术期治疗:术后应常规行经颅多普勒超声(TCD)检查,以了解是否发生血管痉挛。定期行 CT 检查观察脑池内积血有无残留、有无并发颅内血肿、脑梗死及脑积水等。有条件宜行颅内压监测。术后积极控制脑水肿,急性期手术可使用脱水剂,如 20% 甘露醇、3% 氯化钠、甘油果糖、呋塞米或人体白蛋白等。根据患者情况选择,并严格控制剂量。积极防治脑血管痉挛,如应用钙通道阻滞药,临床常用静脉或口服尼莫地平或尼卡地平等。术后"3H"疗法亦是预防及治疗血管痉挛的有效措施。

5. 神经系统并发症管理

（1）高颅压、脑积水及继发性认知功能障碍：蛛网膜下腔出血患者可伴颅内压升高，可能预示病情的严重程度和不良的临床预后。颅内压升高的患者临床分级更差（Hunt-Hess 分级高和 GCS 评分低），脑实质、脑室内出血，再出血比例更高。颅内压大于 25mmHg 是病情恶化的独立影响因素。伴随颅内压升高的蛛网膜下腔出血患者可使用甘露醇、高渗盐水之类渗透性脱水剂治疗。

若患者颅内压升高由急性脑积水引起，在闭塞动脉瘤的基础上，可尽快考虑行脑室外引流，监测颅内压，也可积极实施腰椎穿刺放液或持续腰大池引流治疗。

（2）脑血管痉挛与迟发性脑梗死：动脉瘤性蛛网膜下腔出血后，由血管造影证实的中/重度脑血管痉挛发生率为 34%~45%，迟发性脑梗死的发生率为 11%~19%。研究证实脑血管痉挛与迟发性脑梗死之间有密切的相关性。脑血管痉挛是迟发性脑梗死的独立危险因素。与颅外或颅内动脉闭塞导致的缺血性脑血管病不同，蛛网膜下腔出血后的脑缺血或脑梗死往往不局限于单一动脉或其分支的分布区。由于脑血管痉挛的高峰是从发病第 5 天至第 14 天，与继发性脑缺血的时间相一致，脑血管痉挛导致弥漫性脑缺血，会产生局灶或弥散性临床症状，并且 CT 也会发现多发性缺血灶。

1）钙通道阻滞药：目前的证据表明钙通道阻滞药可降低继发性脑缺血的发生率，并降低病死率。尼莫地平口服（60mg，q. 4h.，连用 3 周）已成为目前动脉瘤性蛛网膜下腔出血患者的标准治疗。此外，也可静脉应用尼莫地平。除此之外，静脉应用尼卡地平不能改善患者预后。在神外开颅夹闭术的同时，可将钙通道阻滞药注入蛛网膜下腔，但是这种用法的有效性还有待证实。

2）他汀类药物：HMG-CoA 还原酶抑制剂（他汀类药物）目前主要应用于降低 LDL-C 水平，但是它们同时有抗炎、免疫调节、抗血栓作用，并可作用于血管。包含 5 项 RCT 的 Meta 分析指出，使用他汀类药物可以显著降低蛛网膜下腔出血患者发生迟发性脑梗死的概率，故推荐早期应用他汀类药物。

3）法舒地尔：包含 8 项前瞻性对照研究（6 项 RCT）的 Meta 分析指出，预防性应用法舒地尔可以降低症状性脑血管痉挛、血管造影证实的脑血管痉挛及脑梗死的发生率，因此对于发生脑血管痉挛的患者，可使用法舒地尔。

4）脑脊液置换、腰穿置管外引流术：腰椎穿刺大量脑脊液置换可以显著降低患者迟发性脑血管痉挛及迟发性脑梗死的发生率，并改善已发生脑血管痉挛患者的治疗效果，持续腰大池引流在脑血管痉挛及迟发性脑梗死的预防和治疗方面较腰椎穿刺脑脊液置换更好。

5）脑血管成形术和/或选择性动脉内血管扩张术：即便是已经闭塞动脉瘤，经皮腔内血管成形术中血管破裂的发生率约为 1%，其他并发症（如高灌注损伤）的发生率约为 4%。综合考虑上述风险、高花费以及缺乏对照组这些问题，目前不应将经皮腔内血管成形术作为常规治疗措施。对于不设对照组的动脉内超选择动脉内注射药物可以改善患者预后的结果也应采取同样的谨慎态度。罂粟碱的使用已成为一种常用的治疗该病的药物，但不是所有研究结果都支持使用该药。动脉内注射米利酮、维拉帕米或尼卡地平也可用于扩张血管，但目前尚不肯定这些药物是否能改善患者的临床预后。

（3）继发性癫痫：是否预防性应用抗癫痫药物尚存争议。约有 7% 的患者在发病初发生痫性发作，但是痫性发作对患者预后的影响还不明确。另有 10% 的患者在疾病最初的数周发生癫痫，以抽动为主的癫痫发作的发生率为 0.2%。有 8% 的昏迷患者会发生无肢体抽动的癫痫发作，但是选择脑电图作为指标本身就过高估计了癫痫发生率。是否对所有患者或昏迷患者进行连续脑电图监测尚未得出确切结论。连续记录的脑电图花费很高，工作量大，也很容易出现误判。开颅术增加了痫性发作的风险，但目前的研究没能证实抗癫痫药能降低癫痫发生率或死亡率。

由于缺乏预防性抗癫痫药物的证据，以及该类药物可能造成的不良反应，目前不支持将抗癫痫药物作为预防治疗，其可能增加脑血管痉挛、迟发性脑梗死及神经功能恶化的发生率。对于临床出现相关症状的患者可以使用抗癫痫药物。

（4）脑积水：15%~87% 的 aSAH 患者会发生急性脑积水，而 8.9%~48% 的患者会发生慢性分流依赖性脑积水。大量血液物质进入脑脊液会导致从中脑导水管到蛛网膜颗粒之间的脑室系统阻塞,使颅内压显著增加,导致脑疝及脑死亡。约20%的急性脑积水发生在72小时之内,头部CT上显示的脑室内积血而非脑池内血液厚度可以预测急性脑积水的风险。SAH后急性脑积水显著增加死亡率,导致严重神经功能缺损。

脑积水一般的临床表现包括意识水平不断下降。昏迷患者瞳孔对光反应迟钝。中脑被盖部垂直视物中枢受损可导致上视不能。头部CT平扫显示脑室增大可诊断脑积水。双侧尾状核指数提供了影像学衡量脑室大小的客观指标;在尾状核水平的层面画一条两侧脑室之间的最宽的连线,除以相同平面两侧颅骨内径。双侧尾状核指数要是超过95%正常人群的指数(根据年龄调整后)就可诊断为脑积水。

对于CT证实存在脑积水且第三、第四脑室积血的患者,应行脑室外引流,可以降低和监测颅内压,并清除积血。aSAH相关性急性症状性脑积水患者需要行脑脊液转流或腰椎穿刺脑脊液外引流。对于aSAH相关慢性脑积水,可行永久性脑脊液转流。

(刘爱华　宋光荣)

第六节　颅内静脉窦血栓形成

颅内静脉窦血栓形成(cerebral venous sinuse thrombosis,CVST)是由于多种病因引起的以脑静脉窦回流受阻,常伴有脑脊液吸收障碍导致颅内高压为特征的特殊类型脑血管疾病,占所有脑血管病的0.5%~1%。本病病因复杂,多数亚急性或慢性隐匿起病,临床表现缺乏特异性,因而诊断困难,极易漏诊和误诊。但随着MRI、MRV、CTV、DSA等技术的普及,临床医生对本病的认识和诊断水平的提高,CVST的检出率较过去显著上升。

【流行病学】

CVST是一种少见且尚未被充分认识的卒中类型,每年(2~5)/100万人受累,占所有卒中的0.5%~1.0%。各年龄组均可发病,以年轻人群为主,年龄多为20~30岁,约78%的患者<50岁,且女性多于男性,男女之比为每年1:(1.5~5)。

【解剖学特点】

1. 脑静脉及静脉窦组成

(1) 脑静脉:分为浅静脉组和深静脉组(图9-6-1)。

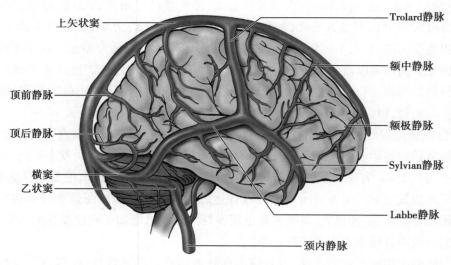

图9-6-1　脑静脉窦组成

1) 浅静脉组:大脑上静脉、大脑中浅静脉、大脑下静脉等。
2) 深静脉组:大脑中深静脉、基底静脉、大脑内静脉、大脑大静脉(Galen静脉)等。

（2）脑静脉窦（硬脑膜窦）：上矢状窦、下矢状窦、直窦、侧窦（横窦、乙状窦）、海绵窦、岩上窦、岩下窦、窦汇（图9-6-1）。

2. **脑静脉窦血流方向（图9-6-2）**

【病因与危险因素】

CVST的病因或危险因素复杂多样（表9-6-1），经典的观点认为静脉血栓形成的危险因素与Virchow三要素有关，即血流淤滞、血管壁的变化和血液组成的变化。85%以上的患者存在一种或多种危险因素，包括各种遗传性或继发性的血栓形成倾向（如V因子 *Leiden* 突变、凝血酶 *G20210A* 突变、高同型半胱氨酸血症、蛋白C、蛋白S或抗凝血酶Ⅲ缺陷、抗磷脂和抗心磷脂抗体综合征）、妊娠、产褥期、口服避孕药物、各种急慢性感染或炎性疾病、各种血液系统疾病（血小板增多症、缺铁性贫血、夜间阵发性血红蛋白尿等）、肿瘤或外伤、自发性低颅压等，但部分患者仍原因不明。不同年龄段患者的危险因素不尽相同，婴幼儿以脱水和围生期并发症多见，儿童以头面部急慢性感染多见，而成年女性则以口服避孕药物和围生期并发症多见。总之，多种因素导致的静脉血流缓慢、血管内皮受损和血液高凝状态是CVST的主要原因。

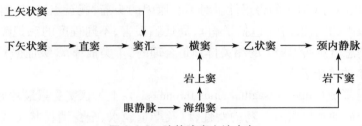

图 9-6-2　脑静脉窦血流方向

表 9-6-1　静脉窦血栓形成病因及患病率

病因危险因素	患病率/%	病因危险因素	患病率/%
血栓前状态	34.1	机械性因素	4.5
抗蛋白酶Ⅲ缺乏		硬膜外血斑的合并症	
蛋白C缺乏		自发性低颅压	
蛋白S缺乏		腰椎穿刺	1.9
抗磷脂抗体和抗心磷脂抗体升高	5.9	其他血液疾病	12
活化蛋白C抵抗和V因子 *Leiden* 突变		夜间阵发性血红蛋白尿	
Ⅱ因子 *G20210* 突变		缺铁性贫血	
高同型半胱氨酸血症	4.5	肾病综合征	0.6
孕期及产褥期	21	红细胞增多症，血小板增多症	2.8
口服避孕药	54.3	系统性疾病	7.2
服用药物：雄激素、达那唑、锂剂、维生素A、IVIg、致幻药	7.5	系统性红斑狼疮	1
		白塞病	1
肿瘤相关	7.4	炎症性肠病	1.6
局部压迫		甲状腺疾病	1.7
高凝状态		结节病	0.2
抗肿瘤药物（他莫昔芬、天冬酰胺酶）		其他	1.7
感染	14.5	未知因素	12.5
脑膜旁感染（耳、鼻旁窦、口腔、面及颈部）			

【临床表现】

1. 一般临床表现 CVST 大多为亚急性(48 小时~30 天)或慢性(30 天以上)起病,症状体征主要取决于静脉(窦)血栓形成的部位、性质、范围及继发性脑损害的程度等因素。

(1) 头痛:头痛是最常见的症状,约 90% 的病例可出现头痛,多由颅内高压或颅内出血引起。CVST 的头痛程度可不同,通常较重,呈弥漫性,常于数天或数周内进行性加重,少数患者可表现为突发霹雳样、爆裂样头痛,多提示凸面蛛网膜下腔出血,也可见偏头痛。其中 70%~75% 出现在神经系统症状之前。

(2) 局灶性脑损害:由于静脉回流受阻,可导致静脉性梗死或出血性脑损害。局灶性神经功能缺损是 CVST 的常见表现,可单侧或双侧,或左右交替出现,包括中枢性运动障碍、感觉缺失、脑神经麻痹、失语、偏盲或小脑体征等,见于 40%~60% 的患者。

(3) 痫性发作:部分性或全身性痫性发作有时可作为 CVST 的唯一表现,40% 的患者可有痫性发作,围生期患者甚至高达 76%,较动脉性卒中多见。在局灶癫痫中,Jackson 型最常见,40% 可出现发作后偏瘫。Todd 麻痹一旦出现于成年人,特别是累及双侧肢体,需考虑 CVST 的可能性。50% 抽搐呈自限性、局灶性,但是可泛化为危及生命的癫痫持续状态。

总之,临床医师应提高对 CVST 的警惕性。对不明原因的头痛、视盘水肿、颅内压增高,应考虑 CVST 的可能。对出现不明原因的痫性发作(包括子痫)、局灶脑损害、不同程度的意识障碍、认知或精神障碍,或伴有硬脑膜动静脉瘘患者进行 CVST 的相关排查是合理的(Ⅰ类推荐,C 级证据)。

2. 不同部位 CVST 的临床表现

(1) 上矢状窦血栓形成(superior sagittal sinus thrombosis):上矢状窦受累最常见,多为非感染性,主要见于婴幼儿,妊娠期、产褥期和口服避孕药的女性,以及严重脱水、全身消耗状态或恶病质的老年人。临床表现与血栓形成部位、引流区受累范围及基础病变有关。常呈急性或亚急性起病,早期即可出现明显的颅内压增高表现,包括头痛、恶心、呕吐、视盘水肿等。血栓部位靠上矢状窦后方者,颅内高压更为明显,可有不同程度的意识障碍。血栓易延伸至皮质静脉特别是运动区和顶叶的静脉,表现为局限或全身性癫痫发作、偏瘫、偏身感觉障碍等。婴幼儿可见喷射状呕吐、颅缝分离、前后囟静脉怒张、囟门紧张和隆起等。老年人可仅表现为轻微头晕目眩、头痛、眩晕等症状。

(2) 海绵窦血栓形成(cavernous sinus thrombosis):多为炎性,常由眶部、鼻旁窦及面部的化脓性感染或全身感染所致,常累及一侧海绵窦,也可通过环窦波及对侧,出现双侧症状。常急性起病,临床表现具有一定特异性,可伴有发热等感染重度症状。由于眼眶静脉回流受阻可出现框内软组织、眼睑、眼结膜、前额部皮肤水肿和眼球突出;因动眼神经、滑车神经、展神经和三叉神经眼支走行于海绵窦内,一旦累及可出现相应的脑神经受累症状,如患侧眼睑下垂、眼球运动受限或固定、瞳孔散大、对光反射迟钝或消失、三叉神经眼支分布区域感觉减退、角膜反射消失等。亦可累及视神经,出现视力轻度下降或中度下降,眼底可见淤血、水肿、出现等改变,但较少见。若颈内动脉海绵窦段出现炎性改变和血栓形成,可有颈动脉触痛及颈内动脉梗死的临床表现,如对侧中枢性偏瘫和偏身感觉障碍。波及垂体可导致水和电解质代谢紊乱。严重者可出现意识障碍。常见的并发症有脑膜炎、脑脓肿、颈内动脉病变、垂体和下丘脑功能病变等。

(3) 侧窦血栓形成:侧窦包括横窦(transverse portion of lateral sinus)和乙状窦(sigmoid portion of lateral sinus)。可为炎性或非炎性,大多由化脓性乳突炎或中耳炎引起,以婴幼儿多见。继发于化脓性中耳炎、乳突炎的侧窦血栓形成,除了具有原发疾病的表现(如局部皮肤红肿、疼痛、压痛、发热、寒战、外周血白细胞计数升高)外,还可表现为头痛、呕吐、视盘水肿等颅内高压症状和体征,亦可伴有精神症状,感染扩散可并发化脓性脑膜炎、硬膜下(外)脓肿及小脑、颞叶脓肿。血栓向远侧延伸,累及上矢状窦或直窦,则可出现癫痫发作、偏瘫、偏身感觉障碍等;向对侧延伸,形成双侧横窦、乙状窦血栓;向近侧延伸,导致颈静脉血栓形成,则可出现包括舌咽神经、迷走神经及副神经损害的颈静脉孔综合征;血栓延伸至岩窦,累及同侧三叉神经和展神经,则可出现相应脑神经麻痹症状。颅内同时或先后多个静脉窦血栓形成,并且往往更加危重。非炎性侧窦血栓形成多继发于高凝状态，部分患者仅表现为隐匿起病的所谓的"良性颅内高压征"。

（4）直窦血栓形成（straight sinus thrombosis）：多为非炎性，病情进展快，迅速累及大脑大静脉（Galen静脉）和基底静脉，导致小脑、脑干、丘脑、基底节等深部结构受损，临床少见但病情危重，死亡率高。多为急性起病，主要表现为无感染征象的高热、意识障碍、颅内高压、癫痫发作、脑疝等，常很快进入深昏迷、去大脑强直、去皮质状态甚至死亡，部分可以突发幻觉、精神行为异常为首发症状。有时深静脉系统血栓可导致双侧丘脑梗死出现谵妄、记忆力丧失、缄默，甚至可以是唯一的症状。存活者可遗留手足徐动、舞蹈样动作等锥体外系症状。

下矢状窦、直窦、岩窦或大脑大静脉很少单独发生血栓，通常由上矢状窦、侧窦或海绵窦血栓延伸累及。皮层静脉血栓形成不常见，与较大的皮层静脉相关的临床综合征也很少见，如与Labbe静脉血栓形成相关的颞叶出血。

【辅助检查】

1. **实验室检查**　对于所有疑诊CVST的患者都应进行常规血液学检查，包括血常规、生化、凝血酶原时间、部分活化凝血酶原时间、血浆蛋白和结缔组织病或肿瘤相关指标等。对于病因不明、复发的CVST、有静脉血栓家族史的CVST患者应进行血栓形成倾向易患因素包括蛋白C、蛋白S及抗凝血酶Ⅲ的筛查。对于临床怀疑CVST的患者，D-二聚体升高可作为支持CVST诊断的重要指标之一，但D-二聚体正常并不能排除CVST，尤其对于孤立性头痛为主要临床表现或病程较长的患者。

2. **脑脊液检查**　腰椎穿刺脑脊液检查有助于明确颅内高压和感染等病因。CVST患者脑脊液压力大多增高，可伴不同程度的细胞数和蛋白含量增高，轻度淋巴细胞增多或混合细胞增多，这种改变对CVST的诊断虽无特异性，但在部分由炎症或感染引起的CVST中，脑脊液检查可帮助了解CVST的可能病因并指导治疗。此外，简单易行的压颈试验可有助于判断一侧横窦和乙状窦是否受累。压迫颈静脉时，如果病变侧脑脊液压力不升高，而对侧迅速升高，则为Tobey-Ayer征阳性。压迫病变对侧颈静脉时，可出现面部和头皮静脉扩张，则为Crowe征阳性。

3. **影像学检查**

（1）头颅CT/CT静脉成像（CTV）：CT作为神经系统最常用的检查手段，在静脉窦血栓的诊断中同样发挥着重要作用。静脉窦血栓形成患者CT平扫的直接征象是与静脉窦位置一致的高密度条带征。单纯皮质静脉血栓患者CT扫描直接征象为位于脑表面蛛网膜下腔的条索状或三角形密度增高影。如果早期SSS后部未受累，则看不到此征象。CT平扫间接征象包括弥漫或局限的脑组织肿胀（脑回肿胀、脑沟变浅和脑室受压）、静脉性梗死、出血性梗死（位于皮质和皮质下脑组织之间，常双侧对称）、大脑镰致密及小脑幕增强。增强CT呈现典型的空三角征（即δ征），表现为中间低密度，周边高密度。然而，CVST患者行头颅CT扫描时20%~30%的正常，表现为单纯颅内压增高的患者高达50%头颅CT未见明显异常。CTV具有良好的空间分辨率，且无血流相关伪影，具有较高的敏感度和特异度，可同时显示静脉窦闭塞和窦内血栓。CT结合CTV对静脉血栓做出正确诊断，可作为CVST疑似患者的首选影像学检查。

（2）头颅MRI静脉成像（MRV）：头颅MRI可直接显示颅内静脉和静脉窦血栓，以及继发于血栓形成的各种脑实质损害，较CT具有更好的敏感性和准确性，但血栓表现随发病时间不同而变化（表9-6-2）。急性期，由于脱氧血红蛋白增加，血栓静脉呈等T1、短T2信号；亚急性期，血栓内含高铁血红蛋白，表现为长T1、长T2信号；慢性期，随着血栓的演变，脱氧血红蛋白和高铁血红蛋白的顺磁性产物存在于静脉窦中，血栓形成的静脉窦或静脉则在梯度回波和磁敏感加权像上呈低信号。在MRI上，CVST的征象主要是静脉窦内流空信号缺失，并伴信号强度的改变，偶尔可见病变周围增强。MRI的次要或间接征象可能类似于CT表现，包括脑肿胀、水肿和出血。磁敏感加权成像（SWI）、T2*加权梯度回波（T2*GE）、扩散加权成像（DWI）和灌注加权成像MRI等序列较常规序列相比，对显示脑内出血和静脉扩张更加敏感，有助于提高CVST诊断率（Ⅱ类推荐，C级证据）。MRV包括时间飞跃MRV（TOF MRV）、相位对比血管成像（PAC）和对比增强MRV（CE MRV）3种成像方法，被认为是目前最好的无创脑静脉成像诊断方法，对较大的脑静脉和静脉窦病变显示较好。磁共振黑血成像技术（black blood magnetic resonance imaging，BBMRI）

是一种基于快速自旋回波技术的重 T1 加权直接血栓成像,能够直观明确地观察静脉窦腔内血栓情况,诊断亚急性 CVST 具有较高的准确性,目前已逐步应用于临床。此外,病灶分布在一定程度上与特定的静脉窦相关。额叶、顶叶和枕叶脑实质变化对应于横窦和乙状窦血栓形成;深部脑实质病变,包括丘脑出血、水肿或脑室内出血,对应于 Galen 静脉或直窦血栓形成。

表 9-6-2　血栓表现随发病时间不同的 MRI 信号演变

血栓形成时期	T1WI	T2WI
急性期(1~5 天)	等信号	低信号
亚急性期(6~15 天)	高信号	高信号
慢性期(≥16 天)	低信号	低信号

(3) 脑血管造影(DSA):是 CVST 诊断的金标准。CVST 的脑血管造影可见血栓形成的脑静脉、静脉窦充盈缺损或闭塞,静脉充血伴皮质静脉、头皮静脉或面部静脉扩张,以及由于引流而形成典型小静脉扩张和静脉反流。若逆行静脉造影如发现窦内狭窄远近端压力差达 10~12mmHg 及以上时,有支持诊断的价值,但不是常规和首选的检查手段。

对于疑似 CVST 的患者,均应进行影像学筛查。虽然 CT 或 MRI 平扫可用于疑似 CVST 患者的初步评估,但其阴性结果不能排除 CVST。对于疑似 CVST 者,若 CT 或 MRI 平扫为阴性,则应进行静脉成像检查(CTV 或 MRV),或如果 CT 或 MRI 平扫提示 CVST,则应进行静脉成像检查后确定 CVST 的范畴。对于药物治疗后症状不缓解或进展者,或症状提示血栓扩展者,建议早期复查 CTV 或 MRV。对于既往 CVST 出现复发性症状提示 CVST 者,建议复查 CTV 或 MRV。传统脑血管造影可用于 CTV 或 MRV 不确定,但临床仍高度怀疑 CVST 者。对于病情稳定的患者,诊断后 3~6 个月随访,可以复查 CVT 或 MRV 以评估闭塞静脉窦或脑静脉的再通情况。

【诊断与鉴别诊断】

对于颅内压增高,伴或不伴神经系统局灶体征者,或者以意识障碍为主的亚急性脑病患者,均应考虑到脑静脉系统血栓形成的可能。结合 CT/CTV、MRI/MRV、DSA 检查可帮助确诊。CVST 的诊断流程见图 9-6-3。鉴别诊断要与脑炎、感染性心内膜炎、中枢神经系统血管炎、脑脓肿、良性颅内压增高、颅内占位性病变、动脉血脑梗死及引起眼部症状的疾病等鉴别。

【治疗】

1. **病因治疗**　积极寻找病因,并针对性治疗。感染性 CVST 应及时足量、足疗程使用抗生素治疗,并清除感染源。对存在凝血因子 V Leiden 基因突变、蛋白 C 和/或蛋白 S 缺乏的 CVST 患者,长期服用抗凝药物可能是获益的。应减少或避免口服避孕药的使用,特别对于既往有 CVST 病史的女性患者。不应禁止有 CVST 病史的女性患者妊娠,但应告知再次发生 CVST 的高风险和流产的风险。CVST 的干预流程如下(图 9-6-4)。

2. **抗凝治疗**　抗凝治疗可以预防静脉血栓的发生,阻止血栓延续发展,促进侧支循环通路开放,预防深静脉血栓和肺栓塞,因此,对于 CVST 应及早、规范进行抗凝治疗。

急性期常用的抗凝药物包括肝素和低分子量肝素。与普通肝素相比,按体重计量调整的低分子量肝素可能更为有效,引起出血的风险较低,且无须监测凝血指标,具有一定优势。但是对于严重颅内高压、意识障碍的危重患者,建议使用普通肝素治疗,因为患者随时可能需要急诊手术治疗,停用肝素 1~2 小时,部分活化凝血酶原时间(APTT)即可恢复正常,这对手术非常有利。对于单纯颅高压患者(已证实的 CVST)、视力严重受损的患者,只有当脑脊液压力正常后才可使用抗凝治疗,抗凝治疗应在最后一次腰椎穿刺 24 小时后才能使用。急性期使用低分子量肝素,通常为 180 Axa IU/(kg·24h)(一般成人常用剂量为 0.4~0.6ml),每日 2 次皮下注射;如使用普通肝素,初始治疗应使部分活化凝血酶原时间延长至少 1 倍,有建议首先一次性静脉注射 6 000U,随后给予 400~600U/h 的低剂量持续静脉微泵注射维持,每 2 小时监测 APTT,调整肝素微泵注射速度和总量。肝素有时可诱发血小板数目减少和血小板减少性血栓形成,应注意监测血小板数目和功能。急性期的抗凝时间尚不统一,疗程可持续 1~4 周。

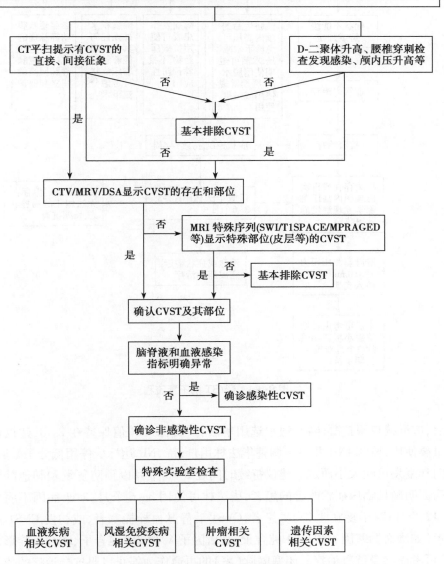

图 9-6-3　CVST 的诊断流程

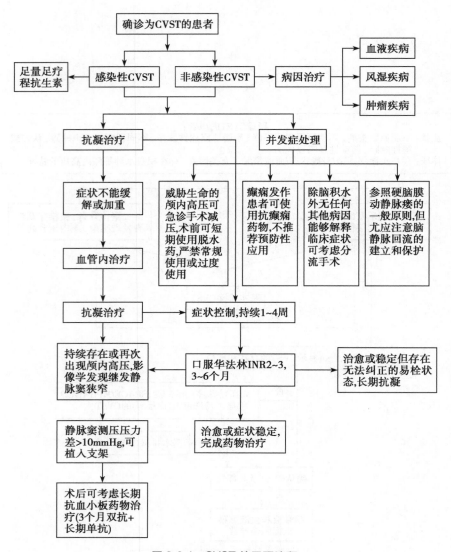

图 9-6-4　CVST 的干预流程

　　急性期过后,应继续口服抗凝药物,通常选用华法林,目标 INR 值保持在 2~3,建议低分子量肝素或肝素与华法林重叠使用,监测 INR 并逐步调整华法林用量,待 INR 达标后停用低分子量肝素或肝素,疗程因血栓形成倾向和复发风险大小而定。建议持续时间在 3~6 个月以预防复发和其他静脉血栓栓塞事件的发生。对于病因明确且临床症状改善的患者,华法林可使用 3~6 个月;对于病因不明确的高凝状态可服用华法林 6~12 个月;对于复发性 CVST 患者,CVST 后静脉血栓栓塞者,或初发 CVST 患者但伴有严重血栓形成倾向者(如凝血酶基因 *G20210A* 纯合子、凝血因子 V *Leiden* 纯合子、联合血栓形成倾向及抗磷脂抗体综合征等)可考虑终身抗凝治疗。闭塞静脉(窦)的再通作为停止口服抗凝治疗的依据尚未明确。伴发于 CVST 的少量颅内出血和颅内压增高并不是抗凝治疗的绝对禁忌证,可评估出血体积大小,调整抗凝药物的计量,严重时可停用抗凝药物。

　　新型口服抗凝药物,如直接凝血酶抑制剂达比加群和 X a 因子抑制剂利伐沙班、阿哌沙班、依度沙班等在 CVST 中的疗效尚不明确,仍需进一步研究。

3. 血管内治疗

　　(1)溶栓治疗:尚无充分证据支持 CVST 患者行系统性静脉溶栓治疗,但是越来越多的病例研究提示局部溶栓治疗对 CVST 有肯定疗效。对于部分经足量抗凝治疗无效且病情持续进展的重症患者,排除颅内严重出血,可在严密监护下慎重实施静脉窦接触性溶栓治疗。对于深静脉或小静脉血栓、静脉窦溶栓不能接触到的血栓,亦可采用经动脉途径的溶栓方法将溶栓药物顺行送达静脉端,但目前尚未有充分证据支持 CVST 患者行动脉溶栓治疗。

(2)经导管机械取栓术或手术取栓术:抗凝治疗开始后症状持续加重或经溶栓治疗出现新发症状性出血或入院时有意识障碍或严重颅内出血的 CVST 患者,在有神经介入治疗条件的医院,经导管机械取栓术或手术取栓术可以作为一种可供选择的治疗方法。尽管机械取栓术可以迅速恢复静脉血流病改善神经功能,但目前对于 CVST 患者行机械取栓术和手术取栓术的有效性和安全性仍有待于进一步评估。

(3)静脉窦内支架术:对于伴有静脉窦狭窄的颅内高压患者,血管内支架术已经显示了良好的治疗效果,可进行逆行静脉造影测压,发现狭窄远近端压力梯度超过 10~12mmHg 时,可以考虑行狭窄部位静脉窦内支架植入术。静脉窦内支架植入术后的长期抗栓治疗方案尚不明确,可参照动脉支架进行,术后 3 个月双联抗血小板,后用单个抗血小板药物维持。但目前关于血管内支架术的长期有效性和安全性仍需进一步评估。

4. 对症治疗

(1)颅内压增高的处理:由于静脉窦闭塞和脑组织肿胀,40% 以上的 CVST 可出现孤立性的颅内高压,但大多数伴发于 CVST 的轻度脑水肿无须特殊处理,抗凝治疗对静脉回流的改善可以有效降低颅内压,亦使用减少脑脊液生成的药物,如醋甲唑胺。应避免过度限制液体入量,因其可以引起血液黏稠度增高、血流动力学异常。

对于严重高颅压伴有脑疝形成早期者,应紧急处理,可行去骨瓣减压术、脑室腹腔分流术,部分患者可行血肿清除术。对高颅压并伴进展性视力降低的患者,应及早处理,以挽救视力。可手术减压治疗包括视神经减压术或脑室腹腔分流术。对高颅压者出现严重视力下降或脑疝早期,为争取手术时间,术前可短期使用甘露醇、呋塞米等进行脱水治疗以降颅压,但禁止过度脱水导致血液浓缩等因素加重 CVST 病情。部分患者可采用乙酰唑胺减少脑脊液分泌,在一定程度上降低颅内压。

(2)癫痫治疗:一般不建议常规使用抗癫痫药物,预防性抗癫痫治疗仅适用于存在局灶性神经功能缺损及影像学提示有脑实质损害的患者,因为研究发现这些患者早期发生痫性发作的可能性较高。首次癫痫发作伴有脑实质损害时,应尽早使用足量抗癫痫药物控制痫性发作;不伴有脑实质损害的首次癫痫发作,早期使用抗癫痫药物可能有益,但预防性使用抗癫痫药物并无益处;不合并癫痫的 CVST 患者,不推荐常规使用抗癫痫药物。常用药物包括丙戊酸钠、卡马西平等,建议首次发作后应尽快使用抗癫痫药物达到有效血药浓度以控制发作。急性期过后可逐渐减量,一般不需要长期抗癫痫治疗,但也有研究表明对于急性期存在脑实质损害的患者可能需要延长抗癫痫治疗至 1 年左右。

(3)感染治疗:对于伴发于感染的 CVST 患者应给予相应抗生素治疗,疗程为 3~8 周,同时可对感染源(即硬膜下脓肿或鼻旁窦内化脓性病灶)进行外科引流,而非感染性 CVST 的预防治疗是无益的。

(4)继发脑膜动静脉瘘治疗:CVST 继发硬脑膜动静脉瘘的治疗可参照硬脑膜动静脉瘘的一般原则,即积极彻底封闭瘘口,改善脑静脉回流,降低静脉窦内压力,减轻临床症状,可采用包括血管介入栓塞、放射以及手术夹闭等多种方法在内的综合治疗。需注意,由于此时颅内静脉窦已发生闭塞,瘘的血液回流多以皮质静脉为主,在治疗时应更加注意脑静脉回流的建立和保护,以减少并发症的发生。

5. 其他治疗 CVST 患者应收入卒中单元治疗及积极预防并发症的发生。卒中单元有助于降低 CVST 的病死率和致残率。严重脱水及长期进食不好者,注意补足入量,维持水电解质平衡,给予全面的营养。

CVST 多伴有血管源性水肿和细胞毒性水肿,虽然理论上糖皮质激素可减轻血管源性水肿,降低颅内高压,但糖皮质激素也可能促进血栓形成、抑制血栓溶解以及伴发出血、高血糖、感染等严重并发症而加重病情,甚至可能诱导 CVST 再发。所以,CVST 患者即使 CT/MRI 提示脑实质损害,也不推荐使用糖皮质激素治疗,除非存在其他潜在或基础疾病需要;在 CT/MRI 未发现脑实质病变的 CVST 患者更应该避免使用类固醇类药物(Ⅲ级推荐,B 级证据)。

目前有关抗血小板或降纤治疗在 CVST 应用尚无确切证据表明其有效性和安全性(Ⅲ类推荐,C 级证据),但部分 CVST 患者可能从抗血小板或降纤治疗中获益,尤其是伴有血液成分异常的患者,如血小板增多症或高纤维蛋白原血症的患者。

【预后与预防】

CVST 过去被认为是罕见而且严重的疾病,预后极差,现在认为该病预后良好,总病死率为 5% ~ 10%,但一项关于颅内深静脉系统血栓的研究显示,深静脉系统血栓形成死亡率高达 43%。虽然患者存活率高,但多遗留有神经系统后遗症,如局灶神经功能缺陷、反复癫痫、视力下降,22% ~ 44% 的存活患者伴有不同程度的认知功能障碍。影响 CVST 患者长期预后差的主要因素包括中枢神经系统感染、任何恶性肿瘤、深静脉血栓、脑出血、Glasgow 评分<9 分、意识状态混乱、年龄>37 岁及男性等。同时,血栓形成的部位也会影响预后,一般脑深部和小脑静脉血栓预后较差。

CVST 的复发风险很低,随访 10 年,仅发现 6% 的患者出现复发。存在 CVST 病史的患者再次出现持续性的严重头痛时,需重视有关 CVST 复发的评价,注意高颅压的可能。去除引起 CVST 的病因是避免复发的重要手段。在 CVST 患者中筛查血栓前状态包括蛋白 C 和/或蛋白 S 缺乏、抗磷脂综合征、凝血因子 V *Leiden* 基因突变等,并采取相应的措施对预防部分患者的复发有益。对蛋白 C、蛋白 S 和抗凝血酶缺乏通常应该在抗凝结束后 2~4 周进行,在急性期进行检测或对症状口服华法林的患者进行检测,其价值非常有限。对于复发性 CVST 伴有严重血栓形成倾向的患者,可以考虑长期口服抗凝药物,目标 INR 为 2~3。复发风险在病程 1 年内最容易出现,但复发患者常不遗留神经系统后遗症。

(董可辉 莫大鹏)

参 考 文 献

[1] 王拥军,徐安定,董强. 中国脑血管病临床管理指南. 北京:人民卫生出版社,2019.

[2] 胡盛寿,杨跃进,郑哲,等.《中国心血管病报告 2018》概要. 中国循环杂志,2019,34(3):209-220.

[3] 范玉华,陈红兵,余剑,等. 中国脑血管病临床管理指南(节选版)——脑静脉系统血栓形成临床管理. 中国卒中杂志,2019,14(8):819-822.

[4] WANG Z,CHEN Z,ZHANG L,et al. Status of Hypertension in China:Results From the China Hypertension Survey,2012-2015. Circulation,2018,137(22):2344-2356.

[5] ZHOU M,WANG H,ZHU J,et al. Cause-specific mortality for 240 causes in China during 1990-2013:a systematic subnational analysis for the Global Burden of Disease Study 2013. Lancet,2016,387(10015):251-272.

[6] WU S,WU B,LIU M,et al. Stroke in China:advances and challenges in epidemiology,prevention,and management. Lancet Neurol,2019,18(4):394-405.

[7] WANG W,JIANG B,SUN H,et al. Prevalence,Incidence,and Mortality of Stroke in China:Results from a Nationwide Population-Based Survey of 480 687 Adults. Circulation,2017. 135(8):759-771.

[8] MAYER L,FERRARI J,KREBS S,et al. ABCD3-I score and the risk of early or 3-month stroke recurrence in tissue-and time-based definitions of TIA and minor stroke. J Neurol,2018,265(3):530-534.

[9] YU AYX,COUTTS SB. Role of brain and vessel imaging for the evaluation of transient ischemic attack and minor stroke. Stroke,2018,49(7):1791-1795.

[10] ABBATEMARCO JR,RAE-GRANT AD. Transient neurologic syndromes:a diagnostic approach. Cleveland Clinic Journal of Medicine,2018,85(2):155-163.

[11] CRUZ-FLORES S. Acute stroke and transient ischemic attack in the outpatient clinic. The Medical Clinics of North America,2017,101(3):479-494.

[12] COUTTS SB. Diagnosis and Management of Transient Ischemic Attack. Continuum,2017,23:82-92.

[13] KNOFLACH M,LANG W,SEYFANG L,et al. Predictive value of ABCD2 and ABCD3-I scores in TIA and minor stroke in the stroke unit setting. Neurology,2016,87(9):861-869.

[14] AMARENCO P,LAVALLÉE PC,LABREUCHE J,et al. One-year risk of stroke after transient ischemic attack or minor

stroke. N Engl J Med,2016,374(16):1533-1542.

[15] JOUNDI RA,SAPOSNIK G. Organized outpatient care of patients with transient ischemic attack and minor stroke. Semin Neurol,2017,37(3):383-390.

[16] XU Q,TIAN Y,PENG H,et al. Copeptin as a biomarker for prediction of prognosis of acute ischemic stroke and transient ischemic attack:a meta-analysis. Hypertension research:official journal of the Japanese Society of Hypertension Research,2017,40(5):465-471.

第十章 中枢神经系统感染性疾病

第一节 概　述

中枢神经系统感染(infections of the central nervous system,ICNS)系指生物病原体引起的脑和脊髓的实质、被膜及血管的炎症性或非炎症性疾病。这些致病原包括细菌、病毒、真菌、螺旋体、衣原体、支原体、立克次体、寄生虫和朊蛋白等。根据发病情况和病程分为急性、亚急性和慢性感染。

从病理学角度看,各种病原生物感染所致神经系统的疾病以脑膜炎、脑炎和脊髓炎最为经典。神经系统特别是脑的病原生物感染常常是一种急性疾病,一般在数小时至数日内造成最严重的神经系统功能障碍,以致危及生命。即使幸存,患者也要有一个旷日持久的后遗症康复过程。然而,某些病原生物,特别是病毒不仅造成急性的、预后良好的自限性神经系统疾病,也可引起迁延数月至数年并最终死亡的慢性进行性疾病。许多病毒具有在人体内持续存留数月、数年,甚至数十年的独特能力,并且许多宿主虽有病毒持续性感染,然而并未发病。由于新型病原体的不断出现,导致神经系统感染性疾病表现为突发性、复杂性、难治性和高危性等特点,常给临床诊断和治疗带来困难,随着分子生物学研究的突飞猛进,新技术的开发与应用,特别是二代测序技术的应用,使病原生物学的诊断进入新的阶段。

对神经系统感染性疾病的早期处理可遵循以下原则(图 10-1-1):

1. 一旦考虑细菌性脑膜炎的可能性,应立即给予经验性治疗。

2. 对近期有过脑外伤、接受免疫抑制治疗、存在恶性病变或中枢神经系统肿瘤或有局灶性神经系统病变(包括视盘水肿、意识水平降低)的患者均应在腰椎穿刺检查前行颅脑 CT 或 MRI 检查。对这类患者经验性抗生素治疗不可延误,应在神经影像检查和腰椎穿刺前给予,不必等待检查结果。

3. 病毒性脑膜炎患者如果出现明显的意识障碍(如嗜睡、昏迷)、癫痫或局灶性神经功能缺损等上述症状,均应住院进一步检查,并给予细菌性及病毒性脑膜脑炎的经验性治疗。

4. 对无免疫功能低下、意识水平正常且未经过抗感染治疗的患者,脑脊液检查结果符合病毒性脑膜炎,若 48 小时之内病情无好转,则需要及时再次评估,包括神经系统及全身查体,复查影像学、腰椎穿刺及必要的实验室检查。

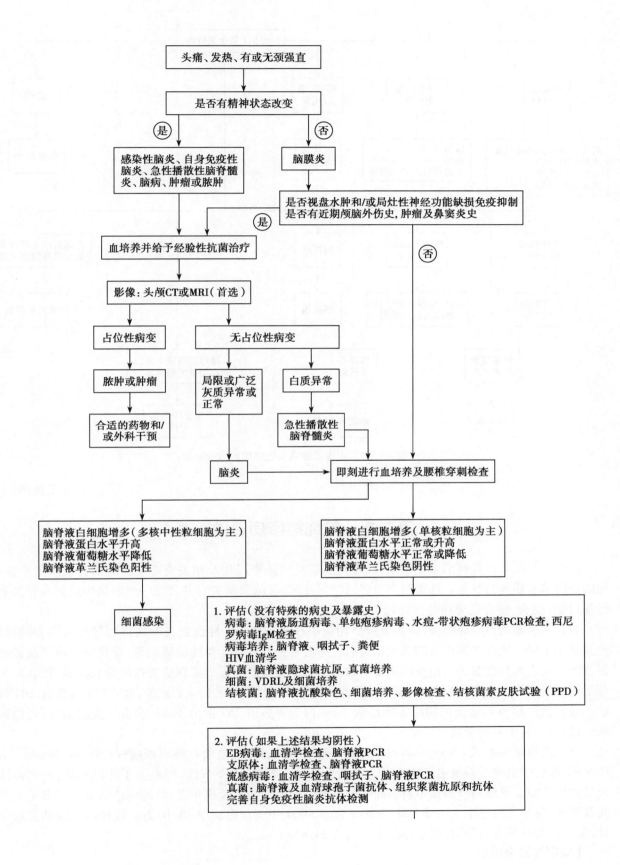

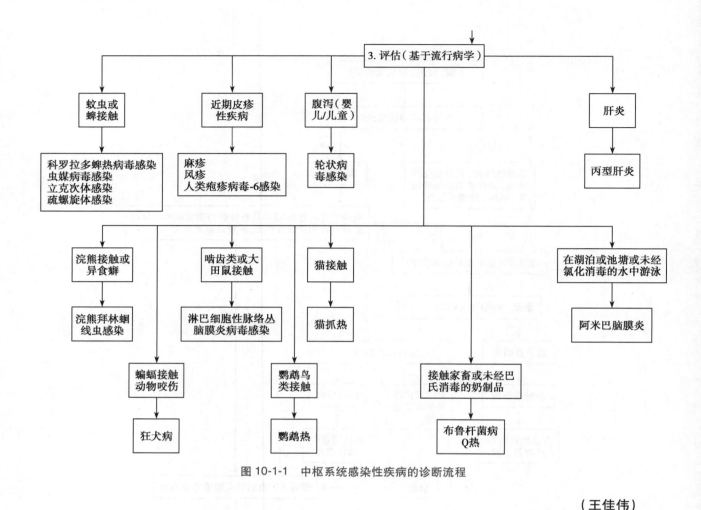

图 10-1-1　中枢系统感染性疾病的诊断流程

（王佳伟）

第二节　单纯疱疹病毒性脑炎

病毒性脑炎与病毒性脑膜炎不同,病毒性脑膜炎的感染过程及相关炎症反应大部分仅局限于脑膜,在脑炎时脑实质同时受累。许多脑炎患者同时累及脑膜(脑膜脑炎),并且在一些病例中还累及脊髓和神经根(脑脊髓炎、脑脊髓脊神经根炎)。

数百种病毒均可导致脑炎,但多数病例均集中在某些病毒。导致脑炎的病毒与导致脑膜炎的相同,但其频率不同。免疫功能正常的散发脑炎患者中最常见的病毒是单纯疱疹病毒,带状疱疹病毒及肠道病毒也不少见。流行性脑炎常由虫媒病毒所致。历史上美国的虫媒病毒性脑炎以圣路易斯脑炎病毒、加利福尼亚脑炎病毒属为主。但 2002 年西尼罗河病毒为流行性脑炎的最主要病原,有 4 156 例发病,284 例死亡。还有新的病毒性脑炎的病原不断出现,马来西亚曾报道 257 例由 Nipah 病毒导致的脑炎,死亡率为40%;该病毒属副黏病毒属。

单纯疱疹病毒脑炎(herpes simplex virus encephalitis, HSE)是由单纯疱疹病毒(herpes simplex virus,HSV)引起的中枢神经系统感染性疾病。本病见于世界各地,无季节性,可发生于任何年龄,是病毒性脑炎最常见类型。单纯疱疹病毒 1 型引起的脑炎多见于年长儿童及成年人;单纯疱疹病毒 2 型多见于新生儿及婴儿,源于产道感染。国外 HSE 发病率为(4~40)/10 万,患病率 10/10 万。我国尚无确切发病率统计,据王得新等研究,该病在病毒性脑炎中约占 24.4%。

【病因与发病机制】

HSE 也称为急性坏死性脑炎、急性包涵体脑炎。其病原 HSV 属疱疹病毒科 α 亚科,病毒体直径为120~150nm,由一个包含 DNA 的核心和一个 20 面体的核衣壳组成,其外包绕一层无定形的蛋白质,外面还有一层包膜。HSV 引起神经系统损害为病毒在神经组织(复制)增殖,或神经组织对潜伏性病毒的反应所致。HSV 分为两种类型,即 HSV-1 型与 HSV-2 型。近 90% 的人类 HSE 由 HSV-1 型引起,6%~15% 为 HSV-2 型所致。约 70% 的病例由于潜伏感染病毒的活化,仅 25% 的病例为原发感染所致。病毒经呼吸道感染机体后长期潜伏于周围神经节,如三叉神经半月神经节、舌下神经核的运动神经元。当各种原因,如暴晒、发热、恶性肿瘤或使用免疫抑制剂使机体免疫功能下降时,以前存在的抗体受到抑制,潜伏的病毒再度活化,复制增殖,经三叉神经或其他神经轴突进入脑内,在脑脊液或脑中传播引起脑炎,最常侵犯的部位是颞叶皮质、额眶皮质与边缘结构。HSV-2 病毒感染多见于新生儿,感染源来自母体生殖道分泌物,经血行播散产生脑炎或脑膜炎、脊髓炎。母体原发性感染在分娩时胎儿感染危险度约为 35%。病灶多位于一侧或双侧颞叶,或侵犯其他脑区。也可表现为弥散性多发性脑皮质出血性坏死。

【病理】

HSE 主要病理改变是脑组织水肿、软化、出血性坏死(图 10-2-1,见文末彩图)。肉眼观察可见大脑皮质出血性坏死,颞叶、额叶、边缘系统病变突出为本病重要病理学特征。约半数病例坏死只限于一侧,即使双侧发生病变,也以一侧占优势。约 1/3 病例脑坏死只限于颞叶,亦可波及枕叶、下丘脑、脑桥与延髓。常继发颞叶沟回疝致死。镜下可见特征性病理改变是在神经细胞和胶质细胞核内有嗜酸性 Cowdry A 型包涵体,包涵体内含 HSV DNA 颗粒和抗原。脑实质出血性坏死(即在坏死组织中有灶性出血)是本病另一重要病理特征。可见神经细胞广泛变性和坏死,小胶质细胞增生。大脑皮质的坏死常不完全,以皮质浅层和第 3、5 层的血管周围最重。血管壁变性、坏死,软脑膜充血,脑膜和血管周围有大量淋巴细胞浸润形成袖套状。

HSE 的组织病理学改变十分明显,但在脑脊液中却难以发现病毒。在感染 HSV 的实验动物中发现,当病毒滴度下降时,其脑部病理变化最为严重。有人报告免疫状况受到抑制的患者罹患 HSV 后,其病理改变的程度明显轻于免疫状况正常的 HSE 患者,这提示免疫病理学机制与 HSE 的病理改变相关。

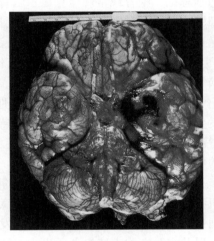

图 10-2-1 单纯疱疹病毒脑炎
大脑底面左侧颞叶出血、血肿。

【临床表现】

病毒性脑炎患者可表现出以发热为代表的脑膜炎症状,同时通常伴有意识混乱、行为异常、意识水平改变及局灶性或弥漫性神经功能缺损症状或体征。意识障碍可以表现为任一水平,从轻度嗜睡到重度昏迷。脑炎患者还可以有幻觉、焦虑、人格改变、行为异常,有时还会处于精神异常状态。多数重症脑炎患者会出现局灶性或全面性癫痫发作。

HSE 起病形式的缓急、临床症状的轻重取决于病毒感染的数量、感染病毒的毒力和宿主的机能状态。当机体以细胞免疫为主的防御机制较强而病毒复制的数量、毒力相对较弱时,往往起病较缓,临床症状较轻;反之则起病急,病情凶险,进展亦快。

HSE 一般为急性起病,少数表现亚急性、慢性或复发病例。可发生于任何年龄,50% 发生于 20 岁以上成人,男女性别无差异。

前驱症状有上呼吸道感染、腹痛腹泻、发热、头痛、肌痛、全身不适、乏力、嗜睡等。约 1/4 患者口唇、面颊及其他皮肤黏膜移行区出现单纯疱疹。症状可持续 1~2 周,继之出现脑部症状。90% 的患者出现提示单侧或双侧颞叶受累的症状体征,包括严重的幻嗅及幻味,嗅觉丧失,不寻常或奇怪的行为、人格改变,以及记忆障碍。精神症状突出,发生率达 69%~85%,如注意力涣散、反应迟钝、言语减少、情感淡漠、行动懒散等,或出现木僵、缄默,或有动作增多、行为奇特及冲动行为,记忆力及定向力障碍明显,可有幻觉、妄想或谵妄,部分患者因精神行为异常为首发或唯一症状而就诊于精神科。神经症状表现为失语、偏瘫、多种形式的痫性发作(全身强直痉挛性发作及部分性发作)、凝视障碍、展神经麻痹及其他脑神经征。少数出现锥体外系症状,如肢体震颤等。

重症患者可发生各种程度意识障碍,甚至昏迷,患者常因严重脑水肿产生颅内压增高,甚至形成脑疝,这提示脑实质出血性坏死发展迅速且严重。部分患者可有脑膜刺激征、颈强直,可累及脑干呈脑干炎表现。在疾病早期即可呈现去脑强直或呈去皮质状态。

轻型患者可仅表现头痛、发热,轻度脑膜刺激征或轻微神经功能缺失征。

Van der Poel JC 曾于 1995 年报道 HSV-1 感染后出现前岛盖综合征(anterior opercular syndrome),表现为咀嚼肌、面肌、咽肌和舌肌功能障碍,多为病毒侵犯前岛盖区域所致。当临床出现以上症状时,须考虑HSE 及自身免疫性脑炎的可能性。

本病病程数日至 1~2 个月,以往报道预后差,死亡率高达 40%~70%,现因特异性抗 HSV 药物的应用,多数患者得到早期有效治疗,死亡率有所下降。

【辅助检查】

1. **血常规检查**　血中白细胞及中性粒细胞增高,红细胞沉降率增快。

2. **脑脊液常规检查**　所有怀疑病毒性脑炎的患者均应行脑脊液(CSF)检查,除非有颅内压过高表现的禁忌证。脑脊液常规检查显示脑脊液压力增高,细胞数轻度或中度增高,可多达 1 000×10^6/L,以淋巴细胞为主,如有红细胞或脑脊液黄变提示有出血性坏死脑炎可能。蛋白质含量轻度增高,糖和氯化物含量正常。极少数患者最初腰椎穿刺检查白细胞计数不高,但复查时会升高。

HIV 感染、应用糖皮质激素或其他免疫抑制剂、化疗、淋巴系统恶性肿瘤的免疫功能严重低下患者的脑脊液可能没有炎性反应。仅 10% 的脑炎患者脑脊液细胞数超过 500/μl。

约 20% 的脑炎患者存在非创伤性脑脊液红细胞升高(>500/μl)。这种病理现象多在出血性脑炎时发生,多为 HSV、科罗拉多蜱热病毒感染,偶尔为加利福尼亚脑炎病毒感染。危重的 HSV 性脑炎患者的脑脊液葡萄糖水平减低,应除外细菌性、真菌性、结核性、寄生虫、钩端螺旋体、梅毒、结节病或肿瘤性脑膜炎的可能性。

3. **脑脊液 PCR**　对 HSV 脑炎的研究提示脑脊液 PCR 的敏感度约为 98%、特异度约为 94%,与脑组织活检相当或较其更优越。应当注意对脑脊液进行 HSV PCR 检查的结果应与以下因素结合起来一起判别:患者罹患该疾病的可能性、症状发作与进行检查之间的间隔、之前是否应用过抗病毒治疗。如果临床表现及实验室均支持患者所患为 HSV 脑炎,但脑脊液 HSV PCR 为阴性,则只能降低该患者患 HSV 脑炎的可能性,但并不能作为排除诊断。病程与疱疹病毒脑炎患者脑脊液 HSV PCR 阳性率相关,有一项研究表明,开始抗病毒治疗的第 1 周内脑脊液 PCR 可持续阳性,8~14 天时下降到约 50%,15 天以后则为 21%以下。HSV 脑炎患者脑脊液中可检测到针对 HSV-1 糖蛋白及糖蛋白抗原的抗体。早期检测脑脊液中HSV 抗原阴性可作为排除本病的依据之一。

4. **检测 HSV 特异性 IgM、IgG 抗体**　一般采用 Western 印迹法、间接免疫荧光测定及 ELISA 法。用双份血清和双份脑脊液作 HSV-1 抗体的动态测定,发现脑脊液抗体有升高趋势,滴度达 1∶80 以上,血与脑脊液抗体比<40,或脑脊液抗体有 4 倍以上升高或降低者有助于 HSE 诊断。检查 HSV 抗体及抗原的最佳时期在病程 1 周时,限制了该检查对急性期诊断的作用。但是,脑脊液 HSV 抗体检查在有些病程>1周、脑脊液 PCR 阴性的患者仍有作用。

5. **病毒核酸检测**　随着分子生物学研究的突飞猛进,新技术的开发与应用,特别是二代测序技术(next-generation sequencing technology)应用,可以早期敏感地检测到病毒核酸。

6. **脑电图检查**　HSE 早期即出现脑电图异常,90% 以上 PCR 结果证实的 HSV 脑炎患者均有脑电图异常;常呈弥漫性高幅慢波,也可见局灶性异常,常有痫性波。左右不对称,以颞叶为中心的周期性同步放电(2~3Hz)最具诊断价值。这种典型的周期性复合波在第 2~15 天时很典型,病理证实的 2/3 的 HSV 脑炎患者均有上述改变。

7. **影像学检查**　HSE 在发病 5~6 天后头颅 CT 显示一侧或双侧颞叶、海马和边缘系统出现局灶性低密度区,严重者有脑室受压、中线结构移位的占位效应。若低密度区中间出现点状高密度区,则提示出血性坏死,更支持 HSE 诊断。在早期 MRI T$_2$ 加权像可见颞叶中、下部,向上延伸至岛叶及额叶底面有周边清晰的高信号区。约 10% PCR 证实的 HSV 脑炎患者 MRI 检查正常,虽然 90% 的患者存在颞叶异常。CT 较 MRI 敏感性较差,约 33% 的患者为正常。常规 MRI 检查以外的 FLAIR 像及弥散加权像可以增强敏感性(图 10-2-2)。

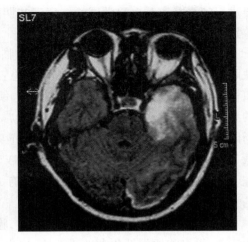

图 10-2-2　单纯疱疹病毒脑炎(MRI FLAIR 像)

8.**脑组织活检**　目前只在脑脊液 PCR 检查阴性、无法确定诊断,且有 MRI 异常、临床进行性恶化、阿昔洛韦即支持治疗无效的患者中进行。脑组织活检发现神经细胞核内嗜酸性包涵体(Cowdry A 型)或电镜下发现 HSV 病毒颗粒可确诊。在活检获取的脑组织中分离出 HSV 曾一度认为是诊断 HSV 脑炎的"金标准"。如果行脑活检,应对脑组织行病毒培养,并行组织学及超微结构的检查。应在临床上及实验室标准受累最重的部位取材。虽然脑活检并非无害性检查,但死亡率很低(<0.2%),出现严重并发症的可能性为 0.5% ~ 2.0% 。潜在性死亡还有可能继发于全身麻醉、局部出血、水肿,导致癫痫灶、伤口裂开或感染。

【诊断】

由于 HSE 病情严重,进展迅速,同时由于有效的抗病毒药物已用于临床,所以早期迅速做出诊断非常重要。

1.**临床诊断**　可参考以下标准:

(1)口唇或生殖道疱疹史。

(2)急性或亚急性起病、发热,明显精神行为异常、抽搐、意识障碍及早期出现的局灶性神经系统损害体征和/或伴脑膜刺激征。

(3)脑脊液中查不到细菌、真菌。常规及生化检查符合病毒性感染特点,如有大量红细胞则支持本病。

(4)脑电图以额、颞叶为主的脑弥漫性异常。

(5)头颅 CT 或 MRI 发现颞叶局灶性出血性脑软化灶。

(6)双份血清,脑脊液标本特异性抗体(IgG)检测,恢复期标本 HSV-1 抗体有 4 倍或 4 倍以上升高或降低者,以及脑脊液标本中 HSV-1 的 IgM 抗体阳性者。

(7)特异性抗病毒药物治疗有效可间接支持诊断。

2.**确诊**　需如下检查:

(1)脑脊液中发现 HSV 抗原或抗体。

(2)脑组织活检或病理发现组织细胞核内包涵体,或原位杂交发现 HSV 病毒核酸。

(3)脑脊液 PCR 或者二代测序检测发现该病毒 DNA。

(4)脑组织或脑脊液标本 HSV 分离、培养和鉴定。

【鉴别诊断】

1.**带状疱疹病毒脑炎**　本病临床并不少见。带状疱疹病毒主要侵犯和潜伏在脊神经后根、神经节的神经细胞或脑神经感觉神经节的神经细胞内,极少侵犯中枢神经系统。本病是由带状疱疹病毒感染后引起的变态反应性脑损害,临床表现出意识模糊、共济失调及局灶性脑损害的症状体征。病变程度相对较轻,预后较好。由于患者多有胸腰部带状疱疹病史,头颅 CT 无出血性坏死表现,血清及脑脊液检出该病毒抗原、抗体和病毒核酸阳性,可资鉴别。

2.**肠道病毒性脑炎**　40% ~60% 的病毒性脑膜炎、大多数的麻痹性脊髓灰质炎和少数的脑炎由肠道病毒引起。已知人类肠道病毒有 70 多种,B 型柯萨奇病毒和埃可病毒最常见的神经系统感染都是脑膜炎。多见于夏秋季,可为流行性或散发性。临床表现发热、意识障碍、平衡失调、反复癫痫发作及肢体瘫痪等。肠道病毒脑炎的临床诊断除上述临床表现外,脑脊液常规和生化检查并无特异性,病原学诊断需要进行病毒分离和血清学试验。病程初期的胃肠道症状、脑脊液中的病毒分离或 PCR 检查阳性可帮助鉴别。

3. 巨细胞病毒（CMV）脑炎 本病临床少见，正常人在新生儿期后很少发生 CMV 脑炎，多见于免疫缺陷如 AIDS 或长期应用免疫抑制剂的患者，常伴发系统性疾病。临床呈亚急性或慢性病程，表现为意识模糊、记忆力减退、情感障碍、头痛、畏光、颈强直、失语、癫痫发作和局灶性脑损害的症状体征等。约 25% 的患者 MRI 可有弥漫性或局灶性白质异常。CMV 脑炎的临床表现、脑脊液和影像学改变均无特异性，诊断困难，特别是老年患者。当晚期 HIV 感染患者出现亚急性脑病，脑脊液中性粒细胞数增多、糖含量降低，MRI 表现为脑室周围异常信号时，CMV 脑炎诊断可明确。进一步实验室检查包括病毒分离、脑电图检查、影像学检查和 PCR 技术等。因患者有 AIDS 或免疫抑制病史，体液检查找到典型的巨细胞，PCR 检查脑脊液病毒阳性而易于鉴别。

4. 化脓性脑膜炎 全身感染症状重，脑脊液白细胞数显著增高，脑脊液细菌培养或涂片检查可发现致病菌，可寻找原发性化脓性感染灶，抗生素治疗有效。脑脓肿表现颅内压明显增高，CT 强化显示环形增强可资鉴别。

5. 结核性脑膜炎 常合并活动性肺结核或肺外结核或与开放性肺结核患者密切接触史；患有免疫缺陷疾病或服用免疫抑制药物，早期表现为结核中毒症状。符合脑膜炎的临床症状，如发热、颅高压和脑膜刺激征。脑脊液呈非化脓性细菌性炎症改变，如细胞数升高（<1 000/mm³），糖和氯化物含量降低；脑脊液涂片、培养发现结核杆菌。脑脊液细胞学检查呈混合细胞反应，早期分泌性靶抗原-6（ESAT-6）染色阳性或 PPD 染色阳性；脑脊液结核抗体阳性或 PCR 阳性，脑活检证实呈结核肉芽肿改变者；头 CT 或 MRI 符合（脑积水、弥漫脑水肿、颅底脑膜强化）。抗结核治疗有效。

6. 新型隐球菌脑膜炎 与结核性脑膜炎临床表现及脑脊液常规生化改变极为相似，但新型隐球菌脑膜炎起病更为缓慢，颅内压增高显著、头痛剧烈，可有视力障碍，而脑神经一般不受侵害，症状可暂行缓解。脑脊液涂片墨汁染色找到隐球菌孢子或沙氏培养生长新型隐球菌即可确诊。

7. 抗 N-甲基-D-天冬氨酸受体（N-methyl-D-aspartate receptors，NMDAR）脑炎 是近年来发现的一种机体针对神经元表面 NMDAR 的 NR1 亚单位产生特异性 IgG 抗体所致的最常见的自身免疫性脑炎。自身免疫性脑炎（autoimmune encephalitis，AE）泛指一类由自身免疫机制介导的脑炎，典型的临床表现有记忆力下降、癫痫发作、精神异常和认知功能障碍等。AE 可分类为抗细胞内抗原相关和抗细胞膜表面或抗突触抗原相关的 AE。AE 合并相关肿瘤者，称为副肿瘤性 AE。国外流行病学调查发现，在自身免疫性脑炎中，抗 NMDAR 脑炎发病率仅次于急性播散性脑脊髓炎。患者临床可表现为显著的精神行为异常、癫痫发作、记忆受损、运动障碍、语言障碍、意识障碍、中枢性低通气和自主神经功能紊乱等（表 10-2-1）。一些患者可伴有卵巢畸胎瘤或肺癌、乳腺癌、睾丸肿瘤、胸腺瘤等其他肿瘤。部分患者早期先出现 HSV-1 病毒感染，并在 2 个月内出现抗 NMDAR 抗体，需要引起注意，为临床诊断治疗带来困难，需要抗病毒和免疫联合治疗。

表 10-2-1 抗 NMDAR 脑炎与病毒性脑炎的临床及影像学鉴别要点

项目	抗 NMDAR 脑炎	病毒性脑炎
体温	初期可有低热（<38℃）	常伴高热（>38℃）
影像学	1/3 患者有头 MRI 异常，病变多位于海马、胼胝体等边缘系统，罕见强化及占位性病变	多数病灶位于颞叶及岛叶。强化及占位性病灶较常见，头 CT 可发现部分病灶内出血
不自主运动	口面部运动障碍（如做鬼脸、咀嚼、用力长闭口）、舞蹈样动作、肌张力姿势障碍	少见
自主神经症状	表现为血压及心率不稳定、中枢性低通气、泌涎增多较特异	合并脑疝时常有循环呼吸受累

8. 急性播散性脑脊髓炎（ADEM）　急性起病，病前可有上呼吸道感染史，有轻至中度发热，往往会有精神症状，意识障碍及局灶神经功能缺失征，易与 HSE 混淆。因其病变主要在脑白质，癫痫发作甚为少见。影像学显示病灶在皮质下白质的多发低密度灶，多在脑室周围，分布不均，大小不一，新旧并存，脱髓鞘斑块有强化效应。免疫抑制治疗有效，病毒学与相关检查阴性为其特征。

9. 桥本脑病（Hashimoto encephalopathy）　是一种与桥本甲状腺炎有关的复发或进展性脑病。表现为急性、亚急性反复发作的卒中样短暂性神经功能缺损，隐匿，逐渐进展的痴呆、精神失常和昏迷，与甲状腺功能低下的黏液水肿所出现的精神神经症状不同。该病的发生与甲状腺功能水平无关，该病患者的甲状腺功能可以正常、亢进或低下，但血中抗甲状腺抗体滴度升高是必要指标。发病机制不明，尚无确切的诊断标准，需排除多种原因造成的其他脑病，类固醇治疗常可使病情明显好转。

10. 线粒体脑病（MELAS 型）　本病患者临床出现反复发热、头痛、抽搐、逐渐进展的智能低下至痴呆、视听功能障碍及颈项强直，与 HSE 的表现十分相似，但很少出现意识障碍。在脑电图弥散性慢波基础上，尚有普遍或局灶性的爆发放电，应该想到线粒体脑肌病的可能。患者 MRI 平扫的影像学表现为受累部位的层状坏死，并且坏死部位不按照血管分布。乳酸性酸中毒是本病的主要临床表现之一，肌肉活检和基因检测对 MELAS 综合征的诊断有十分重要的意义。

11. 脑肿瘤　HSE 有时以局灶症状为突出表现，伴颅内压增高，类似于脑肿瘤。但是脑肿瘤无论原发性或转移性，病程相对长，脑脊液蛋白质含量明显增高，头 CT 增强扫描有强化效应，MRI 可明确肿瘤的部位与大小，甚至可明确病变性质。

【治疗】

早期诊断和治疗是降低本病死亡率的关键，包括病因治疗、免疫治疗和对症支持治疗。

1. 抗病毒治疗

（1）阿昔洛韦：HSV 编码一种酶，胸腺嘧啶脱氧核苷激酶，可以使阿昔洛韦磷酸化生成 5'-单磷酸阿昔洛韦。然后宿主细胞的酶使该物质再次磷酸化生成三磷酸衍生物。这种三磷酸化阿昔洛韦可以产生抗病毒作用，其作用方式是移植病毒 DNA 聚合酶，使病毒合成 DNA 链时提前终止。未被感染的细胞不能使阿昔洛韦磷酸化成为 5'-单磷酸阿昔洛韦，故阿昔洛韦的抗病毒作用具有特异性。三磷酸化的阿昔洛韦特异性抑制病毒的 DNA 聚合酶而不抑制宿主细胞的酶，也加强了其特异性。病毒脱氧核苷激酶或 DNA 聚合酶的改变可导致阿昔洛韦抵抗。到目前为止，免疫功能正常的患者中阿昔洛韦抵抗性病毒株尚未成为严重的临床问题。但是，已报道在免疫抑制的患者 CNS 以外的部位分离出致病力强、阿昔洛韦抵抗的 HSV 病毒株，包括 AIDS 患者本病预后与治疗是否及时、充分及疾病的严重程度有关，所以早期诊断和治疗极为重要。

只要临床表现强烈提示或不能排除单纯疱疹病毒脑炎时，即应给予阿昔洛韦治疗。该药血脑脊液屏障穿透率为 50%，对细胞内病毒复制有明显抑制作用。成人剂量为 30mg/（kg·d），分 3 次静脉滴注，14~21 天为 1 个疗程，少于 10 天容易复发。若病情较重，可延长治疗时间或再治疗 1 个疗程。本品毒性很小，不良反应主要有头痛、恶心和呕吐。此外，皮疹、疲乏、发热、脱发和抑郁少见。免疫抑制患者用药后偶有肝功能异常和骨髓抑制。在正规给予阿昔洛韦治疗后若患者脑脊液 HSV PCR 持续阳性，应在复查脑脊液 PCR 后延长阿昔洛韦治疗 7 天。新生儿的 HSV 脑炎应每 8 小时给予阿昔洛韦 20mg/kg（每日总剂量 60mg/kg）最少 21 天。

（2）更昔洛韦：是一种高效低毒的广谱抗疱疹病毒药物，作用机制与阿昔洛韦相似，但对 HSV 胸苷激酶的亲和力比阿昔洛韦强，且磷酸化速度快。抗 HSV 疗效是阿昔洛韦的 25~100 倍，具有更强更广谱的抗 HSV 作用和更低毒性。对阿昔洛韦耐药并有 DNA 聚合酶改变的 HSV 突变株对更昔洛韦亦敏感。用量为 5~10mg/（kg·d），疗程 10~14 天，静脉滴注。主要副作用是肾功能损害和骨髓抑制，与剂量相关，停药后可恢复。

2. 免疫治疗　可选用干扰素、转移因子、免疫球蛋白等。肾上腺糖皮质激素对减轻炎症反应和减轻炎症区域水肿有一定效果，但目前尚存在争议，对症状较重的患者，可早期酌情使用。

3. 全身支持治疗　对重症及昏迷患者至关重要，维持营养和水电解质和酸碱平衡，保持呼吸道通畅，并需加强护理,预防压疮及呼吸道感染等并发症。

4. **对症治疗**　对高热患者应给予物理降温或药物降温;出现抽搐者及时使用抗癫痫药物;如患者有精神症状,可适当使用抗精神病药物。

5. **中药**　可用安宫牛黄丸、紫雪丹等。

6. **恢复期**　予以按摩、针灸、理疗、脑细胞活化剂、神经功能训练等有助于肢体功能恢复。对复发性病例的恢复期应划分新疗程治疗。

由于 HSE 病情严重,死亡率高,另外在性传播疾病中,生殖器疱疹和新生儿疱疹病日益增多,因而促进了 HSV 疫苗的研制工作。利用 HSV 糖蛋白制备的病毒亚单位疫苗和核酸疫苗对动物实验有明显抗 HSV 感染的保护作用,但是,对于人类 HSV 感染的确切预防作用还须进一步观察研究。

【预后】

后遗症的发生率及严重程度与患者的年龄、开始治疗时患者的意识水平直接相关。近期一些应用定量脑脊液 HSV PCR 的临床试验提示治疗后的临床表现还与发病时脑脊液的 HSV DNA 拷贝数有关。一般病程数周至数月,病死率为 19% ~ 50% 。5% ~ 10% 的患者有复发。存活者中仍有部分患者有偏瘫、失语、癫痫、智能低下等后遗症,甚至极少数患者维持在植物状态。

(王佳伟)

第三节　细菌性脑膜炎

细菌性脑膜炎(bacterial meningitis)是由细菌感染(结核分枝杆菌、布鲁杆菌除外)所致的脑膜化脓性炎症。各个年龄段均可受累,以儿童最多见,患者常常急性起病,主要表现为发热、头痛、畏光等,多有明显的脑膜刺激在和脑脊液异常改变。

21 世纪之前,流感嗜血杆菌曾是儿童细菌性脑膜炎最常见致病菌,约占所有病例的 50% ,但随着流感嗜血杆菌疫苗的应用,其发病率明显降低。目前,社区获得性细菌性脑膜炎主要的病原为肺炎链球菌(约 50%)、脑膜炎双球菌(约 25%)、B 族链球菌(约 15%)和单核细胞增多性李斯特菌(约 10%),而流感嗜血杆菌仅占细菌性脑膜炎的 10% 以下。

【病因与发病机制】

任何细菌感染均能引起脑膜炎,其病原菌与患者的年龄存在一定关系。

肺炎球菌是 20 岁以上成年人脑膜炎患者最常见的病原体,约占报道病例数的 50% 。许多因素可以导致患肺炎链球菌性脑膜炎的危险性增加,其中最重要的是肺炎链球菌性肺炎。其他危险因素包括急性或慢性鼻窦炎或中耳炎、酗酒、糖尿病、脾切除、低免疫球蛋白血症、补体缺乏及伴有颅底骨折及脑脊液鼻漏的脑外伤等。

脑膜炎双球菌感染占全部细菌性脑膜炎病例的 25% (每年 0.6/100 000),但占 20 岁以下病例数的 60% 。皮肤出现瘀点或紫癜性损害可以特异性提示脑膜炎双球菌感染。一些患者呈暴发性起病,症状出现后数小时内进展至死亡。感染可以由鼻咽部菌群引起,并呈无症状的带菌状态,但也可以引起侵害性的脑膜炎症。鼻咽部菌群是否会造成严重的脑膜炎症,取决于细菌的毒力和宿主的免疫状态,包括产生抗脑膜炎双球菌抗体的能力及补体通过经典途径和旁路溶解脑膜炎双球菌的能力。缺失补体任何成分包括裂解素的个体,均对脑膜炎球菌感染高度易感。

对于患有慢性或消耗性疾病,如糖尿病、肝硬化、酗酒及慢性泌尿系统感染等的患者,肠道革兰氏阴性杆菌正逐渐成为其罹患脑膜炎的主要致病菌之一。革兰氏阴性脑膜炎也可由神经外科手术引起,尤其是颅骨切除术是常见原因。

曾认为 B 族链球菌是新生儿脑炎的主要因素,但已有报道称 B 族链球菌可导致 50 岁以上患者发生脑膜炎。

单核细胞增多性李斯特菌正逐渐成为新生儿、孕妇、60 岁以上及存在免疫力低下人群患脑膜炎的主要病因。该种感染系摄入污染李斯特菌属的食物所致。通过污染的凉拌菜、牛奶、软奶酪及各种"即食"

食品包括肉类熟食及未加工的热狗所传播的人类李斯特菌感染均见诸报道。

另外,颅脑手术后脑膜炎患者常见病原体亦包括克雷伯菌、葡萄球菌、不动杆菌和铜绿假单胞菌感染。

细菌主要通过血液循环进入脑膜,然后透过血脑屏障而引起脑膜炎。脑膜炎球菌多在鼻咽部繁殖、肺炎链球菌多通过呼吸道或中耳感染、流感嗜血杆菌则先引起呼吸道感染,局部感染的细菌侵入液循环后先发生菌血症,重症感染者可在皮肤、黏膜上出现斑疹,直径为1~10mm,严重者会因并发肾上腺髓质出血和弥散性血管内凝血(DIC)而死亡。当病原菌透过血脑屏障时即可引发化脓性脑膜炎。而克雷伯菌、葡萄球菌、铜绿假单胞菌等多通过手术、外伤等直接侵入颅内导致颅内细菌感染。

【病理】

感染早期可见脑膜血管充血、扩张,脑实质水肿,随后大量脓性分泌物渗出,充满蛛网膜下腔,覆盖脑表面及脑沟、脑裂。病原菌不同,脓性分泌物性状各异,脑膜炎双球菌、金黄色葡萄球菌、大肠埃希菌及变形杆菌脓液为灰黄色,肺炎球菌呈淡绿色,肺炎假单胞菌为草绿色。炎症可侵犯脑室系统,引起室管膜和脉络丛的炎症。感染后期脑膜粘连,引起脑脊液吸收及循环障碍,形成脑积水。脓性渗出物局部包裹形成脑脓肿、硬膜下积液或积脓,其中以流感杆菌和肺炎球菌性脑膜炎易形成硬膜下积液,个别患者形成硬膜下积脓。炎性细胞浸润脑膜小血管可形成血栓导致脑梗死。镜下可见脑膜血管充血,炎性细胞浸润,早期中性粒细胞为主,后期以浆细胞和淋巴细胞为主,有时可发现致病菌。室管膜和脉络膜亦可有炎症细胞浸润。与脑膜毗邻的组织也常有炎性细胞浸润,累及皮质静脉发生血栓性静脉炎,导致相应区域皮层坏死。累及皮质和软脑膜动脉,导致血管内皮细胞肿胀,管壁局限性坏死,血栓形成。

镜检可见患者软脑膜充血,软脑膜及蛛网膜下腔内大量中性粒细胞渗出,有时还可见少量淋巴细胞、巨噬细胞和纤维素渗出,炎症细胞沿着皮质小管周围的Virchow-Robin间隙侵入脑内,并有小胶质细胞反应性增生。在亚急性或慢性脑膜炎患者中可以出现成纤维细胞增生,故而蛛网膜粘连,软脑膜增厚,如粘连封闭第四脑室的正中孔、外侧孔或者中脑周围的环池,就会造成脑室系统的扩大,形成脑积水。

【临床表现】

本病多急性起病,早期先出现畏寒、发热等全身症状,并迅速出现头痛、呕吐、畏光等,随后出现颈项强直、意识障碍。其中临床经典的三联征包括发热、头痛、颈项强直,另外意识障碍是成年患者最常见的表现之一;而年幼儿童则常表现为易激惹、淡漠、囟门凸出、进食差、发绀、眼睛瞪视及癫痫发作等。急性细菌性脑膜炎的临床特点及其出现的百分比见表10-3-1。

所有患者中15%~30%出现神经系统局灶性体征或癫痫发作,但这些表现也可见于结核性或隐球菌性脑膜炎中。10%~15%的细菌性脑膜炎患者可出现皮肤瘀点或者紫癜。大多数皮疹与脑膜炎球菌感染有关,仅有少部分患者见于肺炎球菌、葡萄球菌或流感嗜血杆菌感染时。部分患者特别是脑膜炎球菌感染的患者可出现感染后关节炎。细菌性脑膜炎可伴多种颅内合并症,如婴幼儿的慢性硬膜下积液、成年人的硬膜下脓肿,以及脑脓肿、脑梗死等。

表 10-3-1　细菌性脑膜炎的常见症状和体征及出现概率

脑膜炎的临床表现		出现概率
症状	发热	75%~95%
	头痛	80%~95%
	畏光	30%~50%
	呕吐	儿童90%,成年人10%
体征	颈抵抗	50%~90%
	意识障碍	75%~85%
	Kernig 征	5%
	Brudzinski 征	5%
	神经系统局灶性体征	15%~30%
	皮疹或紫癜	10%~15%

【辅助检查】

1. **常规检查**　急性期患者液中白细胞增多,以中性粒细胞为主,可达80%~90%,红细胞沉降率加快。病变初期未经治疗时的血涂片可见病原菌,血培养大多可查到阳性结果。

2. **脑脊液检查**　细菌性脑膜炎的脑脊液检查具有白细胞增多、葡萄糖降低和蛋白质增高等特点。腰椎穿刺可发现颅内压增高,脑脊液外观浑浊或呈脓性,常规检查白细胞增多,一般为(250~10 000)×10^6/L,以中性粒细胞为主;蛋白含量增高,通常超过1g/L,而糖和氯化物的含量降低;脑脊液pH降低,乳酸、LDH、溶菌酶含量及免疫球蛋白 IgG、IgM 均明显增高,脑脊液培养是确诊的金标准。

脑脊液培养发现病原菌的概率较高,社区获得性细菌性脑膜炎需做需氧培养,而神经外科术后脑膜炎时厌氧培养就显得尤为重要。尽管脑脊液培养阳性率高且意义重大,但培养并鉴定致病菌常需 48 小时,故仍需其他快速的检测方法。

脑脊液革兰氏染色可以快速鉴定怀疑细菌性脑膜炎患者的致病菌,社区获得性脑膜炎患者检查致病菌的阳性率为 60%~90%、特异度大于 97%,但针对不同病原菌其阳性率差别很大。肺炎链球菌阳性率为 90%、流感嗜血杆菌阳性率为 86%、脑膜炎球菌阳性率为 75%、革兰氏阴性杆菌阳性率为 50%、单核细胞增多性李斯特菌阳性率约为 33%。

3. 病原菌抗原检查 采用特异性病原菌抗原的测定更有利于确诊。对流免疫电泳法检测抗原对流脑 A、C 族,肺炎链球菌和流感嗜血杆菌脑膜炎脑脊液中多糖抗原阳性检出率达 80% 以上。乳胶颗粒凝集试验可用于测定肺炎链球菌型脑膜炎和流脑患者脑脊液中多糖抗原,但检查前给予抗生素治疗会导致阳性率明显降低。脑脊液二代测序方法可发现病原 DNA 序列,有助于诊断。

4. 头颅 CT 检查 对于急性细菌性脑膜炎的诊断,CT 提供的特异性信息极少。在病变早期多无阳性发现,病变进展期患者可以出现基底池、脉络膜丛、半球沟裂等部位密度增高。合并脑炎时可见脑实质内局限性或弥漫性低密度灶,以额叶常见。增强扫描可见脑膜呈带状或脑回状强化。后期由于蛛网膜粘连,出现继发性脑室扩大和阻塞性脑积水,并发硬膜下积液,于颅骨内板下呈新月形低密度灶。

5. 头颅 MRI 检查 MRI 在发现病变、明确病变范围及受累程度明显优于 CT 检查。正常脑膜 MRI 表现为非连续的、薄的短线状低信号结构,MR 平扫对脑膜显示不敏感,增强后硬脑膜因缺乏血脑屏障可被强化,表现为薄而不连续的线状强化,细菌性脑膜炎所致脑膜强化与脑膜炎感染方式和程度有关。血源性感染主要表现软脑膜-蛛网膜下腔型强化,而外伤或术后导致的脑膜炎则主要表现为硬脑膜-蛛网膜下腔强化,与硬膜外炎症直接累及有关。另外,MRI 可表现为脑实质的长 T_1、长 T_2 改变,与炎性渗出刺激血管导致血管痉挛或者血栓形成有关。脑皮质的梗死引起脑膜结构的破坏,加速脑炎和脓肿在软脑膜下皮质和邻近脑白质的形成,表现为局限性脑组织水肿和占位效应。

【诊断】

根据急性起病,出现发热、头痛、颈项强直等临床表现,结合脑脊液中以中性粒细胞为主的化脓性炎症改变,一般不难诊断。但对于老年人或婴幼儿脑膜刺激征不明显的病例,应给予高度注意,必要时需多次行腰椎穿刺检查。

【鉴别诊断】

急性细菌性脑膜炎需要与结核性、真菌性和病毒性膜炎,脑炎,脑脓肿等疾病相鉴别,在诊断为细菌性脑膜炎后则应尽快明确其具体致病菌。肺炎链球菌、流感嗜血杆菌和脑膜炎球菌是最常见的急性细菌性脑膜炎的病因。然而,另外一些感染也可导致具有类似临床表现的脑膜炎(表 10-3-2)。

表 10-3-2 脑膜炎的常见感染病原体及发病情况

病原体		发病情况
细菌性	肺炎链球菌	最常见病因,与 HIV 感染相关
	B 型流感嗜血杆菌	
	脑膜炎球菌	血清型 A、W-135、C、X 型等在非洲多见,血清 B、C 型在欧洲、北美、澳大利亚和东亚多见
	猪链球菌	东南亚脑膜炎最常见病因
	金黄色葡萄球菌	不常见
	B 族链球菌	新生儿常见病因
	单核细胞增多性李斯特菌	新生儿、老年人、免疫功能障碍者多见
	非斑疹伤寒沙门菌	多见于非洲 HIV 感染人群
	结核分枝杆菌	HIV 感染者多见
	苍白密螺旋体	有上升趋势

续表

	病原体	发病情况
真菌	新型隐球菌	
寄生虫	广州管圆线虫和棘颚口线虫	多见于东南亚,为嗜酸性脑膜炎
	犬弓蛔线虫	全球分布
病毒	疱疹病毒(单纯疱疹和水痘-带状疱疹)	
	肠病毒	

这些感染常与特殊人群有关。HIV 感染是影响急性脑膜炎病因的重要因素。肺炎链球菌是 HIV 感染患者出现急性细菌性脑膜炎的最常见原因,但结核杆菌、新型隐球菌在 HIV 感染患者中也较常见,并且单靠临床表现很难将其鉴别开,该两类疾病所致脑膜炎症状多于发病后数天及数周出现,但也有部分患者会出现暴发性疾病,并出现明显颈抵抗和快速进展到昏迷。

【治疗】

一旦怀疑为细菌性脑膜炎,应尽快给予抗菌治疗。首先要选择敏感抗生素给予足量足疗程治疗,另外治疗感染性休克、维持血压和电解质平衡、防止脑疝等对症支持治疗同样重要。发现脑膜炎球菌感染应及时上报传染病,并及时将患者转入传染科或传染病院治疗。

1. **抗生素治疗**

(1) 抗生素的选择:如表 10-3-3。

表 10-3-3　在细菌性脑膜炎及局灶性中枢神经系统感染中应用的经验性抗生素

适应证	抗生素
新生儿	氨苄西林+头孢噻肟
1~3 月龄的婴儿	氨苄西林+头孢噻肟或头孢曲松
>3 月龄至<60 岁的免疫功能健全者	头孢噻肟或头孢曲松+万古霉素
>60 岁或者伴有酗酒等其他代谢性疾病的任何年龄患者	氨苄西林+头孢噻肟或头孢曲松+万古霉素
社区获得性脑膜炎,外伤后或神经外科术后继发性脑膜炎,中性粒细胞减少患者,或伴有细胞介导的免疫功能缺损患者	氨苄西林+头孢他啶+万古霉素

抗生素的选择由感染的病原体决定,但绝大多数细菌性脑膜炎急性期治疗都根据经验选择抗生素,患者的年龄和病史尤为重要;如病原菌暂时不能明确,则应先选用广谱抗生素。一旦培养出病原菌,则需要尽快根据培养和药敏结果调整抗生素,并根据病原菌和病情按计划完成全部疗程。

社区获得性细菌性脑膜炎的常见病原菌为肺炎链球菌和脑膜炎双球菌。故在未确定病原体之前,对于年龄>3 月龄的患儿可给予广谱头孢霉素(头孢噻肟或头孢曲松)治疗,这类抗生素治疗谱包括脑膜炎双球菌、肺炎链球菌、B 族链球菌和嗜血流感杆菌,并且血脑屏障通过率高。头孢吡肟为广谱的第四代头孢菌素,在体外对肺炎链球菌、脑膜炎双球菌的抗菌活性与头孢曲松或头孢噻肟相似,并且对肠道菌属和铜绿假单胞菌有更强的活性。在临床试验中,头孢吡肟治疗青霉素敏感的肺炎球菌和脑膜炎双球菌性脑膜炎疗效与头孢噻肟相当,但对于由对青霉素及头孢菌素耐药的肺炎球菌、肠道菌属及金黄色葡萄球菌所致的脑膜炎疗效尚未被确立。而对于年龄<3 月龄的患儿、60 岁以上老年人及怀疑有细胞介导的免疫功能损害(如慢性疾病、器官移植术后、恶性肿瘤、应用免疫抑制药等)的患者,经验治疗则首选氨苄西林,以增强对可能的单核细胞增生性李斯特菌的杀菌性。治疗革兰氏阴性球菌的有效抗生素也是头孢噻肟和头孢曲松,氨基糖苷类抗生素可以作为合并用药。院内获得性脑膜炎,特别是神经外科手术后继发性脑膜炎,最常见的病原菌是葡萄球菌和革兰氏阴性菌。在这些患者中经验性治疗应联用万古素和头孢他

啶。头孢他啶是头孢菌素中唯一对中枢经系统中金黄色葡萄球菌感染有足够活性的药物,故接受神经外科手术或者中性粒细胞减少的患者,应用头孢他啶取代头孢曲松或头孢噻肟。美罗培南是一种碳青霉烯类抗生素,在体外试验中对单核细胞增多性李斯特菌有很强的抗菌活性,并已证实对金黄色葡萄球菌性脑膜炎有效,对青霉素耐药的肺炎球菌也有很好的效果。在试验性肺炎球菌性脑膜炎脑脊液培养中,美罗培南与头孢曲松疗效相当,但逊于万古霉素。应用美罗培南治疗脑膜炎的临床试验的患者数量尚不能完全说明该种抗生素的效果有效。

(2)抗生素的使用疗程:抗生素治疗的疗程亦取决于病原体。对于肺炎链球菌和流感嗜血杆菌,一般建议 10~14 天治疗;对于脑膜炎球菌,7 天治疗即可;对于单核细胞增多性李斯特菌和 B 族链球菌,则需要 14~21 天抗生素治疗;而革兰氏阴性杆菌,则至少需要 3 周治疗才能治愈。

(3)抗生素的使用方法:见表 10-3-4。

表 10-3-4 治疗细菌性脑膜炎主要抗生素使用方法

抗生素	儿童用量(≤14 岁)	成年人用量(>14 岁)	用法	备注
头孢曲松	100mg/(kg·d),1 次/d	2g/d,1 次/d	肌内注射或静脉注射	首选
头孢噻肟	225~300mg(kg·d),3~4 次/d	8~12g/d,4~6 次/d	肌内注射或静脉滴注	与头孢曲松类似
青霉素	0.3mU/(kg·d),4~6 次/d	24mU/d,6 次/d	静脉滴注	大多数流感嗜血杆菌耐药,肺炎链球菌的耐药性也在增加
氨卡西林或阿莫西林	300mg(kg·d),4 次/d	12g/d,6 次/d	肌内注射、静脉滴注或口服	耐药性同青霉素,主要用于李斯特氏菌感染
氯霉素	100mg/(kg·d),4 次/d	100mg/(kg·d),4 次/d	肌内注射、静脉滴注或口服	流感嗜血杆菌及肺炎链球菌中耐药性较高
万古霉素	40mg/(kg·d),2~4 次/d	2g/d,2~4 次/d	静脉滴注	主要用于葡萄球菌感染
头孢他啶	50mg/(kg·d),2~3 次/d	4~6g/d,3 次/d	静脉滴注	主要用于杆菌感染

2. 地塞米松的使用 糖皮质激素具有抗炎和抑制炎性因子作用,故部分学者主张在治疗细菌性脑膜炎时给予激素治疗以降低患者神经损伤和耳聋的发生,但由于激素的免疫抑制作用,使其在化脓性脑膜炎治疗中是否应用的问题一直未有定论。两项针对激素治疗化脓性脑膜炎的 Meta 分析相异,与其入组病例资料有关,但也显示出激素治疗细菌性脑膜炎的不确定性。

激素疗效的不同可能与患者感染的病原菌有关。研究显示激素治疗流感嗜血杆菌的疗效较好,而治疗肺炎链球菌脑膜炎疗效则不肯定。通常应在给予抗生素前 20 分钟给予地塞米松,其原理是在巨噬细胞和小胶质细胞受到内毒素活化作用之前应用,才能抑制肿瘤坏死因子(TNF)的产生。若 TNF 已被诱导产生,地塞米松则无法发挥这种作用。地塞米松可能会减少万古霉素进入脑脊液,且在肺炎链球菌性脑膜炎实验模型中发现会延迟脑脊液的无菌化。因此,在使用万古霉素时是否使用地塞米松应权衡其利弊。

目前应用激素治疗细菌性脑膜炎有不同方案。常用的是 0.4mg/kg 地塞米松,每 12 小时给药一次连用 2 天;或者 0.15mg/kg,每 6 小时给药一次,连用 4 天。大剂量短程治疗可以取得较好效果而又能降低激素副作用,是目前激素应用的主要方法。

3. 对症支持治疗 在选择合适抗生素的同时,应该尽快完善相关检查,明确患者合并疾病,并给予临床评估,根据患者情况及时给予对症支持治疗。具体包括:

(1)对于高颅压的患者应及时给予脱水降颅压治疗。

(2)保证呼吸道通畅,必要时给予气管内插管。

(3)保证水、电解质和酸碱平衡,尤其患者合并高热或应用脱水药物时应记录出入量,给予常规监测。

（4）加强护理，并做好密切接触者的预防（表 10-3-5）。

表 10-3-5　对于患者密切接触者的预防

病原体	采取的措施
B 族流感嗜血杆菌感染	（1）所有家族接触者都应该给予利福平治疗，20mg/（kg·d）治疗 4 天。最大剂量 600mg/d （2）既往未应用疫苗的 14~48 月龄婴儿应给予 1 次疫苗预防 （3）既往未应用疫苗的 2~11 月龄婴儿应给予 3 次疫苗预防
脑膜炎球菌感染	（1）利福平：成年人剂量 600mg，每日 2 次，口服，连用 2 天；儿童剂量 10mg/kg （2）头孢曲松：成年人剂量 250mg，每日 1 次，静脉注射；儿童剂量 125mg/次静脉注射 （3）环丙沙星：成年人给予 500mg，每日 1 次，口服，儿童慎用
肺炎球菌感染	不推荐常规给予抗生素预防
其他类型化脓性脑膜炎	不需要给予预防治疗

【预后】

流感嗜血杆菌、膜炎双球菌及 B 族链球菌性脑膜炎的病死率为 3%~7%，单核细胞增多性李斯特菌性脑膜炎为 15%，肺炎链球菌性脑膜炎为 20%。

总体上，细菌性脑膜炎患者若合并如下情况，死亡风险会增加。

（1）就诊时已有意识水平下降。

（2）就诊 24 小时内有癫痫发作。

（3）颅内压升高。

（4）年幼（婴儿）或年龄>50 岁。

（5）合并有危重情况如休克和/或需要机械通气。

（6）治疗不及时。

脑脊液葡萄糖水平低（<2.2mmol/L）及脊液蛋白含量过高（>3g/L）提示预后不佳，病死率升高：幸存者中约 25%会有中度或重度后遗症，常见的后遗症包括智能减退、记忆受损、癫痫发作、听力减及眩晕和步态异常。

鉴于改善细菌性脑膜炎的预后很大程度上取决于能否及时给予敏感抗菌药物治疗，故在治疗过程中应密切观察患者病情变化，特别注意患者体温波动、意识情况、血液白细胞数量等变化。如经验用药 3 天以上仍无缓解，则应该重新评估目前诊断及应用的抗生素，及时更换抗菌药物治疗。

（王佳伟）

第四节　结核性脑膜炎

结核性脑膜炎（tuberculous meningitis，TBM）是结核分枝杆菌导致的脑膜和脊髓的非化脓性炎症。各个年龄段均可发病，以青少年最多；患者亚急性或慢性起病，出现发热、头痛、脑膜刺激征及神经功能缺损症状等。

全球结核性脑膜炎的平均发病率为 1.37/10 万，其中发病率最高的国家依次为印度、中国、印度尼西亚、尼日利亚和南非。我国结核性脑膜炎的发病率为（0.34~3.19）/10 万。19 世纪 80 年代发病率逐渐降低，但近年来随着耐药菌的出现及 HIV 感染患者的增加，目前结核性脑膜炎在世界范围内重新呈现上升趋势。

【发病机制】

结核性脑膜炎占全身性结核病的 6%左右，绝大多数病例是由人型结核分枝杆菌致病，少数病例是由牛型结核分枝杆菌所致。通常通过血液播散后在脑膜和软脑膜下种植，形成结核结节，之后结节破溃，大量结核分枝杆菌进入蛛网膜下腔,形成粟粒性结核或结核瘤病灶,最终导致结核性脑膜炎。另外,部分患者由于颅骨或脊柱骨结核病灶直接破入颅内或椎管内而发病。患者免疫力低下或发生变态反应是造成结核性脑膜炎的重要条件。

【病理生理】

结核杆菌进入蛛网膜下腔后引起局灶性 T 淋巴细胞依赖性免疫应答,以导致干酪样肉芽肿炎性反应为特点。肿瘤坏死因子-α(TNF-α)在其中发挥重要作用。研究显示,脑脊液(CSF)中 TNF-α 浓度与疾病的严重程度密切相关,给予抗生素或抗 TNF-α 抗体能够改善结核性脑膜炎模型兔的预后。

结核性脑膜炎的主要病理变化在软脑膜上,亦常伴有轻重程度不一的脑实质炎症或是结核病灶。患者软脑膜和蛛网膜下腔内有大量炎性渗出物,主要为单核细胞、淋巴细胞和纤维素,在病情进展的结核性脑膜炎中常见有结核性肉芽肿,病灶中心是干酪样坏死,周围是上皮细胞、朗格汉斯多核巨细胞和淋巴细胞浸润,并可见有成纤维细胞增生。此外,小动脉可见血管周围炎和动脉内膜炎性增生,部分病例有血栓形成和脑组织软化。

【临床表现】

结核性脑膜炎患者前驱症状包括周身不适、疲劳、食欲减退、体重减轻、发热、肌痛等非特异性症状。

结核性脑膜炎主要累及外侧裂、大脑基底池、脑干和小脑,并由此引发相应临床表现:①由于炎性渗出物阻塞脑脊液循环从而导致脑积水及压迫脑神经;②炎性肉芽肿常融合成为结核球并在不同部位导致不同神经功能缺损;③闭塞性血管炎可导致脑梗死及卒中样症状。这些症状的严重程度与颅内炎症反应情况有关,并与患者预后密切相关。

故患者发病早期表现为头痛(96%)、发热(91.1%)、颈项强直(91.1%)和呕吐(81.2%)等,但是在老年患者中,其脑膜炎症状并不是很突出。随着病情进展,患者逐渐出现神经系统功能缺失症状。其中73.5%的患者出现高颅压,主要由于交通性脑积水所致;10%~47.4%的患者发生抽搐,主要由结核病变对大脑皮质直接刺激及脑水肿引起;20%~31.5%的患者出现脑神经损害,主要为渗出物包绕、压迫所致,其中以视力减退、面瘫、听力受损最为常见;11.3%~45%的患者发生偏瘫,多由于动脉炎所致;8.2%~19.2%的患者出现四肢瘫或截瘫;部分结核性脑膜炎患者表现不典型症状,如基底核受累会导致运动障碍,13.3%的患者可出现震颤、不自主运动等。少数结核性脑膜炎可累及脊髓,常导致截瘫,发生率低于10%。另外,结核性脑膜炎尚可以造成代谢异常,50%的患者可出现低钠血症。

以 Glasgow 昏迷评分量表和是否存在神经系统局灶性体征为标准,结核性脑膜炎的严重程度可以分为 3 期(表 10-4-1)。

表 10-4-1　英国医学研究委员会修订的结核性脑膜炎严重程度分级标准

分期	标准
Ⅰ期	意识清醒,无神经系统定位体征
Ⅱ期	Glasgow 昏迷评分 10~14 分,伴或不伴局灶性神经系统定位体征;或 Glasgow 评分 15 分,伴神经系统定位体征
Ⅲ期	Glasgow 评分低于 10 分,伴或不伴有神经系统定位体征

【辅助检查】

1. 脑脊液检查

(1)常规及生化检查

1)外观:无色透明或微混,静置 24 小时后约 50% 可见薄膜形成(析出纤维蛋白所致)。

2)细胞:白细胞呈中度增加,多为(10~500)×10⁶/L,个别可达 1 000×10⁶/L;分类示以淋巴细胞为主,但早期可见多核细胞增多。

3)糖:大多明显降低,通常在 2.22mmol/L 以下。Donald 强调脑脊液糖浓度低于血糖的 40% 则对诊断结核性脑膜炎更有意义。

4）蛋白质：一般在 1~5g/L，晚期有椎管梗阻者可高达 10~15g/L，并出现脑脊液黄变。

5）氯化物：早期常明显降低，可能与患者血清中氯化物含量降低有关。

6）乳酸盐：脑脊液中乳酸盐的含量是鉴别细菌性脑膜炎和病毒性脑膜炎的重要方法，通常以 0.3g/L（儿童）和 0.35g/L（成年人）为鉴别浓度，结核性脑膜炎患者脑脊液中乳酸盐含量明显增高。

（2）脑脊液病原学检查

1）抗酸杆菌涂片、染色、镜检：涂片抗酸染色是诊断结核分枝杆菌的主要方法。抗酸染色中传统齐-内染色（Ziehl-Neelsen stain）应用最普遍，但各实验室报告的阳性率为 0~87%。反复行腰椎穿刺脑脊液检查、增加脑脊液量（10~20ml）、延长离心时间（30 分钟）及增加镜检时间可提高敏感度。改良抗酸染色法针对结核分枝杆菌为胞内寄生菌，通过脑脊液玻片离心法保留细胞的完整性并在齐-内染色同时使用去垢剂 Triton 提高细胞膜通透性，从而显著提高脑脊液细胞内、外结核分枝杆菌的检出率，敏感度更高，对判断患者的疾病严重程度、预后更有帮助。近年使用发光二极管荧光显微镜观察金胺 O-罗丹明荧光染色阳性的抗酸杆菌可快速诊断结核性脑膜炎，显著提高检查涂片的时间，敏感度更高。

2）细菌培养：是结核诊断的金标准，但阳性率只有 20% 左右。目前临床常用的脑脊液培养方法有：①罗氏培养法（Lowenstein-Jensen culture method），临床应用最普遍。一直是 TBM 诊断的金标准，敏感度约为 20%，但需 4~8 周，给临床及时诊断带来不便。②分枝杆菌生长指示管（mycobacteria growth indicator tube，MGIT）液体 960 培养法，是近年研制的专门用于结核快速培养的方法，主要是通过连续检测接种标本培养基所显示的荧光强度变化来判断是否有分枝杆菌生长。诊断 TBM 的敏感度约为 50%。该方法平均检出时间最快 10 天。操作简单、灵敏，全封闭非侵袭性检测系统防止交叉污染。此外，全自动化系统 radiometric Bactec 460、MBBact 和 ESP Ⅱ 也可以快速得到诊断结果，但成本过高。最近研究表明，显微镜下观察药物敏感性法提供了一个低成本而且迅速诊断的方法，其使用 Middlebrook 7H9 液体培养基，但是也受到了无菌条件的限制，暂时不能广泛用于临床诊断。

3）核酸检测：聚合酶链反应（PCR）在诊断中多用于实验研究，是结核性脑膜炎诊断研究发展最快的领域。①经典 PCR 检测：敏感度达 48%~100%，特异度达 84%~98%。由于各实验室条件等差异，报道的 PCR 敏感度和特异度差别较大，因此难以对 TBM 的诊断效率进行整体评估。②Gene Xpert MTB/RIF（Gene Xpert）和 Gene Xpert MTB/RIF Ultra（Gene Xpert Ultra）：是一项完全自动化，保证样品不受污染，自动进行核酸扩增和实时荧光定量 PCR 的综合技术。Gene Xpert Ultra 方法在结核治疗中检查更敏感，敏感度可达 92%，特异度可达 99.6%，使结果更准确，方法更简便，操作更安全。可用于脑脊液、胸腔积液、腹水、粪便等，标本使用量小，2 小时可检测 8 个样本。但也有研究表明，该方法对于诊断结核性脑膜炎的敏感性低于涂片和培养。此外，核酸检测方法还包括环介导等温扩增法、线性探针技术、基因芯片技术等。目前将特异度高的 DNA 探针与敏感度高的 PCR 技术结合已成为结核病研究和临床应用的一种良好途径。

4）细胞因子测定：①腺苷脱氨酶（ADA），ADA 活性测定具有较高的临床应用价值，被认为是细胞免疫的标志物。当分枝杆菌侵入中枢神经系统，局部的细胞免疫被激活，T 淋巴细胞分化和增殖，脑脊液中 ADA 活性增高。有研究表明，ADA 活性测定诊断结核性脑膜炎的敏感性和特异性均较高，有助于结核性脑膜炎的诊断。因在其他相似的神经系统疾病和 HIV 感染的结核性脑膜炎患者，也会有相应改变，加之其检测方法还不够规范，故目前并不把 ADA 推荐为常规结核性脑膜炎的诊断方法。②肿瘤坏死因子-α（TNF-α），系由单核巨噬细胞分泌的细胞因子，在介导中枢神经系统感染的炎症反应过程中起重要作用。结核性脑膜炎患者脑脊液 TNF-α 水平升高，可以作为辅助诊断依据之一。③干扰素-γ（IFN-γ），是 T 细胞和大颗粒淋巴细胞在一定刺激原作用下产生的细胞因子，在结核性脑膜炎的免疫保护中发挥重要作用。目前国内外研究结果在 IFN-γ 对结核性脑膜炎的诊断敏感度及特异度方面还有较大分歧。因此，IFN-γ 对结核性脑膜炎的诊断价值尚待进一步探讨。此外，结核性脑膜炎患者脑脊液 IL-1β、IL-2、IL-6、IL-8、IL-23 和乳酸脱氢酶（LDH）水平亦可升高，对临床诊断有一定帮助。

5）抗原抗体检测：抗体检测方法如 ELISA、酶免疫法、免疫荧光法等是快速检测脑脊液中结核分枝杆菌特异性抗体的方法，结核分枝杆菌特异性抗原检测的敏感度和特异度分别为 35%~95% 和 95%~

100%。但是抗体检测无法区分感染前的急性杆菌和交叉反应的问题,所以抗原抗体检测尚不能作为结核性脑膜炎的常规诊断方法。

2. 胸部 X 线片或胸部 CT 检查　约 50% 的结核性脑膜炎患者有活动性肺结核或者陈旧肺结核征象,其中粟粒性结核强烈提示患者可能合并多脏器病灶。故怀疑该病时,应尽快完善相关检查。

3. 影像学检查　头颅 CT 对于结核性脑膜炎的诊断无特异性。Kumar 的研究显示结核性脑膜炎常表现为颅底脑膜增强、脑积水、结核瘤及脑梗死等,并发现颅底脑膜增强加上结核瘤对于结核性脑膜炎诊断的敏感度达 89%、特异度达 100%。脑 MRI 检查比 CT 更为敏感。可表现为基底池、侧裂池和软脑膜增厚、强化,邻近脑组织水肿等表现。外侧裂脑膜增厚常包绕大脑中动脉,继发缺血甚至梗死。基底池病灶可造成脑脊液流动障碍,继发脑积水。部分患者可表现室管膜增厚强化,甚至出现脑膜结核瘤。隐球菌性脑膜炎、病毒性脑炎、脑膜转移瘤、淋巴瘤等在影像学上与结核性脑膜炎有时很难鉴别。

【诊断】

结核性脑膜炎的诊断需要结合患者病史、头痛、脑膜刺激征及脑脊液改变等可做出诊断;但由于结核性脑膜炎患者症状常不典型,且病情进展后病死亡率高,故对于不能除外的患者应多次、多方式完善相关检查以免漏诊。

2010 年,发表在 *Lancet Infect Dis* 的一篇文章对近年来各项研究报道的临床诊断意见进行了总结分类,提出一项可以量化的诊断标准(表 10-4-2),给临床诊断结核性脑膜炎提供了重要依据。

表 10-4-2　结核性脑膜炎临床评分系统

项目	诊断标准	诊断分数/分
临床标准	(1) 症状持续时间大于 5 天	4
	(2) 系统性症状提示结核(一个或多个症状)	
	1) 体重减轻,夜间盗汗,持续咳嗽大于 2 周	2
	2) 与肺结核患者紧密接触或 TST 阳性,IGRA 阳性(10 岁以下的儿童)	2
	3) 局灶神经系统损害(除外脑神经麻痹)	1
	4) 脑神经麻痹	1
	5) 意识改变	1
脑脊液标准	(1) 外观清亮	1
	(2) 细胞数:10~500 个/μl	1
	(3) 淋巴细胞为主(>50%)	1
	(4) 蛋白浓度大于 1 000mg/L	1
	(5) 脑脊液糖/血清糖<50% 或脑脊液糖的绝对浓度<2.2mmol/L	1
脑影像学标准	(1) 脑积水	1
	(2) 基底膜强化	2
	(3) 结核瘤	2
	(4) 脑梗死	1
	(5) 每一对应基底部高密度	2
其他结合证据	(1) 胸部影像学提示活动性结核:结核征象=2,粟粒性结核=4	2/4
	(2) CT/MRI/超声显示中枢神经系统外的结核证据	2
	(3) 抗菌杆菌识别或结核分枝杆菌培养(来自如痰、淋巴结、胃清洗液、尿和血培养)	4
	(4) 来自神经系统以外样本的商品化 M 结核杆菌 NAAT 阳性	4

注:TST. 结核杆菌感染 T 细胞斑点试验;IGRA. γ 干扰素释放试验;NAAT. 核酸扩增试验。

1. 确诊的结核性脑膜炎

（1）符合临床标准，同时具备以下一项或多项条件：脑脊液检出抗酸杆菌；脑脊液结核杆菌培养阳性；脑脊液结核杆菌核酸扩增试验阳性。

（2）脑或脊髓组织发现抗酸杆菌或呈结核病之病理改变，同时有临床征象和相应的脑脊液改变，或尸检呈脑膜炎症性改变。

2. 很可能的结核性脑膜炎符合临床标准，同时具备以下各项条件：

（1）临床评分≥10分（无神经影像学表现）。

（2）或临床评分≥12分（伴神经影像学表现）。

（3）脑脊液或神经影像学评分≥2分。

（4）排除其他类型脑膜炎。

3. 可能的结核性脑膜炎符合临床标准，同时具备以下各项条件：

（1）临床评分为6~9分（无神经影像学表现）。

（2）或临床评分为9~11分（伴有神经影像学表现）。

（3）未行脑脊液检查或神经影像学检查者不得确定诊断。

由于脑脊液细胞涂片和结核杆菌培养阳性检出率极低（<10%），按照上述诊断标准，绝大多数临床病例仅能诊断为很可能的或可能的结核性脑膜炎。鉴于该病的严重后果，因此所有专家共识和临床指南均一致建议，高度怀疑结核杆菌感染的脑膜炎患者应尽早开始抗结核药物治疗。

【鉴别诊断】

本病主要和隐球菌性脑膜炎、病毒性脑膜炎、细菌性脑膜炎、脑膜癌病、淋巴瘤等相鉴别。

【治疗】

结核性脑膜炎的治疗原则：早期治疗、联合用药、足够剂量和疗程、分阶段治疗。

1. 抗结核治疗 联合用药应首选杀菌药、配用抑菌药，分阶段治疗指分别给予强化期治疗和巩固期治疗，总疗程9~12个月。常用的杀菌药有异烟肼（H）、利福平（R）、链霉素（S）和吡嗪酰胺（Z）4种；抑菌药有乙胺丁醇（E）。儿童因乙胺丁醇有视神经毒性、孕妇因链霉素有听神经毒性，故尽量不应用。目前研究表明，异烟肼是不可缺少的一种抗结核药物。主要的一线药物及其用法见表10-4-3。

表 10-4-3 主要抗结核药物用法

药物	每日用量/(mg·kg⁻¹)	成人每日常用量/mg	每次给药次数	用药途径	用药持续时间
异烟肼	10~20	600	1	静脉或口服	1~2年
利福平	10~20	450~600	1	口服	6~12个月
吡嗪酰胺	20~30	1 500	3	口服	2~3个月
乙胺丁醇	15~20	750	1	口服	2~3个月
链霉素	20~30	750	1	肌内注射	3~6个月

结核性脑膜炎治疗分为初始强化期和巩固期。WHO的建议初始应至少选择三种药物联合治疗，常用异烟肼、利福平和吡嗪酰胺，轻症患者治疗3个月后可停用吡嗪酰胺，再继续使用异烟肼和利福平7个月。耐药菌株可加用第四种药如链霉素或乙胺丁醇，利福平不耐药菌株，总疗程9个月已足够；利福平耐药菌株需连续治疗18~24个月。由于中国人对异烟肼为快速代谢型，有人主张对成年患者加大每日剂量至600~1 200mg。治疗期间应监测肝酶水平，因为利福平、异烟肼和吡嗪酰胺都有肝毒性，但即使肝酶水平轻度升高，只要患者无肝脏受损的临床表现，仍应继续坚持治疗。

具体药物作用机理及副作用如下：

（1）异烟肼：异烟肼可抑制结核杆菌DNA合成，破坏菌体内酶活性，对细胞内外、静止期或生长期的结核杆菌均有杀灭作用。容易通过血脑屏障，结核性脑膜炎患者脑脊液中药物浓度可达血药浓度的

90%。主要不良反应有末梢神经炎、肝损害等。异烟肼治疗时,应同时给予维生素 B₆ 以预防该药物导致的周围神经病。

（2）利福平:利福平与细菌的 RNA 聚合酶结合,干扰 mRNA 的合成,抑制细菌的生长繁殖,导致细菌死亡。对细胞内外结核杆菌均有杀灭作用。利福平不能透过正常的脑膜,只部分透过炎性脑膜。利福平的毒副作用较少,主要不良反应有肝毒性、过敏反应等。

（3）吡嗪酰胺:吡嗪酰胺在酸性环境中对细胞内结核菌具有杀灭作用,特别对半休眠状态的菌群更有效,对细胞外细菌无效。吡嗪酰胺能够自由通过正常和炎性脑膜。主要不良反应有肝损害、血尿酸增加、关节酸痛、肿胀、强直、活动受限等。

（4）乙胺丁醇:通过抑制细菌 RNA 合成而抑制结核杆菌的生长。对生长繁殖状态的结核杆菌有作用,对静止状态的细菌几乎无影响。单独治疗产生耐药速度缓慢,与其他抗结核药物联合使用能防止耐药菌产生。主要不良反应有视神经损害、末梢神经炎、过敏反应等。

（5）链霉素:为氨基糖苷类抗生素,仅对吞噬细胞外的结核菌有杀灭作用,为半效杀菌药。链霉素能透过部分炎性的血脑屏障。主要不良反应有耳毒性和肾毒性。

2. 糖皮质激素治疗　在足量应用抗结核治疗的基础,应用糖皮质激素可降低结核性脑膜炎患者粘连性蛛网膜炎和椎管梗阻等并发症的发生率,并减轻脑水肿。既往研究结果显示能改善患者生存率,其治疗方法包括:成年人应用地塞米松治疗,用法是第 1 周 0.3mg/(kg·d),静脉注射;第 2 周 0.2mg/(kg·d),静脉注射;第 3 周 0.1mg/(kg·d)口服;第四周 3g/d 口服;并在第 5 周逐渐减药到停药。儿童给予泼尼松治疗,用法是 4mg/(kg·d)口服,连用 4 周,第 5 周逐渐减量并停药。

3. 多药耐受性结核性脑膜炎的治疗　如果结核性脑膜炎患者患病之前与多药耐受性肺结核患者有密切接触史或者尽管给予足量治疗但患者临床症状几乎无变化,则应考虑为多药耐受性结核性脑膜炎。2021 年的资料显示,当年全球约有 45 万病例为多药耐受性结核性脑膜炎患者,且在 HIV 感染患者中更为普遍。对于这部分患者的治疗,建议一般起始即使用 5 种药物联合治疗(表 10-4-4)。

表 10-4-4　多药耐受性结核性脑膜炎的治疗策略

药物		用法	最大剂量/mg
强化治疗期:4 个月	阿米卡星或卡那霉素	静脉注射或肌内注射 15~30mg/kg	1 000
	乙硫异烟胺	15~20mg/kg,口服	1 000
	吡嗪酰胺	20~30mg/kg,口服	1 600
	氧氟沙星	7.5~15mg/kg,口服	800
	乙胺丁醇或环丝氨酸	10~20mg/kg,口服	1 000
巩固治疗期:12~18 个月	乙硫异烟胺	5~10mg/kg,口服	750
	氧氟沙星	7.5~15mg/kg,口服	800
	乙胺丁醇或环丝氨酸	10~20mg/kg,口服	1 000

4. 结核性脑膜炎药物鞘内注射　地塞米松 5~10mg、α-糜蛋白酶 4 000U、透明质酸酶 1 500U,每隔 2~3 天 1 次,注药宜缓慢;症状消失后每周 2 次,体征消失后 1~2 周 1 次,直至脑脊液检查正常。脑脊液压力较高的患者慎用此法。脑脊液蛋白定量明显增高、有早期椎管梗阻、肝功能异常致使部分抗结核药物停用、慢性、复发或耐药的情况下,在全身药物治疗的同时可辅以鞘内注射,异烟肼 0.1g、地塞米松 5~10mg。

5. 脱水降颅压　颅内压增高者可选用渗透性利尿剂,如 20% 甘露醇、甘油果糖或甘油盐水等,同时需及时补充丢失的液体和电解质。

【预后】

结核性脑膜炎患者的预后主要与是否能够及早规范治疗密切相关,另外受患者年龄、病情及颅内高压严重程度、脑神经受累情况及是否合并其他部位感染等影响。Ramachandram 等发现治疗起始时间不同预后差异很大,1 期患者病死率为 9% ,2 期患者病死率为 25% ,3 期患者病死率为 73% ,故早期规范治疗是非常必要的。

(江汉秋　王佳伟)

第五节　新型隐球菌性脑膜炎

新型隐球菌性脑膜炎(cryptococcus neoformans meningitis)是由新型隐球菌感染脑膜和脑实质所致的中枢神经系统的亚急性或慢性炎症性疾病,是深部真菌病中较常见的一种类型。

【流行病学】

1. 免疫功能低下继发性隐球菌感染　在艾滋病流行之前,新型隐球菌感染是系统性真菌感染的一个少见病因,仅侵犯免疫受损的患者,如白血病、器官移植、皮质激素治疗或免疫抑制治疗的患者。一项 306 例非艾滋病感染隐球菌的患者研究,发现 28% 使用激素,18% 器官移植,18% 慢性器官功能衰竭(肝脏、肺和肾脏),18% 恶性肿瘤,13% 风湿性疾病。20 世纪 70 年代以来,随着全球各种器官移植数量的增加及采取免疫抑制治疗肿瘤和其他系统性疾病的发展是非艾滋病患者隐球菌感染增加的主要原因之一。

据统计有 2.6% ~5% 的移植患者发生隐球菌感染,其中中枢神经系统感染的比率为 25% ~72% 。隐球菌感染的器官移植患者的死亡率为 10% ~25% ,而累及神经系统时的死亡率约为 40% 。

我国及新加坡华裔患者的数据显示,高达 50% ~77% 隐球菌性脑膜炎患者为免疫功能正常者。另有研究结果显示,所谓"免疫功能正常"患者可能存在潜在的免疫遗传功能缺陷。

2. 艾滋病并发的隐球菌感染　艾滋病流行于 20 世纪 80 年代以后,随着艾滋病患者的不断增多,美国、欧洲和澳大利亚的学者相继发现隐球菌感染是艾滋病患者最主要的机会性感染之一。据统计 5% ~10% 的艾滋病患者有隐球菌感染。20 世纪 90 年代中期,随着氟康唑广泛用于念珠菌病,以及高效抗逆转录病毒疗法的出现和应用,发达国家隐球菌感染的年发病率显著下降。

但在非洲和东南亚等发展中国家,艾滋病患者中隐球菌感染比欧美等发达国家更为严重。在南部非洲,新型隐球菌脑膜炎目前已成为社区获得性脑膜炎最常见的病因,占确诊脑膜炎的 20% ~45% ,高于结核性和细菌性脑膜炎。

据估计,全球目前约有 15% 的艾滋病相关死亡是由隐球菌脑膜炎引起的。因此,在艾滋病患者中防治隐球菌感染仍是一个长期艰苦的工作。

【病原学】

新型隐球菌是一种广泛存在于土壤中的圆形或卵圆形形状的溶组织酵母型真菌,菌体直径 4 ~6μm ,易在干燥的碱性和富含氮类物质的土壤中繁殖,特别是在含有鸽子、火鸡和其他鸟类粪便的土壤中。含有致病菌的尘土是人类新型隐球菌感染的主要传染源。在健康人群的皮肤和胃肠道也可以分离出新型隐球菌,但其并不致病。新型隐球菌在适宜生长的人体组织内迅速以出芽的方式进行繁殖,体积可以增大到 7 ~20μm ,并形成荚膜,致病力和耐药性显著增加,在此繁殖过程中不形成菌丝和孢子。

目前致病性隐球菌有两种类型:C. neoformans 和 C. gattii。以荚膜多糖为抗原分为 5 种血清型:A、B、C、D 及 AD 型。其中 C. neoformans 的血清型包括 A、D 及 AD 型,C. gattii 则包括 B、C 型(表 10-5-1)。C. neoformans 广泛分布于世界各地的土壤和鸟粪中,与免疫力低下的患者的发病相关,据统计所有艾滋病患者并发的隐球菌感染都是由该种病原菌引起,其中临床最常见的类型是 C. grubii(血清型 A 型),世界范围内超过 95% 的隐球菌感染病例与之有关;C. neoformans(血清型 D 型)所致病例仅出现在一些欧美国家,如丹麦、德国、意大利、法国、瑞士和美国。截止到目前,C. gattii(血清型 B、C 型)的分布与桉树一致,主要分布在热带和亚热带地区,如澳大利亚、东南亚、非洲中部及美国的热带、亚热带地区,主要侵犯免疫功能正常的人体。

表 10-5-1　目前致病性隐球菌的分类

名称	变异型	血清型	分子型
Cryptococcus neoformans	grubii	A	VNⅠ、VNⅡ
	neoformans	D	VNⅣ
	–	AD	VNⅢ
Cryptococcus gattii	–	B	VGⅠ、VGⅡ、VGⅢ、VGⅣ
	–	C	

【发病机制】

细胞免疫是人体抵御新型隐球菌感染的最重要的机制。新型隐球菌脑膜炎通常发生在机体细胞免疫功能降低的情况下,特别是恶性肿瘤、糖尿病、严重烧伤、器官移植、自身免疫性疾病和艾滋病患者,长期使用肾上腺皮质激素、滥用抗生素、大剂量免疫抑制和抗肿瘤制剂治疗是新型隐球菌脑膜炎的高危因素。

新型隐球菌可经呼吸道、消化道进入人体,偶可经外伤后的皮肤组织的伤口直接侵入。其中新型隐球菌随灰尘进入人体呼吸道是最主要的感染途径。

正常人吸入少量隐球菌后,可迅速被清除,大量吸入后则可在人体内形成带有荚膜的致病性隐球菌,可在肺部形成胶冻状的结节性病灶。许多情况下,隐球菌能够在淋巴结或肺部病灶中保持静止数年,当机体细胞免疫功能受到抑制时,新型隐球菌可经血液循环迅速在全身播散,进入中枢神经系统,并在脑膜和脑实质内大量繁殖,出现各种炎症。

致病的新型隐球菌由菌体和荚膜组成。其致病力与荚膜多糖、黑素、漆酶、磷脂酶等毒性因子有关。毒性因子通过抑制机体吞噬作用、增加新型隐球菌膜通透性、诱导免疫耐受、削弱免疫应答等方式使隐球菌在体内能生长繁殖并达到致病作用,还能够通过细胞毒性效应干扰宿主的防御,并产生神经毒性。此外,新型隐球菌能够在 37℃ 的环境中生长也是其致病的一个重要因素。

新型隐球菌感染的临床表现取决于病菌的致病性、数量及机体的免疫功能。新型隐球菌 *C. gattii* 型可以直接侵袭宿主组织引发疾病。而宿主免疫功能降低时,新型隐球菌感染出现中枢神经系统并发症的可能性明显增加。

【病理生理】

肉眼观察新型隐球菌脑膜炎尸检脑标本,可见明显的脑肿胀和脑膜充血,蛛网膜下腔可见黄白色胶冻样渗出物。脑内肉芽肿表面可呈结节状,部分呈囊状,透明、黄白色、质坚硬。切面呈灰白色、黄白色,纤维交错,其间可见半透明小囊腔。

镜下检查病变主要有两种形式:化脓性病变和炎性肉芽肿。

新型隐球菌脑膜炎病变早期,主要表现为化脓性病变,由大量繁殖的隐球菌及其引起的炎性细胞(单核细胞、淋巴细胞)浸润构成渗出物积聚在颅底和蛛网膜下腔。新型隐球菌还可进入颅内血管周围间隙增殖,形成多发性的小囊肿和脓肿。此外,还可导致脑实质内小血管内皮炎症,引发局部脑组织缺血和坏死。新型隐球菌脑膜炎病变晚期,主要表现为炎性肉芽肿,由单核细胞、上皮样细胞及多核巨细胞等构成,中央可形成胶冻样坏死,累及脑膜和脑实质。在受累的大脑、小脑、中脑、延髓、蛛网膜下腔等处,均可有大小不等的局灶性肉芽肿形成。

病理切片中的新型隐球菌及其变种的形态:一般新型隐球菌呈圆形或椭圆形,直径 2~20μm,多数聚集成堆,少数分散在组织内。新型隐球菌可出现在巨噬细胞的内外,在渗出性或坏死性病灶中隐球菌数目很多,菌体大小不等,小的居多,易见到单芽生的无性繁殖方式。而在肉芽肿病灶中,则很少发现,如有则菌体较大,少见芽生状态,可见一侧胞壁塌陷呈碗形或盔形的退变菌体。

【临床表现】

新型隐球菌能够感染人体任何一种器官,但肺脏和中枢神经系统最易感染。肺脏通常是新型隐球菌感染的入口部位,临床表现多样,可无肺部症状,也可表现为重症肺炎。

　　脑膜炎是中枢神经系统感染最常见的临床表现。根据其侵犯中枢神经系统的不同部位，临床表现各异。新型隐球菌可感染蛛网膜下腔，临床表现为脑膜炎的症状和体征，如头痛、发热、恶心、呕吐，颈项强直，查体可见视盘水肿、脑膜刺激征阳性等。新型隐球菌感染脑实质，临床表现为癫痫发作、精神障碍、偏瘫及意识障碍等。因此，新型隐球菌脑膜炎称为新型隐球菌脑膜脑炎更为合适。临床上新型隐球菌脑膜炎最常见的表现是脑膜炎症状，脑炎症状少见。新型隐球菌脑膜炎常见的并发症是颅内压增高，可导致患者视、听神经功能丧失。因梗阻性脑积水所致的认知功能障碍、共济失调步态较为少见。

　　艾滋病患者并发新型隐球菌脑膜炎与免疫缺陷有关，通常发生在 CD4 计数<100/μl 的患者。如果在抗逆转录病毒治疗见效之前停用抗真菌治疗，新型隐球菌脑膜炎复发的危险明显增加，并可能出现中枢神经系统以外的病灶。与非艾滋病患者相比，其临床发病更为急骤，血清新型隐球菌抗原滴度更高，且脑脊液中炎性反应不明显（白细胞计数<20/μl）。

　　以下是新型隐球菌脑膜炎的临床特点：

　　1. 年龄和性别　可见于任何年龄组，30~60 岁成人发病多见，男女均可患病。

　　2. 伴随疾病状态　大部分患者有恶性肿瘤、免疫功能低下、慢性消耗性疾病、严重烧伤、器官移植、艾滋病及抗生素滥用、长期使用大剂量免疫抑制剂和抗肿瘤制剂的病史，部分患者有养鸽或与鸽粪密切接触史。

　　3. 起病方式　通常隐匿起病，表现为亚急性或慢性过程，病情缓慢进展，逐渐加重。免疫力低下患者可急性起病，占 10%。

　　4. 神经系统症状和体征　主要表现为颅内压逐渐增高所致的持续性加重的头痛、恶心、频繁呕吐、视物模糊，可伴颈部疼痛和活动受限，部分患者可出现精神行为异常、发作性抽搐，病情进展迅速的患者可出现嗜睡、昏睡等意识障碍，如颅内压进一步增高，患者意识障碍加重，甚至进入昏迷状态，大小便失禁。神经系统查体表现为颈项强直，Kerning 征阳性，视力、听力下降，眼底检查可发现视盘水肿，边界不清，可合并视网膜出血和渗出。长期颅内压增高的患者可出现单侧或双侧动眼神经、展神经麻痹、四肢腱反射低下、双侧病理征阳性等神经系统定位损害体征。病情进一步进展，患者可因颅内压增高引发脑疝死亡。

　　5. 其他系统症状和体征　新型隐球菌脑膜炎还可伴有其他系统的病变，包括呼吸道、皮肤、前列腺、泌尿道、眼、骨骼及血液系统。其中呼吸系统表现多样，可无任何症状，也可出现重症肺炎、ARDS。皮肤可出现斑丘疹。

　　6. 病程迁延　多数患者在确诊之前已经被怀疑为中枢神经系统感染，并按相应的诊断进行过抗病毒、抗菌或抗结核治疗，但病情迁延、反复，不易确诊。

　　【辅助检查】

　　1. 常规检查　血白细胞计数轻度或中度增高，大部分病例在（1~2）×10^{10}/L，少数可达 2×10^{10}/L 以上。部分患者红细胞沉降率加快。中后期可出现血红蛋白及红细胞数减少。

　　2. 病原菌检查　针对新型隐球菌的特异性诊断性检查包括脑脊液涂片、病原体培养及血清学检查。在各种标本中如能找到新型隐球菌，对诊断有决定意义。

　　（1）脑脊液检查新型隐球菌：脑脊液涂片，墨汁染色后进行镜检。一般新型隐球菌在镜下可见圆形或椭圆形的双层厚壁孢子，外有一层宽阔荚膜，边缘清楚完整，菌体内可见单个出芽。如脑脊液涂片、墨汁染色阴性，可离心沉淀（3 000r/min，10 分钟）后重复检查。脑脊液墨汁染色阳性，进行菌体计数，判断预后及疗效；还可进行培养，筛查抗真菌药物的敏感性。70%~90% 的艾滋病患者脑脊液墨汁染色呈阳性，而在非艾滋病患者的阳性率仅为 50%，需要多次重复试验以提高阳性率。

　　检测脑脊液抗新型隐球菌抗体有助于诊断或判断病情，抗体滴度升高表明病情好转。检测方法有凝集反应、间接荧光试验、补体结合试验、间接血凝试验及酶联免疫法。

　　（2）血清学检查：针对新型隐球菌荚膜上的多糖抗原，可通过胶乳凝集试验检测，这是一种简便、快速、有效诊断隐球菌性脑膜炎的实验室方法。它以胶乳颗粒为载体，表面连接有抗新型隐球菌抗体，形成致敏胶乳悬液，当与患者脑脊液标本作用时，如标本中含有一定量的隐球菌荚膜多糖抗原，则可产生肉眼可见的凝集反应颗粒。

　　3. 脑脊液常规检查　艾滋病相关的新型隐球菌脑膜炎的脑脊液白细胞计数偏低，甚至在正常范围。

非艾滋病的新型隐球菌脑膜炎的脑脊液白细胞计数增多,以淋巴细胞为主。新型隐球菌脑膜炎患者的脑脊液压力增高,一般为 1.96~4.9kPa 及以上。外观正常或微混。糖和氯化物早期变化不明显,中后期可明显减少,特别是糖含量可显著降低,甚至为 0。

4. 神经影像学检查 头部 CT 和 MRI 可以显示脑膜周围的感染灶、合并脑实质性疾病的表现或脑水肿。神经影像学检查能够确定患者颅内病变的部位,对病变性质有一定的提示,但对病原体的确定没有特异性。

【诊断】

艾滋病患者诊断新型隐球菌脑膜炎并不困难,原因在于患者免疫功能低下,脑脊液中新型隐球菌数量多,墨汁染色通常为阳性,而且脑脊液和血清中新型隐球菌抗原检查的敏感性和特异性都非常高。而在非艾滋病患者中,如果脑脊液涂片墨汁染色、培养和抗原检查均阴性时,诊断新型隐球菌脑膜炎较为困难,特别是免疫功能正常的患者,这需要重复腰椎穿刺以及多次的脑脊液培养。在准备进行腰椎穿刺之前,应当优先进行头颅影像学检查,如 CT/MRI 等,以了解患者当前颅内组织结构状况。

以下为新型隐球菌脑膜炎的诊断要点:

1. 亚急性或慢性起病的头痛患者,伴有低热、恶心、呕吐和脑膜刺激征。

2. 腰椎穿刺检查提示颅内压增高,脑脊液常规和生化检查证实存在脑膜炎症改变,脑脊液墨汁染色发现带有荚膜的新型隐球菌。

3. 神经影像学(CT/MRI)发现患者脑实质内有散在局限性炎性病灶和/或广泛的脑膜增强反应。

【鉴别诊断】

新型隐球菌性脑膜炎与患者的免疫状态有关,确诊的艾滋病患者较易诊断,但如果患者免疫正常,临床就需要与具有脑膜和脑实质损害的其他中枢神经系统感染性疾病、脑血管病及脑膜癌病进行鉴别。

1. 结核性脑膜炎 为结核杆菌感染所致的急性、亚急性或慢性脑膜和脑实质炎症,临床典型表现为发热、头痛、呕吐,查体可见脑膜刺激征,脑脊液早期呈单核细胞增多为主的炎性改变,生化检查葡萄糖和氯化物显著降低。常伴有中枢神经系统外的结核病灶。但对临床表现不典型的结核性脑膜炎患者,应与新型隐球菌性脑膜炎相鉴别。如发热及全身中毒症状明显,病情发展迅速,有脑实质损害、脑外结核病灶,脑脊液中蛋白含量明显升高者结核性脑膜炎可能性较大。颅内高压症状显著、头痛剧烈、早期出现视力改变或眼球突出、眼底检查示中、重度视盘水肿而发热和全身中毒症状相对较轻,脑脊液中蛋白含量正常或轻度升高者或发病前有机体免疫力低下诱发因素者要考虑隐球菌性脑膜炎。脑脊液结核特异性抗体阳性可协助临床诊断。试验性抗结核治疗 1~2 周,结核性脑膜炎患者的临床症状可获明显改善。

2. 细菌性脑膜炎 为各种化脓性细菌或厌氧菌所致的急性脑膜或脑实质的化脓性炎症。临床表现为发热、头痛、呕吐、癫痫发作、意识障碍等症状,查体可发现脑膜刺激征。病情发展迅速。脑脊液外观浑浊,呈化脓性炎性表现。已经抗生素治疗或已形成脑脓肿的患者,脑脊液化脓性炎症表现不典型,蛋白质明显增高,应与新型隐球菌脑膜炎相鉴别。细菌性脑膜炎脑脊液细菌涂片和培养可发现相应的致病菌,使用广谱高效易透过血脑屏障的抗生素治疗,可显著缓解细菌性脑膜炎患者的病情。

3. 病毒性脑(脑膜)炎 为各种病毒所致的急性脑膜或脑实质炎症。临床表现多样,首发症状常为发热、头痛、呕吐、癫痫发作、精神行为异常等症状的组合,查体可发现脑膜刺激征,脑脊液外观清亮,呈无菌性炎症表现。如脑脊液压力增高,蛋白质含量明显增高,应与新型隐球菌脑膜炎相鉴别。但病毒性脑膜炎脑脊液检查可有特异性病毒抗体滴度的增高,正规抗病毒治疗有效。

4. 脑寄生虫病 最常见脑囊虫病,为猪绦虫囊尾蚴寄生在脑膜、脑实质和脑室内,导致脑膜炎症、癫痫发作和颅内压增高的神经系统寄生虫感染。主要流行在我国北部地区。脑囊虫病具有特征性的神经影像学改变,头 CT 平扫新发病者可见颅内单发或多发的低密度病灶,注射对比剂后病灶及脑膜有环形强化。陈旧性病灶患者可见颅内多发性钙化灶。头部 MRI 显示脑实质内多发的囊性病灶,有些病例囊内可见头节。此外,囊虫血清学检查也有助于诊断。

5. 颅内静脉窦血栓形成 是少见的脑血管病类型,临床表现以高颅压、局灶性神经系统症状和体征为主。病因可分为感染性和非感染性两大类。临床症状多样,体征多变,诊断较为困难。但感染性静脉窦血栓形成,常有相应初始的颅内感染灶可循,如鼻部、眼眶周围和颜面部的感染,化脓性中耳炎、乳突炎等。非感染性静脉窦血栓形成则以产妇、婴幼儿多见,部分患者伴有严重脱水、恶病质等。对脑脊液检查及头部 CT、MRI 无法确定的不典型颅内静脉窦血栓形成的患者,脑血管造影检查具有确诊价值。

6. **脑膜癌病**　又称为癌性脑膜炎,以脑和脊髓的软脑(脊)膜内转移性肿瘤细胞广泛性或局限性浸润为特点,可伴有脑和脊髓实质内转移性的肿瘤结节。部分患者可能以脑膜癌病为恶性肿瘤的首发症状,需要与新型隐球菌脑膜炎相鉴别。脑膜癌病患者头部 CT、MRI 检查注射对比剂后可见脑膜增强的改变,脑脊液肿瘤细胞学检查阳性可明确诊断。

7. **神经型布鲁杆菌病**(neurobrucellosis,NB)　在布鲁杆菌病中发病率仅为 1%~2%,神经系统可能是布鲁杆菌慢性、多系统受累病程中累及的系统之一,在少数情况下,神经系统受累表现也可以是布鲁杆菌病感染的唯一表现。神经型布鲁杆菌病最常见的临床表现为急性或亚急性的脑膜炎及脑膜脑炎,发病率占所有病例的 50%。神经型布鲁杆菌病无特征性的临床影像学表现,也没有特异性的脑脊液改变。最早期的脑膜炎病程进展可能导致脑脊液淋巴细胞增多,脑膜异常强化及颅内压增高。依据脑脊液培养结果阴性、肉芽肿形成、血液布鲁杆菌检测阳性及抗布鲁杆菌治疗后症状及辅助结果显著改善可与真菌、结核杆菌感染及肉状瘤病等相鉴别。

【治疗】

新型隐球菌性脑膜炎是致命性的疾病,免疫功能正常的患者未经治疗能够生存数年,但艾滋病患者仅能生存数周。

新型隐球菌性脑膜炎的治疗应为综合性治疗,包括抗真菌药物治疗、免疫治疗和对症治疗。

1. **抗真菌药物治疗**

(1)药物种类:目前抗真菌药物分为大环多烯类、吡咯类、核苷类似物、丙烯胺类及棘白菌素类等。

1)大环多烯类:包括两性霉素 B(amphotericin B,AmB)及其新剂型,其作用机制是与真菌细胞膜中的麦角固醇结合,干扰细胞代谢、增加细胞膜通透性,从而达到杀死真菌细胞的作用。由于多烯类药物与真菌细胞的麦角固醇的结合力大于与哺乳动物细胞的结合力,因此对哺乳动物的毒性较低。两性霉素 B 对隐球菌有强大灭菌作用,至今仍是治疗新型隐球菌脑膜炎的首选药物之一,但其不易透过血脑屏障,静脉用药时脑脊液浓度仅为血药浓度的 2%~3%,因此治疗脑膜炎常需配合鞘内注射,而且该药严重的肝肾毒性、寒战、高热及静脉炎、低钾血症等不良反应,限制了它的应用。为此又研制出了两性霉素 B 的新剂型,包括两性霉素 B 脂质体(amphotericin B liposomes,AmBisome)、两性霉素 B 脂质复合物(amphotericin B lipid complex,ABLC)、两性霉素 B 胶体分散剂(amphotericin B colloidal dispersion,ABCD)等。这些新剂型都含有脂性物质,由于脂性物质的存在,使两性霉素 B 选择性分布在体内,可直接结合在真菌感染部位,同时更多地储存在肝、脾、肺等网状内皮系统丰富的组织并缓慢释放,减少了两性霉素 B 在肾组织中的分布,而且脂性物质还可提高两性霉素 B 对真菌麦角固醇的亲和力,使疗效增强而毒性减低。

2)吡咯类:包括咪唑类和三唑类。咪唑类中有酮康唑、克霉唑、咪康唑、益康唑等,治疗深部真菌感染疗效差,不良反应多见,目前仅作为局部用药,用于浅表真菌感染或皮肤黏膜念珠菌感染。三唑类中氟康唑(fluconazole,FCZ)和伊曲康唑(itraconazole,ICZ)已经广泛用于临床,第二代三唑类药物如伏立康唑(voriconazole)和泊沙康唑(posaconazole)也已上市,它们作用于细胞色素 P450 依赖性酶羊毛甾醇 14α-去甲基酶,抑制麦角固醇的合成,导致甲基化的固醇堆积,使敏感真菌细胞膜失去完整性和活性,最终导致与膜相关的细胞功能发生改变。该类药物不良反应发生率低,患者耐受性好,被广泛用于系统性真菌感染的预防性治疗,也是治疗艾滋病患者并发新型隐球菌脑膜炎的有效药物,能有效防止复发。

3)核苷类似物:以氟胞嘧啶(5-fluorocytosine,5-FC)为代表,该药低浓度为抑菌剂,高浓度为杀菌剂。其作用机制是通过氟胞嘧啶透性酶作用进入真菌细胞,在真菌细胞内胞嘧啶脱氨酶作用下转化为氟尿嘧啶,代替尿嘧啶进入真菌细胞的 DNA 中,抑制真菌细胞核酸的合成,导致菌体死亡。由于哺乳动物细胞没有胞嘧啶透性酶,因而氟胞嘧啶对真菌有选择性毒性作用。副作用主要有恶心、呕吐及肝肾、造血系统损害等。氟胞嘧啶单独使用时活性低,易发生耐药而且大剂量有骨髓毒性,故临床一般与 AmB 或 FCZ 联合使用。

4)丙烯胺类:临床应用最广泛的丙烯胺类为特比萘芬,作用机制为特异性地抑制角鲨烯环氧化酶,阻止麦角固醇合成,角鲨烯堆积于膜内,导致胞膜脆性增加而破裂,细胞死亡。

5) 棘白菌素类:卡泊芬净(caspofungin)等棘白菌素类抗真菌药对新型隐球菌无效,临床不推荐使用。

(2) 药物治疗方案:新型隐球菌脑膜炎的治疗应当根据患者当时的全身状况,分为急性期、巩固治疗期和维持治疗期。

目前急性期推荐两性霉素 B 联合氟胞嘧啶治疗。两性霉素 B 可破坏隐球菌的细胞膜,利于氟胞嘧啶的渗入,继而抑制隐球菌的核酸合成,达到杀灭隐球菌的目的,两药合用有协同杀菌的作用,可减少两性霉素 B 的用量以减少其严重的毒副作用,防止氟胞嘧啶耐药菌株的产生。Brouwer 等随诊了 2 周以上的脑脊液隐球菌计数,并以此为指标对两性霉素 B 联合氟胞嘧啶与两性霉素 B 单用,两性霉素 B 联合氟康唑,以及三药联用等其他方案进行了比较。结果两性霉素 B 联合氟胞嘧啶杀灭脑脊液隐球菌的能力最强。Sloan 等总结了截止到 2008 年以前的艾滋病并发新型隐球菌脑膜炎的成年患者使用抗真菌药物的随机对照试验,共 6 个试验入选,相比较的抗真菌药物包括氟康唑与氟康唑联合氟尿嘧啶,两性霉素 B 与两性霉素 B 联合氟尿嘧啶,两性霉素 B 与两性霉素 B 脂质体,结果推荐两性霉素 B 联合氟尿嘧啶这一治疗方案,因为使用这一方案治疗 2 周后,患者脑脊液无菌率更高。而两性霉素 B 与两性霉素 B 脂质体的疗效相当,两性霉素 B 脂质体的不良反应发生率更低。

2000 年美国感染疾病学会在隐球菌脑膜炎治疗指南中建议,对于艾滋病患者,推荐急性期使用两性霉素 B[0.7~1mg/(kg·d)]联合氟胞嘧啶[100mg/(kg·d)],治疗 2 周。巩固治疗期推荐氟康唑口服 400~800mg/d,治疗至少 10 周。随后建议终身口服氟康唑 200~400mg/d。

对于无免疫功能低下者,两性霉素 B[0.7~1mg/(kg·d)]联合氟胞嘧啶[100mg/(kg·d)],治疗 6~10 周。对于 HIV 阴性的免疫功能低下患者(如器官移植等),疗程则相应延长,推荐急性期使用两性霉素 B[0.7~1mg/(kg·d)]治疗 2 周,然后氟康唑 400~800mg/d,治疗 8~10 周,并根据以后病情继续口服氟康唑 200mg/d 至 6~12 个月。

两性霉素 B 的新剂型适用于不能耐受两性霉素 B 毒副反应的患者,疗效好且毒副反应小。推荐两性霉素 B 脂质体的剂量为 4mg/(kg·d),两性霉素 B 脂质复合物为 5mg/(kg·d),疗效与两性霉素 B 相似,而肾毒性更小。Chen 等进行了两性霉素 B 脂质体治疗的多中心随机对照试验研究,在 312 例患者中应用两性霉素 B 脂质体 4mg/(kg·d)与常规剂量的两性霉素 B 相比,两组的隐球菌清除率分别为 73% 和 38%,脑脊液中达到稳态浓度的时间分别为 7~14 天和 21 天。殷凯生等采用两性霉素 B 脂质体治疗深部真菌病,结果显示其安全性优于两性霉素 B。

2010 年美国感染疾病学会更新了治疗指南,对艾滋病并发隐球菌脑膜炎的患者急性期推荐使用两性霉素 B[0.7~1mg/(kg·d)]联合氟胞嘧啶[100mg/(kg·d)]。对可能发生肾功能障碍的患者推荐使用两性霉素 B 脂质体[3~4mg/(kg·d)]或两性霉素 B 脂质复合物[5mg/(kg·d)]代替两性霉素 B,治疗至少 2 周。巩固治疗期推荐使用氟康唑 400mg/d 口服,治疗 8 周以上。维持期推荐使用氟康唑口服 200mg/d 至少 12 个月。

对接受器官移植并发隐球菌脑膜炎的患者急性期推荐使用两性霉素 B 脂质体[3~4mg/(kg·d)]或两性霉素 B 脂质复合物[5mg/(kg·d)],联合氟胞嘧啶[100mg/(kg·d)]治疗至少 2 周。巩固治疗期推荐使用氟康唑口服 400~800mg/d,治疗 8 周。随后进入维持期使用氟康唑口服 200~400mg/d,6~12 个月。

对非艾滋病和未接受器官移植并发隐球菌脑膜炎的患者急性期推荐使用两性霉素 B[0.7~1mg/(kg·d)]联合氟胞嘧啶[100mg/(kg·d)],开始治疗 2 周后如脑脊液隐球菌培养阴性且未出现新的神经系统并发症的脑膜炎患者治疗预期为 4 周。如出现新的神经系统并发症,急性期治疗延长至少 6 周。巩固治疗期推荐使用氟康唑口服 400mg/d,治疗 8 周。随后进入维持期使用氟康唑口服 200mg/d,6~12 个月。

2011 年 1 月美国胸科学会发表了成人肺部真菌感染的治疗指南,其中对中枢神经系统新型隐球菌感染的患者推荐使用两性霉素 B[0.7~1mg/(kg·d)]联合氟胞嘧啶[100mg/(kg·d)],治疗 2 周,然后口服氟康唑或伊曲康唑(400mg/d),治疗 8~10 周。不能使用唑类药物的患者,推荐使用两性霉素 B[0.7~1mg/(kg·d)]联合氟胞嘧啶[100mg/(kg·d)],治疗 6~10 周。如有可能,应监测氟胞嘧啶血浓度(50~100mg/ml)来调整剂量。对难治性或不能使用氟康唑或伊曲康唑的患者,建议根据具体情况使用伏立康唑或泊沙康唑。CD4 细胞计数少于 200/μl 的艾滋病患者,应使用氟康唑(200mg/d)进行维持治疗。为防止艾滋病患者发生免疫重建炎症综合征(immune reconstitution inflammatory syndrome,IRIS),高效抗逆转录病毒治疗应在抗新型隐球菌治疗 8~10 周后进行。

2018 年中华医学会感染病学分会参考国外指南,结合中国人群特点,制定了《隐球菌性脑膜炎诊治专家共识》。非 HIV/AIDS 相关隐球菌性脑膜炎诱导期推荐首选低剂量两性霉素 B[0.5~0.7mg/(kg·d)]联合氟胞嘧啶[100mg/(kg·d),分 4 次服用]治疗。有肾功能不全等基础疾病或两性霉素 B 治疗失败患者,可采用高剂量氟康唑(600~800mg/d)治疗;也可选用伊曲康唑静脉滴注(第 1~2 天负荷剂量 200mg,每 12 小时 1 次;第 3 天起维持剂量 200mg/d);或选用伏立康唑静脉滴注(第 1 天负荷剂量每次 6mg/d,每 12 小时 1 次;第 2 天起维持剂量,每次 4mg/d,每 12 小时 1 次),但肾功能不全患者(内生肌酐清除率<50ml/min)不推荐使用伊曲康唑、伏立康唑静脉滴注。

当诱导期治疗 4 周以上,且病情稳定后,可进入巩固期治疗 6 周以上,高剂量氟康唑(600~800mg/d);肾功能不全患者,氟康唑推荐剂量为 400mg/d。

艾滋病患者除了诱导期和巩固期外,还需有维持期治疗,氟康唑 200mg/d,至少 1 年。

隐球菌性脑膜炎疗程较长,具体疗程判定宜个体化,结合患者临床症状、体征消失,脑脊液常规、生化恢复正常,脑脊液涂片、培养阴性,可考虑停药,此外,有免疫功能低下基础疾病患者、脑脊液隐球菌涂片持续阳性、隐球菌特异多糖荚膜抗原检测持续高滴度,以及颅脑 MRI 示脑实质有异常病灶者疗程均宜相应延长。疗程通常 10 周以上,长者可达 1~2 年甚至更长。

隐球菌性脑膜炎抗真菌药物治疗方案见表 10-5-2。

在临床实践中,新型隐球菌脑膜炎患者在上述治疗 2 周后,其神经系统症状和体征多数好转。治疗 2 周时,80% 以上的患者脑脊液中处于无菌状态,但隐球菌多糖荚膜抗原仍为阳性。2 周时脑脊液隐球菌培养仍阳性的患者在 10 周时治疗失败的风险是 2 周时脑脊液隐球菌培养阴性的患者的 5 倍。

表 10-5-2　隐球菌性脑膜炎的抗真菌药物治疗方案

患者及病程		抗真菌药物		疗程
		首选	次选	
非艾滋病患者	诱导期	两性霉素 B[0.5~0.7mg/(kg·d)]+氟胞嘧啶[100mg/(kg·d)]	两性霉素 B[0.5~0.7mg/(kg·d)]+氟康唑(400mg/d) 两性霉素 B[0.5~0.7mg/(kg·d)]氟康唑(600~800mg/d)±氟胞嘧啶[100mg/(kg·d)] 伊曲康唑注射液(第 1~2 天负荷剂量 200mg,每 12 小时 1 次,第 3 天始 200mg,1 次/d)±氟胞嘧啶[100mg/(kg·d)] 伏立康唑(第 1 天负荷剂量 6mg/kg,每 12 小时 1 次,第 2 天始 4mg/kg,12 小时 1 次)±氟胞嘧啶[100mg/(kg·d)]	≥4 周
	巩固期	氟康唑(600~800mg/d)±氟胞嘧啶[100mg/(kg·d)] 两性霉素 B[0.5~0.7mg/(kg·d)]±氟胞嘧啶[100mg/(kg·d)]	伊曲康唑口服液(200mg,每 12 小时 1 次)±氟胞嘧啶[100mg/(kg·d)] 伏立康唑片(200mg,每 12 小时 1 次)±氟胞嘧啶[100mg/(kg·d)]	≥6 周
艾滋病患者	诱导期	同非艾滋病患者诱导期	同非艾滋病患者诱导期	≥4 周
	巩固期	同非艾滋病患者巩固期	同非艾滋病患者巩固期	≥6 周
	维持期	氟康唑 200mg/d	伊曲康唑 400mg/d	≥1 年

注:艾滋病患者除了诱导期和巩固期外,还需有维持期,如果进行抗逆转录病毒治疗的患者 CD4 细胞计数>100/μl,并且连续 3 个月人类免疫缺陷病毒 RNA 低于检测下限或非常低,可以停止维持治疗(抗真菌疗程至少 12 个月);如果 CD4 细胞计数<100/μl,需重新开始维持治疗。

2. **抗真菌药物联合免疫治疗** 新型隐球菌脑膜炎患者多数存在免疫功能障碍,在抗真菌药物治疗的同时应当联合免疫治疗是今后治疗的方向之一,如抗真菌药物与细胞因子或特异性抗体联合治疗。对艾滋病相关感染患者早期进行高效抗逆转录病毒治疗(即 HAART 疗法)也属于免疫治疗。动物实验表明,α 干扰素、白细胞介素-2、粒细胞巨噬细胞集落刺激因子(GM-CSF)和粒细胞集落刺激因子(G-CSF)等与抗真菌药物具有协同作用,对耐药菌株仍有较好的杀菌效果,有望成为抗真菌药物治疗的重要辅助手段。

3. **并发症的处理** 新型隐球菌脑膜炎常见并发症为颅内压增高,这是早期病死的重要原因,因此需要对其进行颅内压监测,并采取相应的处理。及时有效控制颅内压,改善临床症状,为抗真菌治疗的成功赢得足够的时间,是减低早期病死率的关键。

2010 年美国感染病学会关于艾滋病并发隐球菌脑膜炎出现颅内压增高时的处理指南建议,降低颅内压升高的主要干预措施是经皮腰椎穿刺引流(A-Ⅱ)。反应迟钝、具有局灶性神经系统体征的患者腰椎穿刺前应进行神经影像学检查,除外腰椎穿刺禁忌证(B-Ⅱ)。如果脑脊液压力正常,可以开始抗真菌药物治疗,2 周后复查腰椎穿刺(A-Ⅰ)。如果脑脊液压力 > 250mmH$_2$O,应腰椎穿刺引流脑脊液,使压力 ≤200mmH$_2$O,或脑脊液初压的 50%(A-Ⅱ)。复查时脑脊液压力增高,应每日重复引流脑脊液,直至压力稳定(A-Ⅱ)。如果脑脊液压力持续增高,应腰椎穿刺引流脑脊液,脑室-腹腔分流术(B-Ⅱ)。

2011 年美国胸科协会在成人新型隐球菌脑膜炎并发颅内压增高的处理建议,如果头颅 CT 或 MRI 没有发现占位性病变时,推荐进行脑脊液引流(A-Ⅰ)。建议重复腰椎穿刺引流脑脊液,脑室-腹腔分流术及使用甘露醇等治疗(A-Ⅲ)。不推荐使用乙酰唑胺和利尿治疗。对绝大多数患者不建议常规使用皮质类固醇,但对某些特殊患者,如 *C. gattii* 感染患者为防止失明及发生免疫重建炎症综合征的患者可以考虑使用皮质类固醇(C-Ⅲ)。

2018 年我国发布的《隐球菌性脑膜炎诊治专家共识》建议每次腰椎穿刺都应测定颅内压。颅内压增高者需要积极降压治疗。常用降颅压方法有药物降压、腰椎穿刺引流、腰大池置管引流、留置 Ommaya 囊(储液囊)、侧脑室外引流、脑室-腹腔分流术等。

4. **艾滋病并发新型隐球菌脑膜炎的预防** 艾滋病患者是新型隐球菌脑膜炎的高危人群。目前许多随机对照试验结果表明在 CD4 细胞计数减少的艾滋病患者中使用氟康唑(200~400mg/d)或伊曲康唑(200mg/d)进行一级预防,可显著降低新型隐球菌脑膜炎的发病率。因此,临床推荐 CD4 细胞计数减少的艾滋病患者进行一级预防。

【预后】

隐球菌病作为一种深部真菌病,主要侵犯中枢神经系统,约占隐球菌感染的 80%,预后严重,死亡率高。

治疗隐球菌能否成功的最重要的预测因素是患者基础疾病是否能够成功控制。实际上,癌症患者的生存时间要短于艾滋病患者。对接受器官移植的隐球菌感染患者,预后仍有争议,一些研究人员认为患者预后与没有基础疾病的患者相似,而另一项研究报告接受器官移植的隐球菌感染患者的死亡率为 42%。

隐球菌脑膜炎的预后研究提示,预后不良与脑脊液墨汁染色强阳性、多糖抗原滴定水平高(1:1 024)及脑脊液中炎性反应低下(<20 个细胞/μl),存在意识障碍等因素有关。此外,预后也与国家的医学水平、经济状况有关。在发达国家,隐球菌脑膜炎在病后 6~12 个月时的死亡率为 10%~25%,而在医疗资源受限的不发达国家,病后 6 个月的死亡率高达 100%。

(陈 菱 王佳伟)

第六节 朊 病 毒 病

朊病毒病(prion disease)是一组由朊病毒所致的、可侵袭人类及多种动物中枢神经系统的退行性脑病,也称可传播性海绵状脑病(transmissible spongiform encephalopathy,TSE)。

"prion"一词来源于"传染性蛋白颗粒"（proteinaceous infectious particle），朊病毒是一种不含有核酸、具有自我复制能力的感染性蛋白粒子,由以 α 螺旋为主的正常的细胞型朊蛋白 PrP^C（prion related protein）（C 指细胞型蛋白）发生构象变化成为以 β 折叠为主的 PrP^{Sc}（Sc 来源于绵羊和山羊的朊病毒病-羊瘙痒病 scrapie）。同时,与传统的微生物相似,TSE 又具有明显的"毒株"现象。核酸成分可能在 prion 复制过程中完全缺如,挑战了目前的"生物中心法则"。

这组疾病具有相似的临床特征和神经病理学改变,并可在同种动物间传播。其共同特点是:①除变异型外,多为中年以上发病;②以快速进展性痴呆为核心症状,同时伴有癫痫、肌阵挛、共济失调及视觉障碍等症状;③潜伏期长,进展迅速,预后不良;④病理改变主要是神经毡海绵样空泡变性、神经细胞丢失、星形胶质细胞增生和淀粉样斑块沉积,没有炎症反应;⑤致死率 100%。

80%～90% 呈散发性,称为散发性朊病毒病;5%～15% 有家族遗传史,称为家族性朊病毒病;获得性朊病毒病占 5%,包括变异型 CJD（variant Creutzfeldt-Jacob disease, vCJD）、医源性 CJD（iatrogenic Creutzfeldt-Jacob disease, iCJD）和库鲁病（Kuru disease）。家族性致死性失眠症（fatal familial insomnia, FFI）和吉斯特曼-施特劳斯综合征（Gerstmann-Sträussler-Scheinker syndrome, GSS）均为家族遗传性疾病。

一、散发性朊病毒病

散发性朊病毒病常见于散发性克雅病,罕见于散发性致死性失眠症和可变蛋白酶敏感性朊病毒病。sCJD 占全部朊病毒病的 80%～90%,重点做一介绍。

散发性克雅病（sporadic Creutzfeldt-Jacob disease, sCJD）年发病率为（1～2）/100 万,无性别差异。发病年龄为 16～82 岁,平均 60 岁。罹患者无地理聚集性,在患者之间无明显传播现象,与社会经济状况无关。病变主要累及中枢神经系统,包括大脑和小脑皮质、纹状体、脊髓。

【临床表现】

经典的 sCJD 以快速进行性多认知域痴呆伴肌阵挛为主要特点,发病年龄多在 45～75 岁,平均年龄 68 岁。病情恶化逐周加重,5 个月左右进入无动性缄默状态。约 1/3 的患者在早期出现某些前驱症状,如疲劳、失眠、抑郁、体重下降、头痛、全身不适或非特异性疼痛等表现。本病的早期症状最常见的是行为变化,情感反应异常和智能减退,可伴有持物和步态不稳。视觉障碍较常见,如视物模糊、视力减退等。有些病例还出现幻觉和妄想。一旦出现智能减退则病情迅速进展,数月甚至数周内进入痴呆。神经系统最常见的是锥体系、锥体外系和小脑体征,如眼球震颤、轻偏瘫、共济失调、手足徐动、轮替动作不灵活等。90% 以上病例出现肌阵挛,常可由外界刺激诱发。sCJD 的病程较短,90% 于 1 年之内死亡,5% 于 1～2 年死亡。

【辅助检查】

脑脊液常规和生化检查多正常,脑脊液 14-3-3 蛋白升高在 sCJD 具有较高的诊断价值,在病程中脑电图出现周期性三相波;头颅 MRI 成像可见壳核/尾状核异常高信号,或者弥散加权像显示对称性灰质"缎带（ribbon）征"。近年来,脑脊液、皮肤等组织实时震荡诱导转化（real-time quaking-induced convertion, RT-Quic）检测 PrP^{Sc} 诊断特异度可达 100%。

【临床分型】

sCJD 具有很强的临床病理异质性,根据 PrP^{Sc} 的电泳条带特点将 PrP^{Sc} 分为 1 型和 2 型。PRNP 基因 129 位点多态性有 3 种类型,分别为 129MM、129MV 和 129VV。将 PrP^{Sc} 的分子生物学特点与 129 位点多态性相结合,将 sCJD 分为 6 种类型,分别是 MM1、MV1、VV1、MM2、MV2 和 VV2,sCJD 的临床表现、病理特点、分子生物学特征及基因得到了较好统一。我国汉族人群 129 位点多态性 92.4% 为 MM 型,我国 97% 的 sCJD 患者 PRNP129 位点多态性为 MM 型。MM1 型病程多在 6 个月内死亡,14-3-3 阳性率高。MM2 型平均病程为 15.3 个月,脑脊液 14-3-3 阳性率达 40% 左右。

【诊断】

诊断标准（参考 2009 年 Rain 杂志发表的 sCJD 诊断标准及克雅病中国诊断指南 2021）如下:

1. 确诊诊断　具有典型/标准的神经病理学改变,和/或免疫细胞化学和/或 Western 印迹法确定为蛋白酶耐受性朊蛋白,和/或存在瘙痒病相关纤维。

2. 临床诊断　具有进行性痴呆,在病程中出现典型的脑电图改变(约每秒出现一次的三相周期性复合波);和/或脑脊液 14-3-3 蛋白阳性;和/或头颅 MRI 成像可见壳核/尾状核异常高信号;和/或脑脊液或其他组织 RT-Quic 检测 PrP^Sc 阳性(2017 年新推荐);并至少具有以下 4 种临床表现中的两种:①肌阵挛;②视觉或小脑功能障碍;③锥体/锥体外系功能异常;④无动性缄默,以及临床病程短于 2 年。

3. 疑似诊断　具有进行性痴呆,并至少具有以下 4 种临床表现中的 2 种:①肌阵挛;②视觉或小脑功能障碍;③锥体/锥体外系功能异常;④无动性缄默,以及临床病程短于 2 年。

所有诊断均应排除其他痴呆相关性疾病。

二、家族性朊病毒病

(一)家族性克雅病

家族性克雅病(familiarl Creutzfeldt-Jacob disease,fCJD)患者的平均发病年龄比 sCJD 年轻 12 岁,一般小于 55 岁。平均病程为 1~5 年,可长达 13 年,比 sCJD 平均长 18 个月。临床症状进展相对缓慢,以痴呆和行为障碍为主,直至临终前才急剧恶化而死亡。

脑电图和 14-3-3 蛋白阳性率较 sCJD 低。头颅 MRI 检查 DWI 加权像皮质及基底节区可见缀带征。

PRNP 基因检测可有 D178N-129V、V180I、V180I+M232R、T183A、T188A、T188K、E196K、E200K、V203I、R208H、V210I、E211Q、M232R、R148H、4 个额外八肽插入、5 个额外八肽插入、6 个额外八肽插入、7 个额外八肽插入及 2 个八肽重复缺失等基因突变形式。

(二)致死性家族性失眠症

致死性家族性失眠症(fatal familial insomnia,FFI)是一种可以遗传的、完全的失眠症,患者脑组织有 PrP^Sc 聚集。FFI 病理上表现为显著的丘脑神经胶质增生,很少或几乎没有海绵样变化。丘脑前区、背区出现神经元丢失。我国 FFI 病例占全部遗传性朊蛋白病的 30% 左右。

【临床表现】

本病平均发病年龄为 49 岁(25~61 岁),疾病病程为 13 个月(7~33 个月)。睡眠紊乱是大多数 FFI 病例早期出现的征象,伴有幻觉和记忆减退。失眠呈进行性发展,接近完全性失眠,无特效治疗,催眠药也无助于改善睡眠。随着疾病的发展,出现共济失调、肌阵挛等,自主神经系统功能损害如阳痿、括约肌功能障碍、心动过速和多汗等较常见。晚期可见呼吸障碍(呼吸急促、反常呼吸和窒息)、缄默、木僵、昏迷和突然死亡。

可将 FFI 临床表现分为 3 组:①A 组睡眠相关症状,包括失眠、睡眠相关不自主运动、睡眠相关呼吸困难、喉部喘鸣;②B 组神经精神症状,如快速进展性痴呆、精神症状、共济失调、锥体征、帕金森综合征;③C 组进展性交感神经症状,如高血压、出汗、心动过速、不规则呼吸。

【诊断】

1. 可能的 FFI 诊断标准　躯体睡眠相关障碍(A 组症状)+1 或 2 项其他核心特征(B/C 组症状)。

2. 很可能的 FFI 诊断标准　出现 2 项或以上核心特征(A/B/C 组症状),且下列提示性特征中出现一项或多项,则可诊断为很可能的 FFI。

(1)RPD 及失眠的阳性家族史。

(2)躯体性失眠,睡眠相关呼吸困难,喉部喘鸣及由多导睡眠图证实的不自主运动。

(3)SPECT 或 PET 显示丘脑葡萄糖摄取减低。

3. 确诊的 FFI 诊断标准　临床表现及 RPNP 基因、D178N 基因突变,且同一条染色体 129 密码子为甲硫氨酸(M)。

(三)吉斯特曼-施特劳斯综合征

吉斯特曼-施特劳斯综合征(Gerstmann-Sträussler-Scheinker syndrome)患者的朊蛋白编码基因出现特

定的点突变及八肽插入,临床表现为渐进性痴呆与小脑共济失调,或伴肌肉萎缩。脑电图、脑脊液和头颅 MRI 通常缺乏特异性改变。神经病理上可见特征性的淀粉样斑块沉积。*PRNP* 基因出现 P102L、P105L、A117V、G131V、F198S、D202N、Q212P、Q217R、M232T 等点突变及 8 个额外八肽插入突变。

三、获得性朊病毒病

（一）变异型克雅病

1996 年在英国首先发现了克雅病新变种,多发生于年轻人,且其临床症状和病理改变均与散发型克雅病有所不同。此类患者的大脑和小脑出现广泛的空泡样变及"花瓣样"的异常朊蛋白斑块沉积。早期出现抑郁、焦虑、情感淡漠、退缩、妄想等精神症状;临床表现为持续性疼痛感(疼痛和/或感觉异常)、共济失调、肌阵挛、舞蹈症、肌张力障碍、痴呆等。早期脑电图无典型的三相波(晚期可能出现三相波);头颅 MRI 弥散加权像、液体衰减反转恢复成像显示双侧丘脑枕(后结节)高信号。已经证实变异型克雅病(variant Creutzfeldt-Jakob disease,vCJD)与 20 世纪 80 年代中期在英国和欧洲暴发的牛海绵状脑病相关,目前共报道 200 余例,2010 年之后全球每年新发病例不足 10 人。

（二）医源型克雅病

通过朊病毒污染的手术器械、角膜及硬脑膜移植或脑垂体提取物、生长激素及促性腺激素治疗会感染受体患者,引起医源型克雅病(iatrogenic Creutzfeldt-Jakob disease,iCJD)。目前共报道 400 余例。

【预后】

本病 100% 死亡。

【治疗】

本病尚无有效治疗方法,对症治疗肌阵挛、癫痫、失眠等。

【防治原则】

（1）患者日常处理:可按照克雅病患者护理原则进行护理,无须特殊病区,无须负压病房,建议使用单间(治疗护理方便);患者的分泌物及大小便不用经特殊消毒处理;患者住院或出院后病房无须进行特殊消毒处理;滴洒或污染有患者血液或其他组织样品可用 20 000ppm 游离氯的 NaClO 或 2mol/L NaOH 表面覆盖浸泡灭活不少于 1 小时。

（2）器械及患者用品处理原则:尽量使用一次性器械和用品,接触体表器械无须特殊消毒,接触组织且需重复使用的器械必须特殊消毒;重复使用的非一次性金属器械可经 134~136℃ 高压蒸汽灭活不少于 1 小时,一次性锐器可在 2mol/L NaOH 浸泡不少于 1 小时后,放入适当的容器焚烧;患者尽量使用一次性用品,患者死亡后尸体及污染物品应焚烧处理;衣服被褥等如污染有血液应焚烧处理。

（3）医务人员防护:尽量避免直接接触 CJD 患者血液;避免在护理、检查和治疗时的直接贯通伤;一旦出现刺伤等意外应立即用大量清水冲洗;日常接触患者机体应佩戴手套。

（4）密切接触者处理:无须进行任何隔离或临床观察。

（郭燕军　王佳伟）

第七节　脑寄生虫感染

神经系统寄生虫感染(nervous system parasitic infection)是指寄生虫病原体引起脑、脊髓和周围神经的损害。本节主要介绍几种以脑损害为主的常见的中枢神经系统寄生虫感染。

一、脑囊虫病

脑囊虫病(cerebral cysticercosis)系猪肉绦虫的幼虫(囊虫或囊尾蚴)寄生于脑内引起的一种疾病,为中枢神经系统最常见的寄生虫病。在我国以东北、华北地区多见,西北地区及云南省次之,长江以南少见。

【病因与发病机制】

人既是猪肉绦虫的终宿主(猪肉绦虫病),也是中间宿主(囊虫病)。囊虫病是因食入猪肉绦虫卵所致。吞食猪肉绦虫卵为主要传播途径,猪肉绦虫病患者因恶心、呕吐使绦虫孕节反流入胃,虫卵在胃、十二指肠被消化液作用,六钩蚴逸出而致感染;或因绦虫卵污染水和食物,食入胃中。经由多种途径进入胃的绦虫卵,在十二指肠中孵化成囊尾蚴,钻入肠壁经肠膜静脉进入体循环和脉络膜而进入脑实质、蛛网膜下腔和脑室系统,以及随意肌和视网膜、玻璃体等部位,引起各种脑、肌肉和眼部损害。

囊尾蚴引起脑病变的发病机制主要有:①囊尾蚴对周围脑组织的压迫和破坏;②作为异种蛋白引起的脑组织变态反应与炎症;③囊尾蚴阻塞脑脊液循环通路引起颅内压增高。

【病理】

囊尾蚴的囊内含有清亮的囊液,并有偏心存在的头节,囊的直径为 4~5mm,囊壁厚 0.05~0.1mm,头节大小为 2~3mm,囊虫数目不一,可累及脑实质、脑室、脑膜或同时受累,多呈圆形。脑实质内囊虫多位于大脑灰白质交界区。位于脑室内囊虫可单发或多发,多位于第四脑室,直径可达 3~4cm,易堵塞脑室通路,造成颅内压增高,并释放毒素刺激脉络从增加脑脊液的分泌而致脑积水。

【临床表现】

脑囊虫病多见于青壮年。男性多于女性,男女病例为(2~5):1,脑囊虫病发病率占囊虫病的 80% 以上,临床症状极为复杂多样,主要取决于虫体寄生的位置、范围、数量、囊尾蚴生活状态、周围组织反应的改变、血液循环至脑脊液循环障碍的程度。通常有三大症状:癫痫、颅内压增高及精神障碍。据其临床表现可分为以下几种临床类型:

1. **癫痫型**　最多见。以癫痫发作为其突发症状,发作类型常见的有全身性强直阵挛发作(大发作)及其连续状态,部分性运动发作和复合性部分性发作(精神运动性发作)等,一个患者可有两种以上发作形式。发作多于出现皮下囊虫结节半年之后,亦可于多年后始有发作。

2. **颅内压增高型**　主要表现有头痛、呕吐、视力减退、视盘水肿及脑脊液压力增高等突出症状,可伴有癫痫发作、意识障碍甚至昏迷。如出现偏瘫、偏盲、失语等局限性神经体征可称为类脑瘤型。少数患者在当头位改变时突然出现剧烈眩晕、呕吐、呼吸循环功能障碍和意识障碍,称为 Brun 综合征,系囊虫寄生于脑室内的征象,为脑室型。另一部分患者脑室造影可发现颅底蛛网膜粘连,造成脑积水。

3. **癫痫合并高颅压型**　癫痫发作合并颅内压增高症状。

4. **精神障碍型**　以精神错乱、幻听、幻视、语言障碍等为突出症状,严重者可产生痴呆。

5. **癫痫合并高颅压及精神障碍型**　癫痫发作、高颅压及精神障碍三种症状并存。

6. **脑膜脑炎型**　系囊虫刺激脑膜和脑弥散性水肿所致。急性或亚急性起病,主要表现为头痛、呕吐、发热,还常同时有精神障碍,颈项强直、脑膜刺激征阳性、脑脊液有炎性改变。

7. **神经症型**　失眠、多梦、紧张、头晕、烦躁不安、情绪不稳、记忆力减退、工作能力下降。客观检查 CT、MRI 证实脑部有囊虫寄生,血或脑脊液免疫学检查阳性。

8. **脑卒中型**　类似缺血性脑卒中或短暂脑缺血发作,表现偏瘫、失语、感觉障碍等。

9. **假脑瘤型**　表现为缓慢进展的头痛、抽搐、瘫痪。

10. **隐匿型**　临床无症状,CT 或 MRI 或经手术证实脑实质有活囊虫。

11. **脊髓型囊虫病**　脊髓型囊虫病临床上较少见,囊虫在椎管内压迫脊髓而引起类似前角灰白质炎或侧索硬化的症状。

【辅助检查】

1. **血常规**　白细胞总数多正常,嗜酸性粒细胞升高,可达 15%~50%。

2. **脑脊液**　压力升高,白细胞数可正常或轻度增加,且嗜酸性粒细胞占优势,蛋白含量正常或轻度升高,糖、氯化物含量正常。

3. **免疫学检查**　ELISA、间接血凝试验及补体结合试验检测血清和/或脑脊液囊虫 IgG 抗体对诊断本病有定性意义,以 ELISA 法敏感性和特异性最高。

4. 脑脊液二代测序　二代测序方法可发现脑脊液猪囊尾蚴 DNA 序列,对孤立囊虫病灶、慢性复发性脑膜炎为主要表现的脑囊虫病诊断具有重要意义。

5. 脑电图　主要在额、中央、顶、颞区出现较多量的不规则混杂慢波,有癫痫发作者可描记出尖波、棘波、棘慢综合波等。癫痫型患者阳性率较高,另外对监测观察治疗效果及判定预后疗效有一定的价值。

6. 头颅 CT　典型影像有单发或多发圆形低密度灶,大小为 0.5~1.5cm,可见头节,或多发高密度灶,大小同前;强化后呈单或多结节或点环状病灶。脑表面或脑池内葡萄状囊肿,脑室内为囊性病灶。

7. 头颅 MRI　对本病诊断有非常重要意义,可清晰反映囊虫所在部位、病程和数目,可分为脑实质型、脑室型、脑膜型和混合型 4 种。

(1) 脑实质型:根据脑囊虫发育的不同阶段的病理变化,可分为活动期、蜕变死亡期、非活动期和混杂期。

1) 活动期:MRI 表现为脑实质内多个散在分布的小圆形或卵圆形长 T1 长 T2 囊状信号,囊壁较薄,囊壁内偏于一侧可见一点状头节,FLAIR 像头节显示清晰,Gd-DTPA 增强扫描见囊壁及头节轻度增强。

2) 蜕变死亡期:表现为稍长 T1 稍长 T2 异常信号,增强后明显环状增强,病灶周边可见水肿区无增强,此期头节消失,囊壁变厚,周围水肿加剧。

3) 非活动期:指囊虫钙化,表现为 T1、T2 加权像均为低信号,增强后病灶不增强或轻度环状增强。

4) 混杂期:为上述 3 期病灶合并存在。

(2) 脑室型:虫体较大,囊壁较薄,呈长 T1 长 T2 异常信号,FLAIR 像囊壁及头节显示清晰,常伴有梗阻性脑积水。

(3) 脑膜型:表现为脑表面或脑池内葡萄串囊状信号影。增强后可见软脑膜或纤维分隔轻度增强或不增强。

(4) 混合型:以上各型混合存在。

【诊断】

脑囊虫病诊断标准:

1. 有相应的临床症状和体征,如癫痫发作、颅内压增高、精神障碍等脑部症状和体征,基本上排除了需与之鉴别的其他疾病。

2. 免疫学检查阳性(血清和/或脑脊液囊虫 IgG 抗体或循环抗原 CAg 阳性);脑脊液常规生化正常,或有炎性改变,白细胞数升高,特别是嗜酸性粒细胞增多。

3. 头颅 CT 或 MRI 显示囊虫影像改变。

4. 皮下、肌肉或眼内囊虫结节,经活检病理检查证实为囊虫者。

5. 患者来自绦囊虫病流行区,粪便有排绦虫节片或食"米猪肉"史,可作为诊断的参考依据。

凡具备 4 条以上者即可确诊;或者具备 1、2、3 或 1、2、5 或 1、3、5 条者亦可确诊。

【鉴别诊断】

多发囊虫病变应与多发性脑转移瘤、多发性腔隙性脑梗死相鉴别;孤立脑囊虫应与巨大单发蛛网膜囊肿或脑脓肿相鉴别;脑膜脑炎型脑囊虫病应与结核性、病毒性及真菌性脑膜脑炎相鉴别。

【治疗】

1. 病因治疗　常用的药物如下:

(1) 丙硫咪唑:广谱抗蠕虫药物。作用机制可能与其抑制虫体对糖原的吸收和抑制丁烯二酸还原酶有关。疗效确切,显效率达 85% 以上,副作用轻,为目前治疗脑囊虫病的首选药物。现多采用多疗程治疗,常用剂量为每日 15~20mg/(kg·d),连服 10 天。脑型患者 3~5 个疗程,疗程间隔 2~3 个月。常见的毒副反应有皮肤瘙痒、荨麻疹、头昏、发热、癫痫发作和颅内压增高。

(2) 吡喹酮:广谱抗蠕虫药物,对囊虫亦有良好的治疗作用。常用的剂量为 180mg/kg,3 天分服。服药后囊虫可出现肿胀、变性及坏死,导致囊虫周围脑组织的炎症反应及过敏反应,严重者甚至发生颅内压增高危象。

（3）甲苯咪唑：常用的剂量为 100mg，3 次/d，连续 3 天，常见的毒副反应有腹痛、腹泻、皮肤瘙痒和头痛等。

（4）治疗中应注意以下问题。

1）脑囊虫病患者必须住院治疗。

2）囊虫病合并猪肉绦虫病者，通常先驱绦虫治疗，以免发生严重反应而影响囊虫病的治疗。

3）杀虫治疗前务必检查有无眼囊虫病，如有眼囊虫病，务必先行眼科手术治疗摘除囊虫，因杀虫治疗过程中囊虫死亡所引起的过敏、免疫反应可致失明。

4）为了减免杀虫治疗过程中囊虫在体内大量死亡所引起的过敏反应，应酌情应用肾上腺皮质激素等。

5）根据病情脱水降低颅内压治疗，如发生严重颅内增高，除及时停用抗囊虫药物及脱水、抗过敏处理外，还可应用颞肌下减压术，以防止颅内压增高危象。

2. 对症治疗　癫痫型脑囊虫病根据癫痫发作类型选择抗癫痫药物。不能简单地以癫痫症状存在作为持续应用抗囊虫治疗的依据，若临床和影像学检查显示病原学治愈时，停用抗囊虫治疗，仅采用抗癫痫治疗。

3. 手术治疗　确诊为脑室型者应手术治疗。对颅内压持续增高，神经系统体征及 CT 证实病灶十分局限的患者亦可考虑手术治疗。

4. 驱绦虫治疗　对肠道仍有绦虫寄生者，为防止自身再次感染，应行驱绦虫治疗。常用的药物为南瓜子、槟榔，服药后应给予泻药一次以排出节片及虫卵，应注意检查头节是否排出。

【预防】

脑囊虫病的传染源是猪肉绦虫患者，故预防囊虫病的首要措施是根治猪肉绦虫患者，以预防他人和自身感染囊虫病。

二、脑棘球蚴病

脑棘球蚴病（cerebral echinococcosis）又称为脑包虫病，由细粒棘球绦虫（狗绦虫）的幼虫（即棘球蚴）寄生大脑和脊髓，引起颅内感染性疾病，占整个包虫囊肿的 2% ~ 3%。本病主要见于畜牧地区，我国好发于西北地区及内蒙古、西藏、四川西部、陕西、河北等地。本病可发生于任何年龄，农村儿童多见。

【病因与发病机制】

狗为细粒棘球绦虫的终宿主，人、羊、马、猪、猫等为中间宿主，细粒棘球绦虫主要在狗的小肠内生存，虫卵随粪便排出体外，被猪、羊、人等中间宿主吞食后，细粒棘球蚴绦虫卵在人体肠内孵化成六钩蚴，穿越肠壁经门静脉系统，侵入肝、肺和脑等，少数随血流经椎静脉侵入脊柱。脑棘球蚴病好发于顶叶、额叶、大脑、小脑、脑室和颅底等处。

【病理】

包虫囊肿包膜为微白色半透明膜，囊液为无色透明，外观与脑脊液很相似，但含毒性蛋白。囊壁分内外两层，内层即包虫囊，含有大小不等的子囊；外层为宿主组织形成的一层纤维包膜，两者之间仅有轻度粘连，其中含有血管，供给营养。母囊可产生子囊及头节，由于虫体繁殖力强，子囊和头节可多达数百，形成巨大囊肿。

【临床表现】

1. 脑棘球蚴在脑内生长迅速，扩张膨胀、推移、挤压脑组织，阻塞脑脊液循环，产生脑膜刺激征及颅内压增高症状，症状出现早。表现为各种类型的癫痫发作、肢体无力、偏瘫、截瘫、麻木、复视、共济运动障碍、呕吐、头痛、头晕、视力下降等。脑包虫合并破裂发生严重过敏性休克。

2. 颅内压增高在儿童使颅围增大。眼底检查视盘水肿，晚期视盘萎缩、脑神经麻痹、腱反射不对称、病理反射阳性。

【辅助检查】

1. **血常规**　30% ~ 70% 嗜酸性粒细胞增高。

2. **脑脊液**　脑脊液压力增高,嗜酸性粒细胞增高,蛋白增高,糖、氯化物多正常。

3. **免疫学检查**　80%患者血清补体结合试验阳性。

4. **X 线检查**　颅骨平片:颅骨内板变薄有弧形整齐的脑回或包块的压迹。儿童颅骨径增大、颅缝增宽。偶有钙化。

5. **头部 CT 检查**　表现为一巨大的脑内囊肿,边界清楚锐利,类圆形,位效应明显,脑室受压并向对侧移位,有脑积水。增强 CT,囊壁不强化或轻度强化。钙化灶呈壳状高密度带。

6. **头颅 MRI 检查**　T2WI 加权像可见似"煤炭样"黑色的低信号,内见无数密集稍高信号的小囊泡影,为其特征性表现。DWI 序列病灶为低信号。增强扫描后病灶见不规则的异常环形强化。

【诊断】

根据患者来自畜牧区,有狗、羊等密切接触史,患有肝、肺棘球蚴病,加上脑部症状(或脊髓压迫征)即可考虑本病可能。血液、脑脊液包囊虫补体结合试验阳性和包囊虫液皮内试验阳性具有诊断意义。头 CT 及头 MRI 检查显示典型的包虫囊为边界清晰、密度同脑脊液或略高的类圆形肿块,壁多有钙化,几乎不增强。病灶四周无脑水肿。

【鉴别诊断】

脑棘球蚴病与脑肿瘤、脑脓肿、脑囊肿等占位性病变的临床表现和体征类似,故不易鉴别。但脑棘球蚴病生长速度快,症状进行性加重,结合包虫免疫学检查、头部 CT、MRI 可帮助鉴别。

【治疗】

1. **药物治疗**

(1) 阿苯达唑和吡喹酮:可使囊肿缩小、阻止过敏性反应和手术后继发棘球蚴病。剂量 10~15mg/(kg·d),分 2 次口服,30 天 1 个疗程。半个月后可重复治疗,需 3~4 个疗程。

(2) 甲苯达唑:开始 3~4 天,0.2g/d,后逐渐加量至 3~4g/d,疗程 1 个月。

2. **手术治疗**　手术切除是唯一治疗方法,以完整摘除囊肿为原则。避免囊肿破裂,囊液外溢,否则不仅可引起过敏性休克反应,且囊液中的头节扩散,导致囊肿复发。术前定位要准确,手术切口和骨窗要足够大,切忌用脑针穿刺探查或抽吸囊液减压,切除时宜用加压注水漂浮法。

【预后】

未手术的脑棘球蚴患者,20%~60%在 3 年内死亡,手术后患者近、远期死亡率高达 4%~20%。

三、脑型肺吸虫病

脑型肺吸虫病(cerebral paragonimiasis)是指肺吸虫(并殖吸虫)侵入人体后,移行入脑导致的中枢神经系统损害。脑型肺吸虫病的发病率占肺吸虫病的 20%~26%。在我国东北地区和华东、华中、华南、西南等 22 个省(自治区、直辖市)均有流行。

【病因与发病机制】

人和动物因为生食或半生食含有并殖吸虫活囊蚴的石蟹或喇咕而感染。并殖吸虫的致病原因主要是童虫或成虫在人体组织与器官内移行、寄居造成的机械性损伤及其代谢产物引起的免疫病理反应。

【临床表现】

肺吸虫病常累及全身多个器官,临床症状甚为复杂。肺部主要症状有咳嗽,初为干咳,随病程进展而痰量渐增并带有血液。痰血混合常呈铁锈色或棕褐色,烂桃样血痰为本病最典型症状,系肺部坏死组织随痰咳出所致。血痰中可查见并殖吸虫卵。中枢神经系统肺吸虫病以儿童、青少年多见。

1. **脑膜脑炎型**　此型见于虫体刚侵犯颅内或从囊肿样病变中穿出。起病较急,表现为头痛、呕吐、颈项强直、Kernig 征阳性。脑型患者往往有蛛网膜下腔出血表现。腰椎穿刺脑脊液压力增高不明显,脑脊液细胞数增多,特别是嗜酸性粒细胞增多明显,可见红细胞,蛋白含量轻度增高,有时脑脊液可查见虫卵。

2. **假瘤型**　此型见于虫体在颅内停留较久后,出现圆形或卵圆形囊肿型肉芽肿。其表现类似于脑肿瘤。表现为颅内压增高症状和局灶性损害症状。腰椎穿刺脑脊液压力轻度增高,脑脊液细胞数增多不明显,蛋白含量轻度增高。

3. 萎缩型　此型见于虫体离去或死亡较久后,病变纤维化。此时主要表现为智能减退,精神异常,癫痫部分性发作或全身性发作、偏瘫、偏身感觉障碍等局灶性脑损害症状。缺乏急性脑膜脑炎及颅内压增高症状。腰椎穿刺脑脊液压力不高,细胞数及蛋白含量均在正常范围。

4. 脊髓型　少见,早期下肢麻木、刺痛或伴有腰痛,继之发生一侧或双侧下肢瘫痪,大小便失禁等脊髓压迫症状。

【辅助检查】

1. 血常规　白细胞总数增加,一般为$(10\sim30)\times10^9$/L,急性期可达40×10^9/L。嗜酸性粒细胞增多,一般为5%~20%,急性期可达80%以上。红细胞沉降率明显增快。

2. 病原学诊断　检查痰液或粪便、脑脊液中的虫卵。脑脊液中的虫卵可用离心沉淀法进行检查。

3. 免疫学诊断

(1) 皮内试验:常用于普查,阳性符合率可达95%以上。

(2) 检测抗体:常用斑点酶联免疫吸附试验、ELISA法、间接血凝试验等检测血清及脑脊液抗体。

(3) 检测循环抗原:诊断结果敏感、特异,且可用于观察疗效。

4. 影像学检查

(1) X线检查:胸部X线检查对合并肺吸虫病患者有较高诊断价值。

(2) 头颅CT:脑型肺吸虫病的CT表现主要可分为脑炎型和囊肿型两种变化。前者表现为边缘模糊大小不一的低密度区;后者表现为单发或多发性大小不等的囊性低密度区。

(3) 头颅MRI:与CT表现相似且更为灵敏,但对钙化灶的发现不如CT。T2WI见稍低信号环形囊壁,中心呈高信号坏死灶,周围见高信号水肿带。增强检查见环形及小斑絮样强化,并见多个环形"皂泡样"强化灶聚集。

【诊断】

在流行地区有生食或半生食石蟹、喇咕或饮生溪水史,出现高颅压、癫痫发作及其他神经系统表现者,特别是早期出现咳嗽、咳铁锈色痰、游走性皮下包块者应考虑本病。血嗜酸粒细胞持续增高、肺吸虫皮内试验、血清或脑脊液抗体及循环抗原检测阳性可确诊。

【鉴别诊断】

本病应与蛛网膜下腔出血、脑脓肿、结核性脑膜炎、脑肿瘤、脑囊虫病等鉴别。

【治疗】

1. 病因治疗

(1) 吡喹酮:本病首选治疗,推荐剂量75~100mg/(kg·d),2~3次分服,2~3天疗法较好。脑型患者应治疗2个疗程。

(2) 硫双二氯酚(bitin,别丁):成人3g/d,儿童50mg/(kg·d),隔日用药,25~30天为1个疗程。疗效不如吡喹酮,且疗程长,不良反应较多,仅在吡喹酮药源有困难地区使用。

2. 手术治疗　手术治疗指征为病变较大、重症高颅压、已经形成包囊或囊肿者及用药后病情继续发展者。

3. 对症治疗　患者如有颅内压增高或癫痫等症状,应同时应用脱水剂或抗癫痫治疗。

【预防】

预防本病的关键是改进饮食卫生,革除生食或半生食石蟹、喇咕或饮生溪水的习惯。

四、曼氏裂头蚴病

曼氏迭宫绦虫(*Spirometra mansoni*)成虫主要寄生在猫科动物,偶然寄生人体。但中绦期裂头蚴可在人体寄生,导致曼氏裂头蚴病,危害较成虫大。

【发病机制】

人体感染的途径有两种:①裂头蚴或原尾蚴经皮肤或黏膜侵入;②误食头蚴或原尾蚴。具体方式可归纳为以下3类:

1. 局部贴生蛙肉为主要感染方式,占患者半数以上。

2. 生食或半生食感染裂头蚴的蛙、蛇、鸡肉等,裂头蚴即穿过肠壁入腹腔。然后移行到其他部位。

3. 误食感染的剑水蚤。饮用生水或游泳时误吞受感染的剑水蚤进入人体。

【临床表现】

曼氏迭宫绦虫成虫偶然寄生人体,可因虫体机械和化学刺激引起中、上腹不适、微痛,恶心、呕吐等轻微症状。一般无明显症状,驱虫治疗后好转。

裂头蚴寄生人体可引起曼氏裂头蚴病,较为多见。其严重性因裂头蚴移行和寄居部位不同而异,危害远较成虫大。常见寄生于人体的部位依次是眼睑部、四肢、躯体、皮下、口腔颌面部和内脏。被侵袭部位可形成嗜酸性肉芽囊肿包,致使局部肿胀,甚至发生脓肿。

脑裂头蚴病的临床表现酷似脑瘤,常有阵发性头痛史,严重时昏迷或伴喷射状呕吐,癫痫发作也较常见。

【辅助检查】

1. **血液检查**　白细胞总数以轻度升高为多,常超过 $10×10^9/L$,嗜酸性粒细胞轻至中度增多,常多于 15%。

2. **免疫学检查**　酶联免疫吸附试验(ELISA)、免疫印迹试验(immunoblotting)及金标免疫渗滤法(DIGFA)等方法可用于裂头蚴病的诊断及流行病学调查。

3. **CT 检查**　可见三联征表现,则有助于脑裂头蚴病的诊断:

(1) 白质区不规则的低密度占位灶,伴有邻近脑室略微扩张,反映白质退行性病变。

(2) 点状钙化灶。

(3) 病灶结节状或不规则增强,提示活动的感染肉芽肿。

4. **MRI**　影像学特点为:

(1) CT 扫描上显示的白质退行性病变均呈低密度影,而在 MRI 上表现为 T1WI 为低信号,T2WI 为高信号。

(2) 增强 MRI 扫描上病灶区通常显示有串珠样增强或扭曲的条索样增强,与裂头蚴形态吻合,"绳结样"强化是脑内曼氏裂头蚴的典型 MRI 特征。如病灶出现迁移或形态改变,则提示有活虫存在,诊断价值更大。

【治疗与预防】

1. **治疗**

(1) 裂头蚴病最主要的治疗手段是手术摘除。术中需将虫体特别是头部取尽,也可用 40% 乙醇和 2% 普鲁卡因 2~4ml 局部封闭杀虫。

(2) 成虫感染可用吡喹酮、阿苯达唑等药驱除。

2. **预防**　应加强宣传教育,改变不良习惯,不用蛙肉、蛇肉、蛇皮贴敷皮肤、伤口,不生食或半生食蛙、蛇、禽、猪等动物的肉类,不饮用生水等是预防本病的有效措施。

五、广州管圆线虫病

广州管圆线虫病(angiostrongyliasis cantonensis)又称为嗜酸性粒细胞增多性脑膜脑炎或嗜酸性粒细胞增多性脑脊髓膜炎。主要是因生食或进食未熟的含有广州管圆线虫幼虫的螺肉而感染,幼虫寄生在中枢神经系统而致病。主要临床表现为脑膜炎、脊髓膜炎、脑炎或脊髓炎,脑脊液内有大量嗜酸性粒细胞。

【流行病学】

1. **传染源**　传染源为感染本虫的鼠类。鼠类是广州管圆线虫终末宿主,虫卵在陆生/水生螺体内发育为第三期幼虫致病。

2. **传播途径**　人进食生的或未熟的含有本虫第三期幼虫的螺肉即可感染;在流行区进食生的或未熟的转续宿主(鱼、虾、蟹、蛙、蛇等)的肉亦可感染。蔬菜亦可受染。

3. **易感人群**　人群普遍易感。文献报道最幼者仅 11 个月,最长者 70 岁。

【病理】

含第三期幼虫的螺被人食入后,幼虫钻入胃肠壁的血管或淋巴管内随血流散布至全身,主要聚集于脑内,变为第五期幼虫即童虫。十余日后移至蛛网膜下腔内。大多不再发育,但也偶有再发育为成虫者。在人体主要集中于中枢神经系统,特别是在小脑、脑桥及延髓,亦可见于颈部及额部大脑内。幼虫移行的机械性刺激和抗原性作用可使病变部位产生炎症反应及过敏性反应,在死亡变性的虫体周围最强。在脑膜、蛛网膜及脑内的虫体周围形成嗜酸性粒细胞肉芽肿,脑膜可增厚粘连,造成脑室轻至中度扩张。

【临床表现】

1. **发热**　早期多有发热,多为 37.2~39.0℃,呈持续性或间歇性。

2. **头痛**　为最常见和最主要的症状,部位多在额部,为胀痛、刺痛、搏动样痛等,活动时加剧。间歇性,可延续数周。同时可伴有恶心、呕吐等。

3. **颈项强直感**　查体多有脑膜刺激征,病理反射多为阴性。

4. **感觉异常**　多数患者可有不同部位(躯干或四肢)的感觉异常,如麻木、疼痛、烧灼感、针刺感等,可见痛觉过敏、温度觉异常等。

5. **其他表现**　颅内压明显升高,同时有其他神经系统或其他部位症状,可有意识丧失、昏迷甚至死亡等。

【辅助检查】

1. **血液检查**　白细胞总数以轻度升高为多,常超过 $10×10^9$/L,嗜酸性粒细胞轻至中度增多,常多于 15%。

2. **脑脊液检查**　脑脊液压力明显增高,白细胞计数升高达 $(50~1\,400)×10^6$/L,嗜酸性粒细胞增多,占 10%~62%,蛋白含量正常或升高,为 0.27~1.09g/L;糖、氯化物含量可轻度降低或正常。极少数病例脑脊液中可找见幼虫或成虫。

3. **免疫学检查**　包括酶联免疫吸附试验(ELISA)和金标法,血清或脑脊液中可检测到广州管圆线虫 IgG、IgM 抗体和循环抗原(CAg)。

4. **病原学检查**　从脑脊液、眼或其他寄生部位查见本虫幼虫或成虫。

5. **影像学检查**　头颅 MRI 表现多种多样,脑脊髓膜内多发长条形影或结节状强化病灶和软脑膜强化。

【诊断标准】

1. **流行病学史**　近期进食生的或未熟的螺肉。

2. **临床表现**　起病较急,发热、头痛(程度较重)、颈项强直感等,不同部位的皮肤感觉异常等表现。

3. **血常规检查**　嗜酸性粒细胞的百分比和绝对值增高。

4. **脑脊液检查**　脑脊液的压力多明显增高,脑脊液嗜酸性粒细胞增多。

5. **免疫学检查**　本虫抗体或 CAg 阳性可做辅助诊断。

6. **影像学检查**　肺部 X 线片及头颅 CT 和 MRI 如有前述阳性所见支持诊断。

7. **病原学检查**　如在脑脊液内或眼内等部位查见本虫幼虫或成虫,可做病原学诊断。

具备 1~4 项可做临床诊断。具备 7 为病原学诊断。5、6 为辅助诊断项目。

【治疗方案】

1. **病原学治疗**　阿苯达唑(丙硫咪唑)20mg/(kg·d),连服 7 天。

2. **对症、支持治疗**

(1)对颅压高者静脉滴注甘露醇。

(2)可根据病情采用肾上腺皮质激素。

3. **治疗中的具体问题**

(1)眼部有虫者,应先经眼科医生治疗后再行杀虫治疗。

(2)颅内压过高者(>300mmH₂O),须先行降颅压治疗,待颅内压下降至一定水平后再行杀虫治疗。

(郭燕军　王佳伟)

第八节 艾滋病的神经系统损害

艾滋病也称为获得性免疫缺陷综合征（acquired immunodeficiency syndrome，AIDS），是感染人类免疫缺陷病毒（human immunodeficiency virus，HIV）所致。自 1981 年美国首次发现艾滋病，全球已有 200 多个国家和地区先后报道。

据联合国艾滋病规划署（UNAIDS）估计，截至 2017 年底，全球现存活 HIV/AIDS 患者 3 690 万例，当年新发 HIV 感染者 180 万例，其中我国报告的现存活 HIV/AIDS 患者 758 610 例，当年新发现 HIV/AIDS 者 134 512 例（其中 95% 以上均是通过性途径感染），当年报告死亡 30 718 例。与其他国家相比，我国以 HIV-1 为主要流行株，其主要亚型是 AE 重组型和 BC 重组型。1999 年起在部分地区发现我国有少数 HIV-2 型感染者。

传染源主要为 AIDS 患者和无症状病毒携带者。艾滋病已被我国列入乙类法定传染病，并被列为国境卫生监测传染病之一。约 1/3 未经治疗的 HIV 患者伴有神经系统异常，而尸检患者发现大多神经系统都受到不同损害，因此要引起临床医生关注。

该病毒是一种嗜神经病毒，可高选择性地侵袭和定位于神经系统。30%~40% 的 AIDS 患者存在神经系统受累，且其中的 10%~27% 以神经系统损害为首发症状。尸检发现，80% 以上的 AIDS 患者存在神经系统的病理改变。神经系统损害包括 HIV 自身引起的神经系统疾病、HIV 相关性肿瘤、神经系统机会性感染、HIV 相关的脑卒中和治疗药物的神经系统副作用（表 10-8-1）。

表 10-8-1 AIDS 患者的神经系统损害

类别	神经系统损害
HIV 感染	无菌性脑膜炎
	HIV 相关的神经认知障碍（HIV-associated neurocognitive disorder，HAND）
	脊髓疾病，如空泡样脊髓病、单纯性感觉性共济失调、感觉异常/感觉迟钝
	周围神经病，如远端对称性多发性周围神经病、急性炎症性脱髓鞘性多发性神经病（AIDP，吉兰-巴雷综合征）、慢性炎症性脱髓鞘性多发性神经病（CIDP）、多发性单神经炎
	肌病
HIV 相关性肿瘤	原发性中枢神经系统淋巴瘤
	Kaposi 肉瘤
神经系统机会性感染	隐球菌感染
	弓形体病
	进行性多灶性白质脑病
	巨细胞病毒感染
	复发性美国锥虫病，又称为 Chagas 病
	梅毒
	结核分枝杆菌感染
	人类 T 淋巴细胞病毒（HTLV）-1 感染
HIV 相关的脑卒中	缺血性脑卒中
	出血性脑卒中
HIV 治疗药物相关并发症	齐多夫定治疗引起的肌病
	核苷类似物反转录抑制药（NRTI）相关的多发性神经病

【病因与发病机制】

AIDS 的致病因子为 HIV,该病毒属于人类逆转录病毒科,慢病毒亚科。电镜显示 HIV 病毒体为 20 面体结构,包含众多的外部刺突和两个主要的包膜蛋白,为外部的 gp120 和跨膜的 gp41。HIV 有两个亚型,即 HIV-1 和 HIV-2。HIV-1 是全世界范围内 HIV 疾病最常见的病因。病毒一般不直接损害神经组织,而是经过包括免疫介导的间接损伤、限制性持续性的胞内感染、由受染单核细胞和巨噬细胞释放的细胞因子、兴奋性毒性氨基酸、胞内钙超载、自由基、脂质炎性介质、HIV 基因产物,如套膜糖蛋白 gp120 的间接细胞毒性等引起组织的炎症损害。促进 HIV 感染后疾病发作的因素是 HIV 的生物学变异、增强毒力的病毒株、宿主免疫机制及伴随的巨细胞病毒、单纯疱疹病毒、乙型肝炎和丙型肝炎病毒、人类单纯疱疹病毒-6 型或人类嗜 T 淋巴细胞病毒-1 型(HTLV-1)感染的相互作用。

HIV 由皮肤破损处或黏膜进入人体后,能选择性地侵犯有 CD4$^+$ 受体的 T 淋巴细胞及单核巨噬细胞,使其质和量进行性缺乏而导致显著的免疫缺陷。当 CD4$^+$T 淋巴细胞数减低到一定水平,患者将极易罹患一系列机会性疾病,尤其是卡氏肺囊虫肺炎、弓形体病、病毒、真菌、分枝杆菌感染,以及 Kaposi 肉瘤和淋巴瘤等。AIDS 的主要传播途径为性接触(包括同性、异性和双性性接触)、血液及血制品(包括共用针具静脉吸毒、介入性医疗操作等)和母婴传播(包括产前、产中和产后)三种途径。

【病理】

HIV 进入颅内的确切机制仍未明确,但是至少与病毒感染的能力及免疫活化的巨噬细胞所诱导的黏附分子部分相关。虽有少见的 HIV 感染神经元和星形胶质细胞的报道,目前仍没有令人信服的证据表明,除单核细胞、巨噬细胞外的其他脑细胞能在体内产生生产性感染。HIV 感染患者表现为白质损害及神经元丢失。这可能通过病毒蛋白,尤其是 gp120 和 Tat 促发内源性神经毒素从巨噬细胞释放,少数从星形胶质细胞释放所造成。HIV-1 感染患者可发现反应性神经胶质细胞和小胶质细胞的增生。90% 的 HIV 患者存在脑脊液异常,甚至在 HIV 感染的无症状期也有脑脊液改变,包括淋巴细胞增多(50% ~ 65%)、蛋白增高(35%)、检测到病毒 RNA(75%),90% 的患者具有抗 HIV 抗体鞘内合成的证据。

【临床表现】

HIV 感染的临床症状是一个疾病谱,包括与原发感染相关的急性综合征到无症状期和继发性疾病,症状多种多样。患者多为青壮年,发病年龄 80% 在 18 ~ 45 岁。常有一些非特异性症状,如发热、体重减轻、盗汗、食欲减退、腹泻、消化不良、皮肤病变及持续广泛性全身淋巴结肿大等,并往往患有一些罕见的疾病如肺孢子虫肺炎、弓形体病、非典型性分枝杆菌与真菌感染等;并发恶性肿瘤,并可出现头痛、意识障碍、痴呆、抽搐等神经系统受损症状。下面主要介绍 HIV 自身引起的神经系统病变、HIV 相关性肿瘤、神经系统机会性感染、HIV 相关的脑卒中和治疗药物的神经系统副作用。

1. HIV 感染自身引起的神经系统疾病

(1) 无菌性脑膜炎和脑炎:无菌性脑膜炎可见于 HIV 感染的任何时期(除极晚期外)。急性原发感染的患者可出现发热、咽炎、淋巴结病、头痛、关节痛、畏光、嗜睡和假性脑膜炎的综合征;有时可出现急性脑病;极少数可出现脊髓病变,表现为横贯性脊髓炎或神经病。脑神经可受累,主要累及第Ⅶ对,第Ⅴ对和/或第Ⅷ对脑神经亦可受累。脑脊液变化包括淋巴细胞数增多、蛋白含量升高和葡萄糖含量正常。这些表现临床上很难与其他病毒性脑膜炎区分,通常在 2~4 周自行缓解。有些患者可转为慢性。无菌性脑膜炎很少与 AIDS 的发展相平行,这表明 HIV 感染所致的无菌性脑膜炎是一种免疫介导的疾病。

(2) AIDS 相关的神经认知障碍:HIV 相关的神经认知障碍(HAND)可分为无症状性的神经认知缺损(asymptomatic neurocognitive impairment,ANI)、轻度神经认知障碍(minor neurocognitive impairment,MND)和 HIV 相关性痴呆(HIV-associated dementia,HAD),ANI 为亚临床的认知障碍,MND 为轻度认知障碍,出现日常生活功能轻度受损。HAD 亦称为 HIV 脑病或 AIDS 痴呆叠加,出现显著认知障碍并导致患者的日常生活功能严重受损。表现为注意力减退、健忘和执行复杂任务困难,以及情感淡漠、缺乏始动性,有些患者甚至发展为植物状态。与皮质性痴呆(如阿尔茨海默病)不同,HAD 很少出现高级皮质功能障碍如失语、失用和失认。HAD 还可能出现运动碍的症状如步态不稳、平衡障碍、震颤及快速轮替运动困难。脊髓受累患者可出现肌张力增高及深反射亢进。后期可合并大小便失禁。HAD 通常是 HIV 感染的晚期合并症,数月内缓慢进展,但也可见于 CD4$^+$计数 350/μl 者。仅有 3% 的 HIV 感染者以 HAD 为首发的 AIDS 定义疾病。HAND 风险与 CD4$^+$计数减少和脑脊液中病毒载量有关。

（3）HIV 脊髓病:AIDS 性脊髓病主要有 3 种。

1）空泡样脊髓病变:其特征是亚急性起病,常表现为显著的步态不稳和痉挛状态,随后出现大小便障碍。体检可见腱反射亢进和病理反射。病理改变则与恶性贫而伴发的亚急性联合变性相似。虽然 AIDS 患者存在维生素 B$_{12}$ 缺乏,但不是绝大多数患者的病因。

2）脊髓后索受累:表现为完全性感觉性共济失调。

3）感觉系统受累:表现为下肢感觉异常和感觉迟钝。

20% 的 AIDS 患者出现脊髓疾病,并常作为 HAD 的部分症状。事实上,90% 的 HIV 相关脊髓病的患者有某些痴呆的证据,表明其存在相同的病理过程。

（4）HIV 性周围神经病:可发生于疾病的任何阶段,有多种形式。最常见的是远端感觉性多神经病,这可能是 HIV 感染的直接结果。通常表现为亚急性起病的双足和下肢的烧灼样疼痛感。体检可发现袜套样感觉缺失,包括针刺觉、温度觉和触觉,伴有踝反射消失。常见痛觉过敏:运动系统改变轻微,仅表现为足底内侧肌肉无力。电生理检查表明 2/3 的 AIDS 患者有周围神经的病变。神经传导正常或仅有轻微的轴索改变。HIV 感染早期亦可发生类似吉兰-巴雷综合征的 AIDP。另外一些患者表现为类似 CIDP 的渐进性或复发缓解性炎性神经病。患者通常表现为进行性肌无力,反射消失和轻微感觉异常,脑脊液检查有单核淋巴细胞增多,周围神经活检可见血管周围浸润,提示自身免疫为其病因。

（5）HIV 性肌病:HIV 相关性肌病的临床和组织病理学特点与原发性多发性肌炎有显著差别,常被称为 HIV 多发性肌炎。该病可发生于 HIV 感染的任何阶段,但很少作为 HIV 的首发症状。HIV 多发性肌炎严重程度各异,从无症状性的肌酸激酶水平升高到亚急性的近端肌无力和肌痛均可发生。无症状的患者可出现显著的肌酸激酶水平升高,尤其多见于运动后,其临床症状和实验室指标异常的病理机制不明。肌电图表现为异常的自发性电活动和短时程多运动电位。肌活检提供了免疫性肌病的最佳证据。炎性或非炎性的各种不同的病理过程均可发生于严重的肌病患者,包括肌纤维坏死伴炎细胞改变,杆状体、胞质体和线粒体异常。

2. HIV 性相关肿瘤

（1）系统性淋巴瘤:淋巴瘤是 HIV 感染的晚期表现,随着 HIV 感染时间的延长和免疫功能的降低而呈指数性增加;至少 6% 的 AIDS 患者在病程中可能罹患淋巴瘤,其发生率是正常人群的 120 倍。其临床表现各异,可表现为不明原因的持续发热,生长迅速的口腔黏膜损害以及局灶性癫痫。至少 80% 的患者存在淋巴结外病变,中枢神经系统最常受累,其中约 60% 为原发性中枢神经系统淋巴瘤。淋巴瘤在血友病患者的发生率最高,加勒比海或非洲的异性间获得性感染的 AIDS 患者发病率最低。通常发生于 CD4$^+$T 细胞计数 200/μl 的患者。其发生率并不随着高效抗反转录病毒疗法(highly active antiretroviral therapy, HAART)的广泛应用而降低。

（2）CNS 淋巴瘤:通常出现在 HIV 感染的晚期。各年龄组均可受累,表现为局灶性神经功能受损,包括头痛、脑神经受损和/或局灶性癫痫。头颅 MRI 或 CT 可见数个(1~3 个)3~5cm 的病灶。典型的中枢神经系统淋巴瘤位于深部脑白质,常邻近脑室;呈环形增强,但增强不如脑弓形体病明显。通常 EB 病毒检测为阳性。诊断时 CD4$^+$T 细胞计数的中位数是 50/μl。腰椎穿刺对于系统性淋巴瘤患者分级具有重要性。

3. HIV 相关的机会性感染　机会性感染从广谱上来说包括继发于 AIDS 患者所发生的细菌性、病毒性、真菌性和寄生虫的各种感染。多数感染发生的危险与 CD4$^+$T 细胞计数呈正相关。

（1）隐球菌病:隐球菌感染是 AIDS 患者脑膜炎的首要感染原因。发生于 2% 的患者,通常发生于

CD4⁺T 细胞计数为 100/μl 的患者。其显著特点是临床症状和体征相对缺乏,可出现发热、头痛、认知减退、嗜睡或易激惹、脑神经麻痹及步态异常及精神异常;其他单侧体征少见。随着感染进展,可出现深昏迷和脑干受压的体征。脑膜刺激征常轻微或缺如;确诊时 1/3 的病例已经出现了视盘水肿。神经影像学检查多正常。脑脊液为轻度异常,但腰椎穿刺压力升高。脑脊液白细胞数 10/μl 和压力 >250mmH$_2$O 为预后不佳的标志。隐球菌脑膜脑炎若未及时治疗常常是致命的,死亡发生在症状出现 2 周至数年,病死率为 10% ~ 30%。

（2）弓形体病:是 AIDS 患者最常见的继发性 CNS 感染的病因,但随着 HAART,其发生率逐渐下降。本病在加勒比海和法国常见。弓形体病通常属 HIV 感染的晚期合并症,常发生于 CD4⁺T 细胞计数 200/μl 的患者。脑弓形体病是由滞留在细胞内的寄生虫-鼠弓形虫引起。最常见的临床表现是发热、头痛和局灶性神经功能缺失。患者可出现抽搐、偏瘫、失语或脑水肿,特征性地表现为意识模糊、痴呆和嗜睡,可发展为昏迷。血清抗体阳性者的发病率是阴性者的 10 倍以上。对于诊断为 HIV 感染的患者,应在其最初发展阶段即监测鼠弓形虫抗体。对那些血清阴性者应教育其用各种方法减少患原发感染的风险,包括避免食用未熟透的肉类,接触土壤后应仔细洗手等。脑 MRI 表现为多灶性损害及环形强化,即可怀疑该病。除弓形体病外,HIV 感染者出现单个或多个增强病灶的疾病还包括原发性中枢神经系统淋巴瘤及较为少见的分枝杆菌、真菌或细菌性脓肿。确定诊断需要脑活检。

（3）进行性多灶性白质脑病(progressive multifocal leukoencephalopathy,PML):是由乳头多瘤空泡病毒(JCV)感染少突胶质细胞为主要特征的致命性中枢神经系统脱髓鞘疾病。多发生于疾病或药物导致免疫功能低下的人群。典型病例为慢性病程,有或无精神状态的改变,伴有多灶性神经功能受损,共济失调、视野缺失、失语和感觉障碍均可发生。它是 AIDS 的晚期合并症,可见于 4% 的 AIDS 患者。JCV 感染后出现多灶性、小脱髓鞘病灶可融合成片,病变多位于白质也可累及皮质;中枢神经系统 JC 病感染的病理、临床表现及影像学呈现多样性,这些特点与不断扩大的疾病谱有关。PML 的临床表现常不典型,在免疫功能受损患者如有孤立的白质病变的临床及影像学证据应考虑 PML 的可能。在没有 HAART 之前,PML 患者多于症状发生后 3~6 个月死亡。作为一种免疫再激活综合征,PML 可能在 HAART 开始后反而恶化。无特异性治疗。

（4）巨细胞病毒感染:AIDS 患者感染巨细胞病毒(cytomegalovirus,CMV)后可出现视网膜炎、脑炎或多发性神经根炎。继发于 CMV 的脊髓炎和多发性神经根炎常见于 HIV 感染的病程晚期(CD4⁺ 计数为 50/μl),起病突然,表现下肢和骶部感觉异常,行走困难,上升性的感觉减退及尿潴留。临床病程在数周内快速进展。脑脊液检查提示显著的淋巴细胞增多,脑脊液 PCR 可检测到 CMVDNA。用更昔洛韦和膦甲酸治疗迅速好转,及时应用更昔洛韦和膦甲酸治疗是减少永久性神经损害程度的重要措施。

（5）Chagas 病(美国锥虫病):再发性美国锥虫病可表现为急性脑膜脑炎,伴有局灶性神经系统体征、发热、头痛及癫痫发作。脑 CT 或 MRI 表现为单个或多个低密度区,典型者可见环形强化和水肿:病灶主要见于皮质下区域,这一特征有助于与弓形体病和中枢神经系统淋巴瘤的深部损害相鉴别。克氏锥虫无鞭毛体及锥虫可通过活检或脑脊液标本鉴别。其他脑脊液变化还包括蛋白增高和淋巴细胞轻度增高。血液检查可直接检出虫体。

4. HIV 相关的脑卒中　HIV 感染可增加缺血性和出血性脑卒中的风险,并多见于青年的 HIV 感染人群。卒中多发生于 CD4⁺ 淋巴细胞计数少于 200/μl 的 AIDS 进展的情况下。在 40% 的神经系统并发症中,仅有 1.3% 为脑血管病并发症。AIDS 人群缺血性脑卒中的常见病因是炎症性脑膜炎、血管炎、血液高凝和原发性 HIV 血管病。出血性卒中多继发于凝血障碍、血小板减少、颅内肿瘤或中枢神经系统感染。随着广泛应用 HAART,HIV 的神经系统并发症包括脑卒中均有所减少,然而,由于高龄 HIV 人群的增加及蛋白抑制药对血脂的副作用,HIV 合并脑卒中的变化仍不大。

5. 治疗的合并症　HIV 相关治疗最常见的神经系统并发症是多发性神经病和肌病。

（1）神经病变:随着对 HIV 感染进行 HAART 治疗的不断完善,其神经系统并发症大大减少。但随生存率的提高和神经毒性药物的长期应用,HIV 感染者中周围神经疾病的发生率却大大增加了。核苷类似体反转录抑制药均可伴发剂量依赖性的多发性神经病。其临床症状与那些 HIV 相关的多发性神经病相同,表现为烧灼样疼痛和痛觉过敏,从双足开始,逐渐发展为手套、袜套样感觉异常。体检发现有针刺觉、温度觉和触觉缺失及踝反射消失。与相关性神经病相比,治疗药物相关的神经病起病更急,进展更为迅速,疼痛更为剧烈。常用加巴喷丁对症治疗。阿米替林和拉莫三嗪亦可用于缓解疼痛。其他药物,如异烟肼、甲硝唑和氨苯砜等,亦可伴发神经疾病。异烟肼性神经病是一种远端感觉性多发性神经病,与维生素缺乏有关,因此应用异烟肼的患者应额外口服维生素 B_6。甲硝唑也伴发远端对称性感觉性多发性神经病。氨苯砜相关性神经病是一种远端轴索性神经病,选择性地影响运动纤维。治疗如有可能首先要停用这些药物,并对症止痛。

(2) 肌病:与 HIV 多发性肌炎类似的肌病,可见于长期应用核苷类反转录酶抑制药(nucleoside reverse transcriptase inhibitor,NRTI)如齐多夫定的患者。临床表现为进行性的近端肌无力及显著的肌萎缩,常伴有肌肉疼痛。其毒副反应为剂量依赖性,与其干扰线粒体聚合酶功能相关。停用相关药物后肌病多为可逆性。血清肌酸激酶水平常升高,肌电图表现非特异性肌损害。肌肉活检对鉴别 HIV 多发性肌炎和齐多夫定肌病最为有用,HIV 多发性肌炎常伴随炎性改变,而齐多夫定肌炎的组织学特征是出现不整边红纤维。

【诊断】

艾滋病神经综合征诊断可根据流行病学资料、临床表现、免疫学及病毒学检查等综合判定。患者存在一种或几种机会性感染,提示可能有细胞免疫缺陷,应确认 AIDS 可能性;AIDS 患者表现神经系统多数损害,如合并细菌性脓肿、结核性肉芽肿、弓形虫病和原发性中枢神经系统淋巴瘤等,应高度怀疑本病。

对认知功能减退者可用简易精神状态检查量表(MMSE)进行客观的筛查,但是 MMSE 分值的改变对早期轻度的 HAD 不敏感。脑 MRI 和 CT 显示进行性脑萎缩有助于艾滋病合并痴呆的诊断;脊髓病可做钆增强的脊髓 MRI 检查。腰椎穿刺可除外或确定机会性感染的存在;脑脊液细胞数和蛋白水平非特异性增高,脑脊液中可检测出 HIVRNA,并可培养出 HIV 病毒。脑脊液检查也可帮助诊断周围神经病,尤其是 CMV 所致的多发性神经病。肌电图和神经传导速度检查有助于诊断脊髓病、周围神经病和肌病,必要时辅以肌肉和神经组织活检。对隐球菌脑膜炎特异性诊断依赖组织学方法,印度墨汁染色发现隐球菌,脑脊液真菌培养或脑脊液及血清检出特异性隐球菌抗原可确诊。70% ~ 90% 罹患隐球菌脑膜炎的 AIDS 患者其印度墨汁染色为阳性。90% 的患者血清或脑脊液乳胶凝集反应可检测到包膜抗原。活检对确定中枢神经系统隐球菌脑膜炎有帮助。

AIDS 确诊依靠脑活检、HIV 培养、HIV 抗原及抗体测定。

【鉴别诊断】

AIDS 的神经系统损害表现复杂多样,临床需要与以下疾病相鉴别:长期应用免疫抑制药、血液或组织细胞恶性肿瘤等引起的获得性免疫缺陷区别;与特发性 CD4$^+$T 淋巴细胞减少症相鉴别;其他病原微生物引发的脑膜炎、脑炎、各种亚急性进展性痴呆综合征、亚急性联合变性、其他原因导致的脊髓病、周围神经病和肌病。

【治疗】

本病治疗原则是积极抗 HIV 治疗,增强患者免疫功能和处理机会性感染及肿瘤等神经系统并发症。近年来,联合抗逆转录病毒治疗(cART)也称为高效抗逆转录病毒治疗(highly active antiretroviral therapy,HAART),显著改善了 HIV 感染者的健康状况,延长患者的其生存期。HIV 感染及治疗包括抗 HIV 药物治疗、增强免疫功能、神经系统并发症治疗及心理和社会治疗。

经典的 cART 包括了 2 类或 2 类以上的至少 3 种抗逆转录病毒药物。常用的有核苷及核苷酸逆转录酶抑制剂(nucleoside and nucleotide reverse transcriptase inhibitor,NRTI)、非核苷逆转录酶抑制剂(non-nucleoside reverse transcriptase inhibitor,NNRTI)、蛋白酶抑制剂(protease inhibitors,PI)、整合酶抑制剂(integrase inhibitor, Ⅱ)、融合抑制剂(fusion inhibitor)、趋化因子受体阻滞剂(chemokine receptor blocker)等多种药物。

隐球菌脑膜脑炎治疗为静脉注射两性霉素 B 0.7mg/kg 或尿苷嘧啶 25mg/kg,每天 4 次,共 2 周,然后口服氟康唑 400mg/d,共 10 周,再口服氟康唑 200mg/d,直到经 HAART 后 CD4$^+$T 细胞计数增加到 200/μl 达 6 个月为止。

弓形体病标化治疗是磺胺嘧啶和乙胺嘧啶及甲酰四氢叶酸合用至少 4~6 周。可替代的治疗方案包括克林霉素与乙胺嘧啶合用;阿托喹酮加乙胺嘧啶;阿奇霉素加乙胺嘧啶加利福布汀。复发感染常见,推荐既往有弓形体脑炎病史的患者接受磺胺嘧啶、乙胺嘧啶和亚叶酸钙的维持治疗:CD4$^+$T 细胞计数<100/μl 及弓形体 IgG 抗体阳性的患者需接受弓形体病的一级预防。每日服用 1 粒用于预防卡氏肺孢子虫病的增效甲氧苄啶/磺胺噁唑(TMP/SMX)即可提供足够的保护作用。二级预防可间断进行,目标是经有效抗病毒治疗使 CD4$^+$T 细胞计数增加至 200/μl 达 6 个月以上。

Chagas 病的治疗方案为苯并咪唑(2.5mg/kg,每天 2 次)或硝呋噻氧(2mg/kg,每天 4 次)应用至少 60 天,然后维持治疗,持续终身。治疗方案为其中一种药物 5mg/kg,每周用药 3 次。脑弓形虫病的患者应用 HAART 后,可间断治疗 Chagas 病。

【预后】

艾滋病病毒在人体内的潜伏期平均为 9~10 年。一旦出现临床症状,50% 的 AIDS 患者会在 1~3 年死亡。

(王佳伟)

第九节　神经系统螺旋体感染

螺旋体(spirochaeta)是细长、柔软、弯曲呈螺旋状的运动活泼的单细胞原核生物。全长 3~500μm,具有细菌细胞的所有内部结构。在生物学上的位置介于细菌与原虫之间,螺旋体广泛分布在自然界和动物体内,分 5 个属:疏螺旋体属(Borrelia)、密螺旋体属(Treponema)、钩端螺旋体属(Leptospira)、脊螺旋体属(Cristispira)和螺旋体属(Spirochaeta)。前 3 个属中有引起人类罹患回归热、梅毒、钩端螺旋体病的致病菌,后 2 个属不致病。疏螺旋体属有 5~10 个稀疏而不规则的螺旋,其中回归热疏螺旋体(Borrelia recurrentis)引起回归热,奋森疏螺旋体(Borrelia vincenti)常与梭杆菌共生,共同引起咽喉炎和溃疡性口腔炎等。Lyme 病螺旋体是疏螺旋体的一种,引起以红斑性丘疹为主的皮肤病变,是以蜱为传播媒介、以野生动物为储存宿主的自然疫源性疾病。该螺旋体是 20 世纪 70 年代分离出的新种,属于疏螺旋体中最长(20~30μm)和最细(0.2~0.3μm)的一种螺旋体。密螺旋体属有 8~14 个较细密而规则的螺旋,对人有致病的主要是梅毒螺旋体(Treponema pallidum)、雅司螺旋体(Treponema pertenue)、品他螺旋体(Treponema carateum),后两亦通过接触传播但不是性病。钩端螺旋体属螺旋数目较多,螺旋较密,比密螺旋体更细密而规则,菌体一端或两端弯曲呈钩状,部分能引起人及动物的钩端螺旋体病。

一、钩端螺旋体病

钩端螺旋体病是由各种不同类型的致病性钩端螺旋体(简称钩体)引起的急性传染病,主要在热带和亚热带流行,洪水灾害和多雨季节是容易感染的机会。接触带菌的野生动物、家畜及被污染的土壤或水源,钩体通过暴露部位的皮肤、消化道、呼吸道等途径进入人体而获得感染。属于人畜共患病,疫水、鼠类和猪为主要的传染源。

【临床表现】

因个体免疫水平的差别以及受染菌株的不同,临床表现轻重不一。典型者起病急骤,早期(1~3 天)出现高热、倦怠无力、全身酸痛、结膜充血、腓肠肌压痛和表浅淋巴结肿大等;出现症状后 3~5 天的免疫反应期可伴有肺弥漫性出血,以及明显的肝、肾、中枢神经系统损害。

在无菌性脑膜炎病例中,钩体病脑膜炎型占 5%～13%。临床以脑炎或脑膜炎症状为特征,剧烈头痛、全身酸痛、呕吐、腓肠肌痛、腹泻、烦躁不安、神志不清、颈项强直、克尼格征阳性等。1/3 的患者脑脊液中细胞计数增多,蛋白反应呈弱阳性;糖和氯化物含量通常正常;钩体免疫试验阳性。多数患者最后恢复,少数可出现后发热、眼葡萄膜炎及脑动脉闭塞性炎症等。闭塞性脑动脉炎又称为烟雾病(moyamoya disease,MMD),是钩体病神经系统中最常见和最严重并发症之一。烟雾病是一组以双侧颈内动脉末端及其大分支血管进行性狭窄或闭塞,且在颅底伴有异常新生管网形成为特征的闭塞性疾病,除钩体感染以外,还有其他不明原因也可导致的上述表现,因此也称为 Moyamoya 综合征,"烟雾"名称的来源是在脑血管造影时显示脑底部由于毛细血管异常增生而呈现一片模糊的网状阴影,有如吸烟所喷出的一股烟雾。本病的实质是脑底部动脉主干闭塞伴代偿性血管增生。MMD 由日本学者 Takeuchi 和 Shimizu 在 1957 年报道。我国自 1958 年以来在湖北、广东、浙江等流行地区的农村儿童和青壮年中散发流行了一种原因不明的脑动脉炎,1973 年明确由钩体感染引起。

【诊断】

诊断主要依据流行病学、临床表现、病原学检测等辅助检查。本病临床表现非常复杂,因而早期诊断较困难,容易漏诊、误诊。此外,尚需与细菌性败血症、流行性乙型脑炎、病毒性肝炎、流行性出血热等相鉴别。

【治疗】

治疗主要是对症治疗和支持疗法。强调早期应用有效的抗生素。如治疗过晚,脏器功能受到损害,治疗作用就会减低:青霉素应早期使用,重症病例合用肾上腺皮质激素。其他抗生素如四环素、庆大霉素、链霉素、红霉素、氯霉素、多西环素(强力霉素)、氨苄西林等亦有一定疗效。

【预防】

预防主要是管理传染源,切断传染途径,保护易感人群。本病因临床类型不同,病情轻重不一因而预后有很大的不同。轻型病例或亚临床型病例,预后良好,病死率低;而重症病如肺大出血、休克、肝肾衰竭、微循环障碍、中枢神经严重损害等患者的病死率高。

二、莱姆病

莱姆病(Lyme disease)的是由伯氏疏螺旋体(*Borrelia burgdorferi*)感染所致的一种传染性疾病,其传播媒介为蜱,鹿和鼠是蜱的宿主。1975 年,Steere A. C. 首先在美国康涅狄格州莱姆镇儿童中发现的蜱传螺旋体感染性人畜共患病。1977 年美国研究人员从莱姆病患者的血液、皮肤病灶和脑脊髓液中分离出了莱姆病病原螺旋体,并报道了该病的临床表现。1980 年,将该病命名为莱姆病。1982 年,Burgdorferi W. 及其同事从蜱体内分离出螺旋体,莱姆病的病原从而被确定。1984 年,Johnson R. C. 根据分离的莱姆病病原螺旋体的基因和表型特征,认为该螺旋体是疏螺旋体属内的一个新种,正式将其命名为伯氏疏螺旋体。目前,世界上的莱姆病螺旋体分离株可分为 10 个基因型,在流行病学方面,螺旋体基因型与地理位置、传播媒介及宿主动物种类密切相关。世界上已有 70 多个国家报道发现该病,且发病率呈上升趋势,新的疫源地不断被发现。现已证实我国 29 个省(自治区、直辖市)的人群中存在莱姆病的感染,并从病原学上证实其中至少有 19 个省(自治区、直辖市)存在该病的自然疫源地。

【病因与发病机制】

莱姆病的病因为人感染了由蜱传播的伯氏疏螺旋体。伯氏疏螺旋体为革兰氏阴性病原体,对潮湿和低温条件抵抗力强,一般的灭菌处理即可杀灭。

当人接触成虫蜱时可感染伯氏疏螺旋体,但由蜱的若虫传播给人最常见。人在被带菌蜱叮咬后,伯氏疏螺旋体随唾液进入人的皮肤,经 3～30 天潜伏期后进入血液,此时机体产生针对伯氏疏螺旋体鞭毛蛋白的抗体 IgG 和 IgM,进而诱发机体的特异性免疫反应,从而造成多系统损害。

【临床表现】

本病从临床表现和时间上可分为 3 期。

1. **第1期** 通常为蜱叮咬后3~32天发病,以游走性环形红斑为主要表现,红斑中心为蜱叮咬处。随后可出现小一些的第2批环形红斑中心硬结。本期可出现头痛、肌痛、颈僵,甚至脑神经麻痹(几乎总是面神经麻痹),但通常脑脊液检查正常。环形红斑通常3~4周后消退。

2. **第2期** 在环形红斑出现后数周转入第2期,本期神经系统表现和心脏症状突出:心脏情况通常为传导阻滞,也可出现心肌炎、心包炎伴左心室功能不全;神经系统主要为脑膜炎表现,如头痛、颈僵、发热等,多神经炎或多发单神经炎也可出现。表现为严重的神经根痛症状和局灶性力弱;脑神经(通常为面神经)受累常见。神经系统表现出现之前也可无游走性环形红斑或明确的蜱叮咬史。

3. **第3期** 本期的特征性表现是慢性关节炎,伴人类白细胞抗原(HLA)基因 *HLA-DR2* 抗原阳性。通常在初次感染后数月出现,也可与神经系统症状同时出现。关节炎可能与自身免疫性因素有关,虽然没能从关节腔积液中分离出螺旋体,但抗生素治疗也有效。

【实验室检查】

血常规正常,红细胞沉降率快,脑电图改变一般无特异性;脑脊液检查初期正常,数周后细胞计数增多,以淋巴细胞为主,蛋白含量升高,寡克隆区带阳性,而髓鞘碱性蛋白(MBP)通常阴性。血和脑脊液中偶尔可分离到病原体,早期的方法包括间接免疫荧光抗体试验(IFA)和变异的荧光抗体试验(FIAX)。现大部分已经被酶联免疫吸附试验(ELISA)、酶联荧光试验(ELFA)、蛋白印迹法(WB)、免疫层析法及点实验、蛋白质芯片技术等所代替。血和脑脊液中螺旋体特异性抗体IgG和IgM滴度升高对诊断有重要意义。IgG和IgM滴度以1:64以上为阳性,90%以上患者在1:128以上。当血和脑脊液中抗体滴度升高时,脑CT和MRI检查可发现白质内异常信号。

【诊断】

诊断依据典型的流行病学资料、临床表现和血清学检查综合判断。血或脑脊液中分离到伯氏疏螺旋体或特异性抗体阳性均有助于确诊。

【鉴别诊断】

本病累及范围广泛,包括皮肤、关节、心脏等,应注意与风湿、类风湿、结缔组织病、回归热等相鉴别;神经系统表现应与其他类型脑膜炎、多发性或单发性神经根神经炎、周围神经病、面神经炎、多发性硬化等相鉴别。血清或脑脊液中特异性抗体检测有助于鉴别。

【治疗】

1. **病因治疗** 抗生素如多西环素、阿莫西林、克拉霉素常用于莱姆病早期出现游走性环形红斑时的治疗,四环素和阿奇霉素也可使用。对于有神经系统受累表现者,通常给予第三代头孢菌素静脉滴注,如头孢曲松钠、头孢呋辛酯等,从大部分临床观察看,疗程2~3周足够。抗生素的使用将神经症状的持续时间由平均30周缩短到7~8周。

2. **对症治疗** 对于有心脏和神经系统损害的患者,可以短期使用激素治疗。

三、神经梅毒

神经梅毒(neurosyphilis)是指由苍白密螺旋体(*Treponema pallidum*)侵犯脑、脑膜或脊髓所导致的一组综合征,分为先天性与后天性梅毒两类。先天性梅毒系母体内的梅毒病原经胎盘传给胎儿所致,后天性梅毒患者通过性行为感染。

随着青霉素的使用,梅毒的发生率一度下降,由1942年的5.9/10万降至1961年的0.1/10万。而随着艾滋病患者和免疫力低下患者的增多,其发生率又有上升趋势,2019年中国梅毒发病数为535 819例,较2018年增加了409 52例。

【病因与病理】

神经梅毒病是苍白密螺旋体感染。在未经治疗的早期梅毒患者中,有10%最终发展为神经梅毒。在HIV感染者中,梅毒血清学检查阳性者占15%,约1%患有神经梅毒。

在神经梅毒早期,主要以梅毒性脑膜炎为主,此时可见脑膜有淋巴细胞和单核细胞浸润,在炎症反应的同时还可侵犯脑神经并导致轴索变性。炎症通常侵犯脑膜小血管,促使内皮细胞增生导致血管闭塞,从而引起脑和脊髓的缺血坏死,在脑膜炎症后,淋巴细胞和浆细胞进一步向皮质及皮质小血管迁移,导致皮质神经元缺失和胶质细胞增生。此型在患者皮质中可以检测到梅毒螺旋体,而其他类型的神经梅毒中少见。在脊髓结核患者中,脊膜和小血管炎症伴随后根和后索变性,偶尔也可累及脑神经。麻痹性痴呆型以皮质损害为主,进展缓慢。

【临床表现】

梅毒的表现与感染期及感染途径有密切关系,一般分为获得性(后天性)梅毒、先天性梅毒;按病期分为一期、二期(早期)及三期(晚期)梅毒。神经梅毒可分为以下 8 种临床类型,但以无症状性神经梅毒、梅毒性脑膜炎和梅毒性血管炎 3 种类型最为常见。

1. **无症状型神经梅毒(asymptomatic neurosyphilis)** 患者无症状,诊断依据血和脑脊液的梅毒血清学检查结果,如脑脊液中细胞数超过 $5×10^6/L$,则称为无症状性梅毒性膜炎,MRI 扫描可见脑膜强化。

2. **梅毒性脑膜炎(meningeal neurosyphilis)** 通常在感染后 1 年以内出现。临床表现与病毒性脑膜炎类似,表现为发热、头痛、呕吐、脑膜刺激征阳性,可见脑神经受累,尤以第Ⅶ、Ⅷ对脑神经受累常见,出现面瘫和听力丧失。神经系统体检也可无阳性体征。如脑脊液循环通路受阻则可导致阻塞性或交通性脑积水。此型神经梅毒症状可自行消退。

脑脊液检查可见压力增高,细胞数增高到 $500×10^6/L$ 左右,蛋白含量增高超过 100mg/dl,糖含量降低,但通常不低于 25mg/dl。血及脑脊液的梅毒试验呈阳性。

3. **脑血管型神经梅毒(cerebral vascular neurosyphilis)** 梅毒感染还可引起脑梗死,临床表现与常见脑梗死一致,但患者年龄通常比动脉硬化性脑梗死患者更年轻,并且更具备患性病的危险因素。临床体检可发现同时存在脑膜受累表现(脑膜血管梅毒),在脑梗死发生前数周可出现头痛和人格改变等前驱症状,而脑梗死症状可在数天内逐渐加重。头部 MRI 检查可见脑膜强化。脑血管型神经梅毒症状一般在一期梅毒感染后 5~10 年出现。诊断依据是血和脑脊液梅毒试验阳性。

4. **麻痹性神经梅毒(paretic neurosyphilis)** 也称为麻痹性痴呆或梅毒性脑膜脑炎。螺旋体感染导致慢性脑膜脑炎。病理检查可见软脑膜增厚,呈乳白色不透明状,与大脑皮质粘连;脑回萎缩,脑沟增宽,脑室扩大。脑室壁覆盖有沙粒样物质,称为颗粒性室管膜炎(granular ependymitis)。

此型神经梅毒一般于初期感染后 2~30 年发病,发病年龄以 35~45 岁多见,大多隐匿起病。临床特征为进行性痴呆如记忆减退、判断力减低和情绪不稳。早期表现为性格改变,焦虑不安、易激动或抑制退缩,不修边幅,欣快和夸大妄想常较突出,时间及空间定向力障碍,记忆力、计算力、认知能力减退日趋严重,逐渐发展为痴呆。随着精神障碍加重的同时,可见阿-罗瞳孔(Argyll-Robertson pupils),表现为瞳孔对光反射消失而辐辏运动时瞳孔可缩小。约 2/3 的患者出现面肌和舌肌细小或粗大的震颤、腱反射亢进和病理征阳性,此外还可并发卒中样发作和癫痫。如症状继续进展,最终发展为痴呆状态、痉挛性瘫痪或去皮质状态。如不治疗,存活期仅 3~5 年。

脑脊液改变同前。梅毒血清学检查阳性。

5. **脊髓痨(tabes dorsalis)** 也称为运动性共济失调,病变以脊髓后索和后根为主。表现为肢体闪电样剧烈疼痛、腱反射消失、进行性共济失调、深感觉障碍、括约肌功能障碍,男性患者阳痿常见。其中以下肢腱反射消失、深感觉减退和阿-罗瞳孔最突出,94% 的脊髓结核患者瞳孔不规则,双侧不等大,对光反射迟钝。其中 48% 的呈阿-罗瞳孔。

其他临床表现还有消瘦、肌张力减低、视神经萎缩和其他脑神经损害,营养障碍表现为 Charcot 关节和足部穿通性溃疡,肠道、膀胱及生殖系统症状亦常见。脊柱结核本身很少导致死亡,而无张力性膀胱可导致泌尿系感染甚至死亡。疾病进程可自行停止或经治疗后得到控制,但剧痛和共济失调可持续存在。

6. **脊膜脊髓炎和脊髓血管神经梅毒** 传统所见横贯性脊髓炎(脊膜脊髓炎)常累及脊髓的感觉和运

动通路以及膀胱控制中枢。本综合征须与脊髓痨（脊髓实质损害）鉴别。目前尚不能肯定脊髓梅毒是否可导致运动神经元病，而且对于梅毒可引起脊髓前动脉综合征"Erb 痉挛性截瘫"的说法也存在争议。

7. 梅毒瘤（又称为树胶肿，gumma） 即硬脑膜肉芽肿，是梅毒性脑膜炎的一种局灶性表现，目前少见。

8. 先天性神经毒（congenital neurosyphilis） 梅毒螺旋体在妊娠 4~7 个月即可由母亲传给胎儿。随着梅毒检测和治疗技术的发展，先天性神经梅毒的发生率逐渐降低，目前少见。其临床表现与成年人各型神经梅毒综合征相似，但脊髓结核少见，其他表现还包括脑积水和 Hutchinson 三联征（即间质性角膜炎、牙改变和听力丧失）。

【实验室检查】

1. 一般检查 脑脊液细胞计数增多，在 $5×10^6$/L 以上，蛋白含量通常升高而糖含量减低或正常。γ 球蛋白升高，寡克隆区带阳性，但所有这些检查均无特异性。

2. 病原学检查

（1）非螺旋体抗体检测试验：梅毒的辅助检查主要为梅毒清学检查（serologic test of syphilis，STS）。STS 主要检测两种抗体。非螺旋体抗体主要针对心磷脂、卵磷脂和胆固醇复合物，检测血清中抗心磷脂抗体是 Wasserman 补体结合试验、更灵敏的 Kolmer 试验、性病检查试验（venereal disease research laboratory，VDRL）及快速血浆抗体试验（rapid plasma reagin，RPR）等检测的基础。VDRL 是唯一推荐用于脑脊液反应素的试验。

（2）螺旋体抗体检测试验：另一特异性更高的检测是荧光密螺旋体抗体（fluorescent treponemal antibody，FTA）试验。主要有螺旋体固定试验（TPI）和螺旋体抗体吸附试验（FTA-ABS）。血浆 FTA-ABS 检测阳性高度提示梅毒诊断，但却不能反映疾病活动性。另外，该试验高度灵敏，在 1ml 脑脊液中混有 $0.8\mu l$ 血即可呈阳性，因此不适用于脑脊液检查。

（3）基因检测：还可采用聚合酶链反应（PCR）检测梅毒核酸，但未大范围开展。

【诊断】

神经梅毒的临床诊断必须同时满足以下 4 点：①先天或后天感染史；②临床表现符合神经梅毒；③血中梅毒螺旋体抗体滴度异常；④脑脊液中非螺旋体抗体试验阳性。4 点全部符合，方可确诊神经梅毒。

【鉴别诊断】

神经梅毒侵犯部位广泛，脑实质、脑脊髓膜、脊髓、周围神经及脑血管等均可受累，临床应注意与各种类型的脑膜炎、脑炎、脑血管病（如烟雾病、大动脉炎等血管炎）痴呆、脊髓或周围神经病相鉴别。病史和病原学检查有助于鉴别。

【治疗】

青霉素为治疗梅毒的首选药物，每日 480 万 U，静脉注射，10 天为 1 个疗程，间隔 2 周，再重复 1 次，总量 9 600 万 U。再用苄星青霉素 240 万 U，肌内注射，每周 1 次，共 3 周。在青霉素治疗的前 1 天，口服泼尼松 5~10mg，每天 4 次，连续 3 天，可有效防止治疗过程中由于大量螺旋体死亡而导致的青霉素过敏反应，即赫氏反应（Herxheimer reaction）。

结合不同患者具体情况，治疗上也可以参考美国 CDC 或者欧洲治疗指南建议：结晶青霉素，每 4 小时（300~400）万 U 或每 24 小时（1 800~2 400）万 U 持续静脉输注，持续 10~14 天；或者，普鲁卡因青霉素，每日 240 万 U，加丙磺舒 500mg 每天口服 4 次，持续 10~14 天。

治疗后的 1 个月、3 个月、6 个月、12 个月、18 个月、24 个月，复查血及脑脊液，2 年后每年复查血和脑脊液，如有阳性发现，脑脊液细胞数仍不正常、血清或脑脊液特异抗体滴度未见降低或呈 4 倍增加者，重复治疗，直至 2 次脑脊液常规生化正常，梅毒试验阴性。

如患者对青霉素过敏，可用头孢曲松、四环素、多西环素、米诺环素等替代治疗，但治愈的报道甚少。

（郭燕军　王佳伟）

参 考 文 献

[1] 王拥军.神经内科学高级教程.北京:中华医学电子音像出版社,2016.

[2] 刘正印,王贵强,朱利平,等.隐球菌性脑膜炎诊治专家共识.中华内科杂志,2018,57(5):317-323.

[3] ROPPER AH,SAMUELS MA. Adams and Victor's Principles of Neurology. 11th ed. New York:McGram-Hill,2019.

[4] ORRÚ CD,YUAN J,APPLEBY BS,et al. Prion seeding activity and infectivity in skin samples from patients with sporadic Creutzfeldt-Jakob disease. Sci Transl Med,2017,9:417.

[5] KOMBILA UD,IBA BJ,TSOUMBOU-BAKANA G,et al. Non-adherence to antiretroviral therapy in patients infected with HIV and cryptococcal meningitis:two cases at the Lambaréné Hospital Center in Gabon. Med Sante Trop,2016,26(4):446-448.

[6] RAJASINGHAM R,SMITH RM,PARK BJ,et al. Global burden of disease of HIV-associated cryptococcal meningitis:an updated analysis. Lancet Infectious Diseases,2017,17(8):873-881.

第十一章 中枢神经系统炎性脱髓鞘疾病

第一节 概 述

髓鞘是指包绕在神经轴突表面、由特殊的细胞形成的管状外膜，呈螺旋状板层结构紧绕在轴索周围，主要由脂质双分子层和镶嵌在内的两性蛋白构成。其中，脂质占干重的 60%~75%，蛋白占干重的 15%~25%。周围神经系统(peripheral nervous system,PNS)的髓鞘由施万细胞构成，而在中枢神经系统(central nervous system,CNS)则是由少突胶质细胞构成。蛋白脂蛋白(proteolipid protein,PLP)是 CNS 中含量最多的蛋白质，约占 50%，而在 PNS 含量很少。髓鞘碱性蛋白(myelin basic protein,MBP)占蛋白总量的 30%~35%，在紧致髓鞘的形成中起重要作用。此外，还有髓鞘相关糖化蛋白(myelin-associated glycoprotein,MAG)和髓鞘少突胶质细胞糖蛋白(myelin oligodendrocyte glycoprotein,MOG)，分别占比为 1% 和 0.05%。其中 MOG 是 CNS 特有的蛋白质，为 I 型跨膜蛋白，其细胞外 Ig 结构域使其容易被自身抗体识别导致自身免疫性疾病的发生，目前已在部分视神经炎、视神经脊髓炎、多发性硬化、急性播散性脑脊髓炎等疾病的患者血清中检测到抗 MOG-IgG 的存在。此外，目前多用 MOG 肽段免疫动物制备多发性硬化的实验性自身免疫性脑脊髓炎(experimental autoimmune encephalomyelitis,EAE)动物模型。一个少突胶质细胞可以为多个轴索的节段形成髓鞘，而一个轴索的髓鞘也是由多个少突胶质细胞的突起形成的。从横断面上看，髓鞘是由蛋白质和脂质结构形成的包绕轴突的同心圆形结构，故在结构上对髓鞘起到支持和绝缘的作用。纵向来看，髓鞘在一些间断部位缺如，形成"郎飞结"，使动作电位在髓鞘上进行高效的"跳跃式"传导，最终将电信号传导至突触末梢，引发神经递质的释放。此外，研究表明在轴突损伤时，髓鞘还可以引导轴突的再生。

星形胶质细胞也称为"星状细胞"(star-like glia cell)，根据 CNS 所在部位不同，在胶质细胞中占 20%~40%。虽然不直接参与髓鞘的形成，但其在 CNS 中发挥着重要作用，包括：

(1) 形成血脑屏障(blood-brain barrier,BBB)，协助营养物质的转运。

(2) 维持离子、水分子、代谢产物、兴奋性氨基酸等神经递质的稳定。

(3) 通过增生形成角质瘢痕参与 CNS 的修复。

(4) 在郎飞结处及结旁段与轴索密切接触，参与神经冲动的传导。

2005 年,Mayo Clinic 的 Lennon 教授团队里程碑式的发现，针对星形胶质细胞足突上的水通道蛋白 4 (aquaporin 4,AQP4)的自身抗体是视神经脊髓炎谱系疾病(neuromyelitis optica spectrum disease,NMOSD)的致病性抗体，从病理机制上将该病与多发性硬化等其他炎性脱髓鞘性疾病区分开来。

炎性脱髓鞘病的临床检查方法主要有以下几个方面：

（1）磁共振成像（MRI）：表现为白质内长 T1 长 T2 异常信号，大脑半球、胼胝体、内囊、脑干及脊髓均可受累，急性期病灶可见增强，多表现为开口向外的开环样强化。一般建议 MRI 检查时除常规序列外，需包括 FLAIR、DWI、ADC、SWI 和增强扫描，在辅助诊断的同时可以进行相关鉴别诊断。同时，如条件允许建议进行 3D FLAIR 扫描，更加明确地显示病灶部位。此外，DIR 序列有助于发现多发性硬化患者的皮层和近皮层病灶，该技术目前已经可以在 3T MRI 上实现。

（2）腰椎穿刺：一方面可以进行如感染等疾病的鉴别诊断，另一方面可以进行如特异性寡克隆区带、24 小时鞘内合成率等免疫学相关检查。

（3）血清炎性脱髓鞘病相关抗体检查：如 AQP4 抗体和 MOG 抗体，对疾病诊断具有重要价值，但需要注意送检时机（激素及丙种球蛋白治疗前）和检测方法，对结果进行科学解读。

（4）自身免疫疾病相关指标：如抗核抗体谱、甲状腺抗体等自身抗体谱检查，寻找自身免疫性疾病证据。

（5）电生理检查：视觉诱发电位（visual evoked potential，VEP）。如发现 P100 潜伏期的延长常提示潜在的视神经损害；体感诱发电位可以提示脊髓及上行传导束的异常。

（6）眼科光学相干断层扫描（optical coherence tomography，OCT）：通过观察黄斑和视盘的形态特征、视网膜的层间结构、视网膜及其神经纤维层正常厚度变化，间接反映视神经的变化情况。

（7）病理学检查：是诊断炎性脱髓鞘性疾病的金标准。主要表现为片状髓鞘脱失以及小血管周围套袖状淋巴细胞浸润，轴索相对保留，髓鞘破坏区以大量单核细胞和泡沫样巨噬细胞浸润为主，伴有胶质细胞增生。在 NMOSD 的病灶中还可见补体的沉积以及嗜酸粒细胞的浸润。其他的辅助检查还包括磁共振波谱分析、PET-CT，可在一些与肿瘤难以鉴别的病例中起到辅助诊断的作用。

任何原因导致髓鞘的生成障碍或破坏增加，如缺血缺氧、免疫、代谢、放射、中毒或遗传等病因，均可导致以髓鞘脱失为主要病理和影像学表现的疾病。其中以自身免疫为病因且病变范围限于 CNS 的脱髓鞘病，被称为中枢神经系统炎性脱髓鞘病，是本章主要的讨论内容。代表性疾病包括多发性硬化、临床孤立综合征、视神经脊髓炎、急性播散性脑脊髓炎，以及瘤样脱髓鞘、同心圆硬化等其他不典型的炎性脱髓鞘病。

第二节　多发性硬化

多发性硬化（multiple sclerosis，MS）是发生于中枢神经系统的慢性炎症性疾病，主要攻击有轴索的髓鞘，导致髓鞘脱失，同时伴或不伴有不同程度的轴索损伤，是除脑血管病外导致中青年人群运动障碍的重要原因之一，具有反复发作、致残率高的特点。发病率呈现明显的地区差异，即随纬度的增加，发病率有增高的趋势。白种人群中，尤其是北欧国家，MS 的发病率明显高于亚洲和非洲。据报道，2010 年美国 MS 的患病率为 309/10 万，其中女性约是男性的 2.8 倍。非洲国家的患病率只有 0.5/10 万。亚洲国家为 0.7%~16.2%，其中我国的一项报道为 1.39/10 万，提示种族差异影响患病的风险。

【病因】

MS 的病因尚不清楚，目前认为是遗传与环境相互作用的结果。总的来说，具有遗传易感基因的个体在环境因素或感染（如病毒或细菌感染、化学物质暴露、缺少阳光照射等）的诱发因素作用下而发病。虽然 MS 并不被认为是一种遗传性疾病，但 MS 患者的一级亲属中患 MS 的风险是普通人群的 7 倍。同卵双胎同时患 MS 的可能性为 20%~35%。目前已发现与 MS 发病有关的基因有主要组织相容性复合物（major histocompatibility complex，MHC）Ⅱ类分子等位基因 DR15 和 DQ6，而 HLA-C554 和 HLA-DRB1*11 被认为具有保护作用。其他被筛选的基因还涉及 TNF-α、细胞黏附分子、免疫受体、配体分子、细胞因子及其受体和拮抗剂等。此外，研究还发现 15 岁以前移民的群体中，其 MS 发生风险与移入地相似，而 15 岁以后移民的群体中，发生 MS 的风险则与原居住地相似，提示环境因素也对 MS 患病产生一定的影响。

感染一直被认为是 MS 的促发因素,但尚无明确的病原体被证实与 MS 发病明确相关。其中,引起单核细胞增多症的 EB 病毒受到的关注最多,几乎 100% 的 MS 患者血清中存在 EB 病毒抗体,且滴度高低似与患病风险有关。此外,有研究者曾报道从活动期 MS 患者的脑脊液中检测到水痘-带状疱疹病毒(varicella-zoster virus,VZV)的病毒颗粒,而对照组或恢复期 MS 患者中却未能检测到,提示 VZV 可能与 MS 发病有关,但该相关性还有待进一步证实。乙型肝炎病毒感染与 MS 的发病以及病情恶化之间的关系尚未被证实。近年来,肠道菌群失调与 MS 发病风险之间的关系成为研究的热点,多个菌属被发现在 MS 患者的消化道中明显高于对照组,其相关性及其致病机制还在进一步研究中。

光照和维生素 D 的摄入可能部分解释纬度差异与 MS 的关系。多项研究发现,光照、维生素 D 摄入量以及血清维生素 D 水平与 MS 的发病、T2 新增病灶数以及 T1 增强病灶数均呈负相关。临床孤立综合征患者,其发病 12 个月内检测的血清中 25-羟维生素 D 水平与随后 4 年中转变为确诊的 MS 的风险呈负相关。

其他因素,如吸烟、肥胖、环境污染以及某些毒素也被认为可能与 MS 发病有关。

【病理】

多发性硬化典型的病理表现为 CNS 内灶性髓鞘脱失,部分融合成片,伴有不同程度的炎性细胞浸润和胶质细胞增生,轴索大部分保留。轴索的损伤程度在不同患者中程度不一,即使在同一患者的不同病灶部位也可不一致。病灶多位于视神经、脊髓、脑干、小脑、近皮层和侧脑室周围白质以及胼胝体。有研究报道,活检证实的 MS 患者中有 38% 的患者存在大脑皮层内的脱髓鞘改变。炎性细胞主要包括 T 淋巴细胞、B 淋巴细胞和浆细胞,它们在炎症的早期,主要围绕在小静脉的周围,因此,小静脉周围首先出现脱髓鞘改变。此后,小病灶逐渐融合,向周边扩展,形成典型的 Dawn's finger 征。脱髓鞘的过程伴随着少突胶质细胞丢失,星形胶质细胞受激活后增生,逐渐形成胶质瘢痕。

急性期病灶中存在大量的吞噬细胞,包括多形性的小胶质细胞和巨噬细胞。巨噬细胞多见于病灶中心,而激活的小胶质细胞多位于病灶边缘,且围绕在发生脱髓鞘的轴索周围。它们高表达 NADPH 氧化酶,提示局部组织内存在的氧化应激反应,这种高表达随病灶进入恢复期而降低。恢复期伴随髓鞘的再生,可见于整个病灶或病灶局部,或病灶边缘。髓鞘再生伴随着新生的少突胶质细胞的出现,它们来自前体细胞池(progenitor cell pool),不同患者之间髓鞘再生的程度不同,部分与病灶部位有关,如皮层下的髓鞘再生较侧脑室周围更明显。此外,这些前体细胞池来源的细胞分化为成熟的、产生髓鞘的少突胶质细胞的能力以及功能正常的轴索的保存情况也同样影响髓鞘的再生。慢性期的病灶在 MS 患者更为多见,它们边界清晰,可以见到原发的脱髓鞘改变、部分轴索保留以及胶质增生。病灶周围的白质内可见不同程度的小胶质细胞的激活,但病灶中心小胶质细胞的数量明显减少,而髓鞘脱失的轴索之间是纤维化的瘢痕组织。

【发病机制】

MS 的发病过程包含多种病理生理机制。目前普遍认为,外周激活的自身免疫性 T 细胞介导了 MS 的炎症反应,但 T 细胞的激活途径尚不清楚。研究发现,MHC Ⅰ 类分子和 Ⅱ 类分子等位基因的位点与 T 细胞的激活和调控有关。这种激活的 T 细胞通过受损的血脑屏障(blood brain barrier,BBB)而进入中枢神经系统。绝大多数早期病灶在增强扫描 MRI 上存在强化可以间接证实这一点。此外,在 MS 病灶中及 MS 患者外周血中均发现了髓鞘反应性 T 细胞的存在,而通过抑制 Th1 细胞(干扰素)、增加 Th2 和 Treg 细胞(醋酸格拉替雷)、阻断外周 T 细胞向 CNS 的迁移(那他珠单抗)或消除 B 细胞(奥瑞珠单抗),均可以降低 MS 的疾病活动度。用髓鞘的蛋白成分作为抗原来免疫动物,可以成功制备实验性自身免疫脑脊髓炎(experimental autoimmune encephalitis,EAE)的动物模型,是目前普遍被采用的 MS 基础研究手段。需要指出的是,这个动物模型并不完美,其临床表现和病理与 MS 患者并不完全一致。目前尚未有自身抗体或自身免疫性 T 细胞,可以通过被动免疫的方式使实验动物发生 MS。

【临床表现】

MS 的平均发病年龄在 20~40 岁，平均为 30 岁，女性稍多于男性（2:1）。常亚急性发病，数小时或数天内逐渐出现视力下降、肢体麻木和/或无力、平衡障碍、言语不清、二便障碍等。

根据受累部位不同，多发性硬化患者临床表现多样。常见的临床综合征有视神经炎、脊髓炎、脑干和小脑综合征以及认知功能障碍等。

1. **视神经炎**　约 20% 的 MS 患者的首发症状为视神经炎，而 40% 的 MS 患者在病程中会出现视神经炎。多发生在单侧，很少有双侧同时受累，表现为视力下降，眼球转动时多伴有疼痛。查体可见视野盲点、色觉障碍以及病侧的相对性瞳孔传入障碍（relative afferent pupillary defect，RAPD）阳性。

2. **脊髓炎**　多为部分横贯性，很少表现为完全横贯性（需警惕视神经脊髓炎可能）。肢体麻木常为最早出现的症状，可由单个肢体逐渐扩展至同侧或对侧肢体。病灶平面以下可出现运动及自主神经功能障碍，表现为肢体无力、肢体僵硬或痛性痉挛、小便费力或尿潴留以及便秘。

3. **脑干和小脑综合征**　根据病灶部位及受累的传导束，患者可以表现为头晕、面部麻木、构音障碍或吞咽困难、视物成双、意向性震颤或共济失调。

4. **认知功能障碍**　40%~70% 的 MS 患者可出现不同程度的认知功能障碍，但一般出现在 MS 的晚期，少数患者可以早期出现，严重程度与运动障碍症状不一定平行。可表现为语言理解及运用障碍、注意力下降、记忆力减退、解决问题和执行能力下降等。

5. **其他临床表现**　疲劳感是 MS 患者比较常见的伴随症状，约 75% 的患者表明自己存在疲劳感，50%~60% 的患者主诉疲劳感为最先出现的症状。常常被描述成体力上或精神上难以抵挡的肢体乏力感。此外，疼痛也是 MS 患者的常见症状约 30%~50% 的患者在病程中伴有疼痛。表现为烧灼样、啃噬样或放射样疼痛，可由脱髓鞘疾病本身导致，也可能由于肌肉痉挛、姿势异常等骨骼肌异常引起。由于其显著影响患者的生活质量，因此需要积极干预和治疗。Lhermitte 征是指低头时出现的从颈部沿着背部向下或四肢放射性的过电感，是多发性硬化脊髓受累时的特征性表现。

MS 的典型和非典型临床表现比较：表 11-2-1 中列出了一些 MS 常见和不常见（不支持 MS 诊断）的症状，在考虑 MS 诊断时可作为参考。

表 11-2-1　MS 临床表现

分类	临床表现	分类	临床表现
典型的 MS 临床表现	急性单侧视神经炎	非典型的 MS 临床表现	双侧视神经炎或恢复不良的单侧视神经炎
	核间性眼肌麻痹或展神经麻痹导致的视物成双		完全性凝视麻痹或波动性眼肌麻痹
	面部感觉障碍或三叉神经痛		顽固性恶心、呕吐或呃逆
	小脑共济失调和眼球震颤		伴有双侧运动、感觉受累的完全性横贯性
	非横贯性脊髓病		脊髓炎
	感觉异常（CNS 受累型）		脑病表现
	Lhermitte 征		亚急性认知功能障碍
	不对称性肢体无力		头痛或脑膜炎
	急迫性尿失禁或勃起功能障碍		单纯的疲劳感或无力感

【临床分类】

目前，国际多发性硬化联盟将 MS 分为以下四种临床类型，不仅提示疾病的病程特点及预后，同时也指导治疗药物的选择。为了帮助理解不同临床类型之间的区别，还需明确"临床活动"和"临床进展"的概念。"临床活动"是指临床症状的复发、MRI 上存在增强病灶、新出现的 T2 序列病灶或原有病灶较前增大。"疾病进展"是指神经功能障碍程度较前加重,与疾病复发无关,如原发进展型 MS 和继发进展型 MS。

1. 临床孤立综合征 (clinically isolated syndrome,CIS)　患者主诉或有客观临床证据支持为 CNS 首次炎性脱髓鞘病事件,类似典型的 MS 发作,但该患者既往未曾被诊断过 MS。临床呈急性或亚急性发病,排除发热或感染因素所致,症状持续 24 小时以上,可出现上述任意临床综合征的临床表现。临床病灶可以为单一病灶,或多个病灶,未经治疗症状可自行缓解或部分缓解。30%~70% 的 CIS 患者最终发展为 MS。而发病年龄小、基线 MRI 显示更多病灶(除症状性病灶以外)、伴有认知功能障碍的 CIS 患者,是未来有可能转化为确诊 MS 的危险因素。此外,*HLA-DRB1* * *1501* 基因和维生素 D 显著缺乏也被认为与发展为 MS 有关。

2. 复发-缓解型多发性硬化 (relapsing-remitting MS,RRMS)　85% 的 MS 患者在疾病初期表现为缓解-复发型,即在复发间期的数月或数年中,临床症状保持相对稳定。每次复发后的短暂时间里症状可以完全缓解或部分缓解,反复发作可以出现残疾功能的累积。但近些年的研究表明,残疾与临床复发无明确相关性。脑内炎性病灶出现率是临床复发率的 10~20 倍,这种无症状的疾病活动可以发生在白质或灰质,与脑萎缩的发生有关。

3. 继发进展型多发性硬化 (secondary progressive MS,SPMS)　约 50% 的 MS 患者在病程后期会进展为 SPMS,从开始出现 MS 症状约为 19 年。表现为疾病进展和残疾累积,其间伴或不伴有临床复发。复发后可发生一定程度的缓解,但在临床复发间期,神经功能仍持续恶化。传统的免疫修正治疗效果差。

4. 原发进展型多发性硬化　有 10%~20% 的 MS 患者为原发进展型。出现临床症状后,病程中无明显缓解,神经功能持续恶化,残疾逐渐进展。其发病年龄通常在 40 岁,晚于 RRMS。既往没有药物证明对 PPMS 有效,但近年来关于 PPMS 的治疗有了新的突破。

此外,随着 MRI 应用的普及,在一些还没有 MS 症状的患者中也发现了类似的脱髓鞘病灶,被称为放射临床孤立综合征 (radiologically isolated syndrome,RIS)。有 1/3 的 RIS 患者在未来 5 年内可能发展为 MS,因此需要对这些患者进行适当的随访,但应注意与小血管病和非特异白质改变相鉴别。

【辅助检查】

1. 磁共振检查　对于 MS 的诊断和鉴别诊断、临床分型、判定疾病活动度和范围、评价治疗效果等均极为重要。在几乎所有的 MS 患者以及后来发展为 MS 的 CIS 患者中,均可见头部 MRI 异常。典型的 MS 病灶呈圆形或椭圆形,边界较清楚,部分可融合成片,直径通常大于 3mm,多位于皮层/皮层下和侧脑室旁白质、胼胝体、小脑、脑干和脊髓。脊髓病灶可见于 80%~90% 的 MS 患者,且多位于颈段脊髓,通常为短节段,一般不超过 3 个椎体节段。T2 加权像呈高信号,提示水肿和相对陈旧的病灶。T1 加权像可发现黑洞(black hole),提示轴索破坏严重,被认为与残疾程度有关,并更多见于进展型病例。推荐采用矢状位 FLAIR 序列,可以帮助确定近皮层和胼胝体病灶。T1 增强序列显示急性期病灶伴随血脑屏障的破坏,同时可以辅助鉴别诊断。当头部病灶不典型时,推荐进行脊髓 MRI 检查以寻找支持 MS 的证据。目前采用先进的 MRI 技术,如双反转序列(double inversion resonance,DIR),已发现很多 MS 患者都存在皮层病灶,故皮层病灶的存在已被列入新的诊断标准中,且该扫描技术在很多中心均已可进行。

2. 腰椎穿刺　当临床症状及影像学表现典型时,腰椎穿刺并不是必需的,但可提供支持信息。脑脊液细胞数多正常或轻度升高(一般<$25×10^6$/L),蛋白正常或轻度升高(一般<1g/L),24 小时鞘内合成率升高及寡克隆区带(oligoclonal band,OCB)阳性。建议采用等电聚焦免疫固定电泳法检测 OCB,虽然对 MS 诊断并不具有特异性,但可见于 90% 以上的 MS 患者。因此,对于临床及影像高度怀疑 MS 却尚未达到诊断标准的患者,可使其早期被诊断,并开始 DMT 治疗。同时,脑脊液检查对于感染等病因还具有一定的鉴别诊断意义。

3. **诱发电位（evoked potentials，EPs）** 利用特定感官刺激手段，通过检测 CNS 对外界刺激的反应时间来评价 MS 患者 CNS 内神经通路的传导，可发现亚临床病灶，提示存在"部位多发"。包括视觉诱发电位（visual evoked potential，VEP）、脑干听觉诱发电位（brainstem auditory evoked potential，BAEP）和体感诱发电位（somatosensory evoked potential，SEP）。波形正常但潜伏期延长，常提示髓鞘脱失。

4. **其他实验室检查** 常规的实验室检查可明确伴随疾病以及在一定程度上辅助鉴别诊断。系统性自身免疫病的相关检查可辅助判断有无伴随系统性自身免疫病，如干燥综合征、类风湿关节炎、系统性红斑狼疮等，或提示存在非特异性自身免疫异常的证据。少数 MS 患者可见到抗核抗体（ANA）的阳性，但滴度一般较低。

【临床诊断】

判断患者是否符合 MS 的诊断，要看是否"时间多发"和"空间多发"标准，但前提条件是该患者的临床表现符合炎性脱髓鞘病的特点，且排除其他诊断。2017 年更新了 McDonald 诊断标准（表 11-2-2）。与 2010 年标准相比较，将 MS 定义的表述由原来"以白质炎症性脱髓鞘病变为主要特点的免疫介导性疾病"改为"以 CNS 白质炎症性脱髓鞘病变为主要特点的免疫介导性疾病，病变主要累及白质"。

表 11-2-2　2017 年发布的 McDonald 诊断标准

临床发作	有客观临床证据的病灶数	需要的附加条件
≥2 次发作	≥2 个	不需要
≥2 次发作	1 个（以及既往 1 次明确的发作，曾经累及 CNS 另一个解剖部位的病灶）	不需要
≥2 次发作	1 个	空间多发证据：需额外的临床发作或 MRI 提示存在不同的 CNS 部位受累的病灶
1 次发作	≥2 个	时间多发证据：需额外的临床发作，或随访 MRI 提示 T2 新发病灶或 T1 新发增强病灶，或同时存在的增强和无增强病灶，或脑脊液 OCB 阳性
1 次发作	1 个	空间多发的证据：需额外的临床发作或 MRI 提示存在不同的 CNS 部位受累病灶 时间多发的证据：需额外的临床发作，或随访 MRI 提示 T2 新发病灶或 T1 新发增强病灶，或同时存在的增强和无增强病灶，或脑脊液 OCB 阳性

对于"空间多发"的标准，新的标准在近皮层病灶的基础上加入了皮层病灶，且不再区分症状性病灶和无症状性病灶。4 个病灶部位分别是"皮层和近皮层、侧脑室旁、幕下和脊髓"，并不包括视神经。对于"时间多发"的标准，新标准继续执行原标准对于 MRI 检查时间的规定，对基线 MRI 与复查 MRI 之间的时间间隔不再做出要求，即"不论基线 MRI 的时间，与基线 MRI 相比，随访 MRI 发现一个新的 T2 和/或增强病灶"即可，同样不再区分症状性病灶和无症状性病灶，但对于年龄>50 岁或伴有脑血管病危险因素的患者，为了谨慎起见，建议寻找更多的室周病灶以增加诊断可靠性。另一个核心变化就是针对 CIS 的患者，如果该患者首次发作已提示存在"空间多发"的证据，那么，若该患者脑脊液 OCB 阳性，就可以代替"时间多发"的证据，使其满足 MS 的诊断，目的就是使可能转化为 MS 的高风险患者，更早地开始 DMT 治疗以最大程度保留患者的神经功能。

【鉴别诊断】

MS 需与多种疾病进行鉴别（表 11-2-3），尤其伴有上表中非典型 MS 的症状，且病程有缓解-复发特点的疾病，包括其他原发于 CNS 的炎性疾病（如视神经脊髓炎谱系疾病、血管炎等）、系统性自身免疫病累及 CNS（如结节病、神经白塞病等）以及其他可以累及白质的疾病（如遗传性脑白质病、小血管病等）。

表 11-2-3 MS 的鉴别诊断

疾病名称	临床特点	影像学特点	脑脊液结果	其他
急性播散性脑脊髓炎	病前感染史或疫苗接种史、脑病、脊髓病	双侧脑白质内多灶性脱髓鞘病灶,个别病灶体积较大(超过1~2cm),伴有强化,可累及皮层及深部灰质	细胞数和蛋白轻-中度升高;OCB可阳性	可为单向病程,也可为MS的首次发作
视神经脊髓炎谱系疾病	双侧视神经炎(尤其恢复不良者)、横贯性脊髓炎、顽固性恶心呕吐、呃逆	视神经异常信号>1/2视神经长度,累及或不累及视交叉;可累及间脑、中脑背侧、导水管周围、桥臂、延髓极后区;长节段脊髓炎(>3个椎体节段)	白细胞和蛋白正常或轻度升高;OCB阳性见于20%的患者	AQP4-IgG、MOG-IgG
神经系统结节病	视神经病和脊髓病、面神经麻痹、激素依赖性或不伴系统性受累	视神经和脑膜强化,病灶内结节样强化	脑脊液ACE增高,缺乏特异性。部分患者OCB阳性	血清ACE增高,胸CT、肺功能、脑活检
Susac综合征	脑病表现,视力下降,耳聋	胼胝体"雪球样"病灶,白质内多发小病灶,急性期存在弥散受限	OCB常呈阴性	眼底荧光造影可见视网膜分支动脉阻塞,听力图提示中低频为主的听力下降
CADASIL	伴有先兆的偏头痛、反复发作到卒中样事件、神经精神障碍、痴呆	皮层下白质广泛异常	OCB常呈阴性	NOTCH3基因检测、皮肤活检
结缔组织病累及CNS	视神经炎、长节段横贯性脊髓炎、系统性症状	多样性	OCB常呈阴性	ANA、ENA、抗心磷脂抗体
脑白质营养不良	进展性病程、家族史	对称性、片状白质异常		基因检查、脂肪酸代谢异常

【治疗】

自从 1993 年治疗 MS 的第一个疾病修饰药物（disease modifying therapy，DMT）——干扰素-β-1b 上市以来，在过去的 20 多年里，已有 10 余种药物被应用于 MS 的治疗，治疗目的和评价标准也在逐渐发生着变化。在选择药物之前，首先需要明确患者 MS 的临床类型、评估疾病的活动度和严重程度以及各种药物的作用机制及毒副作用。此外，还需考虑药物的给药途径（口服/注射）、使用方法（服用频次）、价格等因素，均可能影响患者用药的依从性。由于在 MS 早期炎症反应是疾病的核心，因此 DMT 治疗的目的就是抑制这种炎性反应。目前所有的研究结果均证实早期应用 DMT 的 MS 患者其预后明显好于晚期应用者，故建议所有 MS 患者在明确诊断后尽早启动 DMT 治疗。表 11-2-4 按上市时间顺序列出了目前国际上 MS 的主要治疗药物。

表 11-2-4　目前应用于多发性硬化的主要治疗药物

药物	上市时间	剂量及途径	作用机制	复发率	疾病进展	MRI活动	副作用
倍泰龙 betaseron	1993 年	250μg，皮下注射隔日 1 次	多重	34%	29%	29%	皮肤注射反应、流感样症状
醋酸格拉替雷 glatiramer acetate，GA	1996 年	20mg，皮下注射每日 1 次	与 MBP 的短肽竞争 MHC Ⅱ 类分子的结合位点，抑制 T 细胞的激活	29%	12%（NS）	35%	皮肤注射反应、流感样症状
那他珠单抗 natalizumab	2004 年	300mg，静脉注射每 28 天 1 次	人源化抗 α_4-integrin 单克隆抗体，抑制淋巴细胞从外周向 CNS 的迁移	68%	54%	83%	皮肤注射反应、流感样症状 PML
芬戈莫得 fingolimod	2010 年	0.5mg，口服每日 1 次	激活 SIP 受体，促进受体的内化，把自身免疫性淋巴细胞留在外周淋巴结	54%	37%	75%	心动过缓、房室传导阻滞、带状疱疹病毒感染、单纯疱疹脑炎、PML
特立氟胺 teriflunomide	2012 年	14mg，口服每日 1 次	抑制二氢乳清酸脱氢酶，抑制外周淋巴细胞的增殖	37%	30%	69%	腹泻、脱发、皮疹
富马酸二甲酯 dimethyl fumarate	2013 年	240mg，口服每日 2 次	抗炎、抗氧化	53%	38%	85%	面红，胃肠道症状、PML
阿伦珠单抗 alemtuzumab	2014 年	12mg，静脉注射每日 1 次，连续 5 天；12 个月以后重复，连续 3 天	人源化抗 CD25 单克隆抗体	55%	30%	NS	清除 T 和 B 细胞、成熟 NK 细胞、中性粒细胞，而造血干细胞不受影响
奥瑞珠单抗 orelizumab	2017 年	第 1 周和第 3 周 300mg，随后每 6 个月 1 次，静脉注射	人源化抗 CD20 单克隆抗体被批准用于 RRMS 和 PPMS	46%	34%	94%	皮肤注射反应严重感染
西尼莫得 siponimod	2019 年	根据 CYP2C9 genotye 进行剂量滴定，口服，每日 1 次	激活 SIP 受体，促进受体的内化，把自身免疫性淋巴细胞留在外周淋巴结被批准用于 RRMS 和 SPMS	65%	/	72%	头痛、心动过缓、头晕、鼻咽炎

第三节　视神经脊髓炎谱系疾病

视神经脊髓炎(neuromyelitis optica,NMO)最早由 Devic 于 1894 年提出,是指双侧视神经炎和脊髓炎在短期内相继发生的单相性疾病,NMO 一直被认为是多发性硬化(MS)的一个临床亚型。近年来发现,两者在临床、影像、实验室指标等方面有诸多不同。国际 NMO 诊断小组(international panel for NMO diagnosis,IPND)于 2015 年发表了新的 NMOSD 诊断标准国际共识,将 NMO 和视神经脊髓炎谱系疾病(NMO spectrum disease,NMOSD)统称为 NMOSD。NMOSD 多数在中年起病,儿童和老年人也可发病,中位数发病年龄为 39 岁,比经典型 MS 晚 10 年。NMOSD 好发于女性,女性与男性患病之比高达(9~11):1。病程多为复发病程(80%~90%)。家族性病例罕见,少数患者可有家族聚集现象。此外,NMOSD 可伴发其他自身免疫疾病,如系统性红斑狼疮、干燥综合征、桥本甲状腺炎、重症肌无力等。视神经病变主要累及视神经和视交叉,脊髓病变多见于胸髓和颈髓,脑部病变见于 AQP4 分布密集区如脑室周围、丘脑和延髓等。

【临床表现】

NMOSD 的核心症状包括六组:

1. **视神经炎**　视力丧失可出现在截瘫之前或之后,通常为双侧性,一般间隔数小时或数日,偶有双眼同时视力减退。进展迅速、严重,起病时视物模糊,在数小时或数日内单眼视力部分或全部丧失。亚急性起病者在 1 个月内症状达到高峰,极少数慢性起病,视力在数月内逐渐丧失。约半数患者有视盘水肿;可见球后视神经炎。视野缺损常见中心暗点、视野向心性缩小、偏盲或象限盲等。视力通常在 1 周内恢复,偶有数周至数月恢复者,个别病例有视力永久丧失。

2. **急性脊髓炎**　大部分 NMOSD 患者出现长节段脊髓炎(LETM),症状多呈不完全性,多不对称,截瘫呈突发性且严重;个别的患者也可见纵向的短节段脊髓炎。常伴有 Lhermitte 征、阵发性强直性痉挛及胸腹部束带感或神经根痛。颈髓病变可见 Horner 征,高颈髓病变可出现急性呼吸衰竭、低血压。

3. **延髓最后区综合征**　部分 NMOSD 病例在疾病的某一阶段或是首次发作时,以顽固性呃逆、恶心、呕吐等为突出症状,是与影像上对应的延髓最后区受累表现,部分病例可与脊髓病变相连,也可无任何症状。

4. **急性脑干综合征**　病变常见于脑干及第四脑室周围,表现为头晕、复视和共济失调等。

5. **急性间脑综合征**　病变主要位于下丘脑,可有嗜睡、发作性睡病样表现,以及顽固性低钠血症、体温调节异常等。

6. **大脑综合征**　主要损害大脑半球白质或胼胝体,表现为意识水平下降、头痛、认知和语言等高级皮质功能减退等,可出现可逆性后部白质脑病综合征(PRES)或炎性假瘤样脑病变等。有的患者可无明显症状。

【诊断】

基于水通道蛋白-4(aquaporin-4,AQP4)抗体的发现,推荐使用 2015 年 NMOSD 诊断标准。

1. **AQP4-IgG 阳性者**　诊断标准为:①至少 1 项核心特征为视神经炎(ON)、急性长节段横贯性脊髓炎(LETM);②用可靠的方法检测 AQP4-IgG 阳性(推荐 CBA 法);③排除其他诊断。

2. **AQP4-IgG 阴性或 AQP4-IgG 未知者**　诊断标准为:

(1)在 1 次或多次临床发作中,至少 2 项核心临床特征并满足下列全部条件:①至少 1 项临床核心特征为 ON、急性 LETM 或延髓最后区综合征;②空间多发(2 个或以上不同的临床核心特征);③满足 MRI 附加条件。

(2)用可靠的方法检测 AQP4-IgG 阴性或未检测。

(3)排除其他诊断。

3. **AQP4-IgG 阴性或未知状态下的 NMOSD MRI 附加条件**

(1)急性 ON:须脑 MRI 有下列之一表现:①脑 MRI 正常或仅有非特异性白质病变;②视神经长 T2 信号或 T1 增强信号>1/2 视神经长度,或病变累及视交叉。

（2）急性脊髓炎：长脊髓病变>3 个连续椎体节段，或有脊髓炎病史的患者相应脊髓萎缩>3 个连续椎体节段。

（3）最后区综合征：延髓背侧/最后区病变。

（4）急性脑干综合征：脑干室管膜周围病变。

【治疗】

治疗包括急性期和缓解期治疗、对症治疗及康复治疗等。

1. **急性期治疗**　主要目标是减轻急性期症状，缩短病程，改善残疾程度和防治并发症等。主要疗法包括糖皮质激素、血浆置换和静脉滴注免疫球蛋白等。

（1）大剂量甲泼尼龙冲击治疗：是急性期的经典治疗方案。根据患者全身情况，从 500～1 000mg/d 开始，静脉滴注 3～4 小时，连用 3～5 天，继之以大剂量泼尼松口服，从 1mg/（kg·d）开始，逐渐减量至 7.5～15mg/d，长期维持。

（2）血浆置换（PE）：部分重症患者，特别是 ON 或老年患者，对激素冲击治疗不敏感时使用 PE 可能有效。建议置换 5～7 次，每次用血浆 1～2L。

（3）静脉注射免疫球蛋白（IVIg）：对激素冲击治疗无效或不能耐受激素冲击治疗的患者，可选用 IVIg 治疗。推荐用法为 0.4g/（kg·d），静脉滴注，连续 5 天为 1 个疗程。

2. **预防复发的治疗**　NMOSD 患者最终发展为永久的神经功能残疾，因此针对预防复发的治疗主要是保护 NMOSD 患者的神经功能，通过抑制免疫达到降低复发率，延缓残疾累积的目的，需长期治疗。对于 AQP4-IgG 阳性患者和抗体阴性复发型患者应尽早开始。避免长期应用激素的目的是防止激素依赖。如免疫抑制剂（硫唑嘌呤、吗替麦考酚酯、米托蒽醌）和单克隆抗体类［如针对外周 B 细胞的抗 CD20 单抗（rituximab）、抗 CD19 单抗（inebilizumab）和抗补体 C5 的人源化单克隆抗体（eculizumab）］。

3. **对症治疗及康复治疗**　参见多发性硬化相关部分。

第四节　急性播散性脑脊髓炎

急性播散性脑脊髓炎（acute disseminated encephalomyelitis，ADEM）指感染后、疫苗接种后或特发性脑脊髓炎，其中以继发于 EB 病毒、巨细胞病毒和支原体肺炎等感染者最多见。部分 ADEM 患者可能复发，部分多发性硬化（MS）或视神经脊髓炎谱系疾病（NMOSD）患者在首次发作时可出现类似 ADEM 的表现。近年来，血清抗 MOG 抗体阳性在 ADEM 患者中较常见。

【流行病学】

儿童的发病率高于成年人，平均发病年龄为 5～8 岁。冬春两季是 ADEM 的高发季节。研究估计我国南昌市的年发病率为 0.31/10 万，平均发病年龄为 25.97 岁，男女比例约为 1∶1。

【病因与发病机制】

发病机制仍不清楚，炎症理论认为与病毒感染有关。病毒感染后至发病有一定潜伏期，病理改变也与病毒直接感染不同，脑脊液或脑内很少找到病毒，因此认为是一种感染后免疫介导疾病。疫苗接种后 ADEM 的病因学中分子模拟学说占主导地位。

【病理学】

病理特点为广泛分布于脑脊髓白质的大量脱髓鞘病灶，轴索相对保留。此外，脑皮质和深部灰质亦可受累。病灶直径常在 1mm 以下，以小静脉为中心，软脑膜和血管周围有淋巴细胞和单核细胞浸润。

【临床表现】

典型的 ADEM 为单相病程，感染潜伏期为 2 天至 4 周。疾病进展可很迅速，从起病到病情达到高峰一般需要数小时到数天，平均 1 周。常见症状和体征包括单侧或双侧锥体束征、偏瘫、共济失调、脑神经麻痹、视神经炎引起的视力减退、癫痫、脊髓受累、语速变慢、含糊或失语和偏身感觉障碍等，不同程度的意识障碍（可以从精神状态差到昏迷）是 ADEM 最具特征性的症状。头痛和长期发热在儿童 ADEM 患者中多见,而偏身感觉障碍则在成年人 ADEM 患者中更多见。癫痫常见于小于 5 岁的幼儿,在成年人中极为罕见,ADEM 除常见的病情迅速进展出现昏迷或去大脑强直等表现外,有时也可以见到亚临床类型,即仅表现为兴奋、头痛和幻觉等非特异性症状。

也有 5%~20% 的 ADEM 呈多相病程,MRI 显示的病变区域和神经系统检查均发现与前次发作有不同的表现。

【辅助检查】

1. **头颅或脊髓 MRI**　MRI 是 ADEM 非常重要的诊断手段。典型 MRI 表现为包括大脑半球、小脑、脑干和脊髓在内的累及皮质下、白质和灰白质交界区的异常信号影,病灶在 T2 和 FLAIR 序列最明显,表现为斑片状、边界不清的高信号,且较大、多发和不对称。丘脑和基底节区灰质常对称受累,脑室旁白质也常受累。病灶局限于胼胝体的少见。脑内病灶可呈环形、半环形、点状、结节状强化。脊髓内病灶可呈不同程度增粗和强化,胸段脊髓最常见。对疑诊患者的随诊对确诊很重要。

2. 外周血可见抗 MOG 抗体(+)。

3. **脑脊液检查**　脑脊液检查可见蛋白含量和白细胞计数升高。30% 早期 ADEM 患者 OB 阳性,但通常存在时间短暂。

【诊断】

国际上尚未确立诊断标准。

主要诊断依据为:病前有疫苗接种、感染发疹史;临床上有脑和/或脊髓的多灶性、弥漫性症状和体征;外周血可见抗 MOG 抗体(+);MRI 显示脑和脊髓白质内存在散在多发病灶;糖皮质激素治疗有效。

【鉴别诊断】

需要与病毒性脑炎、多发性硬化、中毒性脑病、多发脑梗死等疾病相鉴别。

【治疗】

目前尚缺乏标准化治疗方案,也缺乏相关的随机对照试验研究。急性期支持疗法非常重要,常用治疗方法有糖皮质激素、IVIg 和血浆置换等。普遍采用大剂量甲泼尼龙或地塞米松治疗。同时需加用抑酸、补钾、补钙等治疗。IVIg 在治疗包括儿童 ADEM 在内的病例报道中被证实有效,有时还被用于激素无效或复发型 ADEM。血浆置换治疗 ADEM 的报道最少,可能与该技术要求条件较为苛刻有关。血浆置换还可能引起症状性低血压、严重贫血和肝素相关性血小板减少症等副作用。

【预后】

多数成年患者一般恢复良好。病情危重者预后差。儿童患者可遗留行为异常、智能障碍和癫痫。

第五节　其他炎性脱髓鞘疾病

一、同心圆硬化

同心圆硬化(concentric sclerosis)又称 Balo 病(Balo disease),是一种罕见的中枢神经系统炎性脱髓鞘性疾病。其病理特征性改变是病变区髓鞘脱失带与髓鞘相对正常带并存,呈同心圆性层状交替排列,形似树木年轮。青壮年多见,急性或亚急性起病,临床表现各种各样。由于本病临床表现缺乏特异性,以往患者生前难以诊断,往往通过死亡后病检确诊。随着 MRI 的广泛使用,使同心圆硬化的生前无创诊断成为可能。

【病因与发病机制】

有关 Balo 病的病因及发病机制仍不清楚。可能与 HHV-6 病毒感染后的免疫反应或感染后局部保护性预处理有关。近年来,许多学者借助 MRI 及病理比对研究观察同心圆病灶,发现脱髓鞘区在 MRI T1 加权像上为低信号、在 T2 加权像上为高信号,而等信号区代表髓鞘相对保存的白质,增强扫描时,在 T1 加权像上等信号区会出现增强带,于是推测在疾病的早期先有同心圆中心的脱髓鞘病灶,以后其周围出现炎症性的环,并在一定程度上能限制病变的发展,病变逐步向外发展形成新的脱髓鞘带和炎症带,从而产生脱髓鞘和相对髓鞘保存交替的同心圆病灶。以往许多研究发现这种同心圆病灶往往和其他多发性硬化病灶同时并存,并且同心圆样病灶随着时间改变会转变为典型的多发性硬化的改变,因此有学者认为,Balo病和多发性硬化是同一疾病的不同表现。

【病理】

本病的特征性病理改变是同心圆病灶,它主要位于大脑白质(额叶、顶叶多见,颞叶及枕叶次之),脑干、小脑和脊髓很少受累。大体标本上这种同心圆病灶触之发软,为多个散在、大小不一的圆形或不规则形浅灰或灰黄色软化灶,呈灰白相间的多层同心圆排列。镜下,同心圆样病灶可见髓鞘脱失区与髓鞘相对正常区呈同心圆性层状交互排列;髓鞘脱失区髓鞘崩解、脱失,少突神经胶质细胞明显减少、脱失,伴有大量的吞噬细胞及小血管周围淋巴细胞浸润:这种同心圆病灶中髓鞘保存区其实也有结构异常,所以说同心圆的灰白相间排列只不过是髓鞘病变的程度不同而已。

【临床表现】

青壮年发病较多,男女均可发病,急性或亚急性发病,呈进行性病程。临床症状相对较轻,影像学却显示病灶较多、较大。多以精神行为异常起病,也可先有沉默寡言、头痛、头晕、疲乏无力后才出现精神、行为异常症状。临床表现各种各样,如头痛、缄默、反应迟钝、重复语言、幻觉、失语、吞咽困难、偏瘫或四肢瘫等,严重者可以有去皮质状态。

【辅助检查】

血、尿、便常规检查均正常。红细胞沉降率正常或轻度加快。脑脊液压力、常规、生化检查基本正常,个别病例压力稍高,脑脊液中可以有髓鞘蛋白增高及寡克隆区带阳性。脑电图可以出现中、高度弥漫性异常。诱发电位检查可以正常或异常。视觉诱发电位可见一侧或双侧P100延长;脑干诱发电位可以出现Ⅰ~Ⅴ、Ⅲ~Ⅴ波峰间期延长。CT扫描显示大脑白质中多个、散在类圆形低密度灶,急性期病灶在增强扫描时可见强化。MRI在T1加权像上是低信号和等信号交互排列的环,层次分明,在T2加权像上是高信号和等信号交互排列的环。增强扫描时,在T1和T2加权像上等信号区会出现强化。MRI上大脑白质呈内煎蛋样(fried egg-like)及同心圆层状改变是重要的诊断指标。

【诊断与鉴别诊断】

本病临床表现无特异性,难以与急性播散性脑脊髓炎和病毒性脑炎相鉴别。确定诊断需要借助头颅MRI或脑活检。

【治疗】

目前主要采用类固醇激素治疗,在一定程度能够很好地稳定病情、缓解症状。糖皮质激素治疗无效的患者可用血浆交换治疗,采用免疫吸附法也可使病情缓解。

二、肿瘤样脱髓鞘病

肿瘤样脱髓鞘病的病理机制目前尚未十分清楚,有关其是否属于一种独立的疾病仍然存在争论。命名上包括瘤样脱髓鞘病(tumor-like demyelinating disease, TIDD)、脱髓鞘假瘤(demyelinating pseudotumor lesion)、假瘤样脱髓鞘病(pseudo-tumor demyelinating disease)。

【病理】

1. 病理学特点

(1)血管周围淋巴细胞和浆细胞套袖样浸润。

(2)巨噬细胞吞噬的髓鞘残片大部分降解为中性脂肪而成泡沫状。

(3)反应性星形细胞增生。

(4)髓鞘脱失,而轴索相对保留。

2. 与胶质细胞瘤的鉴别点

(1)小血管周围有以淋巴细胞为主的炎性细胞浸润。

(2)病灶内聚集大量巨噬细胞。

【临床表现】

部分患者有前驱感染史,少数患者有疫苗接种史。各年龄段均可发病。男女发病比例相似,多数患者急性或亚急性起病,少数慢性起病。临床有头痛、恶心、呕吐等颅内压增高症状及脑实质受损的局灶性定位症状及体征如肢体乏力、麻木、视物不清、言语障碍等,个别有癫痫、精神症状。

【影像学表现】

大部分病例脑白质内出现孤立的(少数为多发性)病灶。病变累及皮质下白质,多发生于大脑半球,也可以出现在脊髓。病变可有肿瘤样占位效应、明显周围水肿,病灶周边呈环形强化。2/3 的病例急性期在 MRI 或 CT 增强扫描中显示开环强化(半月征)。CT 扫描显示单发圆形或片状影,多呈低密度影,少数呈等低混杂密度或高密度影,周围有低密度水肿带,有占位效应。MRI 影像病变边界不清,T1 加权像多呈均匀长 T1 信号,少为短 T1 及长 T2 混杂信号,T2 加权像多为均匀长 T2 信号。增强扫描显示均匀强化或周边花环状强化,其中非闭合性环形增强或呈半月征是肿瘤样脱髓鞘病的较为特征性的改变。

【诊断与鉴别诊断】

假瘤样脱髓鞘病临床诊断比较困难,容易误诊误治。其主要原因如下:

(1)临床表现无特异性,病情呈逐渐加重,无缓解复发。

(2)影像学不典型,病灶单一,有占位效应,累及灰质,部分呈环形强化。

(3)无特异性实验室检查方法。

(4)对该病认识不足。

假瘤样脱髓鞘病应注意与星形胶质细胞瘤、进行性多灶性白质脑病、原发性中枢神经系统淋巴瘤等相鉴别。

根据患者临床症状、实验室指标、影像学表现及病理学活检结果,将 TIDD 诊断分为(中国免疫学会神经免疫分会 2017):病理确诊的 TIDD、临床确诊的 TIDD 和临床可能的 TIDD。

对于大脑半球存在具有占位效应的孤立病灶时,应考虑到脱髓鞘病变的可能。对于临床和影像学都很难与肿瘤鉴别的病例,推荐进行立体定向脑组织活检。对于高度怀疑假瘤性脱髓鞘病的患者,也可先给予激素治疗,动态复查头部 MRI,若临床及影像不改善,再行活检病理检查。在进行病理学诊断时,应特别注意观察血管周围有无淋巴细胞及吞噬细胞浸润,并进行免疫组化及髓鞘染色,以明确病变性质。神经外科医师应及时与神经内科及神经放射科医师会诊,尽量避免不适当手术或放疗。

【治疗】

主要应用糖皮质激素治疗。常用甲泼尼龙冲击疗法 1 000mg/d,连续 3~5 天,后改为口服泼尼松 1mg/kg,逐渐减量至停药,强调个体化治疗。也可以激素联合免疫抑制剂、IVIg 等治疗。

【预后】

大多数恢复较好,对患者随访发现多为单病程,也可复发。

(张星虎　施福东)

参 考 文 献

[1] WALLIN MT,CULPEPPER WJ,CAMPBELL JD,et al. The prevalence of MS in the United States:A population-based estimate using health claims data. Neurology,2019,92(10):e1029-e1040.

[2] BROWNE P,CHANDRARATNA D,ANGOOD C,et al. Atlas of Multiple Sclerosis 2013:a growing global problem with widespread inequity. Neurology,2014,83:1022-1024.

[3] CHEONG WL,MOHAN D,WARREN N,et al. Multiple sclerosis in the Asia Pacific region:a systematic review of a neglected neurological disease. Front Neurol,2018,9:432.

[4] THOMPSON AJ,BANWELL BL,BARKHOF F,et al. Diagnosis of multiple sclerosis:2017 revisions of the McDonald criteria. Lancet Neurol,2018,17(2):162-173.

[5] BROWNLEE WJ,HARDY TA,FAZEKAS F,et al. Diagnosis of multiple sclerosis:progress and challenges. Lancet,2017,389(10076):1336-1346.

[6] GIOVANNONI G,SOELBERG SORENSEN P,COOK S,et al. Safety and efficacy of cladribine tablets in patients with relap-

sing-remitting multiple sclerosis:Results from the randomized extension trial of the CLARITY study. Mult Scler,2018,24(12):
1594-1604.

[7] HAUSER SL,BAR-OR A,COMI G,et al. Ocrelizumab versus interferon beta-1a in relapsing multiple sclerosis. N Engl J Med,
2017,376(3):221-234.

[8] MONTALBAN X,HAUSER SL,KAPPOS L,et al. Ocrelizumab versus placebo in primary progressive multiple sclerosis. N Engl
J Med,2017,376(3):209-220.

[9] KAPPOS L,BAR-OR A,CREE BAC,et al. Siponimod versus placebo in secondary progressive multiple sclerosis(EXPAND):
a double-blind,randomised,phase 3 study. Lancet,2018,391(10127):1263-1273.

第十二章 认知障碍性疾病

认知障碍(cognitive disorders)是神经退行性疾病的共同特征。神经退行性病变是神经元结构和功能的逐渐丧失。许多神经退行性疾病,包括阿尔茨海默病(Alzheimer disease,AD),都是神经元逐渐退化或死亡的结果。虽然每一种神经退行性疾病都有其独特的临床特征,但它们之间有许多相似之处,从分子、细胞到系统水平的神经回路都受到异常蛋白折叠和继发细胞死亡的损害。

认知障碍性疾病的最大危险因素是衰老。衰老是线粒体损害和氧化应激等损伤的累积,如 DNA 甲基化可能导致衰老。许多认知障碍性疾病都是晚发性的,提示某些因素会随着年龄的增长而改变,从而导致神经元逐渐失去功能。人类大脑的高级认知功能随着年龄的增长而衰退。由于寿命的延长,认知障碍性疾病的患病率正在增加,但有效的治疗方法仍然缺乏。我们面临的主要挑战是早期的准确的诊断和治疗。在本章中,我们将重点阐述几种常见的认知障碍性疾病:阿尔茨海默病、额颞叶痴呆和血管性认知障碍,同时在鉴别诊断中讨论其他的认知障碍性疾病。

第一节 阿尔茨海默病

阿尔茨海默病的特征是 β 淀粉样蛋白(amyloid-β,Aβ)斑块沉积,神经原纤维缠结(neurofibrillary tangle,NFT)及神经元和突触丧失,从而造成渐进性的短期记忆和其他认知功能下降。阿尔茨海默病是最常见的认知障碍性疾病,占 60%~80%。

【流行病学】

在 65 岁及以上的人群中,5%~10% 的人患有阿尔茨海默病。根据世界卫生组织的数据,2015 年全球患有认知障碍性疾病的人数估计为 4 700 万人。随着人口老龄化,2030 年这一数字可能达到 7 500 万人,2050 年将达到 1.3 亿人。阿尔茨海默病是 65 岁及以上人群的第五大死因。2010 年,65 岁及以上的阿尔茨海默病患者死亡占所有老年人死亡的 32%。到 2050 年,预计将占所有老年人死亡的 43%。神经退行性疾病病程长,所以人们花费了大量的时间和精力来照顾这些患者。使用年龄标准化残疾调整生命年,阿尔茨海默病从 1990 年的第 25 位上升到 2015 年的第 12 位。就寿命损失而言,阿尔茨海默病从第 32 位上升到第 9 位,是所有疾病中增长最快的。

【病理学】

阿尔茨海默病的病理特征是 β 淀粉样蛋白在细胞外形成弥漫性的神经斑块沉积,以及高磷酸化 tau 蛋白聚集在细胞内形成神经原纤维缠结。

【病因与发病机制】

阿尔茨海默病多为晚发的散发型(late-onset sporadic Alzheimer's disease,LOAD),仅约 1% 的病例为常染色体显性遗传早发的家族性阿尔茨海默病,其原因为以下三种蛋白基因之一的突变,即淀粉样前体蛋白（APP）、早老蛋白 1（presenilin 1）和早老蛋白 2（presenilin 2）。这三个蛋白基因突变增加 β 淀粉样蛋白 42（Aβ-42），而 Aβ-42 是淀粉样斑块的主要成分。在晚发的散发型中，最著名的遗传风险因素是载脂蛋白 E 的 ε4 等位基因（apolipoprotein E ε4，APOEε4）。载脂蛋白 E 在脂类的转运及脂蛋白代谢中有重要作用。载脂蛋白 E 在人群中常见的有 3 种等位基因，即 ε2、ε3 和 ε4，根据这 3 种等位基因可以将人群分为 6 种基因型，分别为纯合子型 ε2/ε2、ε3/ε3、ε4/ε4 和杂合子型 ε2/ε3、ε2/ε4、ε3/ε4。APOEε4 等位基因杂合子会增加阿尔茨海默病的风险 3 倍，而纯合子会增加该病的风险高达 15 倍。研究发现 APOEε4 能够减少 Aβ-42 的降解。基因研究不仅明确了基因在家族性阿尔茨海默病中的作用，而且在此基础上产生了淀粉样蛋白假说。它取代了原先的胆碱能假说，主要是因为治疗乙酰胆碱缺乏症的药物对于阿尔茨海默病的病因治疗并不十分有效。

淀粉样蛋白是更大的跨细胞膜的淀粉样前体蛋白经过分泌酶切割而成。开始形成的淀粉样蛋白单体依赖于 β 链之间的氢键，这些单体广泛交互形成淀粉样蛋白纤维，并且组成 β 片状结构。这样的结构不仅很稳定，不易溶解而且抗蛋白酶的水解。在阿尔茨海默病中，γ-分泌酶和 β-分泌酶将淀粉样前体蛋白分解成更小的不溶性碎片。这些折叠错误的蛋白能够进一步触发更多的蛋白错误折叠，进一步聚集成淀粉样蛋白斑块。这些淀粉样蛋白干扰细胞稳态导致细胞凋亡。由于 tau 蛋白过度磷酸化造成神经原纤维缠结，阿尔茨海默病也被认为是一种 tau 蛋白病。tau 蛋白和细胞内的微管密切相关，tau 蛋白的过度磷酸化导致微管破裂，形成不溶性的成对的螺旋丝聚集物。

除了淀粉样蛋白假说，越来越多的证据表明，大脑中的系统之间有着强烈的相互作用。各种与阿尔茨海默病相关的遗传危险因素被发现参与炎症和细胞炎性因子的产生，比如先天免疫系统中富含在髓样细胞上表达的触发受体 2（TREM2）和载脂蛋白 E，它们能够调节小胶质细胞对 tau 蛋白病理的神经炎症反应。小胶质细胞中的 TREM2 与阿尔茨海默病的发病机制密切相关。TREM2 刺激吞噬作用，抑制细胞因子的产生和炎症。TREM2 的基因变异会增加阿尔茨海默病的风险。

肠道菌群可能在先天免疫和阿尔茨海默病发病机制中起作用。肠道微生物组和中枢神经系统先天免疫系统（脑-肠轴）可能调节阿尔茨海默病的发病机制，其机制可能与微生物产生的代谢物有关。阿尔茨海默病患者与正常对照组相比，微生物种类的总体神经元和免疫表达和多样性有显著差异。这些改变可能影响小胶质细胞对疾病病理的反应。

睡眠不足会导致注意力不集中和工作记忆受损。它也可能影响阿尔茨海默病病理的发展。一个晚上的睡眠不足或慢波睡眠减少会导致认知正常的受试者的淀粉样蛋白和 tau 蛋白水平升高，并增加大脑中的病理改变。

阿尔茨海默病的发病机制还在不断地探索之中，这些假说，包括淀粉样蛋白假说、血管假说（详见血管性认知障碍）、神经免疫假说、脑-肠轴假说、睡眠假说，对于开发新型的药物起着很大的推进作用，我们需要进一步的研究来证实这些假说。

【临床表现】

记忆力下降是阿尔茨海默病患者的常见主诉，该病主要表现为记忆力和至少一种其他认知功能的渐进性衰退，而且不受意识障碍或其他疾病的影响。可能受影响的认知功能包括失语症（语言障碍）、失用症（尽管有正常的运动功能，但无法执行运动任务）、失认症（尽管有正常的感官知觉，但无法识别个人或物体）、执行功能障碍（缺乏计划、组织、排序或抽象能力）和空间定向障碍。支持诊断的因素包括有类似疾病的家族史（最好有神经病理学证实）。不支持诊断的因素包括突然发病、局灶性神经体征（偏瘫、感觉丧失、视野缺损、协调性丧失）的出现、步态改变或癫痫的早期出现。偶尔的时候最初的表现可能是行为改变，如退缩、冷漠、焦虑、易怒或怀疑。但是在认知障碍性疾病的早期，显著的行为症状变化是不寻常的，遇到这种情况，应该积极地寻找其他病因。阿尔茨海默病是一种严重的疾病，不可避免地会导致患者最终完全丧失独立生活的能力，从而给患者及其家人带来巨大的情感、身体和经济上的痛苦。

【辅助检查】

辅助检查的主要目的是排除可逆的认知障碍原因，包括神经系统疾病，如脑瘤和硬膜下出血，以及代谢紊乱,如肾衰竭或甲状腺功能减退等。

1. **实验室检查**　建议所有患者检查完整的血细胞计数、电解质、血清钙、空腹血糖,促甲状腺激素和维生素 B_{12} 水平。额外的实验室检查可以根据临床表现,如对营养不良的患者检测叶酸和同型半胱氨酸,怀疑有无保护性行为的患者检测快速血浆反应素筛查梅毒和人类免疫缺陷病毒(HIV)抗体。

2. **脑影像学检查**　选择脑影像学检查一方面排除神经系统病变,包括肿瘤、脑血管疾病、硬膜下血肿和正常颅压脑积水,另一方面记录脑萎缩的程度。结构影像在以下这些情况尤其重要:发病的年龄低于 60 岁,认知功能快速下降,局灶性的神经系统功能缺损(如肢体功能障碍等),在病程早期的步态障碍或尿失禁,任何原因不明或非典型神经系统表现,癌症的病史,使用抗凝血剂或最近出现的严重头部创伤。功能影像在初级保健环境中并不常规进行,但当临床评价不确定时,可以使用脱氧葡萄糖正电子发射断层扫描(FDG-PET)来区分阿尔茨海默病和额颞叶痴呆。PET 扫描使用的标志物可以直接结合和检测淀粉样蛋白和 tau 蛋白,这些特异性蛋白标志物的 PET 扫描正在从临床研究向临床应用逐步转化。

3. **脑电图**　在克雅病(Creutzfeldt-Jakob disease,CJD)中,脑电图可能显示出周期性、$1 \sim 2Hz$、高电压、不对称的三相波。然而,在大多数认知障碍性疾病病例中,脑电图要么正常,要么表现为弥漫性、非特异性的慢波。因此,除非怀疑是克雅病,脑电图很少被用于认知障碍性疾病的评估。

4. **脑脊液检查**　当怀疑有炎症或感染性病因时,脑脊液检查是必不可少的。脑脊液检查可以用来区分阿尔茨海默病和其他神经退行性疾病的非典型性表现。脑脊液中蛋白的改变,即淀粉样蛋白减少和磷酸化 tau 蛋白增加与阿尔茨海默病最一致,可由专业实验室进行分析。由于实验室之间在这些测量方面缺乏标准化,而且一些患者不愿进行腰椎穿刺,因此目前无法在阿尔茨海默病的常规诊断中广泛使用脑脊液检查。

5. **基因检测**　如果有常染色体显性遗传病史、早发的阿尔茨海默病(60 岁以前),就需要进行基因检测。已知有三种基因突变可导致阿尔茨海默病:淀粉样前体蛋白(21 号染色体)、早老性蛋白 1(14 号染色体)和早老性蛋白 2(1 号染色体)。迄今为止,载脂蛋白 E(19 号染色体)是影响晚发的阿尔茨海默病风险的主要基因。$\varepsilon 4$ 等位基因增加了阿尔茨海默病的风险,而 $\varepsilon 2$ 等位基因似乎是保护性基因。其他多种基因也与患阿尔茨海默病的风险有关,但影响很小。

【诊断与鉴别诊断】

阿尔茨海默病的诊断通常基于渐进性认知障碍的病史、神经内科检查、神经心理学特征以及排除其他病因。

1. **确定是否有认知功能下降**　应得到与患者非常熟悉的家属(或共同生活者)的确认。具体地说,患者是否患有记忆障碍(遗忘物品或忘记最近的事件和对话),是否执行功能障碍(计划和执行能力的降低,如做饭、使用计算机、抽象思维、做决定),是否有失语症(找词困难或言语欠流利)、失用症和失认症。如果有上述这些情况,医生还必须确保这些症状不是由于谵妄或抑郁所产生。

2. **确定这些认知功能障碍是否影响患者的社会活动和生活能力**　如上班、乘车、驾车、处理财务、维持兴趣爱好和个人整洁。这个目的是区分轻度认知障碍(mild cognitive impairment,MCI)和阿尔茨海默病。

轻度认知障碍主要包括以下四点:

(1)患者或知情者报告,或有经验的临床医师发现有认知功能的损害。

(2)存在一个或多个认知功能域损害(来自认知测验的客观证据)。

(3)复杂的日常能力可以有轻微损害,但仍保持独立的日常生活和工作能力。

(4)尚未达到痴呆的诊断。这种区别具有重要的治疗和法律意义。

因此,需要对轻度认知障碍患者进行密切的随访,确定哪些会发展为阿尔茨海默病。

3. **确定病因**　当前广泛接受的 2011 年诊断指南(NINCDS-ADRDA)包括了临床前和轻度认知障碍

（表 12-1-1）。阿尔茨海默病是一个渐进性的认知能力下降的过程,所以在临床指南中强调了认知障碍进展的连续性。遗传学和分子影像学的研究证据表明,阿尔茨海默病的病理生理过程早于临床诊断 10~20 年。所谓阿尔茨海默病的临床前阶段是指使用生物标志物和/或神经心理学特征来预测从无症状的临床前阶段到临床阶段的阿尔茨海默病的进展。阿尔茨海默病漫长的临床前期为治疗干预提供了重要的机会。因此,这一新的倡导生物标志物的研究框架将有助于理解阿尔茨海默病的流行病学、疾病分期和进展。为开发可测试的疾病生物标志物和新的阿尔茨海默病治疗药物,以及监测药物治疗效果和不良反应提供了一个强大的工具。

表 12-1-1 美国 NINCDS-ADRDA 的诊断指南（2011）

疾病阶段	临床诊断	临床症状
临床前阶段	临床前的大脑变化,包括淀粉样蛋白的形成和其他神经细胞的变化,可能已经在进行中,但重要的临床症状还不明显	第一阶段:无症状的大脑淀粉样蛋白变性阶段 第二阶段:淀粉样蛋白阳性+突触功能障碍和/或早期神经变性的证据 第三阶段:淀粉样蛋白阳性+神经退行性变的证据+认知能力的轻微下降
轻度认知障碍	以记忆和其他认知功能下降的症状为标志的一个阶段,这些症状对于一个人的年龄和受教育程度来说比正常情况要严重,但不会影响患者的工作和日常生活的独立性。有轻度认知障碍的患者不一定会发展成阿尔茨海默病	（1）一个或多个认知领域的轻微损伤 （2）在工作和日常生活能力上保持独立性 （3）不是精神错乱
阿尔茨海默病	有阿尔茨海默病的症状,如记忆丧失、找词困难和视空间障碍,严重到足以损害患者的独立生活能力	（1）干扰工作或日常活动的能力 （2）从以前的功能和表现水平逐渐下降 （3）不能用谵妄或主要精神疾病来解释 （4）认知或行为障碍至少涉及以下 2 个领域: 1）获取和记忆新信息的能力受损,症状包括重复的问题或对话、把个人物品放错地方、忘记事件或约会、在熟悉的路线上迷路 2）推理和处理复杂任务能力受损,判断力差,症状包括对安全风险认识不足,无法管理财务,决策能力差,无法计划复杂或连续的活动 3）视觉空间能力受损,症状包括尽管有良好的敏锐度,但不能识别人脸或普通物体或在直接视野中发现物体,不能操作简单的工具,或不能根据身体定位衣服 4）语言功能受损(说、读、写),症状包括说话时难以思考常用单词,犹豫不决;演讲、拼写和写作错误 5）个性、行为或举止的变化,症状包括不典型的情绪波动,如激动、冷漠、主动性丧失、社交退缩、对先前活动兴趣降低、同情心丧失、强迫行为、社会上不可接受的行为

由阿尔茨海默病导致的认知障碍性疾病分成三类:①可能的阿尔茨海默病;②可疑的阿尔茨海默病;③有阿尔茨海默病病理生理证据的阿尔茨海默病。前两个用于所有临床情况,第三个目前主要用于研究目的。

尽管阿尔茨海默病是导致老年人认知功能下降的主要原因,但必须排除其他可治疗的和可逆转的病因。

老年人认知功能的下降可能由于药物(镇静剂、抗抑郁剂和精神抑制剂,用于治疗过敏和尿失禁的抗胆碱能药物)和睡眠障碍(如阻塞性睡眠呼吸暂停)等因素造成。起病的快慢、病程的发展、相关的神经或精神症状可以帮助鉴别诊断。例如,阿尔茨海默病的特征是隐匿性起病和至少一个认知领域功能逐渐下降。而阶梯式恶化、局灶性神经症状或早期步态障碍提示血管性认知障碍,而以早期锥体外系症状为主的波动性病程则提示路易体痴呆。临床上的可疑因素,如发病年龄小、进展迅速的认知障碍,局灶性神经症状,体重减轻,都需要做进一步的检查。此外,对合并症和危险因素的评估可以进一步阐明病因,并有助于确定诊疗计划。

除了遗传因素,潜在的可改变或可预防的医疗和生活方式因素包括卒中、高血压、糖尿病、高脂血症、脑外伤、肥胖、吸烟、酗酒、静脉吸毒、无保护的性行为、缺乏身体或智力活动。

认知障碍性疾病病因的鉴别诊断见表 12-1-2。

表 12-1-2　认知障碍性疾病的鉴别诊断

分类	需要鉴别的疾病	分类	需要鉴别的疾病
退行性	阿尔茨海默病		结节病
	额颞叶痴呆		多发性硬化
	路易体痴呆	内分泌性	甲状腺功能减退
	帕金森病痴呆		肾上腺功能不全
	进行性核上的麻痹		库欣综合征
	多系统萎缩		甲状旁腺功能降低或亢进
	皮质基底节变性	代谢性	肾衰竭
血管性	血管性认知障碍性疾病		肝衰竭
	弥漫性脑白质病		韦尼克脑病(硫胺素缺乏症)
	慢性硬脑膜下出血		维生素 B_{12} 不足
	缺氧性脑伤		遗传性酶缺陷
传染性	人类免疫缺陷病毒	中毒性	慢性酒精中毒
	神经梅毒		药物及药物不良反应
	渐进多灶脑白质病		重金属
	结核		透析性痴呆
肿瘤	原发性脑肿瘤	创伤性	慢性创伤性脑病
	转移性脑肿瘤		脑弥漫性轴索损伤
	副肿瘤综合征	其他	克雅病
自身免疫性	血管炎		正常颅压脑积水

【治疗】

对阿尔茨海默病治疗的目标是维持"ABC":活动(activity)、行为(behavior)和认知(cognition)。

1. **药物治疗**　目前,美国 FDA 批准的治疗阿尔茨海默病的药物有两类:乙酰胆碱酯酶抑制剂(多奈哌齐、利伐他明、加兰他明)和中度亲和力的 *N*-甲基-*D*-天门冬氨酸(NMDA)受体拮抗剂(美金刚)。

乙酰胆碱酯酶抑制剂用于治疗轻度、中度和重度的阿尔茨海默病,而美金刚仅被批准用于重度的阿尔茨海默病。美金刚可以单独使用,也可以与乙酰胆碱酯酶抑制剂联合使用。

乙酰胆碱酯酶抑制剂的主要禁忌证为心脏传导异常(右束支传导阻滞除外),它的常见副作用包括恶心、呕吐、腹泻、厌食、肌肉痉挛和头痛。随餐服用药物可以减轻胃肠道的副作用,但如果这些副作用无法忍受,可以考虑减少剂量、更换药物或在疗效不明显或没有效果的情况下停止用药。因此,建议在开始用药3~6个月后和其后每6~12个月进行重新评估,以确定是否利大于弊。对于轻度认知障碍患者,乙酰胆碱酯酶抑制剂可能暂时延缓症状发展为阿尔茨海默病,但缺乏证据证明其对认知障碍性疾病的长期风险和潜在的疾病病理的调节作用。

我国国家药品监督管理局在2019年批准了甘露特钠(GV-971)的上市,用于治疗轻度至中度阿尔茨海默病。动物研究表明,它能通过调节肠道微生物群来调节中枢神经系统的先天免疫系统。其临床机制及效用有待于进一步的研究。

阿尔茨海默病患者出现行为异常并不罕见。当需要药物干预时,乙酰胆碱酯酶抑制剂和美金刚是治疗阿尔茨海默病的一线药物。在多个临床试验中,这两类药物都能改善患者的行为异常。

如果尽管使用了最佳剂量的乙酰胆碱酯酶抑制剂和美金刚,行为异常仍未消退,则可以尝试使用低剂量的非典型抗精神病药,并根据临床反应缓慢滴定。例如,利培酮、奥氮平和阿立哌唑在一些临床试验中被发现可适度和短暂地减少攻击性或精神病症状。建议定期随访和定期尝试减少或停用这些药物。路易体痴呆的患者对抗精神病药异常敏感,治疗后病情可能加重,应给予额外的护理。

由于抑郁可能是导致认知下降的一个因素,如果认为抑郁存在,可以考虑使用选择性5-羟色胺再摄取抑制剂(SSRI)进行治疗。这类药物同时可以减轻额颞叶痴呆患者的一些行为并发症,包括冲动、去抑制和强迫行为。

药物的副作用本身会造成老年人认知功能障碍,但经常被忽视。这些药物包括治疗失眠、抑郁、过敏(抗组胺药)和尿失禁(抗胆碱药,如奥昔布宁和托特罗定),应尽量避免。

最后,对于正常人可能不会引起症状或很小症状的情况可能会严重影响已有认知障碍性疾病患者的认知、行为和整体功能,并可能引发谵妄。这在医院环境中并不少见,典型的例子包括尿路感染和呼吸道感染,应及时发现及时处理。

2. 非药物治疗

(1)认知训练和参与社交活动可以降低患阿尔茨海默病的风险。在健康的老年人中,认知训练可以延缓认知功能的衰退,并有可能改善他们的记忆力。此外,有研究发现认知训练可以延缓轻度认知障碍患者的认知能力下降。同时,多项针对正常老年人的研究表明,有规律的体育锻炼(有组织的锻炼项目、舞蹈或简单的步行)可以降低认知能力下降和患认知障碍性疾病的风险。轻度认知障碍患者或认知障碍性疾病患者也应鼓励定期锻炼。锻炼好处包括增加肢体力量、提高健康、减缓认知功能下降。

(2)饮食选择会影响大脑衰老和患认知障碍性疾病的风险。肥胖与认知障碍性疾病风险增加有关,而低热量摄入能降低阿尔茨海默病的发病率。虽然缺乏强有力的临床试验证据,但推荐低盐和低饱和脂肪的均衡饮食可能通过预防动脉粥样硬化疾病来降低认知障碍性疾病的风险。

(3)护理人员的关心和对于行为障碍的管理可以持续改善患者的护理。护理人员应该使用有效的监督和策略来维持患者的自主性和社会参与。与此同时,成人日托项目能让护理人员得到休息,并与支持团体互动,同时为患者提供身体和认知锻炼。当患者有视觉或听力不灵时,调节光线、提供眼镜和助听器或缓慢而清晰地和患者说话都是非常有效的帮助。

(施 炯)

第二节 血管性认知障碍

血管性认知障碍是指脑血管病变及其危险因素导致的临床卒中或亚临床血管性脑损伤,涉及至少一个认知域受损的临床综合征,涵盖了从轻度认知障碍到痴呆,也包括合并阿尔茨海默病等混合性病理所致的不同程度的认知障碍。

对于脑血管病导致认知功能障碍的认识,是随着影像学技术和病理生理标志物研究的发展而不断深入的。Kraepelin等在1896年提出的"动脉硬化性痴呆"可被视为血管相关认知障碍研究的发端。Hachinski

等在 1975 年提出了"多发梗死性痴呆"的概念。在 20 世纪 80 年代到 90 年代初,几乎所有脑血管损害导致的痴呆都归因于大面积的皮质及皮质下梗死,即被称为多发梗死性痴呆(multi-infarct dementia,MID)。血管性痴呆(vascular dementia,VaD)概念的引入则进一步细化了痴呆的描述和分型,包括大小不等的梗死性痴呆、小腔隙性梗死和微梗死。虽然 VaD 界定了一组由血管性病因导致但临床表现迥异的痴呆人群,但仍不能充分反映血管原因导致的早期认知功能障碍。直到 1993 年 Hachinski 和 Bowler 等提出了血管性认知障碍(vascular cognitive impairment,VCI)的概念,其中包括 VaD、伴血管病变的阿尔茨海默病(Alzheimer's disease,AD)和非痴呆性血管性认知障碍(vascular cognitive impairment no dementia,VCI-ND)等。随后 VCI 逐渐替代 VaD 成为描述脑血管病导致认知下降的主要术语。之后随着对 VCI 发病机制的认识加深,2006 年美国国立神经疾病和卒中研究院-加拿大卒中网(national institute for neurological disorders and stroke and Canadian stroke network,NINDS-CSN)和 2011 年美国心脏学会/美国卒中学会(American heart association/American stroke association,AHA/ASA)将 VCI 的概念定义得更为宽泛:指由于脑血管病及其危险因素导致的认知损害症状由轻度到重度的一系列综合征。2014 年国际血管性行为与认知障碍学会(International Society for Vascular Behavioral and Cognitive Disorders,VASCOG)声明再次明确提出了使用血管性认知障碍来描述这一包含不同严重程度和功能异常类型的综合征。按认知障碍的严重程度又可分为轻度 VCI(mild VCI)和重度 VCI(major VCI 或 VaD)。

【流行病学】

对 VCI 人口分布及其结局的评估受到多种不同定义的影响。由于 VCI 包括合并 CVD 的 AD 或伴有 AD 病变的 VaD,VCI 已成为老年人群慢性进行性认知损害的常见原因。在加拿大健康和老龄化研究中,VCI 在 65 岁以上人群中的患病率达 5%,其中 VCIND 的患病率为 2.4%,合并 CVD 的 AD 为 0.9%,VaD 为 1.5%。在所有年龄组中(最高为 85 岁)无血管性因素的 AD 占 5.1%。在我国,65 岁以上老年人群中轻度认知障碍总体患病率为 20.8%,其中轻度 VCI 占所有轻度认知障碍的 42.0%;而重度 VCI 即 VaD 的患病率为 1.5%。

另外,关于 VaD 的发病率尚缺乏大样本的流行病学资料,近期的国际性流行病调查显示 VaD 约占痴呆总患病率的 30%。一般认为 VaD 在痴呆中的比例仅次于 AD。由于 VaD 的诊断需要缺血性事件的临床、神经影像或神经病理学证据,这也可能低估了微血管闭塞和慢性低灌注的作用,而这种作用很难在常规神经影像检查中检测到。因此,VaD 的发病率可能被低估。VaD 的发病率也随着年龄的增长而增加,55~85 岁年龄段患者在缺血性卒中后 3 个月有 1 个领域认知损害者占 62%,2 个领域损害者占 35%。受损的认知领域包括近期记忆(31%)、远期记忆(23%)、视空间结构功能(37%)、执行功能(25%)及语言(14%)。卒中后 3 个月至 1 年痴呆的发病率为 12%~32%。平均每年约有 10% 的轻度 VCI 患者进展为 VaD,5 年后约 46% 的患者进展为 VaD。

【病因与发病机制】

VCI 涉及了包括血管性危险因素在内的所有脑血管病病因,它们可导致脑损伤并进一步引起认知功能损害。人口学特征(如年龄、教育水平)、遗传因素(如家族史、特殊的遗传特征),以及血管因素(如高血压、心房颤动、心肌梗死、冠心病、糖尿病、全身性动脉粥样硬化、血脂异常、吸烟)、缺血性病变的特点(如 CVD 的类型、卒中的部位和大小)、缺氧缺血性事件(心律失常、充血性心力衰竭、心肌梗死、睡眠呼吸暂停综合征、癫痫发作等)都是引起 VCI 的重要因素。颈动脉狭窄(CAS)相关的慢性脑缺血是否会改变认知功能目前仍存在争议。皮质-皮质下梗死、静止性梗死、关键部位梗死、伴有脑白质病变和腔隙性梗死的小血管疾病等常可导致重度 VCI(即 VaD)。此外,AD 与 CVD 共存、脑出血性疾病患者也可以引起轻度或重度 VCI。然而,VaD 中单纯血管病导致的并不多见,常合并有神经系统退行性病变,特别是 AD 样病理改变。颞动脉炎、结节性多动脉炎、红斑狼疮和烟雾病等,以及常染色体显性遗传脑动脉病伴皮质下梗死和脑白质病(CADASIL)等均可能导致 VaD 的发生。

【病理学】

目前对于 VCI 的病理学研究主要是 VaD 方面,病理类型包括多发梗死性痴呆或者皮质型痴呆(常被称为卒中后痴呆),关键部位梗死性痴呆和小血管病痴呆或者皮质下血管性痴呆,也包括由全脑血管缺血所致的低灌注性痴呆及出血性痴呆。神经病理改变包括多灶性和/或弥漫性梗死病灶、腔隙性病灶、微梗死(常累及皮质下、丘脑、前脑基底部和边缘系统)、白质病变和海马硬化、弥漫性缺血后病变,以及 AD 样病理改变等。白质病变(white matter lesion,WML)常由神经影像学检查发现,广泛融合的 WML 与认知功能下降及残疾快速进展相关。WML 也被认为与皮质下缺血性血管性痴呆(subcortical ischemie vascular dementia,SIVaD)相关,SIVaD 在病理上主要表现为脑小血管病变导致的腔隙灶和广泛白质缺血等。

【临床表现】

在临床拟诊 VCI 时,由于"VaD"一词已广泛使用,仍将其视为重度 VCI 的同义词保留。轻度 VCI 目前还不具备足够可进一步分类的临床证据,暂不做亚型分类。VaD 的认知障碍程度达到痴呆诊断标准要求,各种类型的 VaD 具有不同的临床特点。卒中后痴呆(post stroke dementia,PSD)既往常被称为多发梗死性痴呆(MID),病程呈阶梯样进展,其主要的特点是突发局灶性神经缺损症状和体征,伴随皮质认知功能障碍,如失语、失用或者失认。关键部位梗死性痴呆的临床特点与损伤的脑功能区有关,记忆障碍、执行功能障碍、意识障碍和意识水平的波动都可能发生。行为的改变包括情感淡漠、缺乏主动性等。皮质下缺血性 VaD 临床上通常以缓慢隐袭的注意执行功能的突出受损为特点,多伴发步态障碍、尿失禁等;由于错误的目标形成、起始、计划和组织而影响日常生活;抽象思维也会受影响,但是记忆障碍要比 AD 轻;抑郁情绪、个性改变和情绪不稳比较常见。混合性痴呆发病较为缓慢,但有卒中后加重的阶梯样进展特点,其认知障碍兼具 AD 的特点,如记忆力明显受损等。

1. **皮质下缺血性血管性痴呆**(subcortical ischemic vascular dementia,SIVaD) 包括"腔隙状态"和"Binswanger 病"两大类疾病,特征性表现为腔隙性梗死、局灶性和弥散性 WML 及广泛的白质疏松。皮质下认知综合征是 SIVaD 的主要临床表现,前额叶皮质下环路常先受损。SIVaD 患者的神经影像学研究显示存在多发腔隙和广泛的 WML,这支持了诊断标准中影像学表现的重要性。SIVaD 的早期认知综合征特点为执行功能障碍综合征伴信息处理减慢,通常有轻度记忆力受损和行为症状。SIVaD 的执行功能障碍综合征包括目标制定、启动、计划、组织、排序、执行、设置-转换和设置-维护及抽象功能受损。SIVaD 的记忆力缺损通常轻于 AD,特征性表现为自由回忆能力受损、相对完整的再认功能和更好的提示性回忆能力。SIVaD 的行为和精神症状包括抑郁、性格改变、情绪不稳定和不能自制及情感反应迟钝等。SIVaD 的早期阶段可能出现上运动神经元体征(如肌力下降、反射活跃、病理征等)、步态异常和跌倒、尿频和尿失禁、构音障碍、吞咽困难及锥体外系体征。然而,这些局灶性神经系统体征通常比较轻微。

2. **皮质型血管性痴呆**(cortical vascular dementia) 典型特征为相对急性起病(数日至数周)、阶梯性恶化(恶化后可部分恢复)。皮质型 VaD 主要与大血管疾病和心源性栓塞事件相关。其主要特征为皮质型和皮质-皮质下动脉分布区和分水岭区梗死。皮质型 VaD 早期认知综合征包括轻度的记忆力受损和皮质症状,如失语、失用、失认和视空间或构建功能受损。此外,多数患者有一定程度的执行功能障碍。由于多发皮质-皮质下梗死,皮质型 VaD 患者常有更多的神经系统缺损症状,如视野缺损、中枢性面瘫、偏侧感觉运动障碍和步态障碍等。

3. **混合型痴呆**(mixed dementias,MixD) AD 和脑血管病共存可见于大部分患者,此外,脑血管病在决定 AD 临床表现和严重度也发挥了重要作用。血管病变可能发生在 AD 发病之前、之后或同时发生。脑血管病伴 AD 是首先有脑血管病病史,发病后一段时间内逐渐出现以情景记忆为核心的认知障碍,这种记忆障碍不符合血管病变导致记忆障碍的特征,影像学有脑血管病的证据,同时存在海马和内侧颞叶萎缩;高龄发病,有 AD 家族史支持诊断;脑脊液总 tau 蛋白和异常磷酸化 tau 蛋白增高,Aβ$_{42}$ 降低支持诊断。AD 伴脑血管病则是临床符合 AD 的特征,隐袭起病,缓慢进展,以情景记忆为核心认知损害,病程中发生脑血管病,可使已存在的认知损害加重,影像学表现为海马和内侧颞叶萎缩,同时有本次脑血管病的证据;高龄发病,有 AD 家族史支持诊断;脑脊液总 tau 蛋白和异常磷酸化 tau 蛋白增高,Aβ$_{42}$ 降低支持诊断。故 MixD 诊断需要结合临床表现、影像学特征和生物标志物来确定哪一种病理损害在认知损害中占主导地位。

此外,VaD 的认知障碍与 AD 的认知障碍存在差异:一方面,VaD 的执行功能障碍较为突出,对患者生活质量和工作能力产生较严重的影响,记忆障碍并不明显而容易被忽视;另一方面是 VaD 还具有脑血管病的临床表现,特别是某些脑局灶性脑功能障碍的症状和体征。这些局灶性症状和体征与 AD 患者存在明显的差异。VaD 也可能具有抑郁、焦虑和激越等神经精神症状,但一般比较轻微。

【辅助检查】

VCI 的诊断有赖于辅助检查的支持和验证。这些检查主要涉及三个方面:通过认知评测明确痴呆的诊断,将血管性痴呆与非痴呆型血管性认知障碍进行有效区分;通过影像学检查明确脑血管病变;通过神经生化标志物、神经影像技术鉴别血管性痴呆及退行性病变导致的痴呆(主要是 AD)。

1. **认知评测** 在认知评测方面,《2011 年中国血管性认知障碍诊治指南》推荐应当采用适合国人的测验对 VCI 患者进行多个认知领域的评估,包括记忆力(如词语学习测验)、注意执行功能(如语意分类流畅性和数字符号测验)、视空间结构功能等。蒙特利尔认知评估量表(Montreal cognitive assessment,MoCA)比简易精神状态检查量表(mini-mental state examination,MMSE)显示出更好的敏感度,有助于筛选出有轻度认知损害的受试者。应用临床痴呆量表(CDR≥0.5)筛查痴呆可靠性较高。根据 2018 年血管损伤认知障碍分类研究共识推荐的 VCI 核心认知域评测,结合我国的临床实践,中国医师协会神经内科分会认知障碍专业委员会在最新的《2019 年中国血管性认知障碍诊治指南》推荐了包含认知障碍筛查、VCI 核心认知域评估及日常生活能力评估的中文版神经心理评估方案,包括基本方案和可选方案,两个评测方案可参照选用。

2. **影像学检查** 结构影像学检查对于确认脑血管病及病变的类型、部位和程度等非常有必要。2014 年 VASCOG 提出了诊断 VCI 的最低影像学标准。随着影像技术的发展,一些新型的结构与功能影像技术在 VCI 的临床研究中起到重要的推动作用,如弥散张量成像(diffusion tensor imaging,DTI)有助于发现脑白质纤维束超微结构损害;T2 梯度回波和磁敏感成像(susceptibility weighted imaging,SWI)有助于发现脑微出血;动脉自旋标记(arterial spin labeling,ASL)和分子成像技术如 PET、SPECT 有助于检测脑血流量,显示脑低灌注。但这些影像学检测方法目前未在临床常规应用,其标准化检测模式及其与 VCI 的关系尚需进一步研究明确。

3. **神经生化标志物** 近年一些生物学标志物作为病理生理过程的客观指标被应用于血管性痴呆的诊断和鉴别诊断。脑脊液和血液中 Aβ、tau 蛋白是近年痴呆领域研究较深入的生物学标志物,主要用于 VaD 与 AD、VaD 与混合型痴呆的鉴别诊断。一项基于受试者工作曲线分析显示脑脊液 $Aβ_{42}$ 水平能够鉴别 AD 和 VaD(AUC=0.85),以 493pg/ml 为临界值能达到 77% 的敏感度和 80% 的特异度。这些结果提示应用脑脊液 $Aβ_{42}$ 可以鉴别 VaD 与 AD,而联合三个生物学标志物或者通过比值(总 tau 蛋白×磷酸化 tau 蛋白/$Aβ_{42}$),可以鉴别 VaD 和 AD 或者 VaD 和 MD,准确率达到 85% 以上。脑脊液磷酸化 tau 蛋白可能有助于预测认知衰退的速度,但不能鉴别 AD 和 VaD。由于脑脊液标本获取困难,通过血液 Aβ 等神经生化标志物水平的测定用于 VaD 和 AD 鉴别的研究正在广泛开展,但目前的研究结论并不一致。血浆 $Aβ_{38}$/$Aβ_{40}$ 比值可以鉴别 VaD 与其他类型痴呆(AD、PDD)及健康对照,准确度分别超过 80% 和 85%。这些结果提示血浆 $Aβ_{38}$/$Aβ_{40}$ 比值可能是 VaD 潜在的生物学标志物。

在已经研究的生物学标志物中,以 Aβ 和 tau 蛋白为代表的神经生化指标、以脑血流和脑代谢测定为主的功能影像标志物、以新型 MRI 技术为代表的结构影像显示出良好的应用前景。初步研究支持这些生物学标志物在 VCI 主要是 VaD 诊断和鉴别诊断中的应用价值。但是疾病特异的生物学标志物应该能反映神经病理改变的基础性特征,并可以经神经病理验证。迄今以生物学标志物与病理对照研究来验证生物学标志物的研究较少,如果将这些生物学标志物作为 VaD 药物临床试验中评价疗效的替代终点,这些生物学标志物是否能预测治疗反应并且与痴呆病理生理过程相关,这些都有待进一步的深入研究。

【诊断】

1. **VCI 诊断需要具备的三个核心要素**

（1）存在认知损害：主诉或知情者报告或有经验临床医师判断存在认知障碍，而且神经心理学检测也有认知障碍的证据，和/或客观检查证实认知功能较以往减退，并至少存在 1 个认知域的损害。

（2）存在血管性脑损伤的证据：包括血管危险因素、卒中病史、脑血管病的神经损伤症候、影像学显示的脑血管病变证据，以上各项不一定同时具备。

（3）明确血管性脑损害在认知损害中占主导地位：明确血管性脑损伤在认知障碍中是否起主要作用是诊断 VCI 的重要环节，尤其是合并有 AD 病理表现时，应根据认知障碍和脑血管病的临床表现结合神经影像表现判断血管性脑损伤对认知障碍的影响。

2. **临床特征**　需要符合下列之一：

（1）认知障碍的发生在时间上与 1 个或多个脑血管事件相关（认知障碍的发生往往是突发的，并随着多次类似脑血管事件的发生而表现为阶梯式进展或波动性，并且认知障碍在脑血管事件发生后 3 个月仍然持续存在）。

（2）如果没有卒中事件的病史，那么需要受损的认知域主要是信息处理速度、复杂注意力，和/或额叶执行功能，以下特征可作为支持点：

1）早期出现的步态异常，包括行走不平衡感或反复地跌倒。

2）早期出现尿频、尿急或其他不能用泌尿系统疾病解释的症状。

3）人格或情绪改变，如意志力丧失、抑郁或情绪失禁。

3. **神经影像检测**　需要符合 VASCOG 诊断 VCI 的最低影像学标准，即至少具备以下影像学表现之一：

（1）一个大血管脑梗死足以导致轻度 VCI，而诊断重度 VCI（VaD）往往需要 2 个或多个大血管脑梗死。

（2）存在一个广泛的或者关键部位的脑梗死，位于丘脑或基底节区可能足以导致重度 VCI。

（3）存在 2 个以上脑干以外的腔隙性脑梗死（腔梗）；1~2 个关键部位的腔梗，或者 1~2 个非关键部位的腔梗同时合并广泛的脑白质高信号。

（4）广泛或融合的白质高信号。

（5）关键部位的脑出血，或者 2 个及 2 个以上的脑出血。

（6）以上形式的组合。

【鉴别诊断】

在 VCI 鉴别诊断方面，主要是达到痴呆程度的 VaD 需要与下列常见类型的痴呆进行鉴别：

1. **阿尔茨海默病（AD）**　是发生在老年期及老年前期的一种原发性退行性脑病，在没有意识障碍的状态下，表现为持续性高级神经功能活动障碍，包括记忆、思维、分析判断、视空间辨认、情绪等方面。AD 特征性病理变化为大脑皮质萎缩伴 β 淀粉样蛋白沉积形成老年斑，磷酸化 tau 形成的神经原纤维缠结（neurofibrillary tangles，NFT），神经元变性脱失等。临床表现为缓慢起病，逐渐加重，无脑卒中史，头部 MRI 等结构影像学检查显示颞叶内侧萎缩进行性加重，晚期弥漫性脑萎缩，无局灶性病变。Hackinski 评分少于 4 分。SPECT 和 PET 等分子影像学检查提示以双顶叶和颞叶为主的脑代谢降低。

2. **额颞叶变性（frontotemporal lobar degeneration）**　是一类神经退行性病变导致的痴呆，包括行为变异型额颞叶痴呆和原发性进行性非流利性失语等类型。通常在 50~60 岁缓慢起病，早期出现人格改变、情感变化和举止不当，逐渐出现行为异常。言语障碍常在早期出现，表现为言语减少、词汇贫乏、刻板语言和模仿语言，随后出现明显失语甚至缄默不语，早期计算力保存、记忆力障碍较轻，视空间定向力相对保留；晚期出现全面智能衰退，记忆力显著下降，伴有尿便失禁和缄默症等。头部 CT 和 MRI 显示额叶和/或颞叶不对称性萎缩。PET 检查显示不对称的额颞叶为主的脑部低代谢。

3. 路易体痴呆 具有帕金森综合征样表现和认知损害的表现。主要特征是对于左旋多巴反应不良的帕金森综合征、波动性认知障碍和生动视幻觉等表现。与其他痴呆不同的是，路易体痴呆在早期出现运动迟缓、肢体强直等运动障碍，一般无锥体束征，也较少出现肢体静止性震颤，其认知状态可在数小时到数天之间波动，表现为认知障碍和认知相对正常的状态波动出现。与 VaD、AD 等疾病存在显著差异的是，路易体痴呆患者在疾病早期可出现生动、形象的视幻觉。胆碱酯酶抑制剂治疗通常有较好的疗效。

4. 正常压力脑积水 与脑脊液循环障碍有关，典型表现是认知障碍、步态障碍和排尿障碍为主的三联征。其认知障碍相对较轻，多表现为执行功能障碍；步态障碍相对较明显，伴有运动迟缓和轻度肌强直，但症状主要局限在躯干而四肢症状较轻微。排尿障碍表现为尿失禁。该病如果不干预临床进展常常较快，腰穿脑脊液测压在正常范围内。头部 CT、MR 等影像学检查可见侧脑室为主的脑室扩大。部分患者在进行脑穿放脑脊液后症状可得到部分缓解，特别是步态障碍得到改善、行走速度加快等，称为放液试验阳性，也提示这部分患者可以通过脑脊液分流手术治疗而获益。

【治疗】

1. VCI 的预防

（1）一级预防：脑血管病的危险因素和脑血管病本身都是 VCI 的主要病因，通过控制脑血管病的危险因素（如高血压病、糖尿病、高脂血症等），减少脑血管病的发生是 VCI 一级预防的根本途径。降压治疗和对中年高胆固醇血症进行降脂治疗可能有助于改善认知功能或防止认知功能下降，应尽早干预以预防 VCI 的发生。血糖管理对于 VCI 预防可能有益，但需要进一步的大规模临床试验证实。体育锻炼对突触和神经发生及血管健康有益，继而可能降低认知障碍的风险。健康饮食、戒烟和教育也可能降低 VCI 的风险。

（2）二级预防：二级预防是对于已经出现卒中或 VCI 的患者，进行血管危险因素的干预以防止再次出现卒中，从而预防 VCI 的发生或延缓 VCI 的进展。PROGRESS（the perindopril protection against recurrent stroke study，PROGRESS）研究证明降压治疗能减少复发性卒中相关的痴呆和认知功能下降，该研究认为降压治疗对于认知功能下降和痴呆的预防作用主要在于其对卒中的预防。脑血管病或者 VCI 患者伴有高血压时应该积极进行血压调控，同时存在其他血管危险因素时应进行干预，防止卒中的二次复发有助于减少或缓解 VCI。

2. VCI 治疗

（1）认知障碍的治疗：包括药物治疗和非药物治疗，目前药物治疗研究多集中在 VaD（重度 VCI）。

1）胆碱酯酶抑制药和非竞争性 *N*-甲基-*D*-天冬氨酸受体拮抗药：脑缺血时胆碱能结构容易受损，如前脑基底部胆碱能核团由于高血压导致的穿通动脉损伤而受累。海马 CA1 区神经元对缺血性损伤易感，在不合并 AD 的血管性痴呆中海马萎缩很常见。有学者在人脑中发现两个高度完整的胆碱能传导束从基底核投射到皮质和杏仁核。两个通路在白质内投射到新皮质，同时有广泛的胆碱能投射纤维加入。局灶性脑卒中可能破坏这些胆碱能传导束。神经病理学研究显示 70% AD 患者和 40% VaD 患者有胆碱能神经元的缺失，表现为皮质、海马、纹状体及脑脊液中的乙酰胆碱活性降低。目前有三个已经批准治疗 AD 的乙酰胆碱酯酶抑制药（多奈哌齐、酒石酸卡巴拉汀和加兰他敏）也被试用于 VaD 的治疗。

多奈哌齐作为哌啶衍生物是一种可逆的中枢性胆碱酯酶抑制药，目前已被美国 FDA 批准用于全程治疗 AD。有些国家已经批准用于治疗 VaD。一项包括了两项大型、随机、双盲平行对照试验的荟萃分析，纳入 1 219 例美国国立神经病及卒中研究所-瑞士神经科学国际研究会（national institute of neurological disorders and stroke，association internationale pourla rechercheetl Enseignement enneuro sciences，NINDS—AIREN）标准诊断的、轻中度、可能及很可能血管性痴呆患者，结果发现经多奈哌齐治疗 6 个月可有效改善 VaD 患者的认知功能、临床整体功能和日常生活能力。加兰他敏是乙酰胆碱酯酶抑制药，也能调节中枢烟碱型受体增加胆碱能神经递质。在一项随机双盲对照、多中心为期 6 个月的临床试验中，对诊断为很可能血管性痴呆或者很可能 AD 合并脑血管病的患者进行了研究，阿尔茨海默病评定量表-认知量表（Alzheimer's disease assessment scale-cognitive section，ADAS-Cog）和 CIBIC-Plus（the clinician's interview-based impression of change plus caregiver input)印象变化量表评分显示加兰他敏比安慰剂有效。此外,酒石酸卡巴拉汀是乙酰胆碱酯酶和丁酰胆碱酯酶的抑制药,其对 VaD 的疗效有待研究。在一项皮质下血管性痴呆的小型开放试验中发现该药可以改善患者认知、行为,并降低看护者的看护强度。

美金刚是一个具有中度受体结合能力、电压依赖的非竞争性 NMDA 受体拮抗药。一项包括了两项随机对照试验的荟萃分析纳入了 815 例不同程度的血管性痴呆患者,应用美金刚 20mg/d 治疗血管性痴呆,结果显示血管性痴呆患者 ADAS-cog 评分明显改善,基于护士观察的异常行为评分有着轻微的改善,而在临床总体评分、基于护士观察的自我照料能力评分方面并未明显改善。

2)其他药物:丁苯酞具有抗血小板、抗氧化应激及改善侧支循环的作用,一项 RCT 研究显示 6 个月的丁苯酞治疗有助于改善脑小血管病相关的轻度 VCI 患者的认知功能,但需要更多的长时期前瞻性研究进一步证实其对 VCI 的治疗效果。尼莫地平是一种二氢吡啶类钙通道阻滞药,对脑血管自主调节有效,可以在无盗血现象的情况下扩张血管,阻断 L 型钙离子受体。一项大型双盲对照的开放试验评价尼莫地平对不同类型血管性痴呆的疗效,结果发现尼莫地平对皮质下缺血性血管性痴呆的注意力和精神运动表现有效,但对混合性痴呆无效。目前没有尼莫地平对 VaD 症状治疗有效的足够证据,有待进一步的大规模临床研究。

3)中成药物:某些中药提取物如银杏叶制剂对改善 VaD 患者认知功能可能有效,但仍需进一步临床观察研究。

(2)VCI 精神行为症状治疗:一般较少出现明显的精神行为症状,即使出现,症状也多轻微,应首选非药物治疗,如音乐治疗、行为治疗和周围环境调整等。VaD 较 VCI-ND 患者容易出现精神行为症状如抑郁、焦虑、幻觉、妄想、激越、睡眠倒错、冲动攻击行为等,且程度通常较重。如果症状使得患者痛苦或伴随的激越、冲动攻击行为使患者或他人处于危险之中,则是药物治疗的适应证。胆碱酯酶抑制剂与 NMDA 受体拮抗剂对 VCI 精神行为症状有一定改善作用。抗精神病药可能增加代谢综合征和死亡的风险,VCI 患者伴发兴奋、激越症状时应慎用。为减少心血管病风险,对合并重度抑郁的患者建议使用选择性 SSRI 类药,而非三环类抗抑郁药物。抗精神病药物常用于幻觉、妄想、激越、冲动攻击行为等症状的治疗。由于典型抗精神病药物的不良反应较多,目前常用非典型抗精神病药物。目前指南建议精神行为症状应首选非药物治疗,使用非典型抗精神病药物时应充分考虑患者的临床获益和潜在风险。

【预后】

VCI 患者的认知功能损害进展速率是多变的,某些 VCI 患者比 AD 患者存在更高的进展速率。然而,就 VaD 患者而言,其总体死亡率要高于 AD 患者,约 50% 的 VaD 患者的生存时间不超过 4 年。

(罗本燕)

第三节 额颞叶变性

额颞叶变性(frontotemporal lobar degeneration,FTLD)是以精神行为异常、执行功能障碍和/或语言障碍的进行性改变为特征的一系列临床、病理和遗传异质性的神经退行性疾病。FTLD 也是一组中老年人缓慢起病的痴呆症候群,额叶和颞叶萎缩是典型的影像学表现。FTLD 目前在临床上主要分为 3 种亚型:行为变异型额颞叶痴呆、语义性痴呆及进行性非流利性失语(progressive non-fluent aphasia,PNFA)。此外,FTLD 这些亚型均可与运动神经元疾病/肌萎缩侧索硬化症、非典型帕金森综合征、进行性核上性麻痹(progressive supranuclear paralysis,PSP)和皮质基底节变性(corticobasal degeneration,CBD)之间存在较多的临床、病理和遗传重叠。

FTLD 是早发型痴呆的主要原因之一,是神经变性导致痴呆中的第三位原因,仅次于阿尔茨海默病和路易体痴呆。目前关于 FTLD 的全球流行病学研究并不多,国内尚无额颞叶变性的流行病学资料。欧美国家的数据显示,若将年龄限定在最常见的发病年龄阶段(45~64 岁),FTLD 的患病率为(15~22)/10 万人;若年龄不受限,所有类型的 FTLD 患病率加在一起则为 10.84/10 万人,这与 PSP、CBS 和原发性进行性失语（primary progressive aphasia，PPA）等的患病率是相似的，但低于 AD 的患病率。另外，FTLD 患者中的男女比例大致相等。年龄大于 65 岁人群的总体患病率将增加，是年龄为 40~64 岁人群患病率的 2 倍以上。FTLD 患者的平均生存期为 6.6~11 年。

【病因与发病机制】

FTLD 的病因学不明，但 FTLD 可以是家族性发病，有高度遗传性，表明遗传因素在其病因中起主要作用，但遗传模式尚不明确。目前已确定三个主要基因：*MAPT*（编码微管相关蛋白 tau）、*PGRN*（编码蛋白颗粒蛋白前体）及 *C9ORF72*，最近鉴定为在 9 号染色体上的六核苷酸重复扩增。其他并不常见的基因如 *VCP*（含血管紧张素的蛋白）、*CHMP2B*（染色质修饰蛋白 2B）、*TDP-43*（活性 DNA 结合蛋白 43）和 *FUS* 等，这些基因的突变可驱动疾病相关的病理改变。

FTLD 具有较高的遗传异质性，其发病机制目前并不明确。FTLD 遗传学研究的进展有助于更好地了解其分子发病机制。研究表明，许多易感性过程在家族性和散发性病例中似乎是保守的，而这些过程通常是支撑 FTLD 发病机理的生物学过程。细胞代谢产物的降解途径包括溶酶体途径、自噬和泛素化蛋白降解，以及免疫信号传递过程中的信号传导途径破坏和炎症反应都可能与此有关联。其他相关的可能机制还包括基因表达调控途径，如 *TDP-43* 和 *FUS* 参与调控相关基因表达和 RNA 代谢，从而参与导致神经元功能障碍，异常应激反应，并最终引起神经变性。此外，DNA 损伤反应，以及细胞周期检查途径和信号转导事件的紊乱等均可能参与神经变性的过程。

【病理学】

额颞叶变性患者大体病理呈一侧或双侧额叶和前颞叶局限性萎缩，疾病早期后部脑组织相对完整，但后期可出现全脑的萎缩。镜下病理提示额颞叶皮层 Ⅱ 和 Ⅲ 板层锥体神经元缺失和微泡变性，代之以皮层胶质细胞增生和肿胀，部分患者可发现 Pick 小体。白质区域亦呈现轴索和髓鞘脱失，以及胶质细胞增生。

近年来，随着神经病理学研究的进展，FTLD 新的组织病理学分类应运而生，亦与其基因突变及临床表型相呼应。基于出现的包涵体类型，FTLD 主要分类为 5 种组织病理学亚型：

（1）FTLD-Tau 亚型：微管相关蛋白 tau 阳性。该亚型中，50% 患者具有称为 Pick 小体的圆形银染包涵体，内含过度磷酸化 tau 蛋白。其余患者中 Tau 蛋白以神经原纤维缠结样结构或缠结前体出现。

（2）FTLD-TDP 亚型：该亚型既往命名为 FTLD-U，TAR DNA 结合蛋白 43（TDP-43）阳性，但 tau 蛋白阴性。TDP-43 具有多种异常形态，包括神经元细胞质包涵体、神经元核内包涵体以及营养不良性神经突起等。FTLD-TDP 亚型可进一步根据包涵体类型及脑内分布数量细分为 A 型、B 型、C 型和 D 型。

（3）FTLD-FUS 亚型：该亚型 tau 和 TDP-43 蛋白均阴性，FUS 蛋白阳性。FUS 蛋白是一种 DNA 和 RNA 结合蛋白，功能上与 TDP-43 同源。

（4）FTLD-UPS 亚型：tau、TDP-43 和 FUS 蛋白均阴性而泛素阳性。

（5）FTLD-NI 亚型：无法辨别的包涵体亚型。

后 2 种 FTLD 组织病理学亚型罕见。

研究提示，tau、TDP-43 和 FUS 包涵体亚型在 FTLD 患者中的出现率分别为 40%~45%，50% 和 5%~10%。此外，FTLD-TDP 病理亚型与临床表型 FTLD-运动神经元病或语义性痴呆（semantic dementia，SD）相对应，FTLD-tau 病理亚型与临床表型 PSP 或 CBD 相对应。

【临床表现】

根据不同的临床特征，国际上将额颞叶变性主要分为 3 种临床亚型：行为变异型额颞叶痴呆（bvFTD）、语义性痴呆（SD）和进行性非流利性失语（PNFA）。其中 SD 和 PNFA 可归为 PPA。三种临床亚型之间的临床表现各有特点，但也有重叠，尤其是疾病进展到晚期阶段。

1. 行为变异型额颞叶痴呆（behavioral variant of frontotemporal dementia，bvFTD） bvFTD 是最常见的 FTLD，约占 FTLD 的 50%，是一种以人格、行为变化和认知功能进行性下降为特征的临床综合征。

临床表现为进行性加重的行为异常,如去抑制行为、动力缺失、强迫性行为、仪式性行为、刻板运动和口欲亢进等;患者人际沟通能力和/或执行能力下降;可伴情感反应缺失及自主神经功能减退等。bvFTD的表现型变化多样,不同患者的临床表现差异较大。bvFTD主要依靠临床诊断,目前尚缺乏明确的生物标志物。影像学和病理学表现多为双侧尤其是右侧大脑额叶或额颞叶的皮质萎缩。

2. **语义性痴呆(semantic dementia,SD)** SD是一种进行性语义性记忆障碍和不对称性颞叶萎缩为特征的临床综合征。典型临床表现为语义受损,患者往往表现出语言的命名障碍和理解力下降,早期患者言语流畅,但言语空洞、缺乏词汇、内容赘述,或者因为不理解别人的话,往往谈话滔滔不绝但又答非所问。部分晚期患者出现视觉信息处理能力受损(人面失认症和物体失认症),可出现更广泛的非语言功能受损。

SD根据颞叶受损的不对称性可分为左侧型(左侧优势半球颞叶受累为主,语言性语义缺陷)和右侧型(右侧非优势半球颞叶受累为主,非语言性语义缺陷),左侧型较右侧型多见。右侧型患者语义记忆缺损多限于人物、味道或食物,如人面失认症,主要表现为情景记忆受损,迷路和行为异常如人格改变、强迫行为等。发病3年以上的SD患者,左侧和右侧型的临床症状逐渐重叠。影像学和病理学表现多为左侧或右侧颞叶前部尤其是颞极的皮质萎缩。

3. **进行性非流利性失语(progressive non-fluent aphasia,PNFA)** PNFA是一种以语法词使用不正确或省略为特征的语法障碍和以发音为基础的语音障碍的临床综合征。患者主要表现为非流利型失语,语言费力,找词困难,呈电报式,对句子理解受损,而单词理解及客体记忆知识相对保留,常有语法缺失,对单词和句子的复述受损;患者情景记忆相对保留,行为上相对正常,有些患者可表现为情感淡漠或者抑郁等。影像学和病理学表现多为左半球大脑前外侧裂周围的皮质萎缩。

4. **其他** FTLD在临床、病理和遗传方面,可与其他神经退行性疾病如PSP、CBD、运动神经元病或者肌萎缩侧索硬化合并存在,可以作为FTLD的特殊亚型。

【辅助检查】

1. **神经心理评估** 神经心理评估可辅助FTLD的诊断和鉴别诊断。FTLD早期患者的简易智能状态评定量表(MMSE)或韦氏记忆量表(WMS)的评分可能正常;而在疾病晚期,则难以进行测试。FTLD患者的认知功能评估应该针对执行能力、注意力、语言、社会认知功能(包括精神行为)、学习记忆及视空间觉等领域。执行功能评估可选用Stroop色词测验、连线测验;语言功能评估可选择波士顿命名测验、词语流畅性测验;情景记忆测试可选用听觉词语学习测验、视觉再生测验。精神行为症状评估可选用神经精神症状量表、额叶行为量表和额叶行为评分进行评估。bvFTD患者表现为显著的额叶功能损害,评价执行功能和人格行为的测验对其较为敏感。PNFA和SD患者则重点需要进行语言功能的评估。

2. **影像学检查** 额叶和颞叶萎缩是FTLD的典型影像学表现,是诊断FTLD的支持证据。但缺乏上述表现并不能排除FTLD。头颅CT或MRI检查可见额叶和颞叶局限性萎缩,病变可对称或不对称。bvFTD患者额叶和/或前颞叶萎缩,常呈非对称分布。SD患者早期萎缩局限于左侧颞极,随病情进展,可累及右侧颞极、左侧额叶和顶叶皮质。PNFA患者的皮层萎缩主要在左侧外侧裂周围前部,包括额叶后部和岛叶。单光子发射型计算机断层扫描(SPECT)和正电子发射断层扫描(PET),可显示相应部位的代谢降低,较MRI出现更早。

3. **其他检查** 除神经心理评估和影像学检查外,额颞叶变性患者的脑电图可有不正常,常见一侧或双侧额叶或颞叶局限性慢波,但这种改变特异性不高,临床意义不大。

【诊断标准】

随着对额颞叶痴呆病理特征的深入了解和影像学的发展,以及FTLD概念及其亚型的提出,FTLD的诊断标准也有更替。bvFTD的诊断主要参考2011年由国际bvFTD标准联盟提出的诊断标准(表12-3-1);SD和PNFA的诊断主要参考2011年由Gorno-Tempini等提出的PPA分类和诊断标准(表12-3-2和表12-3-3)。

表 12-3-1　国际 bvFTD 标准联盟的诊断标准

分型	诊断标准	
神经系统退行性病变	必须存在行为和/或认知功能进行性恶化才符合 bvFTD 的标准	
疑似 bvFTD	必须存在以下行为/认知表现(A~F)中的至少3项,且为持续性或复发性,而非单一或罕见事件	A. 早期去抑制行为[至少存在下列症状(A1~A3)中的一个]ª: A1. 不恰当的社会行为 A2. 缺乏礼仪或社会尊严感缺失 A3. 冲动鲁莽或粗心大意 B. 早期出现冷漠和/或迟钝ª C. 早期出现缺乏同情/移情[至少存在下列症状(C1~C2)中的 1 个]ª: C1. 对他人的需求和感觉缺乏反应 C2. 缺乏兴趣、人际关系或个人情感 D. 早期出现持续性/强迫性/刻板性行为[至少存在下列症状(D1~D3)中的 1 个]ª: D1. 简单重复的动作 D2. 复杂强迫性/刻板性行为 D3. 刻板语言 E. 口欲亢进和饮食习惯改变[至少存在下列症状(E1~E3)中的 1 个]: E1. 饮食好恶改变 E2. 饮食过量,烟酒摄入量增加 E3. 异食癖 F. 神经心理表现:执行障碍合并相对较轻的记忆及视觉功能障碍[至少存在下列症状(F1~F3)中的 1 个]: F1. 执行功能障碍 F2. 相对较轻的情景记忆障碍 F3. 相对较轻的视觉功能障碍
可能为 bvFTD	必须存在下列所有症状(A~C)才符合标准	A. 符合疑似 bvFTD 的标准 B. 生活或社会功能受损(照料者证据,或临床痴呆评定量表或功能性活动问卷评分的证据) C. 影像学表现符合 bvFTD[至少存在下列(C1~C2)中的 1 个]: C1. CT 或 MRI 显示额叶和/或前颞叶萎缩 C2. PET 或 SPECT 显示额叶和/或前颞叶低灌注或低代谢
病理确诊为 bvFTD	必须存在下列 A 标准与 B 或 C 标准中的 1 项	A. 符合疑似 bvFTD 或可能的 bvFTD B. 活体组织检查或尸体组织检查有额颞叶变性的组织病理学证据 C. 存在已知的致病基因突变
bvFTD 的排除标准	诊断 bvFTD 时下列 3 项(A~C)均必须为否定;疑似 bvFTD 诊断时,C 可为肯定	A. 症状更有可能是由其他神经系统非退行性疾病或内科疾病引起 B. 行为异常更符合精神病学诊断 C. 生物标志物强烈提示阿尔茨海默病或其他神经退行性病变

注:ª 作为一般指南,"早期"指症状出现后的 3 年内。bvFTD. 行为变异型额颞叶痴呆。

表 12-3-2　SD 的诊断标准

分类	诊断标准
SD 的临床诊断	必须同时具有下列核心特征： 1. 命名障碍 2. 词汇理解障碍 必须具有下列其他诊断特征中的至少 3 项： 1. 客体的语义知识障碍(低频率或低熟悉度的物品尤为明显) 2. 表层失读或失写 3. 复述功能保留 4. 言语生成(语法或口语)功能保留
有影像学结果支持的 SD 的诊断	必须同时具有下列核心特征： 1. SD 的临床诊断 2. 影像学检查显示以下结果中的至少 1 项：①显著的前颞叶萎缩；②SPECT 或 PET 显示有显著的前颞叶低灌注或代谢低下
具有明确病理证据的 SD	应符合下列 1 以及 2 或 3 项： 1. SD 的临床诊断 2. 特定的神经退行性病变的病理组织学证据(如 FTLD-tau、FTLD-TDP、AD 或者其他相关的病理改变) 3. 存在已知的致病基因突变

注：SD. 语义性痴呆；FTLD-tau. 额颞叶变性-微管相关蛋白 tau；FTLD-TDP. 额颞叶变性-TAR DNA 结合蛋白 43。

表 12-3-3　PNFA 的诊断标准

分类	诊断标准
PNFA 的临床诊断	至少具有下列核心特征之一： 1. 语言生成中的语法缺失 2. 说话费力、断断续续、带有不一致的语音错误和失真(言语失用) 至少具有下列其他特征中的 2 项： 1. 对语法较复杂句子的理解障碍 2. 对词汇的理解保留 3. 对客体的语义知识保留
有影像学检查支持的 PNFA 的诊断	应具有下列 2 项： 1. 符合 PNFA 的临床诊断 2. 影像学检查必须至少具有以下 1 项：①MRI 显示明显的左侧额叶后部和岛叶萎缩；②SPECT 或 PET 显示明显的左侧额叶后部和岛叶低灌注或代谢低下
具有明确病理依据的 PNFA	应符合下列 1 以及 2 或 3 项： 1. 符合 PNFA 的临床诊断 2. 特定的神经退行性病变的病理组织学证据(如 FTLD-tau、FTLD-TDP、AD 或者其他相关的病理改变) 3. 存在已知的致病基因突变

注：PNFA. 进行非流利性失语；FTLD-tau. 额颞叶变性-微管相关蛋白 tau；FTLD-TDP. 额颞叶变性-TAR DNA 结合蛋白 43。

【鉴别诊断】

FTLD 应与其他具有明显精神行为或语言障碍的疾病相鉴别，依据起病进展情况、行为症状、语言障碍和其他认知障碍出现的先后顺序，以及神经心理评估和神经影像学等辅助检查，主要应鉴别 AD、路易体痴呆、精神分裂症、血管性痴呆、单纯疱疹病毒脑炎等其他原因导致的行为症状，单纯失语或语义障碍。

1. AD　典型 AD 是以情景记忆障碍为主，精神行为症状往往于晚期出现，早期典型 AD 也一般不会出现额叶释放症状。非典型 AD 中额叶变异型需要与行为变异型额颞叶痴呆相鉴别。两者的临床表现相似,可以标记老年斑的 PIB-PET 可证明额叶变异型 AD 患者大脑皮层中的淀粉样蛋白沉积有助于两者的鉴别。

2. 路易体痴呆　两者都可以出现执行功能、注意力减退,但是路易体痴呆患者的认知障碍表现为波动性,还伴有形象且生动的视幻觉及帕金森综合征表现,对抗精神病药物高度敏感。路易体痴呆患者的行为异常和人格改变往往并不突出。

3. logopenic 型进行性失语　对于以语言功能损害为突出表现的 FTLD 患者需要与不典型 AD 中的 logopenic 型失语相鉴别。该型是最新报道的 PPA 变异类型,也被称为少词型原发性进行性失语(logopenic PPA,LPPA)。单词提取困难和语句重复受损为其核心特征。相对而言,该变异类型患者的运动型语言、语法和理解能力相对保存。LPPA 的脑萎缩和低灌注主要位于左后外侧裂区或顶叶皮质。

4. 精神疾病　bvFTLD 患者表现为人格、社会行为异常,往往缺乏幻觉、妄想等精神分裂症表现;此外,疾病早期还应与抑郁症相鉴别。

【治疗】

1. 药物治疗　目前美国 FDA 尚未批准任何药物用于治疗 FTLD。FTLD 的药物治疗主要是针对行为、认知和运动障碍的对症治疗。结合 2014 年中华医学会老年医学分会老年神经病学组发表的额颞叶变性专家共识,目前常用药物包括 *N*-甲基-*D*-天冬氨酸受体(NMDAR)拮抗剂、选择性 5-羟色胺再摄取抑制剂、非典型抗精神病药物等。

(1) NMDAR 拮抗剂:已有确切的证据表明 FTLD 患者脑内存在谷氨酸递质系统的异常。NMDAR 拮抗剂(美金刚)治疗 FTLD 的临床报告和开放性研究已证实其治疗患者认知及精神症状有效,而且耐受性良好,因此支持可将其用于 FTLD 的对症治疗。

(2) 选择性 5-羟色胺再摄取抑制剂:额叶皮质富含 5-羟色胺,研究发现 FTLD 患者存在 5-羟色胺递质及其受体的缺失,一些开放性研究和临床证据表明 5-羟色胺再摄取抑制剂(如氟伏沙明、舍曲林和帕罗西汀)可能改善 FTLD 患者的行为症状,如去抑制、冲动、重复行为和饮食障碍等,但需注意高剂量的帕罗西汀具有抗胆碱作用,可能会加重认知损害。

(3) 非典型抗精神病药物:小剂量的非典型抗精神病药物(如利培酮、阿立哌唑和奥氮平)可改善 FTLD 的精神行为症状,如破坏性或攻击性行为,但可能会引起嗜睡、体重增加及锥体外系症状等不良反应。不仅如此,年龄较大的患者使用这类药物会增加继发于心脏病与感染的病死率。因此临床使用应该谨慎。

另外,由于 FTLD 患者脑内无胆碱能系统的异常,目前的临床研究尚未发现胆碱酯酶抑制剂(ChEIs)对 FTLD 有效的证据。临床治疗痴呆的常用药物胆碱酯酶抑制剂通常无效,除非是合并 AD 的患者。因此,英国精神药理学会在其 2011 年的指南中也不推荐 ChEIs 用于治疗 FTLD。

2. 非药物治疗　在药物治疗的基础上还需积极联用行为、物理疗法和环境改善策略等非药物治疗手段。患者的攻击性、去抑制和运动障碍使患者自身及照料者均存在受伤风险,因此需要针对患者的特定需求,采用个体化的安全改善措施。社会干预、心理咨询及语言/认知疗法有助于延长患者功能保留的时间,从而减轻患者、照料者和其他家庭成员的负担。

【预后】

鉴于目前尚无治疗手段来有效 FTLD 的疾病进展,该病病程通常较短,中位生存期在症状出现后的 6~11 年及诊断后的 3~4 年。部分研究发现 FTLD 似乎较 AD 进展更快,生存期更短。基于 FTLD 亚型分析,不同患者从局灶症状进展至全面痴呆的速度不一,一些患者在超过 10 年的时间里可仅表现为失语症,而另一些则可在数年间就进展为全面性痴呆。bvFTD 较 PPA 亚型患者生存期更短。在一些合并运动神经元病的患者中,生存期则更短,约只有 2 年。

（罗本燕）

参 考 文 献

[1] 田金洲,解恒革,秦斌,等.中国血管性轻度认知损害诊断指南.中华内科杂志,2016,55(3):249-256.

［2］中国医师协会神经内科分会认知障碍专业委员会.《中国血管性认知障碍诊治指南》编写组.2019 年中国血管性认知障碍诊治指南. 中华医学杂志,2019,99(35):2737-2744.

［3］章军建,王涛. 混合性认知损害———一个临床新概念. 中华医学杂志,2016,6(45):3634-3636.

［4］CHENG J,GUO X,ZHANG T,et al. TREMs in Alzheimer's disease:Genetic and clinical investigations. Clin Chim Acta, 2016,463:88-95.

［5］SKROBOT OA,BLACK SE,CHEN C,et al. Progress toward standardized diagnosis of vascular cognitive impairment:Guidelines from the Vascular Impairment of cognition Classification Consensus Study. Alzheimers Dement,2018,14(3):280-292.

［6］SACHDEV P,KALARIA R,O'BRIEN J,et al. Diagnostic criteria for vascular cognitive disorders:a VASCOG statement. Alzheimer Dis Assoc Disord,2014,28(3):206-218.

［7］MANN D,SNOWDEN JS. Frontotemporal lobar degeneration:Pathogenesis,pathology and pathways to phenotype. Brain Pathol, 2017,27(6):723-736.

［8］COYLE-GILCHRIST ITS. Prevalence,characteristics,and survival of frontotemporal lobar degeneration syndromes. Neurology, 2016,86(18):1736-1743.

［9］FERRARI R,MANZONI C,HARDY J. Genetics and molecular mechanisms of frontotemporal lobar degeneration:an update and future avenues. Neurobiology of Aging,2019,78:98-110.

第十三章 运动障碍性疾病

运动障碍性疾病(movement disorders)以往称为锥体外系疾病(extrapyramidal diseases),是一组以随意运动迟缓、不自主运动、肌张力异常、姿势步态障碍等运动症状为主要表现的神经系统疾病,大多与基底核病变有关。

基底核是大脑皮质下一组灰质核团,由尾状核、壳核、苍白球、丘脑底核和黑质组成。基底核传出纤维主要投射到丘脑(腹外侧核、腹前核),再由此返回到大脑感觉运动皮质,对皮质的运动功能进行调节。尾状核、壳核还接受黑质致密部发出的多巴胺能纤维的投射,此通路对基底核输出具有重要调节作用。

基底核病变常导致大脑皮质-基底核-丘脑-大脑皮质环路活动异常。例如,黑质-纹状体多巴胺能通路病变将导致基底核输出增加,皮质运动功能受到过度抑制,导致以强直-少动为主要表现的帕金森综合征;纹状体、丘脑底核病变可导致基底核输出减少,皮质运动功能受到过度易化,导致以不自主运动为主要表现的舞蹈症、投掷症。在帕金森病的外科治疗上,损毁一侧丘脑底核或内侧苍白球,或施加高频电刺激作用于这两个核团,均可使帕金森病的对侧症状获得缓解,其原理即基于纠正异常的基底核输出。

帕金森病的主要病理改变是黑质-纹状体多巴胺能通路变性。以亨廷顿病为代表的各种舞蹈症的主要病变部位在纹状体,投掷症的病变部位在丘脑底核。但某些以运动障碍为主要表现的疾病,其病变部位尚未明确,如特发性震颤、肌张力障碍等。

基底核病变所表现的姿势与运动异常被称作锥体外系症状,大致可分为三类,即肌张力异常(过高或过低)、运动迟缓、异常不自主运动(震颤、舞蹈症、投掷症、手足徐动症、肌张力障碍)。一般没有瘫痪,感觉及共济运动也不受累。根据临床特点,运动障碍性疾病一般可分为肌张力增高-运动减少和肌张力降低-运动过多两大症候群,前者代表性疾病为帕金森病,后者代表性疾病为亨廷顿病。

第一节 帕 金 森 病

帕金森病(Parkinson disease,PD)是一种常见于中老年人的神经系统退行性疾病,在我国 65 岁以上人群的患病率为 1 700/10 万(男女比例约为 1.5∶1),并随年龄的增长而升高。该病的主要病理改变为黑质致密部多巴胺能神经元丢失和路易小体形成,其主要生化改变为纹状体区多巴胺递质降低。临床症状包括静止性震颤、肌强直、运动迟缓和姿势平衡障碍的运动症状及嗅觉减退、睡眠行为异常、便秘和抑郁等非运动症状。补充脑中多巴胺可以改善患者的运动症状,提高患者的生活质量。但目前的药物治疗只能改善症状,尚不能达到阻止疾病进展的目的。

【病因与发病机制】

PD 的危险因素可能有遗传、环境、神经系统老化等多因素交互作用,主要发生于中老年人,提示神经系统老化可能是发病的重要危险因素。目前至少已发现 17 个单基因是家族性 PD 连锁的基因位点,认为约 10% 的 PD 患者有家族史。环境因素中最早发现嗜神经毒 1-甲基 4-苯基-1,2,3,6-四氢吡啶（MPTP）可诱发典型的帕金森综合征,此后研究发现环境中与 MPTP 分子结构相类似的工业或农业毒素,如某些杀虫剂、除草剂、鱼藤酮、异喹啉类化合物等也可能是 PD 的病因之一。

α-突触核蛋白（α-synuclein,α-syn）是路易小体的主要成分,在黑质多巴胺能神经元聚集,黑质多巴胺能神经元进行性死亡是 PD 的主要病理改变。蛋白质聚集、泛素-蛋白酶体通路受损、氧化应激、自噬与线粒体功能失调、肠道菌群及神经炎症等多种因素已被证实与 PD 的发病机制密切相关。因此,有学者提出了多重打击假说,即不同的危险因素（环境、基因等因素）导致神经元退行性变,其中 α-syn 是核心因素。

α-syn 是由 140 个氨基酸组成的高度保守氨基酸序列,包括 N 端、中心疏水区和 C 端三个区域,这 3 个结构区域在 α-syn 异常聚集中均起重要作用。α-syn 高级结构包括寡聚体、前原纤维、原纤维和细丝,其中寡聚体被认为是 α-syn 的主要毒性形式。α-syn 错误折叠产生的毒性聚合物是 PD 发病和进展的重要原因,而影响 α-syn 聚集的主要因素包括蛋白质降解功能下降、基因突变、线粒体功能障碍、金属离子水平异常等。大量研究证实,突变后 α-syn 对氧化应激更敏感,同时具备更高的聚集活力,形成 α-syn 纤维的速度明显加快,可导致低聚状态下 α-syn 进一步聚集,发展成不可溶的 α-syn 纤维,并最终形成具有毒性的 α-syn 寡聚体。

1. α-syn 与多巴胺（DA）代谢异常　体内高浓度 DA 产生的氧化应激及其代谢产物的毒性是导致 PD 氧化应激的主要原因之一。在多巴胺能神经元中,DA 通过单胺氧化酶生成代谢产物——3,4-二羟基苯乙醛（3,4-dihydroxyphenylacetaldehyde,DOPAL）产生多种神经毒性机制。DOPAL 可通过蛋白质聚集、泛素化蛋白累积、功能性翻译后修饰竞争等机制改变神经元蛋白质稳态,其他毒性机制还包括酶抑制、氧化应激、损伤线粒体功能、细胞坏死激活和凋亡等途径。

2. α-syn 与自噬　越来越多的证据表明,自噬-溶酶体通路（autophagy-lysosomal pathway,ALP）功能障碍参与 PD 发病过程。PD 风险基因（如 *LRRK2*、*GBA1*）及 *C9ORF72*、*PS1*、*GBA1*、*GRN* 等与帕金森病发病相关,而这些基因往往与细胞溶酶体功能障碍相关。ALP 受损可促使 α-syn 的错误折叠和聚集及聚集物在细胞间的传递。

3. α-syn 与肠道菌群　近年多项研究发现胃肠道和中枢神经系统间存在双向功能交流,并由免疫、神经通路和神经内分泌途径维系两者联系。PD 患者肠内布劳特菌属（*Blautia*）、粪球菌属（*Coprococcus*）和罗氏菌属（*Roseburia*）等显著减少,产生丁酸和短链脂肪酸丰度减少,营养神经和抗炎作用减弱。PD 患者粪便和结肠黏膜样标本中促炎性青枯菌属（*Ralstonia*）显著增加。

4. α-syn 与神经黑色素　黑质致密部多巴胺能神经元是一种含神经黑色素的神经元,其选择性变性丢失是 PD 典型的病理特征,神经黑色素随年龄增长在神经元内蓄积。当胞内神经黑色素蓄积超过某个特定阈值时可出现 PD 表现及类路易小体包涵体的形成和黑质纹状体神经元退行性变。在过表达酪氨酸酶的动物模型中增强溶酶体蛋白稳定性,可降低神经元细胞内神经黑色素水平并抑制神经变性的发生。神经元细胞内的神经黑色素水平可能存在一个阈值,神经黑色素水平超过该阈值可导致 PD 发生。

【病理生理学】

典型 PD 尸检病理研究发现,脑干切面观察见中脑黑质、脑桥蓝斑存在不同程度的黑色素脱失,表现为色泽变淡。神经细胞丢失同时可累及迷走神经背核、Meynert 基底核等核团,而苍白球、壳核、尾状核、丘脑底核等结构基本正常。另外,可见到吞噬细胞中色素颗粒聚集,星形胶质细胞增生,残存的神经元胞质中可见路易小体和苍白小体（pale body）。路易小体存在于 PD 的黑质、蓝斑及迷走神经背核,而且广泛分布于中枢神经系统的其他部位和外周自主神经系统。

路易小体是一种神经元胞质包涵体,是 PD 的重要病理特征,包括 2 种类型,即脑干型和皮质型。经典型路易小体（classic Lewy body）又称脑干型路易小体,呈圆球形,中心均匀嗜伊红,周边围绕一个苍白"晕圈",一个神经元胞质中可有一个或多个这种包涵体。皮质型路易小体体积偏小,表现为不典型圆形,周边的"晕圈"也不明显。超微结构研究显示,路易小体由 10~14nm 的淀粉样细丝构成,中心呈无定形的电子致密物,周围绕以一个"晕",此晕由放射状排列的丝状物构成,α-syn 是其主要成分。另外,在脑干神经元内还可以观察到一种苍白小体,它是一种具有较多颗粒样成分的嗜伊红包涵体,缺乏周晕（halo）,可能是路易小体的前体形式。

Braak 等报道了 α-突触核蛋白的沉积始于迷走神经背核和嗅球。脑干的 α-syn 从延髓向上累及脑桥和中脑;大脑皮质的 α-syn 由内侧颞叶逐渐累及颞叶外侧皮质、岛叶、扣带回及前额叶。根据 α-syn 的表达顺序,Braak 等将 PD 的病理分期分为六期。

第一期:累及周围自主神经系统,迷走神经背核和嗅球。

第二期:累及蓝斑及网状结构巨细胞部。

第三期:累及脑桥核、黑质致密部、Meynert 基底核、杏仁核的中央核。

第四期:累及边缘系统(杏仁核的基底外侧核和副皮质核,终纹间位核)和丘脑。

第五期:累及高级感觉联合区新皮质和前额叶。

第六期:累及一级感觉联合区新皮质和感觉前区。

PD 的主要临床症状和特征与纹状体的病理生理功能异常有更密切关系。因此,纹状体病理研究也是 PD 的形态学的重点研究对象,在 Braak 第三期纹状体内有 α-syn 的聚集。在神经生化方面,存在神经递质的异常变化,如纹状体细胞的多巴胺受体密度减少,多巴胺转运蛋白浓度降低等,这些生化异常已成为 PD 功能影像诊断和疗效观察的基础。另外,皮质和海马等边缘系统的变性是 PD 的常见病理表现。在 PD 脑内常常合并阿尔茨海默病样病理改变,如海马神经原纤维缠结和颗粒空泡变性。

【临床表现与分型】

PD 是一种临床异质性很强的疾病,临床表现多样,不同患者在临床表现、影像学及预后存在很大差异。这种异质性提示 PD 存在不同亚型,不同亚型之间可能存在不同的遗传及病理生理基础,相应的治疗方案也不尽相同。临床上应根据不同分型对患者给予个体化治疗,提高疗效。

根据不同的分类标准,PD 可分为多种类型。目前 PD 临床分型主要根据运动症状和发病年龄进行,其中前者在临床诊疗中最为常用。除以上经验分型外,聚类分析的统计学方法也应用于 PD 分型研究。

1. **基于发病年龄的分型**　根据发病年龄的早晚,可将 PD 分为早发型帕金森病(early onset Parkinson's disease,EOPD)和晚发型帕金森病(late onset Parkinson's disease,LOPD)。EOPD 的发病率相对较低,约占帕金森病的 10%。相对于 LOPD,EOPD 在起病症状、多巴胺治疗反应、病程、认知障碍发生率等均存在差异。一般认为,EOPD 是指发病年龄≤50 岁的一类 PD。然而,国际上对 EOPD 的年龄界线没有统一的认识,虽然大部分研究以 50 岁为界,仍有研究以 40 岁或 45 岁为界。

EOPD 患者出现肌强直、肌张力障碍和左旋多巴相关运动波动的频率高于 LOPD,而 LOPD 多是步态姿势异常为主型。近 1/3 早发型 PD 表现为 *PRKN* 基因突变导致的 *PARK2* 相关 PD,多表现为早期左旋多巴诱导的运动障碍、幻觉、肌张力障碍步态、颈部肌张力障碍、多巴反应性肌张力障碍、静止性和站立时腿部震颤、明显的睡眠获益、反射亢进、共济失调、周围神经病变和自主神经功能异常。EOPD 通常以步态姿势异常为主,对左旋多巴反应性较好,但异动症和运动波动也较早出现。

2. **基于运动症状的分型**　根据运动症状分类,可分为震颤为主型和非震颤为主型;另一种分型包括僵直少动型、震颤为主型及步态障碍为主型。不同研究分型略有差异。根据统一帕金森评定量表(unified Parkinson's disease rating scale,UPDRS)的震颤评分和步态姿势异常评分的比值,将 PD 分为震颤为主型(tremor dominant PD,TD-PD)和步态姿势异常为主型(postural instability and gait difficulty,PIGD-PD)。震颤总分与步态姿势障碍评分的比值不低于 1.5 为震颤为主型,比值不高于 1.0 为 PIGD 型,1~1.5 称为中间型。

多项研究证实以震颤起病的患者病情进展慢于步态姿势异常为主型。与震颤为主型患者相比,步态姿势异常型 PD 患者生活质量较低,疾病进展较快,认知障碍较严重,生存时间较短,同时药物及脑深部电刺激治疗效果较差。在认知障碍等非运动症状方面也有区别。步态姿势异常为主型 PD 认知功能下降迅速,痴呆发生率高。一项研究显示,震颤为主型 PD 在步态姿势异常出现后才会出现痴呆症状。除认知功能下降外,抑郁和淡漠同样与非震颤为主型 PD 有关。

3. **非运动症状与 PD 分型**　尽管 PD 非运动症状通常不作为独立亚型进行分类,但一些研究发现,非运动症状对预后有提示作用,甚至超过了运动症状对预后的预测价值。合并快速眼动睡眠行为异常(RBD)的 PD 患者具有较高的血糖抑制、痴呆和更多的自主神经功能障碍,直立性低血压与痴呆的高风险有关。在一项应用间碘苄胍(MIBG)闪烁显像的研究中,MIBG 信号缺失严重的新发 PD 在非运动症状方面更严重,包括便秘、RBD、认知障碍和直立性低血压。此外,运动障碍的进展更快。

4. 基于聚类分型的统计学分型 除以上经验分型外,统计学方法也用于 PD 分类,常用的方法是聚类分析。聚类是将数据分类到不同的类或者簇这样的一个过程,所以同一个簇中的对象有很大的相似性,而不同簇间的对象有很大的相异性。聚类与人为分类的不同在于,聚类是数据驱动的分型。由于样本的不同变量和特征可能导致不同的结果,不同聚类分析研究中得到的分类也不尽相同。其中,多数聚类分析可见"晚发快速进展型"和"早发缓慢进展型"。聚类分析的结果依赖于变量的选择,聚类数量和样本特征,导致不同的结果。

5. 基于基因的遗传学分型 遗传因素对 PD 亚型的影响十分重要。*LRRK2* 突变的患者往往有不对称震颤、低痴呆风险和嗅觉减退。*Parkin* 基因突变患者通常嗅觉正常、低痴呆率,而肌张力障碍和反射亢进发生率较高。*SNCA* 基因突变的患者预后不良,包括对左旋多巴的反应差、痴呆风险较高、精神障碍、进展迅速等。*GBA* 突变的患者总体预后较差,痴呆风险高,死亡率是非突变患者的 2 倍。

【辅助检查】

1. 影像学 CT、MRI 检查无特征性改变,PET 或 SPECT 检查有辅助诊断价值。多巴胺转运体功能显像可显示显著降低,在疾病早期甚至亚临床期即能显示降低。心脏间碘苄胍(MIBG)闪烁照相术可显示心脏交感神经元的功能,早期 PD 患者的总 MIBG 摄取量减少。

2. 其他 嗅觉测试可以发现早期 PD 患者嗅觉减退;经颅黑质超声(TCS)可通过听骨窗探测黑质回声,可发现大多数 PD 患者黑质回声增强。

【诊断】

根据《中国帕金森病的诊断标准(2016 版)》,帕金森综合征诊断的确立是诊断 PD 的先决条件。诊断帕金森综合征基于 3 个核心运动症状,即必备运动迟缓、至少存在静止性震颤或肌强直 2 项症状的 1 项,上述症状必须是显而易见的,且与其他干扰因素无关。对所有核心运动症状的检查必须按照 UPDRS 中所描述的方法进行。

一旦患者被明确诊断存在帕金森综合征表现,可按照以下标准进行临床诊断:

1. 临床确诊的 PD

(1) 不存在绝对排除标准(absolute exclusion criteria)。

(2) 至少存在 2 条支持标准(supportive criteria)。

(3) 没有警示征象(red flags)。

2. 临床很可能的帕金森病

(1) 不符合绝对排除标准。

(2) 如果出现警示征象则需要通过支持标准来抵消:如果出现 1 条警示征象,必须需要至少 1 条支持标准抵消;如果出现 2 条警示征象,必须需要至少 2 条支持标准抵消;如果出现 2 条以上警示征象,则诊断不能成立。

3. 支持标准

(1) 患者对多巴胺能药物的治疗明确且显著有效。在初始治疗期间,患者的功能可恢复或接近至正常水平。在没有明确记录的情况下,初始治疗的显著应答可定义为以下 2 种情况:

1) 药物剂量增加时症状显著改善,剂量减少时症状显著加重。以上改变可通过客观评分(治疗后 UPDRS-Ⅲ 评分改善超过 30%)或主观描述(由患者或看护者提供的可靠而显著的病情改变)来确定。

2) 存在明确且显著的开/关期症状波动,并在某种程度上包括可预测的剂末现象。

(2) 出现左旋多巴诱导的异动症。

(3) 临床体检观察到单个肢体的静止性震颤(既往或本次检查)。

(4) 以下辅助检测阳性有助于鉴别帕金森病与非典型性帕金森综合征:存在嗅觉减退或丧失,或头颅超声显示黑质异常高回声($>20mm^2$),或心脏间碘苄胍闪烁显像法显示心脏去交感神经支配。

4. 绝对排除 PD 的标准

(1) 明确的小脑异常,如小脑性步态、肢体共济失调或者小脑性眼动异常(持续凝视诱发的眼震、巨大的方波急跳、超节律扫视)。

（2）向下的垂直性核上性凝视麻痹，或者选择性的向下垂直扫视减慢。

（3）在发病的前5年内，诊断为很可能的行为变异型额颞叶痴呆或原发性进行性失语。

（4）发病超过3年仍局限在下肢的帕金森综合征的表现。

（5）采用巴胺受体阻滞剂或多巴胺耗竭剂治疗，且剂量和时间过程与药物诱导的帕金森综合征一致。

（6）尽管病情至少为中等严重程度，但对高剂量的左旋多巴治疗缺乏可观察到的治疗应答。

（7）明确的皮层性的感觉丧失（出现皮肤书写觉和实体辨别觉损害），明确的肢体观念运动性失用或者进行性失语。

（8）突触前多巴胺能系统功能神经影像学检查正常。

（9）其他疾病导致的帕金森综合征，或专家认为不是PD。

5. 警示征象

（1）在发病5年内出现快速进展的步态障碍，且需要规律使用轮椅。

（2）发病5年或5年以上，运动症状或体征完全没有进展；除非与治疗相关。

（3）早期出现的延髓功能障碍：发病5年内出现的严重发音困难、构音障碍、吞咽困难。

（4）吸气性呼吸功能障碍：白天或夜间吸气性喘鸣或者频繁的吸气性叹息。

（5）在发病5年内出现严重自主神经功能障碍，包括直立性低血压、尿潴留或尿失禁。

（6）在发病3年内由于平衡损害导致的反复（>1次/年）摔倒。

（7）发病10年内出现不成比例的颈部前倾（肌张力障碍）或手足挛缩。

（8）即使是病程5年也不出现任何一种常见的非运动症状，包括睡眠障碍，自主神经功能障碍、嗅觉减退、精神障碍（抑郁、焦虑、或幻觉）。

（9）其他原因不能解释的锥体束征。

（10）双侧对称性的帕金森综合征。

【治疗】

PD应采取综合治疗，包括药物、手术、康复疗法、心理疏导及照料护理等。药物治疗作为首选，并且是整个治疗过程中的主要治疗手段。脑深部电刺激（DBS）治疗原则是中晚期PD患者对药物治疗效果不佳时的有效治疗手段。PD治疗的目标是有效改善症状，提高工作能力和生活质量。治疗不仅立足当前，而且需要长期管理，综合治疗。提倡早期诊断、早期治疗；坚持"剂量滴定"，不同患者的用药选择需要综合考虑患者的疾病特点。一旦开始治疗，要告知患者药物的局限性（不能根治）和可能的不良反应。特别要注意的是，抗PD药不能突然停药，因为有发生撤药恶性综合征的可能。

1. 药物治疗　主要有6大类：①复方左旋多巴，包括苄丝肼左旋多巴和卡比多巴左旋多巴；②多巴胺受体（DR）激动药，目前一般建议非麦角类DR激动剂，包括普拉克索、罗匹尼罗、吡贝地尔和罗替高汀；③单胺氧化酶-B（MAO-B）抑制剂，主要有司来吉兰和雷沙吉兰；④儿茶酚-氧位-甲基转移酶（COMT）抑制药，恩他卡朋；⑤抗胆碱能药，主要应用苯海索；⑥其他类，如金刚烷胺。

根据2020年发表的《中国帕金森病治疗指南（第4版）》推荐的PD药物治疗，用药原则应该以达到有效改善症状、提高工作能力和生活质量为目标。提倡早期诊断、早期治疗，不仅可以更好地改善症状，而且可能会达到延缓疾病进展的效果。应坚持"剂量滴定"以避免产生药物的急性不良反应，力求实现"尽可能以小剂量达到满意临床效果"的用药原则，避免或降低运动并发症尤其是异动症的发生率。治疗应遵循循证医学的证据，也应强调个体化特点，不同患者的用药选择需要综合考虑患者的疾病特点（是以震颤为主，还是以强直少动为主）和疾病严重程度、有无认知障碍、发病年龄、就业状况、有无共病、药物可能的不良反应、患者的意愿、经济承受能力等因素，尽可能避免、推迟或减少药物的不良反应和运动并发症。根据临床症状严重度的不同，可以将PD的病程分为早期和中晚期，即将Hoehn-Yahr 1~2级定义为早期，Hoehn-Yahr 3~5级定义为中晚期。

（1）早期PD的治疗：疾病一旦发生将随着时间的推移而渐进性加重，有证据提示在疾病早期阶段的病程进展较后期阶段要快。因此，一旦早期诊断，即应尽早开始治疗。一般疾病初期多给予单药治疗，但也可采用优化的小剂量多种药物（体现多靶点）的联合应用，力求达到疗效佳、维持时间更长而运动并发症发生率最低的目标。

早期 PD 治疗首选药物原则——早发型患者，在不伴有智能减退的情况下，可有如下选择：

1）非麦角类 DR 激动剂。

2）单胺氧化酶-B（MAO-B）抑制剂。

3）金刚烷胺。

4）复方左旋多巴。

5）复方左旋多巴+儿茶酚-O-甲基转移酶（COMT）抑制剂。

首选药物并非按照以上顺序，需根据不同患者的具体情况而选择不同方案。若遵照美国、欧洲的治疗指南应首选方案 1）、2）或 5）；若患者由于经济原因不能承受高价格的药物，则可首选方案 3）；若因特殊工作之需，力求显著改善运动症状，或出现认知功能减退，则可首选方案 4）或 5）；也可在小剂量应用方案 1）、2）或 3）时，同时小剂量联合应用方案 4）。对于震颤明显而其他抗 PD 药物疗效欠佳的情况下，可选用抗胆碱能药，如苯海索。晚发型或有伴智能减退的患者，一般首选复方左旋多巴治疗。随着症状的加重，疗效减退时可添加 DR 激动剂、MAO-B 抑制剂或 COMT 抑制剂治疗。尽量不应用抗胆碱能药物，尤其针对老年男性患者，因其具有较多的不良反应。

（2）中晚期 PD 的治疗：中晚期 PD，尤其是晚期 PD 的临床表现极其复杂，其中有疾病本身的进展，也有药物不良反应或运动并发症的因素参与其中。对中晚期 PD 患者的治疗，一方面要继续力求改善患者的运动症状；另一方面要妥善处理一些运动并发症和非运动症状。

（3）症状波动的治疗：症状波动主要包括剂末恶化（end of dose deterioration）、开-关现象（on-off phenomenon）。

1）对剂末恶化的处理方法：①不增加服用复方左旋多巴的每日总剂量，而适当增加每日服药次数，减少每次服药剂量（以仍能有效改善运动症状为前提），或适当增加每日总剂量（原有剂量不大的情况下），每次服药剂量不变，而增加服药次数；②应用复方多巴控释剂型替代标准片，以延长左旋多巴的作用时间，更适宜在早期出现剂末恶化，尤其发生在夜间时为较佳选择，剂量需增加 20%～30%［美国指南认为不能缩短"关"期，为 C 级证据，而英国国家卫生与临床优化研究所（NICE）指南推荐可在晚期患者中应用，但不作为首选，为 B 级证据］；③加用长半衰期的 DR 激动剂，其中普拉克索、罗匹尼罗、罗替高汀为 B 级证据，若已用 DR 激动剂而疗效减退可尝试换用另一种 DR 激动剂；④加用 COMT 抑制剂，其中恩托卡朋为 A 级证据，托卡朋为 B 级证据；⑤加用 MAO-B 抑制剂，其中雷沙吉兰为 A 级证据，司来吉兰为 C 级证据；⑥避免饮食（含蛋白质）对左旋多巴吸收及通过血脑屏障的影响，宜在餐前 1 小时或餐后 1.5 小时服药，调整蛋白饮食可能有效；⑦手术治疗主要为丘脑底核（STN）或苍白球内科部（GPi）行 DBS 可获裨益，为 C 级证据。

2）对开-关现象的处理：处理较为困难，可以选用口服 DR 激动剂，或可采用微泵持续输注左旋多巴卡比多巴凝胶或皮下泵输注多巴胺受体激动剂阿扑吗啡。

（4）异动症的治疗：异动症包括剂峰异动症（peak-dose dyskinesia）、双相异动症（biphasic dyskinesia）和肌张力障碍（dystonia）。

1）对剂峰异动症的处理方法：①减少每次复方左旋多巴的剂量；②若患者是单用复方左旋多巴，可适当减少剂量，同时加用 DR 激动剂或 COMT 抑制剂；③加用金刚烷胺（C 级证据）；④加用非典型抗精神病药如氯氮平；⑤若使用复方左旋多巴控释剂，则应换用标准片，避免控释剂的累积效应。

2）对双相异动症（包括剂初异动症和剂末异动症）的处理方法：①若在使用复方左旋多巴控释剂应换用标准片，最好换用水溶剂，可以有效缓解剂初异动症；②加用长半衰期的 DR 激动剂或延长左旋多巴血浆清除半衰期的 COMT 抑制剂，可以缓解剂末异动症，也可能有助于改善剂初异动症。微泵持续输注 DR 激动剂（阿扑吗啡）或左旋多巴甲卡比多巴凝胶可以同时改善异动症和症状波动。

3）对晨起肌张力障碍的处理方法：睡前加用复方左旋多巴控释片或长效 DR 激动剂，或在起床前服用复方左旋多巴标准片或水溶剂；对"开"期肌张力障碍的处理方法同剂峰异动症，手术治疗方式主要为 DBS。

（5）非运动症状的治疗：PD 的非运动症状涉及许多类型，主要包括感觉障碍、神经精神障碍、自主神经功能障碍和睡眠障碍，需给予积极的、相应的治疗。

1）神经精神障碍的治疗：最常见的精神障碍包括抑郁和/或焦虑、幻觉、认知障碍或痴呆等。首先需要甄别患者的神经精神障碍（特别是幻觉）是由抗 PD 药物诱发，还是由疾病本身导致。若为前者则需根据易诱发患者精神障碍的概率而依次逐减或停用如下抗 PD 药物：抗胆碱能药、金刚烷胺、MAO-B 抑制剂、DR 激动剂；若采取以上措施患者的症状仍然存在，在不明显加重 PD 的运动症状的前提下，可将复方左旋多巴逐步减量。如果药物调整效果不理想，则提示患者的精神障碍可能为疾病本身导致，就要考虑对症用药。针对幻觉和妄想的治疗，推荐选用氯氮平或喹硫平，前者的作用稍强于后者，但是氯氮平会有 1%~2% 的概率导致粒细胞缺乏症，故需监测血细胞计数。对于抑郁和/或焦虑的治疗，可应用 SSRI，也可应用 DR 激动剂，尤其是普拉克索既可以改善运动症状，同时也可改善抑郁症状。劳拉西泮和地西泮缓解易激惹状态十分有效。针对认知障碍和痴呆的治疗，可应用胆碱酯酶抑制剂，如卡巴拉汀、多奈哌齐及美金刚等。

2）自主神经功能障碍的治疗：最常见神经功能障碍包括便秘、排尿障碍和直立性低血压。对于便秘可给予温和的导泻药物及加用胃肠动力药，并需要停用抗胆碱能药及增加运动。对排尿障碍中的尿频、尿急和急迫性尿失禁的治疗，可采用外周抗胆碱能药，如奥昔布宁、托特罗定等；而对逼尿肌无反射者则给予胆碱能制剂（但需慎用，因会加重 PD 的运动症状），若出现尿潴留，应采取间歇性清洁导尿。直立性低血压患者应增加盐和水的摄入量；睡眠时抬高头位，不要平躺；可穿医用弹力袜和/或腹带等；不要快速地从卧位或坐位起立；首选 α-肾上腺素能激动剂如米多君治疗，且疗效佳；也可使用选择性外周多巴胺受体拮抗剂如多潘立酮。

3）睡眠障碍的治疗：睡眠障碍主要包括失眠、快速眼动睡眠行为异常（RBD）、白天过度嗜睡（EDS）。失眠最常见的问题是睡眠维持困难（又称睡眠破碎）。频繁觉醒可能使震颤在浅睡眠期再次出现，或者由于白天服用的多巴胺能药物浓度在夜间已耗尽，患者夜间运动不能而导致翻身困难或者夜尿增多。如果与夜间的 PD 症状相关，加用左旋多巴控释剂、DR 激动剂或 COMT 抑制剂则会有效。如果正在服用司来吉兰或金刚烷胺，尤其在傍晚服用者，首先需要纠正服药时间，司来吉兰需在早晨、中午服用，金刚烷胺需在下午 4 点前服用；若无明显改善，则需减量甚至停药，或选用短效的镇静安眠药。对 RBD 患者可睡前给予氯硝西泮，一般 0.5mg 就能奏效。EDS 可能与 PD 的严重程度和认知功能减退有关，也可与抗 PD 药物 DR 激动剂或左旋多巴应用有关。如果患者在每次服药后出现嗜睡，则提示药物过量，将用药减量会有助于改善 EDS；也可予左旋多巴控释剂代替常释剂，可能会有助于避免或减轻服药后嗜睡。

4）感觉障碍的治疗：最常见的感觉障碍主要包括嗅觉减退、疼痛或麻木、不宁腿综合征（RLS）。嗅觉减退在 PD 患者中相当常见，且多发生在运动症状出现之前多年，但是目前尚无明确措施能够改善嗅觉障碍。疼痛或麻木在 PD 尤其在晚期 PD 患者中比较常见，可以由其疾病引起，也可以是伴随骨关节病变所致，如果抗 PD 药物治疗"开期"疼痛或麻木减轻或消失，"关期"复现，则提示由 PD 所致。可以调整治疗延长"开期"。反之，则由其他疾病或原因引起，可以选择相应的治疗措施。对伴有 RLS 的 PD 患者，在入睡前 2 小时内选用 DR 激动剂如普拉克索治疗十分有效，或给予复方左旋多巴也可奏效。

另外，鉴于 PD 的多因素性，传统的单靶点治疗方法不一定能达到预期的效果。因此，目前提出多靶点治疗策略并开展了相关药物研究，如 MAO-B 抑制剂和铁螯合剂的组合、单胺氧化酶和胆碱酯酶抑制剂的组合、MAO-B 抑制剂和 A2a 拮抗剂的组合、D2 受体激动剂和 A2a 拮抗剂的组合等，但是上述这些多靶点药物尚处在合成和动物实验研究阶段，应用到 PD 的治疗还需一段时间。但这可能是 PD 未来药物治疗的方向，前景可期。

2. 重复经颅磁刺激治疗　重复经颅磁刺激（repetitive transcranial magnetic stimulation，rTMS）是一种安全、微创、非侵入并有效的神经调控方式，可在了解 PD 患者个体症状及神经病理生理的基础上，通过合理、选择性地调控大脑皮质某些区域的功能，达到治疗的目的。目前普遍认为 TMS 治疗运动障碍疾病通过直接或间接刺激神经元，调节脑网络兴奋性完成的。重塑的机制非常复杂，根据不同的阶段各不相同，包括了突触强度的改变,突触的增长和修剪,甚至在一些已有神经环路中产生新的神经元。

3. DBS 治疗　DBS 俗称为"脑起搏器",通过植入大脑中的电极,发放电脉冲至控制运动的相关神经核团,调控异常的神经电活动,达到减轻和/或控制症状的目的。常见相关的神经核团有丘脑腹外侧核(Vim)、丘脑底核(STN)、苍白球内侧部(GPi)。DBS 治疗作用的精确机制还不清楚,但多认为其作用是基于神经系统的兴奋而不是抑制。大部分学者认为 DBS 激活了轴突或者轴突终末的突触前膜。电流/电压、脉宽和频率是有效刺激神经结构的主要参数。而电流/电压和有效电极触点组合是电流作用于正确神经结构的主要因素。一些研究显示,DBS 可以逆行性地激活那些轴突位于靶点附近的神经元,DBS 刺激 GPi 后丘脑神经元活动被抑制,而 DBS 刺激 STN 后 GPi 神经元活动却增强。

(冯　涛　陈　彪)

第二节　肝豆状核变性

肝豆状核变性(hepatolenticular degeneration)又称为 Wilson 病(Wilson disease,WD)是一种常染色体隐性遗传的铜代谢障碍疾病,致病基因 *ATP7B* 定位于染色体 13q14.3 编码一种铜转运 P 型 ATP 酶。*ATP7B* 基因突变导致 ATP 酶功能减弱或丧失,引致血清铜蓝蛋白合成减少及胆道排铜障碍,蓄积体内的铜离子在肝、脑、肾、角膜等处沉积,引起进行性加重的肝硬化、锥体外系症状、精神症状、肾损害及角膜色素环(Kayser-Fleischer ring,K-F 环)等。WD 的世界范围发病率为 1/100 000～1/30 000,致病基因携带者约为 1/90。本病在中国较多见,尤其好发于青少年,男性比女性稍多,因其表现的多样性,50 岁以下出现运动障碍的患者需考虑肝豆状核变性可能。WD 也是至今少数几种可治的神经遗传病之一,如不恰当治疗将会致残甚至死亡,因此,关键是早诊断、早治疗,晚期治疗基本无效。

【病因与发病机制】

WD 基因编码 P 型铜转运 ATP 酶(ATP7B)。ATP7B 通过其巨大的 N 端功能区与铜离子结合并参与肝细胞内铜转运过程。铜在 ATP7B 作用下通过两种途径被分泌出肝细胞外,其一是在高尔基体与铜蓝蛋白结合形成铜-铜蓝蛋白复合物后进入血液循环,其二是经胆汁分泌排出体外。WD 患者由于 ATP7B 的突变同时影响了以上两条途径,导致铜在肝细胞内聚集并最终引起过量的游离铜溢入血循环中,这导致了体内铜正性平衡和多系统的铜毒性损害。循环中游离铜增加而尿排铜增多,但这还不足以阻止铜在体内蓄积(正常人体内铜量约为 80mg)。铜不仅在肝细胞中不断蓄积引起肝损害,也沉积在脑及眼、肾、骨骼血液组织等对铜特别易受损害的器官并导致其功能障碍。其细胞毒性机制可能与过多结合蛋白质和核酸、生物膜的脂质氧化及产生过多的氧自由基有关。WD 患者脑的病理改变首先出现在基底节,包括壳核和尾状核囊性坏死及神经元丢失、轴突退行性变及胶质增生。此外,还可出现皮质萎缩。WD 患者肝损害主要表现为肝硬化,典型的是结节性肝硬化。

【临床表现】

发病年龄多在 5~35 岁,3 岁及 72 岁均有。

1. 临床表现

(1) 神经症状(锥体外系为主)和精神症状

1) WD 患者神经症状:①帕金森样少动-强直综合征;②全身性肌张力障碍综合征(单纯舞蹈样动作不常见);③姿势性或意向性震颤伴共济失调、蹒跚步态和构音障碍(假性硬化)。震颤可能较轻微,其典型表现多为缓慢、大幅度震颤,多累及肢体近端,当手臂上抬,双手置于近鼻位置时可出现"扑翼样"震颤。构音障碍及手笨拙常见,构音障碍表现为语速快、语声低微、语音含糊。步态异常最为少见。面部的特征性表现为露齿伴流涎的傻笑面容,早期常表现假性延髓损害的特点。如眼球有运动障碍,可见慢速扫视运动及偶有眼肌麻痹。视力及感觉不受损害。尽管部分 WD 患者出现锥体束征,但未见瘫痪症状。括约肌功能一般也不受累,抽搐也较少见。

2) 精神症状:患者认知障碍常见,甚至可达到痴呆,工作或学习能力下降常常是 WD 的最早表现。易冲动、反社会行为等人格改变亦较常见。

（2）肝病症状：大多数以神经症状为主诉的 WD 患者早于或同时有肝病病史,如急性肝炎病史、慢性活动性肝炎、门静脉高压、无症状性肝脾大等。不明原因的溶血性贫血、血尿、蛋白尿、肾小管功能异常或泌尿系统结石。骨质疏松、骨软化及骨关节异常也提示 WD 的可能。如果未经治疗,WD 患者往往进展为严重的肝病并发症或重度的神经系统损害,多在数年内死亡。

（3）角膜 K-F 环（7 岁以下患儿少见）;几乎所有脑型 WD 患者在裂隙灯下都可见到角膜后弹力层的 K-F 环,可见角膜边缘棕黄色铜沉积,在角膜上下缘处最明显。少数脑型 WD 患者无 K-F 环,或仅单眼出现 K-F 环。肝型 WD 患者并不都出现 K-F 环,且需要注意的是 K-F 环并非 WD 特有,在其他肝脏疾病中也可出现。

（4）其他：镜下血尿、微量蛋白尿、肾小管酸中毒、急性非免疫性溶血性贫血、骨关节病及肌肉损害等。

2. 临床分型

（1）肝型

1）持续性血清转氨酶增高。

2）急性或慢性肝炎。

3）肝硬化（代偿或失代偿）。

4）暴发性肝衰竭（伴或不伴溶血性贫血）。

（2）脑型

1）帕金森综合征。

2）运动障碍：扭转痉挛、手足徐动、舞蹈症状、步态异常、共济失调等。

3）口-下颌肌张力障碍：流涎、讲话困难、声音低沉、吞咽障碍等。

4）精神症状。

（3）其他类型：以肾损害、骨关节肌肉损害或溶血性贫血为主。

（4）混合型：以上各型的组合。

【辅助检查】

1. 铜代谢相关的生化检查

（1）血清铜蓝蛋白（ceruloplasmin,CP）：参考值为 200~500mg/L,WD 患者 CP 常常降低,CP<80mg/L 是诊断 WD 的强烈证据。血清 CP 大于 200mg/L 的 WD 患者可见于妊娠期或接受雌激素治疗或同时患有类风湿关节炎等。某些情况下（出生后至 2 岁、20% 的 WD 基因携带者、慢性肝炎、重症肝炎、慢性严重消耗性疾病、Menkes 综合征）血清 CP 亦可<200mg/L,须复查和鉴别。

（2）24 小时尿铜：参考值<100μg,WD 患者≥100μg。

（3）肝铜量：参考值<40~55μg/g（肝干重）,患者>250μg/g（肝干重）。

2. 血、尿常规 WD 患者有肝硬化伴脾功能亢进时其血常规可出现血小板、白细胞和/或红细胞减少;尿常规可见镜下血尿、微量蛋白尿等。

3. 肝脏检查 可有血清转氨酶、胆红素升高和/或白蛋白降低;肝脏 B 超常显示肝实质光点增粗甚至结节状改变;肝脏病理早期表现为脂肪增生和炎症,以后为肝硬化改变。

4. 脑部影像学检查 MRI 比 CT 特异性更高。约 85% 的脑型患者、50% 的肝型患者的 MRI 表现为豆状核（尤其壳核）、尾状核、中脑和脑桥、丘脑、小脑及额叶皮质 T_1 加权像呈低信号和 T_2 加权像呈高信号;或壳核和尾状核在 T_2 加权像呈高低混杂信号;还可有不同程度的脑沟增宽、脑室扩大等。最明显的是壳核部位呈双侧对称的同心层状 T_2 加权像高信号。中脑除了红核、黑质外侧面以外所出现的高信号改变形成"大熊猫脸"征。此外,"双熊猫"征、小脑中脚高信号改变在 WD 病例中也见报道。部分患者出现脑桥中央髓鞘溶解样改变,该征象经治疗后可改善。DWI 在 WD 的诊断中也有一定意义。在对 100 例各种锥体外系疾病患者的影像学研究中发现,对诊断 WD 意义最明显的 MRI 特征为"大熊猫脸"征（14.3%）、脑桥被盖部高信号（75%）、脑桥中央髓鞘溶解样改变（62.5%）,以及同时累及基底节、丘脑、脑干的异常信号（55.3%）。

[18]F-多巴标记的正电子发射断层扫描（PET）显示纹状体摄取多巴胺减少,提示黑质纹状体通路多巴

胺能代谢障碍。经颅脑超声显像技术在脑型 WD 患者和无症状 WD 患者中可发现豆状核呈高回声信号，可能是由于铜沉积引起。磁共振波谱分析(MRS)也可发现 WD 患者脑部异常。

【诊断标准】

目前，肝豆状核变性诊断标准主要参考 2022 年中华医学会神经病学分会帕金森病及运动障碍疾病专业学组、神经遗传性疾病专业学组肝豆状核诊断和治疗指南编写小组制定的《肝豆状核变性诊断与治疗指南》，如下所示(其中 1 表示强推荐，2 表示弱推荐；A/B/C 代表质量等级)。

1. 任何年龄，尤其青少年和青年患者，出现不明原因的肝功能异常或神经精神症状，应考虑筛查 WD(1A)。

2. 怀疑 WD 者应进行 K-F 环检查，建议由经验丰富的眼科医师采用裂隙灯检查(1B)。

3. 血清铜蓝蛋白<100mg/L，应高度怀疑 WD(1B)；铜蓝蛋白浓度在正常范围或临界值，不能排除 WD(1A)；血清铜蓝蛋白浓度高于正常值上限，可基本排除 WD(2A)。

4. 对于有临床症状患者，基础 24 小时尿铜>100μg 对诊断 WD 非常有价值(1A)；24 小时尿铜>40μg 有助于发现无症状和儿童患者，但特异度较低(2A)；对于有症状的儿童患者，D-青霉胺激发试验 24 小时尿铜>1 600μg，对诊断 WD 有价值(1B)。

5. 存在 Coombs 阴性溶血性贫血的青少年和青年应进行 WD 相关检查(2C)；急性严重溶血可能是 WD 所致急性肝衰竭(ALF)的初始表现(2C)。

6. 推荐 ATP7B 基因突变检测作为 WD 疑似患者的确诊方法(1B)；推荐 ATP7B 基因突变检测作为家系筛查的一线筛查方法，特别是在 WD 先证者确定已有 ATP7B 基因突变的情况下(1B)；WD 先证者的一级亲属应筛查 WD(1A)。

7. 脑部 MRI 检查可作为神经系统病变 WD 患者病情评估和治疗疗效监测的手段(1A)。

8. WD 的诊断推荐应用 Leipzig 评分系统。可依照临床表现及生化指标、基因检测、肝组织学检查的先后顺序，分步骤评分，一旦总分≥4 分，即可确诊并启动治疗(1A)。

【鉴别诊断】

主要与下列疾病相鉴别：急慢性肝炎和肝硬化、帕金森病、肌张力障碍、亨廷顿舞蹈病、原发性震颤、其他原因的精神异常、类风湿关节炎、肾炎、血小板减少性紫癜、溶血性贫血及甲状腺功能亢进等。

【治疗】

1. 肝豆状核变性的治疗原则

(1) 早期治疗。

(2) 推荐终身治疗，除非做了肝移植(Ⅱ级证据)。

(3) 选择适当治疗方案。

(4) 脑型 WD 治疗前应先作神经症状评估和脑 MRI 检查(Ⅲ级证据)。

(5) 症状前患者的治疗及治疗有效患者的维持疗法可用络合剂或锌剂(Ⅱ级证据)。

(6) 药物治疗的监测：开始用药后应检查肝肾功能、24 小时尿铜、血尿常规等，前 3 个月每月复查 1 次，病情稳定后每 3 个月查 1 次。推荐接受络合剂治疗的患者，不管用了多长时间，仍需规则地检查血常规和尿常规(Ⅲ级证据)。肝脾 B 超每 3~6 个月检查 1 次。同时必须密切观察药物的副作用。

2. 驱铜及防止铜吸收的药物　主要有两类：①络合剂，如青霉胺、二巯丙磺酸钠、二巯丁二酸钠、二巯丁二酸，能强力促进体内铜离子排出；②阻止肠道对外源性铜的吸收(锌剂、四硫钼酸盐)。

(1) D-青霉胺(penicillamine,PCA)：PCA 对不同类型 WD 患者的疗效和副作用有很大差异，故要求个体化给药，即根据患者年龄、临床分型、病程及用药后尿排铜量等确定其服用剂量和服用持续时间。

1) 用法：青霉素皮试阴性才可服用。剂量为 750~1 000mg/d，最大剂量可达 2 000mg/d。应从小剂量(250mg/d)开始，每 3~4 天递增 250mg，至尿铜量较用药前明显增高或 PCA 总量达 1 000~2 000mg/d 为止。小儿剂量为 20~30mg/d。维持量成人为 750~1 000mg/d，儿童为 600~800mg/d。应空腹服药，最好在餐前 1 小时、餐后 2 小时或睡前服，需合用维生素 B$_6$(25mg/d)，勿与锌剂或其他药物混服。使用 PCA 过程中，建议每 2~4 周测 24 小时尿铜作为调整药量的指标，如多次测定 24 小时尿铜量均为 200~500mg，且症状稳定者，表示用量足够，可减量或间歇用药，如服 2 周停 2 周，或服 10 日停 10 日。

2）不良反应:37%～50%的患者在用药早期发生神经症状加重,其中约半数患者其加重的神经症状不可逆。服药早期有恶心、食欲缺乏、呕吐、皮疹、发热等;长期服药可引起多种自身免疫疾病和血液疾病等。10%～30%的患者因各种毒副反应而不能耐受PCA。过敏反应(高热、皮疹)多在用药后数日发生,应即停药,偶可进展为剥脱性皮炎,应紧急处理。过敏症状较轻者经抗过敏治疗、症状消失后再从小剂量PCA开始,逐渐加量,同时口服小剂量泼尼松。较严重的副作用包括骨髓抑制。更严重的是表现为神经症状的WD患者在给予PCA治疗第1个月内,其中20%～40%患者的神经症状加重,而且可能加重至非常严重的程度,据报道有一例患者发展为严重的肌张力障碍(肌张力障碍持续状态)并最终死亡。然而,服用PCA后大部分患者在3个月内可出现临床改善,而明显改善则可能需要6个月至1年。

推荐WD孕妇在整个怀孕期应继续用药,但用PCA或曲恩汀应减量(Ⅲ级证据)。若需行剖宫产,应在妊娠最后6周到伤口完全愈合,PCA用量不能超过250mg/d。服用PCA的妇女不宜哺乳。PCA有无致畸作用仍有争论,美国FDA对妊娠妇女使用青霉胺的规定是D级,即有证据表明有风险(positive evidence of risk)。

3）PCA适应证:除严重肢体痉挛、畸形、严重构音障碍的脑型患者及对PCA过敏的患者慎用或不用外,其他类型WD患者均适用PCA。由于PCA疗效肯定、药源充足、价较廉、使用方便,在我国目前仍然作为治疗WD的主要药物。

(2) 二巯丙磺酸钠(sodium dimercaptosulphonate,DMPS)

1）用法:DMPS 5mg/kg溶于5%葡萄糖溶液500ml中缓慢静脉滴注,每日1次,6天为1个疗程,连续注射6～10个疗程,2个疗程之间休息1～2天。

2）不良反应:主要是食欲减退及轻度恶心、呕吐。约5%的患者于治疗早期发生短暂脑症状加重。

3）适应证:推荐用于有轻、中、重度肝损害和神经精神症状的WD患者。

(3) 二巯丁二酸钠(sodium dimercaptosuccinate,Na-DMS)和二巯丁二酸(dimercaptosuccinate acid,DMSA)

1）用法:Na-DMS既往常规静脉注射用药,近年药源困难,可选用DMSA胶囊口服,本药可与青霉胺交替使用作为长期维持治疗。

2）不良反应:主要是胃肠道和过敏等,约55%的患者于治疗早期发生短暂脑症状加重。

3）适应证:推荐用于有轻-中度肝损害及神经和精神症状的WD患者。

(4) 曲恩汀(trientine):又称为三乙烯四胺。本药对铜的络合作用较PCA弱,不良反应则较PCA轻。1982年美国FDA指定为不能耐受PCA的WD患者用药。推荐用于有轻、中、重度肝损害和神经精神症状的WD患者,以及不能耐受PCA的WD患者。曲恩汀导致神经症状加重的风险低于PCA且曲恩汀副作用相对较少,儿童患者亦可服用,可避免出现PCA的早期副作用,因此曲恩汀是一种相对安全的药物(可导致铁粒幼红细胞性贫血,还可使PCA所致的狼疮再次出现),但价格昂贵,而且不易吸收。

(5) 锌制剂(zinc preparations):口服锌制剂能诱导肠黏膜细胞合成金属硫蛋白,在十二指肠上皮细胞内结合食物中的铜,从而减少铜的吸收,并且铜可随肠上皮细胞的脱落排出体外。此外,锌还可诱导肝细胞内金属硫蛋白的合成,从而减少铜对肝脏的损伤。主要的不良反应是消化不良,通过改变剂型及调整服用时间能减少不良反应的发生。

常用有硫酸锌(zinc sulfate)、醋酸锌(zinc acetate)、葡萄糖酸锌(zinc gluconate)、甘草锌(licorzinc)等。

1）用法:成人剂量为150mg/d(以锌元素计),分3次服;5岁以下50mg/d,分2次服;5～15岁75mg/d,分3次服。在餐后1小时服药以避免食物影响其吸收,尽量少食粗纤维及含多量植物酸的食物。如单用锌剂治疗WD,其24小时尿铜量少于125μg提示治疗量已满意。

2）不良反应:锌剂的不良反应较小,主要有胃肠道刺激、口唇及四肢麻木感、免疫功能降低、血清胆固醇紊乱等。对胎儿无致畸作用。

3）适应证:锌剂对WD的疗效确切、副作用少、价较廉、使用方便,近年已成为治疗下列类型WD的首选药物之一:症状前患者、儿童肝型(只有持续转氨酶增高)患者、妊娠患者、不能耐受PCA治疗者、WD各型的维持治疗。锌剂的缺点是起效慢(4～6个月),严重病例不宜作为首选。

(6) 四硫钼酸盐(tetrathiomolybdate,TM):可以与铜及蛋白质形成一种复合物,进餐时服用可以结合食物中的铜从肠道排出,从而阻止了食物中铜的吸收。两餐间服用,药物吸收入血,与血液中的铜及白蛋白结合,在肝脏代谢,从胆汁排泄。不良反应包括贫血、白细胞减少、转氨酶升高等。

在一项开放性四硫钼酸铵临床研究中,55 例 WD 患者服用四硫钼酸铵进行重新治疗,给予 120~410mg/d 剂量治疗 8 周并随访 3 年,发现只有 2 例(4%)患者早期出现神经症状加重,而神经症状得到改善的患者均获得满意疗效;5 例患者出现骨髓抑制,3 例出现转氨酶升高,结果分析可能是由于加量太快导致药物蓄积所致。另一项针对 48 例患者的随机双盲研究中对比四硫钼酸铵和曲恩汀的疗效,一组患者每天服用曲恩汀 2 次,每次 500mg;另一组患者服用四硫钼酸铵,每次 20mg,每天共服用 6 次,其中 3 次在餐时服,其余 3 次在两餐之间服,共 8 周。所有患者均每天服用锌剂 2 次,每次 50mg。症状无加重的患者其改善程度是相近的,服用曲恩汀的患者出现更多的副作用(包括神经症状加重),因此从副作用方面考虑四硫钼酸铵更有优势。

(7) 中药治疗:大黄、黄连、姜黄、金钱草、泽泻、三七等由于具有利尿及排铜作用而对 WD 有效,少数患者服药后早期出现腹泻、腹痛,其他不良反应少。但须强调的是单独使用中药治疗 WD,效果常不满意,中西医结合治疗效果会更好。推荐用于症状前患者、早期或轻症患者、儿童患者及长期维持治疗。

3. 对症治疗

(1) 震颤:静止性且幅度较小的震颤,首选苯海索(trihexyphenidyl),又称为安坦,每次 1mg,一日 2 次开始,渐加至 2~4mg,一日 3 次,如症状缓解不明显,可加用复方多巴类制剂。以意向性或姿势性震颤为主,尤其是粗大震颤者,首选氯硝西泮(clonazepam),0.5mg,一日 1 次或一日 2 次,逐渐加量,不超过 2mg,一日 3 次。对精神较紧张的患者可加用普萘洛尔(propranolol)30~40mg/d,分 3~4 次服。

(2) 肌张力障碍:轻者可单用苯海索,帕金森综合征者可用复方多巴制剂,从小剂量起,渐加至有效量。也可单用或合用多巴受体激动剂,如吡贝地尔(piribedil)50mg,一日 1 次或一日 2 次。普拉克索(pramipexole)0.25~0.5mg,一日 3 次;以扭转痉挛、强直或痉挛性斜颈为主者,除上述药物外,还可选用苯二氮䓬类药物,如氯硝西泮、硝西泮(nitrazepam)等。也可选用巴氯芬(baclofen)5mg,一日 2 次开始,可逐渐加至 10~20mg,一日 3 次;或乙哌立松(eperisone)50mg/次,一日 3 次,儿童酌减。经上述治疗无效的局限性肌张力障碍并造成肢体畸形者可试用局部注射 A 型肉毒毒素。

(3) 舞蹈样动作和手足徐动症:可选用苯二氮䓬类药物;对无明显肌张力增高者也可用小剂量氟哌啶醇(haloperidol),逐渐增量,加用苯海索。

(4) 精神症状:可选用奋乃静(trilafon)或利培酮(risperidone)等,配用苯海索。对严重肌张力增高者可选用氯氮平(clozapine)或奥氮平(olanzapine)。对淡漠、抑郁的患者可用抗抑郁药物,如有抑郁与兴奋躁动交替者可加用丙戊酸钠或卡马西平。

(5) 肝脏损害:绝大多数患者需长期护肝治疗。

(6) 白细胞和血小板减少:给予升白细胞药物,仍不能纠正时应减用或停用青霉胺,改用其他驱铜药物。如仍无效,可施行脾切除术,或先行脾动脉栓塞,再行脾切除。

(7) 暴发性肝衰竭:迅速清除体内沉积的铜(血液透析、新鲜冰冻血浆进行血浆交换),尽快给予肝脏移植手术。

4. 肝移植治疗 患者合并急性暴发性肝衰竭是进行肝移植的手术指征。暴发性肝衰竭以发病 8 周内出现进行性加重的凝血障碍及脑病为主要表现。有报道极少数该类患者可通过内科治疗治愈。但总体而言及时进行肝移植是非常重要的。当内科治疗无效,肝功能不全进行性加重时,也可行肝移植。常采用原位肝移植(orthotopic liver transplantation,OTL),或亲属活体肝移植(living-related liver transplantation,LRTL)。

推荐 WD 患者进行肝移植治疗的适应证为:

(1) 暴发性肝衰竭。

(2) 对络合剂无效的严重肝病者(肝硬化失代偿期)(Ⅱ级证据)。

对有严重神经或精神症状的 WD 患者因其损害已不可逆,不宜做肝移植治疗。

5. 饮食治疗

(1) 避免进食含铜高的食物:豆类、坚果类、薯类、菠菜、茄子、南瓜、蕈类、菌藻类、干菜类、干果类、软体动物、贝类、螺类、虾蟹类、动物的肝和血、巧克力、可可。某些中药(龙骨、牡蛎、蜈蚣、全蝎)等。

（2）尽量少食含铜量较高的食物：小米、荞麦面、糙米。

（3）适宜的低铜食物：精白米、精面、新鲜青菜、苹果、桃子、梨、鱼类、猪牛肉、鸡鸭鹅肉、牛奶等。

（4）高氨基酸或高蛋白饮食。

（5）勿用铜制的食具及用具。

6. 康复及心理治疗

（曹学兵）

第三节 小 舞 蹈 病

小舞蹈病(chorea minor)又称 Sydenham 舞蹈病(Sydenham chorea)、风湿性舞蹈病,是风湿热在神经系统的常见表现,也是儿童期最常见的获得性舞蹈病类型。该病以舞蹈样动作、肌张力降低和情绪改变为主要临床特征。自从 20 世纪早期以来,由于生活卫生条件的改善和抗生素的应用,本病的发病率已经显著下降。

【病因与发病机制】

虽然小舞蹈病与 A 型溶血性链球菌(group A streptococcal,GAS)感染明确相关,但其发病机制尚未完全明确。目前认为分子模拟发挥重要作用,链球菌感染后产生的抗体与易感者的尾状核、丘脑底核及其他部位神经元上的宿主抗原发生交叉反应,引起炎症反应而致病。因此,本病的症状是由多巴胺能系统、纹状体内胆碱能系统和抑制性 γ-氨基丁酸(GABA)系统之间的失衡引起的。

【临床表现】

最常见于 5~15 岁的患者,女性比男性更常受累(2:1),较少见于成人。本病是一种运动障碍,特征为舞蹈样动作(肢体和面部的短暂、随机、不规则的不自主运动)、肌张力降低和情绪改变。

通常为隐匿性或亚急性发病,但也可能突然发病。早期表现为情绪激动、行为变化、注意力下降和学业退步,可有手足活动不协调、字迹歪斜、行走摇晃不稳,症状逐渐加重,出现舞蹈样动作和肌张力改变等。情绪变化可能在舞蹈样动作发生之前、同时或之后出现。无风湿热其他表现的轻型病例可能会被误认为是行为或情绪障碍、Tourette 综合征。

1. **舞蹈样动作** 舞蹈病通常在诱发性感染后的 1~8 个月出现。可急性或隐袭出现,常为双侧性,20%~30% 患者为偏侧或局限性,面部明显,表现为挤眉弄眼、噘嘴吐舌和扮鬼脸等,肢体出现快速、不规则的、无目的、非刻板性抽动,常起于单肢,逐渐累及一侧或者对侧肢体,上肢较明显,上肢各关节交替伸直、屈曲和内收等,下肢步态颠簸、行走摇晃、易跌倒,躯干表现为脊柱不停地弯曲、扭转,如伴有软腭和其他咽肌不自主运动时可致构音障碍和吞咽障碍。通常觉醒时症状是持续性的,并在尝试做动作、情绪紧张时加重,安静时减轻,睡眠时改善或消失。

2. **肌张力减低** 患者举臂过头时手掌旋前(旋前肌征),当手臂前伸时因张力过低而呈手腕屈曲、掌指关节过伸,称为舞蹈病手姿势(choreic hand),可伴手指弹钢琴样小幅舞动。若令患者紧握检查者第 2、3 指,可感觉患者手时紧时松,称挤奶妇手法(milkmaid grip)或盈亏征(wax-waning sign),膝反射减弱或消失,深、浅感觉无异常。

3. **精神症状** 可伴有多种精神症状,包括失眠、躁动、不安、易激惹、精神错乱、幻觉、妄想等,也常常伴有强迫症状,称躁狂性舞蹈病。通常随着舞蹈样动作消除,精神症状也很快缓解。

4. **心脏症状** 约30%的病例可有风湿性心肌炎、二尖瓣反流或主动脉瓣关闭不全等,可有风湿热的其他表现如发热、风湿性关节炎和皮下结节等。

【辅助检查】

1. **实验室检查** 典型可见外周血白细胞增加、血沉增快、C 反应蛋白增高、抗 O 滴度增高,咽拭子培养检出 A 型溶血性链球菌。由于链球菌前驱感染多发生在起病前,因此出现舞蹈症状时链球菌检查可为阴性。

2. **影像学检查** 部分病例在小舞蹈病急性发作期间和之后进行的 MRI 检查显示纹状体的可逆性异常,PET 和单光子发射计算机断层扫描(single photon emission computed tomography,SPECT)显示纹状体代谢亢进和高灌注,随症状缓解恢复正常。

3. **脑电图**　常为轻度弥漫性慢活动的非特异性改变。

4. **心脏评估**　对所有疑似小舞蹈病的患者都应进行详细的心脏评估(包括心电图和超声心动图检查),新发舞蹈病患者存在心肌炎则可证实本病的诊断。

5. **脑脊液检查**　小舞蹈病患者的脑脊液细胞计数,以及蛋白质和葡萄糖含量通常正常。对于有发热、脑病或其他非典型特征的患者,可进行腰椎穿刺以排除舞蹈病的其他病因如脑炎等。

【临床诊断】

根据起病年龄、特征性表现(如舞蹈样动作、肌张力降低和情绪改变)不难做出小舞蹈病的临床诊断。如存在关节炎、心肌炎、血沉增快和/或近期 A 型溶血性链球菌感染的证据则更加支持该病的诊断。

【鉴别诊断】

儿童期舞蹈病亚急性发作几乎都是由自身免疫性疾病所致,其中绝大多数儿童病例是小舞蹈病。亚急性舞蹈病也可能是其他获得性原因(如病毒性或自身免疫性脑炎、SLE、脑卒中、甲状腺功能亢进)和药物(抗精神病药、拟交感神经药)导致的,需要鉴别的获得性病因见表13-3-1。在大多数情况下,可以根据病史、家族史和神经系统检查结果来鉴别。对于存在非典型特征的患者,有必要进行神经影像学检查、脑脊液分析和/或其他检查,以排除其他诊断。

表 13-3-1　获得性舞蹈病

类别	疾病	类别	疾病
自身免疫性或炎症性	抗磷脂抗体综合征		脑囊虫病
	白塞病		神经梅毒
	乳糜泻		进行性多灶性白质脑病
	桥本脑病		结核性脑膜炎
	结节性多动脉炎	代谢性或内分泌性	肝衰竭
	原发性中枢神经系统血管炎		甲状腺功能亢进
	结节病		低/高钙血症
	干燥综合征		低/高血糖症
	系统性红斑狼疮		低/高钠血症
血管性	动静脉畸形		低镁血症
	脑出血		甲状腺功能减退
	脑梗死		真红细胞增多症
	烟雾病		肾衰竭
	蛛网膜下腔出血		维生素缺乏(维生素 B_1、维生素 B_{12}、烟酸)
药物性	使用多巴胺类药物	肿瘤性	基底节区肿瘤
	使用抗精神病药		副肿瘤综合征
感染性	艾滋病	中毒性	酒精中毒或酒精戒断综合征
	克雅病		一氧化碳中毒
	白喉		锰中毒
	乙型脑炎		汞中毒
	军团菌		铊中毒
	莱姆病		甲苯中毒
	疟疾	其他	基底节区损害(任何病因)
	流脑		核黄疸

1. 先天性舞蹈病　舞蹈样动作可作为脑瘫的一种表现形式,多在 2 岁前发病,较小舞蹈病早,常伴智能障碍、震颤和痉挛性截瘫等。

2. 抽动秽语综合征（Gilles de la Tourette syndrome）　见于儿童及青少年,表现为迅速、刻板的反复不规则多发性肌肉抽动,常累及头面部、颈肌群和咽喉机,多有发怪声或吐脏话。

3. 亨廷顿舞蹈病　多见于中年以上,除舞蹈动作,常有遗传史和痴呆,少数儿童期发病者多伴肌强直。

4. 扭转痉挛　常见于儿童期,有时扭转痉挛动作较快速可被误认为舞蹈样动作。儿童期扭转痉挛常持续存在,无自限性,肢体扭动时肌张力增高,停止时正常。

【治疗】

本病的治疗包括抗生素治疗以防止疾病复发和尽量减小风湿性心脏病的风险。此外,有舞蹈病相关显著损害的患者可以采用抑制舞蹈病的药物和/或免疫抑制治疗。

1. 抗生素治疗　抗生素治疗以根除携带的 A 型溶血性链球菌,这样可降低复发的可能性,可以给予苄星青霉素或青霉素治疗。患者应接受长期抗生素治疗以防止进一步 GAS 感染,此外,抗生素治疗可抑制风湿性心脏病的进展。

2. 舞蹈病的治疗　舞蹈样动作频繁者,应卧床休息,避免声光刺激,在床边加软垫以防损伤。如果舞蹈样动作对日常生活活动及学业任务干扰达到中至重度,尤其是步态受到影响并有跌倒风险时,可能需要进行短期治疗。通常使用低剂量高效价多巴胺 D2（dopamine 2,D2）受体阻滞剂（如氟奋乃静、氟哌啶醇、匹莫齐特）。第二代抗精神病类药物包括奥氮平、氯氮平、喹硫平和利培酮,可帮助部分患者减轻舞蹈症状。但要注意这些治疗的潜在并发症是急性药物诱导性运动障碍,如静坐不能或肌张力障碍。对于较轻的舞蹈病症状,替代选择包括丙戊酸、卡马西平等。

【预后】

本病为自限性,即使不经治疗,3~6 个月后也可自行缓解,及时治疗可缩短病程。15%~30% 的患者可以复发,大多数复发出现在初次发病后 2~3 年,大多数复发是由重复 A 型溶血性链球菌感染造成的。预后主要取决于心脏合并症的转归。

【学科新进展】

研究中的其他治疗方案:对于中至重度病例,通过糖皮质激素进行免疫抑制治疗可以缩短病程和症状持续时间。可口服泼尼松一次 1~2mg/kg,一日 1 次,连用 2 周,然后在 2~3 周逐渐减量至停药。对于严重的病例,可尝试使用过静脉注射免疫球蛋白（intravenous immune globulin,IVIg）或血浆置换来治疗,但目前相关数据有限。

（靳令经）

第四节　亨廷顿病

亨廷顿病（Huntington disease,HD）又称亨廷顿舞蹈病（Huntington chorea）、慢性进行性舞蹈病（chronic progressive chorea）、遗传性舞蹈病（hereditary chorea）,于 1842 年由 Waters 首次报道,1872 年由美国医师 George Huntington 系统描述而得名,是一种常染色体显性遗传的基底核和大脑皮质变性疾病。临床上以隐匿起病、缓慢进展的舞蹈样不自主运动、精神障碍和痴呆为特征。其致病是由位于第 4 号染色体短臂的亨廷顿基因 IT15（interesting transcript 15）上的 CAG 三核苷酸异常扩增突变所致。本病呈完全外显,受累个体的后代半数发病,可发生于所有人种,白种人发病率最高,我国较少见。

【病因与发病机制】

HD 是常染色体显性遗传病,本病的致病基因 IT15 基因（也称为 HD 基因或 HHT 基因）位于第 4 号染色体 4p16.3,基因的表达产物为约含 3 144 个氨基酸的多肽,命名为 Huntingin（HTT 蛋白）。在 ITI5 基因

5'端编码区内的三核苷酸(CAG)重复序列拷贝数异常增多。拷贝数越多、发病年龄越早、临床症状越重。突变的亨廷顿蛋白含有扩增的谷氨酰胺残基链,病理改变主要局限于中枢神经系统,以尾状核和壳核(新纹状体)萎缩最为突出。虽然目前认为 HD 的发病与突变 HTT 蛋白的毒性相关,但该病具体的病理生理学机制尚未明确。

【病理与生化改变】

1. **病理变化** 主要位于纹状体和大脑皮质,黑质、视丘、视丘下核、齿状核亦可轻度受累。大脑皮质突出的变化为皮质萎缩,特别是第3、5和6层神经节细胞丧失,合并胶质细胞增生。尾状核壳核神经元大量变性、丢失。投射至外侧苍白球的纹状体传出神经元(含 γ-氨基丁酸,参与间接通路)较早受累,是引起舞蹈症的基础;随疾病进展,投射至内侧苍白球的纹状体传出神经元(含 γ-氨基丁酸与 P 物质,参与直接通路)也遭殃及,是导致肌强直及肌张力障碍的原因。

2. **生化改变** 纹状体传出神经元中 γ-氨基丁酸、乙酰胆碱及其合成酶明显减少,多巴胺浓度正常或略增加;与 γ-氨基丁酸共存的神经调质脑啡肽、P 物质亦减少,生长抑素和神经肽 Y 增加。

【临床表现】

本病多见于 30~50 岁,5%~10% 的患者发病于儿童和青少年,10% 在老年。患者的连续后代中有发病提前倾向,谓之为遗传早现现象(anticipation),父系遗传(paternal descent)的早现现象更明显。绝大多数有阳性家族史。隐匿起病、缓慢进展,无性别差异。

1. **舞蹈样不自主运动** 锥体外系症状以舞蹈样不自主运动最常见、最具特征性,通常为全身性,程度轻重不一;累及面部、躯干和肢体的快速,不自主、无节律运动;典型表现为手指弹钢琴样动作和面部怪异表情,累及躯干可产生舞蹈样步态,可合并手足徐动及投掷症。早期异常动作轻微,患者可能难以意识到舞蹈症状的存在,或将舞蹈样动作整合到随意运动中,使得正常动作的控制出现困难或偏差;随着疾病的进展,舞蹈症的范围和程度常逐渐加重,甚至影响膈肌、咽和喉部肌肉,从而产生构音障碍、吞咽困难和不自主发声;疾病晚期舞蹈症常消失,代之以僵直、少动为主的帕金森病样表现,可伴有局灶性肌张力障碍;最后常导致卧床。运动保持困难也是该病常见表现,即不能保持某些简单的自主动作,如保持伸舌动作困难等。

2. **精神障碍及痴呆** 精神障碍可表现为情感、性格、人格改变及行为异常,如抑郁、激惹、幻觉、妄想、暴躁、冲动、反社会行为等。患者常表现出注意力减退、记忆力降低、认知障碍及智能减退,呈进行性加重。认知障碍最主要的特征是执行功能障碍,表现为做决定、执行多重任务和转换认知目标的能力下降。患者通常对其认知缺陷缺乏自知力。记忆减退或丧失多出现在病程晚期,随疾病进展,最终可发展为痴呆。

3. **其他快速眼球运动(扫视)常受损** 早期表现为眼球扫视速度减慢,但眼球追随运动保留;晚期则眼球追随运动、自主扫视和再固定全部受损。

4. 此外,体重减轻和恶病质也是亨廷顿病的常见特征,患者的不自主运动大量消耗能量可使体重明显下降,而通常无食欲减退。可伴癫痫发作,睡眠和/或性功能障碍也比较常见。

青年型 HD 表现为 20 岁前起病,临床表现可没有舞蹈症或仅有轻微舞蹈症,多有肌阵挛、癫痫发作、共济失调、认知和行为问题及帕金森综合征等表现,认知障碍出现早且严重,病程进展更快。

运动和认知功能的逐渐恶化会导致显著的并发症,如咽喉部肌肉受累导致吞咽困难,运动障碍、活动减少甚至卧床可导致吸入性肺炎和其他感染、压疮等。

【辅助检查】

1. **基因检测** HHT 基因检测是最重要的辅助检查,致病基因 *HTT* 的 CAG 重复序列拷贝数增加,大于 40 具有诊断价值。CAG 重复拷贝数的阈值为 36,小于 36 不致病,36~39 不完全外显,大于 39 则完全外显。基因检测敏感度为 98.8%,特异度为 100%。*HTT* 基因中 CAG 重复拷贝数是发病年龄的主要决定因素,重复拷贝数越高,发病年龄越早。*HTT* 基因也可作为有风险的家族成员的症状前检测,携带致病性 HTT 基因的患者可行产前检查。该检测若结合临床特异性高、价值大,几乎所有的病例可通过该方法确诊。

2. 电生理及影像学检查 脑电图呈弥漫性异常,无特异性。CT 及 MRI 显示大脑皮质和尾状核萎缩,脑室扩大。MRI T2 加权像示壳核信号增强。MR 波谱(MRS)示大脑皮质及基底核乳酸水平增高。^{18}F-脱氧葡萄糖 PET 检测显示尾状核、壳核代谢明显降低。

3. 其他 抗核抗体谱、抗磷脂抗体、ASO、血涂片、甲状腺功能及甲状腺抗体等检查常用于鉴别诊断,排除其他病因。

【诊断与鉴别诊断】

亨廷顿病基于典型的临床三联征(舞蹈症、精神障碍、痴呆),结合家族史可初步诊断,基因检测 *HTT* 基因上有致病性三核苷酸 CAG 重复扩增可确诊,表现为常染色体显性遗传方式的家族史是诊断的关键因素。

HD 的鉴别诊断包括遗传性和获得性病因的相关疾病。

1. 遗传性病因的疾病 包括一组与 HD 表型相似的遗传异质性疾病,有时单靠临床表现鉴别比较困难,需进一步依赖基因筛查。这组疾病包括:

(1) *C9ORF72* 基因(GGGGCC)六核苷酸重复扩增所致的神经系统变性病:*C9ORF72* 基因中(GGGGCC)六核苷酸重复扩增突变是家族性额颞叶痴呆(frontotemporal dementia,FTD)和家族性肌萎缩侧索硬化症(amyotrophic lateral sclerosis,ALS)的最常见原因,并且也已见于散发性 FTD、ALS 和帕金森综合征的病例中。*C9ORF72* 基因目前被认为是为 HD 拟表型综合征最常见的遗传原因。

(2) 齿状核红核苍白球路易体萎缩症(dentatorubral pallidoluysian atrophy,DRPLA):是一种罕见的常染色体显性遗传疾病。通常见于日本患者,表现为舞蹈症、共济失调和痴呆。

(3) 神经棘红细胞增多症:是一种常染色体隐性遗传病。临床表现包括舞蹈症、癫痫、精神症状、认知障碍等,与亨廷顿病相似,其中口-颊-舌肌张力障碍性运动和唇舌咬伤有重要的鉴别诊断价值,外周血涂片中可见棘红细胞。

(4) 亨廷顿病样综合征 2(Huntington disease-like syndrome 2,HDL2):是由染色体 16q24.3 上亲联蛋白-3 基因(junctophilin-3 gene,*JPH3*)中(CAG/CTG)三核苷酸重复扩增导致的一种与 HD 相似的罕见疾病。据报道,该病主要见于有非洲血统的患者,部分 HDL2 病例存在棘红细胞增多症。

(5) 泛酸激酶相关性神经变性疾病:是一种存在脑部铁沉积的神经变性病。在儿童中通常表现为肌张力障碍和基底节铁沉积。它是由编码泛酸激酶 2 基因的突变引起的一种常染色体隐性遗传病。

(6) 脊髓小脑性共济失调(spinocerebellar ataxia,SCA)17 型、家族性朊蛋白病及 Friedreich 共济失调等也可表现为类 HD 样的表型。

2. 获得性病因的疾病 包括药物及毒物中毒、迟发性运动障碍、小舞蹈病、克雅病(CJD)、自身免疫性脑炎等,鉴别诊断主要依据临床特点、疾病起病及演变过程、药物毒物接触史、影像、血和脑脊液抗体检查等。

【治疗】

目前 HD 的治疗限于对症及支持治疗,尚无特异性治疗方法或对因治疗。

1. 综合治疗

(1) 运动障碍的治疗:首先需防护舞蹈症导致的外伤,评估舞蹈症对 HD 患者日常生活能力的影响,以确定药物治疗利弊及是否启动药物治疗。

1) 药物治疗:典型和非典型抗精神病药及多巴胺耗竭剂(丁苯那嗪)。初始药物治疗建议采用丁苯那嗪,该药可能触发抑郁或使其恶化,必须权衡自杀风险与舞蹈症治疗的必要性。舞蹈症和精神病症状共存或丁苯那嗪无效者,可使用非典型抗精神病药作为初始治疗,包括奥氮平、利培酮或阿立哌唑,喹硫平通常无效。非典型抗精神病药无效者,可试用典型抗精神病药如氟哌啶醇、氟奋乃静等。丁苯那嗪联用一种抗精神病药可能对顽固的重度舞蹈症有效。其他可能的替代治疗包括金刚烷胺、左乙拉西坦和托吡酯。HD 的僵直和运动迟缓一般不需治疗,如需要,可选用苯二氮䓬类药物及治疗帕金森病的药物如金刚烷胺和多巴丝肼等。

2)非药物治疗:包括康复治疗,生活辅助设备如软垫、躺椅和床垫等,减少外伤风险。

(2)精神障碍的治疗:精神行为异常若不伴舞蹈症,初始治疗建议采用喹硫平,奥氮平或利培酮可作为替代选择,但对伴重度舞蹈症的精神症状则可作为首选。抑郁通常使用三环类抗抑郁药或选择性 5-羟色胺再摄取抑制剂。

(3)认知障碍的治疗:目前尚无针对 HD 相关痴呆的有效疗法。

2. 并发症治疗 严重的吞咽障碍及体重减轻常需胃管鼻饲或经皮胃造瘘手术治疗。运动障碍致活动减少甚至卧床可导致吸入性肺炎、其他感染及压疮等,需相应的抗感染治疗和护理支持。

3. 其他治疗 饮食及物理支持治疗,对家庭护理要求较高。HD 患者代谢需求高,常需要高热量饮食。应由物理治疗师对步态和平衡问题进行评估,选择助行器,以防跌倒;由于跌倒在疾病后期很常见,推荐采用髋关节保护器以降低髋部骨折风险。同时进行患者教育,解决患者和家属的心理及社会需求。

【预后与预防】

本病病程为 10~25 年,平均 19 年。最后常因吞咽困难、营养不良、活动障碍、卧床不起,发生并发症而死亡。对确诊患者的家族应给予必要的遗传咨询,注意发掘临床病例,应劝告其不要生育,避免患儿出生。

(曹学兵)

第五节　肌张力障碍

肌张力障碍(dystonia)是一种运动障碍,其特征是持续性或间歇性肌肉收缩引起的异常运动和/或姿势,常重复出现。肌张力障碍性运动一般为模式化的扭曲动作,可以呈震颤样。肌张力障碍常因随意动作诱发或加重,伴有肌肉兴奋的泛化。"肌张力障碍"可用于描述一种具有独特表现的不自主运动,与震颤、舞蹈、抽动、肌阵挛等类同;也可用于命名一种独立的疾病或综合征,其中肌张力障碍症状是唯一或主要的临床表现,肌张力障碍是神经系统运动增多类疾病的常见类型。

【病因与发病机制】

原发性肌张力障碍多数为散发性,病因不明。少数家族性呈常染色体显性或隐性遗传,或 X 染色体连锁遗传。其中,*DYT-TOR1A* 基因突变是常染色体显性遗传的原发性肌张力障碍中最常见的致病基因。多巴胺反应性肌张力障碍的致病基因定位于三磷酸鸟苷环水解酶-1 基因(GCH-1)。

继发性肌张力障碍是指有明确病因所致的症状性肌张力障碍,如肝豆状核变性,一氧化碳中毒,代谢障碍(如大脑类脂质沉积),脑血管病,外伤,服用多巴胺耗竭药如吩噻嗪类及丁酰苯类均可伴发肌张力障碍。

【临床表现】

肌张力障碍多以异常的表情姿势和不自主动作而引人注目,不同患者所累及肌肉的范围和肌肉收缩强度差异很大,因而临床表现各异。根据受累部位不同,可分别表现为眼睑痉挛、口下颌肌张力障碍、颈部肌张力障碍、喉部肌张力障碍、肢体肌张力障碍等,可以同时累及相邻或不相邻的多个部位,或同时累及躯干及多个部位表现为全身性肌张力障碍。患者除可表现为单纯肌张力障碍样运动障碍,可以伴有震颤、运动迟缓等其他运动障碍,或伴有其他神经系统症状及神经系统以外系统受累的表现。患者的运动障碍症状可以表现为持续性存在、波动性变化或仅特定动作或事件下诱发。

尽管表现复杂,但某些临床特点有助于肌张力障碍与其他形式的运动障碍相鉴别,主要有以下几点:

1. 肌张力障碍时不自主动作的速度可快可慢,可以不规则或有节律,但在收缩的顶峰状态有短时持续,呈现为一种奇异动作或特殊姿势。

2. 不自主动作易累及头颈部肌肉(如眼轮匝肌、胸锁乳突肌、头颈夹肌等)、躯干肌、肢体的旋前肌、趾伸肌和跖屈肌等。

3. 发作的间歇时间不定,但异常运动的方向及模式几乎不变,受累的肌群相对较为恒定,肌力不受影响。

4. 不自主动作在随意运动时加重,在休息睡眠时减轻或消失,可呈现进行性加重,疾病晚期时症状持续、受累肌群广泛,可呈固定扭曲痉挛畸形。

5. 症状常因精神紧张、生气、疲劳而加重。

6. 肌张力障碍作为不自主运动的一种形式,常可观察到以下现象:

(1) 缓解技巧/感觉诡计(alleviating maneuvers/sensory tricks):用于纠正异常姿势或缓解肌张力障碍性运动的随意动作,通常是涉及受累部位的简单运动。

(2) 镜像肌张力障碍(mirror dystonia):一种对侧运动诱发的单侧肢体的姿势或运动,与肌张力障碍的特征相同或类似,常见于受累较严重的一侧肢体。

(3) 泛化(overflow):常在肌张力障碍性运动的高峰出现,在邻近的身体区域较正常运动范围扩大的肌肉兴奋。

(4) 动作特异性(action-specific):仅在特定活动或执行特定任务时出现肌张力障碍,如某些职业(如书写痉挛、音乐家痉挛)或运动,以局灶型肌张力障碍多见。

(5) 零点(null point):异常的肌张力障碍性姿势在不刻意纠正下充分展现的身体位置,此处肌张力障碍性运动往往减轻。

(6) 肌张力障碍性震颤(dystonic tremor):一种自发的振荡性、节律性运动,常不恒定,由肌张力障碍性肌肉收缩导致,试图维持正常姿势时常加重。在"零点"时,肌张力障碍性震颤往往减轻。

【辅助检查】

1. 遗传学检测　基因诊断方面,遗传性肌张力障碍基因检测的策略为首先考虑主要症状特征,其次考虑起病年龄和遗传方式等因素,综合考虑筛选候选基因进行检测,并针对候选致病基因选取相应的检测技术,必要时可选择第二代测序技术。

对于单纯型肌张力障碍,当以全身型表现为主时,应考虑 DYT-TOR1A、DYT-THAP1、DYT-HPCA、DYT-TUBB4 等亚型,尤其对于起病年龄小于 26 岁或者有早发患病亲属的患者,应首选检测 TOR1A 基因,其次检测 THAP 基因,之后可结合具体遗传方式和临床特点进行相应基因的检测。而当以局灶型和节段型表现为主时,尤其是颅颈段受累明显时,应考虑 DYT-GNAL、DYT-ANO3、DYT-COL6A3 等亚型,并优先检测 GNAL 基因。

对于复合型肌张力障碍,应对早发、诊断不明的患者优先考虑 DYT-GCH1、DYT-TH 等亚型,并进行基因诊断。当持续性肌张力障碍主要伴随肌阵挛表现时,应考虑 DYT-SCCE、DYT-CACNA1B、DYT-KCTD17 等亚型并进行基因诊断,应首选检测 SCCE 基因,其次需结合具体遗传方式和临床特点进行相应基因的检测。而当以伴随帕金森综合征表现为主时,应考虑 DYT-TAF1、DYT-ATP1A3、DYT-PRKRA、DYT-GCH1、DYT-TH 等亚型,但值得注意的是,PARK-Parkin、PARK-PINKI、PARK-DJI 亚型也常出现类似表现。

对于发作性肌张力障碍,根据诱发因素的不同,应选择检测相应的基因。如以随意运动为主要诱发因素,则首选 PRRT2 基因进行检测,其次检测 SLC2A1、MR-1 基因;如无明显随意运动诱发,则首先检测

MR-1 基因,其次检测 *PRRT2*、*SLC2A1*、*KCNMA1* 基因;如以持续运动为主要诱发因素,则首先检测 *SLC2A1* 基因,其次检测 *PRRT2*、*MR-1* 基因。

此外,当患者的临床特点提示神经变性、遗传代谢等相关的复杂型肌张力障碍时,需完善相关疾病的致病基因的检测。随着第二代测序技术的不断进步,系统的致病基因检测成本显著降低,在遗传因素筛查上越来越具有优势。推荐结合患者的实际情况,选择性价比高的基因检测手段。

2. 神经生理检测 对肌张力障碍的诊断或分类不推荐常规的神经生理检测,但对于某些仅凭临床特征不足以诊断的病例,应用神经生理检测手段进行观察、分析是辅助诊断的有力工具。

3. 脑影像学检查

(1)筛查或排除获得性肌张力障碍需行脑影像学检查,特别是当肌张力障碍症状累及较为广泛的儿童或青少年患者。

(2)除非怀疑脑钙化,头颅 MRI 检查对肌张力障碍的诊断价值要优于脑 CT。磁敏感加权成像(SWI)或 T$_2$ 对于脑组织铁沉积神经变性病的诊断价值优于常规 MRI。

(3)目前没有证据显示更复杂、高超的影像学技术,包括脑容量形态测量(voxel based morphometry)、弥散加权成像(diffusion weighted imaging)、功能磁共振(functional MRI)对肌张力障碍的诊断或分类具有任何价值。但 MRI 中的一些特殊序列如 SWI 或 T2、弥散张量成像(diffusion tensor imaging)等可能有助于脑深部电刺激中靶点定位。

【诊断与鉴别诊断】

肌张力障碍的诊断可分为 3 步:①明确不自主运动是否为肌张力障碍性运动;②明确肌张力障碍是否为获得性;③明确肌张力障碍是遗传性或特发性。

1. 器质性假性肌张力障碍

(1)眼部感染、干眼症和眼睑下垂应与眼睑痉挛鉴别。

(2)牙关紧闭或颞下颌关节病变应与口-下颌肌张力障碍相鉴别。

(3)颈椎骨关节畸形、外伤、疼痛、感染或眩晕所致强迫头位,先天性肌性斜颈或第四对脑神经麻痹形成的代偿性姿势等应与颈部肌张力障碍相鉴别。

(4)掌腱膜挛缩、扳机指、低钙血症等应与手部肌张力障碍相鉴别。

(5)其他需鉴别的还有脊柱侧弯、僵人综合征、后颅窝肿瘤、脊髓空洞症、裂孔疝-斜颈综合征(Sandifer 综合征)、Satoyoshi 综合征、神经肌肉病等表现异常的姿势或动作。

2. 获得性肌张力障碍 以下临床线索往往提示获得性肌张力障碍。

(1)起病突然,病程早期进展迅速。

(2)持续性偏身型肌张力障碍。

(3)儿童期颅段起病。

(4)成人起病的下肢或全身型肌张力障碍。

(5)早期出现固定的姿势异常。

(6)除肌张力障碍外存在其他神经系统体征。

(7)早期出现语言功能障碍,如构音障碍、口吃。

(8)混合性运动障碍伴神经系统异常,如痴呆、癫痫、视觉障碍、共济失调、肌无力、肌萎缩、反射消失、感觉缺失、自主神经功能障碍。

还要注意观察提示功能性肌张力障碍的线索,包括常与感觉不适同时出现、缺乏感觉诡计和动作特异性、假性无力、假性感觉症状、多重的躯体症状、自我伤害、古怪的运动或假性发作、明显的精神疾病、无人观察时好转、暗示下急性加重和应用心理治疗、强烈暗示、安慰剂或物理治疗可好转甚至痊愈。

【治疗】

目前对于大多数肌张力障碍、尚无有效的病因治疗方法,主要采用对症治疗。临床治疗的目标包括减少不自主运动、纠正异常姿势、减轻疼痛、改善功能和提高生活质量。

1. 支持和物理康复治疗 首先要进行心理疏导,充分沟通,建立对治疗的合理预期。避免过度焦虑、紧张、情绪波动,提高自我控制能力。佩戴墨镜、眼镜支架或颈托,使用矫形器械等可以强化缓解技巧,有助于减轻病程早期的局部症状。重复经颅磁刺激、生物反馈治疗等可能有助于减轻症状,改善功能;亦可尝试传统医学、理疗、体疗、按摩及太极拳、气功等方法治疗。

2. 病因治疗 明确肌张力障碍的病因,对其长期、根本的治疗最为关键,目前仅对一些获得性肌张力障碍采用特异性治疗,如药物诱发的病例可及时停药并应用拮抗剂治疗,由抗精神病药物引起的急性肌张力障碍主要使用抗胆碱能药物。与 Wilson 病相关的肌张力障碍综合征可用 *D*-青霉胺或硫酸锌促进铜盐排泄及阻止肠道吸收,多巴反应性肌张力障碍可用左旋多巴替代治疗。

3. 药物对症治疗

(1) 口服药物:口服药物的有效性及安全性证据等级普遍偏低,缺乏大样本随机对照研究。

1) 抗胆碱能药物:苯海索可用于全身型和节段型肌张力障碍,对应用抗精神病药物、甲氧氯普胺等引起的急性肌张力障碍有效。不良反应随年龄的增长而增多,包括口干、视物模糊、尿潴留、记忆减退、意识混乱、镇静、精神异常、舞蹈和失眠等。长期应用后应当逐渐减量,避免出现撤药反应。

2) 抗癫痫药:包括卡马西平、苯妥英钠等,主要对发作性运动诱发性运动障碍有效。不良反应包括过敏、镇静、共济失调等。

3) 苯二氮䓬类药物:如氯硝西泮,常用于肌张力障碍的治疗。不良反应包括镇静、抑郁、意识混乱和药物依赖等。

4) 多巴胺受体拮抗剂和多巴胺耗竭剂:经典抗精神病药如氟哌啶醇可以缓解肌张力障碍症状,副作用包括药物诱导的帕金森综合征和迟发性运动障碍。非典型抗精神病药物如氯氮平和喹硫平治疗肌张力障碍可能有效,副作用包括镇静、直立性低血压、癫痫发作和代谢综合征。氯氮平的副作用还包括粒细胞缺乏。多巴胺耗竭剂丁苯那嗪治疗肌张力障碍有效,副作用包括镇静、抑郁、帕金森病、静坐不能、紧张和失眠。

5) 多巴胺能药物:儿童期发病的全身及节段型肌张力障碍应首选左旋多巴进行实验性治疗,以排除多巴反应性肌张力障碍,根据临床反应进行剂量调整。

6) 肌松剂:巴氯芬为 GABA 受体激动剂,有助于改善肌张力障碍症状,应以小剂量开始,缓慢增加剂量。常见副作用包括头晕、镇静、恶心和泌尿系统症状,偶有意识混乱、幻觉和偏执等不良反应报道。突然停药可能导致精神症状、惊厥或肌张力障碍明显加重。

(2) 肉毒毒素治疗:肉毒毒素是厌氧肉毒梭状芽孢杆菌产生的大分子复合蛋白,具有化学去神经支配作用,可迅速消除或缓解肌肉痉挛,改善肌肉异常或过度收缩相关的疼痛、震颤、姿势异常、运动障碍等表现,已成为局灶性或节段性肌张力障碍治疗的一线手段,也可以用于全身性肌张力障碍局灶顽固症状的补充治疗。其成功实施取决于是否能够准确判断出痉挛责任肌肉并且将合适剂量、合适浓度的肉毒毒素精准注射到靶肌肉。表浅肌肉可以徒手定位,深部肌肉应用肌电图、电刺激和超声等引导定位可以提高注射准确性,减少不良反应。与治疗相关的不良事件包括穿刺损伤、非靶肌肉受阻滞后产生吞咽困难、无力等,不良反应通常轻微。肉毒毒素一般于注射后 3~14 天起效,作用持续 3~6 个月,重复注射有效,但需注意掌握肉毒毒素的剂量和间隔时间以降低中和性抗体产生的风险。肉毒毒素产品属于生物制品,不同品牌产品之间不能进行简单换算。

(3) 鞘内注射巴氯芬:鞘内注射巴氯芬应用于严重的全身型肌张力障碍,特别是伴有严重痉挛状态的患者可能从中受益。手术本身风险不大,但需要频繁更换给药泵和随访,存在药物相关的不良反应、感染和装置故障等问题,适用于获得性肌张力障碍合并痉挛状态患者。

4. 手术治疗 采用脑深部电刺激(deep brain stimulation, DBS)对内侧苍白球(GPi)或丘脑底核

（STN）持续电刺激已应用于各种肌张力障碍的治疗。遗传性或特发性单纯型累及全身或节段的肌张力障碍是 DBS 的最佳适应证，特别是儿童起病的 DYT-TOR1A 型全身型肌张力障碍，可优先考虑 DBS 治疗。药物难治性局灶性或节段性肌张力障碍也可尝试 DBS 治疗。

选择性痉挛肌肉切除术和周围神经切断术疗效欠佳、易复发，且患者可能发生痉挛模式变化，目前已很少应用。

5. 肌张力障碍治疗的基本原则　对于全身型肌张力障碍首选口服药物治疗，通常为经验性用药。如对左旋多巴疗效显著则提示多巴反应性肌张力障碍的可能。抗胆碱能药物如苯海索可能有效，并且在儿童中耐受良好。如果单独应用抗胆碱能药物疗效不足，可联合应用肌松剂或苯二氮䓬类药物。对于不能耐受口服药物或不能获益的遗传性或特发性单纯型患者，适合 DBS 治疗。对于口服药物或 DBS 治疗后仍然较为突出的局部症状，可以尝试肉毒毒素治疗。康复治疗有助于预防和治疗肌肉挛缩、减轻症状。

大多数局灶型和节段型肌张力障碍口服药物疗效欠佳，可首选肉毒毒素注射。口服药与肉毒毒素联合应用可能增加疗效、延长注射间隔。肉毒毒素治疗效果欠佳的单纯型（遗传性或特发性）、节段型肌张力障碍适合 DBS 手术。

【学科新发展】

肌张力障碍的分类方法发生很大变化，国际上建议按照临床特征和病因两条主线进行分类。临床特征分类依据包括发病年龄、症状分布、时间模式、伴随症状等，病因分类依据组织病理、结构影像和遗传学研究进行展开。随着第二代测序技术的发展，越来越多的肌张力障碍相关基因被证实。

（靳令经）

参 考 文 献

[1] 中华医学会神经病学分会，中华医学会神经病学分会帕金森病及运动障碍学组. 肌张力障碍诊断中国专家共识，中华神经科杂志，2020，53（1）：8-12.

[2] 马俊，王琳，万新华. 肌张力障碍基于临床特征分类的遗传学进展. 中华神经科杂志，2018，51（10）：839-845.

[3] 中国医师协会神经外科医师分会功能神经外科专家委员会，中华医学会神经外科学分会功能神经外科学组，中国医师协会神经调控专业委员会. 肌张力障碍脑深部电刺激疗法中国专家共识. 中华神经外科杂志，2018（6）：541-545.

[4] GIBBONS C H，GARCIA J，WANG N，et al. The diagnostic discrimination of cutaneous alpha-synuclein deposition in Parkinson disease. Neurology，2016，87（5）：505-512.

[5] CHEN S，GAO G，FENG T，et al. Chinese expert consensus on programming deep brain stimulation for patients with Parkinson's disease. Translational Neurodegeneration，2018，7（1）：11.

[6] STEIGERWALD F，TIMMERMANN L，KÜHN A，et al. Pulse duration settings in subthalamic stimulation for Parkinson's disease. Movement Disorders，2018，33（1）：165-169.

[7] BOUTHOUR W，WEGRZYK J，MOMJIAN S，et al. Short pulse width in subthalamic stimulation in Parkinson's disease：a randomized，double-blind study. Mov Disord，2018，33（1）：169-173.

[8] LATORRE A，ROCCHI L，BERARDELLI A，et al. The use of transcranial magnetic stimulation as a treatment for movement disorders：A critical review. Mov Disord，2019，34（6）：769-782.

[9] CHEONG S L，FEDERICO S，SPALLUTO G，et al. The current status of pharmacotherapy for the treatment of Parkinson's disease：transition from single-target to multitarget therapy. Drug Discov Today，2019，24（9）：1769-1783.

[10] LATORRE A，ROCCHI L，BERARDELLI A，et al. The use of transcranial magnetic stimulation as a treatment for movement disorders：a critical review. Mov Disord，2019，34（6）：769-782.

[11] LOHMANN K，KLEIN C. Update on the Genetics of Dystonia. Curr Neurol Neurosci Rep，2017，17（3）：26.

[12] SANDAHL TD，LAURSEN TL，MUNK DE，et al. The Prevalence of Wilson disease. An Update Hepatology，2020，71（2）：722-732.

［13］ DEAN SL,SINGER HS. Treatment of Sydenham's Chorea:A Review of the Current Evidence. Tremor Other Hyperkinet Mov (N Y),2017,7:456.

［14］ PUNUKOLLU M,MUSHET N,LINNEY M,et al. Neuropsychiatric manifestations of Sydenham's chorea:a systematic review. Dev Med Child Neurol,2016,58(1):16-28.

［15］ MA J,WANG L,YANG YM,et al. Targeted gene capture sequencing in diagnosis of dystonia patients. J Neurol Sci,2018, 390:36-41.

［16］ ALBANESE A,DI GIOVANNI M,LALLI S. Dystonia:diagnosis and management. Eur J Neurol,2019,26(1):5-17.

第十四章 运动神经元病

第一节 概　　述

运动神经元病(motor neuron disease，MND)是一组中年人群最常见的慢性进行性神经系统退行性疾病，病因未明。本病选择性侵犯脊髓前角细胞、脑干运动神经核、大脑皮质及锥体束等运动系统，临床上兼有上和/或下运动神经元及传导束受损，表现为肌无力、肌萎缩、腱反射亢进及病理征等。与其他神经系统退行性疾病一样，运动神经元病起病也比较隐匿，但它在所有神经系统退行性疾病中，进展相对较快，病程一般仅3~5年，近一半的患者在起病3年内死亡，其余患者中约10%病程可较长，存活时间可超过5~10年。

【病理】

运动神经元病的病理改变主要包括下运动神经元(由脊髓前角细胞和它们在脑干的同类型的支配球部肌肉的细胞组成)和上运动神经元(自运动皮层的第5层细胞发出，经锥体束下降或者直接或间接地通过中间神经元与下运动神经元发生突触联系)的慢性萎缩及丢失，可累及神经元的胞体、树突、轴突等。尽管患者在发病之初多数只有选择性的上或下运动神经元损害的表现，但最终它将引起上、下运动神经元的进行性丢失。在进行性延髓性麻痹和进行性肌萎缩症，脑干和脊髓的下运动神经元分别严重受累。相比而言，假性延髓性麻痹、原发性侧索硬化等只影响支配脑干和脊髓的上运动神经元。

在上述每一疾病类型中，受累运动神经元均经历固缩，并常伴有着色脂肪(脂褐素)的沉积，虽然这些脂褐素在正常老化的运动神经元中也可见到。本病运动神经元的细胞骨架在疾病早期就受到影响，具有一定代表性。在运动神经元轴突近端经常可以看到局部的扩大；超微结构显示这些"椭球体"由神经微丝堆积而成。除了一些胶质细胞增生以外，间质和支持组织及巨噬细胞系统在很大程度上是非活性的，不伴明显的组织或细胞炎性反应，而胶质细胞增生如同在中枢神经系统的所有变性疾病中一样，都不可避免地出现和增多。

【分类】

运动神经元病根据病变部位及症状体征，通常被分为肌萎缩侧索硬化、进行性肌萎缩、进行性延髓麻痹、原发性侧索硬化、连枷臂(腿)综合征等类型。肌萎缩侧索硬化(ALS)临床最常见，肌萎缩与腱反射亢进并存；进行性肌萎缩(PMA)较常见，只存在肌无力和肌萎缩，无皮质脊髓束受累证据；进行性延髓麻痹(PBP)是脑干下部运动核支配肌，如下颌肌、面肌、舌肌和咽喉肌无力与萎缩；少见的原发性侧索硬化(PLS)患者主要表现痉挛性无力、反射亢进及病理征，无下运动神经元体征；连枷臂(腿)综合征(FAS/FLS)是20世纪90年代发现的一个临床亚组，主要见于老年男性人群，病变相对较长时间局限于上肢(或下肢)，预后较为良性。近年发现约50%的ALS患者合并不同程度的额颞叶功能减退，其中约5%的患者可能合并额颞痴呆。

　　另一大类重要的特殊类型是脊髓性肌萎缩症(SMA),主要发生于婴幼儿,是导致婴儿死亡的一类主要的遗传性疾病。最为人熟知的是 Werdnig-Hoffmann 型婴儿脊肌萎缩症(SMA Ⅰ型),另一些类型是在幼儿、青少年或成人早期起病(SMA Ⅱ型、Ⅲ型,或 Wohlfart-Kugelberg-Welander 型)。虽然遗传性儿童型脊髓性肌萎缩的临床表现不尽相同,但均为运动神经元存活(SMN)基因突变所致。这组早期起病的 SMA 与家族型 ALS 有遗传学的本质差异。

　　【临床表现】

　　运动神经元病通常起病隐匿,多数患者及家属无法准确说出发病日期,但有时症状也会突然出现,特别是伴外伤、感染、手术或情绪激动等情况时,仔细了解病史可发现症状早已存在,只因轻微未引起注意而已。目前,还不能完全确定外伤及其他应激事件能否诱发或加重运动神经元病。

　　5%~10% 的患者可呈家族性发病,有时因家族成员少,居住分散,不了解家系中其他成员的健康状况,或羞于承认神经系统疾病家族史等,临床医生难于了解患者家族的发病情况;家族其他成员病情较轻,很可能也意识不到疾病的遗传性。因此,只有详细检查家族其他成员才可发现并确定遗传性。应注意,家族性发病不一定都是遗传性疾病,也可能是家族成员都暴露于同样的感染或中毒因素和环境所致。

　　临床表现及病灶常自一侧起病,病程早期常可只累及单肢或身体一侧,但会逐渐向其他区域播散,另一侧迟早会受到影响。最终表现为四肢肌无力及肌肉萎缩,伴腱反射活跃、亢进及病理征阳性,最后影响患者的吞咽、语言及呼吸功能。

　　目前运动神经元病尚无有效治愈的疗法,但通过谷氨酸兴奋毒性的拮抗及清除自由基,可使患者病情发展得到一定缓解控制。但相比阿尔茨海默病、帕金森病等其他神经系统退行性疾病而言,运动神经元病的治疗状况更具迫切性和挑战性。

第二节　肌萎缩侧索硬化

　　肌萎缩侧索硬化(amyotrophic lateral sclerosis,ALS)是运动神经元病中最常见和最典型的亚型,它选择性累及脊髓前角细胞、脑干运动神经核及锥体束,亦即以上、下运动神经元(upper/lower motor neurons)损害同时并存为其临床特征。ALS 临床表现多自肢体远端开始的非对称性肌无力和肌萎缩,是成人运动神经元病最常见的类型。

　　ALS 的年发病率为(0.4~1.76)/10 万(平均约为 1/10 万),患病率为(4~6)/10 万,年死亡率为 2/10 万。男性的发病率约为女性的 2 倍,多数患者起病年龄大于 45 岁,且每隔 20 年发病率逐渐增加。研究显示,中国 ALS 患者平均发病年龄为 52.2 岁(标准差为 11 岁),中位数生存期为 45.7 个月(95% 可信区间为 35~51 个月)。本病呈全球性分布,多为散发性发病,但在关岛和日本的纪伊半岛等地,ALS 患者呈显著的聚集性发病,且多伴痴呆和帕金森综合征。

　　【病因与发病机制】

　　本病的病因和发病机制迄今不明,可能与以下因素有关:

　　1. 遗传因素　约 10% 的病例属于家族性肌萎缩侧索硬化(familial amyotrophic lateral sclerosis,FALS),在这些患病家族中,ALS 主要表现为常染色体显性遗传,但也有其他遗传模式,如常色体隐性遗传。大约一半的家族性病例是与一些特定遗传基因相关(表 14-2-1)。除 FALS 外,其余 90% 的病例为散发性 ALS(sporadic ALS,SALS)。SALS 和近 50% 的 FALS 的遗传机制都尚不清楚。

　　在 ALS 研究中,致病基因的研究对理解病因学提供了重要的突破口。目前,至少 30 种的基因发现同 ALS 具有强关联性,其中 23 种可定义为致病性基因。其中包括 C9orf72、SOD1、FUS、TARDBP 基因是目前在家族和散发患者中发现的重要致病基因,它们目前也是 ALS 相关诊疗研究的基础。致病基因的研究也扩展了我们对临床表型的认知,如 C9orf72、TARDBP、Ubiquilin2、CHCHD10 等基因研究证实了 FTD-ALS 疾病谱的遗传基础;而对 VCP、SQSTM1、HNRNPA2B1、HNRNPA1 突变的研究则证实了 ALS 可有着广泛的肌肉、骨骼等系统受累。

表 14-2-1 遗传性运动神经元病

疾病		位点	突变基因所涉蛋白
Ⅰ. 上、下运动神经元（家族性 ALS）	常染色体显性	21q	超氧化物歧化酶
		22q	神经微丝重亚单位
		X_{cent}	不清
	常染色体隐性（青少年型）	2q	不清
		15q	不清
	线粒体性	mtDNA	细胞色素氧化酶
Ⅱ. 上运动神经元	家族性痉挛性截瘫（FSP）	2q	Spastin
	常染色体显性	14q	不清
	常染色体隐性	8p	不清
		16q	Paraplegin
	X 连锁	Xq21	蛋白脂蛋白
		Xq28	L1 CAM
	肾上腺髓质神经病	Xq21	肾上腺白质营养不良蛋白
Ⅲ. 下运动神经元	脊肌萎缩症	5q	生存的运动神经元蛋白
	X 连锁的脊肌萎缩症	Xq	雄激素受体
	G_{M2} 神经节苷脂累积症		
	成人 Tay-Sach 病	15q	氨基己糖苷酶 A
	Sandhoff 病	5q	氨基己糖苷酶 B
	AB 变异型	5q	G_{M2} 激动子蛋白
Ⅳ. ALS-综合征	ALS 伴额颞痴呆	9q	不清
	肌萎缩伴行为障碍和帕金森样症状	17q	tau 蛋白

在过去的西方研究中,有超过 14 000 例患者(包括欧洲白人和亚裔病患)和更多的对照者参与到了大型 ALS 研究中。这些大型研究以欧美人群为基础,发现了与 ALS 相关基因或遗传危险因素。尽管在世界范围内,部分致病基因具备共性,如 SOD1、FUS、TARDBP 基因的临床表型在 FALS 人群中分布比例大致相同等,但相关研究也已经提示 ALS 在不同人群具有种群特异性。研究显示,亚洲及中国人群中如 PFN1、VCP、TUBA4A 和欧美人群有明显不同的发病率,提示了中国人群同白种人群不同的基因频率和分布。以 C9orf72 基因为例,亚洲及中国 ALS 人群的低频率,提示了在欧美人群遗传机制中占重要地位的奠基者效应并不适用于对亚洲人群发病机制的解释,进而也提示了中国及其他亚洲人群中潜在的新致病基因的可能性。因此,在中国 ALS 人群中进行系统的遗传学研究具有重要性,不仅因为中国作为世界人口众多的国家利于研究 ALS 这样低频发生的疾病,更是在遗传背景上对此类疾病发病机制将是非常有意义的补充。

2. **免疫因素** ALS 发病可能有免疫机制参与的证据如下:

(1) 患者血清中曾检出多种抗体和免疫复合物,如 IgG、IgM 抗体、抗甲状腺原抗体和 GM1 抗体等,外周血及脑脊液可检出抗神经元结构组分抗体,脑脊液中抗体水平高于血清;患者血清对培养的神经元有毒性作用,脊髓及皮质运动神经元有 IgG 和补体 C4 及 C3 过量聚集;ALS 患者常伴自身免疫病,Younger 等发现 ALS 患者常伴副蛋白血症。

(2) ALS 病例尸检可见脊髓及运动皮质大量小胶质细胞或增生的星形细胞,脊髓前角及血管周围 T 淋巴细胞浸润,肌肉活检可见 T 细胞及巨噬细胞激活。

(3) 用牛脊髓前角匀浆免疫豚鼠可导致实验性自身免疫性灰质病,表现上下运动神经元损害症状,肌电图失神经改变,脊髓及运动皮质运动神经元数目减少及散在脱髓鞘,血中可检出高滴度抗运动神经元抗体,神经-肌肉接头处及运动神经元胞质中存在 IgG 抗体,类似人类 ALS。

（4）Smith 等报道 48 例 ALS 患者,36 例血清检出抗 L 型电压门控性钙通道（voltage-gated calcium channels,VGCC）抗体,抗体反应与 ALS 病程进展呈正相关,可导致 VGCC 电生理改变,VGCC 是三种（α、β、γ）亚单位构成的复合体,α 亚单位又分 α1 及 α2,α1 亚单位形成的钙通道是最重要结构;抗 VGCC 抗体 IgG 具有相对特异性,主要与 α1 亚单位结合,在 Lambert-Eaton 综合征 VGCC-IgG 结合于 α1 和 β 亚单位;Llinas 研究表明,P 型钙通道存在于运动神经元轴突末梢,IgG 能通过延长 P 型钙通道开放时间增加内部电流,导致神经元损伤。然而,目前尚无这些抗体以运动神经元为靶细胞的证据,故 MND 不属于免疫神经病范畴。

3. **中毒因素**　有报道认为本病与植物毒素如木薯中毒,以及重金属中毒有关,曾有铅中毒患者并发脊髓性和根性运动症状的报道,研究显示摄入过多铝、锰、铜、硅等可能影响中枢神经系统细胞正常代谢,引起退行性变,但无重金属如铅、汞、铝等中毒直接导致本病的证据。有学者提出,兴奋性氨基酸毒性、神经营养因子减少、微量元素缺乏或堆积可能参与 ALS 的发病,但也缺乏直接证据。神经元去极化时间延长或过度去极化可引起兴奋性氨基酸谷氨酸的毒性作用,造成细胞溶解,被认为是诱发 ALS 的原因之一。近年来分子生物学研究发现某些神经递质生物合成酶活性降低,以及神经细丝和神经元变性、谷氨酸转运异常及线粒体异常等,可能对发病起作用。

4. **慢病毒感染**　ALS 与急性脊髓灰质炎（acute poliomyelitis）均侵犯脊髓前角运动神经元,少数脊髓灰质炎患者在 30~40 年后出现进行性肢体无力,即脊髓灰质炎后综合征（PPS）,与 PMA 表现极为相近,因此有学者推测 ALS 与脊髓灰质炎病毒或脊髓灰质炎样病毒慢性感染有关,但 ALS 患者的脑脊液、血清及神经组织均未发现此病毒或其相关的抗原及抗体。迄今尚无在灵长类动物接种慢病毒成功复制 ALS 模型的报道。

5. **其他**　有些患者并发恶性肿瘤,在肿瘤好转时 ALS 症状亦缓解,但机制不清。有报道脊髓局部遭受过严重电击伤者,在很多年后会出现进行性发展的严重手臂肌萎缩。也偶有报道创伤,特别是单肢牵拉损伤可能为本病的诱因,但尚无明确的证据。

【分型】

1. **ALS**　又称经典型或 Charcot 型 ALS,病因不明。我国 90% 以上为散发型病例;另有 5% ~ 10% 为家族性或遗传性 ALS。其中遗传性 ALS 又进一步分为如下几种,①ALS1:常染色体显性遗传,与第 21 号染色体连锁（SOD1 基因突变）,基因定位于 21q22.1—q22.2。②ALS2:常染色体隐性遗传,与第 2 号染色体连锁,基因定位于 2q33,是儿童或青少年期发病的青年型。③ALS3:常染色体显性遗传,与第 21 号染色体和 SOD1 基因突变无关,可能位于其他基因位点,成年期发病。④ALS4:常染色体显性遗传青年型,与第 9 号染色体连锁,基因定位于 9q34,病程进展缓慢。⑤ALS5:常染色体隐性遗传,与第 15 号染色体连锁,基因定位于 15q15.1—q21.1,为青年型。

2. **PMA**　也称为下运动神经元起病型 ALS,占 2.5% ~11%,发病年龄略晚于 ALS。约 90% 的患者病变首先侵犯颈膨大,肌萎缩从下肢起病者较少见。患者随病情进展可逐渐出现上运动神经元体征,但通常发生在发病后 2 年内。

3. **PBP**　也称为延髓起病型 ALS,病变主要侵及脑桥和延髓运动神经核,不影响脊髓前角运动神经元,发病年龄晚于典型 ALS,常见于老年女性,病情进展相对较迅速。

4. **PLS**　临床极为罕见,仅占 1% ~4%。病变选择性地损害锥体束,临床上仅表现为进行性强直性截瘫或四肢瘫,以后可逐渐出现咽喉肌受累。诊断要求在 3 年或以上不出现下运动神经元受损的症状和体征,故患者预后较好。

【病理】

ALS 的病理表现主要是脊髓前角细胞和下部脑干运动核如舌下神经核、副神经核、迷走神经核、面神经核及三叉神经运动核运动神经元丢失,眼外肌运动核很少受累。大的 α 运动神经元比小的运动神经元更易丢失,颈髓前角细胞变性显著且早期出现。除了神经元丢失,还可发现星形胶质细胞和小胶质细胞增生。残存的神经元体积变小和皱缩，变性细胞深染固缩，胞质可见脂褐质沉积。通过特殊染色可显示受累神经元出现线状、束状或呈高密度聚集的泛素阳性包涵体，少数情况下还可见另一种边界不清的细胞质内含物。脊神经前根和脑干运动神经根可见继发性变细，可见轴突变性、继发脱髓鞘及轴突侧支芽生，运动神经大的髓鞘纤维不成比例地丢失。在疾病不同阶段，可出现典型的失神经性肌萎缩。同时，可见大脑皮质运动区锥体细胞（Betz细胞）的丢失，皮质脊髓束及皮质延髓束弥漫性变性，皮质脊髓束变性在脊髓下部表现最明显，但通过脂肪染色可发现变性范围实际上逐渐向高位脊髓及脑干发展，直至内囊后肢及放射冠。

ALS伴痴呆的神经病理学研究较少，除普遍的运动神经元病变，可见中央前回及颞叶皮质广泛神经元丢失及胶质细胞增生。特殊染色也可在受累神经元中发现泛素阳性包涵体，但在这些区域并未见到阿尔茨海默病或Pick病的组织病理学特点。虽然也观察到了神经元纤维变性，但与关岛型ALS-帕金森综合征-痴呆复合征相比要轻微很多。

【临床表现】

ALS是运动神经元病最常见的类型，大多数在50岁以后发病，其后每10年的发病率都增加，30岁前发病者较少见。男女之比约2∶1。起病隐匿，缓慢持续进展，偶见亚急性进展。典型患者最早多以一侧肢体远端无力起病，首发症状常见手指活动不灵和力弱，完成精细动作时显得笨拙，手指僵直，两侧上肢症状可同时或先后相隔数月出现；患者也可出现轻度足下垂而易导致绊倒。清晨患者经常在床上辗转反侧，腿部发生痛性痉挛，通常是本病最早的下运动神经元表现，数周至数月后手及上肢也开始出现类似表现，不久后出现手部小肌肉，如大鱼际肌、小鱼际肌、骨间肌和蚓状肌等随之显著萎缩，手掌屈肌腱间出现沟凹，双手呈鹰爪形，并渐向前臂、上臂及肩胛带肌群进展，这些肌群出现肌萎缩和无力，萎缩肌群可见粗大的肌束颤动。应注意单独的肌束颤动并不能成为ALS的特征，但若拇指、前臂、面部和足等部位持续存在则增加ALS诊断的可能。

早期体征可见双上肢肌萎缩和肌力减退，远端重于近端，肌张力可不增高，虽有明显的肌萎缩，但腱反射可相对活跃或异常亢进，出现Hoffmann征。上肢腱反射减低或消失提示颈膨大前角细胞严重受损，部分患者肌无力可自上肢近端三角肌、冈上肌和冈下肌开始，导致肩胛下垂、抬肩和举臂无力。下肢僵直、无力、动作不协调及痉挛性轻截瘫等可与上肢症状同时或相继出现，双下肢肌张力增高，膝腱和跟腱反射亢进，出现持续性髌阵挛、踝阵挛及Babinski征、剪刀样或痉挛步态等，仍可保持相当的肌力，无肌萎缩或较轻。少数病例肌无力、肌萎缩从下肢起病，渐延及双上肢，甚至可从呼吸肌等躯干肌开始。少数病例在肌无力前先有肌肉痛性痉挛，也可出现疼痛、发冷、麻木等主观感觉异常，但通常不出现客观的感觉障碍或表现极轻微，若出现明显的感觉异常应对诊断提出疑问。

随病程的延长，肌无力和肌萎缩可扩展至躯干及颈部，患者不能转颈、抬头或被迫长期卧床。延髓麻痹通常晚期出现，不能饮水及吞咽，需鼻饲饮食，舌肌明显萎缩，舌体凸凹不平和伸舌困难，眼肌一般不受累。括约肌障碍少见，即使双腿均出现肌无力和痉挛时，括约肌功能仍可较好地保存，但晚期可出现尿急、便急等表现，也可出现呼吸肌受累，表现呼吸困难、咳嗽无力等，患者多死于肺部感染。通常无意识障碍，但少数病例可出现痴呆。

家族性肌萎缩侧索硬化（FALS）患者的症状、体征及病程与散发性病例无明显的差异，但FALS患者起病时间较早，男女患病率相同，生存期略短。

【辅助检查】

1. 血清肌酸磷酸激酶（CK）活性一般正常，但快速进展的肌无力和肌萎缩患者可轻度升高。腰椎穿刺压颈试验提示椎管通畅，脑脊液常规、生化检查多为正常，或可出现脑脊液蛋白轻度增高。

2. 神经电生理检查颇有价值。脑电图无异常。90%~95%的典型ALS病例临床可确诊，但早期误诊率高达43%，舌肌、胸锁乳突肌、腹直肌、胸段脊旁肌肌电图和/或单纤维肌电图（SFEMG）检查十分必要。

（1）常规EMG检查：对ALS有较重要的诊断价值，在可疑病例中，至少在三个肢体出现失神经表现可在确诊前的早期提示ALS。常规EMG表现肌肉放松时广泛的纤颤电位和正锐波（失神经反应活跃），以及束颤电位,主动收缩时运动单位电位时限增宽、波幅增大甚至呈巨大电位(代表神经再支配)等典型神经源性改变。常规 EMG 的特点包括:①分布上应包括三个节段以上神经源性损害,如球部、颈段、胸段和腰骶段脊髓。②进行性失神经与慢性失神经共存,即包括自发电位、运动单位电位及大力收缩募集电位改变等。

(2) 单纤维肌电图(single fiber electromyography,SFEMG)测定及特点:①SFEMG 并非 ALS 患者的常规检测手段,可用于临床诊断困难者,如同时存在颈椎病、腰椎病的患者。②有助于了解神经再生情况。③评价患者的预后和疗效。④ALS 患者 SFEMG 的主要特点是颤抖(jitter)和阻滞(blocking)增加。

(3) 运动神经传导速度(MCV)正常或可轻度减慢,但无局灶性传导阻滞。节段运动神经传导测定(inching 技术):可进一步确定是否存在传导阻滞,有利于排除多灶性运动神经病(MMN)。运动神经复合肌肉动作电位(CMAP)波幅早期正常或轻度下降,但随着病程进展,CMAP 波幅可明显下降。感觉传导速度(SCV)及感觉神经动作电位(SNAP)正常,若存在明显异常则可排除 ALS 诊断,如当患者出现 SNAP 波幅下降,通常可能有嵌压性神经病、糖尿病或其他晚发的神经病变。

(4) 运动诱发电位(MEP)对 ALS 的诊断意义:①可为 ALS 提供上运动神经元(UMN)受累的客观依据,特别对下运动神经元明显损害掩盖上运动神经元受累体征时更有意义。②异常表现为中枢运动传导时间(CMCT)延长或波形消失。临床有明显皮质脊髓束受累表现的患者,皮质的运动诱发电位易出现延长。体感诱发电位(SEP)多无异常,但部分患者可能出现轻度异常,机制尚不清楚。

3. 神经影像学检查 脑 CT 检查通常无异常。MRI 对 ALS 有较重要的诊断与鉴别诊断价值:①脑MRI 检查常可显示运动皮质轻度萎缩,皮质脊髓束在内囊后肢、大脑脚、脑干和脊髓等处发生沃勒变性,选择性出现 T2WI 高信号和 FLAIR 信号增强等表现,这些改变有助于诊断,但有时可能因改变轻微而被忽略。②颈部 MRI 检查可以排除颈椎病。

4. 肌活检 有助于明确患者是否有神经源性损害,但对诊断无特异性。早期神经源性肌萎缩较明确,但晚期光镜下与肌源性萎缩并不易鉴别。

【诊断】

根据中年后隐匿起病,缓慢进行性加重,上、下运动神经元受累表现如肢体无力、肌肉萎缩及肌束震颤,腱反射亢进(或减退)和病理征,无明显客观感觉障碍等,EMG 可见典型的广泛神经源性改变。但病程早期临床表现多样及缺乏特异性诊断标志物,可使临床早期诊断困难。

迄今为止,国际公认的 ALS 诊断标准共有 3 个,按时间先后顺序依次为 El Escorial 诊断标准、Airlie House 诊断标准(又称修订版 El Escorial 诊断标准)和 Awaji-shima 电生理诊断标准。

1994 年,世界神经病学联盟(World Federation of Neurology,WFN)运动神经元病工作组在西班牙的 El Escorial 制定了第一个 ALS 临床诊断标准(表 14-2-2)。它基于患者的临床表现及疾病累及范围,将 ALS 分为确诊(definite)、拟诊(probable)、可能(possible)及疑诊(suspected)4 个不同等级。El Escorial 诊断标准首次为 ALS 的诊断提供了简单实用的方法,自此诊断标准提出后,ALS 的诊断有了统一的依据,极大地提高了临床诊断的效率和准确性。

表 14-2-2 世界神经病学联盟肌萎缩侧索硬化临床诊断 El Escorial 标准(1994 年)

诊断等级	临床表现
确诊的 ALS	在延髓与 2 个脊髓部位(颈、胸或腰骶),或 3 个脊髓部位上、下运动神经元体征
拟诊的 ALS	2 个或更多部位上、下运动神经元体征,部位可以不同,但某些上运动神经元体征必须在下运动神经元缺损的头端
可能的 ALS	仅 1 个部位上与下运动神经元体征,或在 2 个或更多部位仅有上运动神经元体征,或下运动神经元体征在上运动神经元体征的头端
疑诊的 ALS	至少 2 个部位下(而非上)运动神经元体征

4年后,由于神经电生理技术的发展,为进一步提高 ALS 诊断的敏感性与准确性,WFN 运动神经元病工作组于 1998 年在美国弗吉尼亚 Airlie House 对上述 El Escorial 诊断标准进行了修订,将肌电图作为检测下运动神经元损害的重要手段,在确诊、拟诊、可能 3 个等级的基础上,又基于患者的肌电图表现,引入了实验室支持拟诊级 ALS(clinical probable ALS-laboratory-supported)的概念(表 14-2-3),而删除了"疑诊"(suspected)这一等级,该标准被称为 Airlie House 诊断标准(亦称修订版 El Escorial 诊断标准)。

表 14-2-3 世界神经病学联盟肌萎缩侧索硬化临床诊断 Airlie House 标准(1998 年)

诊断等级	临床表现
确诊的 ALS	根据临床表现,在延髓支配区及至少 2 个脊髓节段(颈髓、胸髓或腰骶髓)或者 3 个脊髓支配区出现上、下运动神经元受累体征
拟诊的 ALS	根据临床表现,在至少 2 个节段出现上、下运动神经元受累体征,且部分上运动神经元受累体征所在节段必须在下运动神经元体征所在节段头端
实验室支持拟诊的 ALS	临床上仅有 1 个节段出现上、下运动神经元受累体征或仅有 1 个节段出现上运动神经元受累体征,而肌电图在至少 2 个节段发现下运动神经元受累体征,且已经通过神经影像学及实验室检查排除其他病因
可能的 ALS	根据临床表现,仅 1 个部位出现上、下运动神经元受累体征,或在 2 个或更多部位仅有上运动神经元受累体征,或下运动神经元受累体征所在节段在上运动神经元受累体征所在节段头端,应用神经电生理、神经生理学、神经影像学及实验室检查无法达到实验室支持拟诊的 ALS 标准时

随着对 ALS 认识的进一步深入和神经电生理检查的广泛应用,在上述两个诊断标准的基础上,2006 年国际临床神经生理联盟(IFCN)在日本制定了 Awaji-shima 电生理诊断标准。该标准认为临床症状、体征与肌电图表现在诊断下运动神经元损害方面具有同等重要的意义,因而又取消了实验室支持拟诊 ALS 这一等级,将 ALS 诊断级别仅分为确诊、拟诊、可能 3 个等级(表 14-2-4)。

表 14-2-4 肌萎缩侧索硬化临床诊断 Awaji-shima 标准(2006 年)

诊断等级	临床表现
确诊的 ALS	根据临床或电生理表现,在延髓支配区及至少 2 个脊髓节段(颈髓、胸髓或腰骶髓)或者 3 个脊髓支配区出现上、下运动神经元受累体征
拟诊的 ALS	根据临床或电生理表现,在至少 2 个节段出现上、下运动神经元受累体征,且部分上运动神经元体征所在节段必须在下运动神经元体征所在节段之上
可能的 ALS	根据临床或电生理表现,仅 1 个部位出现上、下运动神经元受累体征,或在 2 个或更多部位仅有上运动神经元体征,或下运动神经元受累体征所在节段在上运动神经元受累体征所在节段之上,需应用神经影像学及实验室检查排除其他病因

目前,临床上应用最为广泛的是 Airlie House 诊断标准(即修订版 El Escorial 诊断标准),大部分研究和临床试验均使用此诊断标准作为患者的入组标准和病情评判依据。

【鉴别诊断】

疾病早期或不典型 ALS 应注意与下列疾病相鉴别:

1. **颈椎病脊髓型** 也称颈椎病性脊髓病(cervical spondylitic myelopathy),系颈椎骨质增生及椎间盘退行性病变导致脊髓压迫性损伤,发病年龄与 ALS 相似,呈慢性进行性病程,临床表现颇为相似,有时与 ALS 难以鉴别。但颈椎病的肌萎缩通常局限于上肢,只集中在一两个脊髓节段,不像 ALS 那样广泛,且常伴上肢或肩部疼痛、感觉减退及循环障碍等,可出现括约肌功能障碍,肌束震颤少见,一般不出现延髓麻痹症状。颈椎 X 线片或 MRI 显示颈椎骨质增生、椎间孔变窄及椎间盘变性等。肌电图有助于 ALS 与颈椎病脊髓型的鉴别,特别是胸锁乳突肌肌电图在颈椎病多为正常,而在 ALS 的异常阳性率高达 94%。

2. 多灶性运动神经病（multifocal motor neuropathy，MMN） 又称多灶性脱髓鞘性运动神经病,表现为慢性进展的区域性下运动神经元损害,肌无力呈不对称分布,以上肢为主,不伴锥体束受损表现,无明显感觉损害。1985~1986 年由 Parry 等和 Roth 等几乎同时报道了 4 例患者,其电生理特征是在神经传导测定中发现存在持续性多灶性传导阻滞（conduction block，CB）,对常规电检测未查及 CB 的患者,寸移（inching）技术则可明显提高其检出率。1988 年 Pestronk 等首次报道部分此病患者血清中抗神经节苷脂 GM1 抗体滴度升高,并对静脉注射免疫球蛋白疗效较好,可出现戏剧性改善。到目前为止,全世界报道的 MMN 已超过 300 例。

3. 单肢肌萎缩（monomelic amyotrophy，MMA） 临床上表现为局限于一个肢体的无力和萎缩,通常为手臂,极少数情况见于一侧下肢。平山病（hirayama disease）是单肢肌萎缩的主要类型,常见于青年男性,主要表现局限性、渐进性及非对称性前臂和手部肌萎缩,小鱼际受累多于大鱼际,寒冷暴露可加重无力,病程进展到一定阶段后可停止。病因可能因椎管腹侧韧带肥厚所致,导致颈段脊髓受压,并可引起慢性缺血。颈椎过屈位 MRI 动态检查对本病有重要的诊断价值。

4. 脊髓性肌萎缩（spinal muscular atrophy，SMA） 是常染色体隐性遗传病,选择性累及下运动神经元,以脊髓前角细胞为主,主要致病基因定位于第 5 号常染色体长臂近端,运动神经元存活（SMN）基因已被克隆,编码蛋白对穿越核膜的 RNA 复合物的形成和运输非常重要。SMA 患者的肌无力和肌萎缩多为对称性近端无力,而 PMA 通常是非对称性远端肌无力。SMA 根据起病年龄不同,可分为婴儿型（Werdnig-Hoffmann 病,SMA-Ⅰ型）、慢性儿童型（SMA-Ⅱ型）、青少年型（Kugelberg-Welander 病,SMA-Ⅲ型）,以及成年型（SMA-Ⅳ型）等,婴儿型进展较快,青少年型和成年型进展缓慢,可存活 20 年以上。目前美国 FDA 已批准一种反义寡核苷酸药物 spinraza,是全球首个获批治疗 SMA 的药物,但治疗费用异常昂贵。

5. 脊髓延髓肌萎缩症（spinobulbar muscular atrophy，SBMA） 也称为肯尼迪病（Kennedy disease）,是 X 连锁隐性遗传（Xq12）,患者有阳性家族史,表现对称性近端肌无力、萎缩和肌阵挛,以及其他的显著特征,如上肢姿势性震颤,延髓受累表现吞咽困难、构音障碍和咀嚼费力,口周肌束震颤,男性乳腺发育,睾丸萎缩和不育症,以及轻度感觉异常等。CK 水平升高,有时高达 10 倍,电生理检查发现失神经和神经再支配。基因检测发现 X 染色体短臂编码雄激素受体的基因有延长的 CAG 三核苷酸序列即可确诊。

6. 脊髓灰质炎后综合征（post-polio syndrome，PPS） 是某些麻痹性脊髓灰质炎患者在康复后 30 年或 40 年,逐渐出现进行性肌无力,但疾病进展非常缓慢。本病发病机制不明,可能随年龄的增长,萎缩的前角细胞逐渐发生运动神经元数量显著减少所致。

7. 脊髓空洞症 可出现双手小肌肉萎缩、肌束震颤、锥体束征等,延髓空洞症可出现延髓麻痹,临床进展极为缓慢,常合并其他畸形。患者常表现节段性对称的或不对称的分离性痛温觉缺失、触觉保存,上肢肌萎缩通常不伴腱反射亢进,MRI 可见脊髓空洞形成。

8. 良性肌束震颤 正常人也可能出现广泛的粗大肌束震颤,但无肌无力和肌萎缩等,肌电图无失神经变化。

9. 多发性硬化（MS） 常以下肢强直性无力起病,导致轻偏瘫或单肢轻瘫,在较长时间内可能与早期 ALS 及原发性侧索硬化很难鉴别,但 MS 可能有既往发作史,以及视物模糊、复视、足部感觉异常、振动觉减退和小脑共济失调等症状,可资鉴别。

10. 包涵体肌炎（IBM） 临床表现可与 ALS 相似,如早期出现不对称的远端肌无力,通常不伴血清肌酶水平明显升高。在一项包含 70 例 IBM 患者的临床研究中,13% 的病例最初曾被诊断为 ALS。IBM

与 ALS 的鉴别点包括锥体束功能正常,无力的肌肉腱反射存在,手指屈肌力弱;肌电图和肌肉活检可明确诊断。

11. 其他　如颈髓肿瘤可出现四肢腱反射亢进、病理反射或双上肢肌萎缩等,但常伴神经根痛、传导束型感觉障碍及椎管阻塞等表现,颈髓 MRI 可确诊。慢性莱姆病可表现以运动为主的神经根症状,有时也需与 ALS 鉴别。在少数情况下,维生素 B_{12} 缺乏的患者可出现脊髓型和神经根型运动神经受累表现。个别的铅中毒所致的脊髓神经根神经病也可有类似的表现。酸性麦芽糖酶缺乏症(acid-maltase deficiency)出现易疲劳和早期呼吸衰竭,有时也可能与 ALS 混淆。

【治疗】

ALS 是一种累及运动神经元的病因不明的致残性神经变性疾病,虽然近年来对其发病机制的研究取得了一定进展,但自 1996 年美国 FDA 批准应用利鲁唑(riluzole)以来,迄今仍无逆转该病进程的有效药物,治疗仍以延缓和控制病情发展、对症及支持治疗为主,包括保证患者足够的营养、充分的呼吸支持及改善全身状况等多元化医疗,对提高患者生活质量,延长生存时间有重要作用。

1. 利鲁唑(riluzole)　是最早获得美国 FDA 批准治疗 ALS 的疾病缓和疗法(disease-modifying therapies,DMT)药物,可减少中枢神经系统内谷氨酸释放,降低兴奋毒性作用,延缓病情进展并延长患者的存活期,是经循证医学证据支持有一定疗效的药物,但此药并不能逆转病情,也不能改善患者的运动功能和肌力。利鲁唑宜早期使用,适用于轻、中症患者,对中晚期患者无明显效果。成人剂量为 50mg/次,口服,2 次/d。副作用可能有乏力、恶心、体重减轻和转氨酶增高等,使用时应常规监测肝功能障碍、中性粒细胞减少及其他严重的不良反应。

2. 依达拉奉(edaravone)　作为一种自由基清除剂,可以将一个电子传递到脂肪过氧化物或羟基自由基上,将其氧化性中和掉。针对 ALS 发病机制中的氧化应激学说,日本学者经过长达 20 年的临床研究,证实可延缓 ALS 的疾病进程,于 2015 年首先通过日本厚生省的审批,2017 年进一步通过了美国 FDA 的审批,依达拉奉用成为继利鲁唑之后第二个用于 ALS 临床治疗的药物。其治疗方案标准方案是 6 个月为 1 个疗程:第 1 个月的前 14 天,每天静脉滴注 60mg,其他时间无治疗;在之后的 5 个月中,每个月的前 14 天中须有 10 天每天静脉滴注 60mg,其他时间无治疗。但其临床研究结果的适用人群并非所有 ALS 患者,而是满足以下几个限定条件:①临床确诊或拟诊的患者;②病程在 2 年以内,ALSFR 评分≥24 且每个分项都≥2;③肺功能的 FVC≥80%。使用时应常规监测肝肾功能,由于该药主要通过肾脏排出,对肾功能不全患者需慎用。

3. 经验性药物　如肌酸、辅酶 Q_{10}、维生素 E、左旋肉碱、碳酸锂、米诺环素,以及各种神经生长因子及神经营养因子等被用于 ALS 的临床治疗试验,但均未证明对患者明确有益。干细胞治疗 ALS 实验和临床研究尚处于探索阶段。

4. 对症治疗　可提高患者的生活质量。例如,流涎过多可给予抗胆碱能药如东莨菪碱、阿托品和苯海索(安坦)等;肌痉挛明显者可试用巴氯芬(baclofen)、替扎尼定等,严重肌痉挛患者通过植入泵向蛛网膜下腔泵注巴氯芬,可使极度强直减轻;使用苯二氮䓬类药物如地西泮或骨骼肌松弛药如丹曲林(dantrolene)也可减轻痉挛。应注意积极预防肺感染。

5. 支持治疗　可保证患者的营养和改善全身状况。越来越多的证据表明,早期呼吸支持和营养支持对提高患者生活质量和延长生存时间有重要作用。定期监测呼吸功能已成为 ALS 治疗中的重要组成部分,通常应每隔 3 个月复查一次肺功能。双水平气道正压呼吸机(BiPAP)的引入可改善患者睡眠质量,减少白天嗜睡的发生,是 ALS 呼吸管理的重要进展。有些患者早期不能耐受呼吸机,通常是由于面罩调整不当或气道压力过高所致,可请经验丰富的医师加以调整。目前认为,不能等到患者出现呼吸困难时才使用呼吸机,应在患者肺功能检查显示用力呼气肺活量(FVC)下降至约 70% 时即早期应用 BiPAP 呼吸机,特别是当患者早期出现 CO_2 潴留征象,如睡眠紊乱、噩梦、清晨头痛、日间嗜睡等表现时应立即应用。

为了积极预防肺感染,可使用改善患者呼吸道护理的工具"辅助咳痰机",该设备可将空气吹入肺部,然后迅速施加负压,从而清理呼吸道。手提式"辅助咳痰机"看起来像个玩具笛子,内部装有膜片,在患者呼气时产生振动波以利于咳痰。每天使用 2 次这些设备,可减少膈肌功能减退及肺炎发病率,使气管切开推迟数月或数年之久。当膈肌功能丧失时终需全天使用 BiPAP 呼吸机。若每天使用 BiPAP 呼吸机 20 小时以上,患者通常必须面对是否气管切开和有创机械通气这一难题,医生应提前把这一问题提出,以便患者及亲属有足够的时间进行决断。欧美国家的大多数患者一般不选择气管切开和有创机械通气,日本及中国较多地接受气管切开和有创机械通气。

营养支持也是重要的方面。延髓性麻痹导致吞咽困难的患者应将食物切成小块食用,避免进食干燥食品如饼干,稠粥等类似食品是较好的选择。最终几乎所有的患者都需要留置胃管鼻饲维持水分和热量的摄取,可有效防止脱水和误吸;腔镜技术和影像学技术的发展使胃造瘘术迅速且几乎无痛,患者在经皮胃镜造瘘术(PEG)后一两日即可开始胃内进食,会显著提高生活质量和生存率。由于大多数患者需要使用 BiPAP 呼吸机,如果采用鼻饲可明显影响面罩密闭性,导致 BiPAP 呼吸机无法有效使用,因此 ALS 患者宜采用 PEG 进行营养支持。

6. 被动运动和物理疗法可防止关节固定,作业疗法同样是有益的,可避免手指、肩部和肢体挛缩,有助于保持日常活动。支架或扶车也可提高患者的运动能力,但应避免过度运动导致疲劳和肌痉挛。随着病情进展,患者从使用简单的手杖开始,然后是助步器,最后坐轮椅;家庭用具可安装把手方便患者使用,必要时改建居室的结构以方便轮椅进出,确保患者的安全。

7. 病初在门诊看患者时,既要告知患者病情的严重性,但早期也应避免强调该病最终的不良预后。通常的情况下,患者及家属在随后的随访中逐步询问和了解这些事项,可根据患者的病情和性格特征把相关的情况进行适当的转达,通常还应告诉患者个体的生存期经常比标准生存期长。所有的 ALS 患者都应考虑作遗传病筛查,并进行登记以备进入 ALS 新药的临床试验。

【预后】

ALS 呈进行性和致残性病程,患者最终多死于呼吸肌麻痹或并发的呼吸道感染,生存期短者可仅数月,长者可达 10 余年甚至更长时间。随着医疗及照护水平的不断提高,不论国内外患者的总体生存时间均明显延长,新近的一项研究显示,患者平均生存时间可达 5 年。著名理论物理学家斯蒂芬·霍金在 21 岁时罹患此病,在创造物理学新篇章的同时,也创造了与 ALS 斗争长达 55 年的奇迹。

第三节　特殊类型的运动神经元病

一、Madras 运动神经元病

Madras 运动神经元病(Madras type motor neuron disease,MMND)最早是由印度学者在 1970 年描述的,在印度南部马德拉斯(Madras)地区出现的一种具有独特临床表现的运动神经元病。多为散发病例,青少年发病,病因不明。认为可能是一种环境因素导致的疾病,与病毒性或自身免疫性因素相关。

MMND 很少见,占所有运动神经元病的 0.9% ~ 3.7%。年龄普遍较年轻,多在 10~30 岁发病。临床表现肢体远端肌无力和肌萎缩,同时伴有感音性神经性耳聋,病变累及脑桥可出现面肌无力,影响延髓出现构音障碍等症状。此病为慢性良性病程。

MMND 在临床上应注意与 Brown-Vialetto-Van Laere 综合征鉴别,后者也表现青少年起病的肢体无力和肌萎缩,同时伴感音性耳聋,以及声带麻痹所致的构音障碍、吞咽困难等症状,但 Brown-Vialetto-Van Laere 综合征为遗传性疾病,通常是常染色体隐性遗传,也可能兼有常染色体显性与隐性遗传的少见的异质性表现。

MMND 通常为慢性良性病程,生存期较经典 ALS 长,预后相对较好。

二、FOSMN 综合征

2006 年澳大利亚 Vucic 等首次报道了 4 例,临床以面部感觉缺失为首发症状,随后感觉异常侵及颈部、上部躯干及上肢,并逐渐出现构音障碍、吞咽困难等延髓肌麻痹表现,上肢肌群亦出现肌无力、萎缩及肌束震颤,对于免疫抑制治疗均无效。Vucic 等总结了其临床特征,命名为 FOSMN 综合征,即面部起病的感觉运动神经元病(facial onset sensory motor neuronopathy syndrome)并指出其可能为原发神经系统变性疾病。

【病因】

2008 年 Hokonohara 等报道了 1 例非高加索人群的 FOSMN 综合征,该对于血浆置换及静脉注射免疫球蛋白(IVIg)治疗部分有效,提示自身免疫也可能参与了其发病机制。

【病理】

病理学特征包括选择性侵害脑干-脊髓的特定神经元;中枢神经系统神经元变性、胶质细胞反应性再生,一般无炎性细胞的浸润;少数出现特殊类型包涵体。Vucic 先后报道了 2 例尸检的病理结果,提示在脑干三叉神经运动核、三叉神经脊束核、面神经核、孤束核、舌下神经核、疑核及其传导束存在广泛而显著的神经元的丢失及反应性胶质细胞增生。在脊髓的各个节段上,前角细胞显著丢失,薄楔束及脊髓前后根均出现有髓神经纤维数量的严重减少及胶质增生,伴巨噬细胞吞噬反应;背根神经节处亦出现感觉神经元的显著丢失。2013 年 Sonoda 等在 1 例尸检发现脑干被盖部合并广泛的神经元及胶质细胞胞质内 TAR-DNA 结合蛋白 43(TDP-43)阳性包涵体,揭示 FOSMN 综合征与肌萎缩侧索硬化、额颞叶变性等神经系统变性疾病之间的联系,也从侧面揭示了其作为神经系统变性疾病的可能性。

【临床表现】

大多数为成年男性,男女比例约为 4:1。起病年龄均为 40 岁以后,病程相对较长,从数年到数十年不等。

少数急性起病,迅速出现延髓肌麻痹。绝大多数隐匿起病,表现为非对称性的面部、口周、鼻周及口腔内感觉异常,包括麻木、感觉减退及口腔内烧灼感,部分甚至出现类似三叉神经痛的发作性电击样疼痛。全部的面部感觉障碍均位于三叉神经支配区域,通常单侧起病后进展至对侧,因此可能被误诊为良性的三叉神经感觉性神经病或特发性三叉神经感觉性神经病。面部三叉神经支配区域浅痛觉减退,角膜反射减弱或消失,部分下颌反射亦消失。上述感觉异常在接下来的 2~6 年缓慢进展,逐渐累及面部、头皮、上部躯干及手臂。

与感觉症状同时或者稍后,脑神经及上肢的运动障碍也缓慢出现,以下运动神经元损害的体征为主,呈自上而下方向进展。包括非对称性面肌麻痹、咬肌及颞肌无力、软腭瘫痪、构音障碍、吞咽困难、舌肌无力、萎缩及纤颤、咽反射消失,少数亦出现呼吸困难;颈部肌群无力以伸肌为主,以致出现"垂头"现象,上肢肌群无力、萎缩、肌束颤动。病程较长者可出现下肢肌力、共济运动及步态异常;腱反射上肢减弱但下肢一般保留完好。病理征大多阴性,亦无自主神经功能异常。均无眼外肌麻痹。

典型电生理检查表现为瞬目反射异常;神经传导测定提示感觉运动神经病,上肢 SNAP 波幅减低较下肢更重;肌电图提示为进行性的失神经改变。

FOSMN 综合征目前尚无统一的诊断标准,其诊断主要依靠临床症状及体征。

三、FEWDON-MND 综合征

2006 年 Thakore 等首先报告了 3 例运动神经元病综合征合并下视性眼球震颤的病例。2017 年他们再次报告 3 个类似病例,并总结了这 6 个病例特点,命名为伸指无力和下视性眼球震颤-运动神经元病综合征(finger extension weakness and downbeat nystagmus motor neuron disease syndrome,FEWDON-MND)。

【病因与发病机制】

FEWDON-MND 综合征是否为一种神经免疫性疾病尚不清楚。支持这一假说的论据是一些患者存在 ANA 滴度升高、GAD 抗体、抗胶质蛋白和抗甲状腺球蛋白/甲状腺过氧化物酶抗体。共济失调与 GAD 抗体相关,可表现为下视性眼球震颤,但只有一例患者有该抗体。脑脊液检查也无证据支持自体免疫假说。

基因异常学说不能除外。但尚无基因研究的报道。

尚无病理学研究报道。

【临床表现】

发病年龄均为成年人。所有患者均以手指伸肌肌无力起病,进行性进展,发展至上肢其他部分,以及下肢,最终均有步态异常,均无呼吸肌及球部受累表现,也无假性延髓性麻痹及认知功能损害。缓慢进展,无家族遗传病史。

纯运动系统受累,无感觉障碍或疼痛。主要以上肢或下肢远端无力为主,伸肌著于屈肌。最力弱的肌肉通常先萎缩,并伴束颤,表明下运动神经元受累。许多患者某些反射活跃,有时肌肉张力略增加,但不出现明显的上运动神经元损害造成的痉挛或足底伸肌反应。延髓段未见上、下运动神经元受累迹象。所有患者的感觉检查结果均正常。没有躯干或蚓部共济失调。

在发病早期眼部并无症状,部分患者有轻度复视,之后出现视觉症状。患者均伴有下视性眼球震颤,大多数眼动肌损害表现可归因于小脑功能障碍,包括视觉偏差、内隐斜、扫视辨距障碍、异常平滑追踪、前庭-眼反射(VOR)抑制受损及凝视诱发的眼球震颤。

电生理检查显示下运动神经元损害表现。眼动检查可发现下视性眼球震颤。实验室检查可发现某些抗神经抗体阳性。

脑脊液检查无特殊异常。头及脊髓磁共振检查无异常。

鉴别诊断要考虑远端上肢起病的肌萎缩侧索硬化、脊髓性肌萎缩、多灶性运动神经病(MMN)、远端遗传性运动神经病(dHMN)等。

四、O'Sullivan-ulliva 综合征

O'Sullivan 和 McLeod 在 1978 年首次描述了 6 例手和前臂长期(长达 20 年)缓慢进行性远端无力和肌萎缩的患者。这些患者通过检查发现有前角细胞受损的特征,作者曾将其归为"慢性远端性脊髓性肌萎缩症"。所有这些病例的临床、放射学和电生理表现都与慢性下运动神经元病退行性变的特征一致,下运动神经元损害仅局限于双侧颈段脊髓支配肌肉群,累及上肢远端肌肉群,无传导阻滞。目前称为 O'Sullivan-McLeod 综合征(O'Sullivan-McLeod syndrome)。

【病因】

通常认为属于神经变性病。多为散发,极少几个家族病例。尚无基因学研究的报道。尚无病理学研究报道。

【临床表现】

该综合征男性居多,男女比例为(2.0~2.5):1。平均发病年龄为 34.3 岁。大多数病例青少年或成人早期发病,也有人报道有 40 余岁起病的晚发病例。

临床特征是没有感觉症状或锥体束体征,非对称发病,上肢远端(主要是手)缓慢进行性无力和肌萎缩,有时累及前臂。大多患者为右利手,以右侧上肢发病。

神经生理学表现为慢性失神经,正常神经传导速度,且上肢远端肌肉群中很少有急性失神经的表现。

神经影像学表现通常无特征性。有时在 T2 加权像中显示颈脊髓前角对称性高强度(即"蛇眼征")和少见颈髓节段局灶性萎缩。

主要鉴别诊断包括平山病、远端遗传性运动神经元病(或远端脊髓性肌萎缩症)和多灶性运动神经病

变伴传导阻滞。尽管该病在最初的临床表现、神经生理学研究甚至某些病例的神经影像学方面与平山病有一些相似之处，但一般认为这两种疾病代表着不同的神经退行性病变实体，具有不同的病理生理机制，独特的临床表现，病程和预后。

（樊东升）

参 考 文 献

[1]　PINTO WBVR,FARIAS IB,BADIA BML,et al. Finger extension weakness and downbeat nystagmus motor neurone disease (FEWDON-MND). Pract Neurol,2019:2018-2188.

[2]　DELVA A,THAKORE N,PIORO EP,et al. Finger extension weakness and downbeat nystagmus motor neuron disease syndrome:A novel motor neuron disorder? Muscle Nerve,2017,56(6):1164-1168.

[3]　DORST J,CHEN L,ROSENBOHM A,et al. Prognostic factors in ALS:A comparison between Germany and China. J Neurol,2019,266(6):1516-1525.

第十五章 脊 髓 疾 病

第一节 中毒代谢性脊髓病

一、脊髓亚急性联合变性

脊髓亚急性联合变性（subacute combined degeneration of the spinal cord）是由于维生素 B_{12} 缺乏引起的神经系统变性疾病，常合并巨幼细胞贫血，病变主要累及脊髓后索和侧索。

【发病机制】

维生素 B_{12} 是一种由含钴的卟啉类化合物组成的 B 族维生素，构成的甲基和腺苷辅酶是细胞代谢必需的重要辅酶。维生素 B_{12} 广泛存在于动物食品中，植物中的大豆也含有。食物中的维生素 B_{12} 与钴胺素结合蛋白（haptocorrin，HC）结合，在胃酸、胃蛋白酶及胰蛋白酶作用下 HC 降解，维生素 B_{12} 与胃壁细胞分泌的内因子（IF）形成维生素 B_{12}-IF 复合物，才不会被肠道细菌利用而在回肠末端吸收，IF 被蛋白酶水解，维生素 B_{12} 与回肠黏膜细胞微绒毛上的受体相结合，通过胞饮作用进入肠上皮细胞，再吸收入血液。约 1% 的摄入维生素 B_{12} 是以被动形式吸收的。在血液循环中，维生素 B_{12} 与两种蛋白质结合，即运钴胺素蛋白（transcobalamin，TC）和钴胺素结合蛋白（HC）。维生素 B_{12} 附着在运钴胺素蛋白上被称为全运钴胺素蛋白（holotranscobalamin，holo TC），是传递到组织的维生素 B_{12} 生物活性成分，但 HC 的功能尚不清楚。

细胞摄取 holo TC 后，TC 被降解，维生素 B_{12} 作为甲硫氨酸合成酶（甲基化的限速酶）的辅酶：同型半胱氨酸（Hcy）转化为甲硫氨酸，甲基四氢叶酸（mTHF）转化为四氢叶酸（THF）。甲硫氨酸合成障碍可影响髓鞘磷脂甲基化，导致神经脱髓鞘；同时，血浆同型半胱氨酸蓄积，造成高同型半胱氨酸血症。由于 THF 影响甲基丙二酰辅酶 A 转化成琥珀酰辅酶 A，后者与血红素的合成相关，影响红细胞发育和成熟，发生巨幼细胞贫血；并造成血甲基丙二酸增多，尿甲基丙二酸的排出增多，但叶酸缺乏时没有，故可用来区分维生素 B_{12}/叶酸缺乏。

维生素 B_{12} 在人体内的储存量很少（2~3mg），在肝脏内，其代谢途径见图 15-1-1。人体对维生素 B_{12} 需要量极少，只要饮食正常，就不会缺乏。用尽储藏后，经半年以上才会出现缺乏症状。维生素 B_{12} 缺乏的原因有摄入不足，素食及营养不良者；吸收不良，胃肠道疾病如萎缩性胃炎、胃大部切除术、回肠末端切除或小肠吸收不良综合征等，抗胃壁细胞抗体或内因子抗体；转运障碍，转运蛋白缺乏。维生素 B_{12} 摄取，吸收，结合与转运的任一环节发生障碍，都会引起缺乏。

【临床症状】

多在中年以上起病，男女无明显差异，慢性或亚急性起病，缓慢进展，多数患者出现神经症状前有苍

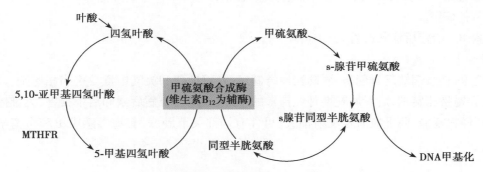

图 15-1-1　维生素 B_{12} 的代谢
MTHFR.甲基四氢叶酸还原酶。

白、倦怠、腹泻和舌炎等,既往常有胃大部切除/胃病等病史。临床症状有感觉性共济失调及痉挛性瘫痪,常伴有周围性感觉障碍。表现为双下肢无力、发僵,手动作笨拙;步态不稳、踩棉花感、步态蹒跚,夜晚光线不足时更为严重;可出现足趾、手指末端麻木和烧灼感等。查体:双下肢振动觉、位置觉减退,远端明显,Romberg 征(+);少数四肢远端痛觉减退,呈手套、袜套样分布,走路步基增宽、下肢肌张力增高、腱反射亢进、病理反射阳性;有些患者屈颈时出现由脊背向下肢放射的针刺感(Lhermitte 征)。晚期可有括约肌功能障碍及精神异常。可有易激惹、抑郁、幻觉、认知功能减退,甚至痴呆,少数患者视神经萎缩及中心暗点。

【辅助检查】

1. **实验室检查**　血清维生素 B_{12} 含量降低;血同型半胱氨酸升高;血常规示巨幼细胞贫血;血清内因子抗体可阳性。脑脊液多数正常,也可有蛋白轻度增高。

2. **脊髓 MRI**　矢状位显示颈胸段脊髓后索侧索长条状 T1WI 等或稍长,长 T2WI 异常信号,横断面脊髓 T2WI 高信号,位于后索,可呈"八"字征,增强扫描无强化(图 15-1-2)。慢性阶段 MRI 可正常。

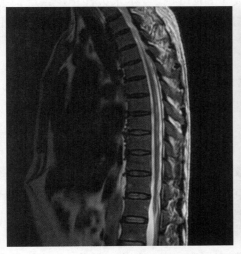
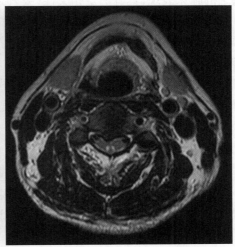

图 15-1-2　脊髓亚急性联合变性(MRI)

3. **神经电生理**　神经传导速度可有减慢,波幅降低。

4. **骨髓穿刺检查(贫血患者)**　网织红细胞增多,巨幼细胞贫血。

【诊断】

1. **临床症状**　中年以上出现亚急性或慢性起病,脊髓后索、侧索及周围神经损害的症状。

2. **实验室检查** 有异常发现,如巨幼细胞贫血、血清维生素 B_{12} 含量降低等。

3. 排除其他病因。

4. 维生素 B_{12} 治疗后症状改善。

【鉴别诊断】

需与脊髓压迫症、铜缺乏脊髓病、脱髓鞘性脊髓病、脊髓梗死和笑气中毒等疾病相鉴别。后索症状突出时,还需与脊髓痨相鉴别,后者属晚期神经梅毒的一种,表现为脊髓后索和后根损害,无锥体束征,患者主诉闪电样神经根疼痛,两下肢肌腱反射消失,可伴有局部关节肿胀,有梅毒感染史和血清学/脑脊液检查阳性等。

【治疗】

如能在发病后 3 个月内积极用维生素 B_{12} 治疗,常可获得完全恢复。若不治疗,常在发病 2~3 年后进展,甚至危及生命。因此早期诊断、及时治疗是决定本病预后的关键。一旦确诊或拟诊本病,即应开始维生素 B_{12} 治疗,避免造成不可逆性神经损害。

1. **维生素 B_{12} 治疗** 原则是早期大剂量。$500 \sim 1\,000\mu g$/次,每天 1 次,肌内注射,连续 2~4 周;$500\mu g$/次,每周 1 次,连续 1 个月;$500\mu g$/次,每月 1 次,维持一般不小于 1 年;某些患者需终身用药,合用维生素 B_1 和维生素 B_6 等效果更佳。叶酸缺乏患者予以叶酸,每天口服 5mg,但不宜单独使用。

2. **饮食** 补充富含 B 族维生素的食物,肝、肉、牛奶和鸡蛋等。

3. **对症治疗** 肢体痉挛或肌张力高可给予巴氯芬,加强功能锻炼。

二、氧化亚氮中毒性脊髓病

氧化亚氮(nitrous oxide,N_2O)即笑气,1799 年英国化学家汉弗莱·戴维发现 N_2O 有轻微麻醉作用,能使患者丧失痛觉,但仍能保持清醒的意识。"笑气"的名称是由于吸入它会感到欣快,并能致人发笑。职业暴露和滥用 N_2O 均可导致中毒,以神经系统损害为著。

【发病机制】

N_2O 中毒分为急性中毒和慢性中毒,与脊髓病相关的主要是慢性中毒,笑气使维生素 B_{12} 失活,导致维生素 B_{12} 缺乏的临床表现,具有剂量相关性,吸入大于 80g/d 时,发生永久性神经系统损害的风险显著增高。血维生素 B_{12} 正常者需长期、反复吸食 N_2O 才出现神经系统损伤症状,而维生素 B_{12} 不足者仅吸入少量即可出现严重症状。

【临床症状】

脊髓损害,表现类似于脊髓亚急性联合变性,早期多以感觉异常为主,Lhermitte 征(+),Romberg 征(+);后期出现腱反射亢进,病理征阳性。也可仅损害后索或锥体束,表现为感觉性共济失调或痉挛性截瘫。

【辅助检查】

无特异性,可有血维生素 B_{12} 降低,同型半胱氨酸升高;脑脊液可正常,或蛋白含量和白细胞计数轻度升高。脊髓 MRI:下颈上胸段脊髓后索和皮质脊髓束 T2WI 呈高信号,T1WI 呈等或稍低信号,轴位上为"倒 V"征。增强扫描一般不强化。个别报道呈长节段横贯性脊髓病变。

【诊断】

N_2O 职业暴露或吸食史,脊髓后索和/或皮质脊髓束损害表现,脑脊液正常,或蛋白含量和白细胞计数可轻度升高,血维生素 B_{12} 降低,同型半胱氨酸升高。

【鉴别诊断】

脊髓亚急性联合变性,铜缺乏性脊髓病等。

【治疗】

避免再接触 N_2O,补充维生素 B_{12}。

三、放射性脊髓病

放射性脊髓病(radiation myelopathy)是由放射线所致的脊髓损害,多见于头颈部及躯干部肿瘤放射治疗后。其发生受患者存活期、脊髓受照长度、节段、剂量及射线的个体敏感性等诸多因素的影响。数周内(通常4~5周)总剂量小于45~50Gy或者1.8~2Gy/d,发生永久性脊髓损害的风险较低(0.03%~0.2%)。

【发病机制】

尚未十分清楚,可能由于放射线直接损害;照射引起相关血管病变;放射线作用下产生自身免疫反应,引起水肿、脱髓鞘或坏死。

【临床症状】

1. **早期损害**　一次大剂量照射(核事故)造成急性中枢神经系统损害,表现恶心、呕吐、意识障碍,常在数天内死亡,脊髓损害少有报道。

2. **早期迟发性损害(Lhermitte syndrome)**　潜伏期2~4个月,伴有其他主观感觉症状的Lhermitte征,易被忽略。

3. **迟发性损害**　潜伏期为3~5个月及以上,通常为9~18个月,可以急性发生,但通常为隐匿起病,呈慢性进行性脊髓病(chronic progressive radiation myelopathy,CPRM)表现。早期以感觉异常最常见,麻木或针刺感,然后出现肢体无力和大、小便功能障碍,进行性发展。体检示脊髓半切综合征或脊髓横贯性损害,或仅脊髓前角细胞损害表现。

【辅助检查】

脊髓MRI:相应椎体长T1WI长T2WI信号,正常与异常椎体之间界线分明;脊髓连续多节段受累,但程度可不同;急性期T1WI低信号,脊髓增粗,T2WI呈条状或斑片状高信号;增强扫描显示斑点状或环状强化;慢性期脊髓可萎缩,蛛网膜下腔明显增宽。脑脊液通常正常。

【诊断】

排除性诊断,目前尚无统一的诊断标准,需结合病史、原发病来综合考虑。放疗后有一定潜伏期;慢性进行性脊髓损害;与照射区域吻合;原发肿瘤大多无复发。

【治疗】

愈后多不良,在设计放射治疗野时,应尽量避开脊髓,并严格控制脊髓接受射线的剂量。出现脊髓受损症状,应立即行MRI检查,明确诊断,及早治疗,以减轻损伤程度,改善预后。可以用大剂量激素冲击,高压氧治疗,但疗效不佳。贝伐珠单抗(bevacizumab)是一种血管内皮生长因子(vascular endothelial growth factor,VEGF)单克隆抗体,通过抑制VEGF的生物学活性而起作用,用于治疗各类转移性癌症;2009年以来有少数病例报道,经激素和高压氧治疗无效的患者,贝伐珠单抗治疗有影像和临床改善,但治疗时机、用量及确切疗效尚不十分清楚。

四、肝性脊髓病

肝性脊髓病(hepatic myelopathy,HM)继发于慢性肝病,以痉挛性截瘫为主要症状的脊髓病,可伴或不伴肝性脑病,多发生于门-体静脉分流术后,在慢性肝病自发性门-体静脉分流后也可出现,是在肝硬化的基础上引起代谢紊乱、中枢神经系统功能障碍而发生。

【病因】

各种慢性肝病均有发生本病的可能,我国HM的病因以乙型病毒性肝炎为主,次之为酒精性肝炎、丙型病毒性肝炎,少见于肝豆状核变性、先天性肝纤维化、特发性门静脉高压症等其他原因。多见于行门-体分流手术后或自发形成门-体分流后的患者。

【发病机制】

尚不清楚,可能为多种因素共同作用的结果,主要存在以下学说:

1. **慢性中毒学说**　推测发病可能与大量含氮毒性物质进入体循环有关。肝硬化时肝脏对有毒物质的灭活能力下降,另外门-体及自体分流后,大量的有毒物质绕过肝脏的解毒作用直接进入血液循环,使毒性物质如血氨、硫醇、尿素及部分重金属(如铁、铜、锰等)在体内聚集。透过血脑屏障的毒性物质可干扰神经细胞的电活动及能量代谢,使脊髓发生脱髓鞘病变。但血氨升高与否与 HM 的严重程度及预后不呈明显的平行关系,单纯降血氨治疗效果欠佳,也有报道血氨水平正常的患者也可发生本病,对中毒学说提出了质疑。

2. **营养缺乏学说**　由于门体分流及肝功能不全使得中枢神经系统必需的营养物质缺乏而引起脑脊髓损伤。尤其是 B 族维生素吸收及利用障碍,都会引起髓鞘变性。

3. **免疫损伤学说**　大多数的肝脏疾病由肝炎病毒引起,由于病毒的直接感染和病毒表面抗原释放入血形成免疫复合物引起细胞免疫反应而损伤脊髓。

4. **血流动力学改变学说**　慢性肝病晚期门脉高压使得脊髓胸、腰段的椎静脉丛淤血;而门-体静脉分流后,又使胸腰段的脊髓发生慢性缺血;另外,脊髓的血供存在节段性供血的特点,当两个不同来源供血的移行地带(分水岭区)出现血供不足(如低灌注)时,该部位的脊髓受到损伤,如第 4 胸节和第 1 腰节的腹侧面。尸检发现 HM 患者脊髓病变主要发生于胸、腰段脊髓侧索,与分水岭区的范围基本一致。

【病理】

特征性病理改变为皮质脊髓侧索对称性脱髓鞘,脊髓全长均可受累,以胸段最为明显,少数可见到皮质脊髓前束、后索和脊髓小脑束轻度脱髓鞘改变。早期脱髓鞘,后期可伴轴索变性、脱失;大脑 Betz 细胞变性和数量减少。脊髓灰质相对完整。

【临床症状】

本病以青壮年男性多见,多发生于 40~50 岁的人群,肝脏病变行分流手术或自发产生分流后 4~5 年最常出现,主要有两方面临床表现:

1. **肝脏原发疾病表现**　不同程度的食欲缺乏、乏力、腹胀、腹水、黄疸、肝病面容、肝掌、蜘蛛痣等。可出现或不出现肝性脑病的表现。

2. **脊髓病的表现**　缓慢发生,进行性加重的痉挛性截瘫为主。常以步态异常为首发症状,双下肢先后发生僵硬无力、走路不稳,逐渐发展成双下肢肌肉颤动、行走困难;查体:剪刀步态,肌力减退,肌张力增高,腱反射亢进,常有阵挛,病理反射阳性;上肢很少累及,少数患者可出现四肢瘫。感觉受累少见,偶有深感觉减退,痛、温觉多正常。自主神经症状少见,括约肌功能多不受累。少数病例有视力改变。

【辅助检查】

1. **实验室检查**　多数患者有不同程度的肝功能损害的表现,如白蛋白降低、白/球比倒置、转氨酶升高、胆红素异常、凝血障碍等,但也有少部分患者肝功能检查处于正常范围内。血氨水平可正常或升高。脑脊液检查一般正常。

2. **影像学检查**　可发现肝脾大、腹水、食管胃底静脉曲张、腹壁静脉曲张及上消化道出血等。头、脊髓 MRI 检查可无异常发现,有助于鉴别诊断。

3. **运动诱发电位**(motor evoked potential,MEP)　可发现皮质脊髓束损伤,且能够在尚未出现临床症状时为早期诊断提供依据,是接受早期原位肝移植治疗患者的首选检查及预后评估手段之一。体感诱发电位(somatosensory evoked potential,SEP)表现为神经传导速度潜伏期延长,也为早期诊断提供帮助。脑电图可见轻中度弥漫性慢波,可表现为弥漫性低波幅 θ 波。

【诊断】

目前尚无统一的诊断标准，是一种排除性诊断，具有以下症状应想到本病。

1. 有慢性肝病病史或临床有肝脏疾病的表现或肝功能异常，尤其是反复出现一过性脑病症状者。

2. 有门-体分流的证据（手术或自发出现）。

3. 缓慢或隐袭起病，逐渐加重的双下肢痉挛性截瘫，脊髓 MRI 正常。

4. 排除其他原因所致的脊髓病变。

【鉴别诊断】

需与其他可造成进行性痉挛性截瘫的疾病鉴别，如脊髓亚急性联合变性、肌萎缩侧索硬化、遗传性痉挛性截瘫、脊髓血管病和脊髓压迫症等。

【治疗】

本病主要针对原发疾病的治疗及脊髓病的治疗，口服 B 族维生素、乳果糖及补充益生菌群，调节肠道菌群，抑制产尿素酶细菌生长，促进非产尿素酶细菌生长，减少氨的生成，从而降低血氨。预后较差，但疾病本身很少直接危及患者生命也不会加重原有的肝病程度。血浆置换有一定疗效。肝移植是目前最有效的治疗方法，早期即未出现任何临床表现或脊髓病变尚未发展成不可逆时，通过肝移植有希望完全恢复。

第二节　脊髓血管疾病

脊髓血管疾病（vascular diseases of the spinal cord）分为缺血性、出血性及血管畸形三大类。发病率远低于脑血管疾病，对脊髓血管病的基础和临床研究亦滞后于脑血管病。虽然两者的疾病谱相似，都可发生出血、缺血、畸形、炎症等病变，但脊髓血液循环有着完全不同的特点，决定了它的临床表现及治疗的明显不同。

（1）脊髓循环呈节段性供血，自颈颅交界到圆锥通常有 6~8 根主要根髓动脉为脊髓提供血流，其充分的侧支循环使脊髓对缺血的耐受性明显优于脑组织。节段性供血的不利因素是在两根动脉供血区域之间存在一个血供的"分水岭"（如 T_4 和 L_2 水平），这一区域血供相对较少，因而更易受到缺血性的损害。实验证明颈段和腰段脊髓血流量明显高于胸段，特别是上胸段。

（2）根髓动脉大多起自肋间动脉和腰动脉，胸腹腔大动脉的压力变化将直接影响脊髓血供，如手术操作、大动脉的阻断均可反应为脊髓缺血。

（3）脊髓静脉回流入胸腰腔，且回流静脉缺乏静脉瓣，胸腹腔的炎症、肿瘤等病变常能轻易侵入椎管腔静脉丛。可以理解为什么硬脊膜外转移性肿瘤多来自胸腹腔的原发灶。胸腹腔压力的突然变化，可以直接反应为椎管内静脉压力升高，成为椎管内出血的原因之一。

（4）脊髓供血动脉均穿过骨性孔道进入椎管，因而这些动脉可因脊椎骨折和椎间盘突出等原因造成供血动脉被阻断，并因此产生脊髓缺血性损害。脊髓前动脉亦可因后纵韧带钙化等机械因素造成脊髓缺血。

（5）脊髓位于骨性管道之内，且神经结构紧密，即使是较小的血管损害亦可能造成严重的神经功能障碍。近 20 年来，由于 MRI 的问世，选择性血管造影及介入治疗的广泛应用，显微外科技术的发展，特别是对脊髓显微解剖及血流动力学的研究成果，人们对脊髓血管病有了更正确认识，使治疗更趋合理。

一、脊髓缺血

【病因】

动脉硬化是脊髓缺血的主要原因，而且近年来缺血性脊髓病的发生率趋于上升，对高龄人群的影响更明显。由于血供不足可以造成短暂的脊髓缺血的症状,严重者可发展成为永久性脊髓损害。其他病因产生的短暂性血压过低,可以使上述病理过程加重或加速发展。由于脊髓血供大多数来自肋间动脉和腰动脉,主动脉的血流障碍可以直接减少脊髓供血,主动脉病变如夹层动脉瘤、损伤和主动脉手术时临时阻断,均可使脊髓缺血加重,甚至产生脊髓软化,造成永久性截瘫。

【病理】

临床及实验均证实脊髓对缺血有较好的耐受性。在实验室条件下,狗的脊髓可耐受 20~26 分钟的缺血而不致造成永久性神经损害。间歇性供血不足既可因适当的治疗和休息而得到缓解,又可因继发性缺血加重而致病情恶化。轻度神经损害在供血恢复后可完全消失。严重缺血则造成永久性的脊髓梗死。

【临床症状】

下肢远端无力和间歇性跛行为其特点。下肢无力情况在行走后更加明显,同时可以出现下肢腱反射亢进及病理反射。休息或使用扩血管药物可使无力现象缓解,病理反射也消失。病情继续进展则造成永久性损害,下肢无力不再为休息和药物治疗所缓解,并出现肌肉萎缩、共济失调和感觉障碍,晚期出现括约肌功能障碍。

【诊断】

虽然近年来本病的发生率有所上升,但较之其他脊髓疾病依然较低。因此,当出现脊髓功能损害时,应首先考虑其他常见的脊髓疾病,以免延误诊断。根据足背动脉搏动的存在可以与周围血管疾病所造成的间歇性跛行相区别。

【治疗】

主要针对动脉硬化治疗。轻病例早期增强心脏输出功能和服用扩血管药物都有助于症状的缓解,血压较低的患者可使用腹部束紧的办法,以改善脊髓的血液循环状况。任何原因造成的短暂性低血压均可能使症状加重,应尽量避免。

二、脊髓动脉血栓形成

【病因】

动脉硬化是老年人动脉血栓形成的主要原因。结节性动脉周围炎、糖尿病、大动脉夹层动脉瘤等也可能成为致病原因。此外,梅毒及结核性动脉炎也曾经是动脉血栓形成的主要原因。但是,脊髓动脉血栓形成的机会远较脑动脉少。从 200 例脑动脉硬化的尸检中,仅发现 2 例伴有动脉硬化性脊髓病。而 235 例进行性脊髓病的高龄患者中,几乎均有脊髓动脉硬化的表现。轻微损伤能够引起脊髓前动脉血栓形成已被尸检证实。但应首先考虑到椎间盘突出、脊髓肿瘤等对动脉压迫所致的闭塞或出血。轻微损伤导致脊髓血管畸形闭塞或出血的报道亦不少见。

【病理】

肉眼观察可见脊髓动脉呈节段性或区域性闭塞,动脉颜色变浅。病变的早期有脊髓充血水肿,可以发生脊髓前部或后部的大片梗死,这要依脊髓前或是脊髓后动脉受累而定。脊髓梗死的范围可达数个乃至十几个节段。组织学改变取决于发病时间的长短和侧支循环建立的情况。

【临床症状】

1. **脊髓前动脉综合征** 起病突然,亦有数小时或数天内逐步起病者。剧烈的神经根痛为最早出现的症状,少数病例为轻微的酸痛。疼痛的部位一般在受累节段上缘相应的水平,偶尔与受累节段下缘相符合。颈部脊髓前动脉闭塞,疼痛部位在颈部或肩部。瘫痪出现之后,疼痛仍可持续数天到数周。瘫痪一般于最初数小时内发展到顶峰,很少有延迟到数天者。个别病例瘫痪发生后旋即好转,数天后再度恶化。瘫痪可以是不对称的,早期表现为脊髓休克,肌张力减低:腱反射消失。脊髓休克过去以后,病变相应节段出现松弛性瘫痪,病变水平以下为痉挛性瘫痪,肌张力增高,腱反射亢进,并出现病理反射。早期就有大小便功能障碍。感觉分离是其特征性表现：痛觉和温觉丧失而振动觉和位置觉存在。侧支循环建立后，感觉障碍很快得到改善。当动脉闭塞发生在胸段，则仅有相应节段的肌肉瘫痪，常缺乏感觉分离现象。腰段受累主要表现为下肢远端的轻瘫、括约肌功能障碍，缺乏感觉分离的特征。感觉消失区有皮肤营养障碍。如果闭塞仅累及脊髓前动脉的小分支，可能发生局部小的软化灶，临床表现为单瘫或轻度截瘫，不伴有感觉障碍。

2. **脊髓后动脉血栓形成**　脊髓后动脉有较好的侧支循环，因而对血管闭塞有较好的耐受性。当脊髓后动脉闭塞时，经常没有广泛的神经损伤，所以也不构成综合征。临床表现为深反射消失、共济失调、神经根痛和病变水平以下的感觉丧失，但括约肌功能常不受影响。

【诊断与鉴别诊断】

能够造成横断性或部分性脊髓损害的疾病很多，因而为脊髓动脉血栓形成的诊断带来困难。急性脊髓炎的感觉丧失是完全的，没有感觉分离现象，同时伴发热及脑脊液中炎性细胞增加等征象，有助于鉴别诊断。所有脊髓梗死患者都应进行脊柱 MRI 检查以除外压迫性脊髓病。DWI-MRI 提高了 MRI 诊断急性脊髓缺血的敏感性。

【治疗】

脊髓动脉血栓形成与脑血栓形成的治疗原则相同。对截瘫患者应注意防止发生压疮和尿路感染。

三、自发性椎管内出血

椎管内出血不常见。可伴发于外伤特别是脊椎骨折时，或伴发于脊髓血管畸形或椎管内肿瘤等，亦可因腰椎穿刺或硬脊膜外麻醉而起病。医源性因素（如使用抗凝药）或与凝血相关的疾病可使椎管内出血的概率明显增加。患者可因日常活动，如排便、翻身、咳嗽甚至握手等轻微动作而诱发椎管内出血。

（一）硬脊膜外血肿

【临床症状】

椎管内血肿大部分为硬脊膜外血肿，血肿几乎全部位于背侧。早期症状为突然发生的背痛，数分钟到数小时出现神经根刺激症状，并迅速出现神经损害症状，继而逐步发生脊髓圆锥受累的表现。

【诊断】

除根据典型症状外，腰椎穿刺和脑脊液检查、脊髓造影加高分辨率 CT 扫描均有助于确诊。MRI 的诊断意义最大，有条件时可作为首选诊断手段。

【鉴别诊断】

鉴别诊断包括所有能引起急性背痛和根性损害的疾病。硬脊膜外脓肿及急性椎间盘突出，虽然症状类似，但其感染和外伤史是重要鉴别点。

【治疗与预后】

预后与脊髓损害的程度、患者的年龄及处理是否及时有关，硬脊膜外血肿多采椎板减压清除血肿的办法，术后近 50% 的病例可望部分或完全恢复。

（二）硬脊膜下血肿

本病的发病率低于硬脊膜外血肿，虽然理论上有可能性，但临床上很少有硬脊膜内外同时发生血肿者，除损伤因素外，硬脊膜内血肿的发病大多与抗凝治疗有关，少数与腰椎穿刺、肿瘤出血有关。

【症状】

本病的起病、临床表现与硬脊膜外血肿极其相似。急性背痛和根性症状是其特点，继之以病变节段以下的截瘫。

【诊断】

脑脊液动力学检查常显示蛛网膜下腔梗阻，甚至出现抽不出脑脊液的"干池"现象。脊髓造影、CT 及

MRI 检查是明确诊断的重要依据。

【治疗】

椎板减压和/或血肿引流,有 30% ~ 50% 的患者可望恢复。

(三)脊髓型蛛网膜下腔出血

自发性脊髓型蛛网膜下腔出血的发病率很低,不及外伤性蛛网膜下腔出血的 1%。常见的出血原因为脊髓动静脉畸形、血管瘤(包括感染性动脉瘤、海绵状血管瘤等)、主动脉缩窄症及脊髓肿瘤。其中许多病例在接受抗凝治疗中发病。

【临床症状】

突然起病的背痛并迅速出现截瘫,当血液进入颅内时可产生与颅内蛛网膜下腔出血相似的表现。

【诊断】

症状典型者诊断不难,腰椎穿刺可获得血性脑脊液。脊髓造影和 MRI 有助于明确病因。本病需要与快速累及脊髓的其他脊髓病相鉴别。

【治疗】

如有血肿存在应考虑椎板减压术。同时需注意纠正凝血功能障碍和病因治疗。

(四)脊髓内出血

脊髓内出血(又称为出血性脊髓炎)很罕见。

【病因】

通常的病因有:①脊髓动静脉畸形;②血友病或其他凝血障碍性疾病;③髓内肿瘤;④脊髓空洞症;⑤其他不明原因。

【临床表现】

脊髓内出血起病突然,以剧烈的背痛为首发症状,持续数分钟到数小时后疼痛停止,代之以截瘫、感觉丧失、大小便失控和体温升高。上颈段受累时可发生呼吸停止,重症者可于数小时之内死亡。度过脊髓休克期后出现痉挛性截瘫。轻者可于发病后数天或数周后恢复。但多半会遗留下或轻或重的神经损害,且存在复发的可能性。

【治疗】

急性期主要是对症处理。保持呼吸道通畅,防止并发症。同时注意病因学检查,以确定进一步的诊治方案。

四、脊髓血管畸形

脊髓血管畸形常与其他原因所致的脊髓病相混淆。其临床表现的多变性给诊断带来许多困难。近年来,对脊髓血流动力学和选择性脊髓血管造影的深入研究,使人们对这种疾病有了更正确的认识治疗也更趋合理。

【分类】

从血流动力学角度考虑,脊髓血管畸形可分类为以下各型。

1. **脊髓血管畸形Ⅰ型**　即硬脊膜动静脉瘘,又称硬脊膜动静脉畸形、葡萄状脊髓动静脉血管病等,是最常见的脊髓血管畸形。占该类患者的 75% ~ 80%。其病理基础是硬脊膜接近神经根地方的动静脉直接交通。血供来自根动脉,沿软脊膜静脉丛回流。ⅠA:由单一根髓动脉供血。ⅠB:由多根根髓动脉供血。

2. **脊髓血管畸形Ⅱ型**　即血管团样髓内动静脉畸形,是由单根或多根髓动脉供应的髓内团块样血管畸形。血管团较局限,病理血管之间没有神经组织,与正常脊髓组织之间有一层胶质细胞相隔。

3. **脊髓血管畸形Ⅲ型**　又称为幼稚型髓内动静脉畸形,是髓内巨大而复杂的血管团块状结构异常,血供丰富,与正常神经组织之间没有明确界限,且与Ⅱ型一样可与正常神经组织共享供血动脉,因而危害更大,治疗更困难。

4. **脊髓血管畸形Ⅳ型** 为脊髓表面动静脉畸形,亦称为脊髓动静脉瘘,是脊髓软脊膜的动静脉直接沟通。血管造影时出现的粗大静脉及静脉压力增高为其特征,亦为症状产生的主要原因。多呈缓慢起病,病程可长达2~25年。根据血供情况可分为3个亚型:①Ⅳ A 型,仅有一个供血动脉,血流慢,压力中等。②Ⅳ B 型,血供及引流情况介于Ⅳ A 和Ⅳ C 之间。③Ⅳ C 型,有多根巨大供血动脉和团块样引流静脉。

5. **脊髓海绵状血管瘤** 又称为海绵状血管畸形,由局限性海绵状的毛细血管扩大而构成,其间不含神经组织。

【病理生理】

脊髓血管畸形对临床的影响取决于许多因素,而且这些因素可以单独起作用或相互叠加。

1. **缺血** 是引起脊髓损害症状的主要因素之一,缺血可以是盗血,静脉高压所致脊髓低灌注状态的结果,缺血对神经功能的影响是长期渐进的。

2. **压迫作用** 常来自扩张的引流静脉或动静脉畸形血管团或海绵状血管瘤,脊髓对压迫的反应很敏感,因而导致神经损害。

3. **出血** 可使脊髓血管畸形呈卒中样起病或病情突然恶化。海绵状血管瘤的多次髓内小量出血,可表现为临床症状的反复发作。

4. **血栓形成** 血黏度升高,血流淤滞及血管损伤可能是造成血栓形成的基础。动脉血栓形成造成脊髓急性缺血,而静脉受累则加重了静脉淤滞,使脊髓低灌注和受压状况进一步恶化。

【临床表现】

1. **脊髓动静脉畸形**

(1) 绝大部分45岁以前发病,其中约50%的患者在16岁以前出现症状,男女之比3∶1。临床特点是突然起病、症状反复再发,急性发病者系畸形血管破裂所致,出现蛛网膜下腔出血或脊髓内血肿;缓慢起病多见。逐渐加重,亦可呈间歇性病程,有症状缓解期。

(2) 血管畸形出血可在该脊髓神经支配区突发局部根痛、根性分布感觉障碍或感觉异常,受累水平以下神经功能缺失,如上和/或下运动神经元性瘫,发现不同程度截瘫,根性或传导性分布感觉障碍,以及脊髓半切综合征,少数病例出现后索性感觉障碍或脊髓间歇性跛行,括约肌功能障碍早期尿便困难,晚期失禁。少数表现单纯脊髓蛛网膜下腔出血,可见颈强直及 Kernig 征等。

(3) 约2/3的髓内 AVM 首发症状是不完全性瘫,有时病前有轻微外伤史,发生 AVM 破裂出血,1年内复发率接近40%。血管畸形压迫和浸润脊髓可引起亚急性脊髓病变或髓内病变症状体征,如分离性感觉障碍、病变节段以下运动障碍等。瘫痪常可自行好转,不久又可复发。

(4) 脊髓血管畸形常伴同节段其他组织畸形,1/4~1/3的患者合并脊柱附近皮肤血管瘤、血管痣、椎体血管畸形、颅内血管畸形、脊位空洞症及下肢静脉曲张等,对脊髓血管瘤定位有一定价值。

2. **髓周硬膜下动静脉瘘** 多发于14~42岁,无性别差异。起始症状为脊髓间歇性跛行,主要表现不对称性根-脊髓综合征,临床进展缓慢,发病7~9年可能导致截瘫。

3. **硬脊膜动静脉瘘** 多见于男性,平均发病年龄大于髓周硬膜下动静脉瘘。病灶几乎均位于胸腰髓,常见疼痛、感觉异常、括约肌功能障碍和上下运动神经元同时受损症状,症状常在活动或改变姿势后加重。典型病例呈慢性进行性下肢瘫,有时类似脊髓肿瘤或周围神经病(如慢性炎症性脱髓鞘性多发性神经病),至今尚无该病引起出血的报道。

4. **海绵状血管瘤** 表现进行性脊髓功能障碍,髓内海绵状血管瘤多见于中青年,常引起进行性或阶段性感觉运动障碍。

【辅助检查】

1. **脑脊液检查** 如椎管梗阻可见脑脊液蛋白增高,压力低。血管畸形破裂发生脊髓蛛网膜下腔出血,可见血性脑脊液。

2. **脊柱 X 线检查**　可显示 Cobb 综合征患者椎体、椎板及附件破坏。脊髓碘水造影可确定血肿部位,显示脊髓表面血管畸形位置和范围。不能区别病变类型。可显示碘柱内粗细不均扭曲状透亮条影附着于脊髓表面,透视下可发现畸形血管搏动。注入对比剂后,患者仰卧如显示"虫囊样"可提示本病。脊髓造影可显示盆周硬膜下动静脉瘘异常血管影,病变血管水平出现梗阻或充盈缺损,脊髓直径正常,也可显示 Cobb 综合征脊髓膨大、髓周血管影及硬膜外占位征象。

3. **CT 及 MRI 检查**　对脊髓血管畸形有重要诊断价值,可显示脊髓局部增粗、出血或梗死等,增强后可发现血管畸形。CT 及 MRI 可显示椎体呈多囊性或蜂窝状结构改变。MRI 可见髓内动静脉畸形,硬脊膜动静脉瘘血管呈蜿蜒线状或脊髓背侧环绕圆形低信号血管影,海绵状血管瘤表现为局部脊髓膨大,内有高低混杂信号。

4. **选择性脊髓动脉造影**　对确诊脊髓血管畸形有价值。可明确区分血管畸形类型,如动静脉畸形、动静脉瘘、海绵状血管瘤及成血管细胞瘤等,显示畸形血管大小、范围及与脊髓的关系,可对病变精确定位,有助于治疗方法选择。脊髓血管造影能清楚显示髓内动静脉畸形的大小、供血动脉管径及引流静脉,显示髓周硬膜下动静脉瘘或硬脊膜动静脉瘘的瘘口部位、大小、供血动脉、引流静脉及循环速度等;海绵状血管瘤血管造影正常。选择性动脉血管造影并向大动脉胸部分支注射对比剂可能找到供应该畸形的动脉分支。

【诊断与鉴别诊断】

1. **诊断**　根据患者的病史及症状体征,脊髓造影或选择性脊髓血管造影可为诊断提供确切证据。临床诊断要高度重视突然起病及症状反复再发的临床特征,也要注意到可以呈缓慢起病的间歇性病程。急性发病时剧烈神经根痛,以及慢性病程中脊髓性间歇性跛行都高度提示本病,合并同节段血管痣、皮肤血管瘤对本病诊断及定位有意义。

2. **鉴别诊断**　此病诊断较困难,早期常被误诊为其他类型脊髓病,须注意鉴别。

【治疗】

脊髓血管畸形治疗根据患者情况可采取选择性介入栓塞治疗,血管显微神经外科畸形血管结扎术或切除术。这些技术应用极大地提高本病的临床疗效。

1. **脊髓动静脉畸形治疗**

(1) 治疗前应先 MRI 和 DSA 检查,明确病灶体积、形态及其纵向与横向延伸,血流速度、供血动脉、引流静脉方向或有无静脉瘤样扩张等,伴动静脉瘘须了解瘘口部位、大小及循环速度等。根据畸形类型选择及制订合适治疗方案。

(2) 髓内 AVM 含丰富弥散的畸形血管团,手术难度大,致残率高,临床首选超选择性介入栓塞疗法。该治疗通过动脉导管将栓塞剂注入畸形血管。

(3) 脊髓 AVM 威胁到脊髓功能时,属显微外科手术彻底切除病变适应证,手术切除是目前脊髓血管畸形标准化治疗方法。

由于本病预后差,尽可能早期诊断,早期手术治疗,一旦出现严重脊髓功能损害再行手术则无裨益。

2. **髓周动静脉瘘治疗**　可根据脊髓 DSA 影像,如超选择性插管可到达瘘口前端,可选择栓塞法;若供血动脉细长,导管很难到位,手术直接夹闭瘘口治愈率也相当高。

3. **硬脊膜动静脉瘘**　须首选栓塞治疗,不便于栓塞治疗或治疗失败者可手术夹闭。

4. 椎体和椎旁动静脉畸形多伴脊髓压迫症状,术前栓塞可减少 AVM 大部分血供,减轻椎管内静脉高压,手术能有效去除占位效应,通常可选栓塞与手术联合治疗。

5. 对此类脊髓血管畸形除针对病因治疗,还须使用脱水药、止血药等对症治疗。截瘫患者应加强护理,防止合并症,如压疮和尿路感染。急性期过后或病情稳定后应尽早开始肢体功能训练及康复治疗。

五、脊髓血管栓塞

脊髓血管栓塞与脑血管栓塞的病因相同,但其发病率远较后者低。血凝块、空气泡、脂肪颗粒、炎性组织碎块、转移性恶性肿瘤组织和寄生虫都可能成为脊髓血管栓塞的栓子。

【临床表现】

脊髓血管栓塞常常与脑血管栓塞同时发生,因而临床症状常被脑部损害症状所掩盖。来自细菌性内膜炎或盆腔静脉炎的炎性组织块所造成的脊髓血管栓塞,除因动脉梗阻产生的局灶坏死外,还可能因炎性栓子的侵蚀造成弥漫性点状脊髓炎或多发性脊髓脓肿,临床表现为严重的截瘫和括约肌功能障碍。

减压病是高空飞行和潜水作业者的常见病,气栓栓塞偶尔成为胸腔手术或气胸者的并发症。在游离气泡刺激脊髓神经根时,可发生奇痒、剧痛等不愉快的感觉,进而产生感觉障碍,下肢单瘫或截瘫。

转移性肿瘤所致的脊髓血管栓塞,常伴有脊柱和椎管内的广泛转移、神经根痛和迅速发生的瘫痪为其特点。

疟疾患者偶尔伴发脊髓损害,随着体温的升高出现周期性截瘫和大、小便失禁,数小时后随着体温的恢复而正常。截瘫的原因可能是由于被疟原虫寄生的红细胞阻塞了毛细血管,因而造成脊髓缺血水肿。抗疟疾治疗可制止它的再发。

【治疗】

主要治疗措施与脑血管栓塞相同。

六、梅毒性脊髓炎

梅毒性脊髓炎极为罕见,于1944年首次报道,平均发生于梅毒感染后1~30年。

【病因与发病机制】

发病机制可能为脑脊膜的炎性反应和梅毒性动脉内膜炎、微血栓导致的缺血水肿,脊髓炎性脱髓鞘。

【临床表现】

梅毒性脊髓炎的主要临床表现总结为急性或亚急性起病的下肢瘫痪、感觉异常、括约肌障碍等脊髓不全损害症候。与同样是脊髓受累的脊髓痨较容易鉴别,脊髓痨累及脊髓后索和脊神经后根,最常见的症状为感觉性共济失调和刺痛,包括下肢腱反射消失、振动觉和位置觉受损,以及少数情况下会出现触觉和痛觉受损、感觉性共济失调和视神经萎缩。

【辅助检查】

梅毒性脊髓炎多为长脊髓节段病变,甚至累及脊髓全长,MRI T2像多表现为弥漫性高信号,但少数可有低信号病灶,增强T1像上有烛泪征和反转征这两个典型的影像学表现。烛泪征表现为脊膜下脊髓表浅部分局灶性强化,提示梅毒螺旋体由脊髓表面向脊髓中心侵犯的病理过程。烛泪征不是特异性表现,神经结节病、结核性脑脊髓炎亦可见;反转征是指T1像脊髓实质的强化部分在T2像表现为等或低信号,这种特异的影像学表现不常出现,可能的机制为血脊髓屏障破坏后的脊髓实质炎性反应。正规治疗后上述病灶都可以完全消失。这种异常信号的消失可能表明梅毒性脊髓炎导致的缺血或炎症改变是可逆的。梅毒性脊髓炎的诊断主要根据临床表现、影像学和实验室检查,其中脑脊液检查是诊断的关键。

【诊断与鉴别诊断】

1. **诊断流程**

（1）在梅毒病史不明的情况下,首先应检测血清荧光密螺旋体抗体吸收试验/TPPA/酶免疫测定,以确认当前或既往是否感染过梅毒螺旋体。

（2）对于已知存在梅毒的患者，推荐行腰椎穿刺，查脑脊液白细胞、脑脊液蛋白和做脑脊液性病实验室检测（venereal disease research laboratory，VDRL）。

（3）脑脊液-VDRL 对于诊断神经梅毒具有特异性但不敏感，阳性可以确诊神经梅毒；阴性不能排除神经梅毒，若脑脊液白细胞计数>5×10^6/L 或脑脊液蛋白>450mg/L 也可诊断神经梅毒。

2. 梅毒性脊髓炎除了需与其他类型病因引起的脊髓病变，如视神经脊髓炎谱系疾病、脊髓硬脊膜动静脉瘘、急性播散性脑脊髓炎、脊髓亚急性联合变性等相鉴别，还需与梅毒性脊髓痨相鉴别。梅毒性脊髓痨多发生在感染 25~20 年的患者，起病隐匿，主要表现为感觉性共济失调、下肢闪电样疼痛或刺痛和内脏危象等，常见体征有下肢无力伴深感觉障碍、大小便障碍，另外还有"阿·罗瞳孔"等髓外表现。其发病机制是慢性末梢小动脉内膜炎性闭塞，脊髓组织发生缺血坏死，后根和后索发生炎症反应和脱髓鞘，导致变性、萎缩，因为腰骶段脊髓后根对脱髓鞘更敏感，所以梅毒性脊髓痨以腰骶段症状最常见。文献报道脊髓痨患者的脊椎 MRI 脊髓多无明显异常。梅毒性脊髓炎和脊髓痨从起病形式、好发脊髓节段、髓内病变部位和影像学等多方面均不同。

【治疗】

梅毒性脊髓炎的治疗首选青霉素，对青霉素严重过敏的患者在使用青霉素治疗前，必须首先接受 β-内酰胺类脱敏治疗。建议对青霉素轻微过敏的患者使用 10~14 天的头孢曲松（2g/次，静脉给药，每天 1 次），用药时应密切观察是否出现交叉过敏反应。对于对青霉素严重过敏且拒绝脱敏治疗的患者或者不能使用青霉素和头孢曲松治疗的患者，替换治疗方案为口服多西环素（200mg/次，每天 2 次）21~28 天。

梅毒性脊髓炎是否需激素冲击治疗尚无结论。目前文献报道的梅毒性脊髓炎病例使用糖皮质激素多为小剂量的氢化可的松（300mg/d）、甲泼尼龙（200mg/d）等短期治疗，也有文献报道地塞米松治疗，具体剂量不详。有研究者认为病程长，尤其是病史中突然恶化的梅毒性脊髓炎病例，治疗上除了加强抗感染措施外，应该使用大剂量激素控制血管炎；若病程短，无突发加重者，且影像学提示脊髓水肿明显的患者，急性脊膜神经根炎症明显，炎症机制在患者整体致病机制中的地位更为重要，继发性脊髓缺血损害则相对较轻，单纯抗感染治疗效果就可以很好。目前糖皮质激素使用剂量、时间与预后相关性尚无明确结论，仍需大样本的随机对照试验进一步研究。

治疗后 3~6 个月及此后每 6 个月应进行 1 次腰椎穿刺，直至脑脊液白细胞计数正常且脑脊液 VDRL 呈阴性。如治疗后两年内仍未达到这些标准，需再治疗。对于无法随访腰椎穿刺的患者，RPR 滴度的正常化也可表示神经梅毒治疗成功。绝大部分病例治疗效果较好，但患者恢复的速度和程度却可以存在明显差异。绝大多数起病急、病程短、进展快的患者治疗效果既快又好，而病程相对较长、病史过程中有突发恶化特点的患者治疗效果可能不好。

七、脊髓空洞症

脊髓空洞症是脊髓的一种慢性、进行性病变。其特点是脊髓内形成囊肿样改变，这种囊肿随时间由内向外不断扩大，压迫并损伤脊髓神经组织，导致四肢肌力逐渐减弱，背部、肩部、手臂及腿部僵硬，并出现慢性疼痛。也可出现头痛、温感觉消失、膀胱及肛门括约肌功能丧失等表现。大部分患者呈缓慢进展，但也可能因咳嗽或者紧张等导致急性症状。

美国国立神经疾病和卒中研究所（National Institute of Neurological Disorders and Stroke，NINDS）将脊髓空洞症大致分为两类，一类是伴随 Chiari 畸形的脊髓空洞症；另一类是不伴随 Chiari 畸形，即由于创伤、脑膜炎、脑出血、肿瘤或者蛛网膜炎等引起的脊髓空洞症。脊髓空洞症形成的部位及影响的范围不同，出现的症状不同。

【病因与发病机制】

目前对脊髓空洞症形成的原因和确切发病机制仍不明确。Gardner 研究大量 Chiari Ⅰ 型畸形伴脊髓空洞症的病例后认为,在胚胎后期脑底通道形成延迟(正常在出生 6 周后脑底通道形成),脑脊液不能及时流出脑室系统来开放蛛网膜下腔,这样高压脑脊液进入脊髓中央管形成空洞。因为 Gardner 理论的脊髓空洞形成前提是脑积水,而临床上大量脊髓空洞症患者并不伴有脑积水。后来 Gardner 修正了他的理论,认为即使中央管闭塞,只要侧孔存在就不会发生脑积水。Williams 提出颅内压跟椎管内压分离的学说,认为这种压力差促使第四脑室内的脑脊液通过开放的中央管流动,逐渐产生脊髓空洞。同时中央管内的液体由于压力的不平衡而上下运动,通过"溅泼效应"使空洞不断发展,甚至形成延髓空洞。Levinetli 提出脊髓静脉淤血理论,认为枕大孔区梗阻时,直立位置、咳嗽、用力等及脑脊液的搏动会影响髓内压。在梗阻区近端会产生瞬时高压,而在远端则处于低压状态,于是梗阻区近端髓内小静脉和毛细血管塌陷,而远端则扩张。血管扩张不但压迫脊髓组织,而且扰乱了血脊屏障,致使晶体液超滤聚积形成空洞。关于脊髓空洞的形成,Greitzt 提出髓内搏动压理论,近来许多研究也为这种理论提供了支持。该理论认为根本原因是髓内与邻近的蛛网膜下腔力量不平衡。脊髓内的搏动压相对高于邻近蛛网膜下腔的压力,脊髓与邻近的蛛网膜下腔存在一种压力不平衡,这种相对高的髓内波动压由内至外扩张脊髓组织而形成的空腔立即被髓内细胞外组织液填充,形成空洞。

【治疗】

1. **保守治疗**　在脊髓空洞症的治疗中,虽然保守治疗并不占主导位置,但对于脊髓空洞无张力,病情静止无发展,尤其是中年以上的患者还应该采用保守治疗,密切观察病情进展,如伴有疼痛等刺激症状时才考虑手术治疗。目前普遍采用的保守治疗方法为功能锻炼、按摩理疗、服用 B 族维生素等营养神经类的药物等。除上述治疗外,早期还有深部 X 线照射或放射性同位素碘治疗,但因效果不确切,已逐渐被淘汰。对于术后患者的恢复,保守治疗会起到增强手术治疗效果的功效。因此。以手术为主的综合治疗理念越来越为人们所接受。

2. **手术治疗**　外科手术只能使病损不再继续加重,对神经系统的损伤通常是无法修复的。有研究表明,神经干细胞移植可能对脊髓损伤的修复有益。另外,术后适当的功能训练也对改善疾病的预后起着举足轻重的作用。

八、脊髓栓系综合征

脊髓栓系综合征(tethered cord syndrome,TCS)是指由于各种原因造成的脊髓纵向牵拉、圆锥低位、脊髓发生病理改变而引起的神经损害症候群,包括下肢感觉运动功能障碍、大小便功能障碍等。传统上认为它由脊髓圆锥末端受牵拉所引起。最近,它的概念被扩展,包括颈段和胸段脊髓被牵拉,以及脊髓末端持续的高张力而圆锥位置正常的患者。TCS 被认为与许多疾病有关,包括脊柱畸形、脂肪瘤、感染及肿瘤。

【病因与发病机制】

脊髓栓系综合征属于一种神经管畸形。通常来说,发病原因为胚胎 14 天之后位于胚板背侧外的胚层中神经板的发育出现障碍。伴随神经管的发育,胚胎体节的两侧中脊索出现前后突起,进而形成棘突、椎板、椎弓、横突、肋骨及椎体,最后所形成的椎管还包围着脊髓。位于中胚层的脊索、外胚层的神经板出现任何发育障碍就会导致脊柱畸形及神经系统畸形。

【临床表现】

脊髓栓系综合征中脊膜膨出腰骶部较为常见,其次是枕部和颈部,胸部最为少见。显性者通常背部中线都有一个囊性肿物,但是也可以偏离中线,单个囊肿较为常见,多个比较少见,一般为不规则形、椭圆形、圆形,并且囊肿的厚薄程度不一、大小不等,合并脂肪瘤患者通常比较厚,而皮肤不完整的患者都比较薄,经常和硬膜粘在一起,同时囊肿周边可以触及缺损的椎板边缘。脊髓外翻肿物是后突的脊柱,在表面可以见肉芽,还有脑脊液流出,污染后可见脓苔。

【辅助检查】

1. **MRI**　MRI 对不同组织具有良好的分辨率,可清楚显示脊髓的位置和形态,发现脂肪瘤和增粗的终丝,明确圆锥位置,并且还可以发现脊髓空洞症、脊髓纵裂及其他畸形。对 TCS 的诊断有极大帮助,多数医师认为 MRI 是诊断 TCS 的首选方法。但对小儿需用镇静药,且不能动态观察硬膜搏动。Brophy 等认为 MRI 对术后随访无价值,因为术后患者圆锥位置多无改变,MRI 也不能确定是否再栓系。

2. **B 超**　对低年龄的患儿因椎管后部结构尚未完全成熟和骨化,B 超可显示脊髓圆锥。研究显示,超声观察小儿圆锥运动是诊断、随访 TCS 的最好方法,即可预测疗效,又可对复发患儿早期诊断。

3. **CT 及 X 线**　由于 MRI 已成为本病的主要诊断方法,CT 及 X 线检查已少应用。目前 X 线检查仅用于了解有否脊柱侧弯畸形和术前椎体定位。

4. **膀胱功能检测**　可客观反映神经性膀胱功能障碍的类型、性质、病变程度,预测上尿路的损害,为临床提供客观依据,已成为判断手术疗效的客观指标。

【治疗】

1. **保守治疗/非手术治疗**　TCS 的保守治疗仅限于对症治疗。包括功能锻炼,肌肉松弛药物、止痛药等,成人患者应避免剧烈运动、腰骶段脊柱的反复屈伸及负重等,来避免脊髓进一步受到牵拉。

2. **手术治疗**　治疗目的是改善神经系统症状及功能。因病理类型不同而采取不同的手术方法。

第三节　脊　髓　肿　瘤

一、脊膜瘤

脊膜瘤是椎管内肿瘤中最常见的类型之一,其在椎管内的占位可引起严重的脊髓、神经根受压症状,重者会导致截瘫,该病手术治疗预后良好。

【流行病学】

脊膜瘤占整个椎管肿瘤的 10% ~45%。发病率仅次于椎管内神经鞘瘤第 2 位,主要起源于蛛网膜细胞和间质,也可起源于蛛网膜和硬脊膜间质,故绝大多数位于髓外硬膜内,少数位于硬膜外间隙。多个有关脊膜瘤的流行病学研究显示,本病男女比例从 1:2 至 1:10。女性发病率明显高于男性。人们试图找到肿瘤发生与雌激素的某种联系,但到目前为止,尚未找到其发病与雌激素相关的证据。

【病因与发病机制】

美国学者 Preston-Marlin 等研究发现,脊膜瘤与绝经后妇女伴明显椎体骨质疏松症患者有绝对关系。通常位于中胸段,且常常有可能存在椎体骨折史,这与其他椎管内肿瘤有很大不同。在对 81 例椎体脊膜瘤患者与 155 例随机抽样的妇女作病因调查中提出 4 种因素可能是高危因素:

（1）正在进行的雌激素替代治疗。

（2）口服避孕药服用史。

（3）既往运动参与史。

（4）绝经前状况。

此外,吸烟及大剂量放射检查史成为脊膜瘤的高危因素也在增加。

【辅助检查】

MRI 扫描是最佳的无创性检查,可明确显示肿瘤的部位、边界、与脊髓的关系及伴发水肿的程度。脊膜瘤 MRI 平扫的典型表现为在 T1WI 及 T2WI 呈与脊髓信号相似的等信号。肿瘤质地呈实体性较硬,囊变坏死不明显,病灶内可发生钙化,这样会引起信号强度降低,造成肿瘤 T1WI 信号不是很低,T2WI 信号不是很高。脊膜瘤 MRI 增强扫描呈中等程度强化,强化多均匀,多是由于肿瘤大片钙化所致。60% ~ 72% 的脊膜瘤可有"硬脊膜尾征",它是肿瘤侵犯及炎性反应综合作用的结果,它可提示肿瘤为脊膜瘤,但它不是脊膜瘤的特有征象,也可见于少数神经瘤、转移瘤、淋巴瘤、胶质瘤等。脊膜瘤常需与神经鞘瘤相鉴别,神经鞘瘤起源于神经根鞘的施万细胞,肿瘤容易发生囊变,钙化少见,MRI 表现为肿瘤 T1WI 呈低信号、T2WI 呈高信号,信号不均匀,增强扫描明显强化,不均匀强化,易见环状强化。

【治疗】

脊膜瘤切除应在手术显微镜下进行,操作应细致,避免损伤脊髓及神经。

并发脑脊液漏的预防和处理:术后近期最常见的并发症为脑脊液漏,术中应正确处理硬脊膜,预防脑脊液漏发生。术后伤口应予以常压引流,负压引流易将脑脊液吸出影响硬脊膜愈合。常规处理脑脊液漏的方法有卧床休息、应用广谱抗生素、严密缝合皮肤、局部加压包扎、穿刺抽液、反复腰椎穿刺放脑脊液等。

二、脊髓室管膜瘤

脊髓室管膜瘤起源于脊髓中央管室管膜细胞,在中央管内向脊髓上下生长,室管膜瘤居脊髓髓内肿瘤的第 1 位,占所有髓内肿瘤的 60% 左右,常发生于成年人。其中起自颈髓或向颈髓内的侵犯者约占 68%。外科手术切除肿瘤是唯一有效的治疗方法。

【临床表现】

1. 临床症状　表现多样,最先出现的及最常见的症状为颈部、胸部、背部疼痛,程度轻重不等。感觉障碍多先于运动障碍,并常可提示肿瘤所在节段。因室管膜瘤多为良性病变,发展缓慢,病程可持续数年,但级别高的室管膜瘤,一般自首发症状到手术时不超过 10 个月。

2. MRI 表现　MRI 是术前诊断脊髓室管膜瘤的最主要方法。肿瘤大多数位于颈髓(包括颈延髓和颈胸髓),少数位于胸髓和圆锥部。MRI 平扫可见脊髓增粗,肿瘤呈囊实性或实质性,与脊髓边界清晰。实质部分 T1 加权像呈等或低信号,T2 加权像为高信号。增强检查见肿瘤实质部分明显强化,少数强化不均。肿瘤的上极或下极多伴囊性变,囊肿壁强化,而囊内无强化,邻近囊肿的脊髓可见空洞形成。

【鉴别诊断】

髓内室管膜瘤需与以下肿瘤相鉴别:

1. 星形细胞瘤　脊髓星形细胞瘤多发生于儿童患者,一般呈浸润性生长,与正常脊髓分界不清,手术切除困难,增强扫描一般呈斑片状不均匀性轻度至中度强化。

2. 髓内脂肪瘤　仅在儿童或成人发胖时膨胀生长,肿瘤质韧,边界清楚,难以全切,通常长度少于 3 个节段,无囊变及继发空洞形成,T1 及 T2 加权像上呈高信号。

3. 成血管细胞瘤　较少见,肿瘤内可见流空的血管信号,为其重要特征,一些脊髓成血管细胞瘤也可表现为颅内典型成血管细胞瘤囊壁结节强化的特点,也有助于与脊髓室管膜瘤的鉴别。

病理学及免疫组化表型分析是髓内室管膜瘤的诊断金标准。

【治疗】

1. 脊髓室管膜瘤的显微手术　显微外科肿瘤全切除是治疗髓内室管膜瘤唯一有效的方法。髓内室管膜瘤一经确诊宜早期手术,手术时机越早,肿瘤对脊髓的神经功能损伤越小。也有学者认为肿瘤中等大小时以手术为宜,中等大小肿瘤比小肿瘤更易显露,且肿瘤更接近脊髓后面,对神经功能损伤较小。多数研究结果表明,术前神经功能状态直接影响患者术后的手术效果,是预后的重要的评价指标,早期诊断和及早手术则是手术成功的关键。术前症状持续时间越长预后也越差。对于完全丧失感觉、运动功能的患者,手术很难恢复其功能,因此不适宜手术治疗。

对颈髓延髓髓内室管膜瘤患者,术后常规备呼吸机,以防术后并发呼吸障碍。术前神经功能损害较轻的患者,术后半年至一年多能恢复,少数患者感觉障碍难以好转甚至加重。

2. 术后放疗　应用显微神经外科技术,绝大多数脊髓室管膜瘤能够全切,对肿瘤全切的患者,术后不需放疗。对于肿瘤次全切除的患者术后是否放疗,仍有不同的观点。一些学者认为,对于脊髓室管膜瘤即便是全切除,术后也要常规进行放疗,能够提高术后的生存率及降低肿瘤的复发率。另一些学者则认为,室管膜瘤全切后复发的概率通常很小。而 Sgouros 等报道脊髓室管膜瘤术后放疗,10 年生存率为48%,术后未放疗为96%,放疗组明显低于未放疗组;认为对防止肿瘤复发无作用。若肿瘤未能全切而复发,应选择再次手术。放疗可使脊髓组织变性、微血管闭塞,导致脊髓功能降低,增加再次手术难度及术后致残率;还可能导致脊髓萎缩,产生放射性脊髓病。

三、脊髓髓内神经鞘瘤

脊髓髓内神经鞘瘤临床罕见,其仅占椎管神经鞘瘤 1%。神经鞘瘤起源于神经鞘膜的施万细胞,脊髓实质内无神经鞘膜,不存在施万细胞,故关于髓内神经鞘瘤来源有多种说法。可能与胚胎发育异常,施万细胞中枢异位,脊髓动脉壁上神经纤维施万细胞增生,软脊膜细胞转变成施万细胞或起源于软脊膜血管周围神经丛施万细胞及与损伤后有关。

【临床表现】

神经鞘瘤是椎管内常见肿瘤多位于髓外膜内、膜外或膜内外,髓内罕见。髓内神经鞘瘤虽属罕见,但病程较长平均为 31 个月,髓内神经鞘瘤临床可表现有一个缓慢脊髓压迫过程。

除脊髓压迫症的常见症状外,髓内神经鞘瘤有特征性表现:

(1) 神经根痛明显:一般髓内肿瘤少见,起源于神经后根的髓内神经鞘瘤会累及后根入口,导致典型神经根痛。

(2) 可以出现脊髓半切综合征:其他髓内肿瘤少见。

【辅助检查】

影像学诊断主要依靠 MRI,髓内神经鞘瘤通常位于脊髓的背外侧、可以长至脊髓的表面,类圆形,T1 像呈等或稍低信号,T2 像呈等或稍高信号,边界清楚,增强扫描呈均匀强化,鲜见肿瘤囊变。肿瘤上下极脊髓空洞少见。髓内神经鞘瘤需要与室管膜瘤、血管网织细胞病鉴别。与室管膜瘤区别要点是:前者通常偏一侧生长,肿瘤上下极少见空洞形成,而后者位于脊髓中央生长,左右对称,上下极通常有明显的空洞。与血管网织细胞瘤鉴别点在于:后者血管非常丰富,强化明显,肿瘤可见囊变,囊实性肿瘤体积小,但空洞范围大。实质性血管网织细胞瘤体积较大时,可见血管流空影。脊髓 MRI 除为髓内神经鞘瘤精确定位,还为选择手术方案提供重要依据,有助于提高肿瘤全切除率和患者生存质量。

【治疗】

手术是髓内神经鞘瘤的首选治疗方法,手术入路和手术技巧是决定肿瘤全切率和临床预后的决定因素。髓内神经鞘瘤多位于脊髓背外侧生长,位于腹外侧者罕见。对于腹外侧肿瘤,根据肿瘤的部位应选择不同的手术方法。

术后甘露醇、地塞米松、神经营养液及扩血管药物应用,可改善手术所致的功能障碍。

四、脊髓胶质瘤

脊髓胶质瘤为中枢神经系统发病率相对较低的肿瘤之一,约占整个椎管肿瘤的 10%,年发病率约为0.22/10 万,病理类型也较多,主要分为室管膜瘤、星形细胞瘤、神经节神经胶质瘤、神经节神经细胞瘤、混合型星形和胶质母细胞瘤等,而前两者最多见,大约各占 40%。在成人中,大多数脊髓胶质瘤是室管膜瘤,而在儿童中最常见的病理学类型是星形细胞瘤。

脊髓胶质瘤呈节段性分布,好发于颈段、胸段,腰骶段次之,发病高峰年龄为 10~40 岁,其中室管膜瘤和星形细胞瘤为最常见病理类型。室管膜瘤约占所有髓内肿瘤的 40%,成人多见,男性患者略多于女性患者,约占 56.9%,好发于颈髓和/或腰骶段。WHO 肿瘤组织学分类将室管膜瘤分为:Ⅰ级,包括室管膜下瘤、黏液乳头型室管膜瘤;Ⅱ级,室管膜瘤,包括细胞型、乳头型、透明细胞型和伸长细胞型等 4 个亚型;Ⅲ级,间变性室管膜瘤。髓内星形细胞瘤占所有中枢神经系统(CNS)星形细胞瘤的 3%~4%。组织学上,主要分为毛细胞型(WHO Ⅰ级)、纤维型(WHO Ⅱ级)、间变性(WHO Ⅲ级)和多形性胶质母细胞瘤(WHO Ⅳ级)。髓内星形细胞瘤大部分为低度恶性,为 Ⅰ~Ⅱ级患者,如果达到全切预后尚可;少数为Ⅲ~Ⅳ级患者,预后较差。

【临床表现】

脊髓室管膜瘤临床表现和星形细胞瘤相似,肿瘤生长缓慢,病程一般较长,若伴有囊性变或出血时,病情可能突然加重。患者早期症状多不典型,首发症状多表现为肿瘤部位相应肢体疼痛,可能与脊髓丘脑束纤维受肿瘤组织压迫、脊髓部分缺血有关。有的患者入院时症状为肢体活动障碍,一侧肢体麻木、无力或者束带感,有的累及对侧肢体,有的患者伴有感觉障碍,感觉障碍多为自上而下发展,感觉平面多不明显。圆锥部位脊髓肿瘤常可在早期出现膀胱直肠功能障碍,如尿潴留、尿失禁和便秘。

【辅助检查】

X 线检查对髓内胶质瘤诊断意义不大,仅能通过显示椎管有无扩大、骨质有无破坏,间接判断椎管内脊髓受压受损程度。CT 平扫虽有一定价值,但不能全方位清晰显示肿瘤。

目前,MRI 在临床应用最广泛,具有较高的诊断价值,不仅能从矢状位、冠状位、轴位 3 个方向立体观察肿瘤位置、形态,而且可以在经过增强显影后,根据某些肿瘤自身的信号强度,能获得初步诊断,明确肿瘤的位置、大小、数目及其与脊髓毗邻关系,甚至可以确定部分肿瘤的性质。脊髓血管造影对肿瘤周边供血动脉显影清晰,对手术有一定指导价值。

脊髓内室管膜瘤 MRI 平扫主要表现为病变相应节段脊髓不规则增粗,其内信号强度不均,T1 加权像呈等或者略高信号,T2 为高信号,增强后为均匀一致的轻至中度强化。星形细胞瘤 MRI 显像类似于室管膜瘤,但增强后为不均匀散在性强化。髓内胶质瘤若发生囊变或者出血时,信号强度呈现高、中、低不等,为各种混杂信号,这可能与血红蛋白分解产物含铁血黄素颗粒分布有关。

近年来,随着影像学、神经电生理监测手段的不断进步,显微神经外科手术切除脊髓胶质瘤更加安全,也使得在保留神经功能完善的前提下能更完整地切除肿瘤。

【治疗】

1. 手术治疗

(1) 手术时机和手术方式:传统观点认为应选在患者处于中度神经系统障碍时较为适宜,但随着显微手术技术及术中辅助技术的发展,目前国内外神经外科学者一致认为,早期诊断、及时显微外科手术是治疗脊髓胶质瘤的关键,越早手术越能够使神经功能得到保护。对于低级别的室管膜瘤及星形细胞瘤,显微手术全切肿瘤能够明显改善患者预后及减少术后神经功能的损害。对于高级别的星形细胞瘤和室管膜瘤,由于其浸润性生长的特性,手术全切难以实现且术后会引起神经功能恶化,综合性治疗是更适合的选择。

(2) 显微手术治疗:术前均应通过 X 线或 CT 等手段准确定位,目的是尽可能减少椎板切开对患者的损伤,以便维护脊柱的稳定性。肿瘤血供主要来自脊髓前动脉及其分支,除直接供应肿瘤的小动脉外,要注意保留其他血管,以免手术后发生脊髓缺血。术中病理检查确诊为脊髓胶质瘤的患者,不应行椎板复位。对于病变侵犯并累及椎体、椎弓根或受累椎间关节超过 2 个节段的患者,在全切除病变后,应行相应椎体固定手术,以维持脊柱稳定性。

（3）术中电生理监测:术中电生理监测可以在手术切除肿瘤时起到指导的作用,大大减少了脊髓的损伤。一般体感诱发电位和运动诱发电位应该同时监测,体感诱发电位敏感性较差,运动诱发电位则要准确得多。运动诱发电位最重要的监测指标是 D 波,它能较准确地反映出皮质脊髓束的功能。一般当运动诱发电位的 D 波波幅保持在 50% 以上时,手术是安全的。对于脊髓髓内肿瘤应常规进行电生理监测,我国多数医院都是在电生理监测下切除肿瘤。

（4）术中 MRI 与超声定位:术中 MRI 与超声定位越来越被神经外科医生所接受,尤其在术中切除不易寻找的占位时作用十分重要。术中定位可以防止椎板被过多地切开,防止盲目地切开脊髓,引起不必要的神经损伤。

2. 辅助治疗

（1）放射治疗:放射治疗是脊髓胶质瘤辅助治疗手段之一,但其治疗效果一直存在争议。目前我国对于未完全切除的脊髓胶质瘤,一般采用放射治疗作为术后辅助治疗。但近年临床观察,有些学者认为,放射治疗会加重脊髓损伤,进而引起严重的脊髓并发症,并且放射治疗后病变部位形成瘢痕影响二次手术,增加手术难度。

脊髓是串联器官,局部损伤即可致截瘫等严重的放射治疗并发症。放射性脊髓损伤是肿瘤放射治疗时最担心的问题;放射性脊髓损伤可能造成脊髓水肿、血管闭塞、白质脱髓鞘,甚至脊髓坏死,从而造成截瘫、马尾综合征等。放射性脊髓损伤缺乏特异性治疗方法。有报道称,营养神经、血管扩张、大剂量维生素、高压氧等治疗效果不理想,大剂量糖皮质激素使部分患者症状缓解。因此,放射治疗剂量应控制在（4 000 ~ 5 000）cGy/（4 ~ 5）w,超过此限值可能增加放射性脊髓损伤及其他后遗症发生的风险。

（2）化学治疗:原发性脊髓胶质瘤由于发生部位特殊,脊髓组织较脑组织娇嫩,放射治疗不良反应较大,现术后化学治疗作为研究重点。

目前有大量关于神经系统胶质瘤术后病理免疫组织化学中 O6-甲基鸟嘌呤-DNA 甲基转移酶（O6-methyguanine-DNA methyltransferase,MGMT）表达的研究。MGMT 是一种 DNA 修复蛋白,能够移除 DNA 上鸟嘌呤 O（6）位点的可致突变毒性和细胞毒性的烷基化合物,使损伤的鸟嘌呤得以修复,避免烷化基团对细胞的损害,进而降低烷化剂对肿瘤的抑制作用;对于 MGMT 启动子甲基化（MGMT 阴性表达）的胶质瘤患者,化学治疗药物烷化剂对胶质瘤产生疗效。然而,临床上半数以上的胶质瘤 MGMT 表达阳性,体外研究结果显示,顺铂可抑制 MGMT 转录,从而下调 MGMT 表达,降低 MGMT 活性。MGMT 活性表达降低后,能够提高烷化剂替莫唑胺抗肿瘤作用,延长患者生存期。替莫唑胺联合顺铂化学治疗可能提高 MGMT 阳性胶质瘤的疗效。

术后免疫组织化学 MGMT 表达为阳性者,使用顺铂降低其表达活性,对化学治疗药物替莫唑胺敏感度较好。顺铂 40mg/（m² · d）,1 ~ 2 天,替莫唑胺 150 ~ 200mg/（m² · d）,2 天,替莫唑胺在首剂顺铂后 24 小时服用,每 4 周重复,共 6 次。尽管顺铂与替莫唑胺能延长原发性脊髓胶质瘤患者复发间期,提高治疗效果,但它们也能增加正常组织的不良反应,甚至造成损伤。因此,临床上化学治疗时应注意药物剂量的调整,并注意脊髓损伤的防治。

（高　枫）

参 考 文 献

[1] CAO J,SU ZY,XU SB,et al. Subacute Combined Degeneration:A retrospective study of 68 cases with short-term follow-Up. Eur Neurol,2018,79:247-255.

[2] GARAKANI A,JAFFE RJ,SAVLA D,et al. Neurologic,phychiatric,and other medical manifestations of nitrous oxide abuse:

a systematic review of the case literature. Am J Addict,2016,25(5):358-369.

[3] MARTHE RO,STEPHAN F. Subacute combined spinal cord degeneration by recreational lahghing gas(N2O) use. J Central NS Dis,2019,11:1-4.

[4] PSIMARAS D,TAFANI C,DUCRAY F,et al. Bevacizumab in late-onset radiation-induced myelopathy. Neurology,2016,86 (5):454-457.

第十六章 周围神经疾病

第一节 概　述

周围神经疾病是指周围运动、感觉和自主神经元(整个神经元或其部分)的功能障碍和结构改变。

【解剖生理】

周围神经包括脑神经与脊神经。每个神经元都包含神经细胞胞体及其突起(树突和轴突)两部分。运动神经元的胞体位于脑干运动神经核和脊髓灰质的前角,感觉神经元的胞体位于脑神经的感觉神经节及脊神经后根神经节,自主神经元的胞体在自主神经节。这些神经元的突起组成周围神经纤维。运动神经纤维终止于运动终板,与肌纤维连接。感觉神经的纤维始于各终点感受器。

神经纤维通常是指神经细胞轴突(实际上传出纤维为轴突,传入纤维为树突)及其鞘状被膜,轴突位于神经纤维中央。周围神经纤维可分为有髓鞘和无髓鞘两种。脑神经和脊神经多属有髓鞘神经纤维,自主神经多属无髓鞘神经纤维。有髓鞘纤维的轴突周围由髓鞘围绕,外裹以施万细胞膜(鞘膜),每隔50~1 000μm就有一个结,称为郎飞结,此处无髓鞘,仅有施万鞘膜。围绕轴突周围的鞘膜有绝缘作用。神经纤维受损后,施万细胞鞘膜对神经的再生起着重要的作用。中枢神经系统的神经纤维没有施万细胞鞘膜,而被神经胶质细胞所包围,因此中枢神经系统的神经纤维损伤后不能再生。在无髓鞘纤维,几个轴突可以裹入一个施万细胞内,但没有髓鞘环绕。神经细胞体是合成蛋白质、酶的主要部位。蛋白质、氨基酸、神经递质、肽类和其他物质通过轴突向远端运输,对轴突及髓鞘的生长、再生及功能的维持都有重要作用。但也有从神经末端向细胞体的逆行运输,仅速度较慢,如破伤风毒素等的逆行运输就是典型的例子。

周围神经干由许多神经束集合而成,神经束又由许多神经纤维集合而成。在神经干和神经束外周都有结缔组织膜。分别称为神经外膜和神经束膜。神经束膜进入束内分布于神经纤维之间,成为神经内膜。供养神经干、神经束的血管都是来自动脉的分支,穿过神经外膜进入神经干,穿过神经束膜进入神经束。这些营养神经的血管因某些疾病如动脉硬化或糖尿病所致的血栓形成而闭塞时,可引起神经干的部分或全部损害。多数出现单神经炎的症状。

神经冲动的传导在无髓鞘纤维是沿着神经纤维连续依次前进,而在有髓鞘纤维内是由一个郎飞结到另一个郎飞结跳跃式前进的。因此,有髓鞘纤维发生髓鞘变性或恢复后,施万细胞增殖使郎飞结增多,都可使传导速度减慢。髓鞘部分破坏而轴突改变不显著的患者,周围神经的传导速度可减慢,而肌电图可正常。轻度轴突变性时周围神经传导速度可正常。大部分纤维的轴突遭严重破坏及发生继发性脱髓鞘时传导速度才明显减慢,受累肌肉的肌电图呈失神经支配改变。

【病理】

周围神经的病理变化可分为三种类型:①瓦勒变性;②轴索变性;③节段性脱髓鞘。

1. **瓦勒变性**（Wallerian degeneration）　1850 年瓦勒描述周围神经纤维被刀切断后,因轴突浆流亦被切断,其远端的轴突和髓鞘很快变性,约在 3 个月内完全消失。神经纤维切断后,远端神经纤维发生轴突和髓鞘变性、碎裂崩解,巨噬细胞吞噬坏变组织碎片。断端近侧的轴突和髓鞘也可有同样变化,一般波及最近的 2 个郎飞结内而不再进展。神经胞体出现胞体肿大、核偏移、尼氏小体和染色质溶解。

2. **轴突变性**（axonal degeneration）　是中毒或代谢性神经病常见的病理改变。由于中毒或代谢营养障碍,神经细胞体合成蛋白质等物质、轴浆运输、线粒体内氧化磷酸化发生障碍,不能供给远端轴突营养,出现由远端向近端发展的轴突变性,称为逆死性神经病（dying back neuropathy）。主要出现轴索变性、崩解,可有继发性脱髓鞘改变。

神经损伤后只要细胞体仍完好及远端的施万细胞鞘膜仍保存,其神经纤维都有很强的再生能力。损伤后近端的轴突可再生入远端的施万细胞鞘膜管内,而且可对肌肉进行再度支配。故神经纤维断裂后,可施行手术把两个断端良好吻合,断裂近端的轴突可以每天 1~5mm 的速度向远端鞘膜管内生长。如损害远端的施万细胞鞘膜管断裂破坏时,则再生入的神经纤维杂乱无章。

3. **节段性脱髓鞘**（segmental demyelination）　是指神经纤维上发生局限性的施万细胞及髓鞘的破坏,而轴突基本正常,但神经的传导速度可减慢。因病变呈斑点状,有些施万细胞及鞘膜受破坏,有些则正常,故称为节段性脱髓鞘。节段性脱髓鞘是比较早期且可迅速逆转的改变,可见于免疫介导性神经病、铅中毒、白喉等引起的周围神经病变。

【临床分类】

1. **以起病方式和病程演变分类**　可分为突然起病(数小时至 1~2 天内)、急性(1 周)、亚急性(1 个月以内)、慢性(1 个月以上乃至数年)、复发性(在急性或亚急性起病的后多次发作)和隐匿性的(遗传性、药物、尿毒症、糖尿病)。①突然起病的单神经病往往伴有疼痛,其病因通常为缺血(如结节性多动脉炎、类风湿关节炎、糖尿病)、神经压迫或外伤。②急性起病可见于中毒(如铊、3-邻-磷酸甲苯酯)、免疫相关的疾病(如吉兰-巴雷综合征)、某些代谢性(如血卟啉症、糖尿病、尿毒症)神经病。③亚急性者常由于持续接触某种毒物、营养缺乏、代谢异常及恶性肿瘤所致的转移性损害等。④慢性者起病隐匿,而在数年内呈进行性,为遗传性神经病的特点。⑤复发性可见于慢性炎性脱髓鞘性多发性神经病、遗传性压力易感性神经病。周围神经病的病程反映其病理学性质,病程短、恢复快且完全的,提示脱髓鞘或神经传导阻滞,随着髓鞘再生而迅速恢复;亚急性病程大多为轴突变性,如病因是可逆性的,恢复需依靠轴突再生,故缓慢且常不完全。

2. **以主要受损纤维的功能分类**　可分为感觉性、运动性、自主神经性和混合性。大多数周围神经病为感觉、运动混合性,有时伴自主神经障碍。主要为运动性者有吉兰-巴雷综合征、血卟啉症、铅中毒、白喉、腓骨肌萎缩症 2 型和多灶性运动神经病等。主要为感觉性的有麻风、糖尿病性、淀粉样性、癌性及遗传性感觉性神经病等。纯感觉性或纯运动者提示神经元病。

3. **以受损神经的分布形式分类**　常可提示病因如下:

(1) 单神经病:指某一周围神经干或神经丛的局部病变,其病因多为机械性操作(压迫、牵引、直接打击、穿通伤)、热伤、电击、放射性损伤、血管病变、肉芽肿、新生物或其他浸润性病变等局部因素。同时或先后(数天或数年内)损害两个或两个以上者称为多发性单神经病,通常为单独的、非邻近的神经干,提示病变为多灶性且不规则,其病因有炎性脱髓鞘及结缔组织病、血管炎等。

(2) 多发性神经病:指分布广泛的、双侧对称的四肢远端为重的周围神经病,常由弥漫性作用于周围神经系的因素引起,如中毒、营养缺乏、全身性代谢病、某些免疫障碍等。

【临床表现】

周围神经病的临床表现是受损神经支配范围内的感觉、运动和/或自主神经功能异常。其部位及范围随受损神经的分布形式而异,但有其共同的特性。根据病理生理可分为刺激性和麻痹性两类症状。

1. **感觉障碍**　刺激症状可有感觉异常、感觉过度、疼痛等。感觉异常可发生于各种感觉性或感觉运动性神经病。神经病理性疼痛是由于感觉神经系统通路的病变和疾病所导致的异常感受和体验,常发生于小纤维或大小纤维受累的神经病,可为针刺样、烧灼样、刀割样和电击样疼痛,疼痛区域符合神经分布。

感觉过度可见于部分性周围神经损伤或其恢复过程中。单神经病可有局部疼痛和压痛,有的可有放射痛。麻痹症状有感觉减退或丧失。痛觉或温度觉的早期丧失提示小纤维受损,大的有髓鞘纤维受损则出现深感觉丧失和感觉性共济失调。

2. **运动障碍**　刺激性症状可有肌肉颤搐、肌束颤动、痉挛、肌肉痛性痉挛等。肌束颤动可见于正常人,伴有肌肉萎缩时则为异常,多见于运动神经元病,但任何下运动神经元疾病都可发生,特别是神经根受压时。痉挛可能为神经干的刺激性症状,多见于面神经。麻痹性状有肌力减退或丧失。此外,轴突变性或神经断伤后,由于肌肉失去神经的营养作用而肌肉萎缩。临床上数周内出现肌肉萎缩而进行性加重,如能在12个月内建立神经再支配,则有完全恢复的可能;否则恢复不完全。脱髓鞘性神经病虽有肌肉瘫痪,但一般无轴突变性,肌肉萎缩不明显。

3. **自主神经障碍**　刺激症状可有多汗、高血压。麻痹性症状有少汗或无汗、直立性低血压、心动过缓、腹泻便秘甚至肠梗阻、阳痿、膀胱功能障碍等。

4. **反射丧失**　通常腱反射的丧失为神经病的早期表现,尤以踝反射丧失常见。

5. **其他**　周围神经增大可见于麻风、遗传性和获得性的慢性脱髓鞘性神经病、神经纤维瘤病和施万细胞瘤。慢性神经病发生在生长发育停止以前可致手足和脊柱的畸形。但严重的多发性神经病在任何年龄都可发生爪形手和足下垂。失神经支配后,由于失用、血供障碍和感觉丧失,皮肤、指(趾)甲、皮下组织都可发生营养性改变,大多以远端为明显。由于感觉丧失而反复损伤可致营养性溃疡和神经性关节变性。

【辅助检查】

对周围神经病的诊断,重要的有电生理检查和周围神经活组织检查。

1. **神经电生理检查**　神经传导速度检测结合针极肌电图检查对周围神经病的诊断有很大价值。

(1) 可发现亚临床型神经病:在神经体检能发现感觉丧失之前,已有感觉纤维丧失30%~40%时,神经传导速度检测已有异常。

(2) 可协助病变的定位:如区别臂丛神经损伤时是在后根(上肢感觉传导速度正常)还是在后根神经节以下(上肢感觉传导速度减低)。

(3) 鉴别轴突变性和脱髓鞘性神经病变:一般而言,神经传导速度减慢至正常的70%以下,而肌电图上可无失神经电位改变,则可能是以脱髓鞘为主的神经病。以轴突为主的神经病则神经传导速度可正常会稍变慢,而复合肌肉动作电位和/或感觉神经动作电位波幅降低,或者引不出波形,肌电图上有失神经性改变。

(4) 可鉴别运动性神经病与肌病的肌萎缩。

(5) 为周围神经病的预后和治疗提供依据。

2. **周围神经活检病理学检查**　属侵入性检查,因此应该严格掌握指征。一般适用于其他实验室检查病因仍不明的多发性单神经病,特别是疑为血管炎、结缔组织病或多种沉积病时。目前多用半薄切片,必要时需配合单神经纤维分离术或电镜检查。

【诊断】

对于周围神经病的诊断,第一步须确定是否为周围神经病,通过病史和体检排除大脑、脊髓、神经肌肉接头或肌肉疾病;第二步是根据受损神经的解剖分布,确定是单神经病、多发性单神经病还是多发性神经病;第三步利用临床和电生理检查明确轴索变性还是脱髓鞘病变;第四步是利用病史、体检和辅助检查等各种诊断手段,力求明确其病因。

【治疗原则】

因单神经病多系局部病变引起,应研究是否手术治疗(神经修补、转位或松解术)。多发性单神经病中脱髓鞘性者可考虑用皮质类固醇,轴突变性者则根据病因进行相应治疗。多发性神经病中,如吉兰-巴雷综合征可考虑用免疫治疗如注射人血丙种球蛋白或血浆交换疗法及支持疗法,慢性免疫介导性神经病可使用皮质类固醇或其他免疫调节治疗。轴突变性者则依据不同病因而定。

第二节　脑神经疾病

一、三叉神经痛

三叉神经痛(trigeminal neuralgia)指局限在三叉神经支配区内的一种反复发作的短暂性阵发性剧痛，属神经病理性疼痛范畴，于1756年由法国医生 Nicolas Andri 首先报道。

【病因与发病机制】

三叉神经痛分为原发性三叉神经痛与继发性三叉神经痛两种类型。

1. 原发性三叉神经痛　其病因及发病机制尚不清楚，多数学者认为病变在三叉神经半月节及其感觉神经根内，亦可能与血管压迫、岩骨部位的骨质畸形等因素导致神经的机械性压迫、牵拉及营养代谢障碍有关。基于三维时间飞越法磁共振血管成像(3D-TOF-MRA)指导下的三叉神经微血管减压术中观察及电生理监测发现，部分患者在三叉神经近脑干部位受邻近血管的压迫，伴行小血管(小脑后下动脉和小脑前下动脉压迫最多见)异行、扭曲、压迫三叉神经根，使局部产生脱髓鞘变化所引起，这与面肌痉挛有着相似的病理解剖机制。

2. 继发性三叉神经痛　又称为症状性三叉神经痛，常为某一疾病的临床表现之一，由脑干、脑桥小脑角及其邻近部位的肿瘤、炎症(多发性硬化等)、脑血管病(脑干梗死或出血)、外伤及三叉神经分支局部的局限性病变所引起。

【流行病学】

三叉神经痛是一种临床常见的脑神经疾病，其人群患病率为182/100 000，年发病率为3~5/100 000，多发生于成年及老年人，发病年龄在28~89岁，70%~80%病例发生在40岁以上，高峰年龄在48~59岁。

WHO最新调查数据显示，三叉神经痛正趋向年轻化，人群患病率亦不断上升。

【临床表现】

1. 有疼痛发作典型的临床表现，发作间期正常。

(1) 疼痛的部位　绝大多数的病例疼痛位于一侧三叉神经分布区的第2支(上颌神经)或第3支(下颌神经)，只有少数病例(<5%)位于第1支(眼神经)。

(2) 疼痛的性质：疼痛常呈针刺样、烧灼样、过电样、刀割样、撕裂样。疼痛呈发作性，常突然开始，骤然终止，每次发作持续数秒至1分钟不等。疼痛常由某一痛点开始，并沿受累神经分布区放散，偶尔可从三叉神经的一支扩散至另一支的分布区。

(3) 疼痛的诱发因素：疼痛虽无先兆，但常因洗脸、刷牙、剃须、进食、咀嚼、说话、咳嗽等活动诱发，常因恐惧疼痛发作不敢做上述动作。大约半数病例在病侧的鼻部、口角、颊、唇、舌或齿根部有疼痛的触发点，亦称"扳机点"。

(4) 疼痛的伴发症状：疼痛发作时可出现面部潮红、球结膜和鼻黏膜充血，流泪和流涕等症状。因患者反复搓揉颜面以缓解疼痛，可出现病侧面部皮肤粗糙、擦伤和眉毛脱落。反复发作及疗效不佳者，多伴有情绪障碍，如抑郁和焦虑等。

2. 原发性三叉神经痛　除可发现"扳机点"外，神经系统检查多正常，没有三叉神经损害的体征，无感觉支分布的面部感觉减退、角膜反射消失，运动支受累的咀嚼肌萎缩和张口下颌偏斜等。偶见感觉过敏。

3. 继发性三叉神经痛　神经系统检查可见三叉神经支配区内的感觉减退、消失或过敏，部分患者出现角膜反射迟钝、咀嚼肌无力和萎缩。

【辅助检查】

三叉神经反射电生理学检测有助于诊断原发性三叉神经痛(B级证据)。

CT或MRI等影像学检查用以明确可能导致三叉神经痛的颅内病变(C级证据)，此外3D-TOF-MRA还有助于了解三叉神经周围的血管分布。

【诊断与鉴别诊断】

根据患者疼痛发作的部位、性质、伴随症状等经典症状,扳机点等诱发因素,即可临床诊断。但需注意原发性与继发性的鉴别以及与其他面部疼痛的鉴别。

1. **诊断**　三叉神经痛按病因分为原发性三叉神经痛与继发性三叉神经痛。

（1）原发性三叉神经痛:是临床上最常见的类型,多见于 40 岁以上的患者,临床上多数不能发现器质性病变。三叉神经反射电生理学检测有助于诊断原发性三叉神经痛(B 级证据)。需要注意,患者起病年龄较轻、异常的三叉神经诱发电位、药物治疗效果不佳及三叉神经第一支分布区域疼痛者并不提示为原发三叉神经痛(B 级证据)。

（2）继发性三叉神经痛:又称为症状性三叉神经痛,是指由颅内外各种器质性病变引起的三叉神经继发性损害而致的三叉神经痛,多见于 40 岁以下的患者。与原发性三叉神经痛的不同,继发性三叉神经痛多为非典型三叉神经痛,患者疼痛发作时间通常较长,或为持续性疼痛、发作性加重,多无"扳机点",体检可见三叉神经支配区内的感觉减退、消失或过敏,部分患者出现角膜反射迟钝、咀嚼肌无力和萎缩(B 级证据),影像学检查(MRI、CT 等)有助于确诊继发性三叉神经痛(C 级证据)。

2. **鉴别诊断**

（1）牙痛:表现为牙龈及相邻颜面部持续性胀痛、隐痛,口腔科检查可发现牙龈肿胀、局部叩痛、张口受限,明确诊断经治疗后疼痛消失。

（2）舌咽神经痛:疼痛位于颜面深部、舌根、软腭、扁桃体、咽部及外耳道等,疼痛性质及持续时间与三叉神经痛相似,少数患者存在位于扁桃体窝或舌根部的"扳机点"。

（3）蝶腭神经痛:表现为颜面深部的持续性疼痛,可放射至鼻根、颧部、眼眶深部、耳、乳突及枕部等,疼痛性质呈烧灼样、持续性,规律不明显,封闭蝶腭神经节有效。

（4）非典型面神经痛:年轻女性多见,病因未明,为单侧或双侧面颊部或鼻-颊角部深在的持续性钝痛。常伴焦虑抑郁症状,镇痛剂效果不佳,抗焦虑抑郁治疗有效。

【病情评估】

三叉神经痛严重程度评估,临床多采用疼痛视觉模拟评分法(VAS)(图 16-2-1)。

典型三叉神经痛,是指符合下列特征的三叉神经痛:①疼痛为阵发性反复发作;②有明确的间歇期且间歇期完全正常;③有"扳机点"和明确的诱发动作;④三叉神经功能正常。原发性三叉神经痛多为典型三叉神经痛。

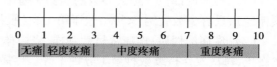

图 16-2-1　疼痛视觉模拟评分法(VAS)

非典型三叉神经痛是指符合下列特征的三叉神经痛:①疼痛时间延长甚至为持续性疼痛,但可有阵发性加重;②无"扳机点"现象;③出现了三叉神经功能减退的表现,如面部麻木、感觉减退、角膜反射迟钝、咀嚼肌无力和萎缩。

继发性三叉神经痛:临床表现多为非典型三叉神经痛,经 CT、MRI 检查可明确病因。

【临床处理】

1. **三叉神经痛的药物治疗**　药物治疗对原发性三叉神经痛疗效确切,尤其适合于治疗早期原发性三叉神经痛患者,对继发性三叉神经痛的疗效不确切。

典型原发性三叉神经痛自然恢复几乎是不可能的,药物治疗效果多为部分缓解、完全缓解与复发的交替出现,因此鼓励患者根据发作的频率来调整药物剂量。如果药物治疗无效,下一步需考虑外科手术治疗。

卡马西平(200~1 200mg/d)是治疗三叉神经痛的一线药物(A 级证据,强烈推荐),奥卡西平(600~1 800mg/d)治疗原发性三叉神经痛可能有效(B 级证据,推荐)。

国内外神经病理性疼痛专家共识指出,加巴喷丁、普瑞巴林等新型钙通道阻滞药与三环类抗抑郁药,亦可作为二线药物加以推荐(B 级证据,推荐)。拉莫三嗪、匹莫齐特可以考虑用于辅助治疗原发性三叉神经痛疼痛(C 级证据)。其他用于镇痛的药物(如度洛西汀、文拉法辛等 SSNRI 类药物)在治疗三叉神经痛中的疗效尚缺乏循证医学证据。

不良反应:肝肾功能损害、头晕、嗜睡、白细胞减少、共济失调、震颤等。一旦发生药物不良反应,立即停药。需特别注意,卡马西平存在发生剥脱性皮炎的致命性风险。

2. 三叉神经痛的外科治疗 当患者药物治疗的疗效减退或者出现无法耐受的药物副作用而导致药物治疗失败时,可以尽早考虑外科手术治疗。

外科手术方式有多种,包括经皮三叉神经半月神经节射频温控热凝术、Meckel 囊球囊压迫术、Meckel 囊甘油注射、伽马刀治疗及微血管减压手术。

(1)针对三叉神经周围支的外科治疗:如利多卡因、乙醇、苯酚注射,冷冻疗法,射频热凝术,神经切除术及针灸等:研究显示 50% 患者在 1 年以后疼痛复发,不推荐。

(2)针对三叉神经半月神经节的外科治疗:如经皮三叉神经半月神经节射频温控热凝术、甘油注射和球囊压迫:主要应用于原发性三叉神经痛。

研究显示 90% 的患者接受治疗之后疼痛得到缓解,术后 1 年疼痛缓解比率为 68%~85%,术后 3 年疼痛缓解率下降至 54%~64%,热凝术后 5 年仍有 50% 的患者疼痛得到缓解。

手术并发症:50% 患者术后出现感觉缺失,其中 6% 的患者发展成感觉迟钝,4% 出现痛性麻木,12% 的患者主诉各种不适(烧灼感、沉重感、疼痛和麻木),4% 患者术后出现角膜炎。另有高达 50% 的经皮球囊压迫手术的患者出现暂时性咀嚼困难,但多数可以逐渐恢复。

(3)伽马刀治疗:平均起效时间在治疗后 1 个月开始,治疗 1 年后疼痛完全缓解率 69%(不需要药物辅助治疗),治疗 3 年后疼痛完全缓解率降 52%,88% 患者对疗效满意。

手术并发症:面部麻木的发生率为 9%~37%,感觉缺失的发生率为 6%~13%。

(4)微血管减压术:微血管减压术是目前治疗三叉神经痛中疗效最好和缓解持续时间最长的治疗方法(C 级证据),术后疼痛完全缓解率大于 90%,术后 1 年、3 年、5 年的疼痛完全缓解率为 80%、75% 和 73%。

手术并发症(详见面肌痉挛 MVD 篇):平均病死率为 0.2%,术后面部感觉减退 7%,听力下降 10%,无菌性脑膜炎 11%,还有 4% 的风险会出现脑脊液漏、小脑缺血或者小脑血肿。

【学科新进展】

基于 3D-TOF-MRA 指导下的三叉神经微血管减压术中观察及电生理监测发现,部分患者在三叉神经近脑干部位受邻近血管的压迫,伴行小血管(小脑后下动脉和小脑前下动脉压迫最多见)异行、扭曲、压迫三叉神经根,与面肌痉挛有着相似的病理解剖机制。

三叉神经痛诊疗中国专家共识(2015)推荐的微血管减压术治疗三叉神经痛适应证:

(1)诊断明确的原发性三叉神经痛。

(2)药物治疗无效的原发性三叉神经痛。

(3)射频热凝、球囊压迫、伽马刀治疗无效的原发性三叉神经痛。

(4)微血管减压术后复发的典型原发性三叉神经痛。

(5)青少年起病的典型原发性三叉神经痛。

二、特发性面神经麻痹

特发性面神经麻痹(Idiopathic facial paralysis)亦称 Bell 麻痹或面神经炎,是常见的脑神经单神经病变,国外报道发病率为 11.5~53.3/100 000。临床特征为急性起病,多在 3 天左右达峰,表现为单侧周围性面瘫,无其他可识别的继发原因。该病具有自限性,但早期合理的治疗可以加快面瘫的恢复,减少并发症。

【病因与发病机制】

该病确切病因未明,可能与病毒感染与继发的炎性反应相关。国外学者通过病毒分离与接种、病毒基因组二代测序等方法,证实了面神经炎患者血清中病毒感染的存在。

病理变化主要是受损面神经的缺血、水肿、不同程度的脱髓鞘,肿胀的面神经通过狭窄的骨性面神经管出颅,继而神经纤维受压,可致不同程度轴索变性,这可能是部分患者恢复不良的重要原因。

【好发人群】

任何人群、年龄均可发病。

糖尿病患者,风湿免疫病等免疫缺陷人群较正常人群发病率增高。

【临床表现】

1. 发病前常有受凉、上感病史,部分患者起病前后有患侧耳后乳突区疼痛感。

2. 急性起病,症状多在 3 天左右达到高峰。

3. 临床主要表现为单侧周围性面瘫,如受累侧闭目、皱眉、鼓腮、示齿和闭唇无力,以及口角向对侧歪斜;可伴有同侧耳后疼痛或乳突压痛。

4. 根据面神经受累部位的不同,可附加其他伴随症状。

(1) 茎乳孔处面神经受损,仅表现同侧周围性面瘫。

(2) 面神经管内鼓索神经近端面神经受损,除面神经麻痹外,可同时出现同侧舌前 2/3 味觉丧失,唾液减少,此为鼓索神经受累所致。

(3) 如果在镫骨肌神经近端面神经受损,除面神经麻痹外,可同时出现同侧舌前 2/3 味觉丧失和听觉过敏(重听)。

(4) 若病变在膝状神经节,除表现为面神经麻痹、同侧舌前 2/3 味觉丧失、听觉过敏(重听),亦可出现患侧乳突部疼痛、耳廓和外耳道感觉减退、外耳道或鼓膜疼痛、疱疹,常见于疱疹病毒、带状疱疹病毒引起的膝状神经节炎,亦称 Hunt 综合征。

【辅助检查】

1. 对于特发性面神经麻痹的患者不建议常规进行检验、影像学和神经电生理检查。

2. 若需除外颅底、脑干或桥小脑角病变,部分患者需做颅脑 MRI 或 CT 检查。

3. 当临床需要判断预后时,在某些情况下,神经电生理检测可提供一定帮助。发病 1~2 周后运动神经传导(NCV)检查可以发现患侧面神经复合肌肉动作电位波幅降低,针极肌电图可见异常自发电位。若面神经传导测定复合肌肉动作电位波幅较对侧下降大于 90%,针极肌电图无自发电位时,提示预后不佳。

【诊断与鉴别诊断】

1. 诊断标准

(1) 急性起病,症状多在 3 天左右达到高峰。

(2) 单侧周围性面瘫,伴或不伴耳后疼痛、舌前味觉减退、听觉过敏、泪液或唾液分泌异常。

(3) 排除继发原因。

2. 诊断特发性面神经麻痹的注意事项

(1) 该病的诊断主要依据临床病史和体格检查,详细的病史询问和仔细的体格检查是排除其他继发原因的主要方法。

(2) 问诊时需特别注意确认起病形式的急缓。

(3) 注意寻找是否存在非单纯面神经病变的其他神经系统定位症状与体征伴随。

(4) 注意询问既往史,如糖尿病、外伤、结缔组织病、面部或颅底肿瘤及有无特殊感染病史或接触史。

3. 鉴别诊断

(1) 急性吉兰-巴雷综合征:可出现周围性面瘫,但多为双侧性。即使少数患者在病初表现为单侧,但随病程进展多双侧受累,且常常伴有复视、对称性四肢弛缓性瘫痪、手袜套样感觉障碍等经典症状,腰椎穿刺存在脑脊液蛋白-细胞分离现象。

(2) 面神经附近病变累及面神经:外伤致颅底骨折、急慢性中耳炎或乳突炎、腮腺炎性或肿瘤性病变均可侵犯面神经,邻近组织肿瘤放疗亦可损伤面神经。应有相应原发病病史。

(3) 脑桥孤立性出血、梗死、多发性硬化:可致面神经核损害引起面瘫,但多伴有脑桥受损的其他体征如眩晕、复视、交叉性瘫痪等。

(4) 莱姆病(Lyme disease):由蜱传播的螺旋体感染性疾病,以双侧面瘫最常见,但多同时出现脑膜炎、多脑神经损害症状,且常伴有皮疹(皮肤红斑)、肌肉疼痛、动脉炎、心肌炎、脾大等多系统损害临床表现。

【病情评估】

多采用 House-Brackmann 分级标准,具体如下。

1. Ⅰ级　正常,即各区面肌运动正常。

2. Ⅱ级　轻度功能异常。

(1)大体:仔细检查时有轻度的面肌无力,可有非常轻的连带运动。

(2)静止状态:面部对称,肌张力正常。

(3)运动:额部正常,稍用力闭眼完全,口角轻度不对称。

3. Ⅲ级　中度功能异常。

(1)大体:明显的面肌无力,但无面部变形,连带运动明显或半面痉挛。

(2)静止状态:面部对称,肌张力正常。

(3)运动:额部减弱,用力后闭眼完全,口角用最大力后轻度不对称。

4. Ⅳ级　中重度功能异常。

(1)大体:明显的面肌无力和/或面部变形。

(2)静止状态:面部对称,肌张力正常。

(3)运动:额部无,闭眼不完全,口角用最大力后不对称。

5. Ⅴ级　重度功能异常。

(1)大体:仅有几乎不能察觉的面部运动。

(2)静止状态:面部不对称。

(3)运动:额部无,闭眼不完全,口角轻微运动。

6. Ⅵ级　完全麻痹,即无运动。

【临床处理】

1. **药物治疗**

(1)糖皮质激素:对于所有无禁忌证的 16 岁以上患者,急性期应尽早口服糖皮质激素治疗,可以促进神经损伤的尽快恢复,改善预后。

泼尼松或泼尼松龙口服,如泼尼松 30~60mg/次,每天 1 次,连用 5 天,之后于 5 天内逐步减停。

发病 3 天后使用糖皮质激素口服是否能够获益尚不明确。

儿童特发性面神经麻痹恢复通常较好,使用糖皮质激素是否能够获益尚不明确。

(2)抗病毒治疗:不推荐单独使用抗病毒药物治疗。对于急性期患者,建议尽早联用抗病毒药物和糖皮质激素,可能会获益,特别是对于重症患者。

可选择阿昔洛韦或伐西洛韦,如阿昔洛韦口服每次 0.2~0.4g,每天 3 次,疗程 7~10 天。

(3)神经营养剂:通常予以 B 族维生素,如维生素 B_1 和维生素 B_{12} 等。

2. **眼部保护**　当患者存在眼睑闭合不全时,应重视对患者眼部的保护,应请眼科协助处理。

由于眼睑闭合不拢、瞬目无力或动作缓慢,易致异物进入眼部;泪液分泌减少,增加角膜损伤或感染的风险。建议根据情况选择滴眼液或膏剂防止眼部干燥,合理使用眼罩保护,特别是在睡眠中眼睑闭合不拢时尤为重要。

3. **神经康复治疗**　可尽早开展面部肌肉康复治疗。

我国传统医学采用针灸和理疗等方法来治疗特发性面神经麻痹,但是不同的专家对针灸和理疗的疗效和时机尚持不同意见,还需要设计更加严格的大样本临床试验进行证实。

4. **外科手术**　如面神经减压术、面-舌下神经吻合术等,尚有争议。

【学科新进展】

国外学者通过病毒分离与接种、病毒基因组二代测序等方法发现,面神经炎患者血清中存在单纯疱疹病毒、水痘-带状疱疹病毒等病毒感染证据,进一步证实了病毒感染可以导致面神经受损。

关于通过外科手术行面神经减压术、面-舌下神经吻合术的效果,目前尚无公认的研究证据支持,并且手术存在严重并发症的风险,因而面神经减压术与面-舌下神经吻合术的手术时机、适应证、术后获益的认定仍不明确。

三、面肌痉挛

面肌痉挛(hemifacial spasm,HFS)是以一侧或双侧面部肌肉(眼轮匝肌、表情肌、口轮匝肌)反复发作的阵发性、不自主地抽搐为特点,在情绪激动或紧张时加重,严重时可出现睁眼困难、口角歪斜及耳内抽动样杂音。面肌痉挛虽然大多位于一侧,但双侧面肌痉挛也并非罕见。其治疗方法包括药物治疗、肉毒素注射治疗及外科微血管减压手术治疗。

面肌痉挛包括典型面肌痉挛和非典型面肌痉挛 2 种:典型面肌痉挛是指痉挛症状从眼睑开始,并逐渐向下发展累及面颊部表情肌等下部面肌;而非典型面肌痉挛是指痉挛从下部面肌开始,并逐渐向上发展最后累及眼睑及额肌。临床上绝大多数都是典型面肌痉挛,非典型面肌痉挛较少。

【病因与发病机制】

多数学者认为,面神经传导通路中的某些部位受到压迫而发生水肿、脱髓鞘等改变,嵌压处神经纤维异常放电,最终导致面肌痉挛。基于 3D-TOF-MRA 指导下的面神经微血管减压术中观察及电生理监测发现,部分患者在面神经近脑干部位受邻近血管的压迫,并以小脑后下动脉和小脑前下动脉压迫最多见,这与三叉神经痛有着相似的病理解剖机制。

部分患者因邻近面神经的肿瘤、血管瘤、颅内感染等病变累及面神经而引起,亦称为继发性面肌痉挛。

【流行病学】

多在中年以后发病,女性略多于男性,但发病年龄有年轻化的趋势。

【临床表现】

多数患者病初首先从一侧眼轮匝肌间歇性轻微颤搐开始,逐渐发展至阵发性抽动,进而累及同侧面部邻近肌群(表情肌、口轮匝肌),特别是同侧口轮匝肌。说话、进食或精神紧张、情绪激动均可诱发症状加重,不能自行控制,入睡后抽动停止。

神经系统查体可见患侧面部肌肉阵发性抽动,此外无其他阳性体征。

卡马西平试验性治疗有效有助于诊断。

【辅助检查】

1. **电生理检查**　肌电图(EMG)和异常肌反应(AMR)或称为侧方扩散反应(LSR)检测,以及听觉脑干诱发电位(BAEP),有助于诊断。在面肌痉挛患者中,EMG 可记录到一种高频率(最高达 150 次/s)的自发电位。AMR 是面肌痉挛特有的异常肌电反应,潜伏期一般为 10 毫秒左右,AMR 阳性对面肌痉挛诊断有辅助诊断意义。

2. **影像学检查**　CT 和 MRI 用以发现可能导致面肌痉挛的颅内病变,此外 3D-TOF-MRA 还有助于了解面神经周围的血管分布。

【诊断和鉴别诊断】

1. **临床诊断**　主要依赖于患者特征性的临床表现,以单侧发作性面部表情肌的同步性痉挛为核心诊断标准,神经系统检查无其他阳性体征,即可诊断。电生理检查与卡马西平试验性治疗有辅助诊断价值,MRI 检查用以明确可能导致面肌痉挛的颅内器质性病变。

2. **鉴别诊断**

(1)双侧眼睑痉挛:双侧眼睑同时起病,表现为双侧眼睑反复发作的不自主闭眼,患者睁眼困难、泪液分泌减少,即使病程迁延症状始终局限于双侧眼睑。

(2)梅杰综合征(Meige syndrome):病初表现为双侧眼睑反复发作的不自主闭眼,随着病程延长逐渐出现眼裂以下面肌不自主抽动,进而伴有双侧面部不自主的异常动作,随着病情加重肌肉痉挛的范围会逐渐向下扩大,严重者甚至累及颈部、四肢和躯干的肌肉。

（3）咬肌痉挛：单侧或双侧咀嚼肌的阵发性痉挛，患者可出现不同程度的上下颌咬合障碍、磨牙和张口困难，三叉神经运动支病变是可能的原因之一。

（4）面瘫后遗症：表现为同侧面部表情肌的活动受限，同侧口角不自主抽动，以及口角与眼睑的连带运动，依据确切的面瘫病史可以鉴别。

【病情评估】

电生理学评估有助于面肌痉挛的鉴别诊断和客观了解面神经与前庭神经的功能水平，对面肌痉挛诊断有辅助价值，此外对病变的定位有一定意义。

MRI 检查的意义在于明确可能导致面肌痉挛的颅内病变，如颅底/CPA 区肿瘤、脑血管畸形（AVM）、颅底畸形等，尤其是 3D-TOF-MRA 检查有助于明确与面神经存在解剖接触的血管，甚至显示出血管的类别、粗细及对面神经的压迫程度，已经成为面肌痉挛微血管减压手术前的常规检查。

【临床处理】

1. **药物治疗**　药物治疗常用于发病初期、无法耐受或者拒绝手术患者及术后症状不能缓解者的辅助治疗。对于临床症状轻、药物疗效显著、无药物不良反应的患者可长期应用。

常用药物：卡马西平（200～1 200mg/d）、奥卡西平（600～1 800mg/d）等，二线药物为苯妥英钠、氯硝西泮、巴氯芬及氟哌啶醇等。

不良反应：肝肾功能损害、头晕、嗜睡、白细胞计数减少、共济失调、震颤等。一旦发生药物不良反应，立即停药。需特别注意，卡马西平存在发生剥脱性皮炎的致命性风险。

2. **肉毒素注射**　注射用 A 型肉毒毒素（botulinum toxin type A，BTX）局部肌内注射时主要应用于不能耐受手术、拒绝手术、手术失败或术后复发、药物治疗无效或药物过敏的成年患者。

90% 以上的患者初次注射肉毒素有效，1 次注射后痉挛症状完全缓解及明显改善的时间为 1～8 个月，多集中在 3～4 个月。每次注射后的效果与注射部位选择、注射剂量大小及注射技术是否熟练等因素密切相关。随病程延长及注射次数的增多，疗效逐渐减退。

临床多采用上睑及下睑肌肉多点注射法，即上、下睑的内外侧或外眦部颞侧皮下眼轮匝肌共 4 点或 5 点；如伴面部、口角抽动还需在面部中、下及颊部肌内注射 3 点；依病情需要，也可对眉部内、外或上唇或下颌部肌肉进行注射。1 次注射总剂量应不高于 55U，1 个月内使用总剂量不高于 200U。两次治疗间隔不应少于 3 个月，如治疗失败或重复注射后疗效逐步降低，需考虑其他治疗方法。

不良反应：眼睑下垂、瞬目减少、睑裂闭合不全最常见，少数患者可出现短暂症状性干眼、暴露性角膜炎、流泪、畏光、复视、不同程度面瘫等，多在 3～8 周自然恢复。反复注射肉毒素患者存在永久性的眼睑无力、鼻唇沟变浅、口角歪斜、面部僵硬等可能。

注意事项：过敏性体质者及对本品过敏者禁用；发热、急性传染病者、孕妇和 12 岁以下儿童慎用；在使用本品期间禁用氨基糖苷类抗生素；治疗前应备 1∶1 000 肾上腺素，在出现超敏反应时急救使用；患者于肉毒素注射后，需留院数小时短期观察。

3. **面神经微血管减压术（MVD）**

（1）手术适应证

1）原发性面肌痉挛诊断明确，经头颅 CT 或 MRI 排除继发性病变。

2）面肌痉挛症状严重，影响日常生活和工作，患者手术意愿强烈。

3）应用药物或肉毒素治疗的患者，如果出现疗效差、无效、药物过敏或毒副作用时应积极手术。

4）MVD 术后复发的患者可以再次手术。

5）MVD 术后无效的患者，如认为首次手术减压不够充分，而且术后 AMR 检测阳性者，可考虑早期再次手术。随访的患者如症状无缓解趋势甚至逐渐加重时也可考虑再次手术。

（2）手术禁忌证

1）同一般全身麻醉开颅手术禁忌证。

2）严重血液系统疾病或重要器官功能障碍（心、肺、肾脏或肝脏）患者。

3）高龄患者选择 MVD 手术应慎重。

（3）手术并发症

1）脑神经功能障碍：主要为面瘫、耳鸣、听力障碍等，少数患者可出现术后面部麻木、声音嘶哑、饮水呛咳、复视等。临床分为急性和迟发性 2 种，急性脑神经功能障碍发生在手术后 3 天之内，手术 3 天后出现的属迟发性脑神经功能障碍，绝大多数迟发性脑神经功能障碍发生在术后 30 天内。

2）小脑、脑干损伤：MVD 治疗面肌痉挛有 0.1% 的病死率，主要是由于小脑、脑干损伤，包括梗死或出血。

3）脑脊液漏：严密缝合硬脑膜是防止脑脊液漏的关键。

4）低颅内压综合征：术中长时间暴露手术部位释放大量脑脊液，术后脑脊液分泌减少等原因所致。

【学科新进展】

A 型肉毒毒素（BTX）注射是目前治疗面肌痉挛最安全、有效且简便易行的首选方法，此药已用于多种局限性肌张力障碍性疾病的治疗，被认为是近年来神经科治疗领域重要进展之一，为局限性肌肉痉挛提供了一个新的治疗方法。文献报道，多数患者症状可获明显改善，疗效平均持续时间为 3 个月，复发后重复注射还有效；病程在 1 年之内且症状较轻微者经 2~3 次注射之后存在治愈可能。

基于 3D-TOF-MRA 指导下的微血管减压术中观察及电生理监测发现，部分患者在面神经近脑干部位受邻近血管的压迫，并以小脑后下动脉和小脑前下动脉压迫最多见，这与三叉神经痛有着相似的病理解剖机制。因此，面神经微血管减压术（MVD）被认为是目前有望彻底治愈面肌痉挛的方法，但术后无效、复发及面瘫、听力障碍等并发症仍然是困扰医生和患者的难题。

四、多脑神经损害

多脑神经损害是指各种病因所致单侧或双侧多数脑神经病变而引起功能障碍或结构破坏。常见病因有肿瘤（如鼻咽癌、脑膜瘤等），血管病（如动脉瘤、血管炎等），感染（如局限性硬脑膜炎、鼻窦炎蔓延、蛛网膜炎等），以及外伤（如颅底骨折、血肿、出血等）引起。病变部位不同可导致临床上某一特定的综合征，关键在于病因治疗。现将临床常见的多脑神经损害综合征总结如下（表 16-2-1）：

表 16-2-1　常见的多脑神经损害综合征

综合征	病变部位	累及脑神经	临床表现	常见病因
海绵窦综合征	海绵窦	Ⅲ、Ⅳ、Ⅵ、V_1 或伴有 V_2、V_3	A. 病侧上睑下垂，瞳孔散大，眼球运动障碍和复视（Ⅲ、Ⅳ、Ⅵ） B. 病侧眼裂以上皮肤感觉障碍，角膜反射消失（V_1） C. 眼部静脉回流障碍致眼睑、结膜充血水肿，眼球突出（病变部位偏后累及 V_2、V_3）	继发于蝶窦或面部感染的海绵窦血栓性静脉炎；颈内动脉海绵窦瘘；颈内动脉海绵窦段动脉瘤或邻近部位肿瘤
眶上裂综合征	眶上裂附近	Ⅲ、Ⅳ、Ⅵ、V_1	A. 病侧全眼肌麻痹，眼球固定，瞳孔散大，对光反射消失，可伴调节反射障碍，展神经受累可较早出现（Ⅲ、Ⅳ、Ⅵ） B. 眼裂以上皮肤感觉障碍；角膜反射减弱或消失（V_1） C. 出现同侧 Horner 综合征	肿瘤：鼻咽癌、垂体瘤、蝶骨嵴脑膜瘤、脊索瘤等 血管性病变：动脉瘤、血管炎 感染：局限性硬脑膜炎，眶上部骨膜炎等 蝶骨小翼附近骨折、出血、血肿、鼻窦炎波及等
眶尖综合征	眶尖附近	Ⅱ、Ⅲ、Ⅳ、Ⅵ、V_1	A. 病侧视力下降，视神经萎缩，中心暗点和周边视野缺损（Ⅱ） B. 病侧眼球活动障碍，复视，上睑下垂（Ⅲ、Ⅳ、Ⅵ） C. 病侧三叉神经支配区感觉减退或感觉过敏（V_1）	眶尖及附近区域肿瘤、血管病、外伤和感染等

续表

综合征	病变部位	累及脑神经	临床表现	常见病因
岩尖综合征	颞骨岩部尖端	Ⅴ、Ⅵ	A. 病侧眼球后部、额部及面颊中部疼痛,感觉异常或减退(Ⅴ) B. 病侧展神经麻痹致内斜视和复视(Ⅵ)	炎症:急性中耳炎最常见,乳突炎 肿瘤:表皮样囊肿、脑膜瘤等 其他:外伤、骨折及出血
脑桥小脑角综合征	脑桥小脑角	Ⅴ、Ⅶ、Ⅷ(可伴Ⅵ、Ⅸ、Ⅹ)	A. 病侧三叉神经支配区感觉减退、疼痛、角膜反射减弱或消失(Ⅴ) B. 病侧周围性面瘫(Ⅶ) C. 病侧进行性神经性耳聋、耳鸣、眼震、眩晕和平衡障碍等前庭功能受损症状(Ⅷ) D. 其他表现:病侧眼内斜视;病侧小脑性共济失调;颅高压症状;后组脑神经麻痹症状(Ⅵ、Ⅸ、Ⅹ)	肿瘤:听神经鞘瘤最为常见,其次为脑膜瘤、表皮样囊肿等 其他:蛛网膜炎、动脉瘤、血管畸形
迷走-舌下神经综合征	颅外咽旁间隙、延髓	Ⅹ、Ⅻ	A. 构音不清、吞咽困难(Ⅹ) B. 病侧舌肌无力伴萎缩(Ⅻ) C. 可合并同侧 Horner 综合征	颅骨骨折、寰椎脱位、颈动脉瘤、颈静脉孔神经鞘瘤等
迷走-副-舌下神经综合征	延髓下部或颈静脉孔附件	Ⅹ、Ⅺ、Ⅻ	A. 构音不清、吞咽困难,可伴心动过速(Ⅹ) B. 病侧胸锁乳突肌和斜方肌无力、萎缩致向对侧转颈无力,同侧耸肩不能(Ⅺ) C. 病侧舌肌无力伴萎缩(Ⅻ)	原发性或转移性肿瘤、颅底骨折、后咽腔脓肿、颅底动脉瘤、颈静脉孔神经鞘瘤等
一侧颅底综合征	一侧颅底弥漫性病变	Ⅰ~Ⅻ	A. 一侧广泛脑神经损害(Ⅰ~Ⅻ均可受累) B. 一般无脑实质损害症状 C. 颅骨平片可见颅底广泛性骨质破坏	肿瘤:最为常见 其他:颅底骨折、血肿、脑干脑炎、颅底脑膜炎等
枕髁-颈静脉孔综合征	颈静脉孔和枕骨髁附件	Ⅸ、Ⅹ、Ⅺ、Ⅻ	A. 构音不清、吞咽困难、饮水呛咳,病侧咽部感觉缺失、咽反射消失(Ⅸ、Ⅹ) B. 病侧胸锁乳突肌和斜方肌无力、萎缩致向对侧转颈无力,同侧耸肩不能(Ⅺ) C. 病侧舌肌无力、萎缩、伸舌偏向病侧(Ⅻ)	肿瘤:上咽部肿瘤、网状细胞肉瘤、恶性淋巴瘤等 血管病变:动脉瘤、颈静脉炎 其他:外伤、感染等
腮腺后间隙综合征	颅外咽后区	Ⅸ、Ⅹ、Ⅺ、Ⅻ、颈交感神经干	A. 病侧舌后 1/3 味觉缺失,软腭、咽喉部感觉缺失和声带、软腭麻痹(Ⅸ、Ⅹ) B. 病侧胸锁乳突肌和斜方肌无力和萎缩致向对侧转颈无力,同侧耸肩不能(Ⅺ) C. 病侧舌肌无力和萎缩,伸舌偏向病侧(Ⅻ) D. 可有 Horner 征	肿瘤:腮腺瘤、鼻咽部肿瘤及转移瘤 感染:咽部脓肿等 其他:外伤、颅底颈内动脉瘤

续表

综合征	病变部位	累及脑神经	临床表现	常见病因
颈静脉孔综合征	颈静脉孔附近	Ⅸ、Ⅹ、Ⅺ	A. 病侧舌后 1/3 味觉缺失,软腭、咽喉部感觉障碍和声带、软腭麻痹致构音不清、吞咽困难和咽反射消失(Ⅸ、Ⅹ) B. 病侧胸锁乳突肌和斜方肌无力、萎缩致向对侧转颈无力,同侧耸肩不能(Ⅺ)	肿瘤、外伤、感染、血管性病变等
枕大孔区综合征	枕大孔区	Ⅸ、Ⅹ、Ⅺ、Ⅻ	A. 病侧舌后 1/3 味觉缺失,软腭、咽喉部感觉障碍和声带、软腭麻痹致构音不清、吞咽困难和咽反射消失(Ⅸ、Ⅹ) B. 病侧胸锁乳突肌和斜方肌无力、萎缩致向对侧转颈无力,同侧耸肩不能(Ⅺ) C. 病侧舌肌无力和萎缩,伸舌偏向病侧(Ⅻ) D. 可伴颈神经根受损及脑膜刺激征 E. 可伴颈髓、延髓或小脑损害等	肿瘤:脑膜瘤、神经鞘瘤 畸形:颅底凹陷症、寰椎枕化等先天性畸形

第三节　脊神经疾病

脊神经疾病是指各种原因引起的脊神经支配区的疾病。根据病因分为外伤、嵌压、感染、中毒、营养障碍、遗传等。根据受损部位分为神经节、神经根、神经丛、神经干、神经末梢。脊神经疾病的临床表现主要是受损神经支配区的运动、感觉和自主神经功能障碍。运动障碍除了肌力减退,还可表现为痛性痉挛、肌阵挛、肌束震颤等;感觉障碍包括痛温觉等小纤维受损,也包括关节位置觉、运动觉和振动觉等大纤维受损;自主神经功能障碍则常表现为心率、血压异常,大小便障碍和性功能异常。

一、单神经病及神经痛

(一) 正中神经麻痹

正中神经由 $C_5 \sim T_1$ 神经根组成,沿肱二头肌内侧沟伴肱动脉下降至前臂分支,支配旋前圆肌、桡侧腕屈肌、各指屈肌、掌长肌、拇对掌肌及拇短展肌等。

【病因】

正中神经的常见损伤原因是肘前区静脉注射时,药物外渗引起软组织损伤,或腕部割伤,或患腕管综合征。

【临床表现】

正中神经不同部位受损表现如下:

1. 正中神经受损部位在上臂时,前臂不能旋前,桡侧三个手指屈曲功能丧失,握拳无力,拇指不能对掌、外展。大鱼际肌出现萎缩后手掌平坦,拇指紧靠示指,若合并尺神经受损则呈现典型"猿手"。掌心、大鱼际、桡侧三个半手指掌面和 2、3 指末节背面的皮肤感觉减退或丧失。由于正中神经富含自主神经纤维,损伤后常出现灼性神经痛。

2. 当损伤位于前臂中下部时,运动障碍仅有拇指的外展、屈曲与对指功能丧失。

3. 正中神经在腕部经由腕骨与腕横韧带围成的管状结构——腕管到达手部,当腕管先天性狭窄或腕部过度运动而致摩擦损伤时,正中神经可受累,产生桡侧手掌及桡侧三个半指的疼痛、麻木、感觉减退、手指运动无力和大鱼际肌麻痹、萎缩,称为腕管综合征(carpal tunnel syndrome)。通常夜间症状加重,疼痛可放射到前臂甚至肩部。多见于女性,常双侧发病,但利手侧可能发生更早且症状较重。

【治疗】

轻症采用局部夹板固定制动,服用非甾体抗炎药物,如布洛芬 0.2g/次,每日 3 次,配合腕管内注射泼尼松 0.5ml,加 2%普鲁卡因 0.5ml,每周 1 次,2 次无效者考虑手术切开腕横韧带以解除正中神经受压。

（二）尺神经麻痹

尺神经由 $C_7 \sim T_1$ 神经根的纤维组成,初在肱动脉内侧下行,继而向后下进入尺神经沟,再沿前臂掌面尺侧下行,主要支配尺侧腕屈肌、指深屈肌尺侧半、小鱼际肌、拇收肌与骨间肌,还支配手掌面 1 个半指,背面 2 个半指的皮肤感觉。

【病因】

尺神经损伤的常见病因是肘部外伤,尺骨鹰嘴部骨折、肘部受压等。

【临床表现】

尺神经损伤的主要表现为手部小肌肉的运动丧失,精细动作困难;屈腕能力减弱并向桡侧偏斜;拇指不能内收,各指不能分开或合并;小鱼际肌、部分大鱼际肌和骨间肌萎缩,由于伸肌的过度收缩,各掌指关节过伸,第 4、5 指的指间关节弯曲,形成"爪形手"。感觉障碍以小指感觉减退或丧失最明显。

尺神经在肘管内受压的临床表现称为肘管综合征。肘管是由肱骨内上髁、尺骨鹰嘴和肘内侧韧带构成的纤维-骨性管道,其管腔狭窄,屈肘时内容积更小,加之位置表浅,尺神经易于此处受到嵌压。主要表现手部尺侧感觉障碍,骨间肌萎缩,肘关节活动受限,肘部尺神经增粗及肘内侧压痛等。

【治疗】

治疗主要包括肘关节制动、应用非甾体抗炎药物及手术减压。

（三）桡神经麻痹

桡神经源自 $C_5 \sim T_1$ 神经根,初行于腋动脉后方,继而与肱深动脉伴行入桡神经沟,转向外下至肱骨外上髁上方,于肱桡肌与肱肌间分为浅、深两终支分布于前臂及手背,支配肱三头肌、肘肌、肱桡肌、旋后肌、伸指肌及拇长展肌等,所支配各肌的主要功能是伸肘、伸腕及伸指。由于其位置表浅,是臂丛神经中最易受损的神经。

【病因】

桡神经损伤的常见病因是骨折、外伤、炎症或睡眠时以手代枕、手术中上肢长时间外展和受压、上肢被缚过紧,以及铅中毒和酒精中毒等。

【临床表现】

桡神经损伤的典型表现是腕下垂,但受损伤部位不同,症状亦有差异。

1. 高位损伤时(如腋部损伤),上肢所有伸肌瘫痪,肘关节、腕关节和掌指关节均不能伸直。前臂不能旋后,手呈旋前位,垂腕致腕关节不能固定,因而握力减弱。

2. 前臂中 1/3 以下损伤时,伸肘功能保留。

3. 肱骨下端、前臂上 1/3 损伤时,伸肘、伸腕功能保留。

4. 腕关节部损伤时仅出现感觉障碍。

桡神经损伤的感觉障碍一般轻微,多仅限于手的虎口区,其他部位因邻近神经的重叠支配而无明显症状。

【治疗】

桡神经再生能力较好,功能恢复较上肢的其他神经为佳。

（四）腓总神经麻痹

腓总神经源自 $L_4 \sim S_3$ 神经根,在大腿下 1/3 从坐骨神经分出,是坐骨神经的两个主要分支之一。

其下行至腓骨头处转向前,分出腓肠外侧皮神经支配小腿外侧面感觉,在腓骨颈前分为腓深和腓浅神经,前者支配胫骨前肌、长伸肌、短伸肌和趾短伸肌,后者支配腓骨长肌和腓骨短肌及足背 2~5 趾背面皮肤。

【病因】

腓总神经麻痹的最常见原因为各种原因的压迫,如两腿交叉久坐,长时间下蹲位,下肢石膏固定不当及昏迷、沉睡者卧姿不当等;也可腓骨头或腓骨颈部外伤、骨折等引起;糖尿病、感染、酒精中毒和铅中毒也是致病的原因。在腓骨颈外侧,腓总神经位置表浅,又贴近骨面,因而最易受损。

【临床表现】

腓总神经麻痹(common peroneal nerve palsy)的临床表现包括足与足趾不能背屈,足下垂并稍内翻,行走时为使下垂的足尖抬离地面而用力抬高患肢,并以足尖先着地呈跨阈步态。感觉障碍在小腿前外侧和足背。

【治疗】

治疗除针对病因外,可用神经营养药、理疗等。

(五) 胫神经麻痹

胫神经由 L_4~S_3 神经根组成。在腘窝上角自坐骨神经分出,在小腿后方下行达内踝后方,分支支配腓肠肌、比目鱼肌、腘肌、跖肌、趾长屈肌、姆长屈肌及足底的所有短肌。其感觉分支分布于小腿下 1/3 后侧与足底皮肤。

【病因】

胫神经麻痹多由药物、酒精中毒、糖尿病等引起,也见于局部囊肿压迫及小腿损伤。当胫神经及其终末支在踝管处受压时可引起特征性表现,足与踝部疼痛及足底部感觉减退,称为踝管综合征。其病因包括穿鞋不当、石膏固定过紧、局部损伤后继发的创伤性纤维化及腱鞘囊肿等。

【临床表现】

胫神经损伤的主要表现是足与足趾不能屈曲,不能用足尖站立和行走,感觉障碍主要在足底。

【治疗】

治疗除针对病因外,可用神经营养药、理疗等。

(六) 枕神经痛

枕大神经、枕小神经和耳大神经分别来自 C_2、C_3 神经,分布于枕部、乳突部及外耳。

【病因】

枕神经痛可由感染、受凉等引起,也可由颈椎病、寰枕畸形、枕大孔区肿瘤等引起。

【临床表现】

其分布区内的发作性疼痛或持续性钝痛,伴阵发性加剧为枕神经痛(occipital neuralgia)。多为一侧发病,可为自发性疼痛,亦可因头颈部的运动、打喷嚏、咳嗽诱发或使疼痛加剧,部位多起自枕部,沿神经走行放射,枕大神经痛向头顶部放射,枕小神经痛、耳大神经痛分别向乳突部、外耳部放射,重时伴有眼球后疼痛感。枕大神经的压痛点位于乳突与第 1 颈椎水平后正中点连线的 1/2 处(相当风池穴)。枕部及后颈部皮肤常有感觉减退或过敏。

【治疗】

治疗主要是针对病因,对症处理可采用局部热敷、封闭、局部性理疗等。药物可口服镇痛药、B 族维生素。疼痛较重时局部封闭效果较好。

(七) 臂丛神经痛

臂丛由 C_5~T_1 脊神经的前支组成,包含运动、感觉和自主神经纤维,主要支配上肢的运动和感觉。5 个脊神经前支经反复组合与分离在锁骨上方形成上干、中干和下干,在锁骨下方每个干又分成前股、后股,之后由上干、中干的前股合成外侧束,下干的前股自成内侧束,三个干的后股汇合为后束。外侧束先分出一支组成正中神经,而后延续为肌皮神经,内侧束也有部分纤维参与正中神经,而后延续为尺神经。后束则分成一较细小的腋神经和一较粗大的桡神经。一些重要的神经分支起源于臂丛的最近端,靠近神经根的水平,如 C_5、C_6、和 C_7 的前根发出胸长神经支配前锯肌;C_5 发出的肩胛背神经支配菱形肌。

【病因】

常见的病因是臂丛神经炎、神经根型颈椎病、颈椎间盘突出、颈椎及椎管内肿瘤、胸出口综合征、肺尖部肿瘤及臂丛神经外伤。

【临床表现】

臂丛神经痛是由多种病因引起的臂丛支配区的以疼痛、肌无力和肌萎缩为主要表现的综合征。

1. 臂丛神经炎(brachial neuritis)　也称为原发性臂丛神经病(idiopathic brachial plexopathy)或神经痛性肌萎缩(neuralgic amyotrophy),多见于成年人,男性多于女性。约50%的患者有前驱感染史如上感、流感样症状,或接受免疫治疗、外科手术等。因而多数学者认为是一种变态反应性疾病。少数有家族史。

起病呈急性或亚急性,主要是肩胛部和上肢的剧烈疼痛,常持续数小时至2周,而后逐渐减轻,但肌肉无力则逐渐加重。大多数患者的无力在2~3周时达高峰。颈部活动、咳嗽或打喷嚏一般不会使疼痛加重,但肩与上肢的活动可明显加重疼痛。肌无力多限于肩胛区和上臂近端,臂丛完全损害者少见。数周后肌肉有不同程度的萎缩及皮肤感觉障碍。部分患者的双侧臂丛受累。

2. 继发性臂丛神经痛　主要由于臂丛邻近组织病变压迫,神经根受压有颈椎病、颈椎间盘突出、颈椎结核、颈髓肿瘤、硬膜外转移瘤及蛛网膜炎等。神经干受压有胸出口综合征、颈部肿瘤、结核、腋窝淋巴结肿大及肺尖部肿瘤。主要表现为颈肩部疼痛,向上臂、前臂外侧和拇指放射,臂丛神经分布区内有不同程度的麻痹表现,可伴有局限性肌萎缩、上肢腱反射减弱或消失。病程长者可有自主神经障碍。神经根型颈椎病是继发性臂丛神经痛最常见的病因。主要症状是根性疼痛,出现颈肩部疼痛,向上肢放射。感觉异常见于拇指与示指;可有肌力减弱伴局限性肌萎缩、患侧上肢腱反射减弱或消失。

【辅助检查】

为判定臂丛损伤的部位和程度,可根据患者情况选择脑脊液检验、肌电图与神经传导速度测定、颈椎摄X线片、颈椎CT或MRI检查可为诊断与鉴别诊断提供重要依据。

【治疗】

臂丛神经炎急性期治疗可用糖皮质激素,如泼尼松 20~40mg/d,口服,连用 1~2 周或地塞米松 10~15mg/d,静脉滴注,待病情好转后逐渐减量。应合用 B 族维生素,如维生素 B_1、维生素 B_{12} 等。可口服非甾体抗炎药,也可应用物理疗法或局部封闭疗法止痛。恢复期注意患肢功能锻炼,给予促进神经细胞代谢药物及针灸治疗等。

颈椎病引起的神经根损害大多数采用非手术综合治疗即可缓解,包括卧床休息、口服非甾体抗炎药如布洛芬、双氯芬酸钠等。疼痛较重者,可用局部麻醉药加醋酸泼尼松龙 25mg 在压痛点局部注射。理疗、颈椎牵引也有较好效果。

有以下情况可考虑手术治疗:①临床与放射学证据提示伴有脊髓病变;②经适当的综合治疗疼痛不缓解;③受损神经根支配的肌群呈进行性无力。

(八) 肋间神经痛

肋间神经痛(intercostal neuralgia)是肋间神经支配区的疼痛,分为原发性和继发性。原发性者罕见,继发性者可见于邻近组织感染(如胸椎结核、胸膜炎、肺炎)、外伤、肿瘤(如肺癌、纵隔肿瘤、脊髓肿瘤)、胸椎退行性病变、肋骨骨折等。带状疱疹病毒感染也是常见原因,疼痛可先于疱疹出现。

【临床表现】

1. 由后向前沿一个或多个肋间呈半环形的放射性疼痛。

2. 呼吸、咳嗽、打喷嚏、打哈欠或脊柱活动时疼痛加剧。

3. 相应肋骨边缘压痛。

4. 局部皮肤感觉减退或过敏。带状疱疹病毒引起者发病数天内在患处出现带状疱疹。

【辅助检查】

胸部与胸椎影像学检查、腰椎穿刺检查可提示继发性肋间神经痛的部分病因。

【治疗】

1. **病因治疗**　继发于带状疱疹者给予抗病毒治疗,阿昔洛韦(acyclovir)5~10mg/kg 静脉滴注,q. 8h.;或更昔洛韦(ganciclovir)5~10mg/(kg·d),分 1~2 次静脉滴注,连用 7~14 天。肿瘤、骨折等病因者按其治疗原则行手术、化学药物治疗及放射治疗。

2. **镇静镇痛**　可用地西泮、布洛芬、双氯芬酸钠、曲马多等药物。

3. **B 族维生素**,如维生素 B_1、维生素 B_{12}、烟酸,以及血管扩张药物如地巴唑。

4. **理疗**　可改善局部血液循环,促进病变组织恢复,但结核和肿瘤患者不宜使用。

5. **封闭**　局部麻醉药行相应神经的封闭治疗。

(九)股外侧皮神经病

股外侧皮神经病(lateral femoral cutaneous neuropathy)也称为感觉异常性股痛(meralgia paresthetica)、股外侧皮神经炎。股外侧皮神经由 $L_{2~3}$ 脊神经后根组成,是纯感觉神经,发出后向外下斜越髂肌深面达髂前上棘,经过腹股沟韧带下方达股部。在髂前上棘下 5~10cm 处穿出大腿阔筋膜,分布于股前外侧皮肤。

【病因】

股外侧皮神经病的主要病因是受压与外伤,如穿着紧身衣,长期系硬质腰带或盆腔肿瘤、妊娠子宫等均是可能的因素。其他如感染、糖尿病、酒精及药物中毒,以及动脉硬化等也是常见病因。部分患者病因不明。

【临床表现】

起病可急可缓,多为单侧;大腿前外侧面皮肤感觉异常,包括麻木、针刺样疼痛、烧灼感,可有局部感觉过敏,行走、站立时症状加重,某些患者仅偶尔发现局部感觉减退。查体可有髂前上棘内侧或其下方的压痛点,股外侧皮肤可有限局性感觉减退或缺失。

【辅助检查】

对症状持续者应结合其他专业的检查及盆腔 X 线检查,以明确病因。

【治疗】

治疗除针对病因外,可给予口服 B 族维生素,也可给予镇痛药物。局部理疗、封闭也有疗效。疼痛严重者可手术切开压迫神经的阔筋膜或腹股沟韧带。

(十)坐骨神经痛

坐骨神经痛是沿着坐骨神经径路及其分布区域内以疼痛为主的综合征。坐骨神经是人体中最长的神经,由 $L_4~S_3$ 的脊神经根组成,经梨状肌下孔出盆腔,在臀大肌深面沿大腿后侧下行达腘窝,在腘窝上角附近分为胫神经和腓总神经,支配大腿后侧和小腿肌群,并传递小腿与足部的皮肤感觉。

【病因】

坐骨神经痛有原发性坐骨神经痛和继发性坐骨神经痛两类,原发性坐骨神经痛也称为坐骨神经炎,为感染或中毒等原因损害坐骨神经引起,多与受凉、感冒等感染有关;继发性者临床多见,为坐骨神经通路受病变的压迫或刺激所致。根据发病部位可分为根性坐骨神经痛、丛性坐骨神经痛和干性坐骨神经痛。根性坐骨神经痛病变主要在椎管内及脊椎,如腰椎间盘突出、椎管内肿瘤、脊椎骨结核与骨肿瘤,腰椎黄韧带肥厚、粘连性脊髓蛛网膜炎等;丛性、干性坐骨神经痛的病变主要在椎管外,常为腰骶神经丛及神经干邻近组织病变,如骶髂关节炎、盆腔疾病(肿瘤、子宫附件炎)、妊娠子宫压迫、臀部药物注射位置不当及外伤等。

【临床表现】

1. 青壮年男性多见，单侧多见，急性或亚急性起病。

2. 沿坐骨神经走行区的疼痛，自腰部、臀部向大腿后侧、小腿后外侧和足部放射，呈持续性钝痛并阵发性加剧。也有呈刀割样或烧灼样疼痛者。通常夜间疼痛加剧。

3. 患者为减轻疼痛，常采取特殊姿势。卧位时卧向健侧，患侧下肢屈曲；平卧位欲坐起时先使患侧下肢屈曲；坐下时以健侧臀部着力；站立时腰部屈曲，患侧屈髋屈膝，足尖着地；俯身拾物时，先屈曲患侧膝关节。以上动作均是为避免坐骨神经受牵拉而诱发疼痛加重所采取的强迫姿势。

4. 如为根性坐骨神经痛，常伴有腰部僵硬不适，在咳嗽、打喷嚏及用力排便时疼痛加剧，患侧小腿外侧和足背可有针刺麻木等感觉。如为干性坐骨神经痛，其疼痛部位主要沿坐骨神经走行，并有几个压痛点：①腰椎旁点，在 L_4、L_5 棘突旁开 2cm 处；②臀点，坐骨结节与股骨大粗隆之间；③腘点，腘窝横线中点上 2cm；④腓肠肌点，小腿后面中央；⑤踝点，外踝之后。

5. 神经系统检查可有轻微体征，Lasegue 征阳性，患侧臀肌松弛、小腿轻度肌萎缩，踝反射减弱或消失。小腿外侧与足背外侧可有轻微感觉减退。

【辅助检查】

辅助检查的主要目的是寻找病因，包括腰骶部 X 线片，以及腰部脊柱 CT、MRI 等影像学检查；脑脊液常规、生化及动力学（Queckenstedt test）检查；肌电图与神经传导速度测定等。

【诊断】

根据疼痛的分布区域、加重的诱因、减轻疼痛的姿势、压痛部位、Lasegue 征阳性及踝反射减弱或消失等，坐骨神经痛的诊断一般并无困难，但应注意区分是神经根还是神经干受损。诊断中的重点是明确病因，应详细询问病史、全面的体格检查、注意体内是否存在感染病灶、重点检查脊柱、骶髂关节、髋关节及盆腔内组织的情况，有针对性地进行有关辅助检查。

【鉴别诊断】

主要区别局部软组织病变引起的腰背、臀部及下肢疼痛。腰肌劳损、急性肌纤维组织炎、髋关节病变引起的局部疼痛不向下肢放散，无感觉障碍、肌力减退、踝反射减弱消失等神经体征。

【治疗】

首先应针对病因。如局部占位病变者，应尽早手术治疗。结核感染者需抗结核治疗，腰椎间盘突出引起者大多数经非手术治疗可获缓解。

对症处理：①卧硬板床休息，局部热敷。②应用消炎镇痛药物如布洛芬 0.2g/次，口服，每天 3 次。③B 族维生素，维生素 B_1 100mg 肌内注射，每天 1 次；维生素 B_{12} 针剂 250～500μg/次，肌内注射，每天 1 次。④局部封闭。⑤局部理疗可用于非结核、肿瘤的患者。

二、多发性神经病

多发性神经病（polyneuropathy）曾称为末梢神经炎，是一组由不同病因引起的、以四肢末端对称性感觉、运动和自主神经功能障碍为主要表现的临床综合征。

【病因与发病机制】

本病多为全身性疾病引起。

1. **代谢障碍与营养缺乏** 糖尿病、尿毒症、血卟啉病、淀粉样变性等疾病由于代谢产物在体内的异常蓄积或神经滋养血管受损均可引起周围神经功能障碍。妊娠、慢性胃肠道疾病或胃肠切除术后、长期酗酒、营养不良等均可因维持神经功能所需的营养物质缺乏而致病。

2. **中毒**

（1）药物：呋喃唑酮、呋喃西林、异烟肼、乙胺丁醇、甲硝唑、氯霉素、链霉素、胺碘酮、甲巯咪唑、丙咪嗪、长春新碱、顺铂等。

（2）化学毒物：丙烯酰胺、四氯化碳、三氯乙烯、二硫化碳、正乙烷、有机磷和有机氯农药、砷制剂、菊酯类农药等。

（3）重金属：铅、汞、铊、铂、锑等。

3. **结缔组织病**　系统性红斑狼疮、结节性多动脉炎、类风湿关节炎、硬皮病和结节病等可继发多发性神经病。

4. **感染**

（1）病原生物直接感染：麻风、带状疱疹。

（2）伴发或继发于各种急慢性感染：麻疹、水痘、钩端螺旋体病、布鲁杆菌病、莱姆病（Lyme disease）、梅毒及 AIDS 等。

（3）细菌分泌的毒素致病：白喉、破伤风及细菌性痢疾等。

5. **自身免疫介导性疾病**　吉兰-巴雷综合征、慢性炎性脱髓鞘性多发性神经根神经病（chronic inflammatory demyelinating polyneuropathy，CIDP）。

6. **遗传性疾病**　遗传性运动感觉性神经病（hereditary motor sensory neuropathy，HMSN）、遗传性共济失调性多发性神经病（Refsum 病）、遗传性淀粉样变性神经病、异染性脑白质营养不良等。

7. **其他**　恶性肿瘤、POEMS 综合征等亦可出现多发性神经病，其发病与致病因子引起自身免疫反应相关。

【病理】

多发性神经病的病理改变主要是周围神经的节段性脱髓鞘和轴突变性或两者兼有，其中以轴索变性更为多见。通常轴索变性从远端开始向近端发展，即逆死性或称为远端轴索病（distal axonopathy）。

【临床表现】

本病可发生于任何年龄。由于病因不同，起病可表现为急性和慢性过程。部分患者有缓解复发。病情可在数周至数月达高峰，主要的症状、体征包括：

1. **感觉障碍**　呈手套袜套样分布，为肢体远端称性感觉异常和深浅感觉缺失，常有感觉过敏。感觉异常可表现为刺痛、灼痛、蚁行感、麻木感等。

2. **运动障碍**　肢体远端不同程度肌力减弱，呈对称性分布，肌张力减低。病程长者可有肌肉萎缩，常发生于骨间肌、蚓状肌、大小鱼际肌、胫前肌和腓骨肌，可有垂腕、垂足和跨阈步态。

3. **腱反射减低或消失**　以踝反射明显且较膝腱反射减低出现得早。上肢的桡骨膜、肱二头肌、肱三头肌反射也可减低或消失。

4. **自主神经功能障碍**　肢体远端皮肤变薄、干燥、苍白或青紫、皮温低。

由于病因不同，临床表现也略有不同，将常见的几种分述如下：

（1）呋喃类药物中毒：常见的呋喃类药物有呋喃唑酮（痢特灵）、呋喃妥因（呋喃坦丁）等。症状常在用药后 5~14 天出现，首先表现为肢体远端感觉异常、感觉减退和肢端疼痛。肢端疼痛剧烈者不敢穿鞋穿袜，怕风吹，怕盖被。肢端皮肤多汗，可有色素沉着。肌肉无力与肌萎缩相对较轻。应用此类药物时应密切观察周围神经症状。尤应注意不可超过正常剂量及长时间使用此类药物。

（2）异烟肼中毒：多发生于长期服用异烟肼的患者。临床表现以双下肢远端感觉异常和感觉缺失为主。可有肌力减弱与腱反射消失。其发病机制与异烟肼干扰维生素 B_6 的正常代谢有关。

（3）糖尿病：可继发中枢神经、神经根、神经丛及周围神经干的多种损害，但以周围神经为多；本节只讨论糖尿病性多发性神经病；本病表现为感觉、运动、自主神经功能障碍，通常感觉障碍较突出，如出现四肢末端自发性疼痛呈隐痛、刺痛、灼痛，可伴有麻木、蚁行感，夜间症状更重，影响睡眠。症状以下肢更多见。查体可有手套袜套样痛觉障碍，部分患者振动觉与关节位置觉消失，腱反射减弱或消失。也可出现肌力减低和肌萎缩。

（4）尿毒症：尿毒症引起的周围神经病，男性多于女性。运动与感觉神经纤维均可受累，呈对称性。

早期可仅表现双下肢或四肢远端的感觉异常,如刺痛、灼痛、麻木与痛觉过敏。症状发生于足踝部者称烧灼足(burning feet),发生于双小腿者可表现为不安腿综合征。病情继续进展则出现双下肢麻木、感觉缺失、肌力减弱,严重者可有四肢远端肌肉萎缩。

(5) 维生素 B_1 的缺乏:可因消化系统疾病引起的吸收功能障碍、长期酗酒、剧烈的妊娠呕吐、慢性消耗性疾病等导致维生素 B_1 缺乏。表现两腿沉重感、腓肠肌压痛或痛性痉挛。可有双足踝部刺痛、灼痛及蚁行感,呈袜套样改变。病情进展可出现小腿肌肉无力,表现垂足、行走时呈跨阈步态。腱反射早期亢进,后期减弱或消失。

(6) POEMS 综合征:为一种累及周围神经的多系统病变。病名由 5 种常见临床表现的英文字头组成,即多发性神经病(polyneuropathy)、脏器肿大(organomegaly)、内分泌病(endocrinopathy)、M 蛋白(M-protein)和皮肤损害(skin changes)。也称为 Crow-Fukase 综合征。

多中年以后起病,男性较多见。起病隐匿、进展慢。依照症状、体征、出现频率可有下列表现:

1) 慢性进行性感觉运动性多神经病:脑脊液蛋白含量增高。

2) 皮肤改变:因色素沉着变黑,并有皮肤增厚与多毛。

3) 内分泌改变:男性出现阳痿、女性化乳房,女性出现闭经、痛性乳房增大和溢乳,可合并糖尿病。

4) 内脏肿大:肝脾大,周围淋巴结肿大。

5) 水肿:视盘水肿、胸腔积液、腹水、下肢可凹性水肿。

6) 异常球蛋白血症:血清蛋白电泳出现 M 蛋白(monoclonal protein),尿检可有本周(Bence-Jones)蛋白。

7) 骨骼改变:可在脊柱、骨盆、肋骨及肢体近端发现骨硬化性改变,为本病影像学特征。也可溶骨性病变,骨髓检查可见浆细胞增多或骨髓瘤。

8) 低热、多汗、杵状指。

【辅助检查】

1. 电生理检查　以轴索变性为主的周围神经病表现为运动和感觉神经动作电位波幅下降,可伴失神经支配肌电图表现。以脱髓鞘为主者则主要表现为神经传导速度减慢。

2. 血液检查

(1) 代谢物质及激素水平:重点筛查血糖、尿素氮、肌酐、甲状腺功能、维生素 B_{12} 等。

(2) 毒物检测:怀疑毒物中毒者需做相应的毒理学测定。

(3) M 蛋白检测:怀疑副蛋白血症周围神经病者需筛查免疫蛋白电泳,若 M 蛋白阳性需进一步完善免疫固定电泳及骨髓穿刺等检查。

(4) 肿瘤筛查:怀疑副肿瘤性周围神经病者需筛查肿瘤标志物及特征性副肿瘤抗体。

(5) 免疫学检查:对疑有自身免疫性疾病者可做自身抗体系列检查,疑有生物性致病因子感染者,应做病原体或相应抗体测定。

3. 脑脊液检查　常规与生化检查大多正常,部分疾病如吉兰-巴雷综合征、CIDP 可出现蛋白含量增高。

4. 神经活体组织检查　疑为血管炎性、淀粉样变性或遗传性等疾病者可行周围神经活体组织检查,可提供重要的诊断证据。

5. 基因学检测　疑为遗传性周围神经病者建议行基因学检测明确诊断。

【诊断与鉴别诊断】

1. 诊断　根据临床四肢远端对称性运动、感觉和自主神经功能障碍,结合肌电图结果即可诊断多发性神经病。

2. 查找病因　主要依靠详细的病史、病程特点、伴随症状和辅助检查结果明确病因。

3. 鉴别诊断　多发性神经病多重在病因鉴别诊断。另外,仍需与脊髓病变相鉴别,如急性脊髓炎、脊髓亚急性联合变性等,这类疾病多表现为传导束性感觉障碍、锥体束征及二便障碍,脊髓磁共振检查有助于鉴别。若患者以四肢无力或肌肉萎缩为主要表现,则亦需与周期性瘫痪、重症肌无力、肌肉病及下运动神经元受累为主的肌萎缩侧索硬化等疾病相鉴别。

【治疗】

1. 病因治疗　毒物中毒引起者应尽快停止与毒物的接触,应用补液、解毒剂等促进体内毒物的清除;药物引起者需停药,异烟肼引起者如神经病变较轻,而抗结核治疗必须继续应用时,可不停药,加用维生素 B_6 治疗;代谢性疾病与营养缺乏所致者应积极控制原发病;与自身免疫病相关者需采用糖皮质激素,重症者用地塞米松 10mg 加氯化钠注射液 250ml 静脉滴注,连用 7~10 天,继续用泼尼松 30mg/次,清晨顿服,每天 1 次,依据病情逐渐减量。免疫球蛋白治疗按 0.15~0.4g/(kg·d),连用 5~7 天,或应用血浆置换疗法;恶性肿瘤所致者可用手术、化疗、放射治疗等手段治疗。

2. 一般治疗　急性期应卧床休息,补充水溶性维生素,维生素 B_1 100mg/次,肌内注射,每天 1 次;甲钴胺或氰钴胺 250~500μg/次,肌内注射,每天 1 次;维生素 B_6 及辅酶 A。选择使用各种神经生长因子。严重疼痛者可用抗癫痫药物,如加巴喷丁、普瑞巴林等。恢复期可增加理疗、康复训练及针灸等综合治疗手段。

第四节　吉兰-巴雷综合征

吉兰-巴雷综合征(Guillain-Barré syndrome,GBS)系一类急性、免疫介导性周围神经病,是引起急性弛缓性瘫痪最常见的疾病之一。临床特征为急性起病,临床症状多在 2 周左右达到高峰,表现为多发神经根和周围神经损害,常有脑脊液蛋白-细胞分离现象,多呈单时相自限性病程,静脉注射免疫球蛋白(IVIg)和血浆置换治疗有效。主要包括以下几种亚型:急性炎性脱髓鞘性多发性神经病(acute inflammatory demyelinating polyneuropathy,AIDP)、急性运动轴突性神经病(acute motor axonal neuropathy,AMAN)、急性运动感觉轴突性神经病(acute motor sensory axonal neuropathy,AMSAN)、Miller-Fisher 综合征(Miller-Fisher syndrome,MFS)、急性泛自主神经病(acute panantonomic neuropathy)、急性感觉神经病(acute sensory neuropathy,ASN)及其他少见 GBS 变异型,如咽-颈-臂型、截瘫型等。最近,Nat Rev Neurol 更新了 GBS 国际诊疗共识。

【流行病学】

GBS 的年发病率为(0.6~4)/10 万人,男性略多于女性,各年龄组均可发病。欧美国家的发病年龄在 16~25 岁和 45~60 岁出现两个高峰,我国尚缺乏系统性流行病学资料,住院患者的年龄资料分析显示,以儿童和青壮年多见。在北美与欧洲发病无明显的季节倾向,但亚洲及墨西哥以夏秋季节发病较多。

【病因与发病机制】

虽然 GBS 的病因和发病机制尚未明确,大多认为是多因素的。可从机体内外两个方面的因素进行探讨。

1. 外在致病因素　超过 2/3 的患者发病前 4 周内有呼吸道或胃肠道感染症状。曾发现的前驱感染病原体包括空肠弯曲菌、巨细胞病毒、EB 病毒、肺炎支原体、乙型肝炎病毒和人类免疫缺陷病毒等。1982 年,有学者注意到了空肠弯曲菌(*Campylobacter jejuni*,Cj)感染与 GBS 发病有关,此后的研究发现在许多国家和地区 Cj 感染是常见的 GBS 发病前驱因素,从 AMAN 型 GBS 患者肠道分离出 Cj 更多见,特别是以腹泻症状为前驱感染的 GBS 患者有 Cj 感染证据者高达 85%。研究发现,Penner O:19 型 Cj 的纯化脂多糖与人类神经组织中的神经节苷脂(GM_1、GD_{1a}、GT_{1a} 和 GD_3)有相同的抗原决定簇,这为以分子模拟学说解释 GBS 的发病机制奠定了重要的实验基础。

2. 机体因素　虽然 GBS 的确切发病机制仍不明确,但本病是由细胞免疫和体液免疫共同介导的自身免疫病这一观点已得到公认。证据如下:

（1）GBS 患者血液中存在特异的循环抗体，部分患者的循环抗体与 GM_1 等神经节苷脂产生抗原抗体结合反应或与 Cj 的抗原成分有交叉反应；Fisher 综合征常有 GQ_{1b} 抗体存在并与 Cj 感染关系密切。

（2）动物模型研究显示，这些抗体通过与补体结合，募集巨噬细胞，导致膜攻击复合物在轴膜处沉积。

（3）电子显微镜观察 AMAN 患者的周围神经，可见巨噬细胞自郎飞结处攻击裸露的轴突，进而继续移行至相对完整的髓鞘内，直接破坏轴突。

（4）光学显微镜下尚无病理改变时，免疫电镜即可发现 AMAN 患者周围神经郎飞结部位出现抗原抗体复合物及补体的沉积。

（5）将患者或动物模型的血清被动转移至健康动物的周围神经可引起与前者相似的病变，而将上述血清用 Cj 的抗原吸附后再转移至健康动物则不再产生病变。

（6）AIDP 的典型病变中存在大量淋巴细胞浸润，巨噬细胞也参与了病变的形成。但 AIDP 的发病机制、免疫级联反应及 T 细胞在其中发挥的作用等尚未完全明确。

【病理】

AIDP 的主要病理改变是周围神经组织中小血管周围淋巴细胞、巨噬细胞浸润，神经纤维的节段性脱髓鞘，严重病例可继发轴突变性。施万细胞于病后 1~2 周开始增殖以修复受损的髓鞘，此时致病因素对髓鞘的破坏可能尚未停止。

AMAN 的主要病变是脊神经前根和周围神经运动纤维的轴突变性及继发性髓鞘崩解，崩解的髓鞘形成圆形、卵圆形小体，病变区内少见淋巴细胞浸润。早期病变组织的电子显微镜观察可见巨噬细胞自郎飞结处移行至相对完整的髓鞘内破坏轴突。

AMSAN 的病理特点与 AMAN 相似，但脊神经前后根及周围神经运动和感觉纤维的轴突均可受累。

【临床表现】

多数患者起病前 4 周内有胃肠道或呼吸道感染症状，少数有疫苗接种史。该病呈急性起病，病情多在 2 周内达高峰。弛缓性瘫痪是最主要的特点，多数患者肌无力从双下肢向双上肢发展，数天内逐渐加重，少数患者病初呈非对称性。腱反射减低或消失，无病理反射。约 25% 的病情严重者出现呼吸肌麻痹，需要机械通气辅助呼吸。约 1/3 的患者出现颈后部或四肢肌肉疼痛，少数可出现脑膜刺激征。部分患者有不同程度的脑神经损害，可为首发症状，以双侧周围性面瘫最常见，其次为咽喉部肌肉瘫痪。眼球运动、舌肌及咬肌瘫痪少见。部分患者有四肢远端感觉障碍，如手套袜套样分布的感觉减退；或感觉异常如刺痛、麻木、烧灼感等。部分患者有自主神经症状，如多汗、皮肤潮红，严重病例出现心动过速、期前收缩等心律失常，高血压或直立性低血压、一过性尿潴留等。AIDP、AMAN 和 AMSAN 的临床表现相似，只是 AMAN 没有明显的感觉异常。如果没有电生理检查结果，AMAN 和 AMSAN 与 AIDP 很难区分。

起病后症状迅速进展，50% 的患者在 2 周内达高峰，约 90% 的患者病后 4 周症状不再进展。多在症状稳定 1~4 周后开始恢复，肢体无力一般从近端向远端恢复，往往需要数周到数月的时间。本病的主要危险是呼吸肌麻痹。肺部感染、严重心律失常及心力衰竭等并发症也是致死的重要因素。

Fisher 综合征以眼外肌麻痹、共济失调和腱反射消失三联征为主要临床表现，占 GBS 的 5% 左右，在亚洲报道较多。急性起病，病情在数天至数周内达到高峰。多以复视起病，在发病数天内进行性加重，对称或不对称，部分患者可伴有眼睑下垂，瞳孔对光反射多正常。少数患者以头晕、共济失调或肢体麻木起病，呈躯干性或肢体性共济失调，腱反射减低或消失，肌力正常或轻度减低。部分患者伴有其他脑神经麻痹，包括球部肌肉和面肌无力。部分患者伴有感觉异常，表现为四肢远端和面部麻木和感觉减退。病程呈自限性，多在发病 2 周至 2 个月恢复，多数无残留症状。

【实验室检查】

1. **脑脊液检查**　典型的表现是蛋白细胞分离现象，即蛋白含量增高而白细胞计数正常。蛋白含量增高常在起病后第 2~4 周出现,但较少超过 1.0g/L;发病第 1 周 30%~50% 患者脑脊液蛋白正常;第 2 周 10%~30% 正常。脑脊液白细胞计数通常正常;白细胞计数轻度升高[(10~50)×10⁶/L]可见于 GBS,但要鉴别其他病因;白细胞计数显著升高(>50×10⁶/L)提示其他病因。糖和氯化物含量正常。部分患者出现脑脊液特异性寡克隆区带。

2. 神经电生理　通常选择一侧正中神经、尺神经、胫神经和腓总神经进行测定。电生理改变的程度与疾病严重程度相关,在病程的不同阶段电生理改变特点也有所不同。

中国专家最新推荐的各型 GBS 神经电生理诊断指南如下:

(1) AIDP 的电生理诊断标准

1) 运动神经传导:至少有 2 条运动神经存在至少 1 项异常。①远端潜伏期较正常值上限延长 25% 以上;②运动神经传导速度比正常值下限下降 20% 以上;③F 波潜伏期比正常值上限延长 20% 以上和/或出现率下降等,F 波异常往往是最早出现的电生理改变;④运动神经部分传导阻滞:周围神经远端与近端比较,复合肌肉动作电位(CMAP)负相波的波幅下降 20% 以上,时限增宽小于 15%;⑤异常波形离散:周围神经近端与远端比较,CMAP 负相波时限增宽 15% 以上。当 CMAP 负相波波幅不足正常值下限的 20% 时,检测传导阻滞的可靠性下降。远端刺激无法引出 CMAP 波形时,难以鉴别脱髓鞘和轴索损害。

2) 感觉神经传导:感觉神经传导速度明显减慢,常伴有感觉神经动作电位波幅下降,部分患者可以见到腓肠神经感觉传导正常,而正中神经感觉传导异常的现象。

3) 针电极肌电图:单纯脱髓鞘病变肌电图通常正常,如果继发轴索损害,在发病 10 天至 2 周后肌电图可出现异常自发电位;随着神经再生则出现运动单位电位时限增宽、高波幅、多相波增多,大力收缩时运动单位募集减少。

(2) AMAN 的电生理检查内容与 AIDP 相同,诊断标准如下:

1) 运动神经传导:①远端刺激时 CMAP 波幅较正常值下限下降 20% 以上,严重时引不出 CMAP 波形,2~4 周后重复测定,CMAP 波幅无改善;②除嵌压性周围神经病常见受累部位的异常外,所有测定神经均不符合 AIDP 标准中脱髓鞘的电生理改变(至少测定 3 条神经)。

2) 感觉神经传导:通常正常。

3) 针电极肌电图:早期即可见运动单位募集减少,发病 1~2 周后,肌电图可见大量异常自发电位,此后随神经再生则出现运动单位电位的时限增宽、波幅增高、多相波增多。在以可逆性运动神经传导阻滞为主的亚型,与轴索变性型 AMAN 不同之处在于,前者运动神经传导测定可见传导阻滞,免疫治疗 2~4 周后重复测定,随着临床的好转,传导阻滞和远端 CMAP 波幅可有明显改善。当远端 CMAP 波幅太低或未能引出肯定波形时,判断轴索变性和可逆性传导阻滞需慎重,通常需要随诊重复测定观察变化。

(3) AMSAN 的电生理诊断标准:除感觉神经传导测定可见感觉神经动作电位波幅下降或无法引出波形外,其他同 AMAN。

(4) MFS 的电生理诊断标准:感觉神经传导测定可正常,部分患者可见感觉神经动作电位波幅下降,传导速度减慢;脑神经受累者可出现面神经 CMAP 波幅下降;瞬目反射见 R1、R2 潜伏期延长或波形消失。运动神经传导和肌电图一般无异常。电生理检查非诊断 MFS 的必需条件。

(5) 急性泛自主神经病:神经传导和针电极肌电图一般正常。皮肤交感反应、R-R 变异率等自主神经检查可见异常。电生理检查不是诊断的必需条件。

(6) 急性感觉神经病:感觉神经传导可见传导速度减慢,感觉神经动作电位波幅明显下降或消失。运动神经传导测定可有脱髓鞘的表现。针电极肌电图通常正常。

3. 神经活组织检查　并非诊断 GBS 所必需,主要用于不典型患者的鉴别诊断。腓肠神经活检病理表现如前所述。

4. 严重病例可有心电图改变　以窦性心动过速和 ST-T 改变最常见。

5. **血清学检查**　部分患者血清可检测抗神经节苷脂（GM_1、GM_{1b}、$G_{al}NA_c$-GD_{1a}）抗体、空肠弯曲菌抗体,抗巨细胞病毒抗体等。

（1）AMAN:部分患者血清中可检测到抗神经节苷脂抗体,包括 IgG 型抗 GM_1、GM_{1b} 抗体,IgM 型抗 GM_1 抗体,少数患者 IgG 型抗 GD_{1a}、$G_{al}NA_c$-GD_{1a} 抗体。

（2）AMSAN:少数患者血清抗 GM_1 抗体阳性。

（3）MFS:90% 的患者血清中可检测出抗 GQ_{1b}、GT_{1a} 抗体。

6. **细菌学检查**　部分患者可从粪便中分离和培养出空肠弯曲菌。

【诊断与鉴别诊断】

首先临床医师需要进行定位诊断,分析病变是在周围神经、脑干、脊髓、传导束、神经肌肉接头、肌肉等部位。一旦定位在周围神经,GBS 最常见,但需要排除低钾性周期性麻痹、重症肌无力、中毒性神经病、脊髓灰质炎等。

1. **中国专家推荐的诊断指南（2019 年）**

（1）常有前驱感染史,呈急性起病,进行性加重,多在 4 周内达高峰。

（2）对称性肢体和延髓支配肌肉、面部肌肉无力,重者可有呼吸肌无力。四肢腱反射减低或消失。

（3）可伴轻度感觉异常和自主神经功能障碍。

（4）脑脊液出现蛋白细胞分离现象。

（5）电生理检查提示运动神经传导远端潜伏期延长、传导速度减慢、F 波异常、传导阻滞、异常波形离散等周围神经脱髓鞘改变。

（6）病程有自限性。

2. **国际上推荐的 GBS 诊断标准（NINDS 标准 2019 年修订版）**　见表 16-4-1。

表 16-4-1　GBS 诊断标准

分类	诊断标准
诊断必需的特征	进行性双侧上肢和下肢无力（最初可仅累及下肢）[a] 受累肢体腱反射减弱或消失（在病程中某个阶段）[a]
支持诊断的特征	疾病在数天至 4 周内进展达峰（通常<2 周） 症状、体征相对对称 感觉症状和体征相对较轻（纯运动型不受累）[a] 脑神经受累,特别是双侧面神经麻痹[a] 自主神经功能障碍 肌痛或根性背部或肢体疼痛[b] CSF 蛋白升高;蛋白正常不能除外诊断[b] 神经电生理特征符合运动或感觉运动神经病（早期神经电生理正常不能除外诊断）[b]
质疑诊断的特征	脑脊液单核或多核细胞增多（>$50×10^6$/L） 持续、显著不对称的肢体无力 尿便障碍起病,或病程中持续存在[b] 起病时出现严重呼吸困难,但肢体无力不明显[b] 以感觉症状起病,但肢体无力不明显[a] 发热起病 达峰时间<24 小时,或>4 周仍持续进展[b] 明确的感觉平面,提示脊髓病变[a] 腱反射活跃或阵挛[b] 病理征阳性[b] 腹痛[b] 缓慢进展的轻度肢体无力,无呼吸受累 意识障碍（BBE 除外）[b]

注:1. [a] 为 NINDS 诊断标准基础上的修订项;[b] 为 NINDS 诊断标准基础上的补充项。

2. 该诊断标准不适用于某些 GBS 变异型;少数 GBS,特别是 AMAN 型腱反射可正常甚至活跃。

GBS 的诊断主要依靠临床,以便对病情典型且迅速加重的患者尽快诊断、尽快开始免疫治疗。因此,在没有电生理和脑脊液检查时机和检查条件时,临床拟诊十分重要。而临床加实验室检查有助于对不典型患者进行最终诊断及区分不同亚型。

3. **鉴别诊断** GBS 的鉴别诊断非常广泛,高度依赖于患者的临床特征,此处列举几种常见的需要鉴别的疾病:

(1)低血钾性周期性麻痹:为急性起病的两侧对称性肢体瘫痪,病前常有过饱、饮酒或过度疲劳病史,常有既往发作史,无感觉障碍及脑神经损害,发作时血钾低及心电图呈低钾样改变,脑脊液正常。补钾治疗有效,症状可迅速缓解。

(2)重症肌无力全身型:可表现两侧对称性四肢弛缓性瘫痪,但多有症状波动,如休息后减轻、劳累后加重即所谓"晨轻暮重"现象,疲劳试验及新斯的明试验呈阳性,脑脊液正常。重复电刺激低频时呈递减反应,高频时正常或递减反应,血清抗乙酰胆碱受体抗体阳性。

(3)急性脊髓炎:病变部位在颈髓时可表现四肢瘫痪,早期肌张力减低呈弛缓性,但有水平面型深、浅感觉消失,伴尿便潴留。脊髓休克期过后表现四肢肌张力升高,腱反射亢进,病理反射阳性。

(4)脊髓灰质炎:起病时常有发热,肌力减低常不对称,多仅累及一侧下肢的 1 个至数个肌群,呈节段性分布,无感觉障碍,肌萎缩出现早。脑脊液蛋白与细胞在发病早期均可升高,细胞数较早恢复正常,病后 3 周左右也可呈蛋白-细胞分离现象。确诊常需病毒学证据。

(5)Fisher 综合征需要与 Bickerstaff 脑干脑炎相鉴别:两者临床表现的特征和病程相似,但后者常有中枢神经损害的表现,包括意识水平下降、眼球震颤、腱反射活跃、病理反射阳性、偏身分布的感觉减退,以及神经影像学上显示明确的脑干、小脑异常病灶。神经电生理检查显示部分患者有周围神经损害。

【治疗】

国际上已经完成了一些关于 AIDP 免疫治疗的病例对照研究,AIDP 成为相对少数的可以在循证医学证据基础上选择治疗的周围神经系统疾病。免疫治疗不仅可以缩短恢复时间,而且可防止疾病进展至更严重的阶段。但各种免疫疗法对轴索型 GBS 的疗效仍不十分清楚。GBS 患者的总体治疗原则可分为早期阶段防止病情进展,病情高峰及平台时期的精心护理、免疫治疗和之后的康复治疗(表 16-4-2)。其中免疫治疗是以抑制免疫反应、清除致病因子、防止病情发展为目标。

表 16-4-2 GBS 诊断和治疗十步走

	步骤	具体内容
诊断	1. 何时怀疑 GBS	• 快速进展的双侧肢体无力和/或感觉障碍 • 腱反射减弱或消失 • 面瘫或球部肌无力 • 眼肌麻痹和共济失调
	2. 如何诊断 GBS	• 核对诊断标准 • 除外其他病因 • 依据常规实验室检查、脑脊液检查、神经电生理检查
急性期治疗	3. 何时转入 ICU	下列出现 1 条或以上: • 肢体无力迅速进展 • 严重自主神经或吞咽功能障碍 • 进行性呼吸窘迫 • EGRIS 评分>4
	4. 何时启动治疗	出现下列 1 条或以上: • 不能独立行走>10m • 肢体无力迅速进展 • 严重自主神经或吞咽功能障碍 • 呼吸困难

续表

步骤	具体内容
5. 治疗方案选择	• IVIg[0.4g/(kg·d)×5 天] • 血浆置换[(200~250)ml/kg×5 疗程]
6. 常规监测项目	• 肌力,呼吸功能,吞咽功能 • 自主神经功能:血压、心率/律、尿便功能
7. 早期并发症	• 窒息 • 便秘、尿潴留 • 心律失常 • 角膜溃疡 • 感染 • 营养缺乏 • 深静脉血栓 • 低钠血症 • 疼痛 • 压疮 • 谵妄 • 压迫性神经病 • 抑郁 • 肢体挛缩
8. 临床进展	• 治疗相关波动(TRF):重复相同治疗 • 无效或恢复不完全:没有重复治疗的证据
长期治疗　9. 预测预后	• 计算初诊时的改良 Erasmus GBS 结局评分(mEGOS) • 恢复期可持续至发病>3 年 • 复发罕见(2%~5%)
10. 康复	• 早期开始康复计划 • 治疗长期症状:疲劳、疼痛、精神抑郁等 • 参加 GBS 患者组织

1. 一般治疗

（1）疾病监测和早期教育:由于 GBS 患者的病情可迅速发展,急剧恶化。除了最轻微的病例外,拟诊 GBS 患者应立即住院观察。早期阶段,在例行检查进行诊断的同时,行呼吸和心血管功能监测,并告知患者和家属诊断及病程中可能发生的情况,进行疾病及其预后的教育。对病情进展快,伴有呼吸肌受累者,应该严密观察。

疾病进展阶段的关键是要监测血气或肺活量、脉搏、血压和吞咽功能。呼吸肌麻痹是本病最主要的危险之一,应密切观察呼吸困难的程度。当表现呼吸浅快、心动过速、出汗及口唇由红润转为苍白或发绀,经鼻导管给氧及清理呼吸道后,短时间内仍无改善者;或有明显的呼吸困难,肺活量低于 12~15ml/kg 或肺活量迅速降低,血气分析氧分压<80mmHg(10.66kPa)时,提示呼吸功能已不能满足机体需要,可尽早进行气管插管或气管切开术,给予机械通气;如需气管插管和呼吸机辅助呼吸,应当提前决定转重症监护病房。有呼吸困难和延髓性麻痹患者应注意保持呼吸道通畅,尤其注意加强吸痰及防止误吸。但还要综合考虑呼吸频率的变化,如果患者合并第Ⅸ、Ⅹ对脑神经麻痹,表现吞咽困难或呛咳,就存在发生窒息或吸入性肺炎的危险,应更早考虑行气管插管或气管切开术。有证据表明,任何患者发生高碳酸血症和低氧血症时应尽早插管。

监测休息时的脉搏和血压,以及体位变化时的脉搏和血压,是诊断早期自主神经功能障碍的方法。

通气量减少或过度增加也是自主神经功能障碍的一种表现。

（2）GBS患者的重症监护与防治并发症：尽管20世纪80年代之前GBS的病死率的统计不够全面，但严重患者病死率可高达15%～20%。国外报道，开始于20世纪80年代初的大规模多中心研究数据表明，经过现代重症监护和免疫治疗，病死率为1.25%～2.5%。重症监护单元死亡的原因通常不是呼吸衰竭，而是并发感染、心肌梗死或肺栓塞。如果患者病程较长，长时间停留在重症监护病房会发生并发症。住院超过3周，有60%的患者发生肺炎、菌血症或其他严重感染。

2. 免疫治疗

（1）静脉注射丙种球蛋白：是具有循证医学证据的治疗方法。静脉注射丙种球蛋白（intravenous immunoglobulin，IVIg）能够缩短病程，阻止病情进展，减少需要辅助通气的可能，近期和远期疗效都很好；IVIg与血浆置换的效果类似，在机械通气时间、死亡率及遗留的功能障碍方面，两种疗法无明显区别（Ⅰ级证据）。在儿童患者中使用也有效（Ⅱ级证据）。推荐的方法是0.4g/（kg·d）连用5天。及早治疗效果更佳，一般在2周内应用。也有少数患者在疗程结束后神经功能障碍虽有部分改善，但仍存在需辅助通气等严重情况，可考虑间隔数天再用1个疗程。个别有轻微副作用，如头痛、肌痛、发热，偶有并发血栓栓塞事件、肾功能异常、一过性肝损害的报道。

（2）血浆置换：是具有循证医学证据的治疗方法。血浆置换（plasma exchange，PE）的疗效，在过去曾被认为是GBS治疗的金标准，血浆置换治疗能够缩短GBS患者的病程，阻止病情进展，减少需要辅助通气的可能，近期（4周）和远期（1年）疗效也很好（Ⅰ级证据）。推荐用于发病4周之内的中度或重度患者，发病在2周之内的轻度患者也可以从血浆置换中受益。方法是在2周内共置换5倍的血浆量，隔天1次，并且越早进行越好。每次血浆置换量为30～40ml/kg，在1～2周进行5次。少于4次的血浆置换疗效差，而更多的血浆置换对于轻中度患者也没有更多的获益。尽管PE疗效明确，但因该方法对设备和条件要求高，价格昂贵，还要注意医源性感染等问题，故一定程度上应用受到限制。PE的禁忌证主要是严重感染、心律失常、心功能不全、凝血系统疾病等；其不良反应为血流动力学改变可能造成血压变化、心律失常，使用中心导管可引发气胸、出血等，以及可能合并败血症。

PE和IVIg联合治疗效果不肯定，PE治疗后给予IVIg的疗效并不优于单独应用IVIg治疗（Ⅱ级证据）。临床中常遇到重症的GBS患者，在应用一个疗程PE或IVIg之后，病情仍没有好转甚至进展，这种情况下可以继续应用一个疗程，但需要除外亚急性或慢性炎性脱髓鞘性多发性神经病。IVIg没有严重的副作用，而且使用方便，因此应用更广泛。

（3）激素治疗：尽管理论上讲激素具有减轻炎症的作用，近年来8项GBS随机对照试验均显示激素治疗无效。单独应用IVIg与IVIg联合应用激素疗效亦无显著差异。

3. 辅助治疗　主要注意维持水、电解质与酸碱平衡，常规使用水溶性维生素并着重增加维生素B$_1$、维生素B$_{12}$（如甲钴胺、氰钴胺）的补充。瘫痪严重时应注意肢体功能位摆放并经常被动活动肢体，肌力开始恢复时应主动与被动活动相结合，积极进行神经功能康复治疗。

4. 治疗反应不佳及治疗相关波动的处理

（1）治疗反应不佳：约40%患者接受标准剂量IVIg或PE治疗后4周内症状无改善，但不代表治疗无效。此时可考虑重复治疗或更换另外一种治疗方法，但尚无相关循证医学证据，一项观察重复IVIg治疗疗效的临床研究正在进行。

（2）治疗相关波动（treatment related fluctuations，TRF）：可见于6%～10%的GBS患者，定义为经初始治疗后临床症状一度改善或稳定后，2个月内疾病再次进展。其发生机制考虑为炎症进展，治疗作用耗竭。重复IVIg或血浆置换治疗可能获益，但亦缺乏循证医学证据。

应当注意的是，约5%的GBS患者因反复临床复发，最终变更诊断为急性起病的CIDP（A-CIDP）。典型A-CIDP表现为最初拟诊GBS的患者出现≥3次TRF，和/或发病8周以上临床症状仍持续进展。

【预后】

80%的GBS患者6个月内可独立行走，85%的患者在1～3年完全恢复，少数患者留有长期后遗症。病死率约为5%，常见死因为严重全身性感染、肺栓塞、心肌梗死、心力衰竭与心律失常、成人呼吸窘迫综合征等。老年患者、有严重神经轴突变性、辅助呼吸时间超过 1 个月或进展快且伴有严重自主神经功能障碍者预后不良。GBS 罕见复发,发生率为 2% ~ 5%。

第五节　慢性炎性脱髓鞘性多发性神经根神经病

慢性炎性脱髓鞘性多发性神经根神经病(chronic inflammatory demyelinating polyradiculoneuropathy, CIDP)是一类由免疫介导的运动感觉周围神经病,其病程呈慢性进展或缓解复发,多伴有脑脊液蛋白-细胞分离,电生理表现为周围神经传导速度减慢、传导阻滞及异常波形离散,病理显示有髓纤维多灶性脱髓鞘、神经内膜水肿、炎细胞浸润等特点。大部分患者对免疫治疗反应良好。

CIDP 包括经典型和变异型,后者包括纯运动型(pure motor CIDP)、纯感觉型(pure sensory CIDP)、远端获得性脱髓鞘性对称性神经病(distal acquired demyelinating symmetric neuropathy,DADS)、多灶性获得性脱髓鞘性感觉运动神经病(multifocal acquired demyelinating sensory and motor neuropathy,MADSAM,或 Lewis-Sumner 综合征)和局灶型(focal CIDP)。

CIDP 起病隐匿,症状进展常在 8 周以上,但约 18% 的患者呈急性或亚急性起病,症状在 4~8 周即达到高峰,随访存在慢性进展或缓解复发特征,称为急性起病的 CIDP(acute onset CIDP)。

【流行病学】

流行病学调查显示 CIDP 患病率为(0.67~10.3)/10 万,年发病率为(0.15~10.6)/10 万,各年龄段均可发病,好发年龄为 20~60 岁,男性发病率更高,随着年龄的增长,患病率和发病率均有增高的趋势,发病危险因素目前仍不十分清楚。

【病因与发病机制】

CIDP 的发病机制可能是细胞和体液免疫共同参与介导的针对施万细胞或髓鞘的免疫损伤,引起周围神经脱髓鞘和轴索病变。

1. **细胞免疫机制**　外来抗原经抗原呈递巨噬细胞提呈后,导致 CD4$^+$T 细胞增殖活化,多种炎性因子和自身抗体合成释放。活化的 T 细胞和抗体穿过血神经屏障,启动进一步的异常免疫反应,包括补体沉积、膜攻击复合物形成、CD8$^+$T 细胞的细胞毒作用、巨噬细胞介导的脱髓鞘等,最终导致施万细胞和髓鞘破坏。

2. **体液免疫机制**　近年研究发现郎飞结和节旁区的结构蛋白是 CIDP 患者自身抗体攻击的关键靶区,这些蛋白包括接触蛋白 1(contactin 1)、神经束蛋白 155(neurofascin 155)、神经束蛋白 186、接触蛋白相关蛋白 1(CASPR1)等。部分 CIDP 患者血液中可检测到这些蛋白的 IgG4 抗体,这些自身抗体与神经纤维郎飞结及节旁区特定蛋白结合,使蛋白的结构和功能破坏,郎飞结髓襻与神经轴索分离,干扰阻断郎飞结的神经传导功能。

【病理】

病理改变可见于神经根和神经干,有髓神经纤维多灶性脱髓鞘,炎性细胞浸润,补体沉积,神经内膜水肿,可有髓鞘再生呈葱球样改变。浸润的炎细胞主要为巨噬细胞,也可见 CD8$^+$细胞、CD4$^+$细胞和 CD3$^+$细胞浸润,可见巨噬细胞介导的髓鞘吞噬现象。郎飞结蛋白 IgG4 抗体阳性患者的病理改变主要为郎飞结髓襻与神经轴索分离或分裂,通常无炎性细胞浸润,未见巨噬细胞介导的髓鞘吞噬现象。

【临床表现】

1. **经典型 CIDP**　经典型 CIDP 占 50% 以上,主要表现为对称的肢体无力、感觉异常,偶可伴脑神经受累、自主神经症状和震颤。

(1) 运动症状:无力多累及四肢的近端和远端,但以近端肌无力为特点。四肢反射减低或消失,其中踝反射消失最多见。

(2) 感觉症状:主要表现为四肢麻木,罕见疼痛,体检时可有手套袜子样感觉减退,肢体的本体觉和振动觉减退,严重时出现感觉性共济失调、步态异常和 Romberg 征阳性。

（3）脑神经症状：CIDP 的脑神经受累较少，面瘫仅占 4%～15%，眼肌麻痹占 4%～7%，支配延髓肌的脑神经也偶可累及。可出现视盘水肿。

（4）自主神经症状：可表现为直立性低血压、大小便障碍和心律失常。CIDP 中严重的自主神经症状比较罕见。

（5）肢体震颤：以双手震颤为主，有报道高达一半 CIDP 患者可出现此症状，机制不明，可能与深感觉受累有关。震颤呈对称或不对称，多表现为姿势性和/或意向性震颤，频率多为 3～5Hz。该症状在郎飞结旁抗体-神经束蛋白 155 抗体阳性的 CIDP 患者中比较突出。

2. 变异型 CIDP

（1）纯运动型：小于 10%，仅表现为肢体无力而无感觉症状，激素治疗可能加重。

（2）纯感觉型：占 10%～30%，仅表现为感觉症状，如麻木、疼痛、感觉性共济失调等。2010 年欧洲神经科学协会联盟（European Federation of Neurological Cocieties，EFNS）关于 CIDP 的诊断标准中，纯感觉型 CIDP 还包括慢性免疫性多发性感觉神经根病（chronic immune sensory polyradiculopathy，CISP）。大多数感觉型 CIDP 患者的电生理存在亚临床运动受累，随访若干年后部分患者出现运动症状。

（3）DADS：约占 10%，肢体的无力和/或感觉障碍相对局限在肢体远端。部分以 DADS 为临床表型的周围神经病可检出 IgM 型 M 蛋白（多为抗髓鞘相关糖蛋白抗体），属于单克隆丙种球蛋白病伴周围神经病范畴，激素治疗无效，不能归类于 CIDP。而不伴 M 蛋白的 DADS 属于 CIDP 变异型，对免疫治疗敏感。NF155 抗体阳性的 CIDP 患者临床以此型多见。

（4）MADSAM 或 Lewis-Sumner 综合征：约占 15%，主要表现为不对称的感觉运动周围神经病，临床颇似多灶性运动神经病（multifocal motor neuropathy，MMN），但存在感觉症状，且未发现神经节苷脂 GM_1 抗体滴度升高。上肢常早于下肢受累，相对进展缓慢，可伴面瘫等脑神经症状。电生理检查可见多灶性运动和感觉神经传导阻滞。

（5）局灶型：约占 2%，多累及单侧臂丛或其分支，如若疼痛起病，临床与臂丛神经炎很相似，但局灶性 CIDP 电生理表现为传导阻滞。局灶型罕见，诊断难度也相对较大。

3. 郎飞结病

（1）NF155 抗体相关的 CIDP：约占 7%，抗体以 IgG4 亚型为主。该类型多以青年起病，年龄在 30 岁左右，男性相对多见。临床常表现为远端受累更为明显的 DADS，可有感觉性共济失调及 3～5Hz 低频的姿势性和/或意向性震颤。脑脊液蛋白含量明显升高。电生理表现为脱髓鞘改变。影像学可见神经根增粗。由于抗体以 IgG4 亚型为主，因此丙种球蛋白疗效差。

（2）CNTN1 抗体相关的 CIDP：约占 2.4%，抗体同样以 IgG4 亚型为主。该类型起病年龄较晚，老年人多见。临床表现为快速进展的运动障碍，常被误判为吉兰-巴雷综合征（GBS）。可伴感觉性共济失调。电生理检查以脱髓鞘为主，可有早期轴索损害。血浆置换有效，激素部分有效，丙种球蛋白疗效差。

【实验室检查】

1. 电生理检查　运动神经传导测定提示周围神经存在脱髓鞘性病变，在非嵌压部位出现传导阻滞或异常波形离散对诊断脱髓鞘病变更有价值。通常选择一侧的正中神经、尺神经、胫神经和腓总神经进行测定。神经电生理检测结果必须与临床表现相一致。

电生理诊断标准：

（1）运动神经传导：至少要有 2 根神经均存在下述参数中的至少 1 项异常：

1）远端潜伏期较正常值上限延长 50% 以上。

2）运动神经传导速度较正常值下限下降 30% 以上。

3）F 波潜伏期较正常值上限延长 20% 以上（当远端复合肌肉动作电位负相波的波幅较正常值下限下降 20% 以上时，则要求 F 波潜伏期延长 50% 以上）或无法引出 F 波。

4）运动神经部分传导阻滞：周围神经常规节段近端与远端比较，CMAP 负相波波幅下降 50% 以上。

5）异常波形离散：周围神经常规节段近端与远端比较 CMAP 负相波时限增宽 30% 以上。当 CMAP 负相波波幅不足正常值下限 20% 时，检测传导阻滞的可靠性下降。

（2）感觉神经传导：可以有感觉神经传导速度减慢和/或波幅下降。

（3）针电极肌电图：通常正常，继发轴索损害时可出现异常自发电位、运动单位电位时限增宽和波幅增高，以及运动单位丢失。

2. **脑脊液检查**　80%～90% 的患者存在脑脊液蛋白-细胞分离现象，蛋白质通常在 0.75～2.00g/L，偶可高达 2.00g/L 以上。约 1/3 的 MADSAM 脑脊液蛋白正常或轻度升高。

3. **血清抗体检测**　血尿免疫固定电泳和游离轻链在慢性获得性脱髓鞘多发性神经病的诊断中是必要的检测项目，可以帮助鉴别 M 蛋白相关周围神经病。临床疑似结旁抗体相关 CIDP，需要进行基于细胞的间接免疫荧光检测法（cell-based assays）的 NF155、CNTN1 等抗体检测。

4. **神经影像**　周围神经超声可以对臂丛及神经干进行测定，沿神经走行连续扫描时，在部分患者可见神经横截面积节段性增粗，也有表现为普遍轻微增粗或正常者，可能与 CIDP 病程、严重程度等因素有关。在 MRI 的 T_2 相可见神经根和神经丛粗大，增强 MRI 可有神经根强化。

5. **腓肠神经活体组织检查**　临床怀疑 CIDP 但电生理检查结果表现为髓鞘伴轴索或轴索损害时，需要行神经活检。神经活检并非常规检查，主要用于鉴别诊断。CIDP 主要病理改变为有髓神经纤维出现节段性脱髓鞘，轴索变性，施万细胞增生并形成洋葱球样结构，单核细胞浸润等；结旁抗体相关 CIDP 可发现髓鞘襻结构与轴膜脱离现象，但无巨噬细胞侵入。神经活检还可以鉴别血管炎性周围神经病、遗传性周围神经病和获得性淀粉样神经病。

【诊断与鉴别诊断】

1. **CIDP 的诊断**　仍为排除性诊断。符合以下条件的可考虑本病：

（1）症状持续进展超过 8 周，慢性进展或缓解复发。

（2）临床表现为不同程度的对称性肢体无力，少数为非对称性（如 MADSAM），近端和远端均可累及，四肢腱反射减低或消失，伴有深、浅感觉异常。

（3）脑脊液蛋白-细胞分离。

（4）电生理检查提示周围神经传导速度减慢、传导阻滞或异常波形离散。

（5）除外其他原因引起的周围神经病。

（6）除伴 IgM 型 M 蛋白的 DADS 外，大多数患者使用激素治疗有效。

2. **鉴别诊断**　常见的其他慢性多发性周围神经病有代谢性、营养障碍性、药物性、中毒性、血管炎性周围神经病，多以轴索受累为主，只要有规范的电生理检查和血生化检查，加上详细询问病史，鉴别并不难，其中的血管炎性周围神经病多表现为多发性单神经病，临床上也易与典型的 CIDP 鉴别。这里从脱髓鞘的角度出发，对易与 CIDP 混淆的其他 CADP 和遗传性脱髓鞘性周围神经病进行鉴别。

（1）POEMS（polyneuropathy，organomegaly，endocrinopathy，mprotein，skin abnormality syndrome）：相对于意义未明的单克隆 γ 球蛋白病（monoclonal gammopathy of unknown significance，MGUS）伴周围神经病，POEMS 更为常见，它的命名体现了疾病的特点，即多发性周围神经病（髓鞘脱失为主）、脏器肿大（如肝、脾、淋巴结肿大）、内分泌异常（糖尿病、甲状腺功能低下等）、M 蛋白（通常为 IgG 型，λ 轻链增多）和皮肤改变（肤色发黑）等。血管内皮生长因子升高可协助诊断。还可以行骨髓穿刺和扁平骨摄片，以除外潜在的骨硬化性骨髓瘤。

（2）多灶性运动神经病（MMN）：是一种仅累及运动的不对称的慢性获得性脱髓鞘性多发性神经病。成人男性多见，初为不对称的上肢远端无力，渐及上肢近端和下肢，也可下肢起病。受累肌分布呈现多发性单神经病的特点。肌电图有特征性表现，即多灶性运动神经传导阻滞。显然，MMN 与典型的 CIDP 不难区别，但与 MADSAM（Lewis-Sumner 综合征）却很相似，两者的鉴别点在于前者无感觉症状、血清中可检出 IgM 型抗 GM$_1$ 抗体、静脉丙种球蛋白治疗有效而激素无效;后者伴感觉症状、血清中无抗 GM$_1$ 抗体、激素治疗有效。因此,目前均倾向将前者独立列出,而将后者归为变异型 CIDP。

（3）MGUS 伴周围神经病:慢性获得性脱髓鞘性多发性神经病可见于 MGUS,最多见的是 IgM 型 MGUS,与 CIDP 略有不同的是,MGUS 伴发的周围神经病感觉症状重于运动症状,远端受累更明显,约 50% 患者抗髓鞘相关糖蛋白(myelin associated glycoprotein,MAG)抗体阳性。IgM 型 MGUS 伴周围神经病对一般免疫抑制剂或免疫调节剂治疗反应差,用利妥昔单抗治疗可能有效。偶尔 IgG 型或 IgA 型 MGUS 亦可伴发慢性获得性脱髓鞘性多发性神经病,其临床和电生理特点与 CIDP 无异。免疫固定电泳发现 M 蛋白是 MGUS 伴周围神经病诊断的关键。

（4）恶性肿瘤伴发周围神经病:恶性肿瘤伴发的周围神经病为非肿瘤直接浸润所致,而是通过免疫介导导致的周围神经病,因此临床表现为 GBS 或 CIDP。霍奇金淋巴瘤较为常见,当周围神经病症状出现在淋巴瘤诊断之前时,较难与 CIDP 鉴别。

（5）Refsum 病:植烷酸氧化酶缺乏引起植烷酸沉积而导致的遗传性运动感觉周围神经病,可发生在青少年或成人,主要表现为周围神经病、共济失调、耳聋、视网膜色素变性及鱼鳞皮肤等,脑脊液蛋白含量明显升高,易误诊为 CIDP。血浆植烷酸明显增高可诊断该病。

【治疗】

1. **免疫抑制和免疫调节治疗** 治疗首选糖皮质激素、静脉注射丙种球蛋白(IVIg)（纯运动型 CIDP 首选 IVIg),如两者均无效,可考虑血浆置换(或双膜法血液过滤)。郎飞结旁抗体相关 CIDP 患者首选血浆置换,也可考虑使用糖皮质激素治疗。

（1）糖皮质激素使用方法:对于症状较为严重的患者可选用激素短期冲击后改口服的方法,其他患者选择激素口服治疗。甲泼尼龙 500~1 000mg/d 静脉滴注,连续 3~5 天后改为泼尼松 1~1.5mg/(kg·d) 晨顿服。维持 1~2 个月后渐减,一般每 2~4 周减 5~10mg/d,至 20mg/d 后每 4~8 周减 5mg/d,或小剂量维持。或者口服泼尼松 1~1.5mg/(kg·d)晨顿服。维持和减量方法同前。3 个月症状无改善可认为激素治疗无效。在使用激素过程中注意补钙、补钾和保护胃黏膜。一般激素疗程在 1.5~2.0 年。

（2）IVIg 使用方法:400mg/(kg·d)静脉滴注,连续 5 天,每月 1 次,一般需要连续治疗 3 个月,3 个月后症状完全缓解或稳定时可停用,改善不充分或无法使病情稳定时可每月复治 1 次(剂量可减半)或使用小剂量激素维持。

（3）血浆置换(或双膜法血液过滤):一般 1 个疗程 3~5 次,其间间隔 2~3 天,每次交换量为 30ml/kg,每个月进行 1 个疗程。需要注意的是,在应用 IVIg 后 3 周内,不要进行血浆置换治疗。约 80% 的患者对以上 3 种治疗有不同程度的改善。

（4）如出现一线治疗无效或激素依赖或激素无法耐受等情况,可选用或加用硫唑嘌呤、环磷酰胺、环孢素、吗替麦考酚酯等。对于顽固病例,尚可考虑使用利妥昔单抗。治疗过程中需随访肝、肾功能及血常规等,并密切观察可能并发的感染。

硫唑嘌呤:2~3mg/(kg·d),分 2~3 次口服。环磷酰胺:可静注,500~750mg/m^2 静脉注射,每月 1 次,或 200~400mg/次,每周 2 次静脉注射,2~3g 为 1 个疗程。总量可达 20~30g。环孢素:3~6mg/(kg·d),分 2~3 次口服。吗替麦考酚酯:2~3g/d,分 2~3 次口服。

2. **对症治疗及神经营养治疗** 针对极少伴神经痛的患者,可使用加巴喷丁、普瑞巴林、卡马西平、阿米替林等。维生素 B$_1$、维生素 B$_{12}$(甲钴胺等)是较常应用的神经营养药物。

3. **功能锻炼及康复** 除药物外,功能训练、足部支具、健康积极的生活态度和生活方式等有益于 CIDP 患者功能的恢复。

（张在强 袁 云）

参 考 文 献

[1] 中华医学会神经病学分会,中华医学会神经病学分会神经肌肉病学组,中华医学会神经病学分会肌电图与临床神经

电生理学组. 中国特发性面神经麻痹诊治指南. 中华神经科杂志,2016,49(2):84-86.

［2］ 中华医学会神经病学分会. 中国吉兰-巴雷综合征诊治指南 2019. 中华神经科杂志,2019,52(11):877-882.

［3］ 中华医学会神经病学分会. 中国慢性炎性脱髓鞘性多发性神经根神经病诊治指南 2019. 中华神经科杂志,2019,52(11):883-888.

［4］ LEONHARD SE,MANDARAKAS MR,GONDIM FAA,et al. Diagnosis and management of Guillain-Barre syndrome in ten steps. Nat Rev Neurol,2019,15(11):671-683.

［5］ UNCINI A,KUWABARA S. The electrodiagnosis of Guillain-Barre syndrome subtypes:Where do we stand? Clin Neurophysiol,2018,129(12):2586-2593.

［6］ WILLISON HJ,JACOBS BC,VAN DOORN PA. Guillain-Barre syndrome. Lancet,2016,388(10045):717-727.

［7］ GOODFELLOW JA,WILLISON HJ. Guillain-Barre syndrome:a century of progress. Nat Rev Neurol,2016,12(12):723-731.

［8］ LEHMANN HC,BURKE D,KUWABARA S. Chronic inflammatory demyelinating polyneuropathy:update on diagnosis,immunopathogenesis and treatment. J Neurol Neurosurg Psychiatry,2019,90(9):981-987.

［9］ BUNSCHOTEN C,JACOBS BC,VAN DEN BERGH PYK,et al. Progress in diagnosis and treatment of chronic inflammatory demyelinating polyradiculoneuropathy. Lancet Neurol,2019,18(8):784-794.

第十七章　神经肌肉疾病

第一节　概　述

骨骼肌疾病的诊断和治疗需要掌握相关的基础知识,特别是疾病的临床表现、电生理和病理改变特点。最近几年,随着分子生物学技术及免疫学的进步,加深了我们对肌肉病的临床、病理及发病机制的认识。对遗传性肌病基于蛋白的改变提出了新的疾病类型,在获得性炎性肌病中随着更多抗体的发现也增加了新的肌炎分类,肌肉声像和影像学检查也为肌肉病变提供了更多形态学资料,这些技术上的进步促进了骨骼肌疾病的诊断和治疗。学科间的交融使肌肉病的诊断和治疗不仅和神经科大夫的工作相关,而且和其他临床学科有密切的关系,特别是与风湿免疫科、呼吸科、心脏科和医学影像科的合作。

肌学自从19世纪下半叶开始形成,肌肉病的诊断主要依靠肌电图和血清肌酸激酶检查,虽然加深了人们对肌肉病的认识,延伸了定位诊断范围,但是只能把骨骼肌病变区别为肌源性和神经源性损害。而肌病的形态学检查对于诊断价值不足,主要依靠标本的福尔马林固定和石蜡包埋,石蜡切片无法清晰显示肌纤维结构,而且存在大量人工假象。

在20世纪50~60年代,随着电镜和冰冻切片的酶组织化学染色引入到肌肉病理学的研究中,出现第一次肌病诊断的飞速发展,依据形态学改变发现了一大批新的神经肌肉疾病,在20世纪60~70年代生化检查开始应用于肌病的研究,为大量代谢性肌病的诊断提供了帮助,发现了多种代谢性肌病的酶学改变。

在20世纪80年代中期随着抗肌萎缩蛋白及其编码基因的发现,导致了免疫组织化学和基因检测技术的广泛开展,形成了肌肉病的电生理、病理、蛋白和基因的综合诊查方法。免疫组织化学染色可以对蛋白聚集性肌病的不同蛋白、肌营养不良不同类型及炎性肌病的免疫标志物加以分析。代谢性肌病在研究基因改变的同时,对不同疾病酶蛋白功能改变的阐述更加精准。对不同基因及编码蛋白的功能分析是目前遗传性肌病研究的重心并成为疾病分类的依据。分子生物学和免疫学的应用改变了我们对疾病临床症状的认识,不同的生化和基因改变可以出现类似临床表现,相同生化和基因改变可以出现不同的临床表现,基于基因和蛋白的分子诊断扩大了疾病的临床表现范畴。

上述研究成果也促进了肌肉病治疗的发展,遗传病不再是只能诊断,在一些代谢性肌病已经可以采取替代疗法使患者康复。在炎性肌病依据不同抗体和炎细胞亚型选择不同免疫抑制剂和靶向生物制剂明显提高了患者治疗效果和预后,在肌营养不良中已经尝试多种方式的基因治疗手段并取得了很大的突破。疾病治疗观念的改变,特别是向提高生存质量为目标的转换,使康复和营养措施在肌肉病治疗中获得快速发展。

【形态学基础】

人类肌纤维的正常直径,在新生儿为 $7.5\mu m$,青少年和成年人为 $30~80\mu m$。人类骨骼肌根据肌纤维的功能进行了不同的分化,区别为缓慢收缩而且耐受疲劳的 I 型肌纤维和快速收缩的 II 型肌纤维,II 型肌纤维又分为耐疲劳的Ⅱa肌纤维和易疲劳的Ⅱb肌纤维。在电镜下肌纤维由肌膜、肌浆网系统、肌原纤维、细胞骨架和亚细胞器以及细胞核组成。

在病理状态下肌肉表现为肌纤维直径变异加大、肌型分布异常、肌纤维坏死和再生,肌纤维的结构出现分裂、环状、涡旋状、靶样和虫蚀样改变,可以看到肌纤维出现核内移或空泡形成及异常蛋白聚集,特殊病理改变包括中央轴空、杆状体、胞浆体、管丝包涵体、指纹体、降解体、管聚集、颗粒细丝物质和线粒体改变,出现脂肪和糖原的堆积。肌纤维之间出现间质增生、炎细胞浸润、血管和肌间神经末梢改变及存在异常沉积物。

尽管肌肉病的种类繁多,基本可以把相似肌肉的病理形态学改变归为5大类。

1. **肌营养不良样病理改变**　共同的病理改变特点是肌纤维直径变异明显加大、间质结缔组织明显增生,可以出现肌纤维坏死和再生,一般没有炎症细胞浸润。免疫组织化学检查可以发现不同类型肌营养不良的肌纤维存在特殊的膜蛋白缺乏。

2. **肌病样病理改变**　包括存在显著病理改变或没有特殊病理改变的两大类肌病。有病理改变的肌病是指存在特殊结构改变的肌病,病理改变特点是肌纤维内出现特征性的改变,包括出现蛋白聚集或各种特殊结构,前者主要是肌原纤维肌病;后者包括中央核肌病、中央轴空病、杆状体肌病等,一般肌纤维直径变异小,肌纤维直径出现单峰分布,没有间质的增生和炎症细胞浸润。

3. **肌炎样病理改变**　肌肉炎性损害可以由于肌纤维的炎性坏死。主要病理改变为肌纤维坏死、再生及炎症细胞浸润,可以看到炎症细胞浸润非坏死肌纤维,肌纤维的直径变异和间质增生一般也不明显。可以看到不同亚型的淋巴细胞出现在肌纤维内或周围,主要组织相容性复合体Ⅰ表达上调,以及膜攻击复合体在肌纤维及肌内膜毛细血管的沉积。

4. **神经源性骨骼肌损害**　由脊髓前角细胞或轴索损害导致,肌纤维的直径呈现双峰分布特点,部分肌纤维出现小角状萎缩,萎缩肌纤维成组分布并累及两型,可以出现靶纤维和群组化改变。部分肌纤维正常大小或肥大,一般没有肌纤维坏死、再生、间质增生和炎症细胞浸润。

5. **间质损害导致的骨骼肌病变**　主要是间质内的血管存在炎性损害导致肌纤维的缺血病变,如微血管病变导致的皮肌炎,各种类型的结缔组织病伴随的血管改变导致骨骼肌的损害,也可以是间质成纤维细胞损害导致骨骼肌的病变。

【临床表现】

1. **肌无力**　首先确定是肌肉疲劳还是肌肉持续性无力,肌肉无力要注意分布和发展的规律。近端肌无力指骨盆带肌、肩带肌、大腿肌和上臂肌的无力,常见于肌肉病,也见于进行性脊髓性肌萎缩。远端肌无力指累及小腿、前臂、手和足部肌肉,多见于神经源性肌萎缩,一般双侧对称出现,也可以出现在各种类型的远端性肌病。中轴肌无力指躯干肌肉的无力,导致屈颈无力、弯腰费力和呼吸肌的瘫痪。单肢体肌无力常出现在神经源性肌肉损害。肌无力发病迅速提示存在骨骼肌溶解或周期性瘫痪;亚急性发病提示炎性肌病或代谢性肌病;慢性发病是包涵体肌炎和肌营养不良的特点。肌无力出现周期性变化或出现波动见于周期性瘫痪等离子通道病和重症肌无力,以及代谢性肌病。肌疲劳指活动后肌肉的疲乏无力,一般在清晨或休息后肌无力恢复,常见于重症肌无力和肌无力综合征,也出现在慢性疲劳现象及各种代谢性肌病,应当和下肢血管疾病及椎管狭窄导致的下肢间歇性跛行进行鉴别。

2. **肌萎缩和肥大**　神经源性肌萎缩出现严重肌萎缩,萎缩早于肌无力,多出现在四肢远端。内分泌性肌病、重症肌无力或肌炎出现的肌无力非常严重,肌萎缩相对不明显,儿童发病的肌营养不良由于间质大量增生也常常没有明显肌萎缩,但发病比较晚的肌营养不良常常出现四肢近端的肌萎缩。全身性的肌肥大见于先天性肌强直和家族性周期性瘫痪,局限性肌肥大出现在Duchenne型或Duchenne样的肌营养不良,也出现在儿童型进行性脊髓性肌萎缩、高钾性周期性瘫痪及局灶增生性肌炎。

3. **肌肉不自主运动**　肌束颤动是一个运动单位的肌纤维自发性短暂、快速地收缩,常常无规律反复出现在身体许多部位,表现为肌肉表面细小的肌肉跳动,多出现前角细胞损害,AChEI可以诱发,健康人也可以在腓肠肌和手部肌肉出现功能性的肌束颤动。肌肉颤搐表现为肌肉比较大范围的缓慢蠕动样运动。肌强直是肌肉活动后不能及时而迅速放松,常持续数秒到1分钟,一般在寒冷状态下易出现,扣击肌腹可以诱发出来。肌肉痉挛指单块肌肉不自主地疼痛性收缩,为神经兴奋性过高所致,见于周围神经、神经根和前角细胞病变,中枢运动神经系统病变也可以导致肌肉痉挛。

4. **肌张力改变**　肌病患者的肌张力正常或下降,肌张力的观察对于新生儿肌病诊断非常有帮助,肌张力低下提示存在神经肌肉疾病。肌张力增高或肌张力障碍一般不出现在肌病患者。

5. **肌肉疼痛**　肌肉疼痛通过脑、脊髓、周围神经、肌间神经和精神因素而引起,结缔组织病和恶性肿瘤可以出现肌肉疼痛,严重的肌肉疼痛出现在风湿性多肌痛、病毒性肌炎和肌筋膜炎,肾性和血管炎导致的缺血性肌病可以伴有肌肉疼痛,进行性肌营养不良和进行性脊髓性肌萎缩也可以出现肌肉疼痛,代谢性肌病和肌病伴管聚集常出现活动后肌肉疼痛,甲状旁腺功能亢进或低磷抗维生素 D 性骨软化病导致的肌肉和骨骼疼痛在站立状态更显著。

6. **关节畸形和肌肉挛缩**　关节畸形常和肌肉无力及肌张力低的发生有关,多出现在先天性肌营养不良、先天性肌病及遗传性运动感觉神经病。大关节畸形有时和脊柱强直或侧弯同时存在,脊柱强直可以伴随肌营养不良。肌肉挛缩是肌肉间质内结缔组织增生而致,不同于肌强直,一般没有肌纤维膜去极化,见于不同神经肌病的晚期。

7. **骨骼肌钙化**　弥漫性的骨骼肌钙化可以出现进行性骨化性纤维发育不良,也出现在没有正规治疗的皮肌炎患者。

8. **其他系统损害**　肌病可以伴随心脏、肺、皮肤、眼的异常及中枢神经系统损害。先天性肌营养不良可以出现智力发育的异常及严重的周围神经病;肌原纤维肌病可以伴随严重的心脏病及周围神经病;而在代谢性肌病可以出现心血管及中枢神经系统的损害。皮肌炎或结缔组织病伴随的骨骼肌损害有可能存在肺间质纤维化及关节和皮肤的损害。

9. **家族史和既往史**　家族中出现类似发病者提示为遗传性疾病;在既往病史的询问中有过疫苗接种应当考虑患者的局灶性肌肉损害可能为巨噬细胞性肌筋膜炎,而长期给予丙戊酸钠可能导致骨骼肌的肉碱缺乏而出现肢体的无力,饮酒、毒品注射及他汀类的降脂药等可以导致骨骼肌急性或慢性的损害;而以前存在血管炎或系统性结缔组织病可以导致伴随或重叠出现骨骼肌炎性损害。

【辅助检查】

1. **常规实验室检查**　对于肌病应当检查血清肌酸激酶,确定是否存在肌纤维损害,一般超过正常10 倍,基本都是肌病,但肌酸激酶的升高多和骨骼肌的损害程度不平行。考虑到自身免疫性肌病的可能性,应当检查红细胞沉降率、免疫球蛋白及其他的自身免疫指标,肌炎患者应当检查各种肌炎相关抗体和特异抗体,而考虑到嗜酸性肌筋膜炎应当检测全血嗜酸性粒细胞计数。如果考虑到代谢性肌病,应当检查血乳酸丙酮酸,对于脂肪代谢性肌病应当进行血肉碱谱和尿有机酸测定。

2. **电生理检查**　肌电图检查在多数情况下协助判断是否存在肌肉损害,通过电生理检查确定病变的范围。在肌酸激酶增加 10 倍以上的患者没有必要进行肌电图检查,特别是儿童患者,因为绝大多数情况下都是肌源性损害。对于神经肌肉接头病和以骨骼肌兴奋异常为主要表现的肌病,电生理检查具有重要的诊断价值,低频重复神经电刺激出现递减现象见于重症肌无力或先天性肌无力综合征,而在副肿瘤性肌无力综合征在高频刺激出现波幅递增现象,骨骼肌离子通道病可以通过运动诱发试验协助诊断。

3. **肌肉活检**　肌肉活检适应证是先天性肌病、肌炎和线粒体肌病,某些特定的代谢性肌病也可以采取肌肉活检方法进行诊断。肌营养不良和神经源性肌萎缩在临床诊断不清楚的情况下,也可以选择进行。骨骼肌兴奋性异常为主的肌病、内分泌肌病和中毒性肌病不能发现具有病理诊断价值的形态学改变,一般不进行肌肉活检。肌肉活检首先是选择肌肉受到中度累及的部位。不应当在进行过肌电图检查或外伤的部位进行,这两种情况都可以导致假象的出现。所取的标本应尽快送到附近的神经病理实验室,一般不要超过 2 小时。

4. **最小运动量试验**　通过乳酸丙酮酸的最小运动量检查确定肌病是否存在能量代谢的异常,糖原贮积症一般存在糖的无氧酵解异常,在无氧运动时存在乳酸明显的增加,而线粒体病存在有氧代谢异常,在有氧状态下出现明显异常。

5. **生化检查**　需要采取活检的新鲜肌肉标本,标本需要冰冻保存或马上处理。目前采取血液也可以进行酶学检查。目前采用酶生化检查用于线粒体细胞病、糖原贮积症和脂肪代谢性肌病的研究,在脂肪代谢性肌病可以确定是否存在肉碱缺乏或戊二酸尿症。

6. **基因检测**　多数肌营养不良、强直性肌营养不良和周期性瘫痪、线粒体细胞病、先天性肌无力综合征可以通过基因检查加以确定诊断。需要的标本是新鲜的抗凝血或骨骼肌,其他组织也可以被采用。越来越多疾病的致病基因被逐渐阐明,传统的一代测序方法对于临床表现典型的患者依然首选,对临床表现难以确定的遗传性疾病患者可以运用二代测序技术,可快捷地发现众多突变,但突变的致病性解读需更加慎重,应紧密结合临床、病理等信息综合判读,避免假阳性结果的发生。但仍有部分疾病的致病基因未被发现,或突变类型特殊,亦可有假阴性结果出现。

7. **医学影像和声像学**　磁共振和肌肉超声检查作为非创伤性检查方法目前已经开始广泛应用于肌病的辅助诊断,可以确定不同肌病的骨骼肌损害在全身的宏观分布规律及代谢的异常改变,指导肌电图和肌肉活检部位的确定,动态观察肌肉组织的异常运动,也提示进一步基因检查方向。

【诊断与鉴别诊断】

诊断疾病的基础是病史、家族史及对患者的详细查体,各种辅助检查手段为最终的病理或分子生物学诊断提供依据。不同的检查均具有其长处和局限性,其中肌肉活检、肌肉影像学、基因检查及肌炎抗体检查对肌病的诊断具有更为重要的价值。

通常首先需要依靠临床症状和体征确定下列几个问题:

1. 依据肌肉无力和萎缩的发展速度和分布、肌酶的增加及肌电图的肌源性改变特点,判断是否为肌营养不良、代谢性肌病、炎性肌病等。

2. 依据肌无力的持续性和基因或肌炎抗体检查确定是否为肌营养不良或炎性肌病;依据肌无力的波动性和血乳酸的增加确定是否为代谢性肌病;依据症状的周期性改变或肌强直现象,结合肌酶和肌电图改变确定是否为离子通道病;依据肌肉无力的疲劳性和肌电图重复神经电刺激确定是否为神经肌肉接头疾病。

3. 确定患者为非离子通道病后,上述检查难以确定疾病性质,需要进行病理检查,确定肌病的病理改变性质。

【治疗】

应当尽可能在诊断清楚的基础上进行相应的治疗,多数炎性肌病和部分代谢性肌病可以得到很好控制。炎性肌病可以给予免疫抑制剂或靶向生物制剂治疗,脂肪代谢性肌病可以进行左旋肉碱和维生素 B_2 的补充治疗。糖原贮积症 2 型可以给予酶替代治疗,Duchenne 型肌营养不良可考虑糖皮质激素或外显子跳跃治疗。其他肌病的治疗重点放在物理治疗、营养控制、矫形和心理治疗方面,通过医生、护士、患者和社会的配合来提高患者的生存质量。

第二节　重症肌无力

重症肌无力(myasthenia gravis,MG)是一种获得性自身免疫性神经肌肉接头疾病,患病率为(4~7)/10 万,发病率为(0.2~0.5)/10 万。其病理改变主要为神经肌肉接头的突触后膜的乙酰胆碱受体(AChR)受到抗 AChR 抗体的破坏,导致突触后膜破坏和 AChR 减少。主要临床特点为肌无力和活动后的肌疲劳现象,通过休息和给予胆碱酯酶抑制剂(acetylcholinesterase inhibitor,AChEI)可以使症状改善。

【病因与发病机制】

MG 患者的终板在突触后膜存在 IgG 和补体的沉积,在血清中发现80%~90%的患者存在抗 AChR 抗体,由于体内产生了抗 AChR 抗体而破坏了神经肌肉接头突触后膜的 AChR,导致突触后膜受体减少和后膜破坏,造成神经肌肉接头处的信息传递障碍,在临床上产生骨骼肌收缩易疲劳。抗 AChR 抗体由 IgG 的不同亚型构成,仅几种抗体可以结合到突触后膜 α 银环蛇毒素的结合点,所以 MG 的抗 AChR 抗体为多克隆抗体。在抗 AChR 抗体阴性的 MG 患者中,可能存在抗肌肉特异性酪氨酸激酶(MuSK)抗体、抗低密度脂蛋白受体相关蛋白 4(LRP4)抗体,抗皮层肌动蛋白结合蛋白(cortactin)抗体和抗聚蛋白(agrin)抗体等,均与不同的 MG 表型相关。

MG 的发生推测和病毒感染有关,病毒感染胸腺上皮细胞后,通过"分子模拟"机制诱发了针对"胸腺内肌样细胞"表面不同神经肌肉接头相关蛋白的局部炎症反应,打破了正常状态下这些蛋白的自身耐受,进而在辅助性 T 细胞的协助下刺激外周淋巴器官的浆细胞,产生针对这些蛋白的抗体,与这些蛋白的抗原决定簇结合,直接阻断或通过补体破坏神经肌肉接头而导致 MG 发病。MG 患者的调节性 T 细胞也存在异常,促进免疫耐受的丧失。

许多 MG 患者和 HLA 型相关,提示遗传因素也在发病中具有一定的作用,在患者健康的家族成员也发现存在电生理和免疫的异常。此外,MG 患者的睡眠受到干扰,经过糖皮质激素治疗后好转提示中枢神经系统的乙酰胆碱突触也受到部分抑制。

【病理】

少部分 MG 患者的骨骼肌出现淋巴溢现象和个别肌纤维变性改变,此外可见肌病改变、神经源性肌萎缩,神经末梢出现萎缩和终板加大或补体的沉积。电镜检查显示神经肌肉接头的神经末梢和突触后膜萎缩,突触后膜变短,此外肌间神经和毛细血管也出现异常改变。在增生的胸腺可以发现淋巴生发中心增生,内有 B 淋巴细胞。在胸腺瘤可见肿瘤细胞取代整个胸腺。

【临床表现】

1. **临床症状**　可以出现在从儿童到老年的任何年龄组,女性发病多于男性(3:2)。儿童期(<15岁)起病者可达 30%~40%,且多为眼肌型。女性患者多数发病年龄在 15~35 岁,男性发病年龄比较晚,在 60~70 岁达到发病高峰。

(1) 肌疲劳:多数患者表现为骨骼肌的病理性易疲劳现象或伴随持续性的肌无力,开始患者常表现为眼睑下垂、复视、讲话弱带鼻音和肢体无力,症状在夜间睡眠后或长时间休息后消失或明显改善,活动后症状出现或加重。偶尔患者在早晨睡眠后症状最明显,有时面肌、舌肌、咽喉肌和咀嚼肌群单独或与其他骨骼肌一起受累及,鼓膜张肌受累导致低频范围出现听觉减退,镫骨肌受累导致听觉过敏,讲话很快出现疲劳、变弱和鼻音。精神负担、高热、月经、感染、刺眼的光线可以诱发肌无力反应或加重病情。在 MG 晚期常出现不同肌群交替出现无力或从一处扩展到另一处肌群。四肢肌肉的肌疲劳现象常常近端肌群重于远端肌群,多于一侧或双侧同时受累及,肢带肌和颈部肌肉受累及,在没有眼咽部症状时很难做出正确诊断。应当特别注意患者的呼吸功能,观察最大呼气和吸气时的胸廓活动情况、随意的咳出力量,以及呼吸和心跳频率。咽喉部肌肉无力可以导致误吸和窒息。吞咽困难可以通过吃凉的食品如冰激凌而得到改善。

(2) 其他症状:腱反射一般存在或比较活跃,个别患者出现面部和手部麻木感。14% 的患者出现肌肉萎缩,一般不出现在肌疲劳前,出现在发病后半年和 1 年。

(3) 合并其他疾病:70% 的 MG 患者存在胸腺的异常。胸腺肿瘤出现在 10%~40% 的 MG 成年患者,很少出现在儿童患者,小部分胸腺瘤如果不立即进行手术可以浸润胸膜、心包膜和其他的纵隔结构。10%~15% 的 MG 患者合并甲状腺疾病,5% 伴有甲状腺功能亢进、5% 伴有甲状腺功能减退。也可以合并其他合并自身免疫疾病。

2. **临床分型**　基于受累肌群和无力程度的划分,传统多采用 Ossermannn 分型,现多采用美国重症肌无力学会分型,划分为 5 个亚型。

(1) Ⅰ型:眼肌无力,可伴闭眼无力,其他肌群肌力正常。

(2) Ⅱ型:除眼肌外的其他肌群轻度无力,可伴眼肌无力。Ⅱa 型,主要累及四肢肌或/和躯干肌,可有较轻的咽喉肌受累;Ⅱb 型,主要累及咽喉肌或/和呼吸肌,可有轻度或相同的四肢肌或/和躯干肌受累。

(3) Ⅲ型:除眼肌外的其他肌群中度无力,可伴有任何程度的眼肌无力。Ⅲa 型,主要累及四肢肌或/和躯干肌,可有较轻的咽喉肌受累;Ⅲb 型,主要累及咽喉肌或/和呼吸肌,可有轻度或相同的四肢肌或/和躯干肌受累。

(4) Ⅳ型:除眼肌外的其他肌群重度无力,可伴有任何程度的眼肌无力。Ⅳa 型,主要累及四肢肌或/

和躯干肌受累,可有较轻的咽喉肌受累;Ⅳb型,主要累及咽喉肌或/和呼吸肌,可有轻度或相同的四肢肌或/和躯干肌受累。

（5）Ⅴ型:气管插管,伴或不伴机械通气(除外术后常规使用);仅鼻饲而不行气管插管者为Ⅳb型。

3. 特殊类型

（1）一过性新生儿型MG:约12%的MG母亲生的新生儿出现一过性新生儿型MG,症状在生后数小时到3天出现,在1周内有很高的死亡率,在生后3~6周自发消失。患病新生儿表现为面具样面容,吸奶和吞咽无力(87%)、出现全身性肌无力(69%)、呼吸功能不全(65%)、哭泣无力(60%)、肌病面容(54%)和眼睑下垂(15%)。

（2）MG危象:患者发生呼吸无力和/或吞咽困难,不能维持通气功能和保护气道时,称为危象。主要包括2个类型:

1）MG危象:是MG患者死亡的主要原因。呼吸肌和咽喉肌无力急性加重,通气不足且气道分泌物增加阻塞气道,增加胆碱酯酶抑制剂(AchEI)的剂量可改善症状。

2）胆碱能危象:由AchEI过量所致,多见于MG症状加重增加抗胆碱酯酶的药物时[溴吡斯的明6~8mg/(kg·d)以上],出现药物中毒表现,在呼吸困难加重的同时,分泌物明显增加且伴有胆碱能亢进的其他症状(瞳孔缩小、多汗、腹痛、肌肉震颤等)。

（3）抗生素和药物引起的神经肌肉接头传导阻滞:不同药物通过抑制突触前膜乙酰胆碱的释放和阻滞突触后膜乙酰胆碱的作用从而导致神经肌肉接头信息传导受阻,在临床上使无症状的MG表现出来严重者出现肌无力危象。

（4）其他类型的MG:肢带型肌营养不良患者仅出现四肢的无力,没有眼睑下垂表现。颈臂炎性肌病也是MG的一个亚型,肌无力主要出现在上肢的近端和颈部肌肉。

【辅助检查】

1. 疲劳试验 反复活动受累肌肉可诱发症状加重。疲劳试验还有助于观察病情改变,在没有给予抗胆碱酯酶药物的情况进行。一般哪块肌肉无力明显就检查哪块肌肉。

2. 药物试验 先停用抗胆碱酯酶药物6~8小时,而后进行药物试验。常用的方法是新斯的明0.02~0.03mg/kg体重肌内注射,注射20分钟后开始观察主要被累及肌群的无力改善程度。至少2个肌群改善50%以上或1个肌群改善70%以上才可以确定有意义,注射1.5~2小时后改善的肌无力又恢复到注射前水平可判定为阳性。为防止因饥饿或过度劳累对结果判断的干扰,应在检查前让患者吃饭且适当休息。为预防抗胆碱酯酶药物的副作用,可先肌内注射阿托品0.5~1mg。肌疲劳试验阳性反应也可以出现在肌萎缩侧索硬化、脊髓灰质炎、先天性肌无力综合征和Lambert-Eaton综合征。

3. 神经电生理检查 以2~5Hz的频率进行重复神经电刺激,在正常人的波幅没有改变或轻度升高,在MG患者重复刺激的第5波比第1波的波幅递减至少10%,肌内注射新斯的明后递减现象改善为阳性。一般对MG的检查采取3Hz刺激5~6次的方法,常用检查部位为三角肌和斜方肌,眼轮匝肌、口轮匝肌、额肌和大小鱼际肌也可以应用于检查,活动后、加热和缺血情况下可以增加阳性率。严重的MG患者通过给予AChEI也不能改善临床症状,肌电图可以显示肌源性改变,在该情况下应当应用单纤维肌电图进行检查,单纤维肌电图是最敏感的MG检查方法,主要表现为颤抖增宽和/或传导阻滞,阳性率可达95%~99%,但特异性差,阴性时可排除MG。

4. 血清抗体检查 80%~90%的患者出现抗AChR抗体阳性,在缓解期仅24%的患者阳性,眼肌型约50%阳性,轻度全身型阳性率为80%,中度严重和急性全身型100%阳性,慢性严重型89%阳性。在糖皮质激素、免疫抑制剂、血清置换和胸腺切除后临床症状的改善和血清抗体滴度的下降相关。抗AChR抗体也见于少数自身免疫性甲状腺疾病、服青霉胺者、胸腺瘤患者及家族性MG患者的无症状同胞。常规方法不能检测到抗AChR抗体的MG患者,可能有针对神经肌肉接头处低亲和力抗AChR或其他MG相关抗体,部分MG患者有胸腺瘤,特别是成年人患者,可以出现有抗连接素抗体和抗兰尼碱受体抗体等针对横纹肌抗原的抗体,30%~40%的MG患者存在抗甲状腺球蛋白抗体。

5. 胸部CT检查 25%的胸腺瘤在前后位和侧位X线检查阴性,胸腺瘤CT检查的阳性率可达90%左右。10%~15% 的 MG 患者伴胸腺瘤,60% 伴胸腺增生,在 50 岁以后发病的患者的胸腺通常正常或萎缩。

6. 其他检查　全身型 MG 有必要测定患者的肺活量和进行血气分析。一般 MG 患者不需要进行肌肉病理检查,但在颈臂炎性肌病的肌肉病理检查可以发现肌纤维坏死和炎细胞浸润。

【诊断与鉴别诊断】

MG 的诊断主要依靠患者的病史,患者出现病理性肌肉疲劳现象,而且活动可以加重。有这些临床特点的患者应当进行肌电图、新斯的明药物试验和血清相关抗体测定,根据患者出现肌无力和肌疲劳、药物试验阳性、肌电图的递减现象可以诊断 MG,出现抗 MG 相关抗体可以进一步证实此病的存在,肌电图正常和抗体阴性不能否定 MG 的诊断。为了除外其他出现肌疲劳现象的疾病和 MG 伴随疾病,需要进行其他免疫学检查、甲状腺检查和胸腺检查。肌无力症状复发时,如果原来有效的疗法没有效果,需考虑是否合并其他疾病。

除临床表现和肌电图改变提示 MG 外,如果还有其他的肌病、肌炎和周围神经病的依据,应当进行肌肉活检和血清酶学检查。如果没有眼外肌受累或仅眼外肌受累及,临床症状没有"晨轻暮重"现象,没有肌疲劳现象和抗体阳性的情况下,即使肌电图显示有递减现象和腾喜隆试验阳性,MG 的诊断不能确定。

眼睑下垂和眼外肌瘫痪为主要表现的患者,应当排除慢性进行性眼外肌瘫痪、Meige 综合征、动眼神经麻痹、Horner 综合征、先天性睑下垂、眼咽型肌营养不良、甲状腺眼病、眼眶内占位病变、眶肌炎和 Miller-Fisher 综合征等。咽喉肌无力为主要表现者应当排除脑干梗死、后组脑神经麻痹和进行性延髓性麻痹。四肢肌肉无力为主要表现的患者需要排除 Lambert-Eaton 综合征、线粒体肌病、脂肪累积肌病、多发性肌炎、运动神经元病和肉毒中毒等,还需要与慢性疲劳现象相鉴别,后者多伴随焦虑抑郁症状。呼吸困难的鉴别包括运动神经元病、心功能不全等。儿童或青少年起病者还要与先天性肌无力综合征相鉴别,后者没有 MG 相关抗体,AChEI 治疗可能无效或加重。

【治疗】

所有患者均首先给予 AChEI。其次是考虑患者是否适合进行胸腺切除治疗、糖皮质激素、免疫抑制剂和血浆置换。通常要先达到诱导缓解,再维持这种缓解,缓解 1~2 年后可逐渐减量。胸腺瘤患者行胸腺切除。年轻的全身型 MG 患者如果 AChEI 疗效不佳,也可以进行胸腺切除,最好在发病后 1 年内完成。进展性加重的所有类型 MG 患者均要给予免疫治疗,同时给予预防药物的副作用的药物。此外应当关注患者的精神状态。不同类型 MG 治疗反应不一,眼肌型 MG、MuSK 抗体阳性 MG 患者对 AChEI 疗效有限,多数全身型 MG 合并胸腺瘤,MuSK 抗体阳性者,均需免疫抑制剂治疗,而抗 LRP4 抗体阳性 MG 患者,经常症状较轻而不需要免疫抑制剂治疗。

1. 对症治疗　最常用的对症治疗药物是溴吡斯的明,对球部和四肢骨骼肌疲劳效果好,新斯的明起效快。3,4-二氨基吡啶可促进突触前膜释放乙酰胆碱。首先应当单一用药,个别情况下联合用药。在患者躯体和精神负担加大、感染和月经期间应当加大用药剂量,妊娠时用药剂量可以升高也可以降低,此外应当根据患者的临床症状加重和缓解而调节用药的剂量,由于每个患者对 AChEI 的反应不同,必须对每个患者进行详细观察,而后选择最佳剂量和作用最充分的药物,应当经常对患者的药物反应进行调控。

溴吡斯的明片剂分为 10mg、60mg 和 180mg 三种。此药起效慢,副作用比新斯的明小,开始从小剂量开始,1 天 3 次,而后逐渐加大剂量到稳定在身体可以耐受的剂量,由于此药的作用持续 3~6 小时,1 天可以服用 4 次和多次,并且和患者的生活习惯相适应。轻中度的 MG 每天药物总量为 120~360mg。新斯的明的片剂为 15mg,针剂为 1mg/2ml,此药发挥作用快,口服后 15~30 分钟显效,可以迅速扭转 MG 症状,清晨服用一次可以使患者迅速穿衣和吃早饭,如果作为常规用药应当每日 3 次,新斯的明引起的肌肉方面的副作用比溴吡斯的明常见。

由于 AChEI 抑制了乙酰胆碱的水解,乙酰胆碱在副交感神经末梢、神经节前突触、终板和中枢神经系统堆积,出现副作用(表 17-2-1)。毒蕈碱(毒蘑菇的毒素)作用在神经节后副交感神经受体,不作用在烟碱神经节和运动终板,习惯称作用于神经节后副交感神经受体的作用为毒蕈碱样作用,作用于神经节和运动终板称为烟碱样作用。毒蕈碱样副作用一般出现在开始应用 AChEI 达到治疗剂量时,应采取抗副交感神经药物进行治疗。副作用比较轻,可以给予山莨菪碱每天 3 次,每次 5mg。严重副作用可以给予阿托品 0.5mg 一次性肌内注射或 *L*-莨菪碱肌内或静脉注射,根据经验 AChEI 的毒覃碱样副作用随着时间的延长而逐渐减轻。烟碱样副作用和中枢神经系统的中毒表现一般出现在长期用药的患者,该副作用常被抗副交感神经药物所掩盖,只有当出现胆碱能危象伴随呼吸肌瘫痪或中枢性呼吸麻痹时才被诊断出,可能是患者突然死亡的原因。

表 17-2-1 胆碱酯酶抑制剂(AChEI)的副作用

分类	副作用
毒覃碱样	瞳孔缩小 分泌过多(唾液过多、大汗、气管内分泌物增多) 消化道症状(腹泻、腹部痉挛、恶心、呕吐、厌食、大小便失禁) 呼吸困难 心动过缓和低血压
烟碱样	肌无力 呼吸困难 肌疲劳现象 肌束颤 肌肉痉挛 震颤 构音障碍 吞咽困难
中枢神经系统	不安静 恐惧 头晕 失眠 头痛 意识障碍或昏迷 癫痫

2. 针对免疫异常的治疗

(1)糖皮质激素:作为首选药物,适于小到中等剂量的 AChEI 不能获得满意疗效、胸腺切除术前或术后恶化者及不能手术者。以较大剂量开始时,MG 病情可短暂加重或诱发危象,通常发生在给药后的 4~10 天。对Ⅱb、Ⅲ和Ⅳ型患者从小剂量 20mg/d 开始逐渐增加,而后每 6 天增加 12.5mg,最后增加到每 2 天 100mg 或 60~80mg/d 或 1mg/(kg·d),有时在剂量达到每 2 天 100mg 以前临床症状已经明显好转,就没有必要继续增加剂量。如果患者病情较重需要更大剂量激素,需要合用血浆置换或静脉注射免疫球蛋白(IVIg)以减少短暂加重的风险。Ⅰ和Ⅱa 型患者可从 60~80mg/d 或 1mg/(kg·d)开始或给予大剂量甲泼尼龙冲击疗法。通常在 4~6 周出现改善,在此期间剂量维持在 50~80mg/2d,多数患者在临床症状改善后 3 个月抗体水平下降,为了维持好转后的状态,糖皮质激素必须缓慢减量至维持量,一般降至每 2 天 15~30mg,维持治疗 1 年后再经过数月逐渐减量停药,维持在 0.2mg/kg,一般没有任何副作用。1 年不能减少到该剂量以下者要联合使用免疫抑制剂。

糖皮质激素的不良反应包括体重增加、体液潴留、电解质紊乱、高血压、糖尿病、焦虑、失眠、神经质、青光眼、白内障、胃肠道出血和穿孔、类固醇肌病、机会性感染和股骨头坏死。对此在治疗前一定要明确告诉患者,同时应当告诉患者,80%~90% 的患者可以获得满意的疗效。骨质疏松可用碳酸钙 1 500mg/d,维生素 D 400~800U/d 和补充二膦酸盐。胃肠道并发症可以用制酸药物和胃黏膜保护剂预防。大剂量冲击疗法时有猝死可能,故冲击治疗期间应进行心电监护。此外患者应当低盐和高蛋白饮食,补充钾。使用糖皮质激素前应先进行肝炎病毒学及结核病相关检查。

(2)免疫抑制剂:适于不能耐受糖皮质激素治疗、糖皮质激素疗效差及糖皮质激素依赖患者的长期治疗。骨髓抑制是此类药物常见的副作用,白细胞计数低于 $4×10^9/L$、血小板计数低于 $100×10^9/L$ 时应该减药并使用药物提升血细胞数量。如果白细胞计数低于 $2.5×10^9/L$ 应当停药。其次是肝肾功能的异常,应定期复查(开始每周1次,其后改为2~4周1次)。肝功能指标大于正常高限的2倍和肾功能指标大于正常高限时要立即停药并给予相应治疗,肝功能异常未增高到上述水平时可用药同时联合保肝治疗,肝、肾功能恢复正常后可尝试从小剂量重新开始原来的免疫抑制剂。使用免疫抑制剂前也应先检查是否存在病毒性肝炎,对于肝炎患者,请传染科给予抗病毒治疗至少1周后,再给予免疫抑制剂治疗。由于此类药有潜在致畸作用,所以对男女均应当避孕。所有免疫抑制剂均存在致癌性的潜在风险。

1) 硫唑嘌呤:主要抑制T细胞的功能,与糖皮质激素合用者的功能恢复优于单用糖皮质激素者,用于全身型MG。一般合用两者时,先逐渐减少糖皮质激素的用量,保持硫唑嘌呤的用量。硫唑嘌呤一般50mg/d开始,逐渐增加剂量到2~4mg/(kg·d),分2~3次给药,起效时间为2~6个月,治疗应当维持至少1~2年。副作用有流感样症状、胃肠道不适和胰腺炎,通常在开始治疗后的数周内出现。还有患者出现肝功能异常、白细胞减少、贫血、血小板减少或全血细胞减少,通常在减量后改善。在用硫唑嘌呤前建议筛查嘌呤甲基转移酶基因缺陷,以减少该药诱导不可逆性骨髓抑制的风险。

2) 环孢素A:用于硫唑嘌呤无效或不能耐受者,主要通过抑制钙神经素信号通路而抑制T细胞的功能,可显著改善肌力且降低MG抗体的滴度。50mg/次,每天2次开始,逐渐增加到4~6mg/(kg·d)。不良反应主要为肾脏毒性和高血压,震颤、牙龈增生和多毛也较常见。

3) 他克莫司:可以是糖皮质激素和其他免疫抑制药物疗效不佳的另一尝试,主要是在抗RyR抗体阳性MG患者。与环孢素A一样属于大环内酯类,抑制激活的T细胞的增殖。他克莫司亦可作用于RyR受体介导的钙离子释放过程,还有加强兴奋-收缩耦联的作用。起效较快,为2周左右,3mg/d,口服,不良反应与环孢素A相似,但明显较后者轻。

4) 吗替麦考酚酯:其代谢产物霉酚酸可以抑制嘌呤合成,从而选择性影响淋巴细胞增殖。0.5~1.0g/次,每天2次。主要不良反应是腹泻,骨髓抑制作用较弱。

5) 环磷酰胺:用于糖皮质激素加硫唑嘌呤、环孢素A或吗替麦考酚酯无效或不能耐受这些药物者,能够抑制B细胞活性和抗体的产生,大剂量还能够抑制T细胞,显著改善肌力和减少糖皮质激素用量。成人口服100mg/d;或静脉注射,0.4~0.8g/周,或0.8~1.0g,每月1次,累积总剂量为8~10g。其不良反应包括胃肠道反应、骨髓抑制、机会性感染、膀胱刺激、引起不育及诱发恶性肿瘤的潜在可能性。

6) 甲氨蝶呤:疗效不佳,每周给予10~15mg。

(3) 血浆置换和静脉注射免疫球蛋白(IVIg):MG的早期治疗策略是在疾病的早期给予血浆置换或IVIg,而后给予糖皮质激素可以获得更好的效果,血浆置换和IVIg的副作用更小。主要用于非常严重的全身型和爆发型MG,以及合并危象时,上述方法不能很快获得治疗效果,由于作用短暂,仅对特别危重的患者应用,协助诱导缓解和准备手术。一般血浆置换的第1周病情好转,治疗方法通常为成人每次置换3~5L血浆,隔日1次,共4~6次。作用持续1~3个月,经过几次置换后疗效可以得到巩固。不良反应包括低血压、血浆成分过敏、低钙血症、低蛋白血症、心功能不全、置管处感染及血液传播病毒感染的潜在风险等。IVIg的适应证与血浆置换相同,不良反应较少,因此常被首选,在危象时血浆置换起效更快。IVIg的有效性与血浆置换无显著性差异,与口服甲泼尼龙的疗效也没有差异,1g/kg和2g/kg剂量的疗效无显著性差异。也有皮下注射免疫球蛋白的尝试性治疗,尽管在减轻MG严重程度和改善生活质量上有肯定效果,但样本太小,尚未成为指南的推荐治疗方法。

(4) 淋巴细胞或补体清除:在上述药物治疗无效的患者可试用。抗人CD20单克隆抗体(利妥昔单抗)适用于糖皮质激素和其他传统免疫抑制剂治疗无效或不耐受者,特别是抗MuSK抗体阳性MG患者,成人推荐治疗剂量为375mg/m^{2}体表面积,静脉滴注。注射后需要监测外周血CD20$^+$/CD19$^+$B细胞,经过1个疗程后4周B细胞数量达到最低点,而在6个月后再次上升。6个月后如有临床提示特别是外周血B细胞增殖超过1%,需要考虑再次输注。通常至少经过2个疗程MG方可达到缓解。利妥昔单抗不良反应包括发热、寒战、白细胞和血小板计数减少、进行性多灶性白质脑病等,应注意监测细胞因子释放综合征,严重不良反应如呼吸困难、支气管痉挛、低氧血症等立即停药急救。其他新型免疫抑制剂包括抗人源型补体C5单克隆抗体——依库珠单抗(eculizumab),BLyS抑制剂——贝利木单抗(belimumab),抑制T细胞活化的阿巴西普(abatacept)等均有MG治疗尝试。

（5）胸腺切除：一般Ⅱb、Ⅲ和Ⅳ型MG患者如果在6个月内症状没有缓解应当进行手术治疗，Ⅰ和Ⅱa一般不进行手术治疗。60岁以上的患者胸腺出现退行性改变，没有必要进行手术治疗。抗AChR抗体阴性的患者胸腺切除术的疗效尚未确定，抗MuSK抗体阳性患者不需要胸腺切除术治疗。对严重的MG患者进行重症监护和辅助呼吸，以及泼尼松治疗，预后也比较好，手术和非手术组症状改善没有明显差别，胸腺手术只对于极严重的MG患者进行。76%的患者在手术后症状消失或改善，病理检查显示许多生发中心，临床症状缓解比较缓慢，生发中心少，缓解迅速，在手术前进行放疗预后更好，单独放疗只应用于患者不能耐受手术治疗。

伴有胸腺瘤的患者均需要胸腺切除。应该在MG稳定后行胸腺瘤切除术。手术前调整AChEI到最小有效剂量，在手术前留有充足的时间使患者达到最佳的营养和健康状态，手术当天不给予AChEI。手术期间应当有一名有治疗MG经验的医生对患者进行不断的观察，手术后患者会发生呼吸功能不全和分泌物阻塞，因此应当对患者进行气管插管，手术后在密切观察病情变化状态下可以给予AChEI，开始给予足量，数天后逐渐减量，许多患者在手术后24小时，临床症状明显改善并维持数天，在这期间胆碱能反应的危险比较高，所以患者离开手术观察室后还要密切观察病情变化，手术后效果开始出现，AChEI的剂量应当及时减量。手术后如果必须应用抗生素，一般选择合成青霉素。镇静剂应用也应当小心。

（6）MG危象和胆碱能危象：无论何种危象，均要及时进行气管插管、人工辅助呼吸和停用抗胆碱酯酶药物。只有在进行了气管插管并清除了气管内分泌物后，才能开始寻找导致危象发生的原因及进行其他治疗措施。在危急状态下有时很难根据临床和药理学经验来区别是肌无力危象还是胆碱能危象，因为两种危象可以出现在同一个患者的不同肌肉，在此情况下应当停止AChEI数天。长时间应用AChEI可以引起运动终板对乙酰胆碱暂时的不敏感，在进行持续监护情况下停止所有药物14天会再次敏感。危象不能被马上控制，气管切开必须进行。新的治疗在应用AChEI的同时，要早期给予血浆置换或IVIg，及时控制感染，在此基础上可使用大剂量甲泼尼龙冲击治疗。待患者力量恢复达到一定程度，可逐渐增加AChEI的剂量，尝试脱离人工通气，应尽早常规给予口服糖皮质激素和其他免疫抑制剂。

肌无力危象可以出现在MG患者，也可以出现在健康人感染或麻醉期间应用抗生素和肌松药的情况下，肌无力危象确诊后首先静脉注射新斯的明0.25mg或溴吡斯的明1mg，而后非常小心地增加剂量，从静脉注射到肌内注射剂量应当增加1.5倍到2倍，如果出现生命危险应当进行血浆置换。胆碱能危象是通过AChEI过量产生烟碱样运动终板阻断作用而引起，常常和出现严重的肌无力相关，当抗副交感神经药物治疗毒蕈碱样表现过量时，没有及时发现胆碱能危象发展的危险很大，一般先给予阿托品1mg静脉注射，5分钟后如果有必要可以再静脉注射0.5mg，而后的剂量必须符合毒蕈碱样表现，烟碱样表现可以通过应用双复磷（胆碱酯酶激活剂）而改善。

（7）避免使用的药物：有些药物通过抑制突触前膜Ach的释放和阻滞突触后膜Ach的结合而导致神经肌肉接头传导阻滞加重，引起MG症状突然恶化或诱发MG，这些药物包括糖皮质激素、抗生素（四环素、链霉素、新霉素、庆大霉素、卡那霉素、紫霉素、妥布霉素、氨苄西林、杆菌肽、多黏菌素等）、抗心律失常药物（奎尼丁、普鲁卡因胺、利多卡因、普罗帕酮）、β-受体阻滞剂（普萘洛尔）、神经精神类药物（巴比妥类、苯二氮䓬类）、镇痛剂（吗啡、哌替啶等）及青霉胺、奎宁和氯喹等。

【预后】

在眼肌型MG患者中10%~20%可以自愈，20%~30%始终局限于眼外肌，80%的患者在发病后3年内逐渐发展成为全身型MG。眼肌型MG给予糖皮质激素和免疫抑制剂能够改善眼外肌症状，防止向全身型MG发展的疗效尚不肯定。患者的生活质量由于抑郁和运动障碍而出现下降。70%的MG患者在发病1年内达到最严重，发生危象的患者中20%~30%在发病1年内出现首次危象。随着机械通气、重症监护技术及免疫抑制剂的广泛应用，MG的死亡率下降至3%以下，预后差的主要原因是伴随恶性胸腺瘤。

第三节　炎　性　肌　病

肌炎或炎性肌病分为免疫性肌炎和感染性肌炎。自身免疫性肌炎比感染性肌炎常见，年发病率为

(2.18~7.7)/100 万,免疫性肌炎包括皮肌炎、散发性包涵体肌炎、免疫性坏死性肌病和肌炎合并其他结缔组织病,少见类型包括嗜酸性肌炎、结节性肌炎、风湿性多肌痛及其他。感染性肌炎包括病毒性肌炎、细菌性肌炎、真菌性肌炎、寄生虫肌炎、病毒感染后疲劳综合征,相对少见。其中皮肌炎、多发性肌炎、散发性包涵体肌炎和免疫介导的坏死性肌病合称为特发性炎性肌病。

一、皮肌炎

皮肌炎(dermatomyositis,DM)是一种主要累及皮肤和骨骼肌的炎性微血管病,属于特发性炎性肌病范畴。其包括成人皮肌炎、青少年皮肌炎、皮肌炎伴恶性肿瘤、叠加其他胶原血管病、无肌病皮肌炎、药物相关的皮肌炎和 Wong 型皮肌炎。儿童期发病率高峰在 5~14 岁,成人期发病高峰为 30~50 岁。本病女性患者多于男性,男女之比为 1:1.9。

【病因与发病机制】

皮肌炎的发病主要和体液免疫异常激活有关,因补体激活和膜攻击复合物形成,导致毛细血管内皮细胞破坏和微栓塞形成,出现以骨骼肌和皮肤为主的多系统损害。在皮肌炎的肌肉组织中可检测到 IL-1α、IL-1β、转化生长因子 β、巨噬细胞炎症蛋白 1α,说明促炎症细胞因子在 DM 发病中也有一定作用。最近发现,患者的干扰素明显增加,提示皮肌炎是一种干扰素病。遗传因素在青少年型皮肌炎的发病机制中也起重要作用。多种肌炎特异性抗体和皮肌炎有关,其中抗核基质蛋白-2(nuclear matrix protein 2,NXP-2)抗体是 DM 最常见的抗体,其他皮肌炎特异性抗体还包括抗黑色素瘤分化相关蛋白 5(melanoma differentiation-associated protein 5,MDA5)抗体、抗 Mi-2 抗体、抗转录中介因子 1γ(transcription intermediary factor 1γ,TIF1γ)抗体和抗小泛素样修饰活化酶(small ubiquitin-like modifier activating enzyme,SAE)抗体等。

【病理】

本病的主要病理改变是肌束膜水肿断裂伴随炎细胞浸润,束周肌纤维病变伴随毛细血管丢失是皮肌炎的典型病理改变,束周肌纤维病变特征是肌束周围 2~10 层的纤维萎缩伴随再生改变。而血管内皮细胞坏死是此病的特征病理改变,导致大量的毛细血管闭塞消失,在部分残存的血管内皮细胞内可以看到管网包涵体,免疫组织化学染色可见黏病毒抗性蛋白 A(myxovirus resistance A,MxA)在束周肌纤维和毛细血管表达。肌纤维的改变是由于血管闭塞导致的缺血损害,儿童皮肌炎还可以看到骨骼肌和皮肤的钙化。皮肤的表皮基底细胞层空泡变性,角质形成细胞坏死,血管扩张,出现活化的 CD4+ 辅助淋巴细胞和中性粒细胞浸润。

【临床表现】

本病呈急性或亚急性发病。常呈对称性损害四肢近端肌肉,四肢远端肌肉力量相对较好,但晚期也受累及,可以发生吞咽困难和呼吸肌无力。腱反射存在,但在一些严重的肌无力或肌萎缩患者,腱反射消失。肌痛不常见,发生率不超过 30%。另一个特点是出现皮肌炎的特征性皮疹,25% 的患者最先的主诉是皮疹。包括:①睑淡紫色皮疹,一侧或双侧眼睑出现,常伴发眼睑或面部水肿。②Gottron 征,位于关节伸面,多见于肘、掌指、近端指间关节处,慢性期表现为伴有鳞屑的红斑,皮肤萎缩,色素减退。③暴露部位皮疹,面、颈、前胸("V"字区)或背、肩(披肩征)红斑,暴露在太阳下红斑加重,伴随瘙痒。④技工手,即手指的侧面、掌面皮肤过度角化、变厚、脱屑、粗糙伴皲裂,类似技术工人的手。⑤甲周毛细血管扩张和甲周红斑,常见于成人皮肌炎。⑥皮肤异色病样改变,可能是淡紫色红斑区皮肤慢性活动性的结果,导致花斑状的低色素、高色素、毛细血管扩张和萎缩,伴或不伴鳞屑。罕见的皮肤改变包括获得性鱼鳞病,手掌黏蛋白样丘疹和斑块、手指掌面的皱褶、全身性水肿。不常见的皮肤损害表现包括头皮的萎缩性皮肤病伴非瘢痕性脱发、脂膜炎和网状青斑。38% 的儿童存在瘙痒。皮下钙化出现在长期没有治疗的患者,一些病例出现皮肤溃疡形成、感染和疼痛,特别在受压部位。

皮肌炎可以伴发血管炎,出现消化道出血、胃肠黏膜坏死、胃肠穿孔或视网膜血管炎等。部分皮肌炎患者可出现关节挛缩。由于累及口咽部横纹肌和食管上部可出现吞咽困难。心脏损害出现房室传导阻滞、快速性心律失常、心肌炎。肺脏间质损害导致间质性肺炎、肺纤维化、弥漫性肺泡损伤。

特殊类型皮肌炎：

（1）无肌病皮肌炎：具有特征性的皮肌炎的皮损，持续 6 个月以上，多合并间质性肺炎。不包括最初的 6 个月经过系统的免疫抑制剂治疗连续 2 个月以上者，以及使用能导致皮肌炎样皮肤损害的药物如羟基脲、他汀类降脂药。无肌无力的临床证据，肌电图、肌活检、磁共振检查结果正常。

（2）重叠性肌炎：肌炎重叠的其他结缔组织病如系统性硬化症、类风湿关节炎、系统性红斑狼疮等，此类患者经常出现特征性自身抗体。

（3）药物性皮肌炎：D-青霉胺、青霉素、磺胺、异烟肼、他莫昔芬、氯丙嗪、安他唑啉、克立咪唑、保泰松、干扰素-α2b 均可以导致皮肌炎样综合征。

（4）Wong 型皮肌炎：特点是红斑、过度角化、滤泡丘疹，有一些报道滤泡丘疹仅出现在膝关节和肘关节的伸侧面皮肤。

【辅助检查】

1. 血清肌酸肌酶　肌酸肌酶在活动期可升高到 50 倍。虽然肌酸肌酶浓度常常与疾病活动性相平行，但在某些活动性皮肌炎患者可以正常。

2. 肌电图　针极肌电图显示自发电活动增多伴纤颤电位，复合重复放电，正锐波。运动单位电位为低波幅、短时限、多相电位。

3. 肌肉活检　肌活检对诊断最重要，浸润的炎细胞主要在血管周围或肌束膜，此外可见束周肌纤维变性，伴随毛细血管密度明显下降。偶尔看到肌肉梗死形成的大片坏死病灶。电镜检查可见血管内皮细胞内管网包涵体。免疫组织化学染色可见肌纤维膜 MHC I 阳性，毛细血管 MAC 沉积，以及 MxA 在束周肌纤维表达。

4. 影像学研究　MRI 在常规 T1 和 T2 加权像经常显示轻度或无明显肌肉组织脂肪化，而脂肪抑制成像可以有效地将活动性、水肿性病变显示为高信号，典型 DM 出现沿肌筋膜分布的水肿改变，伴随皮下组织和肌肉不同程度的非均匀分布高信号。其信号强度与疾病活动性呈正相关。

5. 肌炎抗体　包括了肌炎特异性抗体和肌炎相关抗体，其中抗 NXP-2 抗体是 DM 最常见的抗体，约占 24%，患者中出现肌肉梗死和钙化。抗 MDA5 抗体主要出现在无肌病皮肌炎，抗 Mi-2 抗体出现在经典成年人皮肌炎，抗 TIF1γ 抗体阳性患者恶性肿瘤多见（表 17-3-1）。

表 17-3-1　不同抗体分类下炎性肌病的临床特征

分类	抗体	临床特征
皮肌炎	抗 NXP-2 抗体	典型皮疹，轻中度肌无力伴随吞咽困难，肢端水肿，皮下钙化和肿瘤风险
	抗 Mi-2 抗体	典型皮疹，轻中度肌无力
	抗 MDA5 抗体	严重溃疡性皮疹，不伴随或轻度肌无力，可伴随快速进展性间质性肺病
	抗 TIF1γ 抗体	显著皮疹，轻度肌无力，肿瘤风险
	抗 SAE 抗体	典型皮疹，轻中度肌无力
免疫性坏死性肌病	抗 SRP 抗体	重度肌无力伴随吞咽困难，20% 的患者出现肺部受累，无皮疹
	抗 HMGCR 抗体	广泛中度肌无力，他汀暴露史
重叠性肌炎	抗 Jo-1 抗体	轻中度肌无力、皮疹，进展性间质性肺病、技工手，雷诺现象
	抗 PL-7 抗体	与 Jo-1 肌炎类似，更严重的间质性肺病
	抗 PL-12 抗体	轻度肌无力，更严重的间质性肺病
	抗 Ku 抗体	轻度肌无力，间质性肺病
	抗 Pm/Scl 抗体	轻度肌炎、皮疹、硬皮病、间质性肺病
	抗 U1RNP 抗体	肌炎、硬皮病和系统性红斑狼疮特征，肾小球肾炎和肺动脉高压也可能出现

注：NXP-2，抗核基质蛋白-2；MDA5，黑色素瘤分化相关蛋白 5；TIF1γ，转录中介因子 1γ；SAE，小泛素样修饰活化酶；SRP，信号识别颗粒；HMGCR，3-羟基-3-甲基戊二酰还原酶；Jo-1，组氨酰 tRNA 合成酶；PL-7，抗苏氨酰 tRNA 合成酶；PL-12，丙氨酰 tRNA 合成酶；Pm/Scl，多发性肌炎/硬皮病；U1RNP，U1 核糖核蛋白。

【诊断与鉴别诊断】

结合患者的临床表现,即出现皮肤和骨骼肌的联合损害,皮肤改变具有皮肌炎的典型皮疹,在临床上就可以提出诊断。如果在男性,大于45岁,伴随恶性肿瘤的可能性加大。此外抗体的检查不仅可以进一步协助诊断,而且还可以指导进一步的治疗药物选择。

其鉴别诊断主要排除其他结缔组织病合并的肌炎,特别是抗合成酶抗体综合征(antisynthetase syndrome),最常见的抗体是抗组氨酰tRNA合成酶(Jo-1)抗体和抗苏氨酰tRNA合成酶(PL-7)抗体,临床表现包括DM样皮疹、肌炎、间质性肺病、关节炎、技工手和雷诺现象等,肿瘤发生率低,但间质性肺病是该组患者突出表现。此外骨骼肌病理改变一般没有典型DM的束周肌纤维变性特点,表现为束周肌纤维的坏死改变。

【治疗】

1. **糖皮质激素**　是治疗皮肌炎的一线用药。大剂量泼尼松能改善肌力和功能,短期静脉用甲泼尼龙也有效。58%~100%的皮肌炎患者至少有部分反应;单独应用泼尼松治疗30%~66%的患者恢复正常,开始治疗3~6个月症状改善。初始泼尼松0.75~1.5mg/(kg·d),最高到100mg/d,维持3~4周。对于重症患者或有威胁生命的系统并发症患者,可选择甲泼尼龙(甲强龙)冲击1.0g/d,连续3天。在大剂量泼尼松治疗3~4周后,开始递减剂量,10周可递减到隔日用药1mg/kg,如果有效,且无严重副作用,再进一步将隔日剂量以每3~4周减5~10mg的速度递减,当泼尼松减至20mg隔日1次以后,递减速度不超过每2~3周减2.5mg。一般在治疗后3~6个月患者肌力和活动能力开始明显恢复。如果泼尼松治疗4~6个月后病情客观上无改善或者在减量期间病情恶化,则需要加二线药物。泼尼松剂量加倍,每天给药,至少2周,才能减量到隔日1次。一旦患者恢复肌力,再开始缓慢减量。泼尼松和其他免疫抑制剂的剂量调整应该根据客观的临床检查,而不是CK水平或患者的主观反应。如果没有肌力恶化,不要轻易增加免疫抑制剂的用量。

在应用糖皮质激素过程中要补钙1g/d和维生素D 400~800U/d,必要时补钾。监测血压、血糖和电解质。建议低钠、低碳水化合物和高蛋白饮食,控制体重增长。对有基础间质性肺病或应用糖皮质激素联合其他免疫抑制剂治疗的患者,可以用复方新诺明预防肺孢子虫病的机会感染。如果在糖皮质激素减量过程中患者出现肌无力加重,并且CK升高,EMG显示自发电位增多,需要考虑肌炎活动。当大剂量泼尼松治疗无反应时,应当考虑诊断是否正确。在活动性肌炎患者,糖皮质激素很少能引起近端肌无力。患者CK和肌电图正常,出现皮质类固醇中毒的其他表现如库欣面容,则应考虑可能是类固醇肌病。物理治疗、保持体力活动、小剂量应用糖皮质激素将有助于防止肌肉失用。

2. **免疫抑制剂**　为治疗皮肌炎的二线用药。应用免疫抑制剂的指征包括对糖皮质激素治疗反应差、在糖皮质激素减量过程中病情复发、重症患者和有系统性威胁生命的并发症的患者,可以在开始就联合应用糖皮质激素和二线治疗;绝经后妇女和50岁以上男性、X线提示骨质疏松明显、有可能需要停用糖皮质激素的患者,也可以选择免疫抑制剂。

(1) 甲氨蝶呤:对71%~80%的患者有效,而且起效较快。推荐方案为从7.5mg/周开始,渐递增2.5mg/1~4周,最高可达20mg/周,依据耐受性和病情需要决定剂量。如果口服剂量无效或病情严重,可以采用肌肉或静脉给药。大剂量用药需要注意监测药物的副作用,应注意甲氨蝶呤可以导致间质性肺病,所以伴有间质性肺病的患者不宜使用。

(2) 硫唑嘌呤:回顾性研究显示硫唑嘌呤对部分皮肌炎患者有效。开始50mg/d,逐渐递增剂量,达到2~3mg/(kg·d)。同样需要监测药物反应和副作用。

(3) 此外环磷酰胺、吗替麦考酚酯、他克莫司、利妥昔单抗等传统和新型免疫抑制剂也可在DM中考虑使用(具体药物信息可参见本章重症肌无力)。

3. **静脉注射丙种球蛋白或血浆置换**　大剂量IVIg或血浆置换对治疗DM有效,起效快,用于合并危及生命的系统并发症的重症患者,可与糖皮质激素和免疫抑制剂联合应用。IVIg连用5天,而后1个月1次,共6个月。

在轻症患者,经常采用口服糖皮质激素,减量同时联用二线免疫抑制剂,而对肌无力、肺部等症状进展迅速者,采用静脉注射糖皮质激素冲击联用 IVIg/血浆置换,以及免疫抑制剂特别是新型免疫抑制剂,以期尽快达到疾病稳定和缓解。依据患者不同药物治疗反应,多数治疗期在 1~2 年及以上。

4. **康复治疗** 在急性期只能进行被动性的肢体康复训练,后期可以进行物理治疗和有规律地进行游泳,这些治疗必须在患者的稳定期逐渐进行,部分患者出现营养缺乏、体重下降、弛缓性便秘和吞咽困难,对这些患者应当进行特殊的饮食治疗。

【预后】

急性期经过治疗肌力恢复正常并处于稳定状态,可恢复正常工作的 50%,经过 2 年没有复发,可全天工作,一般 60%~70% 的患者可达标。约 2/3 的患者在病程 3 年后还有轻度的肢体活动障碍;约 10% 的患者病程超过 10 年病变还处于活动状态;25% 的患者在病后 2~3 年症状再次恶化;20%~30% 的患者在病后数年内死亡,死因多为心肌梗死、吞咽和呼吸麻痹及恶性肿瘤,4% 的死亡患者由糖皮质激素的副作用引起。

二、免疫介导的坏死性肌病

免疫介导的坏死性肌病(immune-mediated necrotizing myopathy,IMNM)又称为坏死性自身免疫性肌病(necrotizing autoimmune myopathy,NAM),是一组以肌纤维坏死再生和缺乏炎细胞浸润为特点的炎性肌病。2004 年欧洲神经肌病中心(European Neuromuscular Center,ENMC)标准首次将 IMNM 列为炎性肌病的一个独立亚型,把肌炎特异性抗体相关肌病、副肿瘤性肌病、药物中毒性肌病和病毒性肌炎均划入 IM-NM 的范畴。目前依据肌炎特异性抗体的检查结果分为抗信号识别颗粒(signal recognition particle,SRP)抗体阳性 IMNM、抗 3-羟基 3 甲基戊二酰还原酶(3-hydroxy 3-methylglutaryl coenzyme A reductase,HMGCR)抗体阳性 IMNM 和肌炎特异性抗体阴性 IMNM 者。

【病因与发病机制】

IMNM 发病机制至今未明,根据不同抗体相关的 IMNM 的表现,推测体液免疫、细胞因子和补体系统介导免疫反应共同造成肌肉损害。

【病理】

主要病理改变是散在分布的肌纤维坏死和再生,缺乏或仅有少量 T 细胞浸润。免疫组织化学染色可发现肌纤维膜表达 MHC I,MAC 沉积在小血管壁及毛细血管基底膜。

【临床表现】

1. **抗 SRP 抗体肌病** 发病多在成年期,以 40~70 岁起病为主,有少数儿童起病的病例报道。女性多见,女性和男性比例为 61:39,急性或亚急性发病,少数表现为慢性隐匿发病,多数患者病情快速进展,常在前 5~6 个月进行性加重。对称性近端肌无力,表现为蹲起、上楼梯困难,肌无力症状严重导致行走障碍的患者达 53%~88%;查体可见颈部无力者达 70%,平卧时抬头费力,肩内收肌无力重于外展无力,41%~70% 的患者出现吞咽困难,70% 的患者伴随肌萎缩。43% 的患者出现肌肉疼痛。关节炎的表现可见于 14.3% 的患者。肺部受累者占 21.4%,主要是间质性肺炎。少数患者出现心脏损害,出现频发房性期前收缩、室性期前收缩、左束支传导阻滞等各种类型的心律失常、非特异性 ST-T 改变及心肌纤维化、心肌病、心包炎。少数患者可以合并其他疾病,包括脑病、淀粉肌病、感觉运动性周围神经病、雷诺现象、甲状腺功能低下、干燥综合征、类风湿关节炎和狼疮肾炎。

2. **抗 HMGCR 抗体肌病** 主要见于中老年患者,平均发病年龄为 40~60 岁,有他汀暴露史者发病相对晚。无他汀与有他汀暴露史的患者表现类似,临床上以亚急性和慢性肌无力为主,其肌无力和肌萎缩程度较抗 SRP 抗体肌病轻,部分患者可合并吞咽困难、肌疲劳和肌痛,间质性肺病、皮疹、关节炎等相对少见。抗 HMGCR 抗体肌病合并肿瘤者较多,对免疫抑制剂的反应相对较差从而预后欠佳。

3. **抗体阴性的 IMNM** 经常合并肿瘤,多为中年起病,以四肢近端无力为主,下肢重于上肢,与抗 SRP 抗体肌病和抗 HMGCR 抗体肌病相比,肌无力相对轻。

【辅助检查】

1. **血清肌酸肌酶** 最敏感,在活动期可升高到 50 倍,显著高于 DM 患者。天冬氨酸氨基转移酶、丙氨酸氨基转移酶和乳酸脱氢酶也升高。

2. **肌炎特异性抗体** 以抗 SRP、抗 HMGCR 抗体多见,分别占据 IMNM 的 1/3 和 1/4。

3. **肌电图** 出现多相电位增加、小活动电位、插入活动增多、纤颤电位、正相波、假肌强直放电,肌源性损害合并失神经支配现象也是肌炎的特点。

4. **影像学** 可发现骨骼肌多灶、非对称、非均匀性水肿改变,筋膜和皮下组织多数无明显水肿。IMNM 特别是抗 SRP 抗体阳性者经常伴随不同程度的肌肉脂肪化。

5. **肌肉活检** IMNM 在病理上以坏死肌纤维为主,缺乏炎细胞浸润。但类似改变也可以出现在药物中毒性、内分泌性和感染性肌病中。

【诊断与鉴别诊断】

1. **诊断**

(1) 临床特点:任何年龄发病,呈急性和亚急性起病,对称性肢体近端力弱,伴随颈屈肌力弱,吞咽困难、肌肉萎缩。血清 CK 大于 1 000U/L,多高于 3 000U/L;骨骼肌 MRI 显示肌肉弥漫或斑片状水肿为主,可以伴随脂肪化。

(2) 肌肉病理检查:肌纤维坏死和再生为主,缺乏淋巴细胞浸润,MAC 沉积在肌纤维和小血管壁。

(3) 血清肌炎特异性抗体:阳性。排除其他肌病。

2. **鉴别诊断** 该病的鉴别诊断主要包括和具有类似临床和病理改变的肌营养不良、代谢性肌病和中毒性肌病等进行鉴别。借助的鉴别诊断方法主要是在临床表现的基础上进行肌肉的磁共振、肌肉病理的特殊免疫学染色、基因检查和肌炎的特异性抗体检查。

散发性包涵体肌炎(sIBM)起病年龄较晚而隐匿,其特征性表现为上肢的屈腕和指屈肌的无力,同时伴有下肢股四头肌和胫前肌肌无力,肌肉受累有非对称性,这些特殊的临床表现特点对 sIBM 的诊断几乎和肌肉活检具有同样的价值。sIBM 的病理改变特点是出现肌纤维内镶边空泡和肌内膜为主的 T 细胞浸润,伴随线粒体增生导致的破碎红染纤维。肌肉的 MRI 检查可以发现患者大腿前群的肌肉脂肪化显著。

肢带型肌营养不良 2B 型多在成年期慢性发病,出现四肢对称性的近端或远端无力,血清 CK 显著升高,骨骼肌 MRI 在肢带型肌营养不良 2B 型可见明显的肌肉水肿改变和肌肉的脂肪化。肌肉活检可以出现 IMNM 的病理改变特点,包括肌纤维坏死,再生及坏死肌纤维的 MAC 沉积和 MHC I 弥漫阳性改变。dysferlin 蛋白完全丢失不同于 IMNM。

甲状腺功能减退性肌病表现为急性或亚急性发病,出现四肢近端肌无力和血清 CK 明显升高,个别患者可以合并恶性肿瘤,肌肉活检出现坏死性肌病的特点。甲状腺功能减退的表现,特别是贫血、多睡、低体温、黏液性水肿,肌电图缺乏纤颤电位且运动单位相对正常,一般不出现在 IMNM 中,肌炎特异性抗体检查和甲状腺功能检查可以协助鉴别诊断。

【治疗】

目前主要应用糖皮质激素、硫唑嘌呤及其他免疫抑制剂治疗,比较科学的治疗方法是根据抗体的类型选择治疗措施。多数患者可用大剂量甲泼尼龙冲击治疗,而后改为长期口服,并逐渐减少药物剂量,递减速度可视病情及血清 CK 水平而定。待减至 20mg/d 时,应稳定一段时间再逐渐减量直至停药,总疗程至少需要 2 年。对于抗 SRP 抗体阳性的 IMNM,需要早期联合其他免疫抑制剂及生物靶向制剂或使用 IVIg/血浆置换治疗。

【预后】

本病肌肉受累严重,容易发展为难治性肌炎,导致生活质量和能力下降。但是除了抗体阴性的 IMNM 外,无论多系统损害还是肿瘤发生率相对 DM 均低。

三、散发性包涵体肌炎

散发性包涵体肌炎(sporadic inclusion body myositis,sIBM)是一组 50 岁以上人群发病为主的慢性、进行性骨骼肌炎性变性疾病。已经报道的发病率在(4.9~13)/100 万,而 50 岁人群的发病率在 39.5/100 万。sIBM 在高加索人中占特发性炎性肌病高达 30%,但韩国、南美洲、中东和南地中海地区的发病率较北欧、北美白种人和澳洲白种人低。我国尚无 sIBM 发病率的确切报道。

【病因与发病机制】

sIBM 是一种原发的炎性肌病还是一种变性肌病继发炎性反应还不清楚。浸润的炎细胞具有同源限制性,提示该病的发病和细胞毒性 T 细胞原发介导有关,胞质 5'-核苷酸酶 1A(cytosolic 5' nucleotidase 1A,NT5C1A)可见于 30%~60% 的患者,也提示和免疫异常有关。另外有观点认为,sIBM 是一组肌纤维变性疾病,患者的肌纤维存在阿尔茨海默病特征样蛋白,包括 β-类淀粉蛋白、β-类淀粉前体蛋白、异常磷酸化的 tau 蛋白、α_1 抗胰凝乳蛋白酶、载脂蛋白 E、泛素和细胞朊蛋白,推测肌纤维产生过多的 β-类淀粉前体蛋白,其被切割后所产生的异常 β-类淀粉蛋白在肌纤维聚积并对肌纤维产生毒性作用。空泡肌纤维出现硝基酪氨酸增加,提示一氧化氮诱导的氧化应激也在疾病发生中起到了一定作用。逆转录病毒感染和脊髓灰质炎后综合征的患者其肌肉活检的改变可以和 sIBM 十分相似,也有推测此病和病毒感染有关。遗传因素也可能在疾病的发生中起到一定作用,sIBM 与 HLA-DR3、8.1MHC 祖先单倍型高度相关。

【病理】

骨骼肌的病理改变特点是出现肌内膜为主的炎细胞浸润,以 CD8$^+$T 细胞和单核细胞为主浸润非坏死肌纤维,肌纤维膜 MHC Ⅰ 广泛上调。可见破碎红纤维和细胞色素氧化酶染色阴性肌纤维,成组分布的小角状萎缩肌纤维,肌纤维内出现镶边空泡。在空泡肌纤维和细胞核内发现"阿尔茨海默病特征样蛋白",免疫组织化学染色显示胞质聚集蛋白包括 β 淀粉样蛋白及前体,磷酸化神经丝蛋白,p62 和 TDP43 蛋白。电镜下观察到管丝样包涵体是该病的主要病理特点,包括含有 Aβ 蛋白的斑片状包涵体和包含 p-tau 蛋白的弯曲线形包涵体,前者为 6~10nm 的淀粉样原纤维及非结晶物质,后者为 15~21nm 的双股螺旋丝。

【临床表现】

发病年龄在 10~80 岁,最大发病年龄可达 87 岁,绝大多数患者的发病年龄超过 50 岁。老年男性更易罹患此病,男女比例为 3:1。多数患者起病隐匿,进展缓慢,出现四肢的近端和远端力弱。股四头肌和前臂屈肌(腕屈肌、指屈肌)力弱和萎缩是 sIBM 的特征性临床表现。踝背屈力弱也可以在疾病早期出现。80% 以上的患者肌无力为非对称性分布,以非优势侧受累为主。至少 40% 的患者因口咽部横纹肌及食道肌肉受累出现吞咽困难。30% 的患者可以出现轻度面肌无力。此外 30% 左右的患者存在四肢感觉障碍。除膝腱反射可能因股四头肌力弱而减低外,其他腱反射很少出现异常。

5% 左右的患者存在潜在的自身免疫疾病,如红斑性狼疮、干燥综合征、硬皮病、结节病和血小板减少症等。但与皮肌炎、多发性肌炎不同,很少出现心肌炎、肺部病变和恶性肿瘤。

【辅助检查】

1. 肌酸激酶 多数患者的血肌酸肌酶水平正常或轻度升高,特别在老年患者,升高的幅度一般不超过正常的 10 倍。

2. 肌炎抗体 抗 NT5C1a 抗体可见于 30%~60% 的患者,该抗体可直接造成肌肉损伤,且与疾病严重程度相关。也可见于皮肌炎、多发肌炎、红斑狼疮和干燥综合征等。

3. 电生理检查 肌电图检查可见自发电位和插入电活动增加,出现短小的多相运动单位动作电位和早期募集现象。在 30% 的患者也可以出现宽大的多相运动单位动作电位。30% 的患者进行神经传导速度检查可以发现轻度的轴索性感觉神经病。

4. 影像学 MRI 可以显示受累肌肉由于炎性或水肿改变而出现的异常信号,也可以显示肌肉组织的纤维化改变,严重脂肪化出现在股四头肌(股直肌相对保留)、指伸屈肌和腓肠肌内侧头,是本病 MRI 检查的提示特征,此外肌肉超声和 MRI 检查还可以帮助选择进行活检的部位。

5. 肌肉活检 骨骼肌炎性损害,CD8$^+$T 细胞浸润伴随肌纤维膜 MHC Ⅰ 表达,镶边空泡其内出现管丝包涵体、胞质 p62,淀粉样蛋白和磷酸化神经丝蛋白聚集,为 sIBM 的病理诊断标准。

【诊断】

sIBM 的诊断是在临床表现的基础上进行骨骼肌病理检查,一般在 30 岁以后发病,多数年龄大于 50 岁,缓慢发病,肌酸激酶升高,一般不超过 12 倍。sIBM 目前缺乏诊断金标准,目前临床上多采纳用 ENMC 2013 年发布的诊断标准(表 17-3-2)。

表 17-3-2　散发性包涵体肌炎(sIBM)的诊断标准和分级诊断标准

分类		诊断标准
诊断标准	必须条件	(1) 病程>12 个月 (2) 起病年龄>45 岁 (3) 血清 CK>15 倍正常参考值上限
	临床特征	(1) 伸膝无力重于屈髋无力 (2) 屈指无力重于肩外展无力
	病理特征	(1) 肌内膜炎细胞浸润 (2) 镶边空泡 (3) 异常蛋白沉积或 15~18nm 细丝形成管丝包涵体 (4) MHC-Ⅰ上调
分级诊断标准	临床病理确诊 sIBM	满足①必须条件,②至少 1 个临床特征,③同时具备(1)(2)(3)条病理特征
	临床确诊的 sIBM	满足①必须条件,②2 个临床特征,③具备 1 项或多项但不是全部的病理特征
	很可能的 sIBM	满足①必须条件,②1 个临床特征,③具备 1 项或多项但不是全部的病理特征

【鉴别诊断】

肢体出现无力的患者不是常被误诊为 sIBM,而是 sIBM 常被误诊为其他疾病,特别是运动神经元病、慢性炎性脱髓鞘性神经病、糖尿病性肌萎缩、伴随线粒体异常的多发性肌炎,其次是酸性麦芽糖酶缺乏、遗传性包涵体肌病、眼咽型肌营养不良和多种远端肌病。

家族性包涵体肌病是一个疾病综合征,发病年龄早,具有家族性,其肌肉病理改变和 sIBM 类似,其不同仅在于没有炎细胞浸润。13% 的 sIBM 患者常被误诊为运动神经元病,出现不对称性的肢体无力和肢体远端的无力及吞咽困难和肌肉束颤,常规肌电图检查发现纤颤电位和正锐波,但没有锥体束的体征,疾病进展缓慢和出现严重的屈指无力,肌肉活检可以帮助诊断。

【治疗】

目前尚无研究表明,糖皮质激素或其他免疫抑制剂可以显著改善 sIBM 患者的临床症状,糖皮质激素可以轻度或短暂改善患者症状,只有存在骨骼肌特异性抗体或合并其他结缔组织病的患者,可以获得良好的治疗效果。sIBM 的双盲安慰剂对照试验研究证实部分患者对 IVIg 有效。

康复治疗:有报道显示家庭锻炼可以有助于肌力的恢复,但仍需进一步证实。

【预后】

sIBM 患者的预期寿命不会受到影响,部分患者在病程 10~15 年需要轮椅辅助。

第四节　离子通道病

周期性瘫痪(periodic paralysis,PP)是一组以发作性的肢体肌无力为临床特点的离子通道病,分为原发性和继发性(表 17-4-1),瘫痪发作可以是局限性的,也可以是全身性的,常伴随血清钾的异常。周期性瘫痪中以低钾性最多见,出现率为 1/10 万。我国散发患者居多,合并甲状腺功能亢进的周期性瘫痪主要出现在西班牙和亚洲的男性,出现率达 2%。

一、低钾性周期性瘫痪

低血钾性周期性瘫痪包括家族性和散发性,在周期性瘫痪中属于比较多见,我国患者还和甲状腺功能亢进有关,属于亚洲患者的特点之一。

表 17-4-1　周期性瘫痪的分类

分类	疾病	
原发性周期性瘫痪	家族性低钾性周期性瘫痪	
	家族性高钾性周期性瘫痪	
	先天性副肌强直	
	Andersen-Tawil 综合征	
继发性周期性瘫痪	低钾性周期性瘫痪	甲状腺功能亢进
		醛固酮增多症
		肾小管性酸中毒
		钾耗竭综合征
	高血钾性周期性瘫痪	尿毒症
		饮钾过多
		肾上腺皮质功能不全

【病因与发病机制】

家族性低血钾性周期性瘫痪包括 3 个亚型：①1 型占 70%~80%，致病基因位于 1 号常染色体长臂 q31—q32 的 L-型骨骼肌电压门控钙离子通道蛋白 Cav1.1 α1 亚单位的 *CACNA1S* 基因；②2 型占 10%，致病基因位于 17 号常染色体长臂 q23 的骨骼肌电压门控钠离子通道蛋白 Nav1.4 α1 亚单位 *SCN4A* 基因；③3 型致病基因位于 11 号常染色体长臂 q13—q14 区。

低钾性周期性瘫痪以散发病例为主，大多数找不到致病基因突变，可能与肾小管酸中毒、钾耗竭综合征、醛固酮增多症及甲状腺功能亢进等有关。

【病理】

一般无明显病理改变，部分患者在肌纤维出现空泡或管聚集，也可见个别肌纤维变性、再生和分裂现象。电镜检查显示肌浆网扩张和少量线粒体和糖原堆积，部分肌浆网扩张形成的空泡内充满细颗粒物质，此外可见吞噬空泡和肌纤维变性产物。

【临床表现】

此病是一种显性遗传性疾病，在女性为不全外显，散发型患者比较常见，男性多于女性，而且男性的发作频率和严重程度均大于女性，多数第一次发病在 10~20 岁。家族性患者多在儿童期发病。

一般发病在夜间或早晨，强体力劳动、兴奋、多碳水化合物及多盐饮食、寒冷均可以诱发此病。临床表现为双侧对称性的软瘫，首先累及肢带肌和肢体近端肌，后累及远端肌、颈肌和躯干肌，面肌和膈肌不受累及。严重患者出现呼吸容量减少，腱反射消失，可以合并少尿、多汗和便秘，但意识清楚，每次发作瘫痪的程度可以不同，每次发作持续数小时，偶尔达 2~3 天，肌力恢复正常需要数小时到数天，先受累的肌肉最先恢复。发作次数和严重程度一般随年龄的增加逐渐降低。患者在一生中可以只发作一次，也可以天天发作。多数患者在发作间歇期完全正常，少数发作频繁而严重者出现持续性的肢体近端无力、萎缩和腓肠肌疼痛，有些家族性患者出现缓慢进展的肌病表现。

【辅助检查】

1. 一般检查　低钾性周期性瘫痪患者在发作开始阶段血清钾低于 3.5mmol/L，间歇期正常。肌酸激酶一般正常或轻度升高。个别散发性低钾性周期性瘫痪患者可以存在甲状腺功能亢进、醛固酮增多症、肾小管性酸中毒和严重消耗性疾病。

2. 心电图检查　低钾性周期性瘫痪出现 U 波、T 波低平或倒置，PR 间期和 PT 间期延长，ST 段下降和 QRS 波增宽。

3. 肌电图检查　发作间期正常，在完全瘫痪期间肌肉无动作电位反应。少数患者出现肌源性损害。有诊断价值的肌电图检查是运动诱发实验，阳性率超过 80%。

4. 基因检查　1 型最常见，在低钾周期性瘫痪应当先检查 *CACNA1S* 基因、*SCN4A* 基因，其次是其他类型的基因。

【诊断与鉴别诊断】

诊断此病主要依靠临床症状和发作时血清钾低于正常,心电图显示窦性心动过缓和低钾改变。鉴别诊断包括癔症性瘫痪、急性感染性多发性神经根炎合并低血钾、原发性醛固酮增多症和地方性流行性低血钾软病。

【治疗】

应当避免导致发作的一些不良生活习惯和情况,防止高碳水化合物和高盐饮食,不要剧烈活动和精神紧张,要保暖,进行低盐(2~3g/d)和低碳水化合物(60~80g/d)饮食。轻度发作一般没有必要进行预防药物处理。氯化钾口服不能防止发作,可以预防发作的药物是乙酰唑胺 250~1 000mg/d 或螺内酯 100mg/次,每天 2 次。应当经常测量血清电解质,血清钾正常时应当减少药量。个别患者可以应用二氯苯磺胺每天 3 次,每次 250mg,也可以达到满意的疗效。

诊断确定后在患者发作时尽快给予 2~10g 氯化钾溶于不含糖的液体中(10%~25%)口服,在充分休息 3~4 小时后根据肌力恢复情况、血清钾水平和心电图改变再重复做一次。应当准备呼吸机预防呼吸肌瘫痪的产生。

【预后】

个别低钾性周期性瘫痪患者死于瘫痪的发作期,呼吸肌瘫痪是最常见死因。

二、高钾性周期性瘫痪

高血钾性周期性瘫痪包括家族性和散发性,发生率低于低钾性周期性瘫痪。

【病因与发病机制】

家族性高钾性周期性瘫痪为常染色体显性遗传性疾病,发病主要和 *SCN4A* 基因突变有关,*T704M*、*M1592V* 为热点突变。Andersen-Tawil 综合征 1 型与编码电压门控钾离子通道 Kir2.1α 亚单位的 *KCNJ2* 基因突变有关,未发现该基因突变的归入 2 型。正常钾性周期性瘫痪多是高钾和低钾性周期性瘫痪的特殊表现。获得性高钾性周期性瘫痪常常和尿毒症、饮钾过多及肾上腺皮质功能不全有关。

【病理】

骨骼肌病理检查一般没有明显的病理改变。偶尔可以发现个别肌纤维的萎缩,一般没有肌纤维内的管聚集现象。

【临床表现】

发病年龄在 5 岁前,极个别患者在青春期后发病。发作常出现在早餐前,每次发作持续数分钟到 1 小时,而后自发缓解。剧烈活动、禁食、紧张、寒冷、妊娠、应用糖皮质激素或过量补充钾后可以诱发和加重病情,轻度运动可以抑制发作。瘫痪从下肢开始向近端发展,在 10~15 分钟达到高峰,瘫痪的程度因人而异,语言和吞咽肌常受到影响,呼吸肌一般不受累及。瘫痪可以首先局限在承重肌群,在发作时腱反射消失或降低,个别患者在发作前出现口唇周围和四肢远端麻木及肌束颤动。发作间歇期没有症状。不同患者的发作频率差别很大,开始发作少,而后发作次数增多,一般在 60 岁后停止发作,但频繁发作之后出现持续性的近端肌病。

高钾性周期性瘫痪可见一些少见症状,可以伴肌强直、副肌强直和心律失常,个别患者合并脊髓性肌萎缩或恶性高热,也可以出现共济失调、高弓足。此外,在性连锁遗传性脊髓性肌萎缩可以出现高钾性周期性瘫痪。部分患者存在持续性的近端肌病。

【辅助检查】

1. **一般检查**　高钾周期性瘫痪患者的血钾在发作开始时轻度升高或正常,个别患者在发作间歇期也出现轻度升高。肌酸激酶一般正常或轻度升高。此外需要检查肾脏功能和肾上腺皮质功能。

2. **心电图检查**　高钾患者的心电图出现 T 波高尖改变。

3. **肌电图检查**　发作间期常规肌电图正常,在完全瘫痪期间肌肉无动作电位反应。少数患者出现肌源性损害。

4. **冷水诱发试验**　将前臂浸入 11~13℃水中 20~30 分钟,出现肢体肌无力,停止浸冷水 10 分钟后可恢复为阳性,提示高钾性周期性瘫痪,该试验结合肌电图的运动诱发试验检查阳性率更高。

5. 基因检查　高钾周期性瘫痪应当检查 SCN4A 基因,如果正常再检查 L-型钙离子通道基因。

【诊断与鉴别诊断】

诊断主要依靠临床症状和发作时血清钾高于正常。高血钾一般出现在发作开始时,在恢复期血清钾正常或低于正常。个别患者在发作间歇期的早晨出现轻度血钾升高。心电图显示高血钾改变即 T 波高大。鉴别诊断主要和低钾性周期性瘫痪加以区别,此外还需要排除 Andersen-Tawil 综合征,后者是家族性周期性瘫痪的一个罕见类型,出现周期性肢体无力、严重的心律失常及骨骼畸形是该病的 3 大特点。

【治疗】

由于发作常出现在长时间卧床休息之后,预防发作应当早起和早晨吃足,一般应当一日多餐,高碳水化合物和低钾饮食,不要进行快速紧张的工作和在寒冷状态下暴露时间太长。许多患者通过轻微活动肢体和口服(或按葡萄糖 2g/kg 静脉注射)碳水化合物能阻止和缩短发作。

一些患者可以口服噻嗪类利尿剂和 β-肾上腺素能药物缩短发作,利尿剂可以降低血钾,β 肾上腺素能药物可以刺激钠-钾泵而促进排钾。口服氢氯噻嗪 25mg/次,每日总量 25～75mg,可以缩短发作,静脉注射 0.5～2g 葡萄糖酸钙对部分患者有效。

在发作频繁的患者口服二氯苯磺胺 250～750mg/d 或氢氯噻嗪 25mg/d,可以很好地预防发作,尽可能采用最小剂量,氢氯噻嗪每天或隔日 25mg,一般血清钾不低于 3.3mmol/L,钠不低于 133mmol/L。发作频繁的患者可以每天清晨服氢氯噻嗪 50mg 或 75mg。

【预后】

高钾性周期性瘫痪患者预后良好,一般不导致死亡。多数患者随年龄的增长而发作减少,少数周期性瘫痪的患者在长期发作后出现持续性肢体无力。

三、非肌营养不良性肌强直

非肌营养不良性肌强直是一组以出现肌强直为主要表现的离子通道病,是最常见的骨骼肌离子通道病,包括:

(1) 氯离子通道病:即显性和隐性遗传性先天性肌强直。

(2) SCN4A 钠离子通道病:先天性副肌强直,常常和高钾性周期性瘫痪合并出现。

(3) 非 SCN4A 钠离子通道病。

【病因与发病机制】

骨骼肌的氯离子通道基因(CLCN1)突变导致显性遗传(Thomsen 病)和隐性遗传(Becker 病)两种亚型的先天性肌强直。CLCN1 位于第 7 对常染色体短臂 35 位点,目前已发现至少 275 种不同致病突变,95% 以上为点突变,少数为大片段缺失或重复,突变导致氯离子通道功能障碍。编码电压门控钠离子通道 α 亚单位的 SCN4A 基因错义突变导致先天性副肌强直,基因突变引起钠离子通道温度相关的通透力下降,目前在钠离子通道蛋白基因已经发现 16 个突变点,其中 6 个与先天性副肌强直有关。非 SCN4A 钠离子通道肌强直和钠离子通道蛋白基因突变有关。

【临床表现】

1. 氯离子通道病

(1) Thomsen 病:多在婴儿期发病,少数患者发病年龄在 10～20 岁,男女同样被累及,男性患者临床表现比较严重。表现为全身广泛性肌强直,一般休息后快速主动运动会诱发肌肉强直,而重复活动后症状减轻("热身"现象)。在寒冷、饥饿、疲劳和紧张状态下短期内加重。在妊娠和甲状腺功能低下时肌强直也可以加重。一般下肢受累最明显,头、面、上肢和手指也明显受累及,患者由于肌肉收缩明显延长,精细运动和行走受到干扰,用力咀嚼时口不能迅速张开,手和足不能充分背伸。可以出现肌肉肥大,肌力正常或比正常大。

(2) Becker 病:男性比女性常见,发病年龄在 4～12 岁,临床症状和 Thomsen 病相似,更常见,肌强直更严重,常伴有骨骼肌肥大及跟腱反射减低。症状从下肢发展,数年后累及上肢和咀嚼肌,最后累及所有的骨骼肌,肌强直反应也随病情的发展而加强,一般在 20~30 岁后不加重,少数患者出现肌萎缩和肌无力。有时患者会出现一过性的上肢和手肌的无力,表现为用力抓重物时突然松手。

2. *SCN4A* 钠离子通道病　又称为先天性副肌强直(paramyotonia congenita),出生后发病,用冷水洗面时通过肌强直反应,眼睑关闭而后缓慢睁开,后期出现在寒冷、湿冷及有风的冬天出现手指处于僵直状态,面肌、咀嚼肌和舌肌也出现僵直现象,在温暖状态下上述症状快速消失。下肢一般不受累及。不同于强直性肌营养不良和显性遗传性先天性肌强直,迅速活动受累及的肌肉加重临床症状(无"热身"现象),寒冷后加重,现象更为明显。家族中不同患者的临床表现各异,一些患者在温暖状态下也存在肌强直。一些患者仅出现寒冷状态下的肌强直。一些患者在寒冷状态下马上出现麻痹现象。一些患者既有肌强直症状,也出现温度相关的肌无力,肌无力常在早晨发作,持续数小时,口服钾可以引起发作。肌无力发作或合并高钾性周期性瘫痪一般出现于青少年期,多数患者除寒冷相关的肌强直和周期性瘫痪外没有其他异常。个别患者出现上肢远端性肌萎缩、肌肥大或者在温暖环境工作出现副肌强直性无力。

3. 非 SCN4A 钠离子通道病　出生后发病,寒冷对强直没有影响,包括波动性肌强直、持续性肌强直及乙酰唑胺敏感的先天性肌强直。波动性肌强直的临床特点为肌强直每天出现明显的波动,通常会延迟出现在活动后 10~30 分钟。肌强直持续 0.5~2 小时,而后数天或数周没有肌强直,钾离子摄入可加重强直。持续性肌强直临床表现为颈肩骨骼肌肥大和肌强直,由于胸肌出现肌强直而导致呼吸困难,在儿童可以出现换气过低从而出现低氧血症和意识不清,没有持续性治疗的患者一般不会存活。乙酰唑胺敏感先天性肌强直是指与寒冷无关的肌强直,钾离子摄入可加重强直,而乙酰唑胺可明显改善症状。

【辅助检查】

1. 肌酸激酶　正常或轻度升高。

2. 肌电图　肌强直发放不伴随神经源性或肌源性损害有提示诊断价值。长时运动诱发试验运动后肌肉动作电位波幅下降略超过正常范围,短时运动诱发试验运动后肌肉动作电位波幅下降,活动结束 20~40 秒恢复正常。先天性副肌强直的肌强直反应通过寒冷和活动肌电图针可以加强反应。运动诱发实验可见运动后即刻肌肉动作电位波幅下降,运动后 30 秒至 5 分钟内波幅进一步下降,持续 30~90 分钟或更长时间后逐渐恢复。寒冷降低肌肉动作电位波幅,肌肉松弛缓慢最大收缩时肌力下降,冷水试验为 15℃ 30 分钟。一些患者肌肉收缩力量下降 50%,放松时间延长 0.5~50 秒,另一个试验为最大肌肉收缩 1~2 分钟后肌肉放松明显减慢。

3. 肌肉活检　在本病缺乏特异性。可见肌纤维肥大和核内移,偶尔可见肌浆块形成,没有线粒体堆积及肌纤维坏死再生改变,可见 Ⅰ 型肌纤维占优势。

4. 遗传学检查　先天性肌强直可以针对 *CLCN1* 进行基因突变检查,有 10 余种突变既可导致 Thomsen 型,又可导致 Becker 型。先天性副肌强直主要是检查 *SCN4A* 基因突变。

【诊断与鉴别诊断】

先天性肌强直以肌强直为主要表现,或具有阳性家族史,可以帮助诊断。先天性副肌强直发病常在 10 岁前,在一些家族可以出现类似高钾性周期性瘫痪的自发性肌无力。约 30% 的患者可以出现肌肉肥大。电生理检查结合基因检查可以最后确诊。

鉴别需除外强直性肌营养不良,一般先天性肌强直为全身性,症状比较严重,而强直性肌营养不良以远端肌肉为主,肌强直比较轻,可伴有早发性白内障、内分泌障碍等多系统改变,由于肌肉活检在强直性肌营养不良早期改变不明显,最好的鉴别方法是进行强直性肌营养不良的基因检查。

【治疗】

避免寒冷、紧张、高强度运动等加重诱因,β_2 受体激动剂、去极化肌松剂可以加重肌强直,在该病的患者应当禁止使用。目前尚无临床证据提示哪种药物有效,临床经验提示可选用稳定细胞膜的药物,包括奎宁(200~1 200mg/d)、苯妥英钠(300~400mg/d,治疗药物浓度为 10~20μl/ml)、乙酰唑胺(125~750mg/d)。先天性副肌强直可以通过温水洗浴诱发发作,如果患者必须在寒冷状态下工作,可以口服 100~300mg/d 美西律。

【预后】

肌强直的严重程度在患者一生中保持稳定,患者保持工作能力,寿命不受限。

第五节　肌营养不良

肌营养不良(muscular dystrophies,MD)是一类由遗传基因突变导致的原发性进行性骨骼肌疾病。不同类型的 MD 出现特定肌群的肌力进行性丧失,肌酸激酶呈不同程度升高。发病年龄可从新生儿至成年晚期。根据主要受累肌群的不同及发病年龄,肌营养不良分为多个类型,比较常见的类型包括抗肌萎缩蛋白病、强直性肌营养不良、面肩肱型肌营养不良和肢带型肌营养不良,其他少见的类型还有 Emery-Dreifuss 型肌营养不良、远端型肌营养不良、眼咽型肌营养不良、先天性肌营养不良。

一、抗肌萎缩蛋白病

抗肌萎缩蛋白病(dystrophinopathy)是一种性连锁隐性遗传性肌病,主要包括 Duchenne 型肌营养不良(Duchenne muscular dystrophy,DMD)和 Becker 型肌营养不良(Becker muscular dystrophy,BMD)。DMD 是我国最常见的 X 连锁隐性遗传性肌病,发病率约为 1/3 500 活产男婴。BMD 相对少见,预期患病率约为 1/17 500 活产男婴。

【病因与发病机制】

DMD 是已知最大的基因,含 79 个外显子,转录成 14kb 的 mRNA,编码 3 685 个氨基酸,产生 427kDa 的抗肌萎缩蛋白。抗肌萎缩蛋白是肌膜下肌质内的细胞骨架蛋白,它与肌膜上抗肌萎缩相关糖蛋白结合,形成紧密连接的抗肌萎缩蛋白-糖蛋白复合体,后者在细胞外与基质中层粘连蛋白-2 结合,在细胞内与肌动蛋白等连接,对维持细胞膜的完整性及力量的传递具有重要作用。人类有 4 种全长的和 4 种截短的抗肌萎缩蛋白剪切体。抗肌萎缩蛋白有 4 个结构域,即 N 端肌动蛋白结合区、杆状区、半胱氨酸富集区和 C 端区。半胱氨酸富集区含钙结合部位,其 N 端和杆状区的 C 端共同参与连接膜蛋白 β-抗肌萎缩相关糖蛋白。C 端区有很多磷酸化位点,与多种膜蛋白结合。*DMD* 基因突变主要导致 DMD 和 BMD。90% 的 DMD 为框外突变所致,这些突变产生提前终止密码,导致过早停止转录信使 RNA,产生了可以被迅速降解的不稳定的 RNA,最终导致不能合成抗肌萎缩蛋白。如果突变保持翻译阅读,出现框内缺失,则产生质和量均降低的抗肌萎缩蛋白,导致 BMD。尽管最常见的遗传模式为 X 连锁隐性遗传,但该病有较高的散发突变率,占近 30%。这与 *DMD* 基因太大,容易发生随机突变事件有关。非家族性 DMD 患者还可能由生殖细胞的 X 染色体嵌合引起。

抗肌萎缩蛋白缺陷后引起一系列继发改变(如机械性膜损伤,钙离子通透性异常和慢性细胞内钙超载,异常免疫反应,信号转导功能异常等)而导致进行性肌纤维坏死,另外慢性炎症和肌纤维变性后出现异常纤维化,丧失再生能力,从而使临床症状恶化。在不同肌纤维中及不同年龄阶段时死亡肌纤维(凋亡和坏死)有所不同,相邻肌群中可出现完全正常和成片坏死的肌纤维。

【病理】

主要病理改变是肌纤维出现肥大、发育不良、坏死、再生和嗜酸性改变,伴随出现慢性炎症和结缔组织增生。其中 DMD 的肌纤维坏死和再生多为灶性分布,而 BMD 的肌纤维再生和坏死多轻微或分散出现。肌纤维的抗肌萎缩蛋白完全缺乏或不同程度减少,且在 DMD 和 BMD 患者表达程度存在显著差异。

【临床表现】

DMD 起病于儿童早期(3~5 岁),多数患者在出生后有运动发育延迟,在 3 岁前可以站立和行走,但随后出现运动发育停止并倒退,多不能正常跑步,或跑步时易跌倒。6~11 岁出现对称性持续性肌力下降,肌无力在躯干和四肢近端为主,下肢重于上肢。由于髂腰肌和股四头肌无力而登楼及蹲位站立困难,行走时腰椎前突,身体向两侧摇摆,形似鸭步;由仰卧站立时须先转为俯卧位,然后屈曲膝关节及髋关节,同时用手支撑躯干呈俯跪位,接着双手顺次支撑双足背、双小腿、双膝和双大腿,方能直立(Gower 征阳性）。肩胛带肌肉受累，出现举臂无力，因前锯肌和斜方肌无力，不能固定肩胛内缘，使肩胛游离呈翼状支于背部，出现翼状肩胛。腓肠肌假性肥大见于90%以上的患儿。膝腱反射常在病程早期即减弱或消失，跟腱反射可存在多年。疾病早期肌萎缩多不明显，随着病情的发展，伴随出现四肢近端肌萎缩和大关节挛缩。多在8~12岁不能独立行走。10余岁出现心肌病变，18岁后均有心肌病表现。所有患者存在一定程度非进展性认知障碍。因活动减少，故骨密度减低，容易骨折。DMD患者早期因平滑肌受累出现胃动力障碍，也可以出现巨结肠、肠扭转、肠痉挛和吸收障碍等。

BMD发病于7~19岁，病情进展较慢，肌无力开始出现在盆带肌和下肢肌。5~10年后发展到肩带肌和上肢肌，晚期躯干肌、胸锁乳突肌和肢体远端肌也受到累及。屈颈肌力保存。常伴腓肠肌肥大，可出现运动诱发的肌痉挛。病程晚期可出现肘关节挛缩，常合并有弓形足、心脏和智能异常。比较轻的BMD表现为肌肉痉挛疼痛综合征，早期出现肌肉疼痛和痉挛，没有肌肉力量下降。

*DMD*基因相关心肌病，可以出现在DMD和BMD，也可以单独出现，以左心室扩张和充血性心力衰竭为特点，男性患儿在10余岁时病情迅速进展，20多岁出现心力衰竭症状，诊断后1~2年内死亡。平均死亡年龄为30~40岁。

女性症状性*DMD*突变基因携带者。大部分女性携带者无症状，但由于X染色体失活偏移（skewed X-inactivation），肌纤维中超过半数的X染色体表达突变基因，可表现出不同程度的肌无力。少数女性可有典型DMD表型，可能是包含Xp21.2在内的X染色体的重组或缺失，X染色体完全缺失如Turner综合征或X染色体单亲二倍体。*DMD*突变的女性携带者发生扩张型心肌病的概率较高。

邻近基因缺失综合征伴其他X连锁疾病包括色素性视网膜炎、慢性肉芽肿病、McLeod表型综合征、甘油激酶缺乏症及肾上腺发育不良。

【辅助检查】

1. **血生化**　早期CK水平可达正常人的50倍以上，出生后即可不正常，疾病晚期逐渐下降。CK升高的程度与病情严重性无关。

2. **电生理检查**　肌电图出现肌源性损害的表现，如果CK升高达数千，没有必要进行该检查。心电图可以发现窦性心动过速等异常。

3. **肌肉影像**　骨骼肌磁共振显示大腿肌群不同程度脂肪浸润伴随轻中度水肿，其中半腱肌、股薄肌、长收肌和缝匠肌相对保留和/或肥大的固定模式，称为"三叶一果征"，对本病有提示诊断价值。此外MRI下的肌肉脂肪化也可作为疾病进展监测指标。

4. **肌肉活检**　骨骼肌呈肌营养不良样病理改变，抗Dystrophin抗体进行免疫组化染色可见DMD的肌纤维缺乏抗肌萎缩蛋白，在BMD只有部分肌纤维膜缺乏该蛋白，但是由于受抗原表位识别所限，抗肌萎缩蛋白染色正常不能除外BMD的可能性。

5. **基因检查**　DMD基因突变包括整个基因缺失、1个或多个外显子缺失或重复、小片段缺失、插入及单个碱基改变。在DMD/BMD，部分缺失或重复集中在2个重组热点，1个接近5'端，包含2~20外显子（30%），另一个包含44~53外显子（70%）。对于临床疑诊DMD/BMD患者，首先进行多重连接探针扩增检测大片段缺失重复（占70%~75%），如阴性再进行基因测序检出微小变异（约占23%）。由于该病具有典型的临床表现，不建议采取二代测序方法对初诊患者进行检查。尽管如此，2%~3%的患者不能查到突变的基因。

【诊断与鉴别诊断】

1. **诊断**　一般根据5岁前发病、缓慢发展的四肢无力、腓肠肌肥大、血清CK显著增高可以初步考虑DMD，如果在5岁后发病，疾病发展相对缓慢和CK升高不显著，可以初步考虑为BMD。在此基础上首先进行DMD基因检查，所有的DMD及85%的BMD可以通过基因检查而明确诊断。

2. **鉴别诊断**

（1）肢带型肌营养不良2C~2F型：也称为DMD样肌营养不良，出现四肢近端的肌无力及腓肠肌肥大，CK不同程度的增加，磁共振可以看到类似DMD或BMD的肌肉改变。肌肉的病理检查可以发现部分类型也出现肌纤维的继发性抗肌萎缩蛋白丢失，但原发病的蛋白丢失更为严重。唯有基因检查可以区别。

（2）先天性肌营养不良：出生后就出现四肢无力，多无腓肠肌肥大，CK 轻中度增加，肌肉磁共振的改变不同于 DMD 患者。肌肉的病理检查不会出现显著的抗肌萎缩蛋白丢失。

（3）近端型脊髓性肌萎缩：出现四肢近端无力，个别患者出现腓肠肌肥大，CK 正常或轻度升高，肌电图为神经源性损害。

【治疗】

治疗前应行各种检查对肌肉、心脏、脑进行评估，适宜的治疗可延长生命，改善生活质量。

1. **低脂肪、低糖饮食** 多吃蔬菜、水果，摄取丰富的维生素，少量多餐，防止发生肥胖，加重运动困难。保证维生素 D 和钙剂的摄入，防止骨折。

2. **物理康复** 尽可能保持肌肉功能，防止肌肉萎缩和关节挛缩。热疗有助于改善局部血液循环，按摩对于防止关节挛缩有帮助。水下运动有助于克服阻力进行运动锻炼。支具的应用对防止畸形和挛缩有重要价值。严重的脊柱侧弯应行手术矫形，以改善呼吸功能，跟腱松解术有助于维持运动功能，在一定时间内可提高生活质量。呼吸肌瘫痪者早期应用呼吸机辅助呼吸可以有效延长患者的生存时间。

3. **药物治疗**

（1）糖皮质激素：对延缓疾病发展的作用已得到肯定，可改善肌肉力量和功能，延长行走能力 2~5 年，将 DMD 患儿的平均死亡年龄从 16 岁延长到 25 岁。一般在 4 岁开始应用，具体用法为泼尼松 0.75mg/(kg·d)。大多数主张连续用药，也可采取周末疗法或间断用药以减轻副作用，用药过程可根据副作用情况减低剂量。糖皮质激素在 BMD 患儿应用疗效有限。

（2）基因治疗：包括已应用于临床的针对异常终止密码子的阿塔鲁伦（PT-124），针对 51 号外显子跳跃的依特普森。

（3）其他药物：艾迪苯醌可延缓患者呼吸功能减退，每天用量 450~900mg，也可应用辅酶 Q$_{10}$；其他增加肌肉容积、抑制肌肉炎症和纤维化、抑制钙超载的药物均有相关临床试验进行。

【预后】

没有治疗的 DMD 多在 8~12 岁不能独立行走。在 15~25 岁死亡，常死于呼吸和心力衰竭，30% 的患者死于心脏病。应用呼吸机可使寿命延长 6~25 年。BMD 一般在 16 岁以后不能独立行走，病程可达 25 年以上，平均死亡年龄为 45 岁，50% 的患者死于心脏病。

二、强直性肌营养不良

强直性肌营养不良（myotonic dystrophy，DM）是一种常染色体显性遗传性骨骼肌疾病，为第二常见的肌营养不良。主要包括 DM1 和 DM2 两种类型。DM1 的患病率约为是 1：7 400，而 DM2 相对罕见。

【病因与发病机制】

DM1 和 DM2 都由多核苷酸重复扩展引起。1 型（DM1）为 19 号染色体长臂上 *DMPK* 基因 3' 端非编码区 CTG 三核苷酸重复序列异常增多所致，在正常状态下该基因 CTG 的重复次数为 4~40 次，重复增加到 50 次以上就可以导致疾病发生。DM2 则为 3 号染色体长臂上的 *ZNF9*（*CNBP*）基因 1 号内含子 CCTG 四核苷酸重复序列异常增多所致，正常人 CCTG 的重复扩展次数为 10~30 次，扩展次数超出该范围就可以导致疾病发生。重复扩展产生的"有毒 RNA"可以干扰其他蛋白的合成，导致发病。

【病理】

肌纤维直径变异加大，出现肥大和萎缩，特征性的改变是多个核内移现象和肌浆块形成，其中先天性强直性肌营养不良类似中央核肌病。此外可见肌纤维坏死和再生，间质出现脂肪和结缔组织增生。所有改变没有特异性，在个别患者可见梭内肌纤维明显增多和出现神经源性组织综合征样的小灶状肌纤维萎缩。酶组织化学检查发现肌纤维不成熟和 I 型肌纤维发育不良。

【临床表现】

1. **先天性强直性肌营养不良** 出生时即表现严重的全身肌张力低下和肌无力，2/3 的母亲在分娩时没有临床表现，虽然有高 CTG 重复，但重复的程度和临床严重程度无关，因为双侧面肌瘫痪，可出现上唇呈倒置的"V"形,又称"鱼形嘴",常伴呼吸功能不全而早期死亡。腱反射通常存在。存活者运动功能逐渐改善,可独走,但最终还是发生进行性肌病,6岁以后肌强直明显,成年期出现典型的强直性肌营养不良表现。50%~60%的患儿可有智力发育障碍。

2. **DM1型**　多在20~40岁起病,多有家族史,起病隐匿,缓慢进展。最常见的临床表现为肌强直、全身肌无力和肌萎缩。

（1）肌强直:是随意收缩或电刺激后肌肉延迟放松,主要累及面和颈肌,肢体肌肉以远端受累及为主,面肌、前臂肌和手部肌肉受累不如先天性肌强直明显,肌肉僵直常常在寒冷状态下明显,体检发现用力闭眼后睁眼延迟,双眼上视后突然下视眼睑处于收缩状态,握拳后不能迅速松开,反复活动出现肌强直的肌肉,肌强直反应会逐渐减轻,用叩诊锤叩击肌肉可以诱发出肌强直现象。在严重肌无力的肌肉一般无肌强直。

（2）肌无力和萎缩:主要累及面肌、口咽肌、颞肌、胸锁乳突肌和四肢远端肌,面肌无力和萎缩出现睡眠松弛表情和张口,闭眼时睫毛外露。颞肌萎缩,瘦长脸型,称为"斧型脸"。胸锁乳突肌萎缩出现细颈,头前倾,由于相应肌肉受累及可以有构音障碍,如鼻音和吞咽困难,四肢远端肌肉无力,出现前臂和手部小肌肉萎缩,导致伸指无力和足下垂,行走时有跨阈步态。多数患者远端肌肉萎缩非常明显。呼吸肌也可受累,出现肺泡通气下降。疾病后期累及四肢近端肌肉,多数患者保留行走能力。

（3）其他症状:伴随中枢神经系统、内分泌系统、眼、骨骼、皮肤、呼吸器官、免疫和造血系统异常。神经系统损害导致听力下降和周围神经病,少数患者出现智力下降,多数患者睡眠过度。部分患者出现白内障,应用裂隙灯检查98%的患者出现白内障,瞳孔紧张反应通过瞳孔照相可以发现,常常存在眼压下降,此外可见视网膜变性、角膜溶解和睑炎。心脏异常表现为心脏传导阻滞、心肌病,58%~87%的患者出现心电图改变,心脏传导异常是导致患者死亡的主要原因。内分泌异常,出现秃顶、糖尿病。50%~80%的男性患者睾丸萎缩和性功能减退。50%的女性患者出现月经紊乱,妊娠期可出现羊水过多、胎动减少、臀位、宫缩乏力致产程延长、早产及流产。胃肠道症状出现便秘和肛门括约肌松弛。骨骼改变出现胸部脊柱后突畸形。83%的男性和16%的女性患者出现宽额头。

DM1型随着CTG重复数增多病情逐渐加重,在同一家族中常呈现"遗传早现"。

3. **DM2型**　DM2通常也有肌强直,早期近端肌肉受累,面肌无力在DM2很罕见,白内障也有发生,出现前额秃顶、性腺萎缩和心脏受累。心脏功能障碍和中枢神经系统受累也不如DM1常见,症状相对轻,临床变异大,常常合并自身免疫性疾病。

【辅助检查】

1. **血生化**　CK正常或轻度升高。

2. **内分泌检查**　促卵泡释放激素、绒毛膜促性腺激素升高,35%的患者糖耐量异常或胰岛素升高。

3. **肌电图**　针极肌电图肌强直放电合并肌源性损害对本病有提示诊断价值。

4. **肌肉活检**　肱二头肌的病理改变最明显,可见肌纤维出现肥大和萎缩,大量多核内移现象及肌浆块和环状肌纤维。

5. **基因检测**　发现DM1和DM2相关基因突变。

【诊断与鉴别诊断】

1. **主要诊断依据**　包括临床表现存在肌肉无力和强直现象,伴随其他系统损害表现。肌电图证实肌强直电位。裂隙灯下检查发现特征性白内障。DNA检查发现异常的$[CTG]_n/[CCTG]_n$重复扩增。

2. **次要的诊断依据**　包括血清CK水平轻度增高,肌活检显示大量核内移现象和肌浆块。

3. **鉴别诊断**

（1）先天性肌强直:肌萎缩和无力不明显,肌强直突出,肌肉存在均匀性肥大。CK正常,肌电图主要为肌强直放电,没有肌源性损害。肌肉磁共振检查正常,病理检查一般不会发现大量的肌纤维核内移现象。

（2）面肩肱型肌营养不良:出现面部和肢体近端的肌肉无力,有突出的翼状肩胛,少有肌强直现象。肌肉磁共振可以看到非对称性肌肉脂肪浸润。肌肉活检没有明显的肌纤维核内移现象。

【治疗】

肌强直影响日常生活及工作可服用卡马西平及苯妥英钠;肌痛可服用加巴喷丁或三环抗抑郁药;肌无力可试用改善脂肪线粒体代谢药物。白内障影响视力可手术治疗。若男性患者睾酮下降出现症状可行替代治疗。每年查空腹血糖及糖化血红蛋白,若确诊糖尿病可服控制血糖药;合并甲状腺功能低下会使部分患者肌无力加重,甲状腺功能纠正后能部分恢复肌力。女性患者妊娠需做产前检查;女性患者较男性患者生育出先天性强直性肌营养不良的患儿可能性大,必要时做产前诊断。

麻醉问题:强直性肌营养不良患者全身麻醉时出现肺不张、肺部感染等肺部并发症的概率较正常人增加,且需慎用新斯的明、维库溴铵、氟烷等。

【预后】

DM1 患者的寿命缩短,尤其是发病早及近端肌受累者。多数患者在 40~60 岁时出现行动和工作困难,而且由于心力衰竭、心律失常、呼吸无力肺部感染而过早死亡。老年起病者症状较轻微,有的仅表现为白内障。

三、面肩肱型肌营养不良

面肩肱型肌营养不良(facioscapulohumeral muscular dystrophy,FSHD)是第三常见的肌营养不良类型,仅次于强直性肌营养不良和抗肌萎缩蛋白病,其发病率是(1~5)/10 万。根据致病基因不同,分为 FSHD 1 型(占 95%)与 FSHD 2 型(占 5%)。

【病因和发病机制】

面肩肱型肌营养不良为常染色体显性遗传。其中,FSHD 1 型的致病基因定位于染色体 4q35 一段 3.2kb 的 DNA 重复单位(*D4Z4* 序列)。正常人 *D4Z4* 重复次数为 11~100 次,而 FSHD 1 型患者 *D4Z4* 重复次数为 1~10 次,引起该区域低甲基化,染色体松弛,导致末端 *DUX4* 基因的转录。但由于 *DUX4* 转录子必须位于 A 等位基因才可稳定,因此只有 4qA 染色体上的 *D4Z4* 序列重复次数减少才可导致 FSHD 1 型的发生。FSHD 2 型是 *SMCHD1* 基因的突变导致 4qA 染色体上的 *D4Z4* 基因低甲基化而引起 *DUX4* 基因的转录所致。而 DUX4 蛋白作为转录因子,其异常表达导致数百个基因的调控异常。

【病理】

肌肉活检可以发现病理改变变异非常大,有的患者出现明显的肌营养不良改变,也可以表现为非常小的肌纤维分散出现在大肌纤维之间,约 1/3 的患者伴随肌内膜 CD4$^+$ 或 CD8$^+$ 炎细胞浸润。少数患者的肌纤维出现镶边空泡或嗜酸性的沉积物。

【临床表现】

发病年龄为 10~50 岁,多在 20 岁以前出现临床症状。在一些家系中可以看到在 10 岁以前发病的婴儿病例。疾病进展快慢不一,有些人可能缓慢和轻微,而另一些人进行性加重。男性多见,具有遗传早现现象,即在连续几代的病例中发病年龄提前。

面部和肩带肌无力是该病标志性症状。症状的发展规律多从面肌到上肢肌肉,再到盆带肌肉,95% 的患者在 30 岁出现面肌无力,特别是眶周肌肉,睡眠时眼睛半睁,导致角膜损害。查体发现睫毛征阳性,不能吹哨、噘嘴和鼓腮,伴随构音障碍。肩带肌肉无力会导致手臂上抬困难,出现翼状肩胛,伸腕力弱明显。累及躯干和骨盆的肌肉,造成严重的脊椎前弯和无法步行,特别是上下楼困难。腹部肌无力导致 Beevor 征。该病可以单独影响脊柱旁肌肉,导致中轴肌病和脊柱前倾综合征。

部分患者可有呼吸功能障碍。不会出现心肌病,但可能发生心脏传导阻滞。个别患者会有听力的丧失、视网膜微血管病变、智力下降及癫痫发生。

【辅助检查】

1. **血生化**　血 CK 正常或升高低于正常高限的 5 倍。

2. **肌电图**　多为肌源性损害,个别患者神经源性损害。

3. **MRI**　可以证实该病的骨骼肌非对称性分布特点,出现中轴肌肉损害的患者可以表现为脊柱旁肌肉的显著萎缩。

4. 肌肉活检　肌肉活检可以发现病理改变变异非常大,有的患者出现明显的肌营养不良改变。也有的患者仅出现个别小的肌纤维。

5. 基因检查　是目前的主要确诊手段。脉冲场电泳结合 Southern 杂交可检测 *D4Z4* 重复次数,但应结合单倍型分析,如 4qA 染色体上片段长度为 10～38kb,可认为致病。此外,高通量单分子测序技术亦可用于检测 *D4Z4* 重复次数。如未检测到阳性发现,应进一步检测 *SMCHD1* 基因。

【诊断与鉴别诊断】

1. 诊断　根据典型的面部和肩带肌无力表现、血清 CK 轻度升高和肌源性肌电图改变可以初步考虑到 FSHD 的可能性,通过基因检查可以确定诊断。

2. 鉴别诊断　需要排除其他青少年或成年发病以累及面肌为特点的骨骼肌疾病。

(1) 强直性肌营养不良:也出现面肌瘫痪,但四肢远端肌肉存在显著的肌强直现象和肌无力,此外伴随秃头和内分泌异常,翼状肩胛不明显。基因检查可以发现 DM1 和 DM2 相关基因突变。

(2) 眼咽型肌营养不良:以眼球运动障碍为主,伴随出现吞咽困难,但面肌无力不显著,四肢近端的无力仅出现在部分患者,翼状肩胛不明显。基因检查发现多聚腺苷酸结合蛋白核 1 基因第 1 外显子(GCG)的异常扩增或(GCA)插入。

(3) 眼咽型远端型肌营养不良:以眼球运动障碍、吞咽困难和四肢远端无力为主要表现。翼状肩胛不明显。

【治疗】

重点进行康复治疗,目前没有任何药物证明可以延缓疾病的发展,包括糖皮质激素。对于患者的闭眼困难,应当防止干燥性角结膜炎的发生,可以在患者睡眠时用胶纸把眼睛暂时封起来,防止角膜干燥。

对于翼状肩胛采取手术治疗,把肩胛骨固定在胸壁上可以改善上肢的活动。

此病可以进行产前诊断。包括反义寡核苷酸、microRNA 等在内的基因治疗目前正在临床试验阶段。

【预后】

有些患者累及躯干和骨盆带肌肉,造成严重的脊椎前弯和无法步行。腹部肌无力常出现在疾病的晚期。患者寿命一般不缩短。极个别患者发展迅速,在 20 岁即不能行走。

四、肢带型肌营养不良

肢带型肌营养不良(limb-girdle muscular dystrophy,LGMD)是一组以累及盆带和肩带肌为主要临床特点的遗传性肌病。传统上,显性遗传型被归为 LGMD 1,隐性遗传型则被归为 LGMD 2。每个位点按字母顺序加以后缀而命名。现在已经确定了由不同基因突变所致的 7 个显性(LGMD 1A～1G)和 26 个隐性遗传类型(LGMD 2A～2Z)。2018 年提出了新的命名系统,常染色显性遗传类型被依次命名为 LGMD D1～D5,常染色体隐性遗传类型被依次命名为 LGMD R1～R24。国际上现多采用 2 种分类并行的表示方法。LGMD 属于第 4 种常见的肌营养不良类型,发病率较面肩肱型肌营养不良低。不同类型的 LGMD 的发病率具有很大的差异,不同地区存在某种特定亚型的高发病率。LGMD 2A/R1、LGMD 2B/R2 在欧洲国家及我国都是最多见类型。

【病因与发病机制】

LGMD 不同亚型存在各自的突变基因(表 17-5-1),其中部分类型的编码蛋白不清楚。不同的基因突变导致各种肌纤维细胞外基质蛋白、肌膜蛋白、肌节相关蛋白、核膜蛋白及酶等缺陷,出现不同的肌纤维的发育障碍。

【病理】

肌纤维出现发育不良、肥大,伴随间质增生。可以存在肌纤维的坏死和再生改变,LGMD 2A/R1 存在分叶样肌纤维,LGMD 2B/R2 可以发现坏死肌纤维及大量的炎细胞浸润,LGMD 2I/R9 的肌纤维可以发现许多空泡。在部分类型免疫组织化学或蛋白定量分析可以发现蛋白的缺乏,LGMD 2A/R1 的钙蛋白酶 3 缺失,LGMD 2B/R2 存在 Dysferlin 蛋白缺乏。

表 17-5-1 各类型肢带肌营养不良相关的基因与蛋白

类别	新命名	旧命名	致病基因	缺陷蛋白
常染色体显性遗传	LGMD D1	LGMD 1D	*DNAJB6*	DnaJ 热休克蛋白家族成员 B6
	LGMD D2	LGMD 1F	*TNPO3*	转运蛋白 3
	LGMD D3	LGMD 1G	*HNRNPDL*	异质性核内核蛋白 D 样蛋白
	LGMD D4	LGMD 1I	*CAPN3*	钙蛋白酶 3
	LGMD D5		*COL6A1*	胶原Ⅳ型 α1 链
	已删除	LGMD 1A	*MYOT*	Myotilin 蛋白
	已删除	LGMD 1B	*LMNA*	核纤层蛋白 A/C
	已删除	LGMD 1C	*CAV3*	小窝蛋白 3
	已删除	LGMD 1E	*DES*	Desmin 蛋白
常染色体隐性遗传	LGMD R1	LGMD 2A	*CAPN3*	钙蛋白酶 3
	LGMD R2	LGMD 2B	*DYSF*	Dysferlin 蛋白
	LGMD R3	LGMD 2D	*SGCA*	α-肌聚糖蛋白
	LGMD R4	LGMD 2E	*SGCB*	β-肌聚糖蛋白
	LGMD R5	LGMD 2C	*SGCG*	γ-肌聚糖蛋白
	LGMD R6	LGMD 2F	*SGCD*	δ-肌聚糖蛋白
	LGMD R7	LGMD 2G	*TCAP*	Telethonin 蛋白
	LGMD R8	LGMD 2H	*TRIM32*	TRIM32 蛋白
	LGMD R9	LGMD 2I	*FKRP*	Fukutin 相关蛋白
	LGMD R10	LGMD 2J	*TTN*	Titin 蛋白
	LGMD R11	LGMD 2K	*POMT1*	蛋白 O-甘露糖基转移酶 I
	LGMD R12	LGMD 2L	*ANO5*	Anoctamin 5 蛋白
	LGMD R13	LGMD 2M	*FCMD*	Fukutin 蛋白
	LGMD R14	LGMD 2N	*POMT2*	蛋白 O-甘露糖基转移酶 2
	LGMD R15	LGMD 2A	*POMGNT1*	蛋白 O-联甘露糖-(β1,2)-N-乙酰葡糖氨基转移酶 1
	LGMD R16	LGMD 2P	*DAG1*	肌营养不良聚糖 1
	LGMD R17	LGMD 2Q	*PLEC1*	Plectin 蛋白
	LGMD R18	LGMD 2S	*TRAPPC11*	运输蛋白颗粒复合体 11
	LGMD R19	LGMD 2T	*GMPPB*	GDP-甘露糖焦磷酸酶 B
	LGMD R20	LGMD 2U	*CRPPA*	GDP-L-核糖醇焦磷酸酶 A
	LGMD R21	LGMD 2Z	*POGLUT1*	蛋白 O-葡糖基转移酶 1
	LGMD R22		*COL6A1/2/3*	胶原Ⅵ亚基 A1、A2 或 A3
	LGMD R23		*LAMA2*	层粘连蛋白 α2 亚基
	LGMD R24		*POMGNT2*	蛋白 O-联甘露糖-(β1,4)-N-乙酰葡糖氨基转移酶 2
	已删除	LGMD 2R	*DES*	Desmin 蛋白
	已删除	LGMD 2V	*GAA*	酸性 α-葡糖苷酶
	已删除	LGMD 2W	*LIMS2*	LIM 锌指结构域包含蛋白 2
	已删除	LGMD 2X	*BVES*	血管心外膜物质
	已删除	LGMD 2Y	*TOR1AIP1*	Torsin 1A 相互作用蛋白 1

【临床表现】

所有 LGMD 均起病隐匿,可以儿童或成人发病,共同临床特征是骨盆和肩胛带肌肉出现不同程度的进行性无力,表现为行走、跑步及爬楼梯困难,部分患者可见肌肉肥大,跟腱挛缩出现脚尖走路。在 LGMD 2B/R2 和 Miyoshi 肌病中患者不能用脚尖行走,在 LGMD 2A/R1 和 LGMD 2C~2F(LGMD R5、R3、R4、R6) 中翼状肩胛最明显,在 LGMD 2A/R1 和/或 Miyoshi 肌病中可有腓肠肌萎缩。面部肌肉通常不受累。部分亚型可以出现多系统受累,包括心脏、呼吸系统。各种亚型的临床表现略有差异(表 17-5-2)。LGMD 2C~2F(LGMDR5、R3、R4、R6)统称为 Sarcoglycan 肌病,部分患者的临床表现和 DMD 类似,起病于 1~15 岁,表现为不同程度的躯干及四肢近端无力,可有腓肠肌肥大、翼状肩胛及脊柱前凸,多数患者在发病 10 年后不能行走,心脏受累常见。LGMD 2N/R14 和 LGMD 2B/R2 和 Miyoshi 肌病的临床表现及病理改变类似。

表 17-5-2　常见 LGMD 亚型的临床表现

亚型	发病年龄/岁	临床表现	CK 含量
LGMD 1D/D1	<25	近端无力,少数有吞咽困难	<3 倍参考值
LGMD 1F/D2	1~58	近端无力,晚期远端无力,发病早进展快	<15 倍参考值
LGMD 1G/D3	30~47	轻度近端无力,晚期指趾屈受限	<10 倍参考值
LGMD 2A/R1	2~40	四肢无力,腓肠肌萎缩,部分晚期不能行走	<80 倍参考值
LGMD 2B/R2	17~23	轻度下肢远端无力,30 岁后不能行走	<70 倍参考值
LGMD 2C/R5、2D/R3、2E/R4、2F/R6	3~15	类似 DMD,严重近端无力,腓肠肌肥大,16 岁不能行走	<50 倍参考值
LGMD 2G/R7	9~15	轻度四肢无力,腓肠肌肥大,心脏损害	<30 倍参考值
LGMD 2H/R8	15~30	四肢近端无力,颈无力,晚期不能行走	<20 倍参考值
LGMD 2I/R9	10~40	四肢近端无力,腓肠肌肥大,晚期不能行走	<100 倍参考值
LGMD 2J/R10	5~25	四肢近端无力,晚期远端受累	<2 倍参考值
LGMD 2K/R11	1~3	认知障碍,轻度无力,腓肠肌肥大	<40 倍参考值
LGMD 2L/R12	11~50	股四头肌无力,肌痛,腓肠肌肥大	<30 倍参考值
LGMD 2M/R13	<0.5	四肢无力,腓肠肌肥大,不能行走	<40 倍参考值
LGMD 2N/R14	<1	运动发育延迟,腓肠肌肥大	<18 倍参考值

【辅助检查】

1. **血清 CK**　呈不同程度升高。

2. **肌电图**　肌源性损害的特点。个别类型的 LGMD 患者呈神经源性损害。

3. **肌肉 MRI**　可以协助确定肌肉病变的分布特点,并对诊断加以提示。

4. **肌肉活检**　可以发现肌纤维出现肌营养不良改变。不同类型的 LGMD 可以通过免疫组织化学染色及免疫印迹检测明确缺陷蛋白。

5. **基因检查**　可以协助 LGMD 的诊断。由于不同 LGMD 亚型的临床表现存在相似性,二代测序技术可同时高通量检测许多不同基因,从而在 LGMD 的诊断中具有较高的价值。

【诊断与鉴别诊断】

1. **诊断**　患者出现缓慢进展的四肢近端无力、CK 升高和肌电图呈肌源性损害,首先应当进行肌肉活检,确定是否为肌营养不良,而后首先排除性连锁的抗肌萎缩蛋白病,再确定是 LGMD。不同 LGMD 亚型的诊断主要依靠骨骼肌的免疫组织化学或免疫荧光染色确定是哪种蛋白的脱失,最终可进行基因检查明确诊断。

2. **鉴别诊断**

(1)抗肌萎缩蛋白病:患者发病后出现四肢近端无力,其中 DMD 存在腓肠肌肥大,基因检查可以发现 DMD 基因突变。肌肉活检发现肌纤维膜出现抗肌萎缩蛋白脱失可以明确诊断。

（2）先天性肌病：生后发病，出现肢带型的肌肉无力，但进展缓慢或不进展，肌电图为肌源性损害，但肌肉活检可以发现疾病特征性的病理改变。

（3）免疫性坏死性肌病：一般发病比较急，出现四肢近端的无力。肌肉活检可以发现肌纤维坏死和炎细胞浸润，肌纤维的肥大不明显，也没有明显的间质增生。

（4）肌原纤维肌病：出现四肢近端或远端的无力，多伴随心脏损害或周围神经病，CK 轻度增加，肌肉病理检查可以发现肌纤维内出现异常蛋白沉积，肌纤维膜没有蛋白的脱失。

【治疗】

主要在于延长寿命，改善生活质量。

一般治疗包括控制饮食防止肥胖。物理康复和伸展训练提高关节活动性和维持肌肉力量，防止挛缩。应用机械辅助装置协助行走和活动。此外还需要进行呼吸机辅助呼吸、亚临床心肌病的监测及社会和心理的支持与鼓励。关节挛缩可以进行整形外科治疗。

药物治疗，丙种球蛋白在个别患者可以增加肌肉力量和延缓疾病的发展，可能与药物的抗炎和减轻纤维化的作用有关。一水肌酸口服可以提高肌肉的力量。

第六节　代谢性肌病

代谢性肌病主要是指和能量代谢相关的肌病，包括线粒体病、糖代谢性肌病和脂肪代谢性肌病，这些疾病的临床特点除存在骨骼肌损害外，还常存在其他器官系统的损害，如心脏、肝脏、脑部和骨骼等。

一、线粒体病

线粒体病是由于遗传因素导致的线粒体呼吸链功能障碍性疾病，也称为线粒体细胞病。临床上一般都出现多系统损害的特点，出现不同的临床综合征，其中比较常见的临床综合征是线粒体脑肌病伴随乳酸血症和卒中样发作（MELAS）、亚急性坏死性脑脊髓病（又称 Leigh 病）和慢性进行性眼外肌瘫痪（CPEO），其他少见的综合征还包括 Leber 遗传性视神经病、肌阵挛性癫痫与破碎红纤维、Alpers 综合征、线粒体神经胃肠性脑肌病和白质脑病伴脑干、脊髓受累和乳酸升高等。线粒体基因突变相关疾病的发病率为（6~17）/10 万人。

【病因与发病机制】

线粒体作为一个重要的细胞器，除承担许多代谢功能外，还产生 ATP、产生 95% 的活性氧、调节细胞内的氧化还原平衡及调控细胞凋亡。线粒体的功能因基因突变出现异常均可以出现细胞代谢的紊乱。其发生和线粒体基因或核基因突变有关，其中线粒体基因的遗传具有母系遗传特点。线粒体 DNA 突变导致的呼吸链功能缺陷和氧化磷酸化异常具有极限效应，即线粒体基因突变的比例必须超过临界极限才能产生临床症状。一个细胞或一个组织的突变型和野生型 mtDNA 比例不同，导致患者之间各个器官的损害程度也存在差异，这种情况称为遗传异质性。当突变型 mtDNA 比例增高达到一定的阈值时，才表现出临床症状和体征。一般代谢高的器官如脑和心脏通常对 mtDNA 突变有较低的耐受性，故在线粒体疾病中易受累。

【病理】

骨骼肌可出现线粒体增多和结构异常，可以看到和破碎红纤维和细胞色素氧化酶阴性肌纤维。电镜下可以发现巨大线粒体，线粒体内出现类结晶包涵体。脑损害表现为皮层或基底节的海绵样坏死伴随毛细血管的显著增生，脑组织出现灰质区域的海绵样改变。

【临床表现】

线粒体基因突变导致不同的临床综合征。有的患者出现多系统损害，有的患者仅出现内分泌异常、心肌损害、听神经和视神经损害。

1. **线粒体脑肌病伴随乳酸血症和卒中样发作**（mitochondrial encephalomyopathy，lactic acidosis and stroke-like episodes，MELAS）　遗传特点是母系遗传。发病年龄平均 10 岁，一般在 2 ~ 40 岁。首发症状表现为偏头痛样发作和呕吐、癫痫、偏身无力或偏盲。主要临床表现包括：

（1）脑病：表现为发作性头痛或呕吐、意识丧失和癫痫，类似卒中的脑局部症状表现为皮层盲或偏盲、偏瘫。部分患者有听力丧失、痴呆或智能发育迟缓。

（2）其他系统损害：出现色素视网膜病、心肌病、身材矮小和糖尿病。可以孤立或联合表现。

（3）肌病：多数患者的肌肉损害为亚临床改变或被突出的脑病症状所掩盖，表现为运动不耐受或近端对称性无力。死亡原因是心功能衰竭和癫痫持续状态。

2. **慢性进行性眼外肌瘫痪**（chronic progressive external ophthalmoplegia，CPEO）　多数患者散发出现，也可以表现为常染色体遗传或母系遗传。可以在不同年龄发病，主要表现是出现进行性发展的眼睑下垂和眼球活动障碍。在少数患者伴随出现感觉共济失调神经病，少数患者在晚期出现四肢无力、神经性耳聋、构音障碍和轻度面肌无力。一些患者出现白内障、酮症酸中毒、甲状腺肿。

3. **Leigh 病**（Leigh disease）　多在婴儿期发病，出现呼吸异常、眼球运动障碍、呕吐及四肢无力表现。部分患者存在癫痫发作。

4. **线粒体肌病**　发病年龄可从儿童到成年，性别无差别。最主要的临床症状为轻度活动后即感到极度疲乏，如行走数百米或上楼时感到极度困难，休息一段时间才能继续活动，而且常常伴有肌肉酸痛。有少数患者肌无力的症状呈周期性发作。部分患者肌肉有压痛，仅少数患者出现肌萎缩，有时伴有深层感觉减退。

【辅助检查】

1. **生化检查**　血乳酸/丙酮酸比值升高(>50∶1)提示线粒体呼吸链异常，线粒体脑肌病者脑脊液中乳酸含量也增高。CK 正常或轻度升高提示肌肉受累。

2. **电生理检查**　肌电图检查在部分患者出现肌源性损害。心电图检查在部分患者异常。脑电图也可以发现癫痫波。

3. **基因检查**　如临床表现为典型的母系遗传的线粒体病，应当首先进行相关的线粒体基因检查，根据不同的临床综合征决定不同突变位点筛查。如果临床表现提示核基因异常，也应当进行线粒体核基因检查。

4. **影像学检查**　线粒体病可表现出具有诊断价值的影像改变，如 MELAS 在头颅 CT 显示双侧基底节改变，MRI 显示皮层受累为主的、可逆性、游走性等或长 T1 长 T2 信号，主要位于后部且不符合供血分布区。而 Leigh 病则表现为对称性的、脑干和基底节受累为主的坏死变性信号。

5. **肌肉活检**　结合相应临床表现，在出现骨骼肌损害者可以通过肌肉病理协助诊断，但发现破碎红纤维并不足以诊断线粒体病，而阴性也不能排除诊断。

【诊断】

当患者出现骨骼肌、心脏或脑损害，辅助检查发现血乳酸异常增高，临床、MRI 及电生理检查提示疾病累及多个器官并难以解释相互联系，应当考虑到线粒体病的可能性。要确定诊断需要结合患者可能的临床分类进行基因热点突变的检查，当伴随骨骼肌损害表现，也可以通过肌肉病理加以确诊。

【鉴别诊断】

1. **MELAS**　需要和病毒性脑炎加以区别，以枕叶皮质损害为主及临床表现的波动性是 MELAS 的特点，尽管该病出现卒中样发作，但从不出现真正的脑梗死改变。

2. **CPEO**　需要和重症肌无力加以区别，但眼外肌瘫痪症状没有晨轻暮重特点且隐匿对称起病，后者需要进行 MG 相关抗体或肌电图的重复神经电刺激加以确定。

3. **Leigh 病**　主要和儿童发病的脑炎鉴别，后者发病更急，前者眼球活动障碍更突出。

4. **线粒体肌病**　需要和进行性肌营养不良进行鉴别，后者的无力表现多持续存在。

【治疗】

应当防止感染和精神刺激的发生。药物可以导致线粒体或能量代谢的异常，如抗癫痫治疗时丙戊酸类药物应当尽可能避免。有氧耐力锻炼可以提高组织毛细血管的密度、增加血管的通透性及线粒体氧化磷酸化相关酶的活性水平,提高患者的肌力。饮食成分中碳水化合物降低,脂肪含量升高。癫痫、血糖、酸中毒、心脏损害、胃肠症状和肺部感染的控制对于患者均可能是挽救生命的治疗。眼外肌瘫痪可以做整形手术,听力丧失可以做耳蜗植入术等。

通常联用多种抗氧化剂和改善代谢药物即"鸡尾酒疗法",给予辅酶 Q_{10}、烟酸、肉碱、维生素 C、维生素 B_1、维生素 B_2、维生素 E、维生素 K 等药物治疗。辅酶 Q_{10} 能抑制脂质的过氧化、抗自由基和直接传递电子给复合酶Ⅲ,维持线粒体内腺苷酸浓度,增加 ATP 的合成和减少细胞的钙超载;一般 $50\sim200$mg/次,每天 3 次,重度患者可达 1 000mg/d,可以提高患者运动耐力,降低血乳酸,使卒中样发作和癫痫停止。维生素 C 和维生素 E 为氧化还原剂,一般给予维生素 C 10mg/(kg·d)或 $100\sim400$mg/d,维生素 E 为 $200\sim1$ 200U/d。维生素 K 是 NADH 向辅酶 Q 和细胞色素 c 传递电子的重要载体,维生素 K_1 为 10mg/(kg·d),治疗酶复合体Ⅰ或Ⅲ缺陷型的线粒体病,维生素 K_3 为 $5\sim80$mg/d。左旋肉碱 $300\sim1$ 000mg/次,每天 3 次,维生素 B_1 为 $20\sim50$mg/次,每天 3 次,维生素 B_2 为 $50\sim200$mg/d。MELAS 卒中样发作急性期还可使用 L-精氨酸[0.5g/(kg·d)]以减少发作次数及缓解病情。此外线粒体病的基因治疗方仍在动物实验和临床研究阶段。

【预后】

单纯的线粒体肌病和慢性进行性眼外肌瘫痪一般预后相对良好,而线粒体脑肌病和脑病预后相对差。可以因为癫痫持续状态或心脏病而死亡。

二、脂质沉积性肌病

脂质沉积性肌病(lipid storage myopathy,LSM)是指原发的脂肪代谢障碍途径中的酶和辅基缺陷,导致以肌纤维内脂质沉积为主的一组肌病。

【病因与发病机制】

目前致病基因明确的 LSM 包括四种类型,均为常染色体隐性遗传:中性脂肪沉积症伴肌病(NLSD-M),致病基因为 PNPLA2;中性脂肪沉积症伴鱼鳞病(NLSD-Ⅰ),致病基因为比较基因识别蛋白-58 基因(CGI-58/ABHD5);原发性肉碱缺乏(PCD),致病基因为 SLC22A5;多酰基辅酶 A 脱氢酶缺陷(MADD)即戊二酸尿症Ⅱ型,为电子转运黄素蛋白(ETFA/B)或电子转运黄素蛋白脱氢酶(ETFDH)基因缺陷所致。

骨骼肌的脂肪酸代谢包括 3 个过程:①肌纤维摄取和激活脂肪酸;②脂肪酸在肌纤维内进入线粒体;③脂肪酸在线粒体内参加 β 氧化,其终产物乙酰辅酶 A 进入三羧酸循环生成 ATP。该过程的任何异常都可以导致脂肪代谢的异常。

【病理】

主要病理表现为肌纤维中过多的脂肪颗粒沉积,肌纤维大小正常或略小于正常,没有间质结缔组织增生和炎细胞浸润。电镜下可见脂肪滴存在于肌原纤维之间。电镜下可见脂肪滴存在于肌原纤维之间,呈簇状排列的、无膜包裹的空泡。脂肪空泡周围肌纤维受挤压使肌节间距长短不等。在 NLSD,外周血有核细胞、心肌细胞、肝细胞和表皮基底角化细胞内也可发现脂肪滴堆积。

【临床表现】

1. **原发性肉碱缺乏(primary carnitine deficiency,PCD)**　任何年龄发病,平均年龄为 2 岁。

(1)肌肉表现:进行性四肢近端肌无力,面肌和呼吸肌可受累,可以出现肌肉痉挛和不能耐受疲劳,新生儿和婴儿期肌张力低下和运动迟缓。

(2)系统性表现:反复出现低酮型低血糖、高氨血症、代谢性酸中毒、发作性肝性脑病、肝大、肾衰竭和心肌病。也可伴随消化道、呼吸道表现。

此外,戊二酸尿症 1 型、线粒体呼吸链缺陷、长期使用丙戊酸或其他药物、肾脏 Fanconi 综合征和透析、肝硬化营养不良、妊娠和应用免疫抑制剂的患者可以出现肢体无力和继发性肉碱缺乏。

2. **多酰基辅酶 A 脱氢酶缺陷(multiple acyl-CoA dehydrogenase deficiency,MADD)**　分为新生儿型及晚发型,新生儿型主要表现为代谢综合征和中枢神经系统症状,多早期死亡。晚发型 MADD 为我国最常见 LSM 类型,其中婴幼儿型主要表现为反复发作的代谢危象,包括低血糖、高氨血症和酸中毒等相关临床表现。而成人型主要症状为肌肉疼痛,不耐受疲劳,可伴有进行性肌无力,少数患者伴随感觉性神经病,一般不伴随其他系统受累。

3. **中性脂肪沉积症** 中性脂肪沉积症伴肌病(neutral lipid storage disease with myopathy,NLSD-M)迄今我国报道近 50 例,多数在成年期发病,临床表现类型包括单纯肌病、骨骼肌加心肌病及单纯心肌血管病。不对称性右上肢显著的肌无力为提示体征,心肌血管病一般晚于肌无力,表现为心功能不全,还可以出现心绞痛症状。其他症状还包括糖尿病、高脂血症、胰腺炎和耳聋等,没有皮肤损害。中性脂肪沉积症伴鱼鳞病(neutral lipid storage disease with ichthyosis,NLSD-I)又称 Dorfman-Chanarin 综合征,主要出现在地中海和中东国家,我国尚未报道该病。一般在出生后或儿童早期发病,具有多系统损害的特点,临床表现包括鱼鳞病、肝脏病、中枢神经病变及眼和耳损害。

【辅助检查】

1. **肌酸激酶** 出现不同程度的增加,MADD 多出现明显波动性,可出现横纹肌溶解。

2. **肌电图** 肌电图多示肌源性损害,有时可伴有神经源性损害。

3. **生化测定** PCD 血酰基肉碱谱检测血游离肉碱及各种酰基肉碱显著降低,MADD 尿有机酸分析可发现戊二酸尿症。

4. **病理检查** 多数患者发现肌纤维内脂肪滴增加,在中性脂肪沉积症患者可出现镶边空泡及外周血涂片中有核细胞内脂肪滴(Jordan 异常小体),对诊断有提示意义。

5. **基因检查** 可以发现不同类型患者的对应基因突变。

【诊断】

本病目前的诊断多在临床表现的基础上,结合肌肉活检结果即可考虑到此病,通过生化和基因诊断分型,诊断本病时应该注意到多种因素影响脂肪酸转运和代谢的疾病均有可能导致肌纤维内脂肪滴沉积。

【鉴别诊断】

1. **免疫性坏死性肌病** 临床特点是对称性近端肌无力,伴或不伴吞咽困难和呼吸肌无力,糖皮质激素治疗效果慢,肌肉病理改变为炎性细胞浸润,肌纤维破坏坏死、萎缩,没有大量脂肪滴沉积。

2. **肢带型肌营养不良** 临床上以肩胛带和骨盆带肌不同程度的持续性无力或萎缩为主要特点,没有症状的波动性。肌肉病理表现为肌纤维的坏死、再生、直径变异增大,肌纤维内脂肪滴增多不明显。

3. **糖原贮积症** 在高强度运动等葡萄糖需求较大时发病,运动诱发的肌无力、痛性痉挛或横纹肌溶解。可合并脑、心脏、肝脏等多系统受累。肌肉病理可见大量糖原沉积,脂肪滴不多。

4. **线粒体肌病** 表现为肌无力以及运动不耐受,常累及眼外肌,多伴有糖尿病、卒中样发作、视神经萎缩、听力下降、胃肠道症状等多系统受累表现。肌肉病理以 MGT 染色出现破碎红纤维为特点。

【治疗】

减少诱发因素,不要进食太多的动物脂肪,避免饥饿及长时间高强度运动。PCD 需终身应用肉碱替代治疗,维持血浆游离肉碱水平正常或接近正常。推荐维持剂量为 $100 \sim 200mg/(kg \cdot d)$,分 $3 \sim 4$ 次服用。MADD 对维生素 B_2(核黄素)有明显的效果,剂量 $30 \sim 120mg/d$,多数患者 $1 \sim 2$ 周可有显著改善,也可辅助辅酶 Q_{10} 及肉碱治疗。NLSD-M 目前的饮食干预主要是提供充分的碳水化合物作为能量来源,富含中链脂肪酸饮食,限制蛋白和限制长链脂肪酸。贝特类降低甘油三酯药物使用可以有效降低肌肉甘油三酯含量和改善氧化状态,但是均未见到肯定的临床改善。NLSD-I 也无有效办法,可考虑尝试肝移植治疗。

【预后】

PCD 患儿可因急性能量代谢障碍危象或急性心力衰竭而猝死,MADD 成年发病者可以有良好的治疗效果,中性脂肪沉积病没有好的治疗效果,因心力衰竭、肝衰竭而死亡。

三、糖原贮积症

糖原贮积症(glycogen storage disease,GSD)是因遗传性糖原代谢障碍而引起的一组疾病。由于缺乏糖原分解酶而导致糖原在溶酶体内贮积,造成细胞代谢功能缺陷,根据不同类型的酶缺陷,目前本组疾病的分类已达 10 余种,以肝脏、心肌和骨骼肌最常受累,约半数患者以慢性进行性疾病为主要临床表现。累及肌肉的病例以 GSD Ⅱ 型、Ⅲ 型和 Ⅴ 型为多。

（一）糖原贮积症 Ⅱ 型

GSD Ⅱ 型也称为 Pompe 病,常染色体隐性遗传,发病率为 1/100 000～1/14 000,国内无准确的流行病学数据。

【病因与发病机制】

致病基因 GAA 定位于染色体 17q25.3 上,编码酸性麦芽糖酶（α-1,4-葡萄糖苷酶）,后者能分解 α-1,4-糖苷键而使葡萄糖分子游离。GAA 突变后导致酶活性缺陷,不能分解糖原而使糖原沉积于溶酶体内,使溶酶体增生、破坏,造成细胞功能缺陷。

【病理】

病理改变以婴儿型最严重,肌纤维出现大量空泡,PAS 染色显示空泡内糖原增多,肌纤维直径变异小,没有明显的间质结缔组织增生。电镜下可见溶酶体中充满糖原颗粒,溶酶体增生破坏,糖原沉积以 Ⅰ 型纤维严重。心肌、肝脏、脊髓和脑神经细胞内大量糖原贮积。

【临床表现】

GSD Ⅱ 型为常染色体隐性遗传,也可散发。临床上主要分婴儿型和晚发型。

1. **婴儿型**　最严重。起病于生后 1～6 个月。首发症状为呼吸困难和发绀,骨骼肌张力低下、无力。体检可见巨舌、肝大,存在心肌病。本病进展迅速,未经治疗下常于数月内死亡。

2. **晚发型**　在 1 岁以后发病,包括儿童型和成人型。表现为肩带和盆带肌和躯干肌缓慢进行性力弱和反复出现的呼吸困难,走路姿势呈臀中肌步态,常伴腓肠肌肥大、舌肌肥大,心肌受累轻。成人型可表现为运动诱发肌痛/肌痉挛或高 CK 血症等轻微症状。少数患者伴随基底动脉瘤或扩张,可造成颅内出血。晚发型存活时间相对长,呼吸衰竭是主要的致死原因。

【辅助检查】

1. **血生化检查**　血清 CK 正常或轻度升高。剧烈运动后部分患者可出现肌红蛋白尿。

2. **肌电图**　肌源性损害,可伴随复合重复放电或肌强直电位。

3. **肌肉活检**　主要诊断晚发型患者,肌纤维内空泡在 PAS 染色下显示糖原沉积,酸性磷酸酶染色显示肌纤维内酶活性强阳性。

4. **骨骼肌生化检查**　外周血白细胞、皮肤成纤维细胞或肌肉组织培养行 GAA 活性测定,酶活性显著降低有确诊意义,可采用干血滤纸片测定 GAA 活性作为筛查。

5. **GAA 基因检查**　目前已知突变已超过 500 余种,可直接 Sanger 测序,检查阴性患者可以进行靶向二代测序。

【诊断与鉴别诊断】

1. **诊断**　以临床表现、肌肉病理改变,结合 GAA 活性测定及基因检查明确,需要注意 GAA 假性缺陷的存在。

2. **鉴别诊断**　主要排除其他类型的空泡肌病。

（1）Danon 病:临床表现为肌肉无力、心脏病以及部分患者出现周围神经病,病理检查出现肌纤维内自噬性空泡,酸性麦芽糖酶活性正常。

（2）脂肪代谢性肌病:可以出现波动性四肢无力,肌肉病理可以发现大量脂肪滴沉积。

（3）肢带型肌营养不良:个别类型也存在含有大量空泡的肌纤维,但没有膜性包裹的糖原。

【治疗】

可以给予 α 重组阿葡糖苷酶（rhGAA）进行酶替代治疗,所有类型患者均可使用,需终生治疗。可以改善心肌和骨骼肌的功能。其他治疗还包括低碳水化合物、高蛋白饮食及适量运动,控制心肌病变及呼吸支持。一旦确诊本病应对家族成员开展遗传咨询,对存在风险的孕妇进行产前诊断。

【预后】

婴儿型在不进行酶替代治疗的情况下多在 1 岁之内死亡,儿童型一般可以维持生存 20 年,成人型更长,最后多因为呼吸衰竭而死亡。

（二）糖原贮积症 V 型

GSD V 型也称为 McArdle 病。由肌磷酸化酶缺陷造成,与 GSD Ⅱ 型不同,属于非溶酶体性 GSD,发病率约为 1/10 万,国内尚无确定的流行病学数据。

【病因与发病机制】

本病系常染色体隐性遗传病,基因是位于 11q13 的肌磷酸化酶基因(*PYGM*)。磷酸化酶是糖原在水解过程中最重要的酶,分解 1、4 糖苷键,生成自由基葡萄糖分子。磷酸化酶分布于骨骼肌、肝、肾等其他组织,但本病仅限于骨骼肌内磷酸化酶缺乏,造成糖原在肌细胞内堆积而发病。一般继续活动后身体为调整肌肉代谢而心搏出量增加,动员体内自由脂肪酸氧化提供肌肉能量,因而症状减轻,为临床“二阵风”现象的产生原因。

【病理】

特征性骨骼肌病理改变为肌纤维膜下出现空泡形成,空泡内贮积大量糖原颗粒。肌纤维的直径变异不大,没有间质结缔组织增生。电镜下大量糖原颗粒堆积于肌膜下及肌原纤维间。

【临床表现】

起病年龄不一,可有儿童至成年人发病。首发症状为活动后四肢肌力弱、僵硬和疼痛。在休息状态下,肌肉的收缩和放松正常,但在剧烈活动后,尤其在缺血条件下,发生肌痉挛。以上现象往往持续数分钟至数小时不等。偶尔可累及咀嚼肌和吞咽肌。如继续进行四肢轻度活动数分钟后,四肢无力症状减轻或消失,称为继减现象或“二阵风”现象。部分病例可出现肌肉假性肥大,触之坚硬,晚期可见肌萎缩。部分患者有心动过速、呼吸困难。

【辅助检查】

1. **血生化检查**　血清 CK 正常或轻度升高。剧烈运动后部分患者可出现肌红蛋白尿,该现象出现在 50% 的患者。前臂缺血运动实验在运动前和运动后血乳酸水平不增高。

2. **肌电图**　发作间期肌电图可正常,前臂缺血运动实验时肌电图呈电静息,部分患者发作间期有肌源性损害,可出现复合重复放电。

3. **肌肉活检**　糖原主要集中在肌纤维膜下。

4. **生化检查**　可以发现肌磷酸化酶活性缺陷。

5. **基因检查**　可发现 *PYGM* 基因纯合或复合杂合突变。

【诊断】

主要是根据临床表现,即剧烈运动后肌痉挛及疼痛,继续运动后出现继减现象,病理发现肌纤维膜下糖原堆积,经肌肉肌磷酸化酶活性测定及 *PYGM* 基因突变确诊。

【鉴别诊断】

1. **Tarui 病**　后者为常染色体隐性遗传,由于磷酸果糖及酶缺陷引起。临床症状和 McArdle 病相同,但肌肉的组织化学染色可显示磷酸果糖及酶缺乏。

2. **神经性肌强直**　该病常有肌纤维颤搐,出汗过度,甚至在休息时已出现肌纤维颤动和肌痉挛,服用苯妥英钠、卡马西平和普鲁卡因胺等可使症状缓解,肌活检组化染色正常。

3. **脂肪代谢性肌病**　可以出现四肢无力,无力症状有波动性,肌无力没有“二阵风”现象,肌肉的痉挛症状不明显,肌肉病理可以发现大量脂肪滴沉积。

【治疗】

迄今为止尚无酶替代或基因治疗方法。避免剧烈或持续性运动,不鼓励按照健康者进行力量训练,低中强度的有氧运动可能改善,防止肌肉等容积运动及最大强度有氧运动。慎用他汀类降脂药物。在运动前可试服葡萄糖和乳糖,可防止症状发生,运动前即刻吃蔗糖增加运动耐力。给予低剂量一水肌酸可以改善症状增加缺血耐受,对抗运动诱发的骨骼肌溶解。给予高碳水化合物可提高患者运动能力,高蛋白饮食可增加运动耐力。

【预后】

糖原贮积症Ⅴ型的预后比Ⅱ型好，很少死亡。

（张　巍　袁　云）

参 考 文 献

［1］张哲,赵丹华,刘靖,et al.线粒体脑肌病伴乳酸血症和卒中样发作190例的临床特征分析.中华神经科杂志,2016,49（3）:237-242.

［2］刘华旭,蒲传强,石强等.糖原累积性肌病的临床和病理学特点.临床神经病学杂志,2016,29（6）;408-412.

［3］EL-HATTAB AW,ZARANTE AM,ALMANNAI M,et al. Therapies for mitochondrial diseases and current clinical trials. Mol Genet Metab,2017,122（3）:1-9.

［4］ZHAO Y,WANG Z,LU J,et al. Characteristics of Pompe disease in China:a report from the Pompe registry. Orphanet Journal of Rare Diseases,2019,14（1）:78.

［5］XIE Z,HOU Y,YU M,et al. Clinical and genetic spectrum of sarcoglycanopathies in a large cohort of Chinese patients. Orphanet J Rare Dis,2019,14（1）:43.

［6］STATLAND JM,FONTAINE B,HANNA MG,et al. Review of the diagnosis and treatment of periodic paralysis. Muscle Nerve,2018,57（4）:522-530.

［7］PHILLIPS L,TRIVEDI JR. Skeletal muscle channelopathies. Neurotherapeutics,2018,15（4）:954-965.

［8］DE WANE ME,WALDMAN R,LU J. Dermatomyositis:Clinical features and pathogenesis. J Am Acad Dermatol,2020,82（2）:267-281.

［9］XU J,LI D,LV J,et al. Both ETFDH mutations and FAD homeostasis disturbance are essential for developing riboflavin-responsive multiple Acyl-CoA dehydrogenation deficiency. Annals of Neurology,2018,84（5）:659-673.

［10］STRAUB V,MURPHY A,UDD B,et al. 229th ENMC international workshop:limb girdle muscular dystrophies—nomenclature and reformed classification. Neuromuscul Disord,2018,28（8）:702-710.

［11］XU YQ,LIU XL,HUANG XJ,et al. Novel mutations in SCN4A gene cause myotonia congenita with scoliosis. Chin Med J（Engl）,2018,131（4）:477-479.

［12］WAGNER KR. Facioscapulohumeral muscular dystrophies. Continuum（Minneap Minn）,2019,25（6）:1662-1681.

［13］ZHANG W,WEN B,LU J,et al. Neutral lipid storage disease with myopathy in China:a large multicentric cohort study. Orphanet J Rare Dis,2019,14（1）:234.

［14］VISSING J. Exercise training in metabolic myopathies. Rev Neurol（Paris）,2016,172（10）:559-565.

第十八章　神经系统发育异常性疾病

第一节　脑　性　瘫　痪

脑性瘫痪(cerebral palsy),简称脑瘫,是一组持续存在的中枢性运动和姿势发育障碍、活动受限症候群,这种症候群为发育中的胎儿或婴幼儿脑部非进行性损伤所致。脑性瘫痪的运动障碍常伴有感觉、知觉、认知、交流和行为障碍,以及癫痫和继发性肌肉骨骼问题。

脑瘫是导致小儿运动残疾的主要疾病之一。其临床表现可发生一定程度的变化,但应排除进行性疾病所致的中枢性瘫痪及一过性障碍。脑瘫患儿可伴有一种或多种其他功能障碍和合并症,最常见的有智力障碍、癫痫、语言障碍、视觉障碍、听觉障碍、吞咽障碍和行为异常等。国外报道其发病率为 2.0‰~3.5‰ 活婴,我国对黑龙江等 12 省/自治区/直辖市 2005 年 1 月 1 日至 2010 年 12 月 31 日出生的儿童进行发病率调查,总体发病率为 2.48‰,1~6 岁儿童患病率为 2.46‰,脑瘫患儿中男女比例为(1.17~1.40):1。

【病因与发病机制】

约有 1/3 的病例目前临床上难以确定原因。

一般将病因分为 3 类:

(1) 出生前因素:先天性感染、缺氧、中毒、接触放射线、孕妇营养不良、妊娠高血压综合征(妊高征)及遗传因素等引起的脑发育不良或脑发育畸形。

(2) 出生时因素:早产、过期产、多胎、低出生体重、窒息、产伤、缺氧缺血性脑病等。

(3) 出生后因素:新生儿期感染、癫痫发作、脑室周围白质损伤、外伤颅内出血、胆红素脑病等可能是发生脑瘫的主要危险因素。

Vojta 曾列出 40 余种可能发生脑瘫的危险因素(表 18-1-1),几乎包括了围生期和新生儿期的所有异常情况。

英国国家卫生与临床优化研究所(NICE)发布的《2017 NICE 指南:25 岁以下脑瘫患者的评估和管理》指出以下因素为脑瘫独立危险因素:

(1) 产前因素:早产、绒毛膜羊膜炎、母亲患需要住院治疗的呼吸道或泌尿生殖系感染。

(2) 围生期因素:低出生体重(体重<1.5kg 时危险增加)、绒毛膜羊膜炎、新生儿脑病(由于败血症或缺氧缺血性损伤)、新生儿败血症、母亲患需要住院治疗的呼吸系统或泌尿生殖系统感染。

(3) 产后因素:脑膜炎或其他感染、颅脑损伤。

近年来,随着分子遗传学、代谢组学和蛋白组学等新技术进展,脑瘫的遗传学病因受到越来越多关注,包括易感基因多态性、单基因病、拷贝数变异(CNVs)等。但脑瘫的遗传学病因检测处于发展初期,遗传变异在脑瘫发病中的致病性和机制需要谨慎判断、进一步功能验证或研究证实。

表 18-1-1　可能出现脑瘫的危险因素

分类	危险因素
家族史	（1）家族中有脑瘫、智力发育障碍患者 （2）家族中曾有先天畸形患者
母妊娠情况	（1）高龄妊娠 （2）反复流产、早产或死产病史 （3）妊娠4次以上经产妇 （4）妊娠早期有阴道出血、先兆流产史 （5）Rh血型不合、ABO血型不合、羊水过多、极度水肿 （6）妊娠中毒症、先兆子痫、肾脏疾病 （7）多胞胎
围生期情况	（1）早产 （2）过期（2周）分娩 （3）娩出前宫缩20小时以上 （4）胎心100次/min以下 （5）第2产程2小时以上 （6）前置胎盘、胎盘早剥 （7）臀位产 （8）产钳助产 （9）剖宫产及各种难产 （10）双胎 （11）脐带绕颈 （12）羊水污染 （13）出生时窒息 （14）产后呼吸循环障碍 （15）4 000g以上巨大儿
出生后情况	（1）吸吮无力、喂养困难 （2）频繁呕吐 （3）生后惊厥 （4）新生儿病理性黄疸，曾进行换血治疗 （5）生理性体重下降恢复缓慢 （6）生后1周内重度贫血 （7）新生儿期患中耳炎、肺炎 24个月前意外和非意外脑损伤

【病理】

脑瘫病理变化与病因有关，可见各种脑部畸形与发育不良。最常见的是不同程度的大脑皮质萎缩和脑室扩大，可有神经细胞减少及胶质细胞增生，其次是缺氧和缺血导致的脑损伤，表现为脑室周围白质软化变性，神经元和神经胶质细胞发生凋亡或坏死。胆红素脑病可引起基底节对称性的异常髓鞘形成过多，称为大理石状态（status marmoratus）。出生时或出生后的损伤以萎缩、软化或脑实质缺损为主。

【临床表现】

1. **基本临床表现**　脑瘫患儿基本的临床表现是运动障碍，其特征是运动发育落后、肌张力异常、姿势异常和神经反射异常。

（1）运动发育落后：患儿运动发育里程碑落后于正常同龄儿。

1）粗大运动发育落后：竖头、翻身、坐、爬、站立、行走等发育明显落后。

2）精细运动发育落后：见物主动伸手、伸手主动抓物、手指捏物等精细动作明显落后。

3）自主运动困难：动作僵硬，不能正常顺利完成自主运动模式，出现异常运动模式。

4）主动运动减少。

（2）肌张力异常：肌张力异常是脑瘫患儿的特征之一，多数患儿肌张力增高，表现为痉挛型，部分肌张力低下表现为肌肉松软，而手足徐动型则表现为变异性肌张力不全。

（3）姿势异常：异常姿势多种多样，在脑瘫患儿中表现得非常突出，异常姿势与肌张力和原始反射异常有关。常见的异常姿势包括头易背屈、手喜握拳、拇指内收、上臂后伸、尖足、剪刀步和角弓反张等。

（4）反射异常：痉挛型脑瘫患儿腱反射活跃或亢进，有些可引出踝阵挛及巴宾斯基征阳性。脑瘫患儿还常表现为原始反射延缓消失，保护性反射减弱或延缓出现。

2.**临床分型**　根据瘫痪的不同表现，可分为以下不同类型。

（1）痉挛型（spasticity）：是脑瘫中最常见的类型，占全部患儿的70%~80%，以速度依赖性肌张力增高、痉挛姿势、选择性运动受限和病理反射为特点，病变主要位于锥体系通路。根据肢体受累情况可进一步分为以下类型：

1）痉挛性四肢瘫：是脑瘫中最严重的类型，四肢运动严重受累，合并智力发育障碍和惊厥者最多。婴儿期即发现运动明显落后于正常儿童。神经系统检查可见四肢肌张力增高，自发运动减少，腱反射亢进，巴宾斯基征阳性，行走呈剪刀步态，年长儿膝关节、肘关节常有屈曲性挛缩。常伴有癫痫发作、智力发育障碍、视觉异常，可伴有手足徐动。

2）痉挛性双瘫（图18-1-1）：四肢受累，双下肢较重，上肢躯干比较轻。患儿爬行时，双臂呈正常相互交替姿势向前，双腿则被拖拽向前，髋部内收。患儿行走延迟，双足呈马蹄内翻状，步行时脚尖着地。体检可见双下肢痉挛、腱反射亢进、踝阵挛和双侧巴宾斯基征阳性，托起小儿双腋时双下肢可呈剪刀状交叉。严重者肢体失用性萎缩，下肢生长受累，与上半身生长发育不成比例。智力发育多正常，很少合并惊厥发作。

3）痉挛性偏瘫：瘫痪肢体自发运动减少，上肢受累多较下肢重，1岁前即可发现患侧手运动功能异常，患儿迟至18~24个月时才能行走，且患侧呈环形步态。患侧肢体肌张力增高，腱反射亢进，可有踝阵挛及巴宾斯基征阳性。约1/3的患儿在1~2岁时有惊厥发作，25%的患儿有认知障碍、智力发育障碍。头部影像学检查可见偏瘫对侧大脑半球萎缩及侧脑室扩大。

4）其他：还可见痉挛性截瘫、单肢瘫（图18-1-2）、双重性偏瘫，但均较少见。

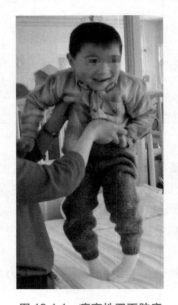

图18-1-1　痉挛性双下肢瘫

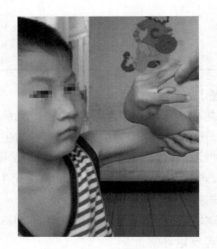

图18-1-2　痉挛性单瘫

（2）手足徐动型（athetosis）：占10%~20%，以肌张力不稳定、非对称性姿势和不随意运动为特点，表现为不受意志控制的不自主运动，病变位于锥体外系的基底节。做有意识运动时，不自主、不协调及无效的运动增多，紧张时加重，安静时减少，入睡后消失。由于颜面肌、舌肌、口咽肌运动受累，常伴喂养困难，经常做张嘴伸舌状，语言障碍明显。单纯手足徐动型脑瘫腱反射不亢进，巴宾斯基征阴性。1岁内患儿常表现肌张力低下，随年龄增加肌张力逐渐呈齿轮状增高，患儿智力障碍一般不严重。从前，强直型可归为此类。

（3）强直型（rigidity）：此型很少见，为苍白球或黑质受损害所致。由于全身肌张力显著增高，身体异常僵硬,运动减少。四肢做运动时,主动肌和拮抗肌有持续的阻力,肌张力呈铅管状或齿轮状增高,常伴有严重的智力发育障碍。

（4）共济失调型（ataxia）：约占5%,以肌张力低下、平衡和共济障碍、运动启动缓慢和协调不良为特点,病变位于小脑及其联络通路。表现为步态不稳、步基增宽、四肢动作不协调、上肢常有意向性震颤。

（5）震颤型（tremor）：此型很少见。表现为四肢震颤,多为静止震颤。

（6）肌张力低下型（atonia）：表现为肌张力低下,四肢软瘫,自主运动很少,可引出腱反射。仰卧时,头不能抬起。本型常为过渡形式,婴儿期后大多可转为痉挛型或手足徐动型。

（7）混合型：上述类型中两种或两种以上类型混合出现。痉挛型与手足徐动型常同时存在。

国外也有根据神经病理学特点将脑瘫分为以下4型：痉挛型、运动障碍型、共济失调型和混合型。

3. 脑瘫早期表现和早期识别 英国国家卫生与临床优化研究所（NICE）发布的《2017 NICE 指南：25岁以下脑瘫患者的评估和管理》提出了以下4种脑瘫早期表现：

（1）不同寻常的不安运动或其他异常运动。

（2）非对称性的运动或运动减少。

（3）肌张力异常包括肌张力减低（松软儿）、痉挛（强直）或肌张力障碍（肌张力变化）。

（4）不正常的运动发育,如头控、翻身和爬行延迟及喂养困难等。如果同时存在导致脑瘫的高危因素,均需要及时评估及规范随访和/或干预。

4. 临床分级 目前,临床分级多采用粗大运动功能分级系统（GMFCS）。GMFCS是根据脑瘫儿童运动功能受限随年龄变化的规律所设计的一套分级系统,完整的GMFCS分级系统将脑瘫患儿分为5个年龄组（0~2岁、2~4岁、4~6岁、6~12岁、12~18岁）,每个年龄组根据患儿运动功能从高至低分为5个级别（Ⅰ级、Ⅱ级、Ⅲ级、Ⅳ级、Ⅴ级）。

（1）Ⅰ级：活动不灵便,但日常生活不受影响,如行走、登梯和用手操作不受限制。

（2）Ⅱ级：手活动受限,日常活动受到影响,在辅助工具或成人帮助下可进行短距离行走,但仍能独立行走和握物。

（3）Ⅲ级：可在协助下取特殊"W式位"坐立,5岁以前不能行走但能够爬或滚,不能握物但能扶物。

（4）Ⅳ级：需双手支撑或辅助器具可维持坐位,可借翻身、腹爬等方式自我移动。

（5）Ⅴ级：自主运动功能受到严重损害,甚至在帮助下也难进行,运动功能全面受限,不具备抗重力能力。

其中Ⅰ、Ⅱ级属轻型运动障碍,Ⅲ、Ⅳ级属重型运动障碍。

粗大运动功能分级系统（GMFCS）和手功能分级系统（MACS）五级分级法。近年来,功能分级已经成为脑瘫分类分级的重要组成部分,其中脑瘫GMFCS已被国外广泛采用,而脑瘫MACS也在逐步推广中。

5. 脑瘫并发症和共患病 脑瘫患儿常合并其他功能异常：

（1）智力发育障碍：是运动障碍以外最常见的症状,占30%~60%,以痉挛型多见,不随意运动型较少见。

（2）癫痫：占脑瘫患儿的20%~50%,以偏瘫、痉挛性四肢瘫患儿多见。

（3）眼部疾病：如斜视、屈光不正、视野缺损、眼球震颤等,发生率为20%~50%。

（4）其他：可有听力障碍、语言障碍、精神行为异常等。

【诊断】

脑瘫的诊断主要依靠病史、体格检查及发育状况评估。神经系统影像学检查,可以发现有无颅脑结构异常,对探讨脑瘫的病因及判断预后有所帮助。颅脑MRI可很好地显示脑结构形成、髓鞘化进程和灰白质损伤情况,具有良好的定位和定性作用,有助于脑瘫诊断与分型及预后预测,因此脑瘫诊断中首选头颅MRI检查,CT可以作为MRI检查存在禁忌时的替代,或作为颅内钙化或出血急性期的补充检查手段。脑室周围白质软化（periventricular leukomalacia,PVL）（图18-1-3）常见于早产儿痉挛型脑瘫的MRI影像改变;壳核、丘脑损伤提示足月儿重度窒息;对称性苍白球T2加权像高信号提示新生儿核黄疸。对于合并癫痫者,可做脑电图检查,以确定癫痫发作类型和指导治疗。脑瘫应在婴儿时期就出现中枢性运动障碍

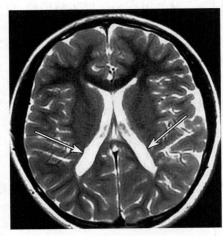

图 18-1-3　早产儿头部 MRI 像
显示侧脑室周围白质软化,特有的"扇把征"(箭头所示)。

症状;诊断时需除外进行性疾病(如各种遗传代谢病或变性疾病)所致的中枢性瘫痪及正常小儿一过性发育落后。

脑瘫的诊断标准为 4 项必备条件及 2 项参考条件。

1. 必备条件

(1) 中枢性运动障碍持续存在。

(2) 运动和姿势发育异常。

(3) 反射发育异常。

(4) 肌张力及肌力异常。

2. 参考条件

(1) 引起脑性瘫痪的病因学依据。

(2) 神经影像学异常(MRI、CT、B 超)。

【治疗】

1. 治疗原则

(1) 早发现、早治疗:婴幼儿运动系统处于快速发育阶段,早期发现运动异常,早期干预,易取得较好疗效。有证据证明,早期干预有促进脑瘫婴儿大脑神经网络重组,甚至神经元再生的可能。

(2) 神经发育治疗:促进正常运动发育,抑制异常运动和姿势:按小儿运动发育规律进行功能训练,循序渐进,促使小儿产生正常运动。

(3) 综合治疗:利用各种有益的手段对患儿进行全面、多样化的综合治疗,除针对运动障碍治疗外,对合并的语言障碍、癫痫、行为异常和心理健康问题也需进行干预。还要培养患儿对日常生活、社会交往及将来从事某种职业的能力。

(4) 家庭训练与医生指导相结合:脑瘫的康复是个长期的过程,患儿父母必须树立信心,在医生指导下,学习功能训练方法,坚持长期治疗。

2. 功能训练　是治疗脑瘫的主要手段。脑瘫一旦确诊,应立即干预。包括躯体训练、技能训练、语言训练等。可采用机械的、物理的手段,针对脑瘫所致的各种运动障碍及姿势异常进行一系列的训练,从而改善残存的运动功能,抑制不正常的姿势反射,诱发正常的运动发育,提高日常生活能力。听力障碍者尽早配置助听器,有视力障碍者及时纠正。

3. 矫正器的应用　运用辅助器和支具,矫正小儿异常姿势,如行走矫形器可促进足踝骨骼的生理排列,并降低关节周围肌肉的紧张度。合适的矫形器还有抑制异常反射的作用。

4. 手术治疗　主要适于痉挛型脑瘫患儿,目的在于矫正畸形、改善肌张力、恢复或改善肌力平衡。如跟腱延长术(最好在患儿年龄 6~8 岁后实施)、闭孔前支神经切除术、选择性脊神经后根切断术、骨关节手术等。

5. 药物治疗　目前尚未发现治疗脑瘫的特效药物,可试用小剂量苯海索(安坦)缓解手足徐动型的多动,改善肌张力;硝苯呋海因钠(dantrolene sodium)、巴氯芬(baclofen)等肌松药治疗肌肉痉挛;合并癫痫者应给予正规抗癫痫药物治疗;各种脑代谢促进剂对脑瘫有一定治疗效果。肉毒毒素(botulinum toxin)肌内注射,可以缓解肌肉痉挛,为康复训练创造有利条件,是治疗脑瘫患儿痉挛性运动障碍的有效方法。

6. 其他　高压氧、针灸、中药等治疗对脑瘫患儿也有一定益处。诱导大脑修复的再生剂,包括人类脐带血干细胞,已被建议用于治疗脑瘫。

(高宝勤)

第二节　智力发育障碍

智力发育障碍是指发生在发育时期(18 岁以下)小儿神经疾病的常见症状,也是危害儿童健康最严重的致残性疾病之一。为避免歧视性含义,在最新版国际疾病分类 ICD-11 中,智力低下被更名为"智力发育障碍"(intellectual developmental disorders,IDD);同样的原因,美国精神病协会也在其最新版权威的《精神病诊断与统计手册(第 5 版)》(The Diagnostic and Statistical Manual for Mental Disorders,DSM-5)中,将智力低下更名为智能障碍(intellectual disability,ID/IDD)。

"全国 0~14 岁儿童智力发育障碍流行学调查"结果显示:全国儿童智力发育障碍总患病率达 1.20%,(城市人口按 30% 加权,农村人口按 70% 加权),城市为 0.70%,农村为 1.41%。这个调查结果不代表我国边远地区和智力发育障碍高发地区,这些地区智力发育障碍的患病率可能会更高。这与当地经济文化教育发展水平和地方病如克汀病流行有关。

【定义与分级】

智力发育障碍是发生在发育时期的智力残疾,主要表现为感知、记忆、语言和思维方面的障碍。在幼儿时期主要表现为大运动、语言、精细动作和应人功能全面落后;学龄期主要表现学业成绩差,较轻的智力发育障碍一般可接受小学教育,但很难接受初中教育。

智力发育障碍的定义有很多种。1973 年美国精神缺陷协会(American Association on Mental Deficiency,AAMD)提出一个较为全面的智力发育障碍的定义,即智力发育障碍是指"在发育时期内,一般智力功能明显低于同龄水平,同时伴有适应行为的缺陷"。1985 年世界卫生组织(World Health Organization,WHO)又对智力发育障碍的定义作了进一步的说明,指出智力发育障碍包括两个基本组成部分:第一,智力功能明显低于一般水平;第二,对社会环境日常要求的适应能力有明显的缺陷。目前各国公认而广泛应用的智力发育障碍的定义是:智力功能明显低于一般水平和对社会环境日常要求的适应能力有明显缺陷同时存在,而且发生在发育时期。

智力发育障碍的分级也要根据智力水平和社会适应性两方面。参照世界卫生组织和美国精神缺陷协会有关标准,按其智力商数(智商,intelligence quotient,IQ)及适应行为(adaptive behavior,AB),将智力发育障碍分为 4 个等级,即轻度、中度、重度、极重度。

1. **轻度智力发育障碍**　IQ 为 50~70,适应性行为轻度缺陷。早年发育较正常儿略迟缓,且不像正常儿那样活泼,对周围事物缺乏兴趣。做事或循规蹈矩,或动作粗暴。言语发育略迟,抽象性词汇掌握少。分析能力差,能背诵课文,但不能正确应用,算术应用题完成困难。通过特殊教育可获得实践技巧和实用的阅读能力。长大后可做一般性家务劳动和简单的具体工作。遇事缺乏主见,依赖性强,不善于应付外界的变化,易受他人的影响和支配。能在指导下适应社会。

2. **中度智力发育障碍**　IQ 为 35~49,适应性行为中度缺陷。整个发育较正常儿迟缓。语言功能发育不全,吐词不清,词汇贫乏,只能进行简单的具体思维,抽象概念不易建立。对周围环境辨别力差,只能认识事物的表面和片段现象。阅读和计算方面不能取得进步。经过长期教育和训练,可以学会简单的人际交往,以及基本卫生习惯、安全习惯和简单的手工技巧。

3. **重度智力发育障碍**　IQ 为 20~34,适应性行为重度缺陷。早年各方面发育迟缓。发音含糊,言语极少,自我表达能力极差。抽象概念缺乏,理解能力低下。情感幼稚。动作十分笨拙。有一定的防卫能力,能躲避明显的危险。经过系统的习惯训练,可养成简单的生活和卫生习惯,但生活需要他人照顾。长大以后,可在监督之下做些固定和最简单的体力劳动。

4. **极重度智力发育障碍**　IQ 低于 20,适应性行为极度缺陷。对周围一切不理解。缺乏语言功能,最多会喊"爸""妈"等,但并不能真正辨认爸妈,常为无意识地喊叫。缺乏自我保护的本能,不知躲避明显的危险。情感反应原始。感觉和知觉明显减退。运动功能显著障碍,手脚不灵活或终身不能行走。常有多种残疾和癫痫反复发作。个人生活不能处理,多数早年夭折。幸存者对技巧训练可以有反应。

一般认为轻度智力发育障碍是可教育的,中度智力发育障碍是可训练的,重度和极重度智力发育障碍则需要终身监护。为方便临床应用,可简单分为轻、重两级,将中度、重度、极重度统称为重度。在实际临床智残诊断工作中,单靠智力测验的 IQ 值进行智力发育障碍的分级,中度尤其是重度、极重度划分有困难,必须结合适应行为的评定结果。在智力发育障碍的诊断和分级中,智力测验和行为评定两种结果都是非常重要的依据。

【智力测验与行为评定】

1. 智力测验　智力可以简单地定义为"一种综合的认识方面的心理特征"。

智力主要包括:①感知记忆能力,特别是观察力;②抽象概括能力,是智力的核心成分;③创造力,是智力的高级表现。简单地说,智力主要包括观察能力、记忆能力、思维能力、想象能力和实践活动能力。

感知是感觉和知觉的总称,如声音、颜色、气味等的反映。对人类而言,感觉是认识的感性阶段,是一切知识的源泉。知觉是对客观事物和表面现象或外部联系的综合反应,比感觉较复杂、较完整,实际上是不同感觉相互联系和综合的结果,但还属于认识的感性阶段。感觉和知觉相互配合,为思维提供材料。记忆力是对经历过的事物,能够保持和再现的能力。观察力是指经过积极的思维,善于全面、深入而能正确地认知事物特点的能力。抽象概括能力是指抽取同一或不同事物相同概念的能力。创造力是指首创前所未有事物的能力。

医学上一般按测验的功能分为三类:①能力测验,一般认为能力实际包括实际能力和潜在能力,实际上这两种能力很难区别。能力测验主要是测量实际能力,这种测验又分为普通能力和特殊能力测验,智力测验就是普通能力测验。②学绩测验,主要了解学习成绩,被广泛应用于学校内的学科测验。③人格测验,主要用于测量人的性格、气质、品德、情绪和信念等,常用于精神卫生学科个性心理特征的测量。

智力是人类综合的认识方面的心理特征,是可以测量的。智力测验实际上是一种心理测验。目前国际上广泛应用,国内标准化的智力测验方法如下:

(1) 格塞尔发育量表(Gesell Developmental Scale):美国心理学和儿科学家格塞尔是婴幼智能量表的创始人。格塞尔和他的同事根据对婴幼儿发育全过程特点的系统观察,发现婴幼儿行为系统的建立是一个顺序发展的过程,它反映了小儿神经系统不断完善和功能的成熟,可以把每个成熟阶段的行为模式作为智能诊断的依据,对婴幼儿智能发育做出评价。1940年格塞尔在耶鲁发表了《格塞尔婴幼儿发展量表》,此量表迄今仍为世界公认的经典著作。格塞尔发展量表包括五大行为领域,包括适应行为领域、大运动行为领域、精细动作行为领域、语言行为领域及个人社会行为领域,适用于4~6岁的儿童。格塞尔发育量表是一种诊断量表,智能发育水平用发育商来表示,如果适应行为发育商(DQ)低于75应怀疑有智能发育落后,再结合其他临床指标做出最后诊断。此量表专业性比较强,具有较为可靠的诊断价值,它不但在国际上得到广泛的应用,而且成为编制婴幼儿量表的楷模。在我国已由北京市儿童保健所等单位完成了城市标准化工作,并向全国推广。

(2) 丹佛发育筛查测验(Denver Development Screening Test,DDST)和丹佛发育筛查问卷(Denver Pre-screening Developmental Questionnaire,DPDQ):丹佛发育筛查测验是由美国儿科医生弗兰肯伯格(Franken-burg)和多兹(Dodds)根据学龄前儿童尤其是婴幼儿智能监测的实际工作需要而改编的一种筛查量表。它是从十余种婴幼儿量表中筛选出240项,经过严格的筛选,将105个项目分布在四个能区、0~6岁范围内,用于学龄前儿童的智能的筛查。此量表是一种筛查量表,适用于0~6岁的儿童,其结果的判读分为正常、可疑、异常。可疑和异常者要进行诊断量表测验。此量表方便、省时,其效果与诊断量表有较高的一致性,因此被世界各国广泛应用。在我国,首先由北京儿童保健所和上海市第六人民医院等单位分别完成了北京和上海城市标准化工作,以后又由北京儿童保健所等单位完成了北方6省标准化工作。经标准化后,改为小儿智能发育筛查法,在全国范围内使用。目前已广泛应用于保健、医疗、科研工作中。美国丹佛市医生们为了更大限度地减少工作量,以及适合社区儿童智力发育监测的需要,又编制了丹佛发育筛查问卷。社区工作者根据被监测儿童的年龄,将问卷发给儿童家长,家长可根据自己所掌握的小儿发育情况,回答问卷中提出的所有问题,最后社区工作者可以从问卷中发现迟缓儿童,再做DDST,如属于可疑和异常,还需用诊断方法确定诊断。

（3）绘人测验（Goodenough Draw Person Test）：是1926年由美国明尼苏达大学的古迪纳夫（Goodenough）首先提出，并编制了绘人测验的评分标准。1963年美国的哈里斯又进行了较系统的研究，并发表了相关论文。绘人测验工具简单、指导语明确、能进行集体测验，是一种比较好的智力筛查方法。此种测验方法虽然受到不同程度文化背景的影响，但在不发达地区，绘人测验与其他智力筛查方法相比，仍然是一种可靠的筛查方法。适用于5~12岁儿童智力筛查。我国在新中国成立前就引进了绘人测验，近年来，北京儿科研究所等单位进行了标准化工作，修订了评分标准，并规定5岁为绘人测验的最小年龄。

（4）斯坦福-比奈智力量表（Stanford-Binet intelligence scale，SBIS）：斯坦福-比奈智力量表是1916年在比奈智力量表的基础上，由美国心理学家特曼多次修订而成的儿童心理量表。1924年陆志韦首先引进量表，并修订为中国比奈-西蒙智力量表。后来北京大学吴天敏再次修订，适用于2~18岁儿童，由于其他更优秀量表的出现，此量表在国内应用受到很大限制。

（5）韦克斯勒智力量表（Wechsler Intelligence Scale，WIS）：根据测试对象年龄分为韦克斯勒成人智力量表（Wechsler Adult Intelligence Scale，WAIS）、韦克斯勒儿童智力量表（Wechsler Intelligence Scale for Children，WISC）和韦克斯勒学龄前和学龄期智力量表（Wechsler Preschool and Primary Scale of Intelligence，WPPSI）。由美国韦克斯勒医生于1934年编制。他认为"智力是个人有目的的行动、理智的思考及有效地应付环境的整体或综合的能力"，所以他在量表中设计了11个分测验，如理解、算术、背数、类同、填图、词汇、常识、数字广度、图片、拼图和积木。这就是本量表最重要的特点，较好地反映了智力的整体和各个侧面，能比较全面地评价人的智力的高低。另外一个特点就是采用了离差智商，解决了过去比例智商造成的年龄组平均值不相等的问题。以后，韦克斯勒根据自己的经验，编制了儿童智力量表及学龄前和学龄初期智力量表。儿童智力量表增加了一个迷津测验，共12个分测验，并降低了整个测验的难度，每个儿童有10个分测验是必做的，言语量表中背数操作和操作量表中的迷津为替换测验。此量表适用于6~16岁儿童。1979年北京师范大学等单位完成了中国标准化工作。智力量表共包括11个分测验，其中8个分测验是WISC改编的，3个分测验是新增加的。此量表适用于4~6.5岁儿童。1982年由湖南医科大学等单位完成了成人及学龄前和学龄初期智力量表标准化工作。

关于智力测验的评价：智力测验是研究心理学的有效方法，它不但推动了心理学理论的发展，而且也为社会各部门服务。其是早期儿童智力监测、早期发现和干预的重要工具。

2. 行为评定　人类适应行为又称社会生活能力，它是指人适应外界环境赖以生存的能力，也就是个体对其周围的自然环境和社会需要的对付与适应的能力。对适应行为的评定必须考虑年龄差异和生活文化背景，适应行为评定方法同心理测验一样，种类繁多，目前公认而常用的适应行为方法如下：

（1）AAMD适应行为量表（Adaptive Behavior Scale，ABS）：1965年AAMD开始研制适应行为量表，经过多次修订，于1981年才修改成为现在被世界各国所采用的适应行为量表。此量表包括两个部分，一个是个体在独立、个人与社会的责任等9个行为领域的能力；一个是个体不良适应行为。1994年，我国原湖南医科大学完成了国内标准化工作，并在全国推广。

（2）文兰适应行为量表（Vineland Adaptive Behavior Scale，VABS）：1935年美国的杜尔为了协助诊断智力发育障碍而编制了社会成熟量表，也经过反复修改，才成为现在被应用的文兰适应行为量表。量表适用于0~30岁的儿童、青年，但以儿童为主。全量表包括8个行为领域：一般、饮食、穿着、运动、作业、自我指导、社会化及实际能力。此量表适合智力发育障碍儿童治疗效果的评估。VABS量表在国外被用于极低出生体重儿行为发育的评价。从出生到8岁，均可应用。

（3）巴尔萨泽适应行为量表（Balthazar Adaptive Behavior Scale，BABS）：1971年，巴尔萨泽针对重度智力发育障碍行为评价的需求，编制了该适应行为量表。该量表包括自理生活能力和生活行为能力两个部分。

（4）婴儿-初中学生社会生活能力量表：由日本心理-适应能力研究所等单位编制。1987年北京医科大学等单位完成了中国标准化工作。全量表共132项，包括6个行为领域：独立生活能力、运动能力、作业、交往、参加集体活动和自我管理。适用于 6 个月至 14 岁或 15 岁儿童和青少年。

目前,临床智力发育障碍儿童的诊断主要依靠智力测验和行为评定的结果,智力测验用于测验语言和推论能力,最大限度地了解儿童智力潜在能力,该量表在学龄期有较强的灵敏度,但对 7 岁以下智力发育障碍患儿的诊断和中度以下的分级实用价值较低。行为评定量表涉及大量的日常生活最基本内容,评定通过对经常接触儿童的人进行访问、调查获得,能较客观地反映儿童适应行为的现有水平。但通过访问和调查所获得的资料比智力测验灵敏度低。

【病因】

智力发育障碍是多种原因引起的发育时期脑功能障碍症状,了解病因有利于采取相应预防措施(即三级预防),并将预防、治疗、服务紧密结合,最大限度地启发智力发育障碍儿童的潜能,尽量使他们像正常儿童一样生活、学习,融入正常社会。

世界卫生组织(WHO)1985 年将智力发育障碍的病因分为 11 类:

1. 感染、中毒,包括出生前、后的脑部感染,新生儿早期高胆红素血症、铅中毒、酒精中毒及长期服用某些药物。

2. 脑机械损伤、缺氧,如产伤、颅脑外伤、溺水、麻醉意外、癫痫持续状态。

3. 代谢、营养、内分泌疾患。

4. 脑部病变。

5. 先天脑畸形、综合征,包括脑积水(hydrocephalus)、水脑畸形(hydroencephaly)、头小畸形(microcephaly)、神经管闭合不全、脑畸形等。

6. 染色体畸变,包括常染色体或性染色体的数目或结构改变,如先天愚型(21-三体综合征或唐氏综合征)、18-三体综合征(Edwards 综合征)、猫叫综合征(cri du chat 综合征)、脆性 X 综合征(fragile X 综合征)、先天性睾丸发育不全综合征(Klinefelter 综合征)、先天性卵巢发育不全综合征(Turner 综合征)等。

7. 围产期因素,包括早产儿、低出生体重儿、胎儿生长受限、母亲营养疾病、妊娠高血压综合征等。

8. 伴发于精神病。

9. 社会心理因素,主要由神经心理损害和感觉剥夺等不良环境造成;如严重缺乏早期合适刺激和教育。

10. 特殊感官缺陷,包括聋、哑、盲等特殊感官缺陷。

11. 病因不明,即经过详细检查而得不到任何病因线索。

按病因的作用时间进行分类,可以分为出生前、产时和出生后 3 大类。根据 1988 年我国儿童智力发育障碍流行病学调查,出生前的因素占 43.7%,包括遗传性疾病、营养不良、胎儿宫内发育迟缓、早产儿、多发畸形、宫内窒息、子宫内暴露(包括酒精、药物、毒素或致畸剂)、宫内感染等;其中遗传性疾病占 40.5%,主要的遗传性疾病有染色体畸变、先天代谢性疾病、遗传综合征等。染色体畸变主要为唐氏综合征,先天代谢性疾病最常见的有甲状腺功能低下、苯丙酮尿症等。产时因素占 14.1%,包括生后窒息、颅内出血、产伤,其中主要有窒息和颅内出血。出生后的因素占 42.2%,包括脑炎、脑膜炎、脑病、惊厥后脑损伤、社会文化落后、心理损伤、特殊感官缺陷、脑变性病、脑血管病、营养不良、颅脑外伤、核黄疸、各种中毒等。

【诊断】

智力发育障碍的诊断应首先从收集有关医学、心理、教育及社会等方面资料开始,而后由专业人员进行智力和适应行为测验,必要时还应进行听力、视力、语言能力、运动能力、神经系统功能、人格测验等,最后明确是否智力发育障碍。对于智力发育障碍的患儿,应进一步明确其程度和病因,以便对智力发育障碍儿童制定针对性的教育和训练方案,并进行长期指导。

基于 AAMD 智力发育障碍的定义,智力发育障碍的诊断标准应有 3 条,缺一不可。

1. 智力明显低于平均水平,即智商(IQ)低于人群均值 2 个标准差,一般 IQ 在 70(或 75)以下。

2. 适应行为缺陷(adaptive behavior deficiency, ABD)主要是指个人生活和履行社会职责有明显的缺陷。

3. 表现在发育年龄,一般指 18 岁以下。

1985 年,WHO 在《智力发育障碍,迎接挑战》一文中也认为,只有当智力功能和适应行为都有缺陷时,才能考虑为智力发育障碍,单有智力功能缺陷或单有适应行为缺陷都不能诊断智力发育障碍。

在智力发育障碍临床诊断中,除严格执行智力发育障碍诊断的 3 条标准外,还要注意以下几个问题:

1. 关于心理测验,IQ 切值为 70 或 75 有两种含义。其一,70 或 75 可以表示智力发育障碍诊断的两种标准;其二,70 或 75 也可以表示不同种类的心理测验的切值,如常用的心理测验斯坦福-比奈智力量表(Stanford-Binet scale)心理测验的 IQ 切值为 68,韦克斯勒儿童智力量表(WISC)心理测验的 IQ 切值为 70,格塞尔发育量表的 DQ 切值为 75 等。

2. 对每一种心理测验还要了解该测验的误差,只有这样,才能对心理测验做到较客观评价。例如,韦克斯勒儿童智力量表的 IQ 切值为 70,误差为±3,如果一个儿童测验结果 IQ = 71,这个儿童心理测验结果 IQ 值可能在切值 70 以下,也可能在 70 以上,这就需要结合适应行为评定及其他方面有关信息进行综合评估。

【鉴别诊断】

1. **一过性发育延迟**　包括运动、语言、视觉或听觉发育落后等。某些小儿生后数周或数月发育落后于多数同龄儿,但随年龄增长发育速度加快,最终能达到正常水平。

2. **儿童精神分裂症**(childhood schizophrenia)　病情有缓解和复发特点,且伴其他思维障碍。除衰退期外,智力缺陷一般不明显。

3. **孤独症谱系障碍**(autism spectrum disorder,ASD)　主要为交往、沟通障碍,极度孤独,伴有重复、刻板的怪异行为。发病前智力发育正常。

4. **注意缺陷多动障碍**(attention deficit hyperactivity disorder,ADHD)　其核心症状包括注意力不集中、多动、冲动等表现。学习困难、成绩不理想,易被误诊 MR,但智力正常,主要为执行功能障碍。

5. **听觉或视觉障碍**　对刺激缺乏相应的反应,易被误诊为 MR。听力或视力检测可明确诊断。

【治疗】

1. **病因治疗**　多数病因缺乏有效治疗手段,对有治疗可能的病因应及早治疗。例如,苯丙酮尿症应尽早采用低苯丙氨酸饮食治疗;半乳糖血症应及早停止乳类食物,而以米粉、面粉等淀粉类食物替代。先天性甲状腺功能减退应从生后不久开始行甲状腺素替代治疗。

2. **训练和康复**　综合应用医学、社会、教育和职业训练等措施,根据年龄和病情严重程度进行有计划的、循序渐进的训练与教育。通常从简单到复杂,由易到难。轻至中度患儿重点训练其劳动技能,以期达到自食其力。多数轻度患者成年后可接近正常人的生活质量,尤其是程度较轻的社会文化型,经早期教育干预可达到正常人的智力和适应能力。对重度和极重度患儿着重训练生活自理能力。

3. **对症治疗**　针对伴随症状给予相应治疗。例如,癫痫患者可给予抗癫痫药物,脑瘫患者需进行物理康复疗法,伴视、听功能障碍者应进行相应矫治等。

【预防】

预防致病原因是降低智力发育障碍患病率最根本的措施。目前仍采用 1981 年联合国儿童基金会提出的智力发育障碍三级预防的概念。三级预防的中心是将预防、治疗和服务紧密结合起来。其主要内容是:

1. **初级预防**　即消除病因,防止 IDDs 的发生。主要措施包括遗传咨询、围生期保健和产前诊断等,防止 IDDs 的生物医学原因;提高经济文化水平,提高心理文化素质和教育水平,防止社会心理文化型 IDDs 的发生。

2. **二级预防**　早期发现可能引起 IDDs 的疾病,开展症前治疗,从而防止脑损伤。主要措施包括产前诊断、新生儿遗传代谢病筛查、遗传病杂合子检出、出生缺陷监测。

3. 三级预防 已有脑损伤者应给予综合治疗,以免发展为智力残疾。

(高宝勤　王雅洁)

第三节　先天性脑积水

先天性脑积水(congenital hydrocephalus)常见于婴幼儿,是指由于脑脊液分泌过多、循环受阻或吸收障碍,导致其在脑室系统和蛛网膜下腔内不断积聚增长,可继发脑室扩大、颅内压升高及脑实质萎缩等,最终引起脑功能障碍。

【病因与分类】

先天性脑积水的常见病因有遗传原因(如 Chiari 畸形 Ⅱ 型、遗传性导水管狭窄或缺陷畸形)、肿瘤等结构性原因(如最常见的胎内已形成的颅后窝肿瘤、脉络丛乳头状瘤)、炎症感染(如弓形虫病)和血管功能障碍(如颅底静脉血栓形成)等。

临床上分为交通性脑积水和阻塞性脑积水 2 类。

1. 交通性脑积水(communicating hydrocephalus) 脑脊液能从脑室系统流至蛛网膜下腔,但脑脊液分泌过多或蛛网膜吸收障碍会导致脑脊液流出脑室受阻,引起交通性脑积水。

2. 阻塞性脑积水(obstructive hydrocephalus) 脑脊液循环通路上的某一部位受阻所致的脑积水,多伴有脑室扩张及颅内压升高。大多数先天性脑积水为阻塞性脑积水。常见病因为先天性导水管狭窄畸形(中脑导水管狭窄、分叉、中隔形成或导水管周围胶质增生)、第四脑室侧孔闭锁综合征(Dandy-Walk-er 综合征)、神经管缺陷(如脊髓脊膜膨出和 Chiari Ⅱ 畸形)小脑扁桃体下疝(Arnold-Chiari 畸形)和 Galen 大静脉畸形等。其他如脑膜脑膨出、脑穿通畸形、无脑回畸形等也可并发脑积水。

【病理】

脑积水病理特点是脑室扩张,可表现为第三脑室以上或侧脑室的扩张,也可出现全脑室系统的扩张。增加的脑室内压和脑室扩张可导致继发性神经血管损伤和炎症,造成组织损伤的加剧,进一步损害大脑发育。脑实质因长期受压变薄,脑回平坦,脑沟消失,脑白质萎缩明显,胼胝体、基底核及四叠体最易受到损害。

【临床表现】

早期可不影响患儿的生长发育,晚期可见生长停滞、智力下降。部分患儿脑积水发展到一定时期自行停止进展。主要临床表现如下:

1. 头颅形态异常 头围异常增大是本病最重要体征。患儿出生后头颅明显快速增大,头颅过大与躯干生长比例不协调,呈头颅大、颜面小、前额突出、下颌尖细的容貌。若头部过重,颈部难以支撑,表现为垂头,通常不能坐或站立。

2. 颅内压升高 婴儿期的颅缝未闭对颅内压力有一定的缓冲作用,但随着脑积水的进行性发展,颅内压增高及静脉回流受阻征象显现,前囟扩大、张力高,颅缝裂开,头皮静脉明显充血怒张,精神萎靡、烦躁不安、尖声哭叫等,严重者出现呕吐或昏睡、视乳头水肿。颅骨变薄,头发稀少,叩诊时可听见破壶音(MacEwen 征)。

3. 神经功能障碍 如果第三脑室后部的松果体侧隐窝扩张明显,压迫中脑顶盖部可出现眼肌麻痹,类似帕里诺综合征(Parinaud syndrome),表现为双眼球下旋,上部巩膜暴露,眼球下半部被下眼睑遮盖,称为"落日征",是先天性脑积水的特有体征。外展神经麻痹也较常见。晚期患儿容易出现生长停滞,智力下降,嗅觉、视力减退,严重者呈痉挛性瘫痪、共济失调和去大脑强直。此外,运动发育、肌肉力量、神经反射等也可出现异常。

【辅助检查】

1. 头围测量 头围显著增加,可为正常同龄儿头围的数倍。头围测量一般测三个径:

(1)周径:为最大头围,自眉间至枕外隆凸间。正常新生儿头周径为 33~35cm,出生后头 6 个月每月增加 1.2~1.3cm。

（2）前后径：自眉间沿矢状线至枕外隆凸连线的长度。

（3）横径：两耳孔经前囟连线。

2. 影像学检查

（1）头颅 X 线片：头颅扩大，颅骨变薄，颅缝分离，前后囟扩大。

（2）头颅 CT：梗阻性脑积水可见脑室系统扩大，脑实质显著变薄；交通性脑积水时鞍上池等基底池增大，额顶区蛛网膜下腔增宽。脑室周围钙化常提示巨细胞病毒感染。

（3）MRI 检查：可以清晰地从冠状面、矢状面和横断面显示颅脑影像，发现畸形结构和脑室系统阻塞部位，为明确脑积水的病变部位与性质提供了直接的影像依据。如侧脑室额角膨出或呈圆形（冠状面）、三脑室呈气球状、胼胝体升高（矢状面）等。

（4）超声：产前超声可以识别胎儿脑室扩大。囟门开放的婴儿可以通过头颅超声筛查脑室扩大。

3. 生化检查

（1）腰椎穿刺。

（2）TORCH（弓形体病、风疹、巨细胞病毒、单纯疱疹）筛查。

（3）羊膜穿刺术：可用于 X 连锁脑积水的产前诊断。

【诊断与鉴别诊断】

根据婴儿出生后头颅明显快速增大、前囟扩大或膨出、特殊头型、颅内压增高等症状、落日征、叩诊破壶音及头围测量明显增大等诊断不难。头颅 CT、MRI 检查可确诊本病并可进一步明确病因。

本病应注意与以下疾病如先天性巨头症、佝偻病、婴儿硬膜下血肿、硬膜下积液、颅内肿瘤等鉴别，CT 或 MRI 可帮助明确诊断。而正常颅压脑积水（normal pressure hydrocephalus，NPH），可能由脑脊液出血（也称为蛛网膜下腔出血或脑室内出血）、头部外伤、感染、肿瘤或手术并发症引起。由于脑脊液增加缓慢和脑室周围的组织的代偿作用，脑室内流体压力增加不明显。但是该病更多见于成人，以起步困难、尿频、认知障碍为临床特征，其症状通常会随着时间的推移而恶化，腰穿和 CT 或 MRI 可帮助明确诊断。

【治疗】

先天性脑积水的治疗包括非手术治疗和手术治疗，以手术治疗为主。早期发现、早期治疗脑积水有助于减少对脑组织的损害，减少并发症。

1. 非手术治疗　适用于早期或病情较轻，发展缓慢者。主要是减少脑脊液的分泌或增加体内水分的排出。首选乙酰唑胺，可抑制脑脊液分泌，但此药可引起代谢性酸中毒；亦可选用高渗脱水药物与利尿药物，如甘露醇、呋塞米等，降低颅内压；对有蛛网膜粘连者可试用糖皮质激素。

2. 手术治疗　是主要治疗手段，尤其是对有进展的脑积水更应手术治疗。

（1）病因治疗：解除梗阻的病因是理想的治疗方法，可采用大脑导水管成形术或扩张术，第四脑室正中孔切开或成形术，枕骨大孔先天性畸形者可做颅后窝及上颈椎椎板切除减压术等。

（2）减少脑脊液分泌：如侧脑室脉络丛切除术、脉络丛烧灼术等。

（3）脑脊液分流术：常采用侧脑室颈内静脉分流术、侧脑室腹腔分流术及侧脑室心房分流术等。

【学科新进展】

近年来，影像学技术迅速发展，对于脑积水的早期诊断及分型治疗起到一定的指导作用。除了常用的 X 线片、CT 平扫、MRI 检查外，新型影像学标志物如 MRI 灌注、MRI 弥散成像等也可用于脑积水的评估。脑积水时脑室扩大并对周围脑实质产生压迫及扭曲作用，使脑室周围血管牵拉变形、顺应性降低，同时脑室内压力增大使脑脊液通过室管膜进入周围脑实质对周围血管产生破坏，从而促使脑血流量发生变化。研究表明，MRI 灌注成像（perfusion weighted imaging、PWI）可显示出脑积水患者脑室周围白质、基底节和丘脑灌注较正常人减少，这对于脑积水的鉴别有重要意义。MRI 弥散张量成像技术（diffusion tensor imaging，DTI）从三维的角度显示白质纤维束，更精确地显示了组织微结构，和图形理论分析一起为脑积水患儿脑损伤的治疗提供一种量化用可编程分流器技术的新途径。

此外,神经内镜技术不断发展,除了以往常用的分流术外,第三脑室造瘘术(endoscopic third ventriculostomy,ETV)也开始逐渐被尝试使用。但是,ETV 并不是适合所有的患者,术前需要仔细分析患者病情及脑积水的类型选择合适的内镜手术方式。对于部分有复杂病因的脑积水,可以采取多种方法联合治疗。神经内镜技术的优势在于手术可重建正常脑脊液的生理循环,维持脑脊液吸收、循环的平衡,且术后并发症少,长期预后好。

(吴云成)

第四节　颅颈交界畸形

颅颈交界畸形(craniovertebral junction,CVJ)是指由先天性或后天性因素导致的颅颈交界区骨质和软组织畸形,可伴或不伴有神经系统的症状体征。在胚胎发育过程中,此处神经管闭合最晚,故最易发生先天性畸形。颅颈交界畸形包括颅底凹陷症、扁平颅底、小脑扁桃体下疝畸形和颈椎异常(颈椎融合、寰椎枕化和寰枢椎脱位)等,临床上以前 3 种最为多见,它们可单独发生,也可合并存在。

一、颅底凹陷症

颅底凹陷症(basilar invagination,BI)又称为颅底压迹,是临床常见的颅颈区畸形。主要病变是颅底骨组织以枕骨大孔为中心向颅腔陷入,齿状突升高甚至进入颅底,颅后窝变小,产生相应的神经压迫或牵拉,以及脑干受压导致椎动脉供血不足等一系列神经系统症状。

【病因与发病机制】

根据病因分为以下两类:

1. **原发性**　为先天发育异常所致,多合并其他畸形,如 Chiari 畸形、小脑扁桃体下疝、扁平颅底、中脑导水管闭锁、脑积水及寰枕融合等。

2. **继发性**　较少见,常继发于佝偻病、骨软化症、马方综合征、佩吉特病(Paget disease)、类风湿关节炎及甲状旁腺功能亢进等疾病。

本病主要是由于枕骨大孔狭窄、颅后窝变小,导致延髓、小脑、高位颈髓、后组脑神经和颈神经根受压迫或刺激,并影响椎动脉供血,从而出现相应神经系统症状和体征。晚期常出现脑脊液循环障碍,梗阻性脑积水和颅内压增高。

【临床表现】

1. 常于 10 岁以后或青壮年期起病,缓慢进展,头部突然用力可诱发症状,或使原有症状骤然加重。常伴有短颈、蹼颈、后发际低、后颈疼痛、头颈部活动不灵、强迫头位及身材短小等特殊外貌。

2. **枕骨大孔区综合征的症状及体征**

(1) 颈神经根症状:颈枕部疼痛、活动受限或强直。一侧或双侧上肢麻木,无力、肌萎缩,腱反射减低或消失等。

(2) 后组脑神经症状:吞咽困难、饮水呛咳、声音嘶哑、构音障碍、舌肌萎缩、咽反射减弱等延髓麻痹症状,以及面部感觉减退、听力下降、角膜反射减弱等。

(3) 上位颈髓及延髓损害:四肢轻瘫,锥体束征、不同程度的感觉障碍,吞咽及呼吸困难等。部分患者同时会伴有延髓、脊髓空洞症,临床表现为分离性感觉障碍。

(4) 小脑损害:以眼震最为常见,晚期可出现小脑性共济失调。

(5) 椎基底动脉供血不足:发作性眩晕、恶心、呕吐、心悸、出汗等。

(6) 颅内压增高症状:早期一般无高颅压,晚期因脑脊液循环障碍可出现头痛、呕吐和视盘水肿等高颅内压症状,可合并小脑扁桃体下疝及脊髓空洞症等。

【辅助检查】

1. **X 线片** 颅颈侧位、张口正位 X 线片上测量枢椎齿状突的位置是确诊本病的重要依据。腭枕线（chamberlain line）为自硬腭后缘至枕骨大孔后缘（枕后点）的连线，齿状突高出此线 3mm 以上即可确诊，高出 0~3mm 为可疑。基底线（mcgregor line）为硬腭后缘-枕骨鳞部最低点，齿状突高于此线 5~6mm 考虑颅底凹陷。

2. **CT** 头颅 CT 可发现脑室扩大、脑积水等异常。

3. **MRI** 可清楚地显示中脑导水管、第四脑室及脑干的改变，能够发现小脑扁桃体下疝、中脑导水管狭窄及延髓、脊髓空洞症等畸形。

【诊断与鉴别诊断】

1. **诊断依据**

（1）成年后起病，缓慢进展病程。

（2）颈短、后发际低，颈部活动受限。

（3）枕骨大孔区综合征的症状和体征。

（4）典型的影像学改变。

（5）可合并 Arnold-Chiari 畸形、扁平颅底和寰枢椎脱位等畸形。

2. **鉴别诊断** 本病应与延髓、脊髓空洞症，颅后窝或枕骨大孔区占位性病变，多发性硬化及脑干、小脑、后组脑神经、脊髓损伤所引起的疾病相鉴别。CT 及 MRI 检查（尤其是 MRI）是鉴别诊断的重要依据。

【治疗与预后】

颅颈交界畸形的处理原则是解除对脑干脊髓及神经根的压迫，维持或重建颅颈区的稳定性及恢复正常的脑脊液循环。

X 线片及 MRI 显示畸形，但无临床症状或症状轻微者，可观察随访。

临床症状明显且进行性加重、脑脊液循环受阻、颅内压增高、X 线片示合并寰枢椎脱位者是本病的手术适应证。手术可解除畸形对延髓、小脑或上位颈髓的压迫，重建脑脊液循环通路，加固不稳定的枕骨脊椎关节等。虽然手术可以改善一些神经系统症状，但常会残留神经功能缺损。

二、扁平颅底

扁平颅底（platybasia）是颅颈区较常见的先天性颅骨畸形，是指颅前、中、后窝的颅底部位，特别是鞍背至枕大孔前缘处，自颅腔向上凸，使颅底变得扁平，蝶骨体长轴与枕骨斜坡构成的颅底角度变大，超过 145°，常合并颅底凹陷症，多为原发性先天性发育缺陷。

扁平颅底本身可无临床症状或仅有短颈，蹼状颈等外观。临床诊断主要依据异常的颅底角。颅底角（basal angle）是指颅骨 X 线侧位片上由鼻根至蝶鞍中心连线与蝶鞍中心向枕骨大孔前缘连线所形成的夹角，成人正常值为 109°~145°，平均为 132°。颅底角超过 145°对扁平颅底则具有诊断意义。

单纯扁平颅底一般无须治疗。

三、小脑扁桃体下疝畸形

脑扁桃体下疝畸形又称 Arnold-Chiari 畸形，是一种颅后窝先天性发育不良、容积变小而使小脑扁桃体、延髓下段及第四脑室下部疝入颈段椎管内，可造成枕大池变小或闭塞、蛛网膜粘连或肥厚等。

【病因与发病机制】

目前，病因尚不清楚，可能与胚胎第 3 个月时神经组织生长过快或脑组织发育不良，及脑室系统和蛛网膜下腔之间脑脊液动力学紊乱有关。小脑扁桃体延长与延髓下段和第四脑室下部成楔形进入枕骨大孔或颈椎管内，导致舌咽神经、迷走神经、副神经及舌下神经等后组脑神经和上部颈神经牵拉下移，枕骨大孔和颈上段椎管被填满，最终脑脊液循环受阻而导致梗阻性脑积水。本病常伴有其他颅颈区畸形，如脊髓脊膜膨出、颈椎裂、脊髓空洞症、第四脑室囊肿和小脑发育不全等。

临床上依据畸形的特点及轻重程度可分为 4 型：

1. **Ⅰ型**　小脑扁桃体及下蚓部疝至椎管内，延髓与第四脑室位置正常或轻度下移，可合并脊髓空洞症，一般不伴有脊髓脊膜膨出。

2. **Ⅱ型**　最常见，为小脑、延髓、第四脑室均疝至椎管内，第四脑室正中孔与导水管粘连狭窄造成梗阻性脑积水，多伴有脊髓脊膜膨出。

3. **Ⅲ型**　最严重，除Ⅱ型特点外，常合并上颈段、枕部脑膜膨出。

4. **Ⅳ型**　表现为小脑发育不全，不向下方移位。

【临床表现】

女性多于男性，Ⅰ型多见于儿童与成人；Ⅱ型多见于婴儿；Ⅲ型多在新生儿期发病；Ⅳ型在婴儿期发病。

颈枕部疼痛常为首发症状，伴有颈枕部压痛及强迫头位，随病情进展，可同时出现以下几组症状：

1. **延髓、上颈髓受压症状**　可出现不同程度的偏瘫或四肢瘫、腱反射亢进、病理征阳性等锥体束征，四肢感觉障碍及尿便障碍。合并脊髓空洞症时可出现相应的症状，如节段性分离性感觉障碍，呼吸困难及括约肌功能障碍等。

2. **脑神经、颈神经症状**　如后组脑神经受损可出现面部麻木、吞咽困难、声音嘶哑及咽反射迟钝或消失等；如颈神经受损可表现为手部麻木无力、手肌萎缩及枕下部疼痛等。

3. **小脑症状**　水平或旋转性眼震，言语不清、肢体或躯干性共济失调等。

4. **慢性高颅压症状**　头痛、恶心、呕吐及视盘水肿等。

【辅助检查】

首选头颅 MRI 检查，矢状位可清晰直观地显示小脑扁桃体下疝和继发囊肿、脑积水、脊髓空洞症等。头颅颈椎 X 线片可显示枕骨大孔区、头颅、颈椎骨的畸形，如颅裂、脊椎裂、寰枢区畸形。

【诊断与鉴别诊断】

根据发病年龄、临床表现，特别是 MRI 影像学表现可以明确诊断。目前多以小脑扁桃体下端疝出枕大孔前后唇连线以下 3mm 以上作为诊断标准。

应与多发性硬化、脊髓空洞症、运动神经元病、颈椎病、小脑性共济失调等易混淆的疾病进行鉴别。根据本病特征性的 MRI 表现，很容易与上述疾病相鉴别。

【治疗】

临床症状轻或仅有颈枕部疼痛，病情稳定者可对症治疗并观察。有梗阻性脑积水者需行脑脊液分流术，其目的是解除压迫与粘连，缓解症状。

手术指征包括：①梗阻性脑积水或颅内压增高；②临床症状进行性加重，有明显的神经系统受损体征。

手术方法多采用枕骨大孔扩大术、上位颈椎板切除术等。

【学科新进展】

近年来关于颅颈交界畸形的新进展主要集中在手术方式的创新上。随着影像学技术的进步，特别是三维 CT 重建技术的应用，人们逐渐认识到寰枢椎脱位在颅颈交界畸形中的致病作用，因而强调了复位减压治疗的重要性，手术方式包括：①经口咽入路寰枢椎钉板复位固定融合术（transoralatlantoaxial reduction plate，TARP 术）；②后路枕颈顶板棒固定复位技术；③后路颈 1~2 关节松解、颈 1~2 螺钉棒固定复位融合技术等。新型手术技术有利于减少医源性不稳定性，减少术后并发症，改善患者预后。

（吴云成）

参 考 文 献

[1] 李晓捷. 中国十二省市小儿脑瘫流行病学特征. 中华实用儿科临床杂志, 2018, 33(5): 378-383.

[2] DOWNS J, BLACKMORE AM, EPSTEIN A, et al. The prevalence of mental health disorders and symptoms in children and ad-

olescents with cerebral palsy:a systematic review and meta-analysis. Dev Med Child Neurol,2018,60(1):30-38.

［3］ KULKARNI AV,SGOUROS S,LEITNER Y,et al. International Infant Hydrocephalus Study (IIHS):5-year health outcome results of a prospective,multicenter comparison of endoscopic third ventriculostomy (ETV) and shunt for infant hydrocephalus. Childs Nerv Syst,2018,34(12):2391-2397.

［4］ FAHEY MC,MACLENNAN AH,KRETZSCHMAR D,et al. The genetic basis of cerebral palsy. Dev Med Child Neurol,2017, 59(5):462-469.

［5］ NOVAK I,MORGAN C,ADDE L,et al. Early,accurate diagnosis and early intervention in cerebral palsy:advances in diagnosis and treatment. JAMA Pediatr,2017,171(9):897-907.

［6］ BYRNE R,NORITZ G,MAITRE NL. Implementation of early diagnosis and intervention guidelines for cerebral palsy in a high-risk infant follow-up clinic. Pediatr Neurol,2017,76:66-71.

［7］ SCHALOCK RL,LUCKASSON R,TASSÉ MJ. The contemporary view of intellectual and developmental disabilities:Implications for psychologists. Psicothema,2019,31(3):223-228.

［8］ VIRHAMMAR J,LAURELL K,AHLGREN A,et al. Arterial spin-labeling perfusion MR imaging demonstrates regional CBF decrease in idiopathic normal pressure hydrocephalus. AJNR Am J Neuroradiol,2017,38(11):2081-2088.

［9］ BROWN HK,COBIGO V,LUNSKY Y,et al. Maternal and offspring outcomes in women with intellectual and developmental disabilities:a population-based cohort study. BJOG. 2017,124(5):757-765.

［10］ MARRUS N,HALL L. Intellectual disability and language disorder. Child Adolesc Psychiatr Clin N Am,2017,26(3): 539-554.

［11］ BOWES AL,KING-ROBSON J,DAWES WJ,et al. Neuroendoscopic surgery in children:does age at intervention influence safety and efficacy? A single-center experience. J Neurosurg Pediatr,2017,20(4):324-328.

［12］ DEWAN MC,LIM J,SHANNON CN,et al. The durability of endoscopic third ventriculostomy and ventriculoperitoneal shunts in children with hydrocephalus following posterior fossa tumor resection:a systematic review and time-to-failure analysis. J Neurosurg Pediatr,2017. 19(5):578-584.

［13］ HANAK BW,BONOW RH,HARRIS CA,et al. Cerebrospinal Fluid Shunting Complications in Children. Pediatr Neurosurg, 2017,52(6):381-400.

［14］ JUNG TY,CHONG S,KIM IY,et al. Prevention of Complications in Endoscopic Third Ventriculostomy. J Korean Neurosurg Soc,2017. 60(3):282-288.

［15］ KULKARNI AV,RIVA-CAMBRIN J,HOLUBKOV R,et al. Endoscopic third ventriculostomy in children:prospective,multicenter results from the Hydrocephalus Clinical Research Network. J Neurosurg Pediatr,2016,18(4):423-429.

第十九章　神经系统遗传性疾病

第一节　遗传性共济失调

一、概述

遗传性共济失调(hereditary ataxia,HA)是一组以缓慢进行性步态不协调为特征的遗传性疾病,通常与肢体、语言和眼睛运动的协调不良有关,经常会出现小脑萎缩,占神经遗传病的 10% ~15% 。

发病年龄多在 20~40 岁,但也有婴幼儿及老年发病者。遗传方式主要呈常染色体显性遗传,也可呈常染色隐性遗传、X 连锁遗传,散发病例也不少见。除了主要累及脊髓、小脑和脑干及其传导纤维外,脊神经、脑神经、交感神经、基底节、丘脑、丘脑下部、大脑皮质等均可受累。还可伴有其他系统异常,如骨骼、眼、前庭、耳蜗、心脏、内分泌及皮肤病变等。虽然其临床症状复杂,交错重叠,具有高度的遗传异质性且分类困难,但具有世代相传的遗传背景、共济失调的临床表现及脊髓、小脑、脑干损害为主的病理改变三大特征,因此明确该病的诊断仍有据可循。

【临床表现】

1. 神经系统

(1) 运动障碍

1) 共济运动障碍:步态不稳是最常见的首发症状,表现为醉酒样或剪刀步伐;吐词不清可表现为爆发性言语或吟诗样言语;吞咽困难和饮水呛咳也较明显,常由于球部肌肉协调运动障碍导致;书写障碍可表现为"书写过大症";眼球震颤可表现为水平性、垂直性、旋转性或混合性眼球震颤等;眼球运动障碍可表现为核上性眼肌麻痹、注视麻痹、慢眼动等;指鼻试验可表现为指鼻不准;轮替试验可表现为动作缓慢、节律不均;跟膝胫试验可表现为抬腿和触膝动作不稳;闭目难立征可表现为睁眼和闭眼均站立不稳;震颤可表现为运动性震颤、姿势性震颤或意向性震颤,若伴有锥体外系损害,可出现静止性震颤。

2) 锥体束受损:表现为躯干及肢体肌张力增高、腱反射活跃或亢进、髌阵挛和踝阵挛、巴宾斯基征阳性等;行走时呈痉挛性步态。

3) 锥体外系受损:可伴发帕金森病样表现;或出现面、舌肌搐颤,手足徐动症,扭转痉挛,舞蹈样动作等。

(2) 大脑皮质受损:可伴发癫痫、认知障碍(注意力、记忆力受损,任务执行功能下降等)、肌阵挛、精神行为异常(抑郁、睡眠障碍、偏执倾向等)。

(3) 其他神经系统受损

1) 脑神经病变:视神经及视网膜病变,包括原发性视神经萎缩、视网膜色素变性等;可伴发听力障碍及嗅觉异常。

2）自主神经病变：可伴发自主神经功能紊乱。

3）其他周围神经病变：可伴发感觉性、感觉运动性感觉障碍，轴索性周围神经病等。

2. 其他系统

（1）心脏病变：表现为心肌肥厚、房室传导阻滞等。

（2）代谢异常：表现为糖代谢异常、脂肪酸代谢异常、磷脂代谢异常、脂蛋白代谢异常、维生素代谢异常等。

（3）骨骼畸形：表现为脊柱侧弯或后侧凸等。

（4）皮肤病变：表现为球结膜和面颈部皮肤毛细血管扩张、皮肤鱼鳞症等。

【分类】

遗传性共济失调主要根据患者的临床特征、遗传方式和生化改变来分类。根据遗传模式分为常染色体显性遗传、常染色体隐性遗传、X 连锁和线粒体遗传 4 大类型，在每一大类下又根据致病基因的不同分为不同的亚型。

二、常染色体显性遗传共济失调

在我国常染色体显性遗传共济失调中，主要是常染色体显性遗传脊髓小脑性共济失调，其中以脊髓小脑性共济失调 3 型/马查多-约瑟夫病（spinocerebellar ataxia type 3/Machado Joseph disease，SCA3/MJD）最常见，占 SCA 的 60%~70%，这与欧美国家相似，而 SCA1、SCA2、SCA6 和 SCA7 少见，其他 SCA 亚型较罕见。

常染色体显性遗传脊髓小脑性共济失调（autosomal dominant spinocerebellar ataxia，AD-SCA）是一组以脊髓、小脑性共济失调为主要表现的、符合常染色体显性遗传模式的疾病，尽管有些亚型及家系表现为单纯的共济失调，并不伴有明确的脊髓损害表现。

目前已命名的常染色体显性遗传共济失调已超过 40 余种（表 19-1-1），根据分子遗传机制的不同，可分为以下 5 类：

表 19-1-1　常染色体显性遗传性共济失调的分型及基因突变

项目	分型	致病基因及/或定位区间	突变形式	除小脑性共济失调外的特征症状
多聚谷氨酰胺扩增脊髓小脑性共济失调	SCA1	*ATXN1*	CAG 重复	锥体束征、锥体外系征、腱反射亢进、周围神经病、肌萎缩
	SCA2	*ATXN2*	CAG 重复	慢眼动、腱反射减弱或消失、锥体束征、锥体外系征、肌萎缩
	SCA3	*ATXN3*	CAG 重复	锥体束征、锥体外系征、腱反射亢进、肌萎缩伴束颤、眼睑退缩、眼球震颤、慢眼动、感觉丧失
	SCA6	*CACNA1A*	CAG 重复	有时呈发作性共济失调，病程进展非常缓慢
	SCA7	*ATXN7*	CAG 重复	伴视网膜病变的视力下降
	SCA17	*TBP*	CAG 重复	痴呆
	DRPLA	*ATN1*	CAG 重复	癫痫
非编码区扩增脊髓小脑性共济失调	SCA8	*ATXN8OS*	CTG 重复	呈慢性进行性，振动觉减退，少见认知障碍
	SCA10	*ATXN10*	ATTCT 重复	偶发癫痫
	SCA12	*PPP2R2B*	CAG 重复	共济失调、震颤、痴呆
	SCA31	*BEAN*	TGGAA 重复	正常感觉
	SCA36	*NOP56*	GGCCTG 重复	肌束纤颤、舌肌萎缩、腱反射亢进
	SCA37	*DAB1*	ATTTC 重复	眼球垂直运动异常

续表

项目	分型	致病基因及/或定位区间	突变形式	除小脑性共济失调外的特征症状
传统突变形式脊髓小脑性共济失调	SCA5	SPTBN2	错义突变、框内缺失	早发,病程缓慢、下降式眼震、痉挛
	SCA11	TTBK2 CACNA1A	移码突变	锥体束征、症状较轻,保持一般活动状态
	SCA13	KCNC3	错义突变	精神发育迟滞、身材矮小
	SCA14	PRKCG	错义突变	震颤或早期轴性肌阵挛
	SCA15/16	ITPR1	错义突变、缺失突变	构音障碍、上肢姿势性震颤、腱反射亢进
	SCA18	IFRD1	错义突变	感觉运动性周围神经病
	SCA19/22	KCND3	错义突变、缺失突变	小脑外特征因家系而异
	SCA20	DAGLA	重复	痉挛性发音困难、腭部震颤
	SCA21	TMEM240	错义突变	认知障碍、锥体外系体征
	SCA23	PDYN	错义突变	小脑外特征,因家系而异
	SCA26	EEF2	错义突变	视觉追踪异常
	SCA27	FGF14	错义突变、移码突变	精神发育迟滞、震颤
	SCA28	AFG3L2	错义突变	眼睑下垂、痉挛性共济失调
	SCA29	ITPR1	错义突变	学习缺陷
	SCA34	ELOVL4	错义突变	过度角化症、多系统萎缩-小脑型(MSA-C)
	SCA35	TGM6	错义突变	小脑性共济失调、上肢不自主运动和斜颈
	SCA38	ELOVL5	错义突变	感觉神经病
	SCA40	CCDC88C	错义突变	反射亢进、痉挛性共济失调
	SCA41	TRPC3	错义突变	小脑性共济失调
	SCA42	CACNA1G	错义突变	痴呆
	SCA43	MME	错义突变	周围神经病
	SCA44	GRM1	错义突变、框移突变	锥体束征、痉挛
	SCA45	FAT2	错义突变	成年起病
	SCA46	PLD3	错义突变	感觉神经病
	SCA47	PUM1	错义突变	发育迟缓、智力障碍、癫痫
	SCA48	STUB1	错义突变、插入/缺失突变、无义突变	进行性认知损害,可早于共济失调出现
发作性共济失调	EA1	KCNA1	错义突变、无义突变	发作间肌纤维颤搐
	EA2	CACNA1A	错义突变、无义突变、缺失突变	发作间眼震
	EA3	与1q42关联		发作性眩晕、耳鸣和共济失调,视力下降
	EA4			发作性眩晕、发作间眼震、对乙酰唑胺无反应
	EA5	CACNB4		癫痫发作
	EA6	SLC1A3	错义突变	偏瘫、偏头痛发作
	EA7	19q13		癫痫发作、眩晕、无力及言语不清
	EA8	LIBR4	错义突变	平衡障碍、言语不清、无力
位点未知	SCA4	16q22.1		感觉神经病、耳聋
	SCA25	2p21—p13		感觉神经病
	SCA30	4q34.3—q35.1		反射亢进

第一类为多聚谷氨酰胺扩增 SCA，占患者的大多数，SCA1、SCA2、SCA3、SCA6、SCA7、SCA17 和齿状核、红核、苍白球、路易体萎缩症(dentatorubro-pallidoluysian atrophy，DRPLA)均属此列。

第二类为基因非编码区扩增 SCA，包括 SCA8、SCA10、SCA12、SCA31、SCA36。

第三类为传统突变形式 SCA，目前已确定的有 SCA5、SCA11、SCA13、SCA14、SCA15/16、SCA18、SCA19/22、SCA20、SCA21、SCA23、SCA26~29、SCA34、SCA35、SCA38、SCA40~48。

第四类为发作性共济失调，包括 EA1、EA2、EA3、EA4、EA5、EA6、EA7、EA8。

第五类为未知位点 SCA，包括 SCA4、SCA25、SCA30。

此外，有部分 SCA 亚型已经被命名，在某些家系完成了染色体定位或连锁分析，但致病基因及突变位点仍尚未明了，随着研究的进展，这部分亚型的分子遗传机制正逐渐被阐明。

（一）多聚谷氨酰胺扩增 SCA

在已知突变的 SCA 中，相当部分是由基因编码区三核苷酸 CAG 异常重复扩增编码出延长的多聚谷氨酰胺链，且易于聚集在细胞内形成包涵体，影响细胞的生理功能，导致神经元丧失，所以这些疾病也被称为 PolyQ 病。当异常扩增的 CAG 重复次数超过某个阈值时(通常为 37~40 次)，就会表现出相应的临床疾病。CAG 重复有代间传递不稳定性，当重复较长且未中断时，CAG 链不稳定，在亲代向子代传递时容易导致进一步延长，尤其发生在父系传递的情况下。在多聚谷氨酰胺扩增 SCA 的表型与基因型相关性研究中发现，CAG 重复长度影响疾病的进展、严重程度，或是某些临床差异。这种关联在非编码区扩增性 SCA 中也存在，如 SCA10、SCA12 和 SCA31 等。

【临床特征】

多聚谷氨酰胺扩增 SCA 是导致神经系统多处功能障碍的疾病，最终因脑干衰竭而死亡，平均发病年龄在 20~40 岁，受 CAG 重复次数、修饰基因、环境等多种因素的影响。CAG 重复次数超过某个阈值才会发病，而重复次数在很大程度上与发病年龄呈负相关，即重复次数越大，发病年龄越早。据统计，SCA7 的重复长度导致 88% 的发病年龄变异，在 SCA2 为 57%。而 SCA1、SCA3、SCA6 的正常等位基因内重复次数对发病也有较小但很重要的影响(表 19-1-2)。

表 19-1-2　多聚谷氨酰胺异常重复导致的脊髓小脑性共济失调的临床特征
(根据 CAG 重复数目)

类型	短重复	中等重复	长片段重复	极长片段重复
SCA1		小脑性共济失调、锥体束征	类肌萎缩侧索硬化症	发育迟缓
SCA2	姿势性震颤	小脑性共济失调、腱反射减弱	小脑性共济失调、舞蹈症、痴呆	肌阵挛、肌张力障碍、心力衰竭、视网膜变性
SCA3	轴索神经病、多巴反应性肌张力障碍	小脑性共济失调、复视	肌张力障碍、锥体束征	极少出现，主要症状为肌张力障碍
SCA6	发作性共济失调	—	病程 10 年后很少出现相关症状	—
SCA7	不伴有视力下降的小脑性共济失调	小脑性共济失调、黄斑变性	小脑症状出现前视力下降	心力衰竭
SCA17	舞蹈样运动、帕金森病样表现	共济失调、痴呆、舞蹈和肌张力障碍、锥体束征	共济失调、痴呆、强直痉挛、癫痫发作	生长迟缓
DRPLA	手足徐动、共济失调和精神症状	—	进行性肌阵挛、癫痫发作、发育迟缓、轻度共济失调	肌阵挛样癫痫发作、舞蹈、认知障碍

步态异常是 2/3 的 SCA 患者的首发症状，另外也有较多以构音障碍首发，复视、书写困难、发作性眩晕在 4% 的患者早于步态异常。疾病进展期，症状变得复杂，取决于受累及的部位，同发病年龄一样，临床

特征依赖于多聚谷氨酰胺链的长度。例如,DRPLA 较长的重复导致进行性肌阵挛、癫痫和痴呆,而较短的重复导致舞蹈样运动和精神症状。SCA3 患者的锥体束征和振动觉减退相伴于 *ATXN3* 基因 CAG 重复次数的增多。SCA7 患者的视力减退、眼外肌麻痹和巴宾斯基征也相伴于基因编码区三核苷酸重复次数的增加。

多聚谷氨酰胺扩增 SCA 常有多样化的眼球运动障碍,SCA1 眼球快速扫视(快眼动)幅度加大导致平滑追踪异常和眼辨距过度,SCA2 眼球扫视速度大为减慢(慢眼动)、眼震不明显;SCA3 凝视诱发眼震和扫视时辨距不足常存在,平滑追踪也明显下降,SCA6 常有下降式眼震,其他特点与 SCA3 相似。

另外,应用统计学方法多因素逻辑回归分析,可预测部分症状对疾病类型的贡献度,为该类疾病的分型提供参考。腱反射亢进和强直状态可预测 38% 的 SCA1,33% 的 SCA7,26% 的 SCA3。然而,对于其他 SCA 亚型,锥体束征仅是弱预测因子(4% SCA2),或非预测因子(SCA4、SCA5、SCA6、SCA8)。在大样本、多中心研究中,锥体束征(67%)和脑干眼球运动异常(74%)在 SCA1 最常见,周围神经病最多见于 SCA2(68%),24% 的 SCA3 患者伴肌张力障碍,视力(83%)和听力(24%)下降最多见于 SCA7。没有哪项临床测试能鉴别开多聚谷氨酰胺扩增 SCA,但可以与其他 SCA 亚型鉴别。

【遗传学】

遗传早现(genetic anticipation)是指在显性遗传疾病的连续传代中,后代的发病年龄逐代提前、病情严重程度逐代加重的现象,预期发病年龄逐代提前被认为是多聚谷氨酰胺扩增 SCA 的标志。生殖系镶嵌(germline mosaicism)可解释代间传递时 CAG 重复长度改变的现象,正常的等位基因在传递给子代时没有修饰,而异常的 CAG 扩增则不稳定,在传递时倾向于增加长度(如在 SCA3 增加 0.5 CAG/代,在 SCA7 增加 12 CAG/代)。父系的扩增更不稳定,这种父系偏好可能是由于雄性配子形成前经历了更多次的有丝分裂,或与 DNA 修复蛋白的浓度及活性有关。

青少年起病往往提示更长的 CAG 重复,多数与父系遗传有关,这种情况提示了代间不稳定性和遗传早现的 CAG 重复进一步扩增的频率,在 DRPLA 为 45%,在 SCA7 为 43%,在 SCA2 为 35%,在 SCA17 为 30%,在 SCA1 为 15%,在 SCA3 为 8%,在 SCA6 则没有进一步扩增的报道。

在多聚谷氨酰胺扩增 SCA 中,观察到的遗传早现时间常常大于通过 CAG 重复数和发病年龄关联曲线获得的预测值。例如,在 26 个 SCA2 亲子对中,观察到 CAG 每增加 3.7 次重复,平均早现 20 年,远大于通过回归曲线斜率计算出的 12 年。遗传早现在 DRPLA 和 SCA7 中最突出,在 SCA7 中,大的正常等位基因出现新生扩增也有记载。与多聚谷氨酰胺扩增 SCA 不同,非编码区扩增 SCA 亚型之一 SCA10 也特征性表现出发病年龄提前,但却是因为重复次数减少。因此,遗传早现既与分子不稳定有关,也与不可避免的观察偏倚有关,因为 SCA 病程漫长,在父母与子女估计发病年龄时可能出现较大偏差,由于 CAG 重复的进一步扩增导致的遗传早现可能被高估了。

【流行病学、基因与临床表现】

1. SCA1　目前发现 SCA1 患病率最高的是波兰(68% 的 SCA 家庭),后面依次为俄罗斯(41%)、南非(41%)、塞尔维亚(34%)、意大利(25%)和印度(22%)。在北美和欧洲有 SCA 病史的家庭中,SCA1 占 SCA 患者总数的 3%~16%。中国汉族人群中 SCA1 约占 SCA 的 7.23%。在欧洲地区,SCA1 患者的 5 年生存率为 80%,10 年生存率为 57%,与 SCA1 生存相关的预测因子有 CAG 重复次数、发病年龄、病程、体重指数、疾病分期、PHQ-9 总分、SARA 评分、非共济失调体征的数量及个体非共济失调体征(包括反射障碍、瘫痪、肌肉萎缩、肌颤、肌阵挛、舞蹈或运动障碍、肌张力障碍、静止性震颤、排尿功能障碍、认知障碍和吞咽困难)。

SCA1 的致病基因 *ATXN1*(*ataxin-1*)定位于 6p22.3,正常人 *ATXN1* 基因中 CAG 的重复次数为 6~36,CAG 重复次数大于 39 为 SCA1 患者(39~83),中等突变者(即 36~39 次 CAG 重复)可表现为正常、轻症者(不完全外显)或典型,这取决于 *ATXN1* 基因中 CAG 重复链中是否插入了 CAT。

SCA1 患者多为成年发病,平均发病年龄为 40 岁,发病年龄越小,CAG 重复次数越多,疾病进展越快。SCA1 最典型的脑部受累部位为橄榄、脑桥、小脑,故也称 Menzel 型橄榄-脑桥-小脑萎缩。

临床表现主要为进行性小脑性共济失调(言语断续、轮替动作障碍、辨距不良、肌张力低下等),延髓性麻痹症状(吞咽困难、构音障碍等),锥体束征(如腱反射亢进、病理反射阳性),眼球运动障碍明显(眼震、慢扫视、过视、核上性眼肌麻痹、可能伴视神经萎缩),痉挛及感觉异常。46.6%的SCA1患者存在腱反射活跃。疾病的后期,患者脊髓和周围神经损伤加重以致腱反射消失、肌肉萎缩,神经电生理检查表现为感觉-运动神经元或轴索损伤。

2. SCA2　在世界范围分布很广,是古巴、印度、墨西哥和意大利南部最流行的多聚谷氨酰胺扩增SCA。由于突出的奠基者效应,在古巴发现了最大的SCA2流行率,在古巴的霍尔金省发现了最高的病例频率,每10万名居民中有40.18例。SCA的生存研究表明,SCA2的存活率和患病率取决于地理位置及种族群体。因此,意大利南部的存活率较长,平均寿命为67岁,而西班牙和古巴人的存活率要低得多,相应的平均寿命为54岁和52岁。目前,中国汉族人群中SCA2约占SCA的8.72%,位列SCA的第2位。在欧洲地区,SCA2患者的5年生存率为87%,10年生存率为74%。与SCA2生存相关的预测因子有CAG重复次数、发病年龄、病程、病期、SARA评分、非共济失调体征的数目,以及以下个体的非共济失调体征:瘫痪、肌肉萎缩、肌束形成、肌阵挛、僵直、舞蹈病或运动障碍、肌张力障碍和认知障碍。

SCA2的致病基因 *ATXN2* 定位于12q24,CAG扩增位于 *ATXN2* 基因第1个外显子区域。正常人基因 *ATXN2* 中CAG的重复次数为17~31,CAG重复次数大于34为SCA2,在儿科发病病例中CAG重复数较大(>50次)。目前研究认为,不同人群中 *ATXN2* 基因的中间突变(CAG重复次数为27~33)是肌萎缩侧索硬化(ALS)的一个危险因素(巴西人群中24.1%对应于正常对照18.6%,韩国人群中1.5%对应于正常对照0),蛋白水平的研究发现 *ATXN2* 的多聚谷氨酰胺链可能导致了应激下ALS相关蛋白TDP-43的错误定位。

大多数SCA2患者中观察到的最初临床症状是步态异常。SCA2患者还可有缓慢的眼跳、姿势和动作震颤、多发性神经病、上运动神经元体征和认知障碍。虽然SCA2主要表现为小脑性共济失调、眼跳缓慢和多发性神经病,但在某些情况下,帕金森综合征也被报道为SCA2的临床特征。由SCA2引起的帕金森综合征似乎在亚洲患者中更为常见,约占10%。大多数有帕金森症状的SCA2患者病理上存在黑质萎缩,这能够解释SCA2对左旋多巴治疗的反应良好。以帕金森综合征为主要表现的SCA2患者CAG重复次数较少,为32~43次,平均发病年龄45.8岁。以共济失调为主要表现的SCA2平均发病年龄为26.9岁,平均CAG重复数为43.1次。相比于较早发病的帕金森病,SCA2更可能是晚发型帕金森病(发病年龄>50岁)的病因,据估计超过1/10的家族性帕金森病属于SCA2。

SCA2与SCA1、SCA3的鉴别有难度,SCA2患者的眼球运动经常受损,因此在许多SCA2患者中观察到眼跳速度减慢或“慢眼跳”。SCA2患者的神经电生理检查中运动神经传导显示远端潜伏期延长,神经传导速度减慢,复合肌肉动作电位(AP)波幅降低;感觉神经传导显示感觉神经AP波幅缺失或降低,神经传导速度减慢;针状肌电图发现神经束、巨大运动单位AP,需求减少;脑干听觉诱发电位(EP)显示Ⅰ~Ⅲ和Ⅲ~Ⅴ峰间间期延长;运动EP以延迟或缺失为特征;眼电图显示缺少由凝视引起的眼球震颤和眼球跳动。从婴儿期到成年后期都可发病,平均发病年龄在35岁。与SCA1一样,发病年龄越早和CAG重复次数越多,疾病进展越快。

3. SCA3　也称马查多-约瑟夫病(Machado-Joseph Disease,MJD),是全球最常见、也是研究得最充分的一种共济失调。该病的名称来自两位“奠基者”,即1972年最初被报道的来自亚速尔群岛的葡萄牙人 William Machado 的移民后裔及1977年在同一群岛发现起源于西班牙犹太人的 Joseph 家系。此后的研究者将SCA3基因突变的全球传播归因于葡萄牙人的移民。SCA3在巴西(69%~92%的SCA家庭)、中国(62.64%)、荷兰(44%)、德国(42%)和日本(28%~63%)也很常见,在美国和加拿大(21%~24%的SCA家庭)、法国(20%)、墨西哥(12%)、澳大利亚(12%)和印度(5%~14%)较少发生,在南非(占SCA家庭的4%)和意大利(1%)罕见。中国汉族人群中,SCA3是最常见的亚型。在欧洲地区,SCA3患者的5年生存率为87%,10年生存率为73%。与SCA3患者生存相关的预测因子有CAG重复次数、发病年龄、病程、病期、PHQ9总分、SARA评分、非共济失调体征的数目,以及以下个别的非共济失调体征(足底伸肌体征、痉挛、轻瘫、肌肉萎缩、束征、强直、舞蹈病或运动障碍、肌张力障碍和脑干动眼运动)。

SCA3 的致病基因 *ATXN3* 定位于 14q24.3—q32，*ATXN3* 基因内 CAG 重复异常扩增。正常人 *ATXN3* 基因中 CAG 重复次数少于 44，但 SCA3 患者 CAG 重复数为 52~86，CAG 重复数 45~51 次的 SCA3 患者可出现外显不全。SCA3 具有高度的临床异质性，确切起病时间常不明确，多在成年发病，但也有在学龄前发病，平均发病年龄为 36.37 岁。SCA3 患者的发病年龄与 *ATXN3* 中扩展的 CAG 重复序列的长度呈负相关，但它只能解释 50%~70% 的发病年龄变异性，强调其他潜在因素可能导致这种变异性。

SCA3 患者不仅表现为共济失调（语言、步态），还表现为锥体束征（肌张力增高，腱反射亢进和病理征）、锥体外系损害（肌张力障碍、帕金森综合征）、眼肌麻痹、周围神经病变和其他非运动性表现。有的患者脊髓、后根节及周围神经损害严重，表现出腱反射减低、肌肉萎缩、轻度浅感觉减退及本体感觉障碍等症状。不同的部位、系统受累，SCA3 患者表现出不同的步态，一般多有步基宽、摇晃不稳、似酒醉样的小脑性步态特点，但在伴有锥体系、锥体外系、脊髓及周围神经损伤的情况下，可表现为典型的小脑性共济失调步态、混合了帕金森综合征的前冲步态、锥体束损伤的痉挛性步态、感觉性共济失调步态或者周围神经疾病步态等步态特点。典型的 SCA3 患者常伴有睑肌退缩（即眼球相对突出，称"突眼征"）、眼球震颤、眼球运动异常和面舌肌肌束颤动等症状。由于脑桥网状盖核部的神经元减少及星形细胞的胶质化，一些患者有显著的眼外肌运动障碍，具体表现为自发性或凝视诱导的持续性眼球震颤、眼球追踪分裂和眼球扫视运动的振幅增大等。神经电生理检查显示超过一半的 SCA3 患者存在感觉神经元神经病、运动神经元神经病和轴索神经病。弥漫的大脑皮质功能障碍和/或小脑皮质回路障碍使 SCA3 患者的高级神经功能存在障碍（视、听记忆缺陷，语言流畅度下降，视空间和结构障碍，以及抑郁和焦虑障碍）。SCA3 患者常诉有慢性疼痛，多是背部疼痛、躯干和肢体的肌肉痉挛疼痛，下肢尤为明显，可能涉及周围运动神经的损害。严重的全身性肌张力障碍、帕金森病样表现和痉挛性截瘫在国内外均有报道。少部分患者也可以出现视网膜变性。

虽然 SCA3 最常见的表现为进行性共济失调和痉挛，但其临床表型多变，可将 SCA3 分为以下 4 个亚型：1 型，早发型，具有锥体外系体征和痉挛伴轻度共济失调；2 型，中年发病的进行性共济失调；3 型，晚发性共济失调伴神经病变、肌萎缩和反射丧失；4 型，帕金森病伴或不伴共济失调。

4. SCA6　是全球第三常见的 SCA 类型，在德国、荷兰、英国、澳大利亚、美国、日本和中国占 SCA 家族的 10%~30%。SCA6 是英格兰北部最常见的 AD SCA 之一，全球患病率为 5.2/10 万。中国汉族人群中，SCA6 约占 SCA 的 1.68%。在欧洲地区，SCA6 患者的 5 年生存率为 98%，10 年生存率为 87%，SCA6 患者的疾病分期、SARA 评分和僵硬程度与生存率显著相关。

SCA6 在 SCA 中的比例变化较大，发病年龄较其他类型 SCA 要大，但表现相对轻微，许多特别是父母表面看起来正常的患者被误认为散发性的，例如，在德国就有近 30% 的家系患者被误认为是散发性的。

SCA6 的致病基因——电压依赖性钙通道蛋白 α-1A 亚单位基因（calcium channel voltage-dependent P/Q type alpha-lA subunit，*CACNA1A*）定位于 19p13，其 47 号外显子 CAG 重复异常扩增。正常 *CACNA1A* 等位基因内含 CAG 重复 4~18 次，而 SCA6 患者的等位基因内含 CAG 重复为 19~33 次。*CACNA1A* 基因内 CAG 重复致病的阈值在不同的研究中存在分歧，有携带 21/21 重复的纯合子但却没有临床表现的人。SCA6 与家族性偏瘫性偏头痛、发作性共济失调 2 型是等位基因疾病，但 *CACNA1A* 基因突变方式不同，后面两者多为 *CACNA1A* 基因内点突变所致。有文献报道，在同一家族的不同成员内分别出现进行性共济失调、偏瘫性偏头痛或发作性共济失调等不同症状，对他们进行基因检测发现了 *CACNA1A* 基因点突变。

SCA6 比其他类型 SCA 起病较晚，发病年龄的中位数为 50 岁左右，有的超过 70 岁才发病。临床上，SCA6 被认为是一种相对单纯的小脑综合征，很少有小脑外体征，临床功能障碍与小脑萎缩的程度最相关。初始症状比较轻微，不易察觉，仅表现短暂的不平衡或在快速转身、运动时头晕，典型表现为轻度的肢体和步态共济失调、构音障碍和眼震，眼震以凝视诱发的水平性眼震居多，也有垂直性眼震的报道，眼-前庭反射异常，轻度振动觉和本体觉丧失，肌张力低下，腱反射正常或轻度增强。神经影像上只显示有小脑的萎缩，但中国台湾的宋炳文应用正电子发射断层成像技术研究 SCA6 的代谢时发现，SCA6 的损害可能并不仅限于小脑，因为虽然患者未表现出脑干、基底节症状和体征，但脑干、基底节和大脑皮质等区域代谢都显著下降。

SCA6 也存在遗传早现，早期的研究表明，SCA6 的发病年龄与 CAG 重复次数呈负相关，但对 SCA6 的家系患者进行分析时发现，CAG 重复在家系内传代时非常稳定，其对应的正常等位基因也没有不稳定性。在 CAG 重复数为 19 次的中间突变家系中发现，纯合的中间突变者全都表现出共济失调症状，而杂合的中间突变携带者则表现完全正常，说明 SCA6 中间突变存在基因剂量效应。日本对 140 例 SCA6 患者的研究分析认为，两个等位基因上 CAG 重复次数的总和是预测患者起病年龄的有效参数。

5. SCA7　分类为 ADCA Ⅲ，是相对较少的共济失调亚型，具有特征性的表现，即视网膜色素性黄斑变性。虽然，在多聚谷氨酰胺扩增 SCA 中，SCA7 患病率在全球范围内较低，但 SCA7 分布频率在斯堪的纳维亚半岛（约 50% 的 SCA 家族）、南非（22%）和墨西哥（7%）等国家较高，其频率与当地奠基者效应有关。在委内瑞拉 SCA7 是最常见的 SCA 亚型（26.6%）。中国人群中，SCA7 占 SCA 的 1.09%。

SCA7 的致病基因 *ATXN7*（*ataxin 7*）定位于 3p14.1，正常的等位基因含 4~19 次 CAG 重复，而致病等位基因的 CAG 重复达 37 次以上，甚至高达 200~300 次。*ATXN7* 基因中 CAG 重复具有显著的代间不稳定性，父系传递时尤为突出，平均增加重复 12 次，但 SCA7 的遗传早现却是多聚谷氨酰胺 SCA 中最突出的，发病年龄可提前达到 20 年/代，其疾病的严重程度以及预期寿命与多聚谷氨酰胺链的长度呈负相关。CAG 重复数少于 49 次的患者更多表现为病程延长但较轻的神经系统表现。28~35 次的中间突变在正常人群中少见且不会有 SCA7 表现，但在传代时可能进一步扩增成为致病等位基因。对不同家系的单倍型分析证实了 *ATXN7* 的多点起源，这解释了 SCA7 没有因为显著的遗传早现而被自然淘汰，而是持续、稳定地存在于人群中。

SCA7 的平均起病年龄在 22 岁，可早见于婴儿期，也有导致流产的报道。SCA7 在临床和病理上与 SCA1、SCA2 和 SCA3 相似，但在 SCA 中是独一无二的，因为它通常伴有严重的视网膜变性。隐袭性双眼视力下降、色觉下降多为其患者首发症状，进展缓慢至最终全盲。眼底特征性改变为黄斑部位特异的、反光的苍白区域内散落的细小色素颗粒，随病情发展可扩展至周边区域。另一早期症状为眼扫视运动的减慢，晚期可有眼外肌的完全麻痹。然而，眼部的症状并非所有患者都会出现。视觉症状出现了数年后，小脑性共济失调和其他表现逐渐出现，构音障碍突出，多伴有锥体系、锥体外系表现，可伴神经元神经病或轴索神经病，部分病例伴认知功能受损。婴儿期起病者多表现出生长发育延迟、肌张力低下、共济失调的症状，病程较长者可出现眼底黄斑变性，且多在 2~3 岁死亡。

6. SCA17　是最罕见的多聚谷氨酰胺扩增 SCA，在国内报道极少。中国汉族人群中，SCA17 约占 SCA 的 0.29%。

SCA17 的致病基因 *TBP* 定位于 6q27，*TBP* 的基因三核苷酸 CAG/CAA 扩增（都编码谷氨酰胺）是致病原因。正常人群中重复数为 25~44 次，而患者的重复次数可达到 47~66 次，其中 45 次和 46 次重复者表现为部分外显。在某些家系内 SCA17 也存在遗传早现，但却不普遍，这可能是因为重复等位基因内存在 CAA 的插入。有学者分析了其体细胞内三核苷酸不稳定性，将三核苷酸编码链分成了 2 组：①有中断的复杂型，$(CAG)_3(CAA)_3(CAG)_{n_1}CAA\text{-}CAG\text{-}CAA(CAU)_{n_2}CAA\text{-}CAG$（重复次数 $n_1 = 7~11$，重复次数 $n_2 = 9~21$）；②无中断的单纯型，$(CAG)_3(CAA)_3(CAG)_{n_1}CAA\text{-}CAG$（重复数 $n_1 = 42~47$）。研究人员发现，*TBP* 突变频率与 CAG/CAA 的比值相关，但遗憾的是这种相关差异无统计学意义；但 CAG/CAA 的构象与不稳定性强相关：有更多 CAA 中断的构象具有更高的稳定性，缺乏或无 CAA 中断的构象具有更高的不稳定性，且这种变化与代间不稳定性和遗传早现也相关。值得注意的是，单纯型的 CAG 重复既可进一步扩增，也可缩短，而复杂型的重复多数为低频率的缩短。所以，重复结构可能才是不稳定性的关键，而 CAA 的中断可能在 SCA17 基因座位 CAG 重复进一步扩展中起限制性元件作用。

SCA17 患者的发病年龄可见于 3~55 岁，平均发病年龄为 20 余岁。疾病缓慢发展，临床主要以共济失调、锥体系和锥体外系表现、认知障碍和抽搐为特征，主要的表现有小脑性共济失调、构音障碍、吞咽困难、眼球运动异常、锥体束征、锥体外系症状（如运动迟缓、肌张力障碍、震颤、舞蹈运动），可出现痉挛、强直、抽搐发作，疾病后期出现括约肌障碍、尿失禁。但 SCA17 退行性变比大多数 SCA 更广泛，临床表现明显异质性，有时更像亨廷顿舞蹈病而不像 SCA。SCA17 的精神症状突出，如抑郁、定向障碍、攻击性、偏执、行为异常等，几乎所有患者都发展到了痴呆的状态，早发患者可伴有精神发育迟滞。

SCA17 患者的脑 MRI 显示皮质和小脑萎缩,神经电生理检查显示锥体束有受累的表现而周围神经和视神经并未受累,脑干诱发电位多为异常,体感诱发电位的异常符合脑干感觉通路受损。正电子发射断层成像(PET)和单光子发射计算机断层成像(SPECT)显示壳核和小脑糖代谢减少,基底节区尤其是壳核的多巴胺转运活性下降,壳核的这种代谢下降与在亨廷顿舞蹈病患者中观察到的十分类似。

神经病理学研究表明,SCA17 患者的脑总重量下降,尾状核、壳核神经元减少伴胶质增生,丘脑、下橄榄核、额叶皮质、颞叶皮质等区域也可见较轻的类似改变,小脑浦肯野细胞减少、胶质细胞增生,抗泛素抗体和抗 TBP 抗体染色显示神经元核内包涵体,用识别多聚谷氨酰胺链的 1C2 抗体染色,多数神经元显示弥散的着色。回归分析显示共济失调和小脑萎缩相关,痉挛状态/锥体外系体征与基底节萎缩相关,神经精神评分下降与伏隔核受损有关,人格改变与额叶皮质和边缘系统损害有关。

7. DRPLA 即齿状核、红核、苍白球、路易体萎缩症(dentatorubral-pallidoluysian atrophy,DRPLA),是一种在日本较多而世界各地罕见的神经系统遗传病,很大比例的 DRPLA 病例发生在日本(3% ~ 16% 的 SCA 家庭)、葡萄牙和西班牙家庭(5% ~ 17%)、韩国和委内瑞拉家庭(约 3%),在日本某些地区(本州中部)DRPLA 占三核苷酸重复共济失调的比例接近 20%,而欧洲、北美少见,中国汉族人群中报道极少,这可能与这些地区人群中相应致病基因中等位基因突变的比例极低有关。最新研究认为,意大利出现 DRPLA 的基因可能是由西班牙人或葡萄牙人与日本人在 16 世纪的贸易关系造成的。

DRPLA 的致病基因 ATN1(atrophin-1)定位于 12p13.31,ATN1 基因内 CAG 重复扩增导致 DRPLA。正常人群中 CAG 重复次数为 7~23 次,而致病等位基因的 CAG 重复为 49 次以上,最高可达 90 次以上。但也有携带 57 次重复的杂合子不发病的例子,这说明 DRPLA 可能与 SCA3 相似存在的基因的剂量效应。DRPLA 也存在遗传早现,CAG 重复次数逐代增多导致后代的发病年龄提前、病情程度加重,这在父系传递时明显,父系传递时重复次数增加 4.2~5 次,但母系传递时 CAG 重复却可能出现减少或只是略有增加。已证实正常扩展等位基因(即 >17 个 CAG 重复)的频率通过在代际传递过程中诱导新的病理性扩展等位基因的产生而影响 DRPLA 在日本的流行。

DRPLA 临床异质性明显,6 个月婴儿到成年期均可发病,常在 20 余岁发病,60 岁以上发病较少。临床主要表现为肌阵挛癫痫、痴呆、共济失调和舞蹈手足徐动,其中 Haw River 综合征(即皮质下白质广泛脱髓鞘、基底节钙化、轴索营养不良)患者 15~30 岁发病,表现为共济失调、抽搐、舞蹈样运动和进行性痴呆,缺乏肌阵挛性发作,有一些典型 DRPLA 所没有的特点,发病后 15~25 年死亡。肌阵挛癫痫在青少年中很常见,而精神和认知症状在成人中很常见。DRPLA 常需与亨廷顿舞蹈病相鉴别。

(二)非编码区扩增 SCA

在 CAG 重复扩增疾病以外,非编码区的重复扩增也可能导致疾病,这些扩增通过获得额外功能的机制而起作用,含有扩增的 CUG 或 CCUG 的产物集聚激发了 RNA 获得额外的作用,其他的机制也可能起作用。至少 4 种 SCA(SCA10、SCA31、SCA36 和 SCA37)是由非蛋白编码内含子中的五核苷酸或六核苷酸扩增引起的,越来越多的证据表明 RNA 毒性也可能对蛋白质稳态产生负面影响,因此,不能简单地将重复扩增 SCA 发病机制分为基于 RNA 或基于蛋白质。在过去的 10 年中,越来越多的非编码区重复扩增突变或常规突变引起的 SCA 被发现。

【流行病学、基因与临床表现】

1. SCA8 是少见的 SCA 亚型,大部分报道是在日本人中发现,巴西、芬兰、捷克有报道,中国汉族人群中只报道 3 个家系。患者表现为步态障碍、共济失调、构音障碍、眼球震颤及认知和精神异常,有报道伴有肌阵挛性癫痫 1 例及局灶性癫痫 1 例。该疾病由三核苷酸 CTG 重复扩增引起,位于人类染色体 13q.21(13q21.33)中 3' 非编码区,称为 ATXN8OS 的基因。正常等位基因包含 15~50 个重复,而扩增等位基因则包含 71~1 300 个重复。而在中国汉族人群中报道的 ATXN8OS 内的 51 个 CTA/CTG 重复序列,可能是 SCA8 的最短致病性等位基因。大量证据表明,由 CUG 扩增 RNA 触发的 RNA 功能获得机制在 SCA8 中起着重要作用。

2. SCA10 表现为不伴脑干损害的缓慢进展共济失调、癫痫发作和其他神经症状,由 ATTCT 五核苷酸重复导致,位于 22q13.3 的 *ATXN10* 基因的第 9 个内含子内,该五核苷酸致病重复数为 28~45 000 次。发病机制上,可能不是由于 *ATXN10* 功能丧失所致,因为在 SCA10 患者中 *ATXN10* 转录水平没有改变,杂合 *ATXN10* 基因敲除的小鼠没有显示异常,并且 *ATXN10* 功能丧失突变不会在人类中引起 SCA10 表型。但是在体外和体内(主要是小鼠)过度表达 ATTCT 重复结构的模型表现出类似于 SCA10 的表型。这种功能机制的确切性质尚不清楚,但目前的数据表明 RNA 毒性作为主要机制。该病最先在墨西哥报道,南美洲和中美洲报道了多个 SCA10 家系,而亚洲只有中国和日本各报道了 1 次。

3. SCA12　由 *PPP2R2B* 基因非编码区的 CAG 重复扩增导致,*PPP2R2B* 基因编码 Bβ2-α 神经元特异性蛋白磷酸化酶 2A PP2A 调节亚单位,当 CAG 重复次数大于 43 次时就会致病。*PPP2R2B* 在体外和果蝇实验中过度表达都是具有毒性的,表明其具有功能性毒性。然而,尚未在死后组织中评估 *PPP2R2B* 的 mRNA 和蛋白水平,使得 *PPP2R2B* 的功能增强机制仍然是不确定的。患者的发病年龄为 8~55 岁,多数在 40 岁后起病,上肢震颤多年后出现头部震颤、步态共济失调、辨距不良、快速轮替运动笨拙、腱反射亢进、运动迟缓、眼球运动异常,老年患者出现痴呆。SCA12 在印度很常见,占 SCA 家系的 7%~16%。

4. SCA31　是由 *BEAN1* 和 *TK2* 基因的内含子 TGGAA 重复引起的。重复 RNA 结合蛋白包括 TDP-43、SRSF1、SRSF9、NONO、Matrin3 和若干 hnRNP。在体外和体内(果蝇)的 TGGAA 重复构建体的表达导致毒性,该毒性被 RNA 结合蛋白 TDP-43、HNRNPA2 和 FUS 的过度表达所抑制,这些实验表明 RNA 毒性增加的功能机制。然而,poly(WNGME)在浦肯野细胞和果蝇中颗粒状细胞质包涵体被检测到,此外,果蝇中 poly(WNGME)在 TDP-43 过度表达时产生减少。因此,并不能排除 SCA31 的 RNA 毒性。SCA31 表现晚发(平均 60 岁)的小脑性共济失调,伴听力障碍,小脑浦肯野细胞显著受累。在日本有报道首例伴有 RBD 的 SCA31 患者。SCA31 在日本很常见,占 SCA 家系的 8%~17%。

5. SCA36　是由 20 号染色体短臂(20p13)上 *NOP56* 基因的遗传突变(内含子六核苷酸重复扩增)引起的,根据目前的数据,RNA 毒性在 SCA36 中的作用仍然是不清楚的。该病发病晚、进展缓慢,表现为小脑性共济失调、听力损失和神经元损伤(舌萎缩和锥体束征)。磁共振图像研究显示最初是小脑蚓部萎缩,随后延伸至小脑的其余部分,最后延伸至脑干的脑桥延髓区,而不产生白质病变。周围神经传导速度正常,感觉运动诱发电位研究显示刺激双下肢的传导延迟。听觉诱发电位的研究可能显示缺少 Ⅰ 波和 Ⅱ 波。SCA36 最初在日本和西班牙报道,是西班牙加利西亚地区最流行的 SCA。在西班牙和日本都很常见,分别占 SCA 家系的 6% 和 9%。

6. SCA37　致病基因 *Disabled-1(DAB1)* 定位于 1p32 上的 11Mb 基因组区域,包括编码 reelin 衔接蛋白 DAB1,其中有 ATTTC 重复序列插入,拷贝数为 31~75 次。其特点是成人发病、构音障碍、步态缓慢、肢体共济失调(下肢严重、上肢较轻)、吞咽困难、眼球运动异常。MRI 检查显示小脑及脑干萎缩。脑干听觉诱发电位结果正常。心电图、超声心动图、经颅磁刺激试验和神经传导研究均正常。据报道,葡萄牙的 SCA37 患病率估计为 0.20/100 000。迄今为止,尚未报道过来自除西班牙以外其他地区的 SCA37 患者。

(三)传统突变形式 SCA

近年来,在 SCA 研究方面进步最明显的是常规突变 SCA 的研究。筛选这些基因费时费力,而解释所发现的基因变异、证明其致病意义也很难,完成了突变鉴定的只有少数家系,基因型和表型的关联还难以建立起来。最常见的是 SCA14 和 SCA28,SCA14 占 SCA 家系的 1%~4%,并且在欧洲、北美、日本和澳大利亚均有报道。而在欧洲患者队列中,SCA28 占 1%~3% 的家系。不过 SCA10、SCA14 和 SCA28 的流行病学研究相对较少,由于在世界范围内并不经常进行非编码区重复扩增和常规突变引起的 SCA 筛查,因此数据可能会产生误导。

【流行病学、基因与临床表现】

1. SCA5　已报道在美国、法国、德国、日本和挪威的 5 个家庭及 1 个先天性 SCA5 患者。起病晚,通常不会缩短寿命。在 *SPTBN2* 基因中发现了 6 种与 SCA5 相关的不同突变,包括 3 种框内缺失和 3 种的错义突变。对美国的一个大家系的研究认为,SCA5 与 11 号染色体的着丝粒区相关。欧洲有报道经遗传分析证实的 SCA5 家系。该家系发病年龄在 10~68 岁,表现缓慢进展的小脑性共济失调,在发病 20 年后仍能行走,小脑半球和蚓部都萎缩,但无脑干和大脑受累。

2. SCA11　也很罕见。1999 年以来共报道了 4 个家系,均未涉及中国人群。两个框内缺失和一个错义突变被证实有致病性。但由于 SCA5 和 SCA11 的罕见性,没有观察到明显的表型-基因型关系。一个英国 SCA11 家系被报道携带 *TTBK2* 基因突变,该家系患者小脑浦肯野细胞几乎完全丧失,基底节、中脑和延髓呈现 tau 病理改变,患者在 15～70 岁发病,在超过 20 年病程的患者中无人有痴呆或行走困难,主要表现良性小脑症状,轻度腱反射增强和垂直性眼震。

3. SCA13　有早期或成年期发病的 2 种形式。早期发作的形式与运动延迟,持续性运动障碍和小脑发育不良有关,而成人发病形式则导致进行性小脑变性伴进行性共济失调。而发病年龄与致病突变密切相关。SCA13 是由 *KCNC3* 基因突变引起,该基因编码 Kv3.3 电压门控的 K$^+$ 通道。SCA13 突变改变了 Kv3.3 通道的功能特性,从而增加了该疾病由神经元电活动变化的可能性。研究发现,在斑马鱼中 SCA13 突变可降低体内表达 Kv3.3 的神经元的兴奋性,提示该突变的致病性在于影响神经元功能的变化。最近有研究发现 Kv3.3 钾通道调控 Hax-1 介导的 Arp2/3 依赖性皮质肌动蛋白成核。由此产生的皮质肌动蛋白结构与通道的门控机制相互作用,在膜持续去极化过程中减缓其失活速率。此外,SCA13 的突变导致通道依赖性皮质肌动蛋白结构失稳,从而导致通道门控和神经元形态的改变。

4. SCA14　发病年龄范围大,表现进行性小脑性共济失调,可伴有腱反射亢进、轴性或周围性肌阵挛、局部肌张力障碍及认知功能障碍。SCA14 的致病基因为位于 19 号染色体长臂的 *PRKCG* 基因,编码属于丝氨酸、苏氨酸激酶亚组的蛋白激酶 C$_\gamma$(protein kinase C$_\gamma$,PKC$_\gamma$),而苏氨酸亚组的蛋白激酶 C$_\gamma$ 在小脑浦肯野细胞中高表达,并且在信号转导、细胞增殖和突触传递中起重要作用。*PRKCG* 基因的错义突变、缺失和剪接位点突变都有报道。

5. SCA15 和 SCA16　是同一疾病,表现慢性进展的纯小脑性共济失调,该病由 *ITPR1* 基因的缺失突变,*ITPR1* 基因编码 1 型 inositoltriphosphate 受体。首先在 3 个 SCA15 家系报道了该基因的缺失,此后又在以前被认为是 SCA16 的日本家系被发现,而基因内的错义突变在另一日本家系被鉴定。

6. SCA18　与染色体 7q22—q32 连锁,表现为小脑性共济失调和感觉运动神经病,发病年龄为 20～40 岁。对该区域基因组的完整分析发现,SCA18 可能是由 *IFRD1* 基因(interferon-related developmental regulator gene-1,*IFRD1*)的错义突变引起的。

7. SCA20　特征性表型为发声困难和上腭肌阵挛,类似于 Alexander 病,而齿状核钙化是该病的特点,发病年龄为 19～64 岁,在分析与该病连锁的染色体 11q12 时,发现了 *DAGLA* 基因含 26kb 重复的致病突变。

8. SCA27　表现为儿童发病的姿势性震颤及成年早期的缓慢发展的共济失调,其特征性表现为小脑中度萎缩、智商低于正常,记忆缺陷和执行功能障碍。由位于染色体 13q34 的 *FUF14* 基因突变导致 SCA27,无义突变和错义突变都有报道。

9. SCA28　表现为小脑性共济失调、下肢腱反射亢进、眼外肌麻痹和上睑下垂,在成年早期至中期发病。*AFG3L2* 基因被鉴定为 SCA28 的致病基因,定位于 18p11.21,该基因编码线粒体金属蛋白酶,与 paraplegin 同源蛋白一起组装成 m-AAA 六聚体复合物。

（四）发作性共济失调

发作性共济失调(episodic ataxia,EA)是一组以反复发作性眩晕和共济失调为特征的单基因病,可伴进行性共济失调,EA 的表型和基因型的数量仍在增加,所涉及的基因主要为离子通道基因,到目前为止,几乎所有突变被确认的 EA 都是早期发病。

【临床特点】

1. EA1　患者在儿童晚期到青春期早期发病,表现为短暂的发作性共济失调、持续的肌纤维颤搐。突然的活动、情绪应激等易引起共济失调发作,持续 1～2 分钟。而肌纤维颤搐则在随后数年发生,头面部、手、臂、腿都可受累,并且可伴有疼痛,神经电生理检查提示持续的自发电活动。部分患者可仅表现肌纤维颤搐而无共济失调,苯妥英钠治疗可能有效。

2. EA2　是最常见的发作性共济失调,是家族性偏瘫性偏头痛 1 型和 SCA6 的等位基因肌病。诱发因素包括精神紧张、运动、疲劳、胃肠道刺激、应激状态、酒精、咖啡等,但多与惊吓无关。发作期主要特征包括发作性共济失调、平衡障碍、构音障碍,50% 以上的患者伴有眩晕和恶心,约有 50% 的患者出现偏头痛、约 1/3 的患者出现特征性的自发性眼震,此外可有复视、耳鸣、眼睑下垂。少数患者可伴精神发育迟滞、癫痫发作、感觉异常和肌强直。但是通常不伴有肌纤维颤搐。发作间期出现特征性的凝视诱发性眼震,在下视、外视时明显。某些病例在发作间期出现全身性无力,或者在发作开始之前的数年之内有过发作性无力,部分患者后期可出现进行性小脑性共济失调,伴小脑萎缩。EA1 的发作持续时间更短(数秒至数分钟),但是 EA2 和 EA7 则持续时间延长到数小时至数天。

3. **EA3** 表现为发作性前庭性共济失调、眩晕和耳鸣,发作间期有肌纤维颤搐发作,发病年龄范围较广。

4. **EA4** 表现反复发作性的眩晕、复视和共济失调以及眼球运动异常(水平追踪缺陷、凝视诱发眼震),部分患者的共济失调呈进行性发展。发病年龄为 20~60 岁。EA4 的 2 个家系都在美国北卡罗来纳州被报道。

5. **EA5** 发作时症状持续时间多为数小时,偶尔数周,可伴癫痫发作。

6. **EA6** 表现为发作性躯干、步态共济失调,伴偏头痛样发作,有恶心、呕吐、畏声、畏光、复视、语言含糊等症状,可伴轻偏瘫,发病年龄在 20 岁以前。诱发因素包括疲劳、情绪应激、摄入酒精或咖啡因等。

7. **EA7** 发作时症状持续数小时至数天,伴无力和构音障碍,可伴眩晕,发病年龄在 20 岁前。诱发因素包括运动和兴奋可诱发。该病发作频率较低,每月或每年发作,且随年龄增长而减少,发作间期无阳性体征。

三、常染色体隐性遗传共济失调

常染色体隐性遗传共济失调主要为常染色体隐性遗传脊髓小脑性共济失调、Friedreich 共济失调等。常染色体隐性小脑性共济失调(autosomal recessive cerebellar ataxias,ARCA;或 autosomal recessive ataxias,ARA)是一组由不同原因导致的神经系统疾病,既累及小脑、脑干、小脑脊髓束等中枢神经系统,也累及周围神经系统,有时伴有其他系统和器官损害。通常在 20~25 岁以前发病,主要表现为共济失调、动作性或姿势性震颤、构音障碍等。ARCA 有多种分类法,从病理生理改变的角度,缺陷基因产物主要在以下环节致病:小脑和脑干的发育、线粒体能量生成、中间代谢、DNA 修复和小脑完整性保持,由此,将 ARCA 分为 5 组:先天性共济失调、线粒体能量代谢相关性共济失调、代谢性共济失调、共济失调伴 DNA 修复缺陷及退行性共济失调(表 19-1-3)。目前认识的 ARCA 超过 20 种。

表 19-1-3 常染色体隐性遗传小脑性共济失调

疾病		基因(位点)	蛋白	蛋白功能
先天性共济失调	Cayman 共济失调	*ATCAY*(19p13.3)	Caytaxin	促进神经组织发育
	Joubert 综合征(家族性小脑蚓部发育不全)	*AHI1*(16q3.3)	Jouberin Nefrocistin-1	维持纤毛结构与功能
		NPHP1(2q13)	Nefrocistin-6	
		CEP290(12q21.34)	Meckelin	
		TMEM67(8q21.2—q22.1)	Protein phantom	
		RPGRIP1L(16q12.2)		
	与 VLDL 受体相关的小脑发育不全	*VLDLR*(9p24.2—p3)	VLDL 受体	参与成神经细胞迁移的信号传导
线粒体能量代谢相关性共济失调	弗里德赖希(Friedreich)共济失调	*FRDA*(9q13)	Frataxin	线粒体铁离子代谢
	CoQ₁₀ 缺乏导致的小脑性共济失调	*PDSSl*(10p12.1)和 *PDSS2*(6q21)	聚十异戊烯焦磷酸合成酶 le2 亚基	CoQ₁₀ 生物合成
		COQ2(4q21—q22)	OH-benzoate polyiprenyl 转移酶	CoQ₁₀ 生物合成
		ADCK3(CABC1)(1q42.2)	ADCK3(线粒体蛋白)	CoQ₁₀ 生物合成

疾病		基因（位点）	蛋白	蛋白功能
	聚合酶 γ 基因突变导致的共济失调	POLG（15q22—q26）	DNA 聚合酶 γ	保护线粒体 DNA
	婴儿期起病的脊髓小脑性共济失调	C10orf2（10q24）	Twinkle	修护线粒体 DNA
代谢性共济失调	共济失调伴维生素 E 缺乏症	a-TTP（8q13.1—13.3）	α-生育酚转运蛋白	VLDL 上 α-生育酚合成
	血 β 脂蛋白缺乏症	MTP（4q22—q24）	微粒甘油三酯转运蛋白	脂蛋白代谢
	雷夫叙姆病	PHYH（10pter—11.2） PEX7（6q21—q22.2）	植烷酸辅酶 A 羟化酶 过氧化物酶体生物合成因子 7	脂肪酸的 α 氧化 过氧化物酶体蛋白质运输
	脑腱性黄瘤病	CYP27（2q33—ter）	固醇 27-羟化酶	胆汁酸合成
共济失调伴 DNA 修复缺陷	共济失调毛细血管扩张	ATM（11q22.3）	Ataxia telangiectasia mutated	DNA 双链断裂修复
	类共济失调毛细血管扩张	MRE11A（11q21）	减数分裂重组 11	DNA 双链断裂修复
	共济失调伴眼动失用 1 型	APTX（9p13）	Aprataxin	DNA 单链断裂修复
	共济失调伴眼动失用 2 型	SETX（9q34）	Senataxin	DNA 和 RNA 修复
	脊髓小脑性共济失调伴轴索神经病变性病	TDP-1（14q31—32）	氨基酰 DNA 磷酸二酯酶 1	DNA 修复
退行性共济失调	痉挛性截瘫 CS 型	SACS（13q11）	Sacsin	分子伴侣介导的蛋白折叠
	马里内斯科-舍格伦综合征	SILL（5q31）	BiP 相关蛋白	新合成多肽链的稳定和折叠

隐性遗传共济失调的诊断是相当复杂的，主要依据准确的临床病史、家族史和体征收集，并在此基础上针对性地进行神经影像、生化等检查，而最终确诊也依赖于基因检测发现相应的致病突变。不过需要注意的是，有些没有家族史的患者并不属于隐性遗传共济失调，而是特殊的显性遗传共济失调（参见 SCA 部分）。

（一）先天性共济失调

此类疾病表现非进行性的共济失调，神经影像检查能确定小脑和/或脑干的畸形。主要有三种疾病。

1. Cayman 共济失调（Cayman ataxia，CA）　疾病特点是发育延迟，早发的肌张力低下，以及非进展性轴性共济失调，同时伴眼震、意向性震颤和构音障碍，MRI 检查提示小脑发育不全，CA 仅在 Grand Cayman 岛有报道。CA 由 ATCAY 基因突变导致，该基因所编码的蛋白 caytaxin 涉及谷氨酸的合成、小脑颗粒细胞和浦肯野细胞突触生成，该岛上 ATCAY 杂合频率达 18%。ATCAY 含有一个 CRAL-TRIO 结构域，结合小的脂肪族分子，类似于导致共济失调伴维生素 E 缺乏的 α-生育酚转运蛋白。

2. Joubert 综合征（Joubert syndrome，JS）　临床特点是先天性共济失调、肌张力低下、发育延迟，并伴新生儿呼吸失调或者异常眼球运动（眼震或眼球运动失用）。部分患者还可伴 Leber 先天性黑蒙、色素性视网膜病、肾脏和肝脏异常等。由于小脑中线蚓部发育不全、脚间窝加深、小脑上脚延长，因此在

MRI 中脑水平轴位相呈特殊的"臼齿征"。

将"臼齿征"作为必要诊断标准,JS 可分为 6 种临床亚型:

（1）纯 JS。

（2）JS 伴视网膜异常。

（3）JS 伴肾脏异常。

（4）小脑-眼-肾综合征(cerebello-oculo-renal syndrome,CORS)。

（5）小脑蚓部发育不全/不发育、智力障碍、共济失调、眼残缺和肝纤维化综合征(cerebellar vermin hypoplasia/aplasia,oligophrenia,ataxia,ocular coloboma,and hepatic fibrosis,COACH)。

（6）口-面-指综合征Ⅵ型(oro-facio-digital syndrome type Ⅵ)或 JS 伴口面异常和多指(趾)畸形。

3. **相关于 VLDL 受体的小脑发育不全**[cerebellar hypoplasia associated with very low density lipo-protein(VLDL)receptor,CHVR]　临床特征为严重的发育延迟、非进展性的全小脑性共济失调、平足、斜视、中度到重度的精神发育迟滞,偶见癫痫和身材矮小。MRI 显示对称的小脑发育不全,尤其是下部,可伴脑干和胼胝体发育不全、皮质脑回平坦。CHVR 由编码 VLDL 受体的基因突变所致,这种跨膜蛋白是 Reelin 信号通路的成分,在小脑和大脑皮质发育中起引导成神经细胞迁移的作用。

（二）线粒体能量相关性共济失调

1. **弗里德赖希共济失调（Friedreich ataxia，FRDA）**　是世界范围内最常见的隐性遗传共济失调。FRDA 临床特征主要是感觉和小脑症状的结合,初始症状通常为步态不稳,构音障碍是另一个早期症状,振动觉和位置觉受影响,闭目难立征(龙贝格征)阳性,腱反射消失同时还存在病理反射,可观察到眼球运动异常、凝视缺陷,认知功能正常,但交流能力受损,系统性异常包括肥厚型心肌病、心脏传导异常和糖尿病,随疾病进展,常出现弓形足和脊柱侧弯。FRDA 常于 10~20 岁发病,可变动于 2~25 岁。在发病 10~15 年后,患者常需坐轮椅。尽管发病年龄和进展速度有差异,但平均死亡年龄为 38 岁,变动于 5~70 岁,常见的死亡原因是进行性心肌病。脑 MRI 常提示正常,应用多梯度回声序列有时可发现小脑齿状核铁沉积,脊髓 MRI 提示颈段轻度萎缩,反映了病程早期背根节初级感觉神经元大量丧失。神经传导研究特异性提示感觉轴索神经病。不典型的 FRDA,如晚发型或腱反射保留型,目前明确是由同一基因突变导致的。

FRDA 由编码 frataxin 的 *FRDA* 基因突变导致,基因产物涉及线粒体铁离子的调节,当 frataxin 缺乏时,线粒体铁-硫中心减少,线粒体呼吸链功能受损,线粒体铁增加、氧化损伤加重。几乎全部患者都是 *FRDA* 基因 1 号内含子的 GAA 三核苷酸扩增纯合子,长而不中断的 GAA 链形成螺旋结构,抑制了转录过程。正常个体含不超过 40 次 GAA 重复,患者的重复数为 70~90 次,可高达 1 700 次。存在两等位基因扩增可确定诊断,将近 2% 的患者是复合杂合突变,即一个等位基因 GAA 重复扩增,另一个等位基因点突变。

2. **共济失调伴辅酶 Q_{10} 缺乏**　原发性辅酶 Q_{10} 缺乏是遗传异质性疾病,具有高度的临床变异性,涉及包括中枢神经系统在内的多系统表现。目前有 5 种临床亚型:

（1）脑肌病,伴线粒体肌病、复发性肌红蛋白尿和中枢神经系统症状和体征。

（2）小婴儿多系统,伴严重内脏和脑表现。

（3）Leigh 综合征。

（4）纯肌病。

（5）共济失调。

共济失调亚型是辅酶 Q_{10} 缺乏最常见的表现,特征是进行性共济失调、小脑萎缩和肌肉辅酶 Q_{10} 减少,早期的症状可能包括发育延迟、肌张力低下和频繁地跌倒,在青春期前出现全小脑的进行性共济失调和构音障碍,痛样发作、近端或远端肌无力、吞咽困难、眼外肌麻痹、眼震、轴索神经病、锥体束征和脊柱侧弯都可能存在,有时也伴精神发育迟滞或认知衰退。成年人发病的共济失调伴辅酶 Q_{10} 缺乏常伴高促性腺激素的性腺功能减退。

辅酶 Q_{10}(也称为泛醌)是一种脂肪族化合物,参与线粒体呼吸链复合体 Ⅰ、Ⅱ 到复合体 Ⅲ 的电子转移,辅酶 Q_{10} 缺乏导致质子穿越线粒体内膜的转运不足,继而导致 ATP 生成减少。辅酶 Q_{10} 主要为内生合成,涉及迄今未阐明的复杂机制,已知 4 个基因参与辅酶 Q_{10} 的合成:PDSS1 和 PDSS2(subunits 1 and 2 of prenyl diphosphate synthase),COQ2(OH-benzoate polypreniltransferase)和 ADCK3(起分子伴侣作用)。

3. 线粒体隐性共济失调综合征(聚合酶/突变导致的共济失调) 聚合酶 γ(polymerase gamma, POLG)是核编码基因,其产物在线粒体 DNA 复制中起聚合酶作用,负责保持线粒体 DNA 的完整性。POLG 相关疾病的发病年龄从婴儿期到成年晚期不等。现在已知 *POLG* 突变至少可导致 6 种主要综合征。目前已知的两种常染色体隐性共济失调与 *POLG* 突变有关:线粒体隐性共济失调综合征(mitochondrial recessive ataxic Syndrome,MIRAS)和 SANDO(sensory ataxia,neuropathy,dysarthria and ophthalmoplegia)。两种疾病中的共济失调可以是感觉性的或小脑的。发病年龄为 5~40 岁,相关的临床特征包括构音障碍,癫痫性脑病,眼肌麻痹和周围神经病。诊断时,不仅应在患有经典 POLG 综合征之一(MCHS、AHS、MEMSA、ANS 和 PEO)的患者中考虑 *POLG* 突变,还应在癫痫或存在共济失调,肌病等其他提示潜在的线粒体疾病的症状患者中考虑 *POLG* 突变。脑 MRI 提示小脑萎缩,丘脑、齿状核和下橄榄核高信号。目前缺乏针对 POLG 相关疾病的循证疗法,对症治疗是治疗的主要手段。

4. 婴儿发病的脊髓小脑性共济失调 婴儿发病的脊髓小脑性共济失调(infantile-onset spinocerebellar ataxia,IOSCA)是一种相对罕见的疾病,其临床表现,病因和小脑萎缩模式均不相同。此病首先在芬兰被确认纯合突变(1708A>G,Y508C),目前英国、日本等地均有散发报道。IOSCA 的特征是在生命的大约第一年期间处于正常发育时期,随后出现共济失调,肌张力低下,肌腱反射消失和手足无力。在没有家族史的情况下,患者从婴儿期开始就出现眼球震颤,肌张力低下和头部,手臂和躯干的姿势性震颤。晚期疾病的迹象包括眼肌麻痹,感觉神经性听力减退,感觉轴突神经病和癫痫。非进行性共济失调,运动迟缓和轻度认知障碍是常见的临床症状。女性患者可见原发性腺功能减退。肌电图表现的特点是轴突感觉神经病。脑磁共振成像显示缓慢进行性小脑萎缩。

病理检查可见轻度脑萎缩,小脑齿状核以及延髓的下橄榄核中到重度神经元丢失。在丘脑,上丘脑和下丘脑中存在对称的肥厚性内皮改变及反应性星形胶质细胞和小胶质细胞的变化。小脑白质显示出与利氏脑病(Leigh 综合征,脑部血管增生)相似的血管变化和空化。轴突从脊髓的后柱和后根丢失。超微结构检查显示内皮细胞中的脂质滴和股神经和腓肠神经中度严重的外周轴突丢失。骨骼肌具有继发性神经源性改变和轻度 2 型纤维萎缩。这些神经退行性变化被认为是由线粒体疾病引起的。

IOSCA 由 *C10orf2* 基因突变导致,由 *C10orf2* 编码的 Twinkle 解旋酶蛋白定位于线粒体核苷酸,并与 DNA 聚合酶 γ 协同起作用。该蛋白质内的突变会对 mtDNA 的完整性产生负面影响。

(三)代谢性共济失调

代谢性共济失调是可治疗的疾病,所以早诊早治十分重要。主要包括的疾病有共济失调伴维生素 E 缺乏症,无 β 脂蛋白血症或低 β 脂蛋白血症,Refsum 病和脑腱性黄瘤病。

1. 共济失调伴选择性维生素 E 缺乏症(ataxia with vitamin E deficiency,AVED) 又称为家族性单纯性维生素 E 缺乏症(FIVE),其临床特征为共济失调,腱反射减弱或消失,深感觉障碍及构音障碍,并伴有维生素 E 缺乏。本病呈常染色体隐性遗传,疾病基因定位在 8q13.1—q13.3。其致病基因为 α-生育酚转运蛋白(alpha-tocopherol transfer protein,α-TTP)基因,一系列突变导致 α-TTP 转运功能障碍,血液及组织中维生素 E 浓度下降,进而引起神经系统及其他组织的损伤。

AVED 常见发病年龄为 10~20 岁,也可变动为 2~52 岁,临床表现为进行性加重的小脑性共济失调、步态蹒跚、构音障碍、深感觉障碍、肌无力、腱反射减弱或消失,病理征阳性。少数患者可伴有心脏病变、视网膜色素变性、舌肌束颤、肌张力障碍、肌肉萎缩、膀胱功能障碍、脊柱侧弯畸形、弓形足畸形、皮肤黄瘤病等。

其病理特点可表现为在大脑皮质、丘脑、外侧膝状体、疑核、舌下神经核、脊髓角及后根神经节出现脂褐素沉积;脊髓感觉系统脱髓鞘,神经元变性,并出现轴索球及淀粉样小体;脊髓感觉系统的轴索球薄楔束核及后根神经节部位变性。

2. 无 β 脂蛋白血症、低 β 脂蛋白血症 无 β 脂蛋白血症(abetalipoproteinemia,ABL)是一种罕见的常染色体隐性遗传病,其特征是血浆胆固醇、低密度脂蛋白(LDL)和极低密度脂蛋白(VLDL)水平低或消失。血液学表现可能包括棘皮细胞增多症(不规则针状红细胞)、贫血、网织红细胞增多症和溶血并伴有高胆红素血症。无 β 脂蛋白血症是由 *MTTP* 基因的纯合性常染色体隐性突变引起的。已经鉴定出超过33 种引起该疾病的突变。该基因编码微粒体甘油三酸酯转运蛋白(MTTP),该蛋白介导细胞内乳糜微粒或 VLDL 组装并在肠黏膜和肝细胞中运输。MTP 充当分子伴侣,可促进脂质转移到载脂蛋白 B(ApoB)上,并催化甘油三酸酯、胆固醇酯和磷脂酰胆碱在膜之间的转移。脂质转运速率以甘油三酸酯—胆固醇酯—甘油二酸酯—胆固醇—磷脂酰胆碱的顺序降低。与其他脂质转移蛋白不同,MTP 是一种杂二聚体,含有分子质量为 58kDa 和 97kDa 的亚基。97kDa 大亚基具有脂质转移活性或赋予复合物脂质转移活性。

该病的大多数体征和症状是由于脂肪和脂溶性维生素(尤其是维生素 E)的严重缺乏而引起的。未经治疗的个体可能会发展成非典型的视网膜色素沉着,这可能会导致成年后夜视和/或色觉的逐渐丧失。神经肌肉症状包括深部腱反射、振动感和本体感受进行性丧失,肌肉无力,构音障碍。后期可出现共济失调。

低 β 脂蛋白血症(hypobetalipoproteinemia,HBL)由 *APOB* 基因突变导致,该基因编码脂蛋白 B,表现与 ABL 类似,*APOB* 基因杂合突变导致血清 ApoB、VLDL 和 LDL-胆固醇水平低下,而 MTP 的杂合突变不导致这些成分减少,只有纯合 *MTP* 突变才导致血液脂蛋白成分显著下降。

3. Refsum 病(Refsum disease,RD) 为常染色体显性遗传型周围神经病。由于植烷酸在过氧化酶体代谢障碍而在体内贮积而致病,呈常染色体隐性遗传,临床上主要以视网膜色素沉着、周围性神经病、小脑性共济失调为特征,现在已经把它归于遗传性运动和感觉神经病Ⅳ型(HMSN Ⅳ)。

本病是由于机体内的过氧化酶体先天缺陷,患者体内植烷酸-辅酶 A-α-羟化酶(phytanoyl-CoA-α-hydroxylase,PAHX)活性低,不能进行 α-氧化过程,导致体内植烷酸(3,7,11,15-四甲基十六碳烷酸)堆积。由于脂肪组织、神经元疏水性和半衰期较长,植烷酸易在其中积聚。病理改变主要是患者的器官(尤其是硬脑膜及室管膜)有大量脂质沉积,并有充满脂质的巨噬细胞浸润,周围神经增厚,髓鞘广泛脱失,有"洋葱球"样改变。神经活检显示在神经膜细胞的线粒体内可能有类晶状体形成和嗜锇包涵体。目前的研究发现 *PAHX* 基因和 *PEX7*(peroxisome biosenesis factor 7)基因可能是其致病基因,前者的基因定位于 10pter—10p11.2,后者的基因定位于染色体 6q22—q24,它们的作用靶点是过氧化酶体。

4. 脑腱黄瘤病(cerebroten-dinous xanthomatosis,CTX) 由 *CYP1* 基因突变导致,是一种少见的胆汁酸合成疾病。该基因编码甾醇 27-羟化酶,主要在肝脏表达,是胆汁酸合成必不可少的。主要临床表现为青少年白内障、慢性腹泻和腱黄瘤,在新生儿期,潜在致死的胆汁淤积综合征已经被报道,在 20 岁以后,进行性神经系统变性发生,认知衰退、精神症状、小脑性共济失调、进行性痉挛性截瘫、吞咽困难常出现,痉挛和周围神经病发生较少。特殊的是,某些患者神经系统表现仅限于脊髓。CTX 家系内、家系间临床变异度大。

(四)共济失调伴 DNA 修复缺陷

本组疾病包括共济失调-毛细血管扩张症、类共济失调-毛细血管扩张症、共济失调伴眼肌运动失用和脊髓小脑性共济失调伴轴索神经病 1 型。该组疾病具有共同的发病机制:DNA 单链或双链修复缺陷,眼外肌运动和共济运动经常受累。

1. 共济失调-毛细血管扩张症(ataxia-telangiectasia,AT) 是一种常染色体隐性遗传多系统遗传性神经退行性疾病和免疫缺陷性疾病。AT 是第二常见的常染色体隐性小脑性共济失调的征象,通常在 5 岁以前发病,伴随着逐渐恶化的肌张力低下和笨拙,导致 10 年不能自主行走和 20 岁左右死亡。共济失调、肌张力障碍和静息性震颤可能是该疾病的最初表现。小脑性共济失调通常与结膜毛细血管扩张症相关;头部旋转时,眼球滞后于头部到达区域;除小脑综合征外,肌张力障碍、舞蹈症、震颤、肌阵挛和帕金森病均可以作为 AT 的表现。共济失调毛细血管扩张症患者必须仔细监测,由于免疫球蛋白缺乏,容易出现恶性疾病(特别是淋巴瘤和白血病)和早期反复感染(如中耳炎、鼻窦炎;由流感嗜血杆菌和肺炎链球菌引起的上呼吸道感染、肺部感染,或两者兼有),因此提示可以静脉注射免疫球蛋白。有研究表明,携带突变基因的女性患乳腺癌风险增高 3~4 倍。且 AT 的癌症由于敏感性较差,治疗极其困难。

AT 是由于 *ATM* 基因突变而产生,致病性突变大多是无义突变(85%),少数(15%)是错义突变。*ATM* 基因编码的 ATM 丝氨酸/苏氨酸激酶是一个有 3 056 个氨基酸的大蛋白,作用是协调对 DNA 双链断裂的细胞应答。而且,ATM 激酶还响应于氧化应激,其他形式的基因毒性应激和影响细胞内环境稳定的其他应激,在细胞周期中负责 DNA 修复,以避免有害突变整合到染色体。

AT 的神经病理学特征是小脑蚓部和半球的弥漫性变性或萎缩,涉及浦肯野细胞,并在较小程度上涉及颗粒神经元。在大脑,脑干和脊髓中也观察到各种神经病理学异常(如神经元变化,神经胶质增生和血管变化)。对于大多数 AT 患者,在幼儿和儿童早期的神经影像学研究是正常的。随着疾病的进展,MRI 研究支持可变,进行性和弥漫性小脑萎缩的病理学发现。

2. 类共济失调-毛细血管扩张症(ataxia-telangiectasia like,ATL) 是一种罕见的慢性进展性以共济失调、构音障碍和眼球失用为特征的疾病,认知能力保留。疾病初期,腱反射活跃,随后减退。疾病进展期,基底节受累,出现舌、面运动迟缓、舞蹈手足徐动、肌张力障碍等症状。与 AT 不同,ATL 不伴眼、面部毛细血管扩张,没有增高的感染或肿瘤风险,小头畸形部分病例可见。

ATL 由位于 11q21 的 *MRE11* 基因(与 *ATM* 相邻)突变所导致,基因产物是 MRN 复合体的成员,参与同源有丝分裂和减数分裂重组、端粒长度维持和 DNA 双链断裂修复。大部分 *MRE11* 突变是无义或错义突变,突变程度与 ATLD 的临床严重程度的频谱是相关联的。

3. 共济失调伴眼动失用 1 型(ataxia with oculomotor apraxia type 1,AOA1) 由 *APTX* 基因(编码 aprataxin)突变导致,下游产物是一种在单链 DNA 修复中起作用的核蛋白,其作用途径与 ATM 蛋白相同。AOA1 最早在日本被报道,是日本最常见的隐性遗传共济失调类型。症状在 1~20 岁初发,最明显的体征是眼外肌运动的异常,包括扫视运动辨距不足、扫视性追踪运动、凝视不稳定、凝视诱发眼震和瞬目过度。可出现周围神经病的表现如远端肌萎缩、弓形足、深浅感觉障碍、腱反射减退或消失。可出现发育延迟,不自主运动(舞蹈、肌张力障碍)和/或进行性小脑性共济失调、构音障碍。视神经萎缩和视网膜渗出性病变偶有报道,不同程度认知功能损害可出现,精神发育迟滞不常见。

4. 共济失调伴眼动失用 2 型(ataxia with oculomotor apraxia type 2,AOA2) 是 ARCA 的一种较不常见的形式,发病年龄各不相同。AOA2 中突变的基因是 *SETX*。*SETX*(编码 senataxin)至少存在 3 种同工型,其中最长的同工型编码 2 706 个氨基酸的蛋白质,基因产物具有 DNA 和 RNA 解旋酶活性,在 RNA 加工和 DNA 修复中起作用。

AOA2 的共济失调的特征是,在初始正常发育后的 3~30 岁出现共济失调,轴突感觉运动神经病,动眼性运动失用,小脑萎缩和血清甲胎蛋白(AFP)浓度升高。小脑性共济失调肌腱反射缺失或减弱,随后出现周围性轴突感觉运动神经病(>90% 的个体),动眼性失用症(约 51% 的个体),金字塔形体征(Plan 肌反应为屈肌或中性);手的肌张力异常,舞蹈运动,头部或姿势性震颤进展缓慢;缺乏心脏受累,癌症易感性和免疫缺陷;罕见或不存在毛细血管扩张严重智力障碍/认知衰退;家族史与常染色体隐性遗传一致。

5. 共济失调伴眼动失用 3 型(AOA3) 临床表现类似于共济失调-毛细血管扩张症,临床表现包括共济失调步态、构音障碍、眼球运动失用和大脑萎缩,但未见毛细血管扩张、生化异常或神经传导异常。DNA 修复缺陷已经由实验证实,但基因座位仍不清楚。

6. 脊髓小脑性共济失调伴轴索神经病 1 型(spinocerebellar ataxia with axonal neuropathy type 1,SCAN1) 轴突神经病 1 型脊髓小脑性共济失调是沙特阿拉伯一个家庭中记录的极为罕见的疾病,发病年龄在 14 岁左右,以共济失调、构音障碍、肌无力、远端肌萎缩、弓形足、振动觉和位置觉减退为特征。该疾病是酪氨酸 DNA 磷酸二酯酶 1 基因(*TDP-1*)异常突变的结果,此蛋白参与单链 DNA 修复。MRI 可见轻度小脑和大脑萎缩。神经传导研究提示感觉-运动轴索神经病,部分病例可见低白蛋白血症和胆固醇升高。

(五)退行性共济失调

退行性共济失调的共同特征是突变基因所涉及的蛋白作为分子伴侣在蛋白折叠中起作用,包括以下 2 种疾病。

1. Charlevoix-Saguena 痉挛性共济失调(spastic ataxia of Charlevoix-Saguenay,SACS) 是常染

色体隐性痉挛性共济失调（ARSACS），由 *SACS* 基因突变引起的早发性神经退行性疾病，最早在加拿大魁北克市被报道。该疾病的典型特征是儿童期共济失调、痉挛、神经病变和视网膜髓鞘过多。

此病缓慢进展，共济失调步态、痉挛性截瘫和构音障碍是前期主要表现，之后下肢周围神经病显现，有些患者的眼底出现纤维的过度髓鞘化，由视盘放射植入到视网膜血管，这是 SACS 独特的表现。轻度精神发育迟滞和认知衰退间有报道。

致病基因 *SACS* 编码的基因产物被称为 sacsin，作为分子伴侣以帮助蛋白折叠。sacsin 缺陷导致神经系统变性的机制尚不清楚，已有报道发现 sacsin 与 ataxin-1 相互作用，后者是常染色体显性遗传 SCA1 的病因。

2. 马里内斯科-舍格伦综合征（Marinesco-Sjögren syndrome，MSS） 由 *SIL1* 基因突变导致，是一种罕见的多系统疾病。*SIL1* 编码一个核苷酸交换因子，*SIL1* 基因产物的减少导致内质网蛋白合成减少，运动神经元的 ER 稳态受损。SIL1 水平的降低与快速易发运动神经元的兴奋性降低有关，进一步影响了特定的 ER 伴侣的表达。

此疾病进展缓慢，患者可长期生存。临床特征可表现为先天或早发的白内障、发育延迟、小脑性共济失调和轻到中度精神发育迟滞。常见表现有小头畸形、眼震、脊柱侧弯、高促性腺激素性性腺功能减退和肌病，可出现周围神经病、耳聋、视神经萎缩、斜视、痉挛状态和抽搐。

四、X连锁共济失调

脆性 X 震颤共济失调综合征（fragile-X tremor ataxia syndrome，FXTAS）是该类疾病的代表，是由 X 染色体上的 *FMR1* 基因突变引起的。突变是由于 X 染色体上 *FMR1* 基因非编码区中 CGG 三联体重复序列的扩增，未受影响的个体通常具有约 30 个 CGG 三联体重复序列。如果三联体的数量≥45 个，则重复扩展可以从一代增加到下一代。这种三联体重复序列的扩增是不稳定的，通常被称为动态突变。如果 CGG 三联体的数量超过 200 个（所谓的完全突变），则该基因将失活，并且不再产生关键的 FMR1 蛋白，这导致 FXTAS。

55~200 个 CGG 三联体的较短扩张被称为"预突变"，既可能导致脆弱的 X 相关震颤/共济失调综合征，也可能引起 FMR1 相关的原发性卵巢功能不全。在这些情况下，该基因不会失活；相反，它变得更加活跃，导致产生大量的扩增的含有 CGG 三核苷酸重复的 mRNA。这样，产生的问题不是缺乏 FMR1 蛋白，而是由扩展的 mRNA 引发的毒性机制。因此完全突变和预突变会产生完全不同的表型。

【临床特征】

在患有 FXTAS 的个体中，中枢神经系统和周围组织均会形成核内包涵体。小脑、基底节、海马和额叶皮质的神经元和星形胶质细胞特别受到影响。

FXTAS 特征在于运动和认知体征和症状。这种疾病的可能性会随着年龄的增长而增加。第一个症状可能是意向性震颤、小脑性共济失调、帕金森综合征或认知障碍。震颤是最常见的症状，大多数患者患有混合性震颤，在休息和运动期间都会发生震颤。小脑性共济失调主要表现为步态共济失调，步态不稳，串联步态困难和跌倒倾向增加。在大多数患者中，小脑受累还会引起言语不清（构音障碍）和上肢运动不精确。FXTAS 的经典认知症状是执行功能的逐步丧失。痴呆症也见于该疾病的晚期，有 FXTAS 的患者焦虑和抑郁的发生率也有所增加。

五、线粒体综合征伴共济失调

线粒体的主要作用是能量代谢，线粒体的数量和/或功能出现异常会出现 ATP 的供应不足，细胞凋亡、损失，出现多系统、多器官功能障碍，共济失调可作为其中一种典型表现。线粒体数量/功能的异常可由核基因突变导致，如前述，也可由线粒体 DNA（mtDNA）的突变导致，通常所说的"线粒体病"指后者。常见的线粒体综合征如 Kearns-Sayre 综合征、Leigh 综合征、肌阵挛性癫痫伴破碎红纤维（myoclonus epilepsy with ragged-red fibres，MERRF）、线粒体脑病伴高乳酸血症及卒中样发作（mitochondrial encephalopathy, lactic acidosis and stroke-like episodes，MELAS）、线粒体神经胃肠脑肌病（mitochondrial neurogastrointestinal encephalomyopathy，MNGIE）、神经病变、共济失调和色素性视网膜炎（neuropathy ataxia and retinitis pigmentosa，NARP）等都可伴小脑性共济失调，这些综合征的其他特征性表现有助于鉴别诊断。

线粒体 DNA 呈现特殊的"母系遗传"，一般只能通过母亲传递给子代，区别于核基因；每个细胞内有多种 mtDNA 存在，所以，受累器官的真实情况无法完全通过外周血的 mtDNA 序列反映；线粒体 DNA 突变具有显著的"量效关系"，细胞内突变 DNA 的比例只有高于某一阈值时才出现功能异常。

【辅助检查】

1. **血清学检测** 某些患者可出现血糖、血脂、血维生素 E 或植烷酸水平等异常。

2. **神经电生理学检查** 部分患者可出现体感诱发电位、听觉诱发电位、视觉诱发电位、眼震电图、神经肌电图等异常。

3. **常规影像学检查** CT 或 MRI 检查可显示小脑或脑干不同程度萎缩，部分患者可见颈髓萎缩。

4. **功能影像学检查** 某些患者脑磁共振波谱（MRS）可显示小脑 N-乙酰天冬氨酸/肌酸和 N-乙酰天冬氨酸/胆碱比值显著降低；某些患者脑单光子发射计算机断层成像（SPECT）或 PET 检查可显示小脑、脑干、基底节等部位的局部脑血流量、氧代谢率和葡萄糖代谢率显著降低。

【HA 的诊断】

1. **临床诊断** 确定遗传性共济失调的诊断需要以下方面：

（1）典型的临床症状和体征：包括步态和手指/手运动协调不良，通常伴有构音障碍和眼球震颤。

（2）具有以下能够反映遗传性的特征：①遗传性共济失调的家族史；②遗传性共济失调的一个或多个致病等位基因变体；③一种遗传性共济失调的临床表型特征。注意：在一些没有共济失调家族史的个体中，如果所有可用的基因测试结果都是正常的，可能无法确定遗传原因。

SCA 的诊断主要依据典型的临床表型，包括以小脑性共济失调为核心的症状、体征，可能有多系统受累证据，常染色体显性遗传家族史，影像上可能有小脑、脑干萎缩证据，而生化检查常无阳性发现，最终确诊依赖于基因检测确定突变。

辅酶 Q_{10} 缺乏的共济失调的诊断依据为肌肉内辅酶 Q_{10} 含量的下降及血浆内辅酶 Q_{10} 水平常正常，肌肉组织病理学正常，脑 MRI 提示全小脑萎缩。

AOA1 血清学检查发现有低白蛋白血症和高胆固醇血症，AFP 水平升高。MRI 显示小脑萎缩较明显，脑干和大脑皮质萎缩也可出现。

AOA2 实验室检查显示患者甲胎蛋白增高，部分患者肌酸激酶、胆固醇和免疫球蛋白 IgG 和 IgA 升高、白蛋白降低。脑 MRI 显示小脑弥散性萎缩，蚓部更突出，偶伴脑桥萎缩。肌电图显示 90%～100% 的 AOA2 患者出现轴突受累，神经活检证实轴突神经病，大脑浦肯野细胞明显丢失，轻度纤维状胶质增生。

AT 的诊断依据一些实验室检测，血清甲胎蛋白（AFP）在 95% 患者升高，IgA、IgE 低水平，外周血淋巴细胞计数减少，B 淋巴细胞正常或升高。染色体组型分析显示 7 号染色体和 14 号染色体易位，放射敏感性测试可证明染色体断裂倾向。因为增高的放射敏感性，AT 患者应避免接受 X 线检查，X 线片和 CT 扫描都要避免。头部 MRI 显示小脑萎缩，从小脑半球和上蚓部开始，发展到广泛小脑萎缩，大脑形态、结构一般正常。

SACS 的诊断依据临床特征和位于 13q11 的 SACS 基因突变分析。SACS 眼底镜检查和光学相干断层扫描显示神经纤维视网膜层增厚，视网膜电图和模式反转视觉诱发电位在两侧均正常。神经传导研究揭示了一种长度依赖性的轴突脱髓鞘的感觉运动多发性神经病。皮质的体感诱发电位在上肢延长，而在下肢则消失。MRI 结果对 ARSACS 诊断的敏感性更高，主要是小脑上蚓部萎缩，脑桥旁正中线状低信号条纹，小脑中脚增厚。

MSS 的脑 MRI 常显示小脑萎缩或发育不良，其他不常见的发现包括皮质萎缩和白质脑病，血清肌酸激酶常升高，肌活检显示慢性肌病、镶边的肌膜下液泡。

线粒体病患者可能报告有母系遗传家族史，但多数患者为"散发"。血液和脑脊液乳酸、丙酮酸水平异常可以提示能量代谢障碍，但非诊断依据，肌肉活检发现不整红毛纤维（RRF）具有较高诊断价值，在 MELAS、MERRF 和 Kearns-Sayre 综合征阳性率较高；SDH 和 COX 染色异常也有诊断意义，但在 Leigh 综合征、MNGIE 等患者肌肉病理诊断价值较低。电子显微镜下线粒体内可发现晶格状包涵体。确诊依赖于呼吸链酶活性检测和 mtDNA 突变分析。mtDNA 的突变以点突变为多,大片段的 mtDNA 重排(即缺失或重复)是 Kearns-Sayre 综合征的主要机制。

AVED 患者血清维生素 E 浓度始终低于 2.5mg/ml(参考值:5~15mg/ml)且有相关症状。患者脑 MRI 多为正常,也可见轻度小脑萎缩,感觉轴索神经病在神经传导研究中常被证实。本病临床表现与 FRDA 很相似,故在诊断时容易被误诊为 FRDA,血清维生素 E 水平测定及基因诊断有助于两者鉴别诊断。

疑似 ABL 患者可通过分子遗传学检测确定 MTTP 中是否存在 LDL-胆固醇、甘油三酯和载脂蛋白水平或双等位基因致病变异体或存在先证者,结合临床特点,可以确定 Aβ 脂蛋白血症的诊断。

RD 患者血清和脑脊液中植烷酸含量明显升高;脑脊液中蛋白可稍增高(0.7g/L),细胞数正常;羊水细胞的植烷酸 α-羟化酶活性可降低。电生理和影像学检查可见周围神经传导速度可明显延长;心肌受累患者心电图中可出现 QT 间期和 QRS 波延长等。周围神经活检:与其他遗传性运动和感觉神经病表现类似,可见髓鞘脱失、再生,形成"洋葱球"样改变,无炎症细胞浸润。

CTX 患者脑 MRI 有与众不同的异常,在 T_2 和 FLAIR 相显示双侧齿状核和邻近小脑白质不均一的高信号,此外,小脑、脑干和大脑萎缩、大脑白质的弥散高信号病灶也可能出现。MRS(磁共振波谱成像)显示 N-乙酰天冬氨酸减少,而乳酸增多。

2. **基因诊断**　基因诊断方面,由于近年来高通量测序的基因检测技术已普遍开展,同时对多个、几十个甚至上百个基因的检测已成为可能,建议基因检测的策略是首先考虑遗传方式,其次考虑伴随的症状。如为常染色体显性遗传,首先分析 SCA,如果有诊断 SCA 的临床证据,如家族的 SCA 基因型已知、表型高度提示某种 SCA 或某个 SCA 的区域患病率高时,才建议进行靶向基因检测。如果这些因素都不存在,或者如果靶向基因检测为阴性,则建议采用系统的诊断方法,检测 CAG 重复扩增的 SCA。当 CAG 重复扩增检测为阴性时,可进行全外显子测序。但如果对全外显子测序进行特定的缺失突变的寻找,则需检测 ITPR1 基因缺失导致的 SCA15/SCA16(图 19-1-1)。如伴有视网膜色素变性的则首先分析 SCA7,再分析其他亚型;如为发作性,首先分析 EA,其中 EA2 最为常见。如为常染色体隐性遗传,按发病率首先分析常见的 AT,其次筛查 AOA1、AOA2、SACS、SCAR16 等。另外,可按不同的伴随症状选择检测的基因。

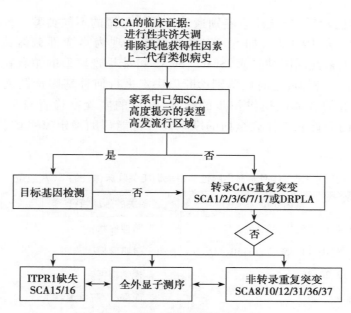

图 19-1-1　SCA 分子遗传性诊断流程图

【鉴别诊断】

在诊断遗传性共济失调前,我们需要详细询问病史、全面细致地进行体格检查,并需结合相应的实验室及影像学检查,在没有明确家族史的患者中,非遗传因素必须被逐一排除(表 19-1-4)。神经系统变性疾病以多 MSA 多见,常在 55 岁左右发病,而原发性晚发小脑性共济失调在 40~55 岁发病。获得性因素如卒中、中毒后出现共济失调的现象非常多见,如酒精中毒是最常见的中毒导致小脑性共济失调病因,典型症状是下肢重于上肢。而免疫介导性因素如谷蛋白共济失调与循环抗麸朊抗体有关,易感个体摄入谷蛋白后出现进行性小脑性共济失调,以缓慢起病的步态失调为特征,50% 的患者有感觉运动性轴索神经病,可发生于不伴有小肠谷蛋白敏感性肠病(表现为乳糜泻)的患者,HLA-DQ2 在患者中高表达。副肿瘤性小脑变性常亚急性起病,最常见于小细胞肺癌、乳腺癌、卵巢癌和淋巴瘤,小脑变性可在发现肿瘤前出现,影像上小脑进行性萎缩,血液和脑脊液中检测到相应抗体(如抗 Yo 抗体,抗 Hu 抗体,抗 Ri 抗体等)有助于诊断。

表 19-1-4　非遗传性共济失调的常见原因

分类	疾病
病因不明的共济失调	多系统萎缩(multiple system atrophy,MSA)
	原发性晚发小脑性共济失调(idiopathic late-onset cerebellar ataxia,ILOCA)
获得性共济失调	卒中:脑梗死、脑出血
	中毒:乙醇、药物(抗癫痫药物、锂盐、抗肿瘤药物、环孢素、甲硝唑)、重金属、有机溶剂中毒
	免疫介导性:多发性硬化、小脑性共济失调伴抗谷氨酸脱羧酶(GAD)抗体共济失调、谷蛋白共济失调、Miller-Fisher 综合征、系统性红斑狼疮、干燥综合征、Cogan 综合征、甲状腺炎、副肿瘤小脑综合征
	感染/感染后疾病:脓肿、小脑炎
	外伤
	新生性疾病:小脑肿瘤、转移性肿瘤
	内分泌疾病:甲状腺功能减退症
	结构性疾病:Chiari 畸形、发育异常

在排除了非遗传性因素后,应该注意鉴别遗传性共济失调的不同类型。神经系统遗传变性疾病常有表型的交叉和重叠(表 19-1-5),如 SCA3 患者可能表现为痉挛性截瘫或全身性肌张力障碍,SCA2 可能表现突出的轴索性周围神经病,SCA2、SCA3 可能呈现典型的帕金森病表现,SCA17、DRPLA、SCA48 与 Huntington 病相似,这时候鉴别诊断以决定进行何种基因检测就很重要。这有赖于医师的临床经验,全面细致的查体能提供初步的线索,详尽的实验室检查有助于确认病变的主要部位,对家族内其他患者的问诊和查体或全面的家系调查常能帮助确定家系的临床分类,甚至是明确的临床分型。

表 19-1-5　伴有明显小脑性共济失调相关临床体征的 SCA 亚型

相关的临床特征	基因亚型	相关的临床特征	基因亚型
周围神经病	1、2、3、4、18、25、38、43、46	精神症状	2、17
锥体束征	1、3、7、8、10、14、15、17、35、40、43	眼肌麻痹	2、3、28、40
肌张力障碍	3、14、17、20、35	视觉损害	7
肌阵挛	14	面部/舌肌束颤	36
帕金森综合征	2、3、10、14、17、19/22、21	鱼鳞状斑块	34
震颤	12、15、27	癫痫	10、19/22、ATN1
舞蹈症	17、27、DRPLA	发作性睡病	DNMT1
认知障碍	2、8、13、17、19/22、21、36、44、DRPLA	听力损失	31、36、DNMT1

　　文献报道有近一半的共济失调患者没有明确的家族史,在临床工作中我们也发现类似的现象:相当多的患者否认家族史,虽然进行了细致的问诊和查体以寻找获得性病因,但仍有很多患者病因不明,这部分患者的诊断更加困难。在"散发性共济失调"中,部分患者经基因检测最终证实为遗传性共济失调,有如下原因造成这种情况:患者与父母离散(如被收养者);父母在发病年龄以前因故死亡(典型例子是SCA6,平均发病年龄大,很多患者报告无亲代患病);父母为轻症患者或中间型患者,不自觉有病(经问诊查体及基因检测可明确);患者为新生突变。因此,对缺乏家族史的共济失调患者进行针对表型的基因检测也是必要的,而在进行遗传咨询时也应慎重,这些患者的致病突变有以显性遗传的方式下传的可能性。

【治疗】

　　目前对 HA 尚无有效的治疗方法。FDA 或欧洲药品管理局尚未批准任何药物用于 SCA 患者的常规治疗,目前仍然以对症治疗为主,目标是延缓疾病进展速度,最大程度改善患者生活质量。

　　1. 对症药物治疗

　　(1)共济失调症状

　　1)利鲁唑:能抑制突触前谷氨酸释放和激活钙、钾通道,可部分改善共济失调症状,有效降低患者共济失调评估和评级量表(SARA)评分。

　　2)丙戊酸:泛组蛋白去乙酰化酶抑制剂,具有神经保护作用。研究表明,高剂量的丙戊酸 12 周后对共济失调症状有积极的影响,SARA 评分显著改善,但仍需大样本数据验证其有效性。

　　3)瓦伦尼克林:α-4-β-2 神经元烟碱型乙酰胆碱受体的部分激动剂,研究指出在戒烟计划中一部分共济失调患者对瓦伦尼克林治疗有效,其副作用包括恶心、失眠、轻度头痛、抑郁等。

　　4)水合他替瑞林:是促甲状腺素释放激素模拟剂,该药已经被日本卫生部批准用于脊髓小脑变性的治疗,用以改善症状,但还没有获得其他国家的批准。

　　5)乙酰唑胺:主要使用于 EA 的治疗,剂量为 125~500mg/次,每天 2 次,或可达到负荷剂量,也可选用 4-氨基吡啶 15mg/d。

　　6)其他:4-氨基吡啶、碳酸锂等药物通过作用于离子通道也被用于 SCA 的治疗,西酞普兰和阿立哌唑可以降低疾病蛋白的水平、毒性和/或聚集,从而被应用于此类疾病,但其临床有效性还待进一步评估。

　　(2)非共济失调症状

　　1)锥体外系症状:可选用左旋多巴和多巴胺激动剂改善。

　　2)痉挛症状:可选用巴氯芬、依培松、替扎尼定、苯二氮䓬类药物和局部肌内肉毒毒素改善痉挛状态。

　　3)肌张力障碍:可选用苯二氮䓬类、三己基苯哌和局灶性肌内肉毒毒素。

　　4)神经痛和感觉异常:可选用普瑞巴林、加巴喷丁、卡马西平和度洛西汀。

　　5)舞蹈症状:可选用四苯嗪与抗精神病药物。

　　6)睡眠障碍:可选用苯二氮䓬类、唑吡坦、胃复宁、曲唑酮和米氮平。

　　7)不宁腿综合征:可选用苯二氮䓬类和普拉克索。

　　8)排尿障碍:可选用抗胆碱能药物、α_1 选择性 α 阻滞剂和 β_3 肾上腺素受体激动剂。

　　9)癫痫发作与肌阵挛:可选用抗癫痫药物与苯二氮䓬类药物。

　　10)抑郁症:可选用选择性 5-羟色胺再摄取抑制剂。

　　11)行为异常:可选用选择性 5-羟色胺再摄取抑制剂、稳定情绪的抗癫痫药物、苯二氮䓬类药物和抗精神病药物。

　　(3)其他药物治疗:可以使用神经保护剂、维生素类等营养神经药物,如辅酶 Q_{10}、丁苯酞、艾地苯醌、B 族维生素、维生素 E 等。

　　辅酶 Q_{10}、艾地苯醌、维生素 E 和铁离子螯合剂去铁酮已被用于治疗 FA,显示出有希望。艾地苯醌起保护心肌病的作用,但不能改善成年人的神经系统功能。去铁酮作为非典型的铁离子螯合剂,可以减少毒性铁离子在患者线粒体的集聚,避免铁超载,但推荐剂量和治疗效果仍未确定。重组型人促红细胞生成素(EPO)治疗 FA 是基于 EPO 增加 frataxin 蛋白的表达。

对于共济失调伴辅酶 Q_{10} 缺乏患者,口服辅酶 Q_{10} 的治疗剂量应根据治疗反应来调整,可能介于 $300\sim3\,000mg/d$,治疗效果差异很大,有些患者病情稳定,而另一些可能持续进展。治疗反应可能取决于潜在的生化缺陷和疾病发展的阶段。

口服维生素 E 可以治疗 AVED,血清维生素 E 水平可作为剂量调整的根据。

ABL 口服必需脂肪酸补充剂;补充维生素 A[$100\sim400U/(kg\cdot d)$],维生素 D($800\sim1\,200U/d$),维生素 E[$100\sim300U/(kg\cdot d)$]和维生素 K($5\sim35mg/w$)。轻度贫血很少需要治疗,尽管偶尔可以考虑使用维生素 B_{12} 或铁疗法。构音障碍、共济失调和甲状腺功能减退症等以常规方式进行治疗。

CTX 的治疗可以口服鹅脱氧胆酸,鹅脱氧胆酸通过抑制 7α-羟化酶,从而减少了胆甾烷醇的生成,起到治疗 CTX 的作用。另外,口服他汀类药物如普伐他汀可抑制 HMG-CoA 还原酶,对 CTX 也有效。

2. 非药物治疗

(1)推荐以改善步态、平衡、协调性、姿势和肌肉力量为重点的物理疗法、计算机辅助训练、跑步机训练和生物反馈疗法。目前已在 SCA6 中取得一定改善效果。

(2)神经痛和感觉异常可尝试针灸疗法。

(3)颅磁刺激可部分改善共济失调症状。

(4)肌张力障碍严重可考虑脑深部电刺激治疗。

(5)抑郁症等心理问题应进行心理咨询和治疗。

(6)SCA 晚期的严重并发症患者,可能存在吸入性肺炎、咳嗽不足和营养不良等严重并发症,语言治疗检测和支持吞咽过程及预防呼吸道感染尤为重要。

(7)饮食控制:ABL 治疗要严格控制饮食,限制长链脂肪酸补充;摄入足够的热量以减轻生长不足;低脂饮食(脂肪中总热量的 10%~20%);给予 RD 患者低植烷酸、低植醇的饮食,植烷酸摄取量减少到 $10\sim20mg/d$,限制含叶绿素的水果、蔬菜及乳类、动物脂肪等胆固醇高的食物,使血浆和组织中的植烷酸减少。

(8)其他治疗:CTX 患者必要时可选择肝移植。RD 必要时患者可行血浆置换,较快地改善临床症状。

3. 基因治疗和干细胞治疗 基因治疗是最根本有效的治疗方式。在国内已有部分单位开展了干细胞移植治疗,但仍在操作、安全和规范方面有待提高。

【学科新进展】

现代科技的发展使基因编辑、反义寡核苷酸(ASO)、RNA 干扰治疗等方式成为可能,针对 SCA1、SCA2、SCA3 和 SCA6 的 ASO 或基于 miRNA 的药物的临床前试验使在不久的将来进行临床试验成为可能。但 SCA 治疗由于总体人群发病率低、样本量少、临床异质性和遗传异质性高等导致药物开发难度大、治疗结果不理想、使用于人体的安全性问题等,目前基因治疗除了 ASO 外,主要在动物模型和细胞模型中进行。这些进展带来了希望,对于最常见的 SCA 来说,疾病修饰疗法可能不远了。然而,由于认识到 SCA 领域生物标志物对于新药的发现和开发至关重要,所以需要建立生物标志物来验证疾病靶标的参与并记录疾病进展的速度,虽然目前体液中可靠的分子生物标志物尚未被发现用于 SCA,但基于 MRI 中 MRS 的生物标志物研究结果有望应用于临床。疾病预测模型是近年较前沿的研究,根据纳入不同因素及结果,为遗传性共济失调等发病、临床表现、预后等提供依据。高通量测序时代,大家开始通过描绘分子通路来剖析遗传修饰因子的复杂机制,为疾病治疗提供新思路。

(江　泓)

第二节　遗传性脑血管病

一、家族性脑淀粉样血管病

脑淀粉样血管病是一组淀粉样物质沉积在大脑皮质和软脑膜中小血管的血管壁导致颅内出血为主

的疾病,占自发性脑出血的 5%～10% 和脑叶出血的 31%,同时亦可以出现缺血性卒中和痴呆。脑淀粉样血管病分为散发性和家族性两种。家族性脑淀粉样血管病(family cerebral amyloid angiopathy,family CAA)是常染色体显性遗传性脑血管病,可以分为荷兰型、意大利型、爱荷华型(Iowa)、佛莱芒型(Flamish)、北极型、冰岛型、丹麦型、英国型、芬兰型等。

【病因与发病机制】

家族性脑淀粉样血管病由于 APP 基因、CST3 基因、ITM2B 基因、PRNP 基因、GSN 基因等突变导致淀粉样物质沉积在大脑皮质和软脑膜中小血管的血管壁,造成小血管病变。

【临床表现】

家族性脑淀粉样血管病患者起病年龄为 30～60 岁。主要临床特点是短暂性局灶性神经系统症状发作(transient focal neurological episodes,TFNE),TFNE 的阳性和阴性症状比例相似,阳性症状表现为先兆性扩散性感觉异常、视觉刺激症状、肢体抽搐;阴性症状类似 TIA、突发肢体无力、吞咽困难、视力缺失;认知功能下降;反复脑叶出血;痴呆。脑叶出血反复发作可多达 10 次,平均死亡年龄为 60 岁。其中 75% 患者 40 岁以上出现明显痴呆,50% 患者可继发癫痫,还可以出现眼部、消化道、心脏受累。个别类型中周围神经损害最突出(如芬兰型)。

【辅助检查】

患者影像学表现为凸面蛛网膜下腔出血,单独或同时出现的皮质-皮质下大的和微小的出血灶——皮质表面铁沉积症(cortical superficial siderosis,CSS)、脑白质改变及脑萎缩。脑血肿可表现为形状多而不规则,呈叶形、多腔状或指样放射状,部分患者可有脑室出血。梯度回波脉冲序列(gradient-echo)或 SWI 序列对皮质小点状出血比 CT 和 T2 更敏感,对诊断脑淀粉样血管病很有帮助。病理变主要分布于脑膜和皮质中小动脉,光镜下可见淀粉样物出现在血管外膜及中膜的平滑肌细胞基底膜,并且蔓延到动脉的弹力层。HE 染色在光镜下呈均一无结构的,强嗜伊红的玻璃样即淀粉样改变,刚果红染色呈橘红色,偏振光显微镜下呈黄绿色双折光。电子显微镜下淀粉样物质显示直径为 8～10nm 任意走向的淀粉样纤维丝。病理学表现还可见微动脉瘤形成、血管纤维素样坏死、双腔样改变、微小动脉丛及内膜玻璃样变。通过基因检测技术对家族性脑淀粉样血管病相关基因检测可发现致病性突变。

【诊断】

遗传性 CAA 的临床诊断与散发性 CAA 一致,主要依据改良的 Boston 标准,确诊需要依靠病理检查和基因检测。改良 Boston 标准具体如下。①确诊的 CAA:经完整尸检证实,脑叶、皮质或皮质下脑出血,伴有血管的严重 CAA,排除其他诊断;②病理可能的 CAA:经临床症状和病理组织(包括皮质活检)证实脑叶、皮质或皮质下脑出血,病理组织样本中有一定程度的 CAA,排除其他诊断;③可能的 CAA:经临床症状和颅脑 MRI 或 CT 证实,局限于脑叶、皮质或皮质下的多发出血(包括小脑出血),或单个脑叶、皮质或皮质下的脑出血和局限性或扩散性脑表面铁沉积,年龄 ≥55 岁,排除其他诊断;④有可能的 CAA:经临床症状和颅脑 MRI 或 CT 证实,单个脑叶、皮质或皮质下的脑出血或局限性或扩散性脑表面铁沉积,年龄 ≥55 岁,排除其他诊断。

【鉴别诊断】

2016 年修订的 CAA 相关炎症的临床诊断标准指出,确定的 CAA 相关炎症满足很可能的 CAA 相关炎症诊断标准,且组织病理表现为:①血管壁内、跨血管壁及血管周围炎症;②皮层和软脑膜血管淀粉样物质沉积。

很可能的 CAA 相关炎症的诊断为:①年龄 ≥40 岁;②急性、亚急性或慢性起病;③具有大于或等于 1 项下列临床症状:头痛、意识水平下降、行为改变、局灶性神经症状、非急性脑出血导致的癫痫;④MRI 可见位于皮层-皮层下或深部,呈非对称性,单个或多个白质高信号病灶,快速进展至皮层下白质;⑤MRI 的 SWI 序列可见存在大于或等于 1 个位于下列皮层或皮层下的出血病灶:脑出血、脑微出血、浅皮层铁沉积;⑥排除肿瘤、感染或其他病因。

可能的 CAA 相关炎症的诊断为:①年龄 ≥40 岁;②急性、亚急性或慢性起病;③具有大于或等于 1 项下列临床症状:头痛、意识水平下降、行为改变、局灶性神经症状、非急性脑出血导致的癫痫;④MRI 可见白质高信号快速进展至皮层下白质;⑤MRI 的 SWI 序列可见存在大于或等于 1 个位于下列皮层或皮层下的出血病灶:脑出血、脑微出血、浅皮层铁沉积;⑥排除肿瘤、感染或其他病因。

表 19-2-1　ABRA、ICAA 与 CAA(散发)的特点

特点	ABRA	ICAA	CAA(散发)
年龄/岁	>40	>40	>55
脑叶出血	少	很少	常见
软脑膜强化	常见	可见	很少
软脑膜伴白质受累	常见	少见	很少
皮层下微出血	常见	常见	常见
呈肿瘤样伴占位效应	可见	少见	可见

【治疗】

散发性脑淀粉样血管病与家族性脑淀粉样血管病目前暂无有效的治疗方法,由于存在高出血风险,不应用各种抗血小板药物;脑淀粉样血管病相关性炎症对激素等免疫抑制剂有效。治疗新进展:研究表明间充质干细胞(MSC)有抗神经元的凋亡、促 Aβ 清除、促进神经元形成、促进突触功能恢复的作用,通过调节生长分化因子-15(growth differentiation factor-15,GDF-15)增强小胶质细胞内 Aβ 降解酶的分泌,增加小胶质细胞清除 Aβ 的能力,从而降低 Aβ 的水平。目前有研究表明,他汀类药物与 Aβ 之间的直接相互作用可能成为一组抗淀粉样变性的作用。同时目前研究认为 Aβ-降解蛋白酶(Aβ-degrading protease,AβDP)等药物由于它们的催化性质,对 Aβ 具有强大的调整作用。

二、烟雾病

烟雾病(moyamoya disease)是自发性 Willis 环闭塞性疾病,指的是颈内动脉末端或大脑前或大脑中动脉近心端狭窄或闭塞,在狭窄或闭塞区域动脉周边形成异常血管网络的脑血管病。双侧病变诊断为确诊烟雾病,单侧病变则诊断为可疑烟雾病。目前烟雾综合征或准烟雾病是指其他因素导致烟雾病样血管改变的疾病。在东亚发病率最高,家族性烟雾病约占 15%,目前认为烟雾病是遗传易感基因与其他因素共同作用结果。

【病因与发病机制】

烟雾病的病因与发病机制尚不十分清楚,是一种非特异免疫炎症性改变动脉疾病。目前认为的发病机制可能有以下几个方面:

1. **非特异免疫炎性机制**　烟雾病患者受累的颅内血管可见某些炎性蛋白质,如环加氧酶 2(cox-2)、微粒体前列腺素 E 合酶-1(mPEGS-1)等。

2. **遗传易感性**　在家族性烟雾病中已经发现了几个相关遗传位点,如 17q25 染色体上的环指蛋白213 基因(RNF213),已被公认为东亚/南亚人及高加索人罹患烟雾病的主要易感基因,其中 RNF213 基因的 p. R4810K 变异在日本和韩国烟雾病患者中具有强相关性,而在中国患者中虽然也证明 RNF213 与烟雾病存在一定的关系,但在汉族烟雾病患者中除了存在已知的 R4810K 突变外,17q25 位点中还存在多种基因突变,这些进一步证实了中国汉族烟雾病患者存在更为复杂的遗传因素。其他与烟雾病相关的基因还包括肌动蛋白 α2 基因(ACTA2)、可溶性鸟苷环化酶基因 α3(GUCY1A3)、人类白细胞抗原基因(HLA)等。

3. **一些细胞因子、酶类及特殊细胞的生长也可以影响烟雾病的发生和发展**　如免疫球蛋白 IgG 和IgM、碱性成纤维细胞生长因子、血管内皮生长因子、肝细胞生长因子、转化生长因子 β1、血小板衍生生长因子、基质金属蛋白酶、内皮祖细胞、平滑肌细胞等。

【临床表现】

烟雾病以亚洲人多见,发病年龄有两个高峰,第一个高峰是 5 岁,第二个高峰是 40 岁左右。在儿童主

要表现为缺血性脑血管病,而成人表现为缺血、出血双向性脑血管病。其中缺血性脑血管病或短暂性脑缺血发作占 50%~75%,脑出血占 10%~40%。常见的脑缺血症状包括头痛、偏瘫、构音障碍、失语症和认知障碍;同时可出现痫性发作、视觉缺损、晕厥;罕见舞蹈症或精神障碍。脑出血常表现为脑室内出血、基底节区出血或蛛网膜下腔出血。

【辅助检查】

烟雾病的影像学表现是其主要特征。磁共振和血管造影成像是诊断烟雾病的主要手段,CTA 也可见烟雾病血管改变。

磁共振检查显示颅内急性及慢性缺血灶,在基底节可见多个血管流空影,FLAIR 序列表现的皮质线状高信号的"常青藤征";MRA 可见颅内颈内动脉末端或大脑前动脉或大脑中动脉近端狭窄或闭塞。

血管造影(DSA)是诊断烟雾病的最重要标准。常规血管造影表现为:

(1) 颅内、颈内动脉末端或大脑前动脉和/或大脑中动脉近端部分的狭窄或闭塞。

(2) 在动脉闭塞或狭窄病变附近发生异常血管网。

(3) 双侧病变。

【诊断】

烟雾病的诊断标准包括影像学特征和排除诊断。

1. 影像学特征

(1) 常规血管造影(DSA):表现双侧的颅内、颈内动脉末端或大脑前动脉和/或大脑中动脉近端部分的狭窄或闭塞,伴异常血管网。

(2) 磁共振血管成像

1) 磁共振血管成像(MRA)显示颅内、颈内动脉末端或大脑前动脉或大脑中动脉近端狭窄或闭塞。

2) 提示在闭塞或狭窄病变附近存在异常血管网,如双侧基底节区大于等于 2 个血管流空影或 FLAIR 像提示的皮质"常青藤征"。

2. 必须排除存在动脉粥样硬化、自身免疫性疾病、镰状细胞病、唐氏综合征、1 型神经纤维瘤病、颅内放射病等疾病而导致的烟雾病样血管改变的烟雾综合征。

【治疗】

1. 内科治疗　治疗效果有限,可以应用改善循环如尼莫地平等药物。权衡缺血卒中风险,慎重应用抗血小板药物。

2. 外科治疗

(1) 直接血运重建:即头皮动脉或其他颅外血管直接吻合到颅内动脉,增加血供,如颞浅动脉与大脑中动脉的皮质分支吻合术。

(2) 间接血运重建:即将血管化组织应用于皮质表面,以促进血管生成,改善脑血流,术式包括脑-硬脑膜-动脉贴敷术(EDAS),脑-颞肌贴敷术(EMS)及脑-硬脑膜-动脉-肌肉贴敷术(EDAMS)等。

(3) 联合血管重建术:是指直接重建术与间接血管重建术联合应用,或几种不同的间接血管重建术联合应用。

三、脑常染色体显性遗传性动脉病伴皮质下梗死和白质脑病

脑常染色体显性遗传性动脉病伴皮质下梗死和白质脑病(cerebral autosomal dominant arteriopathy with subcortical infarcts and leucoencephalopathy,CADASIL)是一种非动脉硬化性、非淀粉样变性的常染色体显性遗传性脑小血管病,基因定位于 19p13.1—p13.2,为 *Notch3* 基因突变,具有高外显率和遗传异质性特征。

【病因与发病机制】

CADASIL 是由 *Notch3* 基因突变引起。*Notch3* 基因有 33 个外显子,突变多发生于编码 34 个表皮生长因子重复结构域的 2~24 号外显子,使表皮生长因子重复结构域中的半胱氨酸残基数由偶数变为奇数,导致异常 *Notch3* 蛋白在血管壁沉积。

【临床表现】

发病年龄为 30~70 岁,主要临床表现为反复缺血性发作(卒中或短暂性脑缺血发作)、认知功能障碍、先兆性偏头痛和精神情感障碍。多数患者表现为典型的腔隙综合征,部分患者仅表现为短暂性缺血发作。先兆性偏头痛出现在 40 岁之前,并可为首发症状,但国人典型的先兆性偏头痛出现少。随病情进展逐渐出现步态异常、小便失禁、假性延髓性麻痹等症状。2/3 的患者在 65 岁之前缓慢发展为痴呆。CADASIL 患者常有的精神障碍表现为情绪异常,可能出现抑郁、躁狂抑郁、躁狂、幻觉和妄想等症状。5%~10% 的患者可出现痫性发作,并有颅内出血、耳聋、帕金森综合征和心肌梗死及合并大血管病的报道。一般患者从发病到死亡为 3~43 年,平均 23 年。目前报道半胱氨酸错义突变导致的 CADASIL 的发生率超出 1:1 000,其发病率远远大于先前的估计,并且对应 7~34 表皮生长因子重复结构域突变患者,其遗传学具有不完全外显率或临床表现轻微的现象,因此 CADASIL 临床的异质性和发病率需要重视。

【辅助检查】

CADASIL 磁共振成像(MRI)表现为在皮质下,在灰、白质结合部出现腔隙性损害,中重度的 CADASIL 患者更明显,在 T1 像上可见皮质下腔隙性梗死灶信号影;外囊白质长 T2/FLAIR 高信号;脑白质长 T2/FLAIR 高信号向皮质下弓状纤维部扩展,尤其是颞极白质异常长 T2/FLAIR 高信号(O'Sullivan's sign),并且点片状异常信号在颞部趋于融合,是 CADASIL 的特征性磁共振成像表现。晚期脑白质出现萎缩变薄。病理学表现光镜下可见脑和软脑膜小动脉的向心性管壁增厚,管腔变窄;电镜下可见血管平滑肌细胞肿胀、变性。嗜锇酸颗粒(granular osmiophilic material,GOM)不仅见于小动脉壁平滑肌细胞的基底层,也可见于小静脉及毛细血管。应用腓肠肌滋养血管进行病理检查,阳性率明显高于皮肤血管。免疫组化可见血管壁异常沉积的 Notch3 蛋白,其敏感度为 85%,特异度达 95% 以上。基因检测可由 Notch3 基因位点突变引起,80% 的突变为碱基 C→T,使氨基酸序列中的精氨酸被半胱氨酸替代,从而导致表皮生长因子重复结构域中的半胱氨酸残基数由偶数变为奇数。

【诊断】

1. **诊断依据**　中年出现的脑小血管病临床表现,结合影像学表现,尤其是特征性影像学变化,病理学电镜和免疫组化特征,应用基因检测手段,同时注意常染色体显现遗传学特点(但新发位点突变可能没有明确的家族史)最终确诊。

2. **鉴别诊断**　注意与非遗传性脑小血管病鉴别(但有高血压,高脂血症等危险因素患者并不能排除 CADASIL),还应与遗传性脑白质营养不良相鉴别。

【治疗】

目前 CADASIL 无有效的治疗方法。

常见病因脑小血管病的治疗方案可适用于患者,如抗血小板,控制其他血管病危险因素(高血压及高脂血症等),认知情感相关治疗药用亦可应用于患者。

基因治疗和免疫治疗可能将成为治疗的有效手段,但目前正在研究中。

【学科新进展】

治疗进展——CADASIL 经典致病机制是由半胱氨酸改变导致的 Notch3^{ECD} 积聚,针对这种情况目前体外实验证实两种治疗方法。

第一,反义寡核苷酸介导基因跳跃,应用反义寡核苷酸(AON)介导靶向外显子跳跃技术,使成熟的信使 RNA 不携带致病信息,翻译几乎正常,从而和配体 Jagged-1 有效结合,维持正常功能。

第二,通过被动免疫中和 Notch3^{ECD} 毒性,从而减轻 Notch3^{ECD} 积聚继发的免疫毒性反应,通过上述两种方法达到治疗目的。由于非经典位点突变导致的致病性尚在争论中,相关这些位点的治疗未评价治疗效果。

（李　伟）

参 考 文 献

[1]　王拥军. 神经内科学高级教程. 北京:中华医学电子音像出版社,2016.

［2］张波,何跃,王宝峰等.烟雾病遗传学研究进展.中华实验外科杂志,2019,36(2):384-388.

［3］SULLIVAN R,YAU W Y,O'CONNOR E,et al. Spinocerebellar ataxia:an update. J Neurol,2019,266(2):533-544.

［4］SRIVASTAVA A K,TAKKAR A,GARG A,et al. Clinical behaviour of spinocerebellar ataxia type 12 and intermediate length abnormal CAG repeats in PPP2R2B. Brain:a journal of neurology,2017,140(1):27-36.

［5］GRIMALDI S,CUPIDI C,SMIRNE N,et al. The largest Caucasian kindred with dentatorubral-pallidoluysian atrophy:a founder mutation in Italy. Mov Disord,2019,34(12):1919-1924.

［6］DIALLO A,JACOBI H,COOK A,et al. Survival in patients with spinocerebellar ataxia types 1,2,3,and 6 (EUROSCA):a longitudinal cohort study. Lancet Neurol,2018,17(4):327-334.

［7］PAULSON H L,SHAKKOTTAI V G,CLARK H B,et al. Polyglutamine spinocerebellar ataxias-from genes to potential treatments. Nat Rev Neurosci,2017,18(10):613-626.

［8］KLOCKGETHER T,MARIOTTI C,PAULSON H L. Spinocerebellar ataxia. Nature Reviews Disease Primers,2019,5(1):24.

［9］EGOROVA P A,BEZPROZVANNY I B. Molecular Mechanisms and Therapeutics for Spinocerebellar Ataxia Type 2. Neurotherapeutics,2019,16(4):1050-1073.

［10］WANG MJ,GUO S,YAO WC,et al. Identification of abnormal 51 CTA/CTG expansion as probably the shortest pathogenic allele for spinocerebellar ataxia-8 in China. Neuroscience bulletin,2018,34(5):859-862.

［11］SWAMINATHAN A. Epilepsy in spinocerebellar ataxia type 8:a case report. Journal of Medical Case Reports,2019,13(1):333.

［12］OLIVITO G,LUPO M,IACOBACCI C,et al. Structural cerebellar correlates of cognitive functions in spinocerebellar ataxia type 2. J Neurol,2018,265(3):597-606.

［13］SCHNEIDER S A,ALCALAY R N. Neuropathology of genetic synucleinopathies with parkinsonism:Review of the literature. Mov Disord,2017,32(11):1504-1523.

［14］HU Y,HASHIMOTO Y,ISHII T,et al. Sequence configuration of spinocerebellar ataxia type 8 repeat expansions in a Japanese cohort of 797 ataxia subjects. Journal of The Neurological Sciences,2017,382:87-90.

［15］REZENDE TJR,DE PAIVA JLR,MARTINEZ ARM,et al. Structural signature of SCA3:From presymptomatic to late disease stages. Ann Neurol,2018,84(3):401-408.

第二十章 内科疾病合并神经系统病变

第一节 概 述

神经系统调整机体适应内外界环境的变化,并调节各系统和器官的功能。神经系统发生病变时可能影响机体的其他系统及器官的正常功能,反之,身体其他系统和器官发生病变也会影响到神经系统,导致神经系统的症状和体征发生,各种致病因子侵入人体引起某系统或器官发病时,也可能直接或间接累及神经系统导致结构损害与功能障碍。

【发病机制】

1. **炎症** 神经系统受各种病原体,如细菌、病毒、真菌、寄生虫的直接侵入,或者受上述病原体作用于机体其他系统产生的生物致炎因子通过体液、神经、免疫途径产生间接影响,以致功能改变甚至结构变化,从而引起一系列具有特征性的症状或体征。

2. **中毒** 各种生物毒素及其代谢产物可干扰正常代谢必需的酶、辅酶与递质的合成、转换及传递,并通过血液循环或免疫反应产生间接的损害作用,产生相应的症状和体征,如氨中毒所致肝性脑病、氮质代谢异常所致肾性脑病、低氧血症及酸中毒所致肺性脑病等。

3. **免疫异常** 根据不同类型,免疫异常可分为抗原、抗体等介导的体液免疫异常和 T 淋巴细胞等介导的细胞免疫,导致免疫紊乱;如 HIV 相关脑病,其不仅自身具有高度的神经侵袭性、加速神经退行性疾病进程,还使机会性感染、肿瘤发生率增加,直接或间接累及神经系统;还可产生免疫复合物,参与介导神经系统的自身免疫性疾病。

4. **肿瘤** 肿瘤发生为多因素共同作用,根据发生部位不同,可分为原发或非原发神经系统肿瘤,前者对神经系统的病理生理作用和直接侵袭、浸润、压迫相关;而部分非原发神经系统肿瘤可转移至神经系统产生如同原发神经系统肿瘤的病理生理作用,另一部分非原发神经系统肿瘤虽然早期不发生转移,但可以通过免疫、体液等途径介导累及神经系统的副肿瘤综合征。

5. **其他** 除上述常见致病原理外,还包括遗传因素、血循环障碍、营养障碍、维生素缺乏等系统性病因造成神经系统并发症。以维生素缺乏为例,维生素 B_{12} 缺乏可引起同型半胱氨酸水平增高,亮氨酸合成不足,影响髓鞘生成代谢,导致脊髓亚急性联合变性(subacute combined degeneration of the spinal cord, SCD)。

【临床表现】

1. 脑部症状

(1) 功能性症状:头痛、头昏、失眠、焦虑、耳鸣、头晕目眩、记忆力减退、注意力下降等;常见于糖尿病、贫血及甲状腺功能亢进等。

(2) 精神症状:兴奋躁动、谵妄、淡漠、忧郁状态或定向障碍、智能减退、嗜睡、意识模糊、昏迷等;是肝性脑病、肾衰竭及糖尿病常见的神经系统并发症。

（3）惊厥、癫痫发作：常见于各种病因所累及的大脑皮质受累，如脑膜炎、脑血管病、脑肿瘤等；此外循环代谢疾病，如心源性脑缺血综合征、肾衰竭、1型糖尿病患者也可发生。

（4）局灶性脑损害症状：脑血管性病变可出现单瘫、偏瘫、失语等。多见于脑血栓形成、心源性栓塞、白血病、真性红细胞增多症等。

2. 脊髓症状

（1）急性横贯性损害：类似急性脊髓炎，通常由各种病原菌直接感染引起，也可由病原菌致炎因子的炎症作用造成，还可通过上述两者所激活的免疫异常介导。

（2）慢性压迫性损害：常见于白血病、淋巴瘤与骨髓瘤的椎管内浸润压迫，可出现疼痛、传导束型感觉障碍、截瘫等，腰椎穿刺可见椎管梗阻或不全梗阻。

（3）慢性脊髓变性：如糖尿病、维生素 B_{12} 缺乏引起的脊髓后索变性，表现为深感觉障碍、肌张力降低、腱反射减弱；当累及脊髓侧索时，可出现痉挛性截瘫（hereditary spastic paraplegia, HSP）。

3. 周围神经症状

（1）多或单脊神经受损：如慢性肾衰竭经常合并多发性周围神经病，表现为肢体远端感觉异常、灼痛、肌力减退等；糖尿病患者因神经干滋养血管供血不足，可引起多发性神经病或非对称性单神经病。

（2）脑神经损害：细菌毒血症或外毒素（如白喉、布鲁杆菌病）可引起感染性多发性脑神经炎等，白血病、淋巴瘤及骨髓瘤颅内浸润可引起多数脑神经受累。

4. 自主神经症状

（1）膀胱、直肠功能障碍：常见于脊髓横贯性损害常，尤其当副交感中枢（脊髓 $S_2 \sim S_4$ 侧角）受累，导致二便潴留或失禁等。

（2）皮肤、指（趾）甲的营养变化：多发性神经病的皮肤菲薄、脱屑等。

（3）少汗或多汗：为多发性周围神经病所造成汗腺分泌异常所致。

（4）血管舒缩功能失调：自主神经受累引起，导致皮肤起苍白或发绀等。

（5）直立性低血压：可见于糖尿病性自主神经病变，还可出现肢体血管舒缩功能失调、胃肠道蠕动能力下降等。

第二节　血液系统疾病

一、白血病

白血病（leukemia）为起源于造血干细胞或淋巴干细胞的恶性增殖疾病，其细胞外浸润的发生率为10%，常见于单核细胞系白血病亚型。白血病可累及神经系统的任何部位，造成神经系统脑膜浸润、脊髓损害和周围神经损害。中枢神经系统白血病（leukemia of the central nervous system, CNSL）是白血病的并发症之一，可分为有症状的 CNSL 和无症状的 CNSL，前者多表现为颅内压增高及神经受累症状；后者仅在脑脊液（cerebral spinal fluid, CSF）检查时发现。

1. 白血病脑损害

（1）颅内出血：为白血病脑病的主要表现，约50%的白血病脑病患者可并发颅内出血，出血部位常为脑白质内、蛛网膜下腔和软脑膜、硬膜外或下；与高血压性脑出血或淀粉样变性脑出血不同，白血病性脑出血为多发或片状出血。

（2）脑水肿：若白血病直接侵犯中枢神经，可出现脑水肿、颅内压增高表现。

（3）脑梗死（脑栓塞）：如白血病侵袭颅内、颈内动脉，则较易发生栓塞，通常于运动中起病，症状短时即可到达高峰。

（4）有进行性多灶性白质脑病（progressive multifocal leukoencephalopathy, PML）的表现。

2. 白血病脑膜浸润   侵犯脑膜时患者症状体征类似于细菌性脑膜炎,可出现头痛、颅高压症状及体征,如颈项强直、脑膜刺激征阳性。腰椎穿刺显示,压力增高、细胞增多、蛋白质增多、糖降低。辅助检查脑电图示弥漫性异常,MRI 及 PET 可见脑膜增厚、异常强化、代谢增高。

3. 白血病脊髓损害

(1) 白血病细胞浸润脊膜及硬脊膜外间隙,压迫脊髓,产生脊髓受压症状。

(2) 导致脊髓内出血、血管栓塞产生脊髓损害。

(3) 有脱髓鞘性或脊髓炎样表现,故与视神经脊髓炎难以鉴别,主要通过脑脊液抗体检测,如水通道蛋白 4(AQP4)、髓鞘少突胶质细胞糖蛋白抗体(MOG)、胶质纤维酸性蛋白(GFAP)、髓鞘碱性蛋白(MBP),以及脑脊液细胞流式检测加以鉴别。

4. 白血病周围神经损害

(1) 脑神经损害:动眼神经、展神经、三叉神经、面神经、听神经、视神经等受累。

(2) 表现为类急性感染性多发性神经炎、单神经炎(如腓神经麻痹)等。

二、恶性淋巴瘤

恶性淋巴瘤(malignant lymphoma)是起源于淋巴组织的恶性肿瘤,包括霍奇金病(Hodgkin disease,HD)和非霍奇金淋巴瘤(non-Hodgkin lymphoma,NHL)。神经系统并发症多见于肿瘤进展期或复发时,也常见于转化为白血病或 Burkitt 淋巴瘤时。

1. 症状   多为直接浸润及压迫所致,可累及脑膜、颅内(原发性中枢神经系统淋巴瘤,primary central nervous system lymphoma,PCNSL)、脊髓、脑神经或周围神经等。

2. 原发性中枢神经系统淋巴瘤

(1) 发生于脑和脊髓的结外 NHL,累及眼、脑、脊髓、脑膜或脑神经,约占颅内原发肿瘤的 1%~5%、淋巴结外淋巴瘤的 4%~6%、所有淋巴瘤的 1%。

(2) 有精神症状和颅高压表现,视神经受侵,视野缺损、偏盲,复视极少见;特别是对于伴有颅内占位病变且有认知障碍或双眼视力下病的患者,易被误诊为炎性脱髓鞘假瘤(tumefactive demyelinating lesions,TDL)。

(3) 肿瘤常局限于颅内,70%~80% 位于幕上,如大脑半球(尤其额叶、颞叶)深部脑白质、丘脑/基底节区、胼胝体和脑室周围,少数累及颅后窝、软脑膜和脊髓,极个别位于脑室内,脑脊液检查阳性率低。

(4) MRI 表现为结节状,边缘欠清晰,肿瘤浸润性生长,伴水肿;T1WI 呈等或稍低信号,T2WI 多数呈等或稍高信号,少数为低或混杂信号,FLAIR 呈稍高信号,DWI 可呈等、略高或高信号,而表观弥散系数(apparent diffusion coefficient,ADC)相应区域多为低信号。PCNSL 在 DWI 上信号往往高于胶质瘤,ADC 值低于胶质瘤。注射对比剂后,大多呈结节样、团块状或斑片状均匀强化,部分出现不均匀、环形、开环样强化,少数强化不明显。累及胼胝体时表现为"蝶翼征";侵犯室管膜时呈弥漫粟粒结节样或带状强化;播散至脑膜或脑膜原发 PCNSL 时,除见脑膜弥漫性强化外,少可见"脑膜尾征",肿瘤很少出现坏死、囊变、出血和钙化。10% 的患者增强扫描未见信号增强或密度增高,说明部分患者的化疗药物通透性差,预后不良。

第三节   消化系统疾病

一、肝性脑病

肝性脑病(hepatic encephalopathy,HE)是一种由严重的急性或慢性肝病引起的中枢神经系统功能紊乱,以意识障碍、行为异常为主要临床表现的综合征。

【病理生理】

机制复杂,有多种假说,蛋白质代谢障碍可能为主要原因。

1. **氨代谢障碍**　体内氨动态平衡主要依靠肝内鸟氨酸循环将氨合成尿素,肝功能不全则氨清除不足及产生过多,本病80%~90%的患者有血氨增高,干扰葡萄糖正常生物氧化,导致ATP生成及能量供应不足,不能维持脑兴奋活动;破坏兴奋性神经递质的相对平衡;影响神经元的膜电位活动,干扰神经传导,故认为氨中毒为本病的重要环节。

2. **氨基酸代谢失衡**　芳香氨基酸(AAA:苯丙氨基酸、酪氨酸、色氨酸)浓度明显升高,而支链氨基酸(BCAA:亮氨酸、异亮氨酸)浓度下降。BCAA/AAA正常比值为3~3.5,HE患者为0.6~1.2。

3. **短链脂肪酸、γ-氨基丁酸增多**　HE患者中枢抑制性递质活性增加,γ-氨基丁酸水平增高并与苯二氮䓬类受体耦联,导致患者出现意识水平障碍。此外,HE患者体内酚类、短链脂肪酸含量增高,对神经元突触有直接毒性作用。

【临床表现】

1. **精神症状**　几乎见于所有患者,有性格改变、情绪不稳、易激惹、兴奋、欣快或淡漠、忧郁等,可表现为不同程度的意识障碍、神志恍惚等;严重者可出现类精神分裂症,出现行为混乱、哭笑无常、思维内容错乱、幻觉、妄想。

2. **不自主运动**　昏迷前期会出现扑翼样震颤;还可以出现意向性震颤,手足徐动及舞蹈动作;有些患者可以有肌阵挛甚至抽搐。

3. **肌张力改变**　可出现肌张力增高,肌强直甚至出现去脑强直,去皮质状态。

4. **锥体束征**　可以出现腱反射亢进或不对称,病理征阳性。

5. **实验室检查示**　肝功能异常,血氨升高,脑电图可出现肝性脑病特异性的三相波,昏迷前常见阵发性两侧同步高电压慢波。

6. **影像学检查**　CT检查可见暴发性肝衰竭患者脑水肿;MRI检查在部分患者T1WI可见双侧苍白球高信号,可能与锰沉积相关,而相应部位的SWI像可见低信号,提示金属离子异常沉积。

二、胰腺性脑病

胰腺性脑病(pancreatic encephalopathy,PE)是在急性胰腺炎或慢性复发性胰腺炎急性加剧期,以精神状态及意识状态变化为主要表现的一种代谢性脑病。可能与胰腺炎时胰脏释放的系列胰酶有关,这些酶引起脑血管的病变、静脉淤血、小出血灶和软化灶,导致神经细胞中毒、水肿和代谢障碍。

【临床表现】

1. **胰腺炎症状**　腹痛、腹胀、乏力、发热,还可出现心动过速、多汗、血压不稳等自主神经症状。

2. **精神症状**　常出现在急性胰腺炎后的3~5天,常以精神错乱开始,患者表现为躁动、兴奋、奔跑、幻视、幻听、摸索、昏睡,以至发展为昏迷。

3. **脑膜刺激征**　常见于胰腺坏死及化脓性胰腺炎,提示病情加重。

4. **颅内压增高**　头痛、恶心、呕吐等高颅压表现,常伴随脑膜刺激征出现,可及视盘水肿。

5. **神经系统症状**　体格检查可见水平眼震、面神经麻痹、耳聋、构音困难、吞咽困难、失语、瘫痪、意向性震颤、肌阵挛、肌强直、锥体束征,甚至去脑强直或癫痫。

第四节　内分泌系统疾病

一、甲状腺功能亢进

甲状腺功能亢进(hyperthyroidism)简称甲亢,为多重原因引起甲状腺激素(thyroid hormone,TH)分泌过多,导致人体代谢旺盛,脑细胞代谢亦亢进,引起脑缺氧及营养不足,造成中枢神经系统功能紊乱。甲状腺功能亢进的神经系统并发症包括甲亢性脑病、甲亢性肌病、甲亢伴重症肌无力、甲亢伴周期性麻痪等。

1. 甲亢性脑病　主要表现为精神障碍和异常肢体运动。精神症状可有情绪高涨、欣快、过度活动、易激动和躁狂状态等,也有注意力不集中、淡漠、恐惧、焦虑等表现;部分患者发生幻觉、妄想等类精神分裂症表现。异常肢体运动可有姿势性震颤及肢体的舞蹈样动作,少数患者可有肢体瘫、假性延髓性麻痹及癫痫发作,称甲状腺毒性脑病。

2. 甲亢性肌病　根据病程不同可分为急性甲亢性肌病和慢性甲亢性肌病。

（1）急性甲亢性肌病:临床少见,可合并甲状腺危象;通常急性起病,出现延髓麻痹、意识障碍,可累及呼吸肌,重者危及生命。疾病早期或轻症者肌肉无明显萎缩,重复神经刺激无波幅递减现象,新斯的明或腾喜隆试验阴性。

（2）慢性甲亢性肌病:临床常见,中年以上患者多见,男性多于女性;典型症状为逐渐加重的肌无力和肌萎缩,先累及近端肌群,双侧对称,近端重,伸肌重于屈肌;腱反射大多正常;约5%的病例发生在甲亢症状出现之前,不易早期诊断;肌电图为运动单位电位时限缩短、波幅降低,呈肌源性损害,肌肉活检为非特异性肌源性改变。

3. 甲亢伴周期性麻痹　多在20~40岁发病,男性多于女性;诱因有高碳水化合物饮食、劳累、精神紧张、寒冷、注射葡萄糖、合用胰岛素或糖皮质激素等。主要表现为突然发作的肌无力,弛缓性瘫痪,双侧对称,以下肢受累为主,近端重,远端轻;较少累及颈部以上肌肉,有时可引起呼吸肌麻痹,危及生命;甲亢未控制前常反复发作,每次发作持续数小时至数天,发作时肌张力低下,腱反射减弱或消失,不出现病理征。辅助检查可发现血钾降低,心电图呈低钾性改变。甲亢伴周期性麻痹的发病与甲亢的病情轻重无关,但与甲亢控制与否有关。

4. 甲亢伴重症肌无力　临床少见,甲亢和重症肌无力的症状同时出现或在数月内相继出现,以眼肌受累为主,一侧或两侧交替的眼睑下垂、复视和视物模糊,严重者眼球完全固定。其次可累及延髓肌群,出现咀嚼及吞咽困难、饮水呛咳、发声困难等。全身型少见,表现为上臂、手及躯干肌无力,抬臂及抬腿困难,严重者可出现呼吸肌无力,发生肌无力危象,按甲亢和重症肌无力治疗均有效。

二、甲状腺功能减退

甲状腺功能减退（hypothyroidism）简称甲减,是由于甲状腺素合成、分泌,或生物效应不足所致的一组临床综合征,主要表现为全身代谢过程减慢,基础代谢率降低,耗氧和产热减少,神经系统能量代谢受到影响。

1. 周围神经病变　约半数患者可出现末梢性四肢感觉异常,表现为麻木、烧灼感、感觉减退;部分患者可出现肌力减退;累及正中神经者可出现腕管综合征。

2. 脑神经损害　视神经损害较常见,表现为视力减退、视野缺损及球后视神经炎等;听神经受累常见,神经性耳聋、传导性耳聋及混合性耳聋均可见。少数病例可出现三叉神经痛及面神经瘫痪。

3. 脊髓损害　累及脊髓可出现下肢痉挛性或弛缓性截瘫,查体可及感觉平面,部分患者存在膀胱或肛门括约肌功能障碍。

4. 小脑损害　常发生于黏液水肿之前,出现小脑性共济失调,表现为意向性震颤、吟诗样语言、醉酒步态等。

5. 肌肉损害　可发生于任何年龄,儿童起病的甲减性肌病称为 Kocher-Deber-Seme-Laigne 综合征,成人起病的甲减性肌病称为 Hoffmann 综合征,根据症状可分为甲减性肌无力、甲减性肌肉肥大、甲减性假性肌强直;肌无力见于30%~40%的甲减患者,表现为易疲劳、肌肉酸痛,尤以剧烈运动和冷环境下明显,严重程度与甲状腺功能减退的程度呈正相关。肌肉肥大可为全身性或局部性,以舌肌、股四头肌、腓肠肌、第一骨间肌及颞肌最为明显;肢体肌肉增粗,呈假性运动员样体型。甲减性肌强直以假性肌强直症状为主要表现,肌肉收缩和松弛缓慢,叩击肌腹时出现肌球,腱反射迟缓。

三、糖尿病性神经病

糖尿病性神经病(diabetic neuropathy,DN)是糖尿病最常见的慢性神经系统并发症,多见于病情严重、病程长及血糖控制不佳的患者,DN 主要累及脊神经、脑神经及自主神经。

【病因】

1. 代谢学说 研究表明,糖尿病患者体内存在多羟基途径的过度激活,周围神经山梨醇和果糖水平明显增高,导致神经传导速度减慢和严重的神经纤维萎缩。

2. 氧化应激学说 葡萄糖自动氧化使反应性氧化应激(reactive oxidative stress,ROS)产物形成,导致细胞氧化应激和线粒体功能障碍,影响神经元和髓鞘功能。

3. 血管学说 一方面,长期血糖增高影响周围神经供应血流,从而影响感觉神经细胞、交感神经元和轴索,并可见内膜毛细血管壁增厚、基底膜增厚或减少等改变。另一方面,DN 患者血管腔变窄或阻塞,局部血液循环受阻,导致神经缺血坏死。

4. 其他可能机制 包括 γ-亚麻酸缺乏、蛋白激酶 C 活性异常、免疫异常、神经生长因子和其他营养因子缺乏等可能也与 DN 的发病有关。

【临床表现】

1. 对称性多发性神经病 感觉型最多见,发展缓慢,常见于糖尿病长期控制不佳患者,主要症状表现为四肢远端对称性手套袜套样感觉减退,下肢比上肢重。麻木、疼痛,以及针刺样、烧灼样感觉异常,夜间较重;深感觉受累较重,浅感觉受累较轻。

2. 感觉运动性多发性神经病 DN 后期可出现运动神经受累,表现为四肢远端为主的肌力减退、肌肉萎缩等,运动障碍可与感觉障碍并存。

3. 急性或亚急性运动型多发性神经病 单纯的运动障碍型 DN 罕见。

4. 脑神经病 少见,0.4%~7%的患者存在眼肌麻痹,发病急骤,单侧动眼神经多见,眼内外肌麻痹分离,其次为一侧展神经,有自发缓解趋势,也可见于面神经、三叉神经、舌咽神经、迷走神经、副神经等,少数为双侧或多发脑神经或多次复发,需要与多路神经炎及脑膜病变相鉴别。

5. 自主神经病变 多数 DM 患者均合并有自主神经病变;可表现为四肢发冷,以两足为重,表皮血管痉挛引起;15%可引起直立性低血压,胃肠功能紊乱,如呕吐、腹胀、腹泻、便秘;有阳痿、性欲减退、排尿障碍;发汗障碍,下半身少汗或无汗,上半身代偿性多汗。

第五节 泌尿系统疾病

一、肾衰竭

肾衰竭(renal failure)是由肾脏本身或肾外原因引起的肾脏排泄功能降低,出现氮质血症、水电解质紊乱及酸碱失衡等临床综合征;从起病形式和病程上可分为急性衰竭和慢性肾衰竭。

未透析的肾衰竭患者中,82%的患者并发神经系统并发症,多在肾功能损害的 2 年内发生,病变范围累及脑、周围神经与肌肉。

1. 尿毒症性脑病 尿毒症患者可出现多种神经精神异常,早期可表现为倦怠、嗜睡、易怒、焦虑、定向障碍及意识模糊等,患者可出现扑翼样震颤、反射亢进、踝阵挛、癫痫发作,甚至昏迷。

2. 精神和意识障碍 慢性病程患者多见,表现为注意力不集中、近期记忆减退、错觉与幻觉,严重者可至谵妄、昏迷等。

3. 运动障碍 包括震颤、扑翼样震颤、手足搐搦等,随病情发展会有投掷样运动,也可有局灶性或全身性癫痫大发作。

4. 肾性脑神经损害 枕叶、顶叶-颞叶水肿:尿毒症性黑矇;暂时性瞳孔缩小;斜视、眼震、嗅觉丧失等。

5. 肾性多发性周围神经病 是肾脏病晚期常见的并发症,一般出现于肾小球滤过率<12ml/min后。表现四肢对称性末梢型病变,远端重于近段,下肢重于上肢,表现麻木、针刺、蚁走与烧灼感,尤其以小腿表现明显,夜间加重,活动或按摩锤击腿部症状缓解,类似不安腿综合征;可见自主神经损害,如直立性低血压、发汗异常、括约肌功能障碍等,10%患者可出现肢体远端感觉异常和烧灼痛(烧灼足综合征)。

6. 肾性肌病 发生率不足4%,表现为肌力减弱、肌疲劳、运动后肌痉挛等,还可出现夜间腓肠肌痉挛-肌强直、肌纤维震颤、肌束震颤、扑翼样震颤、肌阵挛、肢带型肌营养不良。

7. 肾性骨病 又称为肾性骨营养不良(renal osteodystrophy),是由慢性肾衰竭导致的骨代谢病。表现为钙磷代谢障碍、酸碱平衡失调、骨骼畸形并可引起继发性甲状旁腺功能亢进。骨骼方面表现为骨质疏松、骨软化、纤维囊性骨炎、骨硬化及转移性钙化。

二、透析脑病

血液透析过程中或透析结束后出现的以神经系统功能障碍为主的综合征,称为透析脑病(dialysis encephalopathy,DE)。DE患者中,腹膜透析者发病率为4.5%,血液透析者发病率约7.6%。透析性脑损伤分两种:①急性透析脑病,也称尿素逆转综合征或透析失衡综合征;②慢性透析脑病,多发生在长期反复透析的患者,是一种以言语障碍、运用障碍、痴呆、肌阵挛、癫痫发作为主要临床表现的进行性的脑损害,也称为透析性痴呆或透析性脑病。

【发病机制】

1. 急性透析脑病 其发病机制是透析时血内尿素氮迅速下降,而由于血脑屏障的关系,脑内尿素氮下降缓慢,形成脑内外尿素氮的浓度梯度,水分进入脑内,形成或加重脑水肿,出现以脑部症状为主的血液透析失衡综合征。

2. 透析治疗后,血中代谢性酸中毒改善,CO_2很快通过血脑屏障透出,而HCO_3^-则不能通过,与H^+结合形成H_2CO_3,脑脊液的PCO_2增高、pH降低,出现酸中毒,且导致脑水含量增加,从而加重神经科症状。

3. 慢性透析脑病 其发病机制不明,多巴胺和天冬酰胺代谢障碍、脑内微量元素含量异常、脑脊液5-羟吲哚乙酸(5-HIAA)水平增高、铝中毒等可能均参与致病。

【临床表现】

1. 急性透析性脑损害 多发生在透析治疗3~4小时或透析当天,透析后24~48小时症状缓解。其主要临床表现为头痛、恶心、呕吐、烦躁、易激惹、焦虑等,重者可出现不同程度的精神障碍或意识障碍,如谵妄、嗜睡、昏睡、错觉、幻觉、木僵、抽搐、昏迷。

2. 慢性透析性脑损害 多发生在长期透析(多为两年)的患者,停止透析、延长透析时间或肾移植均不能改善症状。语言障碍通常为首发症状,以命名障碍、口吃、言语停顿为特点,在程度上存在波动。约67%的患者出现记忆力、思维能力下降,严重时出现痴呆、人格改变。66%的患者可出现精神障碍,表现为人格改变、情感障碍、抑郁、欣快、幻觉、偏执等。约93%的患者随病情发展可以出现运动障碍,以肌阵挛最为常见,可合并震颤、扑翼样震颤。合并癫痫者约占63%,可呈局灶性或全面性发作,脑电图表现为暴发性间歇性双侧同步的α节律,以额叶为主,其次是以额叶为主的棘、慢复合波等痫性活动。

第六节　免疫系统疾病

结缔组织疾病(connective tissue disease,CTD)是泛指结缔组织受累的自身免疫性疾病,主要包括系统性红斑狼疮(systemic lupus erythematosus,SLE)、类风湿关节炎(rheumatoid arthritis,RA)、干燥综合征(Sjögren syndrome,SS)、硬皮病(scleroderma,Scl)、多发性肌炎(polymyositis,PM)和皮肌炎(dermatomyositis,DM)。目前CTD病因尚不明确,一般认为与遗传、感染及免疫异常等因素相关,其主要致病机制为非特异性炎症反应,可出现包括神经系统在内的多系统被累及。

一、系统性红斑狼疮

系统性红斑狼疮（systemic lupus erythematosus，SLE）是一种较常见的以多重免疫调节障碍为特征的疾病，好发育龄期女性，男女发病率之比为 1∶9，可损害全身各系统、脏器及组织；25%～75% 的 SLE 患者累及中枢神经系统，称为神经精神性狼疮（neuropsychiatric systemic lupus erythematosus，NPSLE）或狼疮脑病（lupus encephalopathy，LEE）。

1. 临床表现　SLE 精神症状为最常见并发症，可出现焦虑症、情绪异常，甚至精神障碍，部分患者可合并无菌性脑膜炎，出现头痛、颅高压症状及脑膜刺激征，疾病晚期可见癫痫。当病变累及血管时可出现卒中样发作，根据卒中累及的部位表现不同的临床症状；部分患者（3%～4%）可出现脊髓病变，损害常位于胸段，表现为横贯性脊髓炎和纵向性脊髓炎；此外，周围神经系统和肌肉受累也较为常见，患者可出现单神经病变，多发单神经病变，甚至多神经病变，部分患者可出现类似于吉兰-巴雷综合征的症状。

2. 诊断　SLE 确诊：神经、肌肉损害；脑电图显示弥漫性慢波；脑脊液中蛋白偏高，如糖低则提示活动性狼疮性脑病。

二、原发性干燥综合征

原发性干燥综合征（primary Sjögren syndrome，pSS）是以眼干、口干为主要临床表现的自身免疫性疾病，也可以出现多器官受累，包括间质性肺病、肾小管酸中毒、自身免疫性胰腺炎、肌炎及淋巴细胞增生等。神经系统病变为 pSS 的临床特点之一，总体发生率为 10%～60%，中枢神经系统受累的发生率为 2%～25%，周围神经系统（PNS）受累的发生率为 0～56%。

1. pSS 合并神经系统受累最常见类型为周围神经病，以感觉型神经病最为常见，如感觉型共济失调性或小纤维性感觉型疼痛性神经病，肌电图检查感觉神经纤维及感觉运动神经纤维受累更为常见。

2. pSS 合并中枢神经系统病变的表现多样，可累及脑、脊髓和视神经，可出现局部感觉和运动异常、失语、癫痫、无菌性脑膜炎、心理和认知功能障碍等。

3. 干燥综合征的神经系统损害基本为血管炎所致，但在影像学上多数情况上看到多数患者呈现脱髓鞘病灶，血检验可见抗 SSA 或 SSB 阳性，ANA、RF 因子阳性，从而辅助诊断。

第七节　呼吸系统疾病

肺性脑病（pulmonary encephalopathy，PE）又称为肺脑综合征（pulmo-cerebral syndrome，PCS）是由于慢性肺功能不全所致低氧血症和高碳酸血症而引起的脑弥漫性损害，肺性脑病的发病机制主要为 CO_2 潴留，使脑组织供氧不足导致脑缺氧、脑血管扩张、脑组织水肿、颅内压增高。

【临床表现】

1. 一般症状　最初可表现为头晕、头痛、耳鸣、恶心呕吐、轻度兴奋、反应迟钝、注意力不集中及视力减退等；头痛早期较轻，晚期为顽固性，程度较剧烈，夜间及清晨加重。

2. 精神和意识状态的改变　半数患者可出现精神症状，表现为烦躁、定向力障碍，甚至精神错乱；意识障碍通常与精神症状并发，其严重程度与 $PaCO_2$ 分压有关，早期神志清楚；当 $PaCO_2 > 9.31kPa$ 时，患者可表现为嗜睡、昏睡，当 $PaCO_2$ 达到 11.97kPa 以上时，患者进入昏迷状态。

3. 运动障碍　各种不自主运动均可见。早期常出现以双上肢为主的快速、粗大、不规则的静止性震颤，有时呈扑翼样震颤和肌阵挛。约 30% 的 PE 患者可有局灶性或全身性癫痫发作，和皮层缺氧、CO_2 潴留有关。约 4% 的 PE 患者可有单瘫或偏瘫，病理征阳性。

4. 眼部及自主神经症状　20%～25% 的 PE 患者可出现视盘水肿，约 1/3 的患者存在视力减退，可为一过性改变。PE 继发脑干损伤患者可出现瞳孔改变、眼震、后组脑神经症状（如吞咽困难、饮水呛咳等），部分患者可出现多汗、水肿等自主神经症状。

【临床分型】

1. **轻型** 神志恍惚、淡漠、嗜睡、精神异常或兴奋、多语而无神经系统异常体征。

2. **中型** 浅昏迷、谵妄、躁动、肌肉轻度抽动或语无伦次、对各种反应迟钝、瞳孔对光反射迟钝、而无上消化道出血或 DIC 等并发症。

3. **重型** 昏迷或出现癫痫样抽搐,对各种刺激无反应;反射消失或出现病理性神经体征,瞳孔扩大或缩小,可合并上消化道出血、DIC 或休克。

第八节 其他系统疾病

一、癌性神经病

癌肿除直接侵袭、浸润引起神经功能缺损外,对神经系统还存在远隔影响(remote effect),可在癌肿发现前、发现时或发现后发生,导致中枢神经、周围神经、神经肌肉、肌肉的病变,称为副肿瘤综合征(paraneoplastic syndromes,PNS)。PNS 通过作用于某些特定靶抗原,产生不同的症候群;某些副肿瘤性神经功能紊乱仅影响了一个区域(如边缘性脑炎或小脑的 Purkinje 细胞);Lambert-Eaton syndrome 肌无力综合征则发生于约 3% 的小细胞肺癌患者;重症肌无力发生于约 15% 的胸腺瘤患者;外周神经脱髓鞘发生于伴有少见骨硬化的浆细胞瘤患者(多发神经病、器官巨大症、内分泌疾病、M 蛋白和皮肤改变)。约 15% 的 PNS 患者并存另一种可能与 PNS 不相关肿瘤,如前列腺癌、直肠癌、肾癌、皮肤基底细胞癌和鳞癌、结肠癌、直肠癌、肾癌等。

【临床表现】

1. **亚急性小脑变性** 癌性神经病中比较多见。原发肿瘤多在肺癌、卵巢癌居多,最常见于抗 PCA-1 抗体和抗 PCA-Tr 抗体阳性的患者。神经症状在癌发病后数周内即出现,也有在原发癌诊断前出现的。病理小脑皮质弥漫性变性,浦肯野细胞脱失及血管周围淋巴细胞浸润。齿状核、下橄榄核、脑干、皮质小脑束和脊髓小脑束也可受累。

2. **进行性多灶性白质脑病** 常见原发肿瘤为慢性淋巴细胞白血病、淋巴肉瘤、网状内皮细胞肿瘤,也可见于结节瘤、结核病等。脑白质发生弥漫性多灶性髓鞘变性。可累及大脑半球、小脑、脑干、脊髓。多数人神经症状在原发病持续较长时间后发生。一旦发生神经科症状,进展迅速,预后不良。

3. **癌性肌无力综合征** 可由癌肿或 PNS 相关抗体侵犯神经肌肉接头引起。例如,Lambert-Eaton 肌无力综合征,多伴燕麦细胞型支气管肺癌。主要肢体近端和躯干肌无力,活动后疲劳,继续活动则暂时改善。时间久后又出现病态疲劳,腱反射减弱或消失。胆碱酯酶抑制剂无效,单个电刺激动作电位波幅减低。连续高频刺激出现易化现象。15% 的 MG 患者伴发胸腺瘤,血清 VGCC 抗体阴性,可与 Lambert-Eaton 相鉴别。

4. **癌性肌病** 患者伴有内脏肿瘤,临床表现与肌炎、皮肌炎相似。特征性的皮损为眼眶周围不同程度的紫红色水肿斑、四肢肘部、膝关节、手指关节伸面紫红色丘疹,坏死性皮肤溃疡,四肢近端无力、疼痛或触痛等,常伴有肺间质疾病。

二、Wernicke 脑病

Wernicke 脑病是由维生素 B$_1$ 缺乏而引起神经系统病变的急性代谢性脑病。慢性酒精中毒为 Wernicke 脑病最常见的病因,但临床很多患者并非存在酒精中毒史。其他能引起维生素 B$_1$ 缺乏的疾病还有严重营养不良、胃肠道疾病、神经性厌食、长期发热、尿毒症、血液透析、妊娠呕吐等;此外,转酮醇酶(transketolase)基因的缺陷可以导致 Wernicke 脑病的发生。

【发病机制】

首先,乙醇代谢中所需酶系丙酮酸脱氢酶系的重要辅酶-焦磷酸硫胺素来源于维生素 B$_1$,慢性酒精中毒者的机体对维生素 B$_1$ 的需要量增加,由于其不能在人体自身合成,乙醇代谢受到影响;大量丙酮酸无法进入三羧酸循环产生能量,血中丙酮酸升高,出现神经和精神症状。不能靠葡萄糖氧化产生的 ATP 作为能源,干扰神经递质合成、释放和摄取,导致中枢神经系统功能障碍。

【临床表现】

16%~20% 的患者可出现精神和意识障碍、小脑性共济失调和眼球运动障碍 3 组特征性症状,多数患者仅出现 1~2 项症状。Wernicke 脑病往往伴发周围神经病受损,如多发性神经炎,故也称为 Wernicke 脑病四联征。

1. **精神和意识障碍**　定向力、计算力、近记忆力下降,并有幻觉、妄想、躁动或抑郁。也有的患者表现为反应迟钝、精力不集中、头痛、失眠、昏睡或昏迷等症状。

2. **眼球运动障碍**　最常见的为双侧展神经麻痹,其次为垂直运动障碍和凝视麻痹,可有眼球震颤,也可有眼球浮动、瞳孔缩小和光反应异常。

3. **小脑性共济失调**　以躯干和下肢共济失调明显。

4. **多发性周围神经炎**　约半数的 Wernicke 脑病患者出现,以四肢无力和肌肉疼痛为主,也有的患者合并有低体温、低血压、抗利尿激素分泌异常和其他慢性酒精中毒的临床表现。

【辅助检查】

1. **实验室检查**　血中的丙酮酸>1mg/L,血清维生素 B_1<99.7nmol/L,转酮酶活性也降低,肝功能有异常,轻度低钠血症。

2. **脑电图**　可见弥漫性慢波,可以有暴发性 θ 波出现。

3. **影像学检查**　头 CT 可见脑萎缩,MRI 对急性 Wernicke 脑病患者的早期诊断比 CT 更敏感(敏感度53%,特异度93%)。MRI 特征性地表现为乳头体、第三脑室、丘脑中背侧核、中脑导水管周围区域对称性异常信号影,T1WI 呈低信号,T2WI 及 FLAIR 呈高信号,急性期增强扫描,由于血脑屏障破坏病灶可强化,经治疗后复查上述强化可消失,晚期可有局部脑萎缩双侧丘脑和脑干有对称性改变。

(刘　军)

参 考 文 献

[1] 张鸿彦,夏庆.胰性脑病的中文文献 15 年回顾.中国循证医学杂志,2005,5(1):71-74.
[2] 中华医学会消化病学分会中华医学肝病学分会.中国肝性脑病诊治专家共识意见.中华肝脏病杂志,2013,21(9):641-651.
[3] CHINA M,SAMARASINGHE S,KABAKER AS. Thyroid storm:an updated review. J Intensive Care Med,2015,30(3):131-140.

附录一　高级卫生专业技术资格考试大纲

（神经内科学专业　副高级）

一、专业知识

（一）本专业知识

1. 熟练掌握神经病学的基础理论。

2. 掌握神经解剖学、神经影像学、神经病理学、神经电生理学（肌电图、脑电图和诱发电位）。

3. 熟悉神经免疫学、神经药理学和神经遗传学的基本知识。

（二）相关专业知识

1. 熟悉神经生物化学、神经分子生物学的基本知识。

2. 熟悉神经病学实验诊断方法，包括腰穿脑脊液检查和颅脑超声诊断等。

3. 熟悉神经心理学、精神病学、小儿神经学、神经外科学的基本知识。

4. 熟悉和神经内科相关的心脏病学、呼吸内科学和内分泌学的基本知识。

5. 了解与神经系统疾病有关眼科、耳鼻喉科及骨科的基本知识。

二、学科新进展

1. 选择一定的研究方向，熟悉本研究领域的研究现状及发展趋势，把新理论、新知识、新技术用于医疗实践。

2. 了解相关学科近年来的重要进展，包括神经放射学、神经生物化学、神经分子生物学、神经流行病学、神经遗传学、神经心理学、心脏及呼吸内科学、内分泌学、神经病学实验诊断方法等。

三、专业实践能力

1. 掌握神经内科专业的常见病、多发病的病因、发病机制、诊断、鉴别诊断及治疗方法。能够对本专业内少见及疑难疾病进行诊断、鉴别诊断和治疗的能力。

2. 熟悉神经影像学、神经电生理、血管超声、放射性同位素、神经病理及分子生物学技术在神经内科领域的应用及临床诊断价值。

3. 掌握神经系统疾病常用药物的作用机理、药理及药代动力学、适应症、用药方法和剂量、副作用、药物间相互作用。熟悉与神经内科相关的常见疾病药物选择和治疗（高血压、糖尿病）。

4. 掌握神经系统疾病危重症的抢救措施，包括颅内压增高、呼吸肌麻痹、癫痫持续状态的抢救。

5. 熟悉重症抢救的相关技能，包括气管插管、深静脉置管、心肺复苏及呼吸机的应用。

6. 了解血管内介入检查及治疗、微创血肿清除术的适应症、操作和术后监测。

附本专业病种

1. 头痛

2. 头晕

3. 癫痫

4. 昏迷

5. 身心疾病

6. 营养缺乏和中毒性疾病

7. 脑血管疾病

8. 中枢神经系统感染

9. 中枢炎性脱髓鞘疾病

10. 中枢神经系统变性疾病

11. 脊髓疾病

12. 周围神经疾病

13. 神经肌肉接头疾病

14. 肌肉疾病

15. 神经系统发育异常性疾病

16. 系统疾病的神经系统损害

附录二　高级卫生专业技术资格考试大纲

（神经内科学专业　正高级）

一、专业知识

（一）本专业知识

1. 熟练掌握神经病学基础理论。

2. 掌握神经解剖学、神经病理学、神经影像学、神经电生理学（肌电图、脑电图和诱发电位）、神经免疫学和神经遗传学的基本知识。

（二）相关专业知识

1. 熟悉神经生物化学、神经分子生物学、神经药理学的基本知识。

2. 熟悉神经病学实验诊断方法，包括腰穿脑脊液检查和颅脑超声诊断等。

3. 熟悉神经心理学、精神病学、小儿神经病学、神经外科学的基本知识。

4. 熟悉心脏及呼吸内科学、内分泌学等与神经病学有关的基本知识。

5. 了解眼科、耳鼻喉科及骨科与神经系统疾病有关的理论知识。

二、学科新进展

1. 具有明确的研究方向，掌握本研究领域国内、国外现状及发展趋势，不断吸取新理论、新知识、新技术，并用于医疗实践和科学研究。

2. 熟悉相关学科近年来的重要进展，包括神经放射学、神经生物化学、神经分子生物学、神经流行病学、神经遗传学、神经心理学、心脏及呼吸内科学、内分泌学、神经病学实验诊断方法和超声学等。

3. 具备在本学科中指导开展新技术、新业务的专业能力。

三、专业实践能力

1. 熟练掌握神经内科专业的常见病、多发病的病因、发病机制、诊断、鉴别诊断及治疗方法。具备对本专业一些少见及疑难疾病和涉及其他学科的一些疾病进行诊断、鉴别诊断和治疗的能力。

2. 熟练神经影像学检查、神经电生理检查、血管超声、放射性同位素检查、神经病理（脑、神经和肌肉活组织检查）及分子生物学诊断技术在神经内科疾病的应用及临床诊断意义。

3. 掌握神经系统疾病常用药物的作用机理、药理及药代动力学、适应症、用药方法和剂量、副作用、药物间相互作用。熟悉与神经内科相关的常见疾病药物选择和治疗（如高血压、糖尿病等）。

4. 熟练掌握神经系统疾病常见危重症如颅内压增高、脑疝、呼吸肌麻痹的救治、心肺复苏及呼吸机的使用。

5. 熟悉在 ICU 中重症抢救的相关技能（包括气管插管、深静脉置管等）。

6. 了解血管内介入检查及治疗、侧脑室穿刺、微创血肿清除术的适应症、操作和术后监测。

附本专业病种

1. 头痛
2. 头晕
3. 癫痫
4. 昏迷
5. 身心疾病
6. 营养缺乏和中毒性疾病
7. 脑血管疾病

8. 中枢神经系统感染

9. 中枢炎性脱髓鞘疾病

10. 中枢神经系统变性疾病

11. 脊髓疾病

12. 周围神经疾病

13. 神经肌肉接头疾病

14. 肌肉疾病

15. 神经系统发育异常性疾病

16. 系统疾病的神经系统损害

中英文名词对照索引

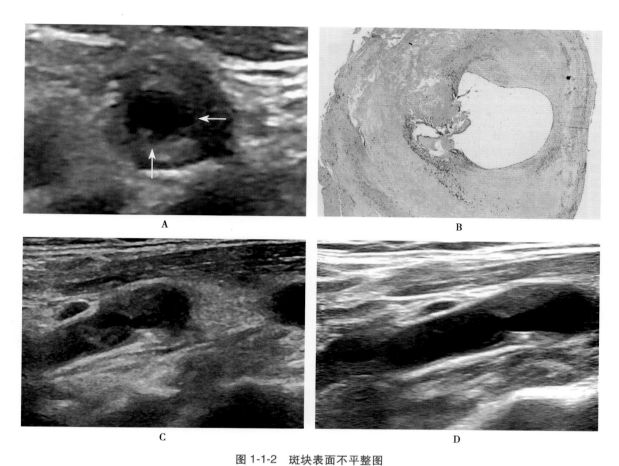

图 1-1-2　斑块表面不平整图
A. 斑块表面不平整,凹陷形成小溃疡;B. 术后经病理证实为小溃疡形成;C. 后壁斑块远心端破裂血栓形成,凸向管腔;D. 溶栓治疗 2 周后血栓消失。

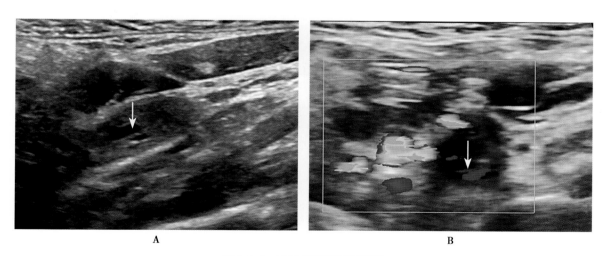

图 1-1-4　动脉夹层的超声表现
A. 长轴切面,真腔明显减小,假腔内血栓形成,箭头示撕脱的内膜;B. 横切面,假腔内大量血栓形成,真腔内血流速度明显减低,近闭塞(此患者就诊时间较晚),箭头示撕脱内膜。

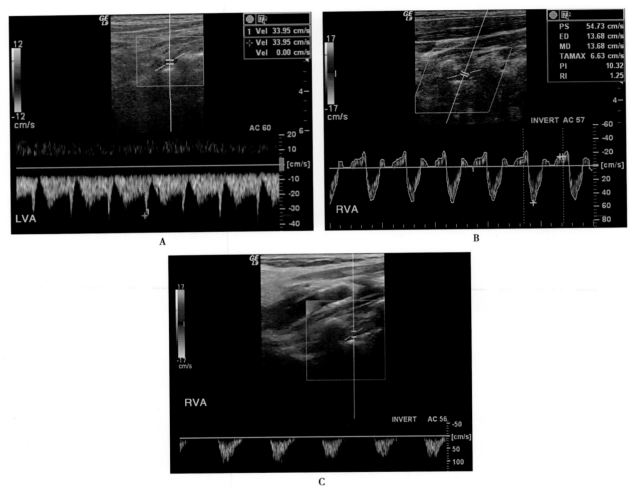

图 1-1-5　各期锁骨下动脉盗血综合征的超声表现
A. 锁骨下动脉盗血综合征 I 期, 椎动脉血流频谱见收缩早期切迹; B. 锁骨下动脉盗血综合征 II 期, 血流频谱可见收缩期反向, 舒张期正向; C. 锁骨下动脉盗血综合征 III 期, 血流频谱可见完全反向, 逆流入锁骨下动脉远端。

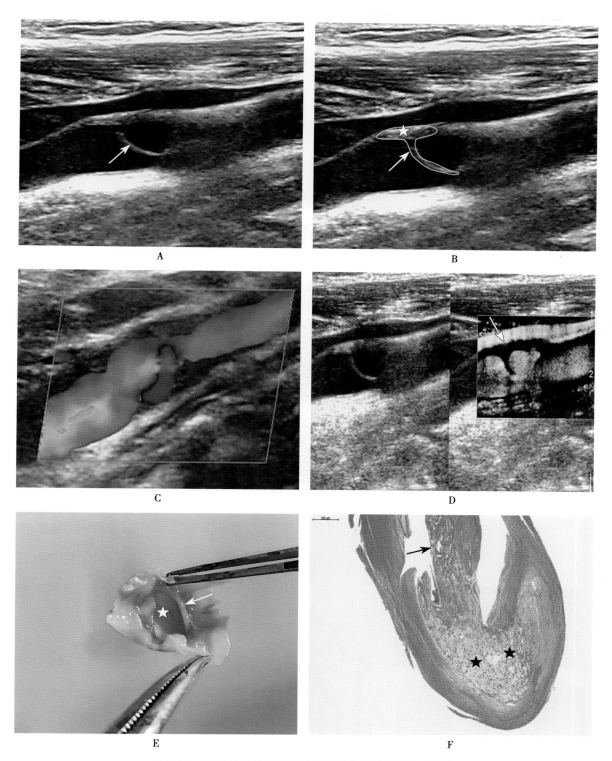

图 1-1-6　颈动脉蹼的超声表现及颈动脉内膜剥脱术后检查
A. 箭头示颈动脉蹼；B. 箭头示颈动脉蹼，星号示颈动脉蹼底部等回声斑块；C. 该处血流涡流紊乱；D. 超微血流成像示膜样充盈缺损（箭头）；E、F. 术后病理证实为颈动脉蹼底部伴薄斑块形成，箭头示颈动脉蹼，星号示底部较薄斑块。

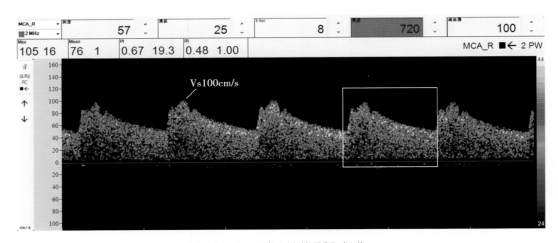

图 1-1-9　正常血流的 TCD 频谱
正常血流频谱呈周边明亮,中间亮度减低的"频窗"表现,如白框所示。

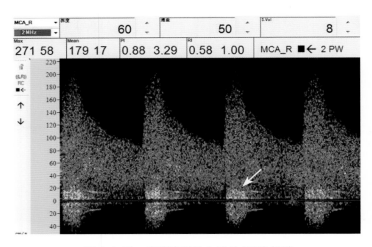

图 1-1-10　动脉狭窄处血流的 TCD 频谱
RMCA 狭窄,收缩期峰值血流速度为 200cm/s,伴涡流,箭头所示为涡流。

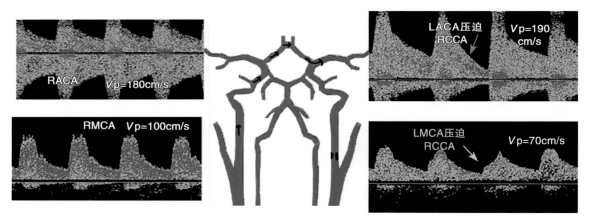

图 1-1-11　前交通动脉(AcoA)开放
LICAex 闭塞时,LMCA 血流低平,LACA 血流速度增快,血流反向,压迫 RCCA 时 LMCA、LACA 血流速度下降,提示 AcoA 开放。

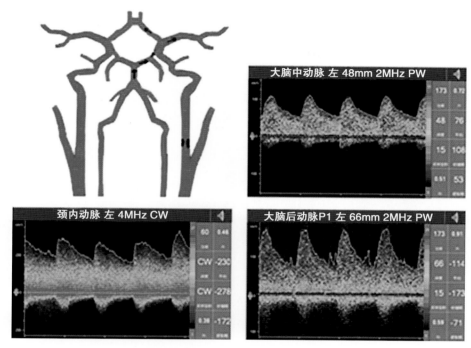

图 1-1-12　后交通动脉（PcoA）开放

LICAex 重度狭窄，LMCA 血流低平，LPCA-P1 段血流速度增快，提示 PcoA 开放。

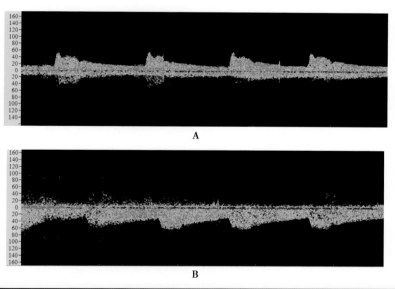

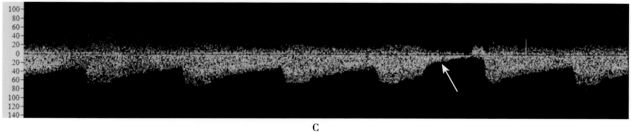

图 1-1-13　右侧颈内动脉颅外段重度狭窄患者的 OA 侧支循环

A. 左侧 OA 为正常眼动脉的颅外血流频谱；图 B. 右侧 OA 频谱呈颅内化血流改变；图 C. 右侧滑车上动脉在压迫右侧面动脉及颞内动脉后血流速度下降（图 C 中箭头），提示右侧颈内动脉颅外段存在狭窄/闭塞性病变且存在颈外动脉到颈内动脉经 OA 的侧支循环建立。

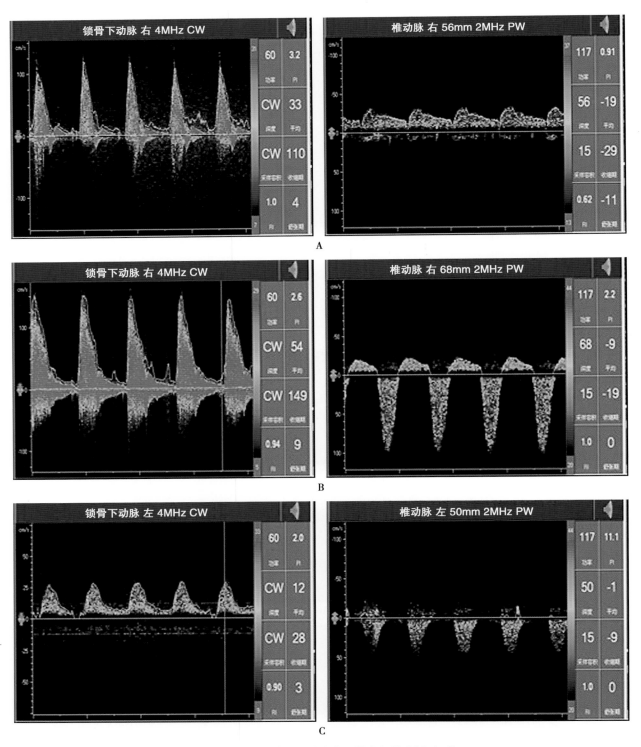

图 1-1-14　各期锁骨下动脉盗血综合征的 TCD 频谱
A. 盗血综合征 I 期；B. 盗血综合征 II 期；C. 盗血综合征 III 期。

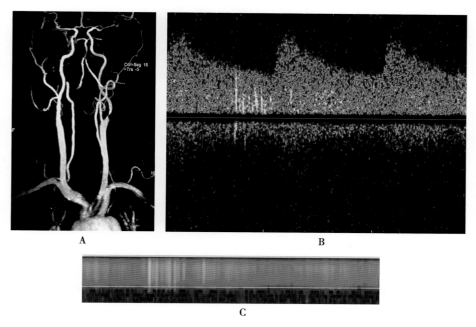

图 1-1-15　微栓子信号
A. CTA 所示左侧颈内动脉起始段重度狭窄；B. TCD 微栓子监测见左侧 MCA 多个微栓子信号（频谱中高亮信号）；C. M 模所示微栓子轨迹。

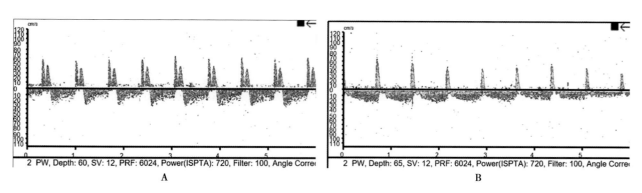

图 1-1-16　脑死亡的 TCD 表现
A. 左侧 MCA；B. 右侧 MGA。双侧 MCA 呈现振荡波频谱，提示脑死亡可能。

术侧 　　　　　　　　　　　　　　　　　　对侧

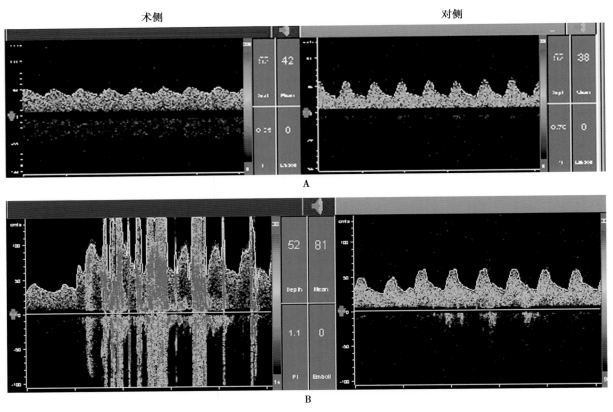

图 1-1-17　颈动脉内膜剥脱术（CEA）过程中 TCD 监测到的血流变化情况
A. 阻断 CCA 后术侧 MCA 血流速度减慢；B. 放开阻断钳时术侧 MCA 血流速度增快，出现微栓子信号。

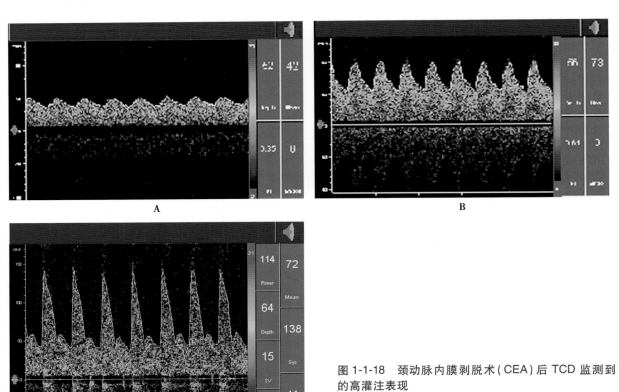

图 1-1-18　颈动脉内膜剥脱术（CEA）后 TCD 监测到的高灌注表现
A. 术前；B. 术后 3 小时；C. 术后 3 天高灌注。

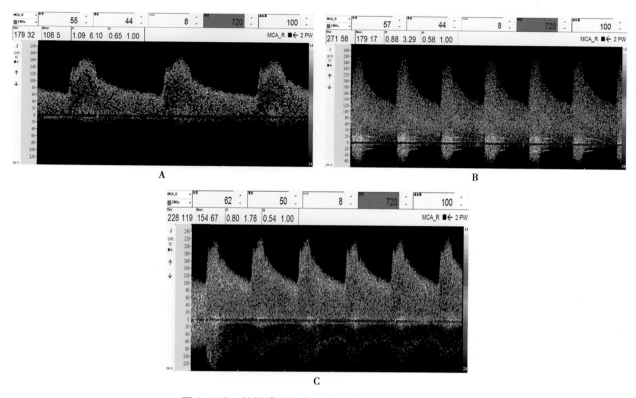

图 1-1-19　蛛网膜下腔出血（SAH）后 TCD 动态表现
A. SAH 后第 3 天；B. SAH 后第 6 天；C. SAH 后第 12 天。

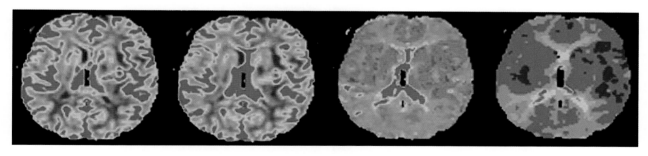

图 1-2-1　DSC-PWI 后处理伪彩图
从左向右依次为 CBF、CBV、MTT、TTP。

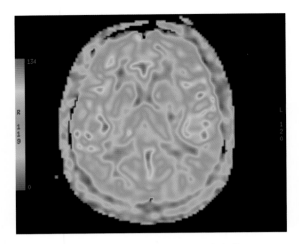

图 1-2-2　ASL 后处理 CBF 伪彩图

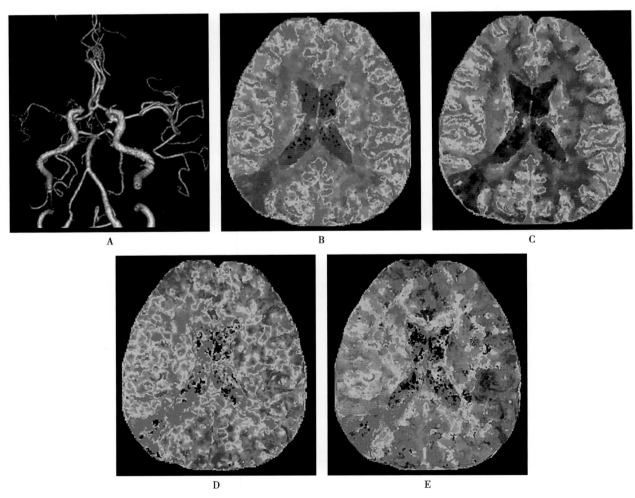

图 1-2-54　CTA 与 CTP 联合评估脑梗死
A. CTA；B. PWI-CBF；C. PWI-CBV；D. PWI-MTT；E. PWI-TTP。

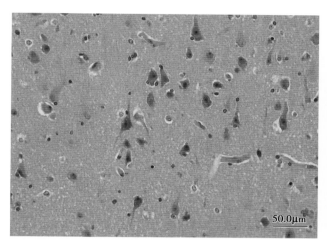

图 1-5-1　常规 HE 染色
大脑皮层神经细胞核染成紫蓝色,胞质染成红色。

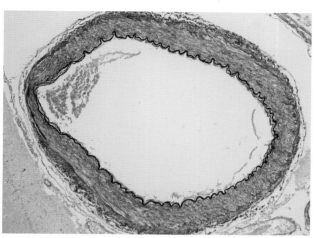

图 1-5-2　弹力纤维染色
显示动脉的内弹力板。

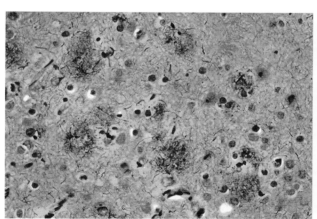

图 1-5-3　改良的 Bielschowsky 染色
显示痴呆患者脑皮层内的老年斑。

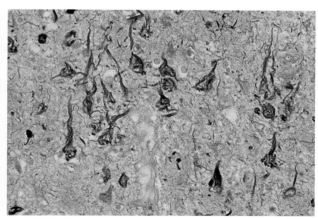

图 1-5-4　Gallyas 染色
显示神经细胞胞质内的神经原纤维缠结。

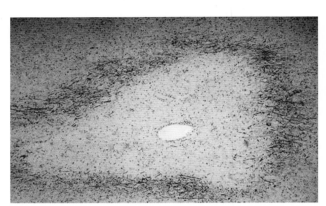

图 1-5-5　LFB 染色
显示小静脉周围的髓鞘脱失呈苍白色。

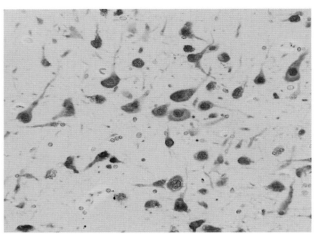

图 1-5-6　神经细胞核表达神经细胞核抗原

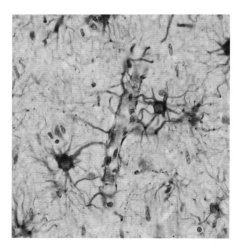

图 1-5-7　星形细胞及其突起表达 GFAP

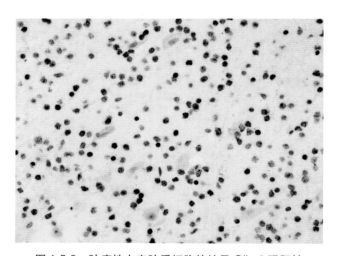

图 1-5-8　肿瘤性少突胶质细胞的核呈 Olig-2 强阳性

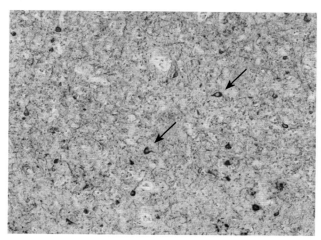

图 1-5-9 阿尔茨海默病脑组织病理图
可见脑组织内的神经原纤维缠结（箭头）和背景中大量细丝状或线状神经毡细丝呈 AT8 强阳性。

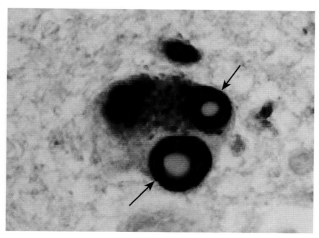

图 1-5-10 α-共核蛋白免疫组化染色
箭头示路易小体。

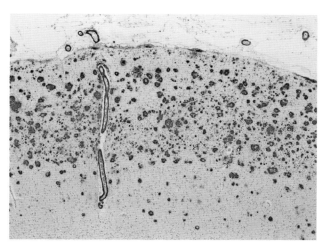

图 1-5-11 Aβ 免疫组化染色
显示阿尔茨海默病脑的老年斑及淀粉样血管病。

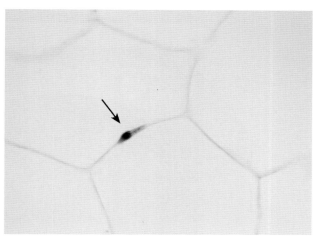

图 1-5-12 ubiquitin 免疫组化染色
箭头示脂肪细胞核内泛素阳性包涵体。

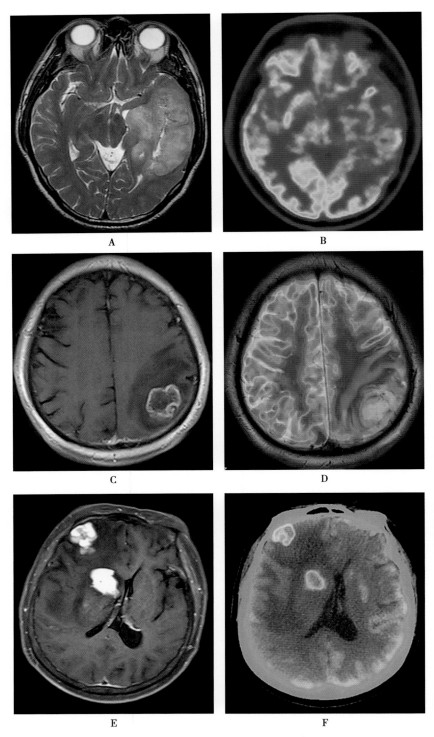

图 1-8-1　脑部恶性肿瘤的 MRI 和 ¹⁸F FDG-PET 图像
A、B. Ⅱ级胶质瘤,左侧颞叶肿瘤呈中等度代谢;C、D. Ⅳ胶质母细胞瘤,代谢程度低于皮层;E、F. 为原发性中枢神经系统淋巴瘤,代谢程度明显高于皮层。

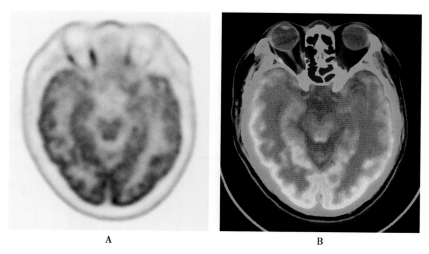

图 1-8-2 脑部[18]F FDG-PET 图像
^{18}F-FDG PET 显示左侧海马摄取明显减低。

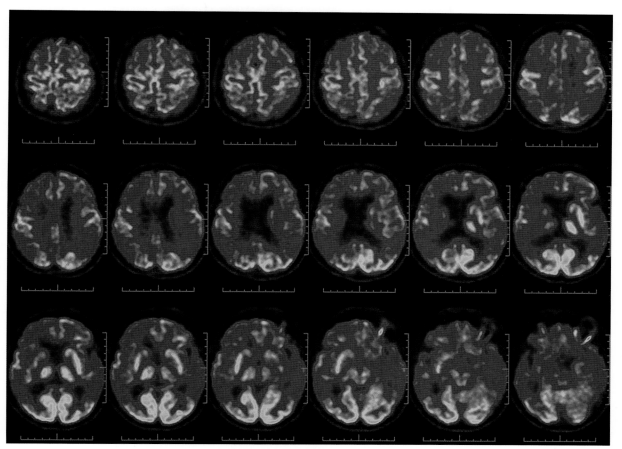

图 1-8-3 脑部[18]F FDG-PET 图像
^{18}F-FDG PET 显示双侧大脑半球额颞顶叶不对称性明显代谢减低。

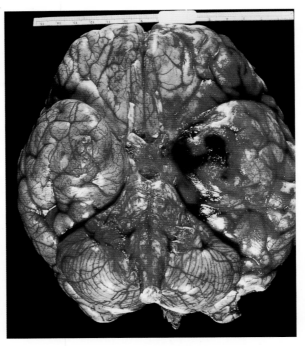

图 10-2-1   单纯疱疹病毒脑炎
大脑底面左侧颞叶出血、血肿。